Cardiac Pacemakers and Resynchronization Step-by-Step

An Illustrated Guide

Second Edition

心脏起搏器及再同步化(CRT)图解阶梯教程

第2版

〔美〕S.斯格·哈罗德

编　著　〔比〕罗兰·X.斯诸邦德特

〔比〕阿尔丰斯·F.希娜伊娃

主　译　蔡　琳　刘汉雄

副主译　邓晓奇　李　锦　童　琳　田　芸

主　审　黄德嘉

天津出版传媒集团

天津科技翻译出版有限公司

著作权合同登记号:图字:02-2016-29

图书在版编目(CIP)数据

心脏起搏器及再同步化(CRT)图解阶梯教程/(美)S. 斯格·哈罗德(S. Serge Barold),(比)罗兰·X. 斯诸邦德特(Roland X. Stroobandt),(比)阿尔丰斯·F. 希娜伊娃(Alfons F. Sinnaeve)编著;蔡琳等译. —天津:天津科技翻译出版有限公司,2017.4

书名原文:Cardiac Pacemakers and Resynchronization Step by Step: An Illustrated Guide

ISBN 978-7-5433-3671-1

Ⅰ. ①心… Ⅱ. ①S… ②罗… ③阿… ④蔡… Ⅲ. ①心脏起搏器-教材 Ⅳ. ①R318.11

中国版本图书馆 CIP 数据核字(2017)第 030641 号

授权单位:John Wiley & Sons Limited.
出　　版:天津科技翻译出版有限公司
出 版 人:刘 庆
地　　址:天津市南开区白堤路 244 号
邮政编码:300192
电　　话:(022)87894896
传　　真:(022)87895650
网　　址:www. tsttpc. com
印　　刷:天津新华二印刷有限公司
发　　行:全国新华书店
版本记录:889×1194　16 开本　28.5 印张　500 千字
2017 年 4 月第 1 版　2017 年 4 月第 1 次印刷
定价:198.00 元

(如发现印装问题,可与出版社调换)

2013 年 EHRA/ESC 心脏起搏器和心脏再同步化治疗指南

2013 年欧洲心律学会 / 欧洲心脏病学会（EHRA/ ESC）心脏起搏器和心脏再同步化治疗指南的公布标志着国际上对该领域的理念和治疗原则又一次大的更新。

1. 针对缓慢型心律失常的起搏治疗

1.1 持续性缓慢型心动过缓的起搏治疗

1.1.1 窦房结功能不全

Ⅰ类：患者有明确的与心动过缓相关的临床症状时，推荐置入永久性心脏起搏器（证据水平 B）。

Ⅱb 类：患者的临床症状可能和心动过缓相关，可以考虑置入永久性心脏起搏器（证据水平 C）。

Ⅲ类：当患者没有临床症状，或者造成心动过缓的诱因可以去除时，不推荐置入永久性心脏起搏器（证据水平 C）。

1.1.2 获得性房室传导阻滞

Ⅰ类：二度Ⅱ型和三度房室传导阻滞患者无论是否有临床症状，均推荐置入永久性心脏起搏器（证据水平 C）。

Ⅱa 类：二度Ⅰ型房室传导阻滞患者，当有明确相关的临床症状或电生理检查证实阻滞位于希氏束及其以下水平，应考虑置入永久性心脏起搏器（证据水平 C）。

Ⅲ类：由可逆性原因引起房室传导阻滞，则不推荐置入永久性心脏起搏器（证据水平 C）。

1.2 阵发性缓慢型心律失常

1.2.1 间歇性（经证实的）缓慢型心律失常

Ⅰ类：

1）窦房结功能不全（包括慢快综合征）：对于有窦房结功能不全的患者，因窦性停搏或窦房传导阻滞而出现明确的症状性心动过缓时，均推荐置入永久性心脏起搏器（证据水平 B）。

2）间歇性/阵发性房室传导阻滞（包括心房颤动及心室传导缓慢）：原有间歇性/阵发性二度或三度房室传导阻滞的患者，均推荐置入永久性心脏起搏器（证据水平 C）。

Ⅱa 类：

1）心搏暂停的反射性晕厥：对于年龄≥40 岁、反复发作不可预知的反射性晕厥、因窦性停搏或房室传导阻滞或同时存在这两种情况而发生症状性心搏暂停的患者，应考虑置入永久性心脏起搏器（证据水平 B）。

2）无症状性心搏暂停（窦性停搏或房室传导阻滞）：对于有晕厥病史，因窦性停搏、窦房传导阻滞或房室传导阻滞而发生明确的无症状性心搏暂停 >6s 的患者，应考虑置入永久性心脏起搏器（证据水平 C）。

表 1　推荐类别

推荐类别	定义	建议使用的措辞
Ⅰ类	研究证据支持和（或）一致公认该治疗或操作有益、有用和有效	推荐/有指征
Ⅱ类	对于该治疗或操作的有用性/有效性的研究证据存在争议和（或）意见分歧	
Ⅱa 类	研究证据/意见倾向于有用/有效	应考虑
Ⅱb 类	支持有用/有效的证据/意见不充分	可以考虑
Ⅲ类	证据证实或一致公认该治疗或操作无用/无效，在某些情况下可能有害	不推荐

表2　证据水平

证据水平 A	数据来源于多项随机临床试验或荟萃分析
证据水平 B	数据来源于单项随机临床试验或大型非随机研究
证据水平 C	为专家的共识意见和(或)数据来源于小型研究、回顾性研究、注册研究

Ⅲ类：对于病因可逆的心动过缓，不推荐置入永久性心脏起搏器(证据水平 C)。

1.2.2 疑似(未证实的)心动过缓

(1)束支传导阻滞

Ⅰ类：

1) 束支传导阻滞、不明原因的晕厥和电生理检查异常：对于晕厥、束支传导阻滞和电生理检查阳性结果(定义为 HV 间期≥70ms，在心房递增起搏期间或通过药物激发证实为二度或三度的希氏束－浦肯野纤维传导阻滞)的患者，推荐置入永久性心脏起搏器(证据水平 B)。

2) 交替性束支传导阻滞：有症状或无症状的交替性束支传导阻滞的患者，推荐置入永久性心脏起搏器(证据水平 C)。

Ⅱb 类：束支传导阻滞、不明原因的晕厥和非诊断性调查：经过选择的不明原因晕厥和束支传导阻滞患者，可以考虑置入永久性心脏起搏器(证据水平 B)。

Ⅲ类：无症状性束支传导阻滞患者，不推荐置入永久性心脏起搏器(证据水平 B)。

(2)反射性晕厥

Ⅰ类：颈动脉窦性晕厥：以心脏抑制型颈动脉窦综合征为主和不可预知性晕厥反复发作的患者，推荐置入永久性心脏起搏器(证据水平 B)。

Ⅱb 类：倾斜诱发的心脏抑制型晕厥：对于倾斜诱发心脏抑制反应和不可预知性晕厥反复发作，且年龄>40 岁的患者，在其他治疗失败后，可以考虑置入永久性心脏起搏器(证据水平 B)。

Ⅲ类：倾斜诱发的非心脏抑制型晕厥：未证实发生心脏抑制反射时，不推荐置入永久性心脏起搏器(证据水平 B)。

(3)不明原因的晕厥(和跌倒)

Ⅱb 类：不明原因的晕厥和三磷酸腺苷试验阳性：起搏可能有助于减少晕厥复发(证据水平 B)。

Ⅲ类：

1) 不明原因的晕厥：对于发生不明原因晕厥但无心动过缓或者传导紊乱证据的患者，不推荐置入永久性心脏起搏器(证据水平 C)。

2) 不明原因的跌倒：对于不明原因跌倒的患者，不推荐置入永久性心脏起搏器(证据水平 B)。

2. 心脏再同步化治疗(CRT)适应证

2.1 窦性心律

Ⅰ类：

1) QRS 时限 > 150ms 的左束支传导阻滞(LBBB)患者：在充分药物治疗下 NYHA 仍为Ⅱ级、Ⅲ级和非住院Ⅳ级，LVEF≤35% 的慢性心衰患者，推荐置入 CRT(证据水平 A)。

2) QRS 时限为 120～150ms 的 LBBB 患者：在充分药物治疗下 NYHA 仍为Ⅱ级、Ⅲ级和非住院Ⅳ级，LVEF≤35% 的慢性心衰患者，推荐置入 CRT(证据水平 B)。

Ⅱa 类：QRS 时限 > 150ms 的非 LBBB 患者：在充分药物治疗下 NYHA 仍为Ⅱ级、Ⅲ级和非住院Ⅳ级，LVEF≤35% 的慢性心衰患者，应考虑置入 CRT(证据水平 B)。

Ⅱb 类：QRS 时限为 120～150ms 的非 LBBB 患者：在充分药物治疗下 NYHA 仍为Ⅱ级、Ⅲ级和非住院Ⅳ级，LVEF≤35% 的慢性心衰患者，可以考虑置入 CRT(证据水平 B)。

Ⅲ类：QRS 时限 <120ms 的慢性心衰患者，不推荐置入 CRT(证据水平 B)。

2.2 永久性心房颤动

Ⅱa 类：

1) 心衰、宽 QRS 波群和 LVEF 降低的患者：对于固有 QRS≥120ms 和 LVEF≤35%、在充分药物治疗下 NYHA 仍为Ⅱ级、Ⅲ级和非住院Ⅳ级的慢性心衰患者，假如双心室起搏能尽可能接近 100%，应考虑置入 CRT(证据水平 B)。

2) 心衰、宽 QRS 波群和 LVEF 降低的患者：不完全双心室起搏的病例应加用房室交界区消融(证据水平 B)。

3）心率未得到控制，拟行房室交界区消融的患者：LVEF 降低、为控制心率而拟行房室交界区消融的患者，应考虑置入 CRT（证据水平 B）。

2.3 有从常规起搏器或置入式心律转复除颤器（ICD）升级至 CRT 适应证的患者

Ⅰ类：从常规起搏器或 ICD 升级：对于 LVEF <35%、心室起搏比例很高、在充分药物治疗下 NYHA 仍为Ⅲ级和非住院Ⅳ级的慢性心衰患者，推荐置入 CRT（证据水平 B）。

Ⅱa 类：从头进行心脏再同步治疗：对于 EF 降低和预计将进行高比例心室起搏以降低恶化风险的心衰患者，应考虑置入 CRT（证据水平 B）。

2.4 有 CRT 适应证患者的备用 ICD 治疗

Ⅰ类：当计划置入 ICD 时，如有相应指征，推荐置入 CRT（证据水平 A）。

Ⅱa 类：当计划置入 CRT 时，对于有特定临床情况的患者，应考虑置入 CRT-D 器械（证据水平 B）。

3. 特殊条件下的起搏适应证

3.1 急性心肌梗死的起搏

Ⅰ类：对于少数永久性房室传导阻滞病例，有指征进行心脏起搏（证据水平 C）。

Ⅲ类：心肌梗死急性期并发的高度或完全性房室传导阻滞消失后，不推荐置入永久性心脏起搏器（证据水平 B）。

3.2 心脏手术、经皮导管主动脉瓣置入术（TAVI）和心脏移植后起搏

Ⅰ类：

1）心脏手术和 TAVI 后高度或完全性房室传导阻滞：应进行为期 7 天的临床观察，以评估心律失常是否为短暂性，能否自行消失。但如果发生完全性房室传导阻滞伴缓慢性逸搏心律，由于自行消失的可能性较低，观察期可以缩短（证据水平 C）。

2）心脏手术和心脏移植后窦房结功能障碍：应进行为期 5 天至数周的临床观察，以评估心律失常能否自行消失（证据水平 C）。

Ⅱa 类：心脏移植后变时性功能不全：在移植后晚期发生变时性功能不全，影响生活质量时，应考虑置入永久性心脏起搏器（证据水平 C）。

3.3 儿童和先天性心脏病患者的起搏

Ⅰ类：

1）先天性房室传导阻滞：在发生高度和完全性房室传导阻滞的有症状和无症状患者中，存在以下任何一种危险情况时，均应推荐置入永久性心脏起搏器：心室功能不全、QT 间期延长、复杂性室性期外收缩、宽 QRS 波逸搏心律、心室率 <50 次/min、心室停顿 >基础节律周期长度的 3 倍（证据水平 C）。

2）先天性心脏病术后房室传导阻滞：术后发生二度或完全性房室传导阻滞，持续 >10d 的患者，推荐置入永久性心脏起搏器（证据水平 B）。

3）窦房结功能不全：对于有症状的窦房结功能不全（包括慢快综合征）患者，当判定症状与心动过缓相关时，推荐置入永久性心脏起搏器（证据水平 C）。

Ⅱa 类：先天性心脏病术后房室传导阻滞：术后发生与短暂性完全性房室阻滞相关的持续性无症状性双分支阻滞（伴或不伴 PR 间期延长）的患者，应考虑置入永久性心脏起搏器（证据水平 C）。

Ⅱb 类：

1）先天性房室传导阻滞：发生高度和完全性房室传导阻滞的无症状患者，无上述危险情况时，也可以考虑置入永久性心脏起搏器（证据水平 C）。

2）窦房结功能不全：静息心率 <40 次/min 或心室停顿持续 3s 以上但无症状的患者，进行永久性心脏起搏可能有用（证据水平 C）。

3.4 肥厚型心肌病的起搏

Ⅱa 类：对于有置入 ICD 指征的患者，应考虑置入双腔 ICD（证据水平 C）。

Ⅱb 类：左心室流出道梗阻：对于静息或激发状态下有左室流出道梗阻和有药物难治性症状的选择性患者，如有以下情况，可考虑进行短房室间期的房室顺序起搏：

a. 有室间隔乙醇消融或室间隔心肌切除禁忌证（证据水平 B）；

或

b. 室间隔乙醇消融或室间隔心肌切除后发生心脏传导阻滞的风险很高（证据水平 C）。

3.5 妊娠期间起搏

Ⅱa 类：应考虑在超声心动图的引导下置入永久性起搏器（首选单腔起搏器），尤其是孕期 > 8 周、有完全性房室传导阻滞症状的某些女性患者（证据水平 C）。

3.6 一度房室传导阻滞的起搏（血流动力学）

Ⅱa 类：对于有持续存在的起搏器综合征类似症状，且症状由一度房室传导阻滞（PR 间期 > 0.3s）引起的患者，应考虑置入永久性心脏起搏器（证据水平 C）。

3.7 通过起搏预防和终止房性心律失常的算法

Ⅲ类："从头"起搏的适应证：预防和终止房性心动过速并不是独立的起搏指征（证据水平 A）。

4. 携带置入型心脏器械患者的磁共振检查（MRI）

Ⅱa 类：MRI 兼容起搏系统：置入 MRI 兼容起搏系统的患者，可按照制造商的使用说明，安全地进行 1.5T MRI 检查（证据水平 B）

Ⅱb 类：常规心脏器械：在置入了常规心脏器械的患者中，如果采取了适当的预防措施，可在并发症发生风险较低时进行 1.5T MRI 检查（证据水平 B）。

5.心律失常和器械的远程管理

Ⅱa 类：应考虑进行基于器械的远程监控，以尽早检测到临床问题（如室性心动过速、心房颤动）和技术问题（如导线断裂、绝缘层破损等）（证据水平 A）。

2012年美国心脏病学会基金会/美国心脏协会/美国心脏节律协会关于心脏起搏器置入治疗指南的更新

2012年美国心脏病学会基金会/美国心脏协会/美国心脏节律协会(ACCF/AHA/HRS)心脏起搏器置入治疗指南更新2008年版指南。

1. 窦房结和房室结功能不全导致心动过缓的起搏治疗

1.1 窦房结功能不全(SND)

Ⅰ类:

1)SND明确证实为症状性心动过缓,包括产生症状的频繁窦性停搏(证据水平C)。

2)症状性心脏变时性功能不全(证据水平C)。

3)症状性窦性心动过缓起源于某些临床疾病需要药物治疗(证据水平C)。

Ⅱa类:

1)SND心率<40次/min,当明显的症状和心动过缓实际发生的相关性没有得到一致清楚地证实时,永久性心脏起搏器的置入是合理的(证据水平C)。

2)无法解释的晕厥同时临床出现窦房结功能明显异常或电生理检查中诱发出异常时,永久性心脏起搏器的置入是合理的(证据水平C)。

Ⅱb类:轻微症状的患者清醒时慢性心率<40次/min,可以考虑永久性起搏器置入(证据水平C)。

Ⅲ类:

1)SND无症状的患者不适宜永久性起搏器的置入(证据水平C)。

2)SND患者提示心动过缓相关的症状证实发生在无心动过缓时,不适宜永久性起搏器的置入(证据水平C)。

3)SND症状性心动过缓由于非必需的药物治疗引起,不适宜永久起搏器的置入(证据水平C)。

1.2 成人获得性房室(AV)传导阻滞的起搏治疗

Ⅰ类:

1)任何解剖部位的三度AV阻滞或高度二度AV阻滞导致心动过缓性症状(包括心力衰竭)或室性心律失常认为是由于AV阻滞导致(证据水平C)。

2)任何解剖部位的三度AV阻滞和高度二度AV阻滞导致心律失常和其他疾病,需要药物治疗,并导致症状性心动过缓(证据水平C)。

3)清醒时任何解剖部位的三度AV阻滞和高度二度AV阻滞,窦性心律时无症状,证实无收缩期≥3.0s或逸搏心率<40次/min,或逸搏心率起搏点低于AV结(证据水平C)。

4)清醒时任何解剖部位的三度AV阻滞和高度二度AV阻滞,无症状性房颤,有1次或以上的至少5s或更长时间停搏的心动过缓(证据水平C)。

5)房室结导管消融后任何解剖部位的三度AV阻滞和高度二度AV阻滞(证据水平C)。

6)手术后相关的AV传导阻滞,发生于任何解剖部位的三度AV阻滞和高度二度AV阻滞,预计心脏手术后不可恢复(证据水平C)。

7)神经肌肉疾病导致的AV阻滞,发生于任何解剖部位的三度AV阻滞和高度二度AV阻滞,如强直性肌营养不良,心脏传导阻滞-视网膜色素变性-眼肌麻痹综合征,厄尔布营养障碍(假肥大性肌营养障碍),以及腓侧肌萎缩,有或无症状(证据水平B)。

8)二度AV传导阻滞导致症状性心动过缓,无论类型或阻滞位置(证据水平B)。

9)在任何解剖部位的无症状性持续性三度AV传导阻滞,清醒时平均心室率40次/min或更快,出现心脏肥大或LV功能不全,或阻滞部位低于AV结(证据水平B)。

10)无心肌缺血时运动出现二度或三度AV传导阻滞(证据水平C)。

Ⅱa 类：

1）持续性三度 AV 阻滞逸搏心率 > 40 次/min，无症状和无心脏肥大的成年患者，永久性心脏起搏器的置入是合理的（证据水平 C）。

2）无症状性二度 AV 阻滞，电生理检查发现阻滞部位位于希氏束内或希氏束下，永久性心脏起搏器的置入是合理的（证据水平 B）。

3）一度或二度 AV 阻滞患者，症状类似于起搏器综合征或血流动力学障碍，永久性心脏起搏器的置入是合理的（证据水平 B）。

4）无症状性二度Ⅱ型 AV 阻滞合并窄 QRS 波，永久起搏器的置入是合理的。当二度Ⅱ型 AV 阻滞合并宽 QRS 波，包括孤立性右束支阻滞，起搏治疗成为Ⅰ类推荐（见慢性双束支阻滞）（证据水平 B）。

Ⅱb 类：

1）神经肌肉疾病，如强直性肌营养不良，厄尔布营养障碍（假肥大性肌营养障碍）和腓侧肌萎缩，无论几度 AV 阻滞，有或无症状，可以考虑置入永久性心脏起搏器，由于进展为不可预测的 AV 传导疾病（证据水平 B）。

2）使用药物和（或）药物毒性的 AV 阻滞，即使停药后预期阻滞再发，可以考虑永久性心脏起搏器置入（证据水平 B）。

Ⅲ类：

1）无症状一度 AV 传导阻滞不适应永久性起搏器置入（证据水平 B）（见慢性双束支阻滞）。

2）无症状二度Ⅰ型 AV 阻滞，阻滞位于希氏束以上或不知希氏束内或希氏束下，不适宜永久性心脏起搏器置入（证据水平 C）。

3）AV 阻滞预期恢复或不可能再发，不适宜永久性心脏起搏器置入（如药物毒性，莱姆病，无症状性迷走神经暂时性紧张或睡眠呼吸暂停综合征中的低氧血症）（证据水平 B）。

1.3 慢性双束支阻滞

Ⅰ类：

1）高度二度 AV 阻滞或间歇性三度 AV 阻滞（证据水平 B）。

2）二度Ⅱ型 AV 阻滞（证据水平 B）。

3）交替性束支阻滞（证据水平 C）。

Ⅱa 类：

1）晕厥不能证实是由于 AV 阻滞引起，其他可能的晕厥病因排除后，尤其排除了室性心动过速（VT），永久性心脏起搏器置入是合理的（证据水平 B）。

2）无症状患者电生理检查偶然发现明显的 HV 间期延长（≥100ms），永久性心脏起搏器置入是合理的（证据水平 B）。

3）电生理检查偶然发现起搏诱导的非生理性希氏束下阻滞，永久性心脏起搏器的置入是合理的（证据水平 B）。

Ⅱb 类：在神经肌肉疾病领域，如强直性肌营养不良，厄尔布肌营养不良（肢带型肌营养不良）和腓侧肌萎缩合并双束支阻滞或任何束支阻滞，有或无症状，考虑永久性心脏起搏器置入（证据水平 C）。

Ⅲ类：

1）束支阻滞无 AV 阻滞或无症状，不适宜永久性心脏起搏器置入（证据水平 B）。

2）束支阻滞合并一度 AV 阻滞无症状，不适宜永久性心脏起搏器置入（证据水平 B）。

1.4 心肌梗死急性期后永久性起搏治疗的推荐

Ⅰ类：

1）急性心肌梗死后希氏束－浦肯野系统内的持续性二度 AV 阻滞合并交替性束支阻滞，希氏束－浦肯野系统内或下的三度 AV 阻滞，适宜永久性心脏起搏器置入（证据水平 B）。

2）短暂性高度二度或三度 AV 结下阻滞以及相关的束支阻滞适宜永久性心脏起搏治疗。如果阻滞部位不清，可能需要电生理检查（证据水平 B）。

3）持续性和症状性二度或三度 AV 阻滞适宜永久性心脏起搏治疗（证据水平 C）。

Ⅱb 类：

持续性二度或三度 AV 阻滞，阻滞位于 AV 结水平，即使无症状，也可以考虑永久性心脏起搏治疗（证据水平 B）。

Ⅲ类：

1）短暂性 AV 阻滞，无室内传导障碍，不适宜永久性心脏起搏治疗（证据水平 B）。

2）短暂性 AV 阻滞，合并单独的左前分支阻滞，不适宜永久性心脏起搏治疗（证据水平 B）。

3）新的分支阻滞或束支阻滞无 AV 阻滞，不适宜永久性心脏起搏治疗（证据水平 B）。

4）分支或束支阻滞时出现持续性无症状一度 AV 阻滞，不适宜永久性心脏起搏治疗（证据水平 B)。

1.5 颈动脉窦过敏综合征和神经心源性晕厥的永久性心脏起搏器推荐

Ⅰ类:反复发作的晕厥由自发性颈动脉窦刺激和颈动脉窦按压导致,可诱发室性停搏 >3s(证据水平 C)。

Ⅱa 类:晕厥无明确的、刺激性事件诱因,但具有高敏性心脏抑制反应 >3s 或更长(证据水平 C)。

Ⅱb 类:自发性或直立倾斜试验证实的,与心动过缓相关症状明显的神经心源性晕厥,可以考虑永久性心脏起搏治疗(证据水平 C)。

Ⅲ类:

1)对颈动脉窦刺激产生高度敏感性心脏抑制反应,无症状或症状模糊,不适宜永久性心脏起搏治疗(证据水平 C)。

2)情境性血管迷走性晕厥,其中有效和可取的行为可避免其发生,不适宜永久性心脏起搏器治疗(证据水平 C)。

1.6 肥厚型心肌病(HCM)患者起搏治疗

Ⅰ类:SND 或 AV 阻滞的 HCM 患者永久性起搏治疗的适应证,如上所述(见 SND 以及成人获得性 AV 阻滞)(证据水平 C)。

Ⅱa 类:药物难治性有症状的 HCM 患者以及休息或诱发出现的显著左室流出道梗阻患者,应考虑永久性心脏起搏器治疗(证据水平 A)。作为Ⅰ类适应证,当猝死的危险因素出现时,考虑置入 DDD ICD。

Ⅲ类:

1)无症状或药物治疗可控制症状的患者不适宜永久起搏器的置入(证据水平 C)。

2)有症状且无证据显示左室流出道梗阻的患者不适宜永久性心脏起搏器的置入(证据水平 C)。

1.7 儿童、青年以及先天性心脏病患者的永久起搏治疗推荐

Ⅰ类:

1)高度二度或三度 AV 阻滞与症状性心动过缓、心室功能不全或低心输出量相关,适宜永久性心脏起搏器置入(证据水平 C)。

2)SND 与年龄不适应的心动过缓症状相关,适宜永久性心脏起搏置入,心动过缓的定义由于患者年龄以及预期心率的差异而不同(证据水平 B)。

3)手术后高度二度或三度 AV 阻滞预期不能恢复或心脏手术后持续至少 7d,适宜永久性心脏起搏器置入(证据水平 B)。

4)先天性三度 AV 阻滞合并宽 QRS 逸搏心律,复杂心室异位心律,或心室功能不全,适宜永久性心脏起搏器置入(证据水平 B)。

5)婴幼儿先天性三度 AV 阻滞心室率 <55 次/min 或先天性心脏病心室率 <70 次/min,适宜永久性心脏起搏器置入(证据水平 C)。

Ⅱa 类:

1)先天性心脏病和窦性心动过缓患者为预防房内折返性心动过速事件的复发,永久性心脏起搏器置入是合理的,SND 可能是自发性的或继发于抗心律失常治疗(证据水平 C)。

2)先天性三度 AV 阻滞,生命的第一年后平均心率 <50 次/min,2 或 3 倍心室率基本周期时间的突然停搏,或心脏变时性功能不全导致心动过缓相关的症状,永久性心脏起搏器置入是合理的(证据水平 B)。

3)窦性心动过缓合并复杂的先天性心脏病,静息心率 <40 次/min 或心室率停搏 >3s,永久性心脏起搏器置入是合理的(证据水平 C)。

4)先天性心脏病以及由于窦性心动过缓或 AV 失同步导致的血流动力学障碍患者,永久性心脏起搏器置入是合理的(证据水平 C)。

5)无法解释的晕厥患者,既往先天性心脏病手术合并短暂性完全性心脏阻滞以及遗留束支阻滞,仔细评价后排除晕厥的其他原因,永久性心脏起搏器的置入是合理的(证据水平 B)。

Ⅱb 类:

1)手术后短暂性三度 AV 阻滞,转复为窦性心律遗留双束支阻滞,可以考虑永久性心脏起搏器置入(证据水平 C)。

2)先天性三度 AV 阻滞的无症状儿童或青年,具有可接受的心率,窄 QRS 波群,以及正常的心室功能,可以考虑永久性心脏起搏器置入(证据水平 B)。

3)先天性心脏病双心室修复后无症状性窦性心动过缓,静息心率 <40 次/min 或心室停搏 >3s,可以考虑永久性心脏起搏器置入(证据水平 C)。

Ⅲ类:

1)手术后短暂 AV 阻滞转复为正常 AV 传导的

其他无症状患者，不适宜永久性心脏起搏器置入（证据水平 B）。

2）先天性心脏病手术后无症状双束支阻滞有或无一度 AV 阻滞，既往无短暂性完全 AV 阻滞，不适宜于永久性心脏起搏器置入（证据水平 C）。

3）无症状二度Ⅰ型 AV 阻滞患者不适宜永久性心脏起搏器置入（证据水平 C）。

4）无症状性窦性心动过缓，最长 RR 间歇 < 3s 以及最小心率 > 40 次/min，不适宜永久性心脏起搏器置入（证据水平 C）。

2. 特殊临床情况的起搏治疗

2.1 心脏移植后起搏治疗的推荐

Ⅰ类：持续性不恰当的或症状性心动过缓预期不能恢复以及其他原因的永久性起搏器Ⅰ类适应证，适宜永久性心脏起搏治疗（证据水平 C）。

Ⅱb 类：

1）相对性心动过缓持续延长或再发，影响康复或心脏移植术后的恢复出院，可以考虑永久性心脏起搏器置入（证据水平 C）。

2）心脏移植后晕厥，即使心动过缓性心律失常未被证实，也可以考虑永久性心脏起搏器置入（证据水平 C）。

2.2 神经肌肉疾病

传导系统疾病进展为完全性 AV 阻滞是公认的几种神经肌肉疾病并发症，包括强直性肌营养不良以及埃默里－德赖富斯肌营养不良症，也可能观察到室上性和室性心律失常。永久性起搏器置入有用，即使无症状患者，但静息心电图出现异常或电生理检查过程中 HV 间期延长，已在 AV 阻滞推荐中论述。

2.3 睡眠呼吸暂停综合征

各种心律失常在阻塞性睡眠呼吸暂停综合征中可能发生。最常见的，包括呼吸不足事件时窦性心动过缓和停搏。心脏起搏对这种患者的疗效未确定。

2.4 心脏结节病

心脏结节病通常于 20～40 岁发病，导致非干酪化肉芽肿，易干扰 AV 传导系统，导致各种程度的 AV 阻滞。心肌病变发生于 25% 的结节病患者，多达 30% 的患者发展为完全心脏阻滞。归因于疾病进展的可能，即使高度或完全性 AV 传导阻滞临时逆转，也建议置入起搏器。

3. 起搏预防和终止心律失常永久性起搏器自动探查和起搏终止心动过速的推荐

Ⅱa 类：症状性复发性室上性心动过速可复制性地被起搏终止，以及当导管消融和（或）药物不能控制心律失常或产生不可忍受的副作用时，永久性心脏起搏治疗是合理的（证据水平 C）。

Ⅲ类：附加旁路并具有快速前向传导功能时，不适宜永久性心脏起搏治疗。

3.1 起搏预防房性心律失常

3.2 长 QT 综合征

Ⅰ类：持续性暂停依赖性室性心动过速，有或无 QT 延长，适宜永久性心脏起搏治疗（证据水平 C）。

Ⅱa 类：先天性长 QT 综合征高危患者，永久性心脏起搏治疗是合理的（证据水平 C）。

Ⅱb 类：SND 与房颤共存的患者，为预防症状性、药物难治性、复发性房颤，可以考虑永久性心脏起搏治疗（证据水平 B）。

Ⅲ类：

1）频繁或复杂的室性异位激动不合并持续性 VT，非长 QT 综合征患者，不适宜永久性心脏起搏治疗（证据水平 C）。

2）可逆原因造成的尖端扭转性室速，不适宜永久性心脏起搏治疗（证据水平 A）。

3.3 预防心房颤动的起搏（双部位、双腔、可选择性起搏部位）

Ⅲ类：无起搏器置入的其他适应证患者，永久性心脏起搏器置入不适宜房颤的预防（证据水平 B）。

译者名单

主　　译　蔡　琳　刘汉雄

副 主 译　邓晓奇　李　锦　童　琳　田　芸

主　　审　黄德嘉

学术秘书　田　芸

译　　者

唐　超　秦淑娟　吴　镜　余秀琼　唐　炯　周名纲

汪　汉　戴　玫　蒋　晖　王引利　巫文丽　陈应忠

丁寻实　熊信林　张　震　熊　波　罗　端　杨国澍

夏　茏　谢　珊　江　希　房晨鹂　曾　健　王　超

蒋　毅　张杨春　杨萌萌　范新荣　刘火军　王春彬

中文版序言——美文在案，何忍独享？

常常为了费解的“起搏心电图”而伤透脑筋；常常埋首大部头的“起搏百科全书”，本待开卷有益，结果闭卷茫然；常常面对起搏器患者的抱怨，即使求助工程师也解决不了问题——面对诸般烦恼，要是有个“懂你的”人工智能就好了！《心脏起搏器及再同步化(CRT)图解阶梯教程》就是这样一位不仅智能而且体贴的伴侣。

本书开卷的趣味美图首先会吊起你的胃口，然后就会有层出不穷的惊喜，兴奋中已把“极化电位”、“计时周期”等等复杂的概念厘清，并对“CRT 优化”等各种新进展有所把握，以至于欲罢不能。通读之后，再次直面复杂的临床情况时，一种“让暴风雨来得更猛烈些吧”的豪情便会油然而生。作者当然并不只是对读者体贴入微，在读到“起搏器维护十戒律”之“忽略此条，你将终身受到谴责”等等警句之时，也会切实地体会到对于患者的悲悯之心。闭卷之余，遥想几位医学大家的风采，不觉悠然神往。

本书第 2 版新增了远程随访及 CRT 程控最新进展等内容，并在多位一线临床中青年医师译者倾力合作之下，终与其姊妹篇《置入式心律转复除颤器(ICD)图解阶梯教程》珠联璧合，并为国内起搏与电生理相关人士填补又一缺憾。美文在案，何忍独享？余为之序，心愿得偿(矣)！

四川大学华西医院心内科

2016 年 12 月

中文版前言

工程学技术的进步推动了心脏起搏电生理学的发展,各种不同类型和功能的起搏器不断涌现,同时随着起搏器适应证不断拓展,置入数量也不断增加,越来越多的医师都可能在诊疗过程中面对需要置入或已经置入起搏器的患者。要能将起搏技术很好地服务于患者,就需要我们对起搏器的构造、工作原理、计时周期等内容有全面、深入的认识和理解。《心脏起搏器及再同步化(CRT)图解阶梯教程》正是这样一本不可多得的教材,它既可以是内科医师、起搏器初学者以及对起搏知识感兴趣的医师的入门书籍,也可以是起搏电生理专业医师对起搏器深入理解和认识的案头书。

《心脏起搏器及再同步化(CRT)图解阶梯教程》以彩色图解的形式,对心脏起搏器知识进行了系统介绍,用大量的图解将起搏器复杂的原理直观生动地讲述出来,易于理解,可读性强,使我们能够非常有兴趣地去学习这些枯燥乏味的知识。全书分为两大部分,第一部分是图解部分,对起搏基础知识、硬件构成、起搏器重要参数的基本概念、起搏器的特殊功能进行了详细介绍,并分别讲述了单、双腔永久起搏器以及心脏再同步化治疗起搏器各自的工作原理、计时周期、术后随访、参数异常及处理,同时也涉及相关并发症等方面的内容。第二部分为文字部分,与图解部分对应,对前一部分进行深入解释,以便读者更好地理解。

这本书是由哈罗德、斯诸邦德特及希娜伊娃三位国际著名心脏起搏电生理专家结合自己广博的专业知识和丰富的临床经验编著而成。该书第1版在全世界多个国家出版发行,我国吴永全教授等人翻译了这本教程,图文并茂的解说形式得到业内人士的一致好评。第2版的布局和上一版大体一致,但在原有基础上部分章节根据进展做了相应的更新,并删减了部分过时的内容。而第2版最大的亮点是增加了心脏再同步化治疗方面的内容。心脏再同步化治疗发展迅速,但同时也面临一些新的挑战,如置入术前临床评估、适应证的选择、术后程控、可能出现的并发症等都是我们可能遇到的问题,这本书针对心脏再同步化治疗起搏器工作原理、置入患者适应证的选择、手术并发症及处理、术后参数优化、CRT疗效的影响因素及评估方法等都进行了详尽介绍,因此也是学习心脏再同步化治疗的一本不可多得的教材。

感谢三位国际著名的心脏起搏电生理专家编著的这本好书,是他们通过这样一种新颖别致的方式向我们展现了系统而全面的起搏器知识,并激发了我们对起搏器的兴趣和热爱。我们将第2版翻译出版,也是希望将起搏器治疗领域更多、更新的内容呈现给大家,对想要了解起搏器相关知识的中国医师有所帮助。

这本书的翻译是由四川省成都市心血管病研究所的同仁倾力完成,主要译者均为临床一线的起搏与电生理医师。翻译时我们尽力既忠于原著，又符合我国读者的阅读习惯，想必也有许多不妥之处，敬请读者不吝指正。

这本书的中文译本得以顺利出版，还要衷心感谢天津科技翻译出版有限公司的大力支持，感谢他们无私的辛勤奉献。

成都市第三人民医院
成都市心血管病研究所
2016年12月

第1版前言

本书的写作动力源于我们观察到许多健康保健人员以及在急诊室、重症和冠心病监护室工作的年轻医生不能正确阅读简单的起搏器心电图。多年来,我们还听到许多来自心脏起搏领域的初学者抱怨几乎所有书籍都太复杂,学起来很困难。事实上,电学刺激领域持续不断的进步使心脏起搏成为了“移动的靶”。因此,我们决定接受这一挑战,为心电图和心脏起搏知识的初学者写一本书。由于多数人首先接触的常常是起搏器置入后的患者,因此本书几乎没有包括起搏器适应证和置入技巧方面的内容。本书是从基本概念开始,进一步涵盖了心脏起搏的高级内容,包括问题的解决和随访等。

一张图相当于千句话。我们写此书是以“学习心脏起搏应该是愉悦的”为前提,所以尽量避免不必要的文字,着力于用图说话。心脏起搏是一门逻辑学学科,但通过本书精心绘制的图表进行学习,应该是非常容易而且有趣的体验。许多图表本身即可说明很多问题,所以文字只是为了提供详细的细节,便于从整体上理解。

本书中用于制作图表的许多图像来自 CorelDraw 和 Corel Mega Gallery 剪贴画图库。

我们要感谢 Blackwell 出版公司 Charlie Hamlyn 和 Sparks 出版公司 Tom Fryer 的出色工作。

S.斯格·哈罗德
罗兰·X.斯诸邦德特
阿尔丰斯·F.希娜伊娃

第2版前言

本书的第1版已经得到了全世界读者的好评，并翻译成日文、中文和波兰文出版。因为其广泛的普及性和积极的反馈，第2版保留了相同的格式，这将有助于学习和理解。另外，第2版还增加了许多新的板块，同时对某些板块进行了升级，删除了某些不再相关的信息。我们回顾了过去的7年中心脏起搏领域的进展，并介绍了一个新的重要内容——心脏再同步化，这是一个快速发展的领域。此外，结合从读者处获得的许多建议，也有助于增加第2版的规模。例如，新版目前包括一个扩展性文本(包括一大段心脏再同步化的内容)，适应证的讨论，并列出相关文献。与之前一样，我们省略了心脏起搏器置入和导线拔出的技术性细节。我们要感谢Blackwell出版公司的Thomas V. Hartman、Kate Newell和Cathryn Gates，感谢他们在本书的制作中做出的出色工作。

S.斯格·哈罗德

罗兰·X.斯诸邦德特

阿尔丰斯·F.希娜伊娃

目 录

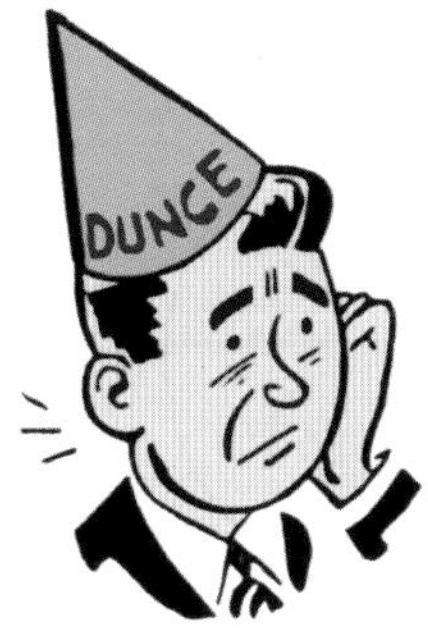
DUNCE

什么是起搏器?

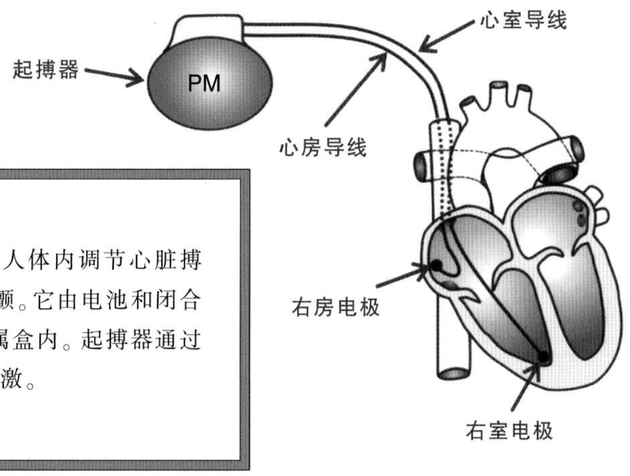
心室导线
起搏器
PM
心房导线
右房电极
右室电极

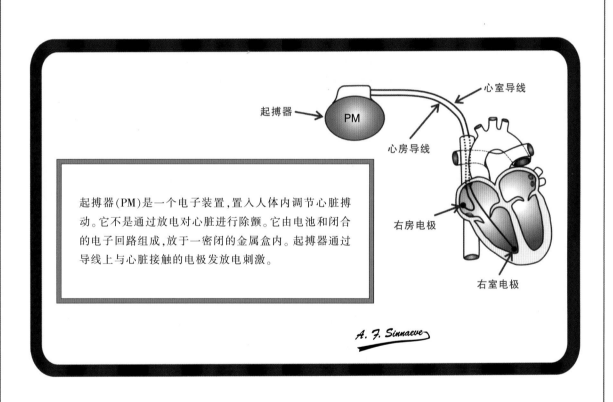

起搏器(PM)是一个电子装置,置入人体内调节心脏搏动。它不是通过放电对心脏进行除颤。它由电池和闭合的电子回路组成,放于一密闭的金属盒内。起搏器通过导线上与心脏接触的电极发放电刺激。

A. F. Sinnaeve

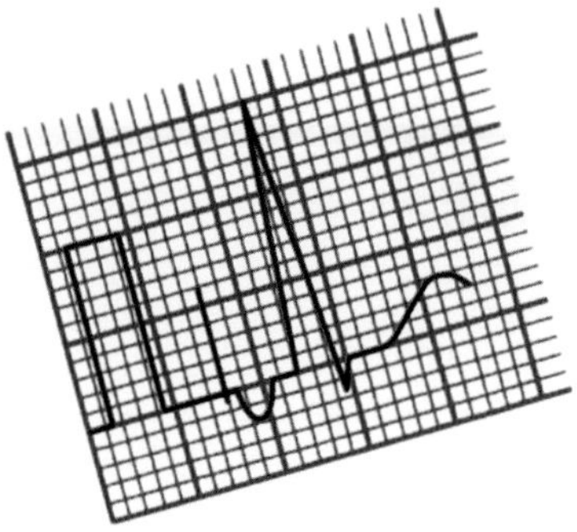

频率与间期的换算

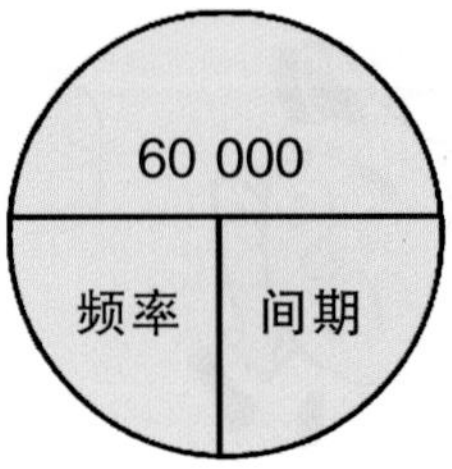
60 000
频率
间期

记录起搏器的电活动

要点如下：

* 经静脉起搏时 12 导联心电图
* 标准的胸前电极位置
* 测量间期的网格
* 额面电轴
* 平均额面电轴的确定——第 1 部分
* 平均额面电轴的确定——第 2 部分
* 确定平均额面电轴的经验法则

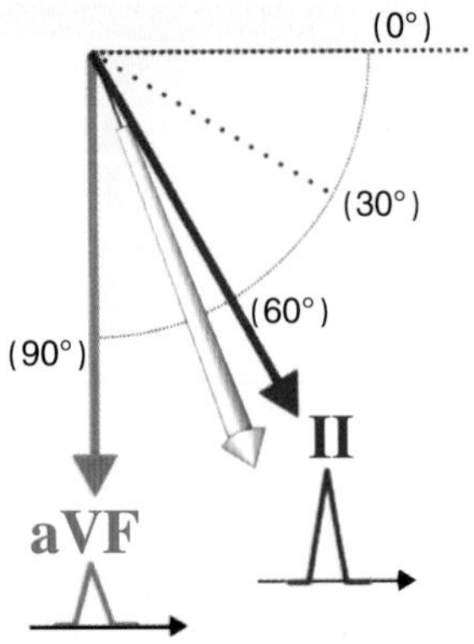
(0°)
(30°)
(60°)
(90°)
II
aVF

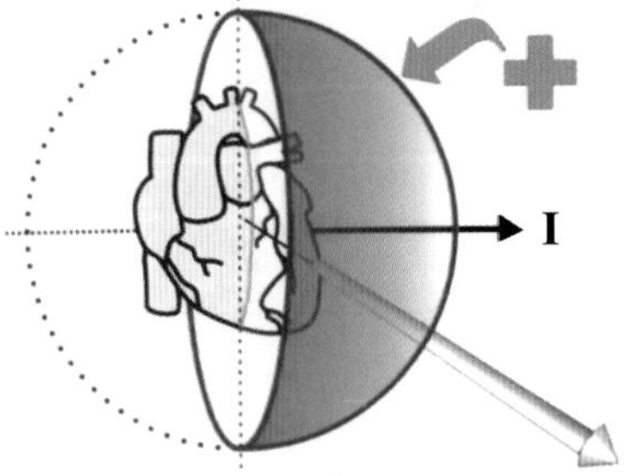
I

A. F. Sinnaeve

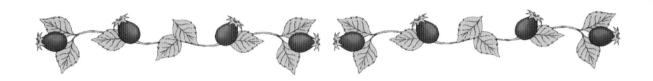

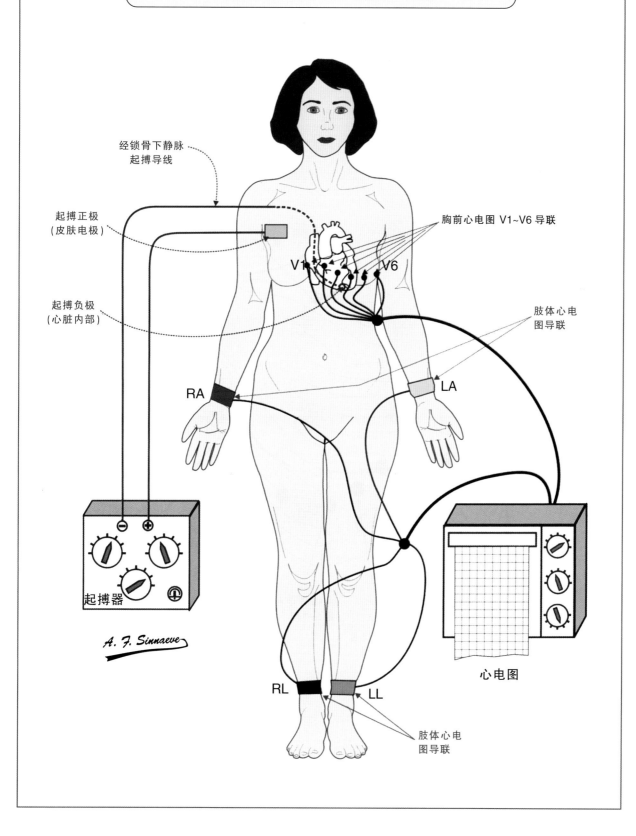

经静脉起搏时 12 导联心电图

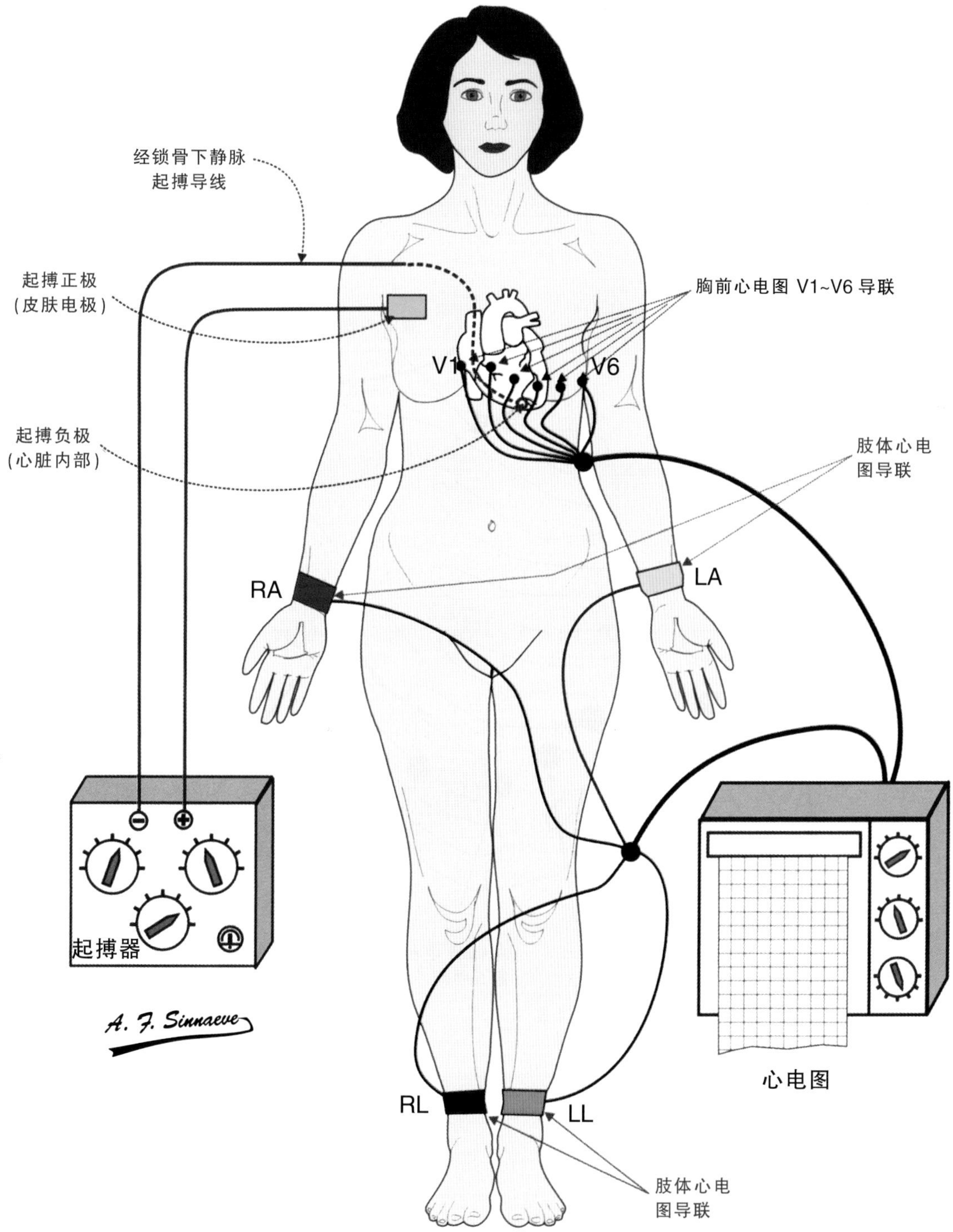
经锁骨下静脉
起搏导线
起搏正极
(皮肤电极)
起搏负极
(心脏内部)
胸前心电图 V1~V6 导联
V1
V6
肢体心电
图导联
RA
LA
起搏器
A. F. Sinnaeve
RL
LL
心电图
肢体心电
图导联

标准的胸前电极位置

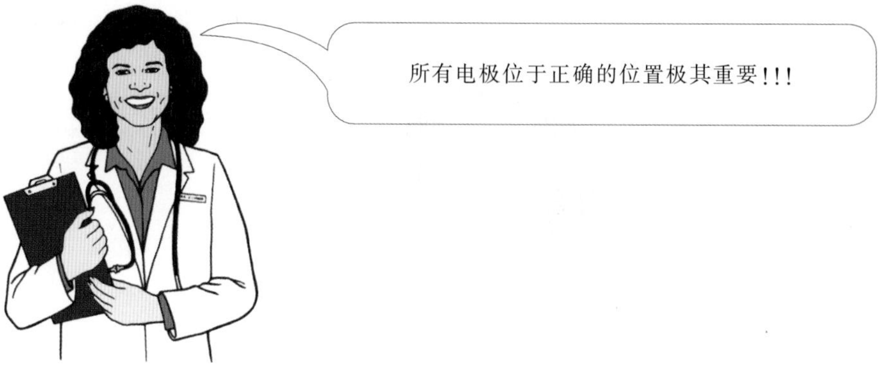
所有电极位于正确的位置极其重要!!!

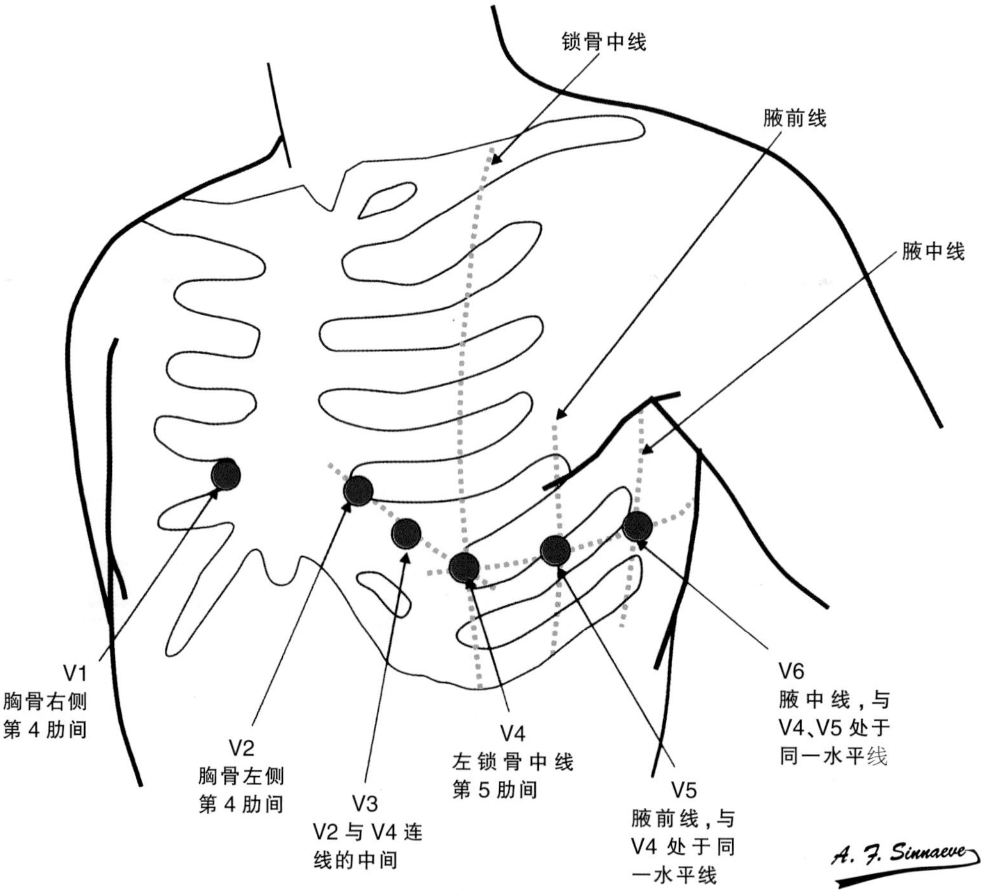
锁骨中线
腋前线
腋中线
V1
胸骨右侧
第4肋间
V2
胸骨左侧
第4肋间
V3
V2与V4连
线的中间
V4
左锁骨中线
第5肋间
V5
腋前线,与
V4处于同
一水平线
V6
腋中线,与
V4、V5处于
同一水平线
A. F. Sinnaeve

计时间期与频率

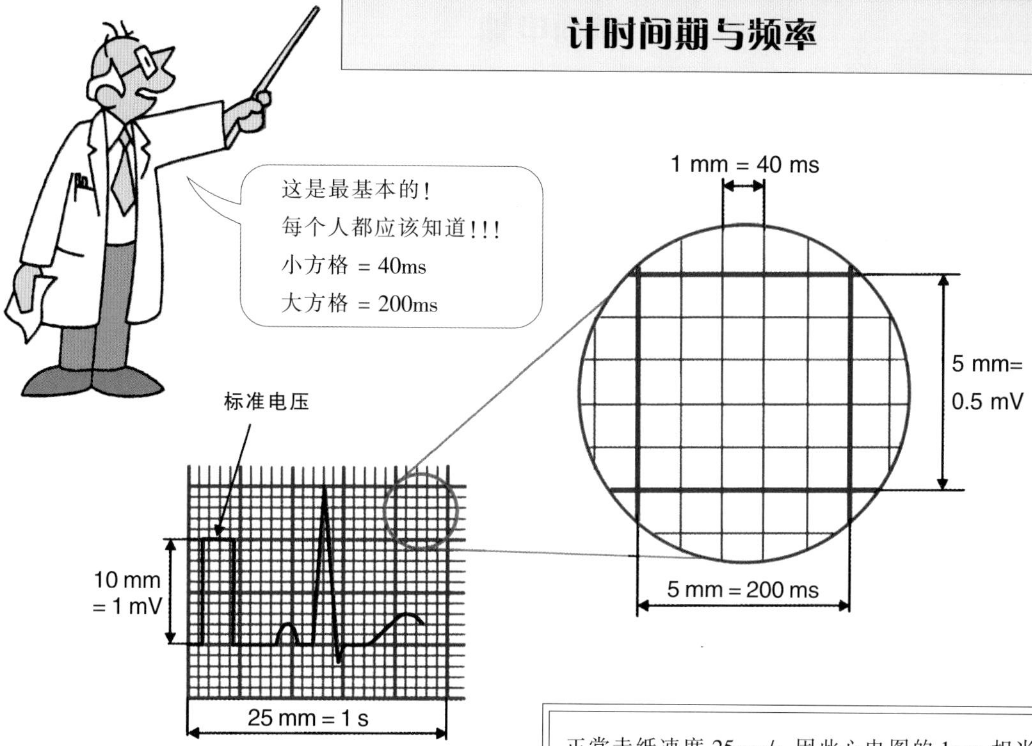
这是最基本的！
每个人都应该知道！！！
小方格 = 40ms
大方格 = 200ms
1 mm = 40 ms
5 mm=
0.5 mV
标准电压
10 mm
= 1 mV
5 mm = 200 ms
25 mm = 1 s

A. F. Sinnaeve

正常走纸速度 25mm/s，因此心电图的 1mm 相当于 1/25s=0.04s=40ms

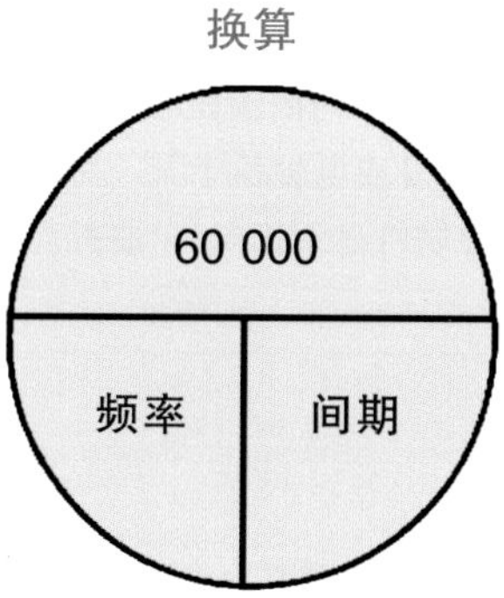
换算
60 000
频率
间期

计时单位

1 分钟=60 秒　1min=60s

1 秒钟=1000 毫秒　1s=1000ms

1 分钟=60 000 毫秒　1min=60 000ms

频率是指每分钟心跳的次数，或用 bpm 来表示

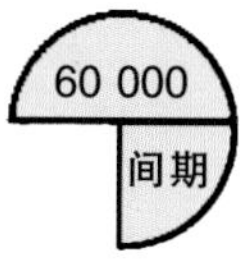
60 000
间期

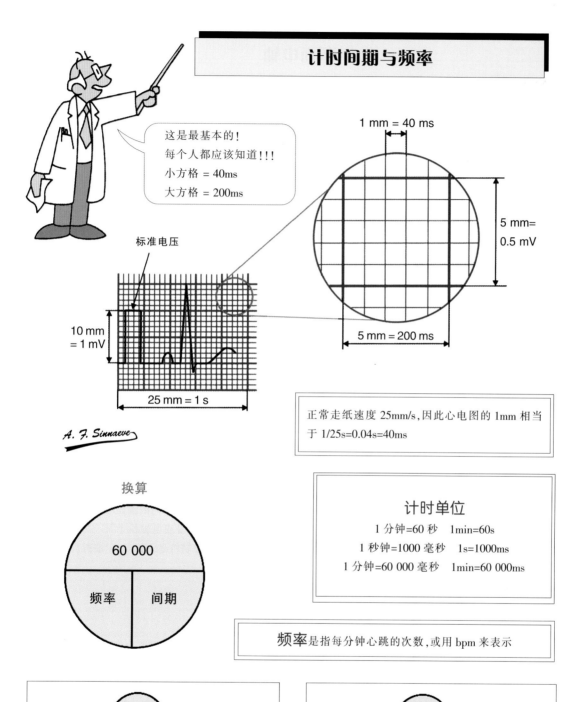

频率(bpm)= 60 000/间期(ms)

起搏器频率为 1 分钟内所计算的几个间期的平均值

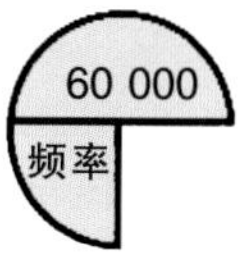
60 000
频率

间期(ms)= 60 000/频率(bpm)

1 个间期是指 2 个连续事件之间的时间，例如 Vp-Vp 或 Vs-Vs

缩写：min=分钟；mm=毫米；ms=毫秒；mV=毫伏；s=秒；Vp=心室起搏事件；Vs=心室感知事件

额面电轴

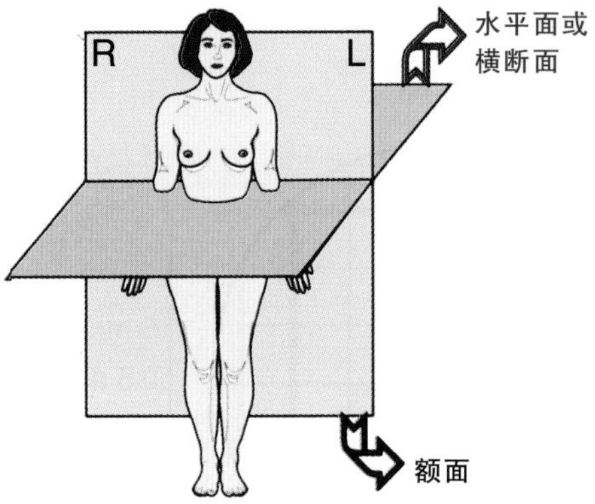
R
L
水平面或
横断面
额面

在除极的任何时候,都会产生一个即刻向量,代表所有心室肌除极过程的电活动。除极过程中,这一即刻向量的幅度和方向处于不断的变化中。

平均额面向量或电轴代表了除极时额面上所记录到的全部即刻向量的总和，被描述为单个平均向量。

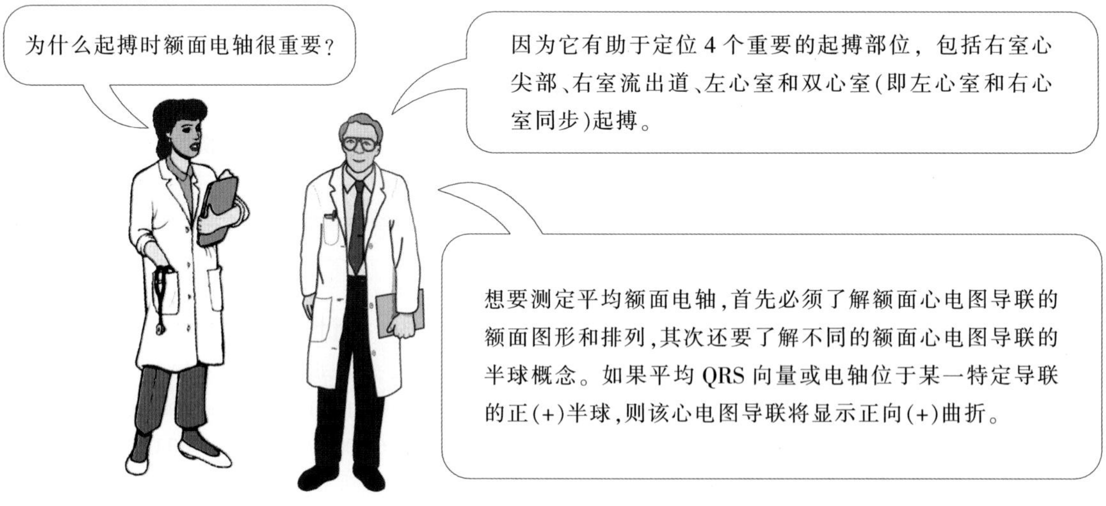
为什么起搏时额面电轴很重要?
因为它有助于定位 4 个重要的起搏部位，包括右室心尖部、右室流出道、左心室和双心室(即左心室和右心室同步)起搏。
想要测定平均额面电轴,首先必须了解额面心电图导联的额面图形和排列,其次还要了解不同的额面心电图导联的半球概念。如果平均 QRS 向量或电轴位于某一特定导联的正(+)半球,则该心电图导联将显示正向(+)曲折。

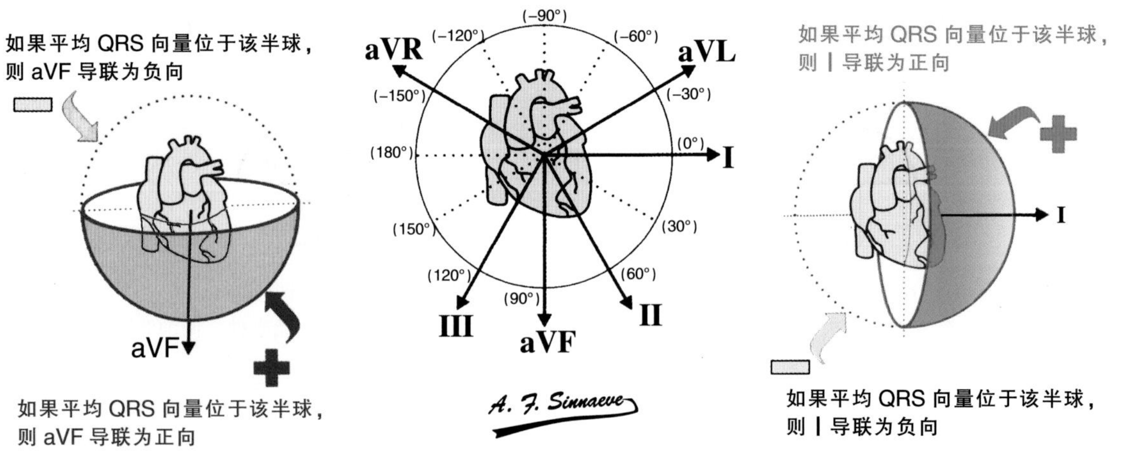
如果平均 QRS 向量位于该半球,
则 aVF 导联为负向
aVF
如果平均 QRS 向量位于该半球,
则 aVF 导联为正向
(-90°)
(-120°)
(-60°)
aVR
aVL
(-150°)
(-30°)
(180°)
(0°)
I
(150°)
(30°)
(120°)
(60°)
(90°)
III
aVF
II
A. F. Sinnaeve
如果平均 QRS 向量位于该半球,
则 I 导联为正向
I
如果平均 QRS 向量位于该半球,
则 I 导联为负向

平均额面电轴的确定——第 1 部分

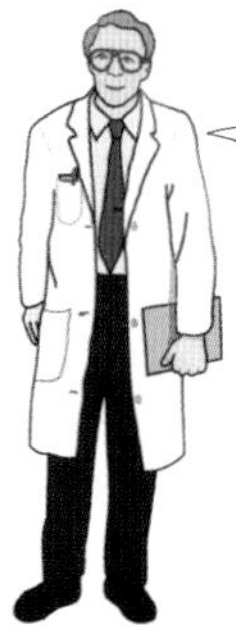

请牢记以下 3 个重要问题：
- QRS 向量位于哪个象限？
- 邻近的哪个导联有最高的 R 波或最深的 S 波？
- 哪个是最等位的导联(或 0 位相导联)？

第一步：通过观察 I 和 aVF 导联来决定额面电轴位于哪个象限

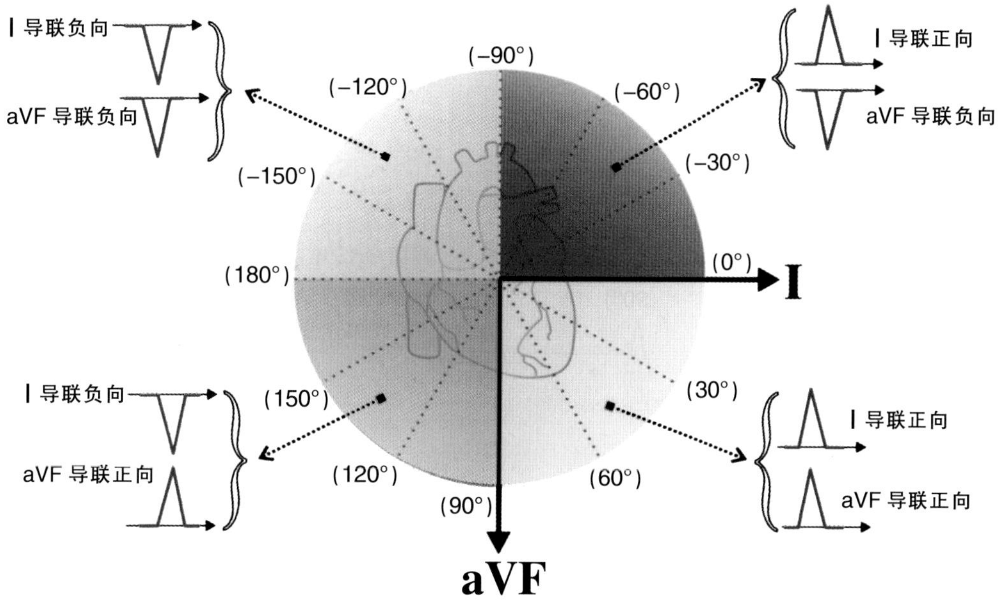

I 导联负向
aVF 导联负向
I 导联正向
aVF 导联负向
I 导联负向
aVF 导联正向
I 导联正向
aVF 导联正向
(−90°)
(−120°)
(−60°)
(−150°)
(−30°)
(180°)
(0°)
I
(150°)
(30°)
(120°)
(60°)
(90°)
aVF

第二步：观察最高的 R 波或最深的 S 波的合适象限

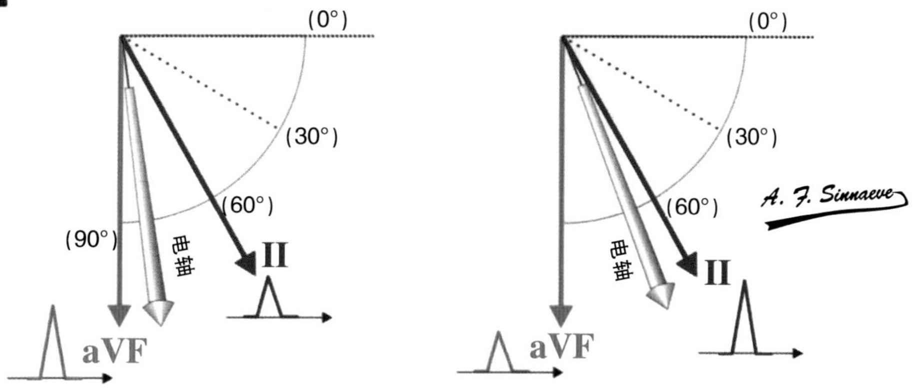

(0°)
(30°)
(60°)
(90°)
电轴
II
aVF
(0°)
(30°)
(60°)
电轴
II
aVF
A. F. Sinnaeve

距 QRS 电轴最近(或平行)的导联有最大的正向曲折。如果两个导联有相同的正向曲折，则 QRS 电轴确实处于此两个导联之间。

平均额面电轴的确定——第2部分

第三步：寻找等位的导联（即正向波减去负向波最接近于0的导联）
该导联垂直于QRS电轴

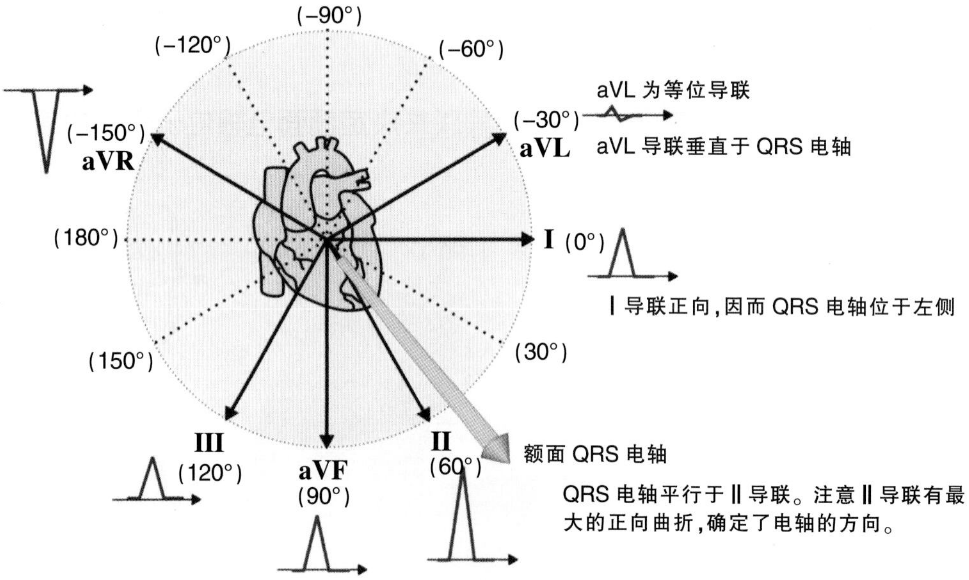

(-90°)
(-120°)
(-60°)
(-150°)
aVR
aVL 为等位导联
(-30°)
aVL
aVL 导联垂直于 QRS 电轴
(180°)
I (0°)
Ⅰ导联正向，因而QRS电轴位于左侧
(150°)
(30°)
III
(120°)
aVF
(90°)
II
(60°)
额面 QRS 电轴
QRS 电轴平行于Ⅱ导联。注意Ⅱ导联有最大的正向曲折，确定了电轴的方向。

总结：心脏的QRS电轴（未起搏时）

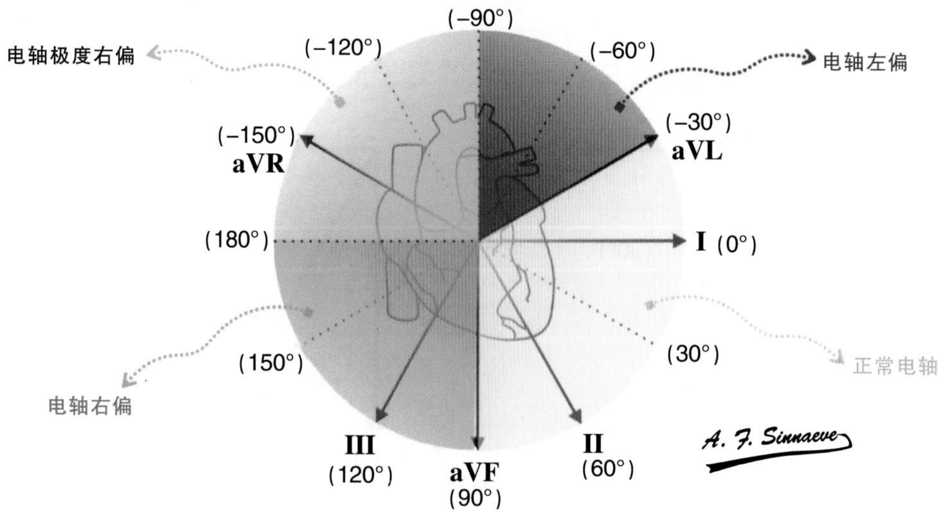

(-90°)
电轴极度右偏
(-120°)
(-60°)
电轴左偏
(-150°)
aVR
(-30°)
aVL
(180°)
I (0°)
(150°)
(30°)
正常电轴
电轴右偏
III
(120°)
aVF
(90°)
II
(60°)
A. F. Sinnaeve

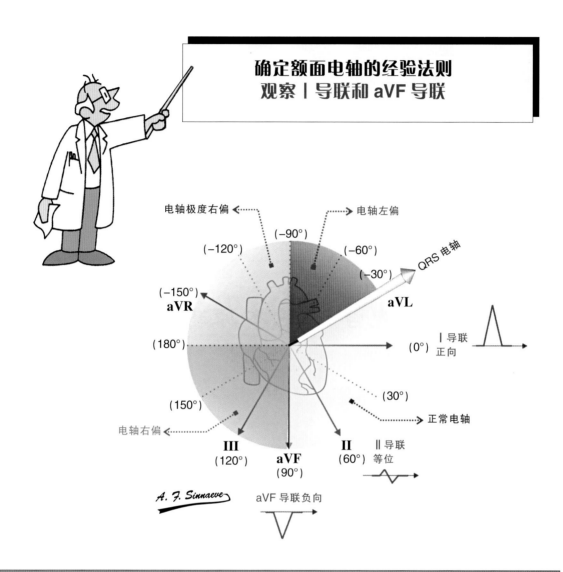

确定额面电轴的经验法则
观察Ⅰ导联和 aVF 导联

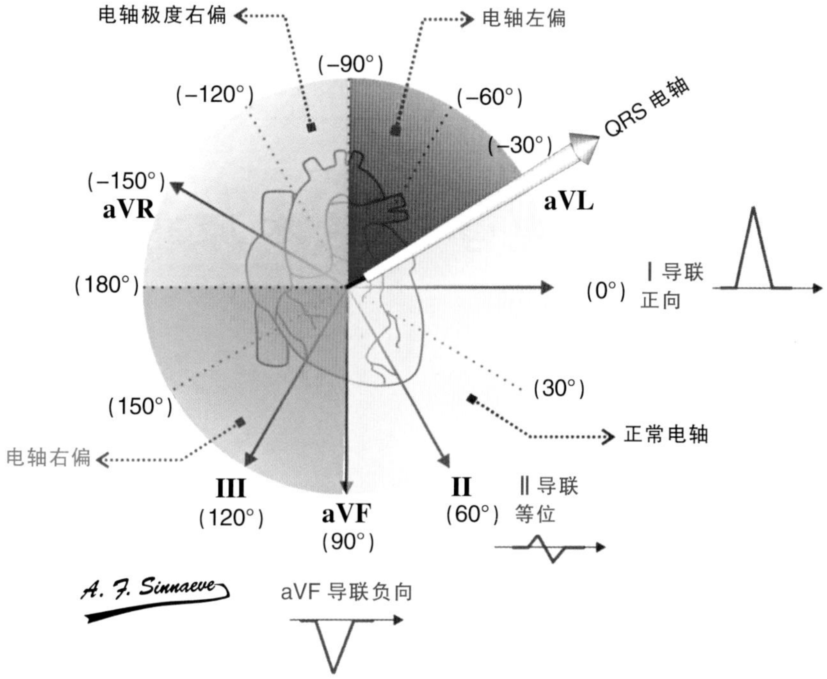

电轴极度右偏
电轴左偏
(−90°)
(−120°)
(−60°)
(−30°)
QRS 电轴
(−150°)
aVR
aVL
(180°)
(0°)
Ⅰ导联
正向
(30°)
(150°)
正常电轴
电轴右偏
III
(120°)
aVF
(90°)
II
(60°)
Ⅱ导联
等位
A. F. Sinnaeve
aVF 导联负向

1. 如果Ⅰ导联和 aVF 导联均为正向(R 波占优势),则电轴正常(黄色区)。
2. 如果Ⅰ导联正向,aVF 导联负向,则必须观察Ⅱ导联。
   A.如果Ⅱ导联等位(正向波等于负向波,代数和为零),则电轴方向与 aVL 导联方向相同。这是因为等位导联(本例中为Ⅱ导联)垂直于电轴(方向与 aVL 导联方向相同)。
   B.如果Ⅱ导联正向波大于负向波,则电轴偏在−30°以内或正常(黄色区)。
   C.如果Ⅱ导联负向波大于正向波,则电轴负向超过−30°,且在左上象限(红色区)。
3. 如果Ⅰ导联负向(向下),aVF 导联正向(向上),则电轴位于右下象限(绿色区——电轴右偏)。
4. 如果Ⅰ导联和 aVF 导联均为负向(向下),则电轴位于右上象限(蓝色区)。该电轴可被简单地描述成位于右上象限,既不极度右偏,亦不极度左偏。

10

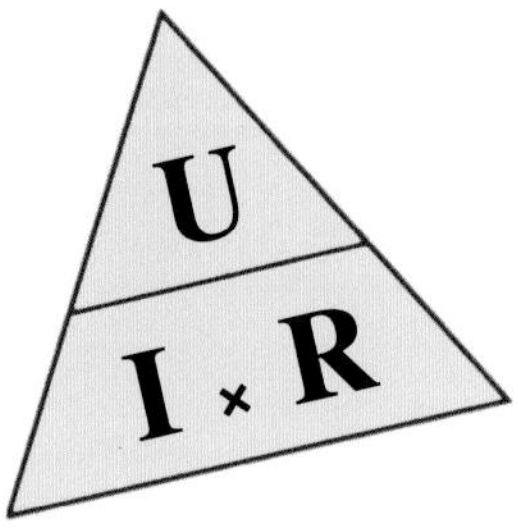
U
I × R

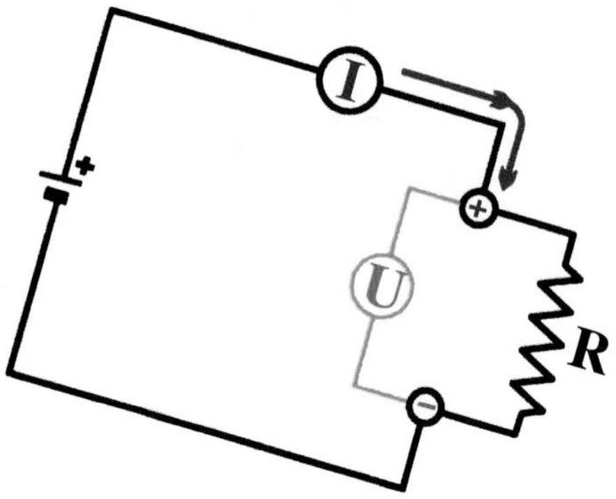
I
U
R

电学的基本原理

要点如下：

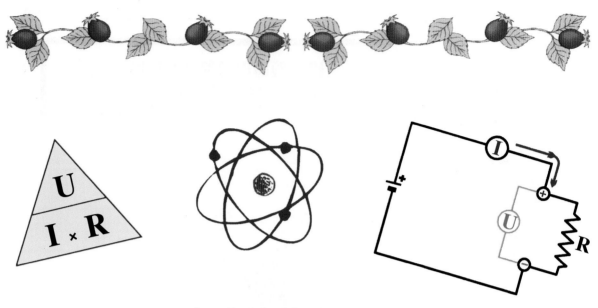

* 欧姆定律
* 水当量
* 起搏阻抗
* 起搏器变量的常用单位
* 电池——第 1 部分
* 电池——第 2 部分
* 电池阻抗和电压
* 电池容量

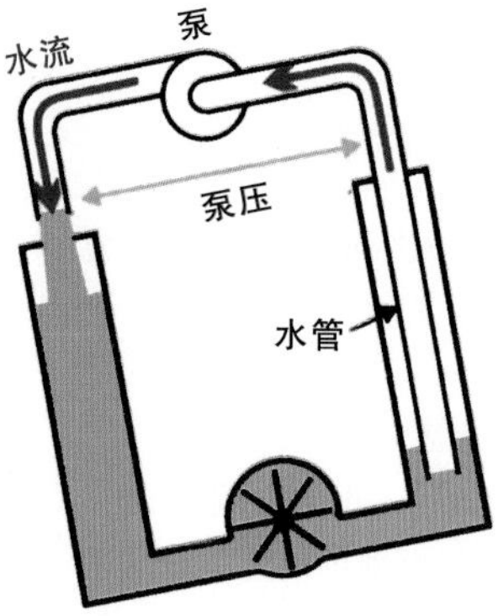
水流
泵
泵压
水管

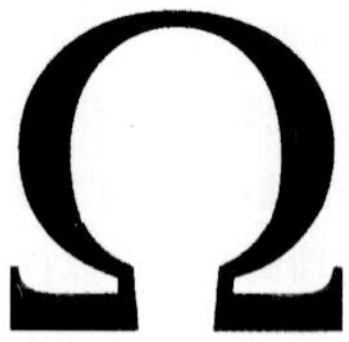

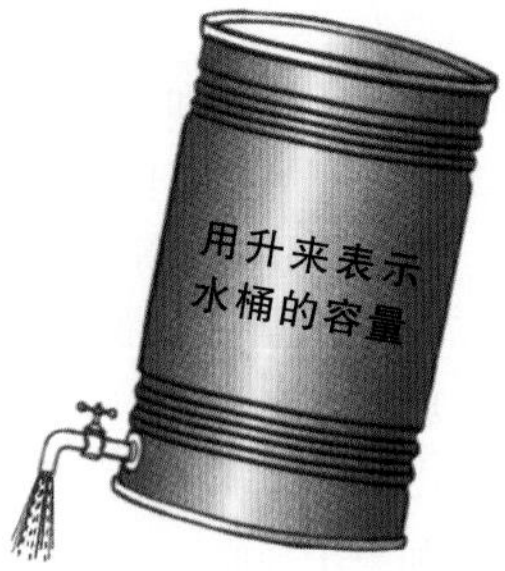
用升来表示
水桶的容量

欧姆定律

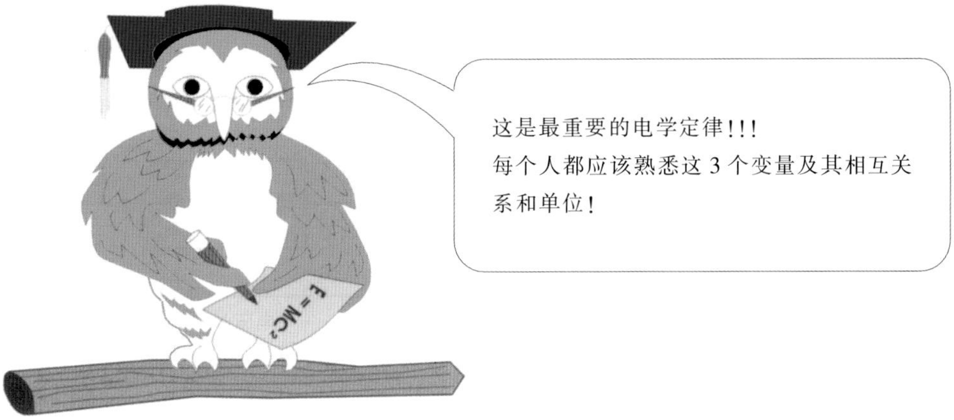
这是最重要的电学定律!!!
每个人都应该熟悉这 3 个变量及其相互关系和单位!
E = MC²

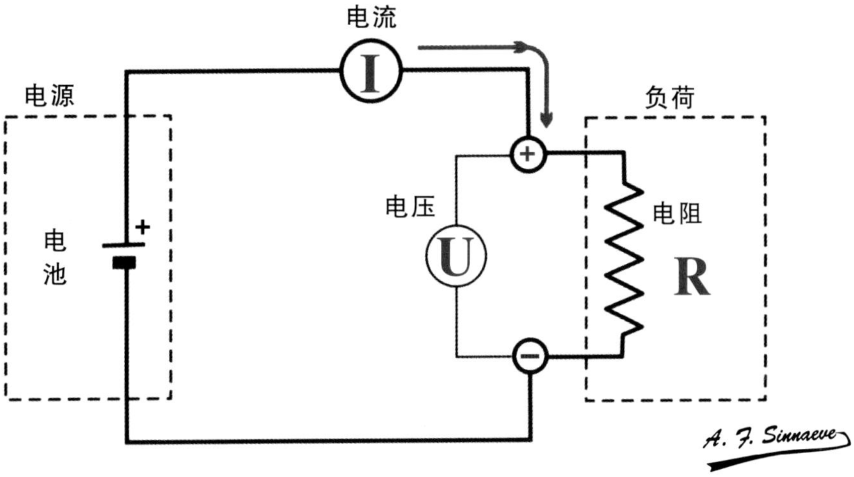
电流
I
电源
电
池
负荷
电压
U
电阻
R
A. F. Sinnaeve

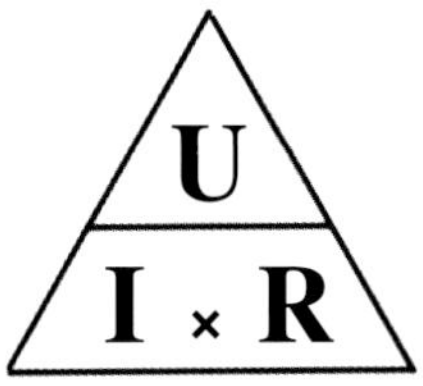
U
I × R

U = 电压(用伏特 V 表示)

I = 电流(用安培 A 表示)

R = 电阻(用欧姆 Ω 表示)

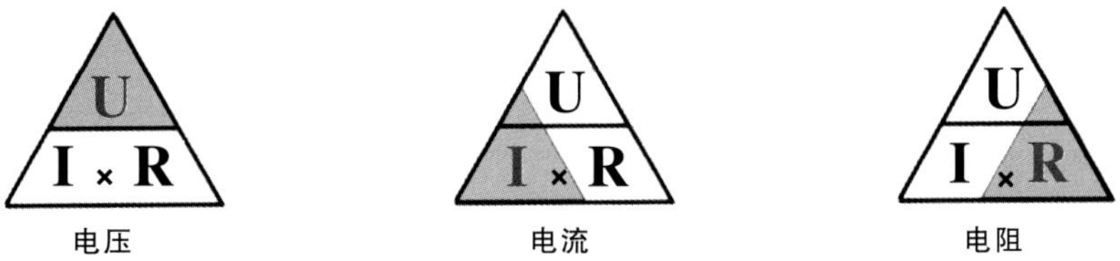
U
I × R
电压
U
I × R
电流
U
I × R
电阻

观察这个三角形,遮住你所寻找的变量:三角形的其余部分显示了你要使用的公式!

水当量

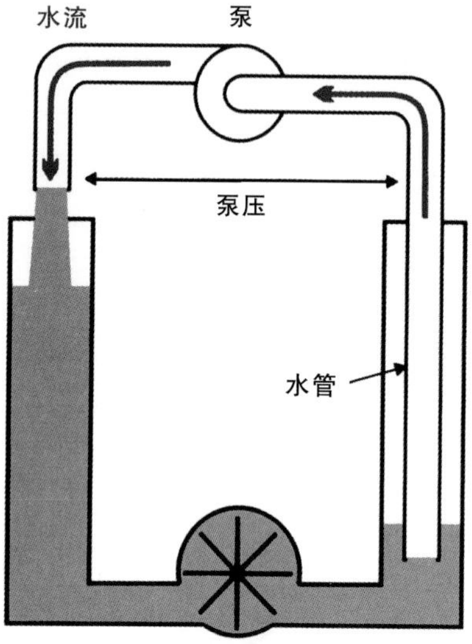
水流
泵
泵压
水管

水车,用于抵抗水流

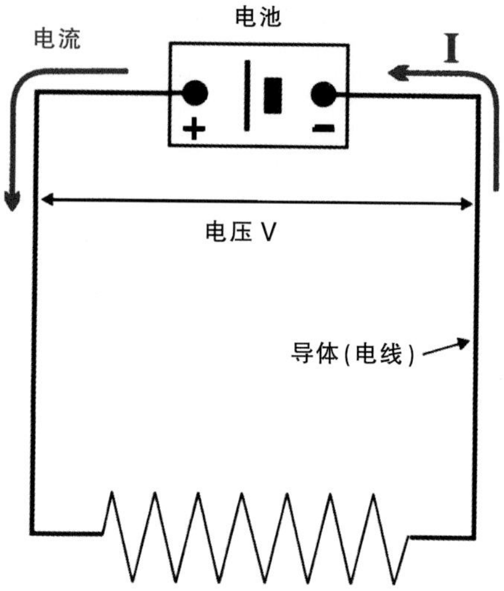
电池
电流
I
+
-
电压 V
导体(电线)

对电子流的阻力

水	电
* 水泵	* 电池
* 泵压	* 电压
* 水量	* 电荷
* 升	* 安培×秒
* 水的流量	* 电流
* 升/秒	* 安培
* 水管	* 电线
* 阻力	* 电阻

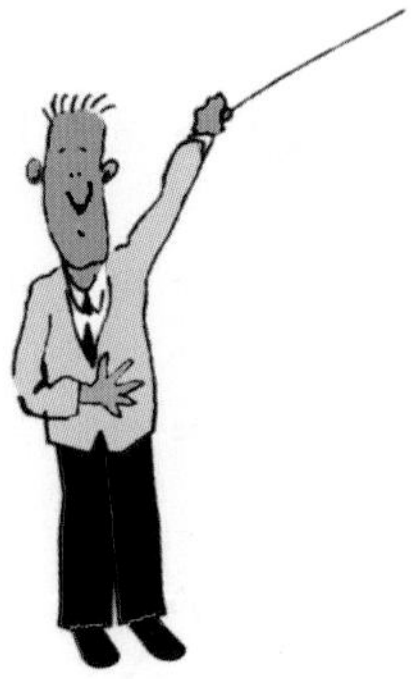

注意:在电学上,安培×秒=库仑(C)

A. F. Sinnaeve

起搏阻抗

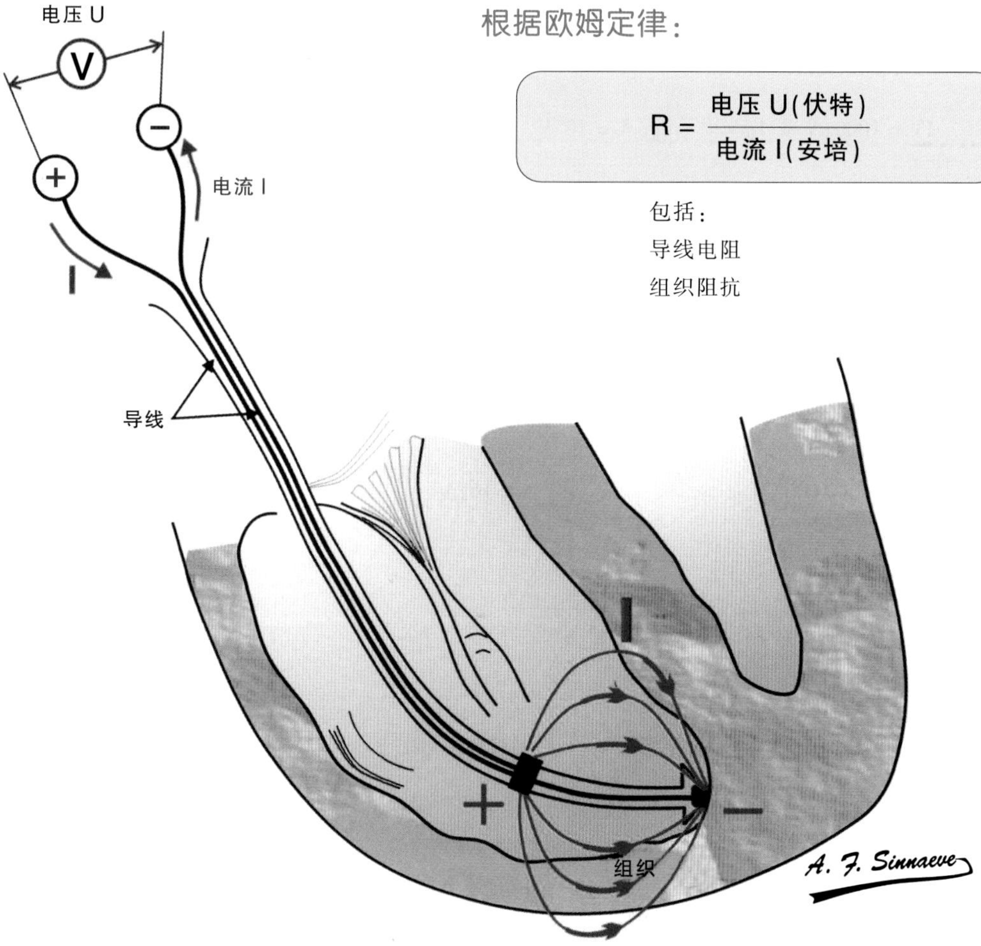
电压 U
V
电流 I
I
导线
I
组织
A. F. Sinnaeve

根据欧姆定律：

$$R = \frac{\text{电压 U(伏特)}}{\text{电流 I(安培)}}$$

包括：

导线电阻

组织阻抗

绝缘层破损 <250 Ω	正常的起搏阻抗 大约 500 Ω	导联断裂 >1000 Ω

注意：

起搏阻抗不是纯粹的阻力(组织阻抗是容量性的)，应该用 Z 来表示。在临床实践中，只考虑起搏阻抗的绝对数值或幅度。由于根据欧姆定律，起搏阻抗用“欧姆”表示，所以绝大多数人简单地将其称之为“电阻”。

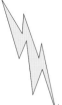

起搏器的常用单位

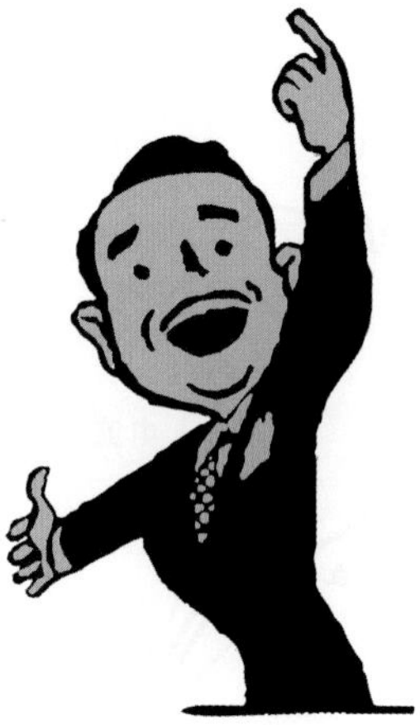

电压

基本单位:伏特,符号 V

有时使用:毫伏,符号 mV

$1V = 1000mV$ 或 $1mV = \frac{1}{1000}V = 10^{-3}V$

电流

基本单位:安培,符号 A

惯用的刺激幅度:毫安,符号 mA

$1A = 1000mA$ 或 $1mA = \frac{1}{1000}A = 10^{-3}A$

电池消耗电流的惯用单位:微安,符号 μA

$1A = 1\,000\,000\mu A$ 或 $1\mu A = \frac{1}{1\,000\,000}A = 10^{-6}A$

电阻

基本单位:欧姆,符号 Ω

有时使用:千欧,符号 kΩ

$1\Omega = \frac{1}{1000}k\Omega$ 或 $1k\Omega = 1000\Omega = 10^{3}\Omega$

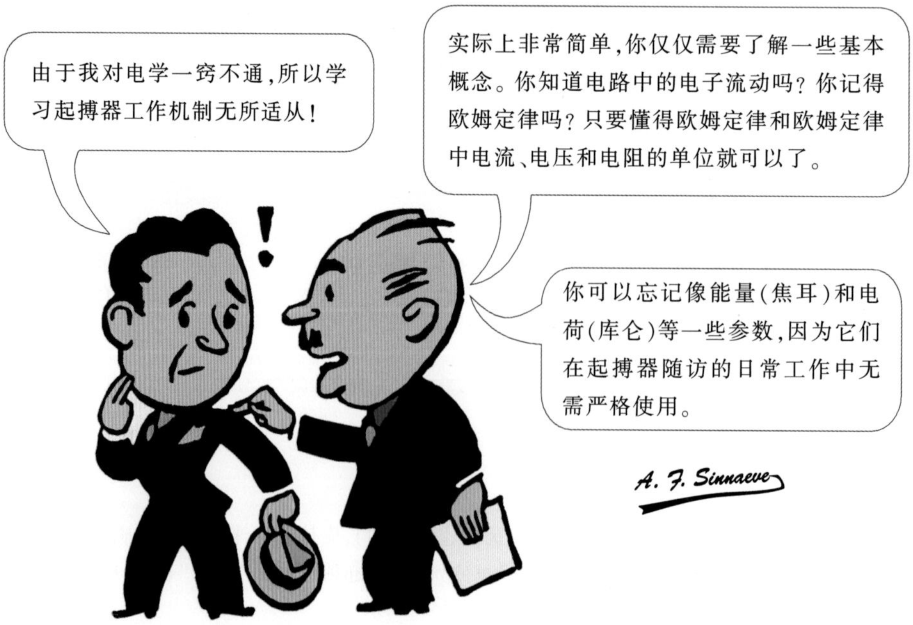
由于我对电学一窍不通,所以学习起搏器工作机制无所适从!
实际上非常简单,你仅仅需要了解一些基本概念。你知道电路中的电子流动吗?你记得欧姆定律吗?只要懂得欧姆定律和欧姆定律中电流、电压和电阻的单位就可以了。
你可以忘记像能量(焦耳)和电荷(库仑)等一些参数,因为它们在起搏器随访的日常工作中无需严格使用。
A. F. Sinnaeve

阳极-阴极和电流

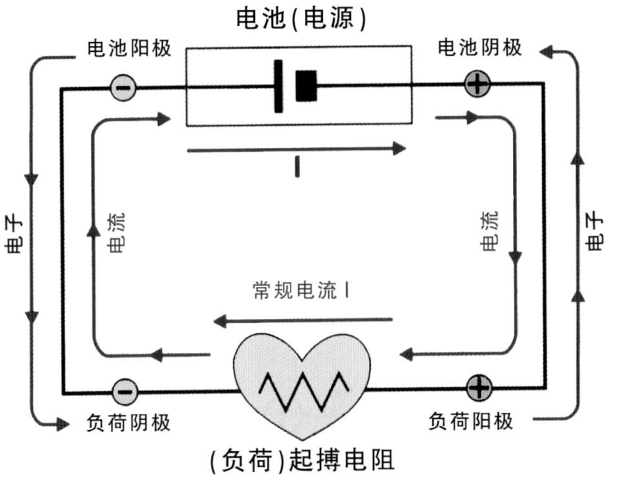
电池(电源)
电池阳极
电池阴极
I
电子
电流
电流
电子
常规电流 I
负荷阴极
负荷阳极
(负荷)起搏电阻

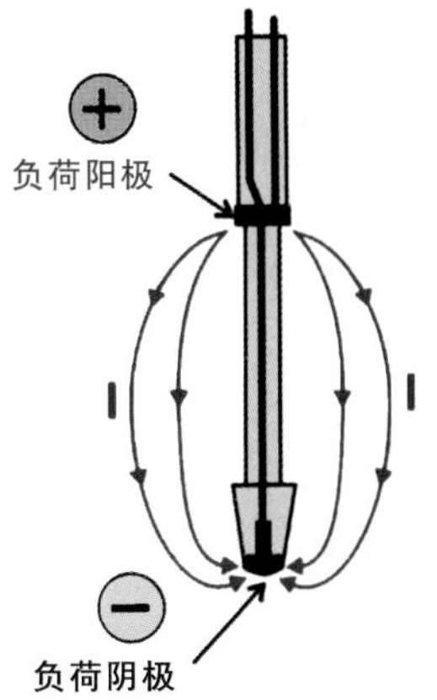
负荷阳极
I
I
负荷阴极

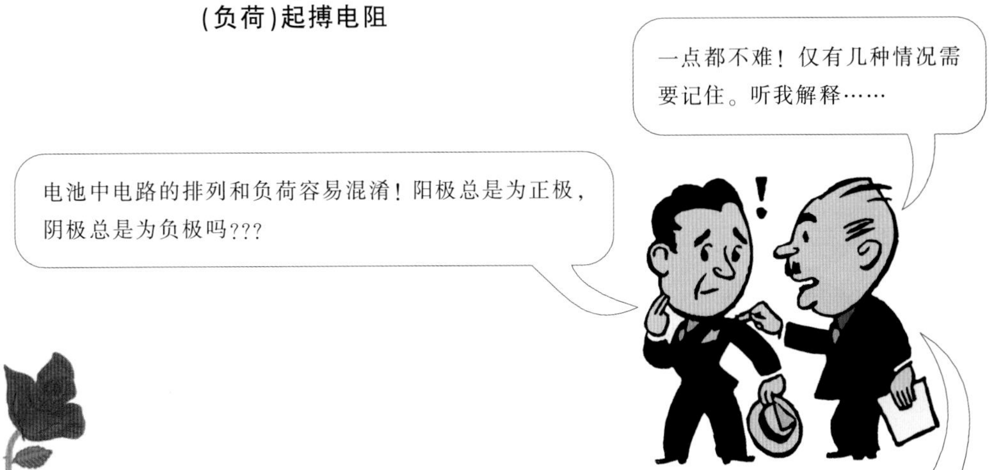
一点都不难！仅有几种情况需要记住。听我解释……
电池中电路的排列和负荷容易混淆！阳极总是为正极，阴极总是为负极吗???
!

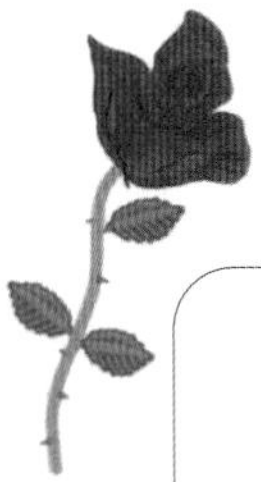

- 首先，你必须了解只有在电路闭合时电流才能流动，而且外部阻力或负荷会限制电流。
- 其次，你应该明白在闭合电路中，电子是从电池的负极端流出，通过负荷回到电池的正极端。然而，常规电流的方向与之相反，从电池的正极流出，经由负荷回到电池负极。
- 第三，应记住电池释放电能，负荷消耗电能。查看电路，你将发现阳极总是电子离开的电极(英文单词阳极“anode”中的 A 代表“离开”)，而阴极恰恰相反，是电子流入的电极(英文单词阴极“cathode”中的 C 代表“流入”)。这很简单对吗？这些术语对电池和负荷都适用！

锂-碘电池

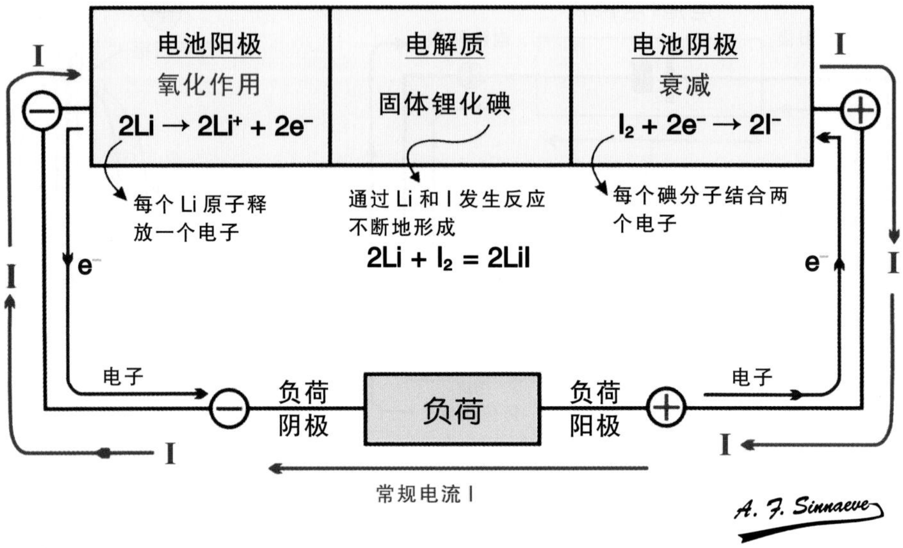

电池阳极
氧化作用
2Li → 2Li⁺ + 2e⁻
电解质
固体锂化碘
电池阴极
衰减
I₂ + 2e⁻ → 2I⁻
每个 Li 原子释放一个电子
通过 Li 和 I 发生反应不断地形成
2Li + I₂ = 2LiI
每个碘分子结合两个电子
e⁻
I
电子
负荷阴极
负荷
负荷阳极
常规电流 I
A. F. Sinnaeve

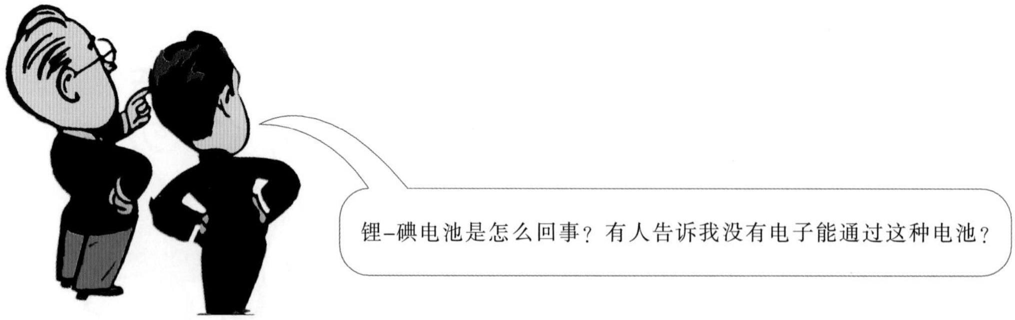

锂-碘电池是怎么回事？有人告诉我没有电子能通过这种电池？

是的，的确如此，但不难理解。锂-碘电池的阳极是电子从锂原子分离、形成 Li^+的部位。电池中的电解质是电子的屏障，而电子均带负电并相互排斥，因而电子被从电池中“推出”，并开始了它们在电路中的旅程。

沿着电导体，电子通过阴极进入负荷。作为一种流体，电流不能被压缩。因此等量的电子在电池正极的吸引下，经由负荷的阳极流出。电子进入电池阴极后，与 I_2 结合，形成 $2I^-$。

在电池内部，通过 Li^+和 I^-的流动形成闭合回路。这些离子相互吸引且弥散于电解质，当两种离子相遇时，它们相互结合形成锂化碘(LiI)。

但是，锂-碘不是一种良好的电导体。因此形成锂化碘后，电池的内部电阻增加。

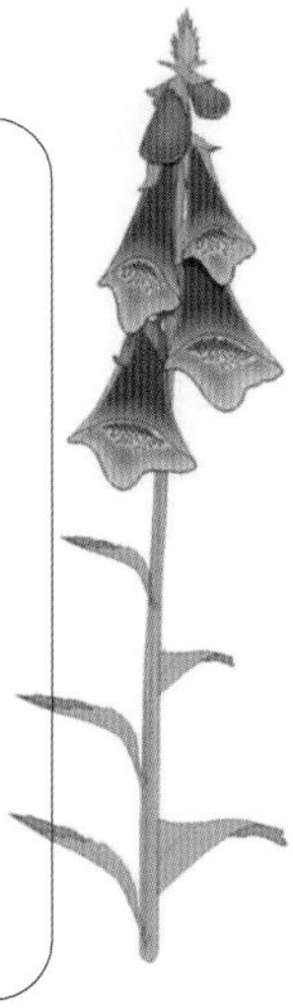

锂-碘电池

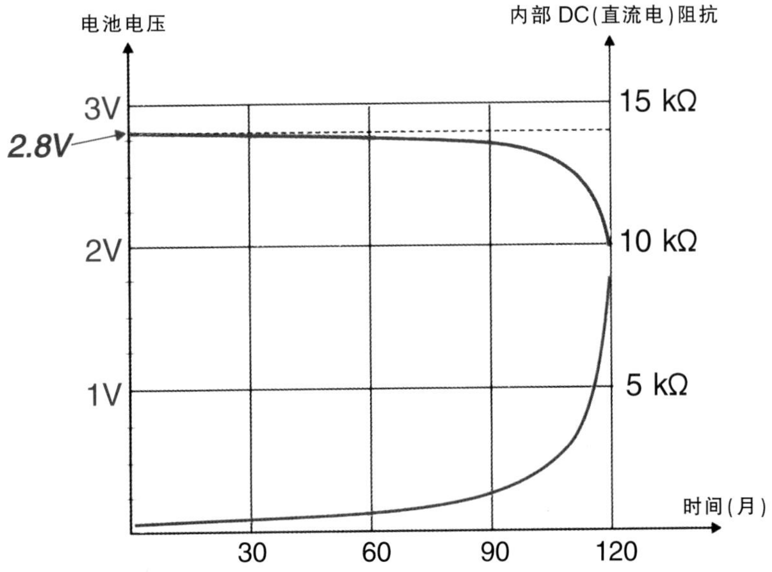
电池电压
内部 DC(直流电)阻抗
3V
2.8V
2V
1V
15 kΩ
10 kΩ
5 kΩ
时间(月)
30
60
90
120

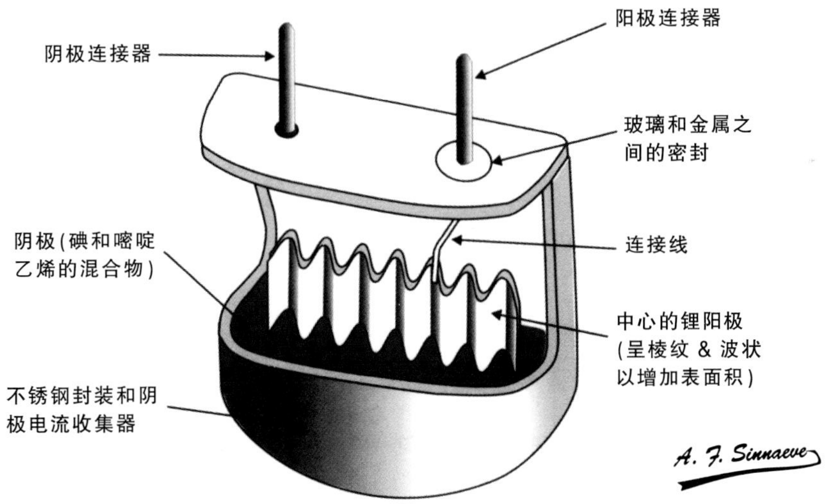
阴极连接器
阳极连接器
玻璃和金属之间的密封
阴极(碘和嘧啶乙烯的混合物)
连接线
中心的锂阳极(呈棱纹 & 波状以增加表面积)
不锈钢封装和阴极电流收集器
A. F. Sinnaeve

电池阳极产生锂离子,阴极产生碘离子。这些离子交互移动至电池的另一极,重新结合形成锂化碘(LiI)。后者进而构成了离子进一步移动的屏障,因此电池的内部电阻增加。

电池寿命开始(BOL)时,电解质屏障较薄,只有较低的正常阻抗。然而,在电池寿命结束(EOL)时,屏障层变得较厚,当阳极的原料几乎耗竭时,电池内部的阻抗将变得非常高。

BOL=寿命开始;EOL=寿命结束

电池容量和寿命

记住

$$预期寿命 = \frac{容量}{消耗}$$

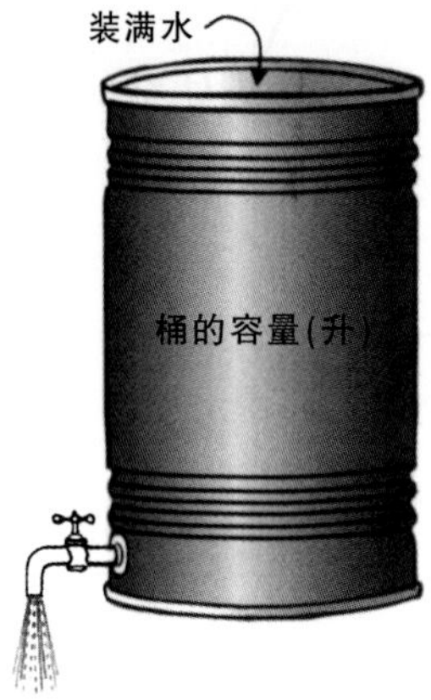
装满水
桶的容量(升)

流量=消耗(升/分)

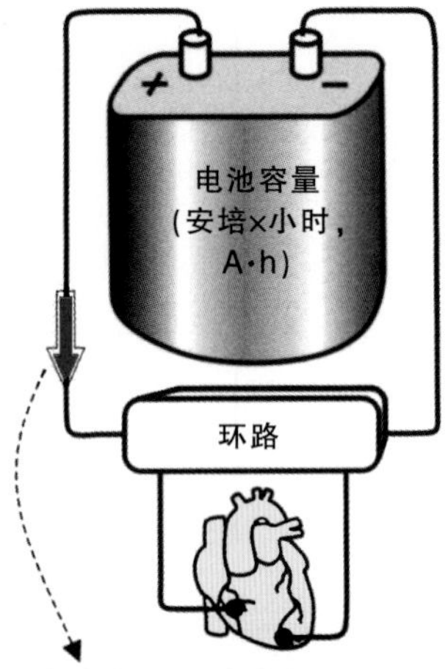
电池容量
(安培×小时,
A·h)
环路

电流消耗(用安培表示)
(1 安培=1 000 000μA)
(1A=10^6 μA)

例如,容量:60 升
消耗:0.5 升/分钟
桶排空的预期时间:

$$\frac{60}{0.5}=120 分钟$$
$$=2 小时$$

例如,电池容量:2 安培×小时=2Ah
消耗:25μA=25 微安=0.000025A
电池的预期寿命:

$$\frac{2Ah}{0.000025A}=80\ 000 小时$$
$$=约 9 年$$

A. F. Sinnaeve

如果电流消耗采用以下脉冲,电池的预期寿命将会增加:

- 较小电压振幅的脉冲
- 脉宽较短的脉冲

因此,测定慢性起搏阈值,从而程控输出电压和脉宽,提供足够的安全范围并保持电池的容量,对于延长电池寿命非常重要。

!

输出至心脏的脉冲电流用 mA(毫安)表示(1mA=1/1000A)
电池电流的消耗用 μA 表示(1μA=1/1 000 000A)
1 毫安(mA)=1000 微安(μA)

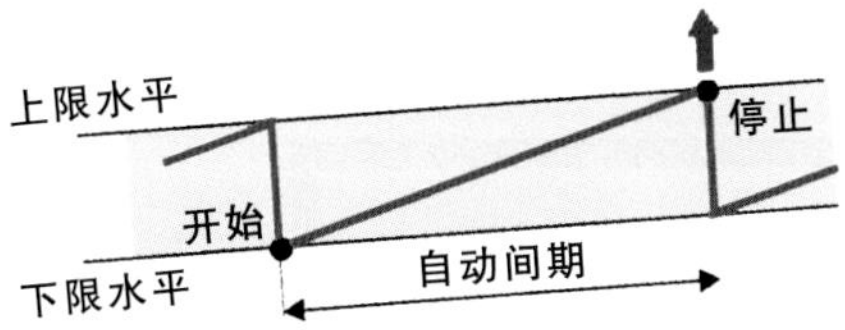
上限水平
停止
开始
下限水平
自动间期

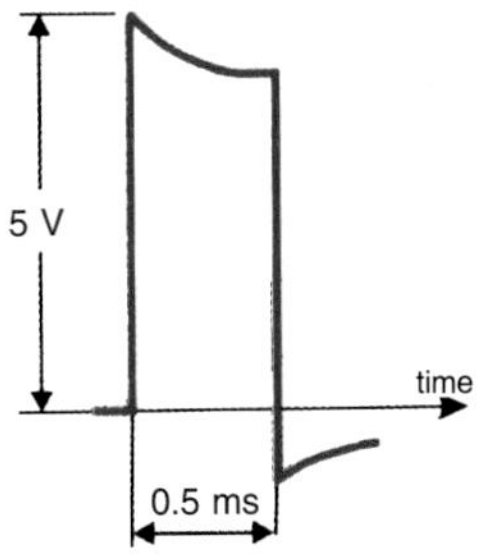
5 V
time
0.5 ms

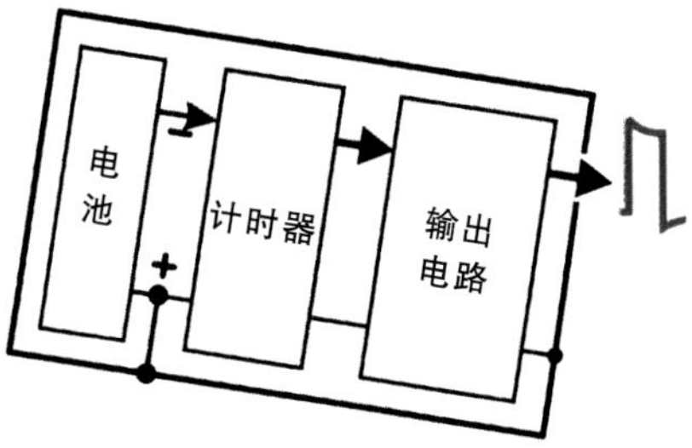
电池
计时器
输出电路
+

心室刺激

要点如下：

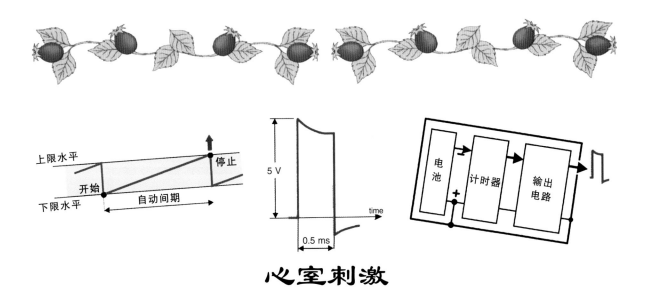

* 心室肌不应期
* 非同步化心室起搏(VOO)
* 起搏引起的心室除极
* 起搏器的输出脉冲
* 程控与遥测
* 无线程控
* 紧急按钮
* 起搏阈值的测定：脉宽恒定
* 起搏阈值的测定：电压恒定
* 强度–脉宽曲线
* 夺获安全范围
* 自动阈值搜索
* 单极与双极起搏刺激大小的比较——在模拟记录仪上
* 刺激信号在数字化心电图上的变异性

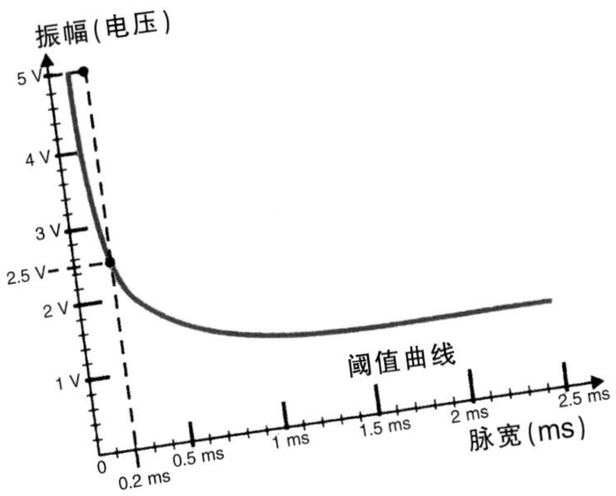
振幅(电压)
5 V
4 V
3 V
2.5 V
2 V
1 V
0
0.2 ms
0.5 ms
1 ms
1.5 ms
2 ms
2.5 ms
阈值曲线
脉宽(ms)

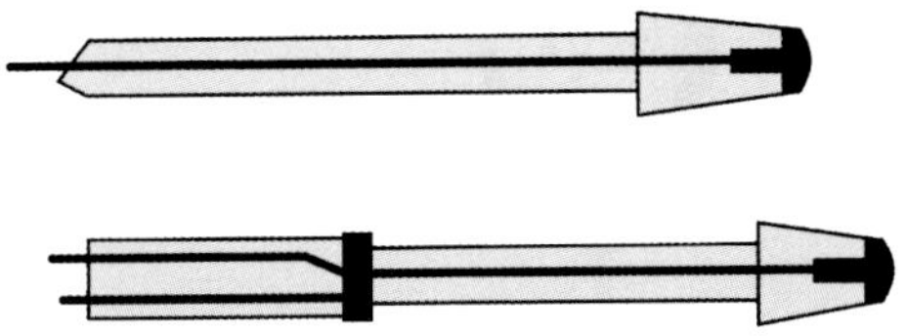

A. F. Sinnaeve

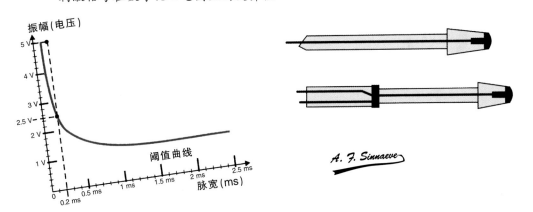

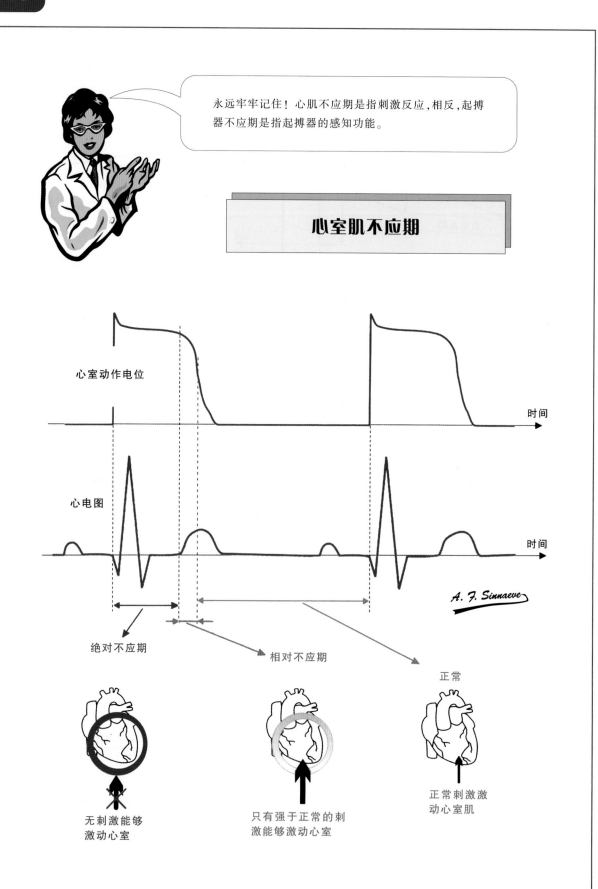

永远牢牢记住！心肌不应期是指刺激反应，相反，起搏器不应期是指起搏器的感知功能。

心室肌不应期

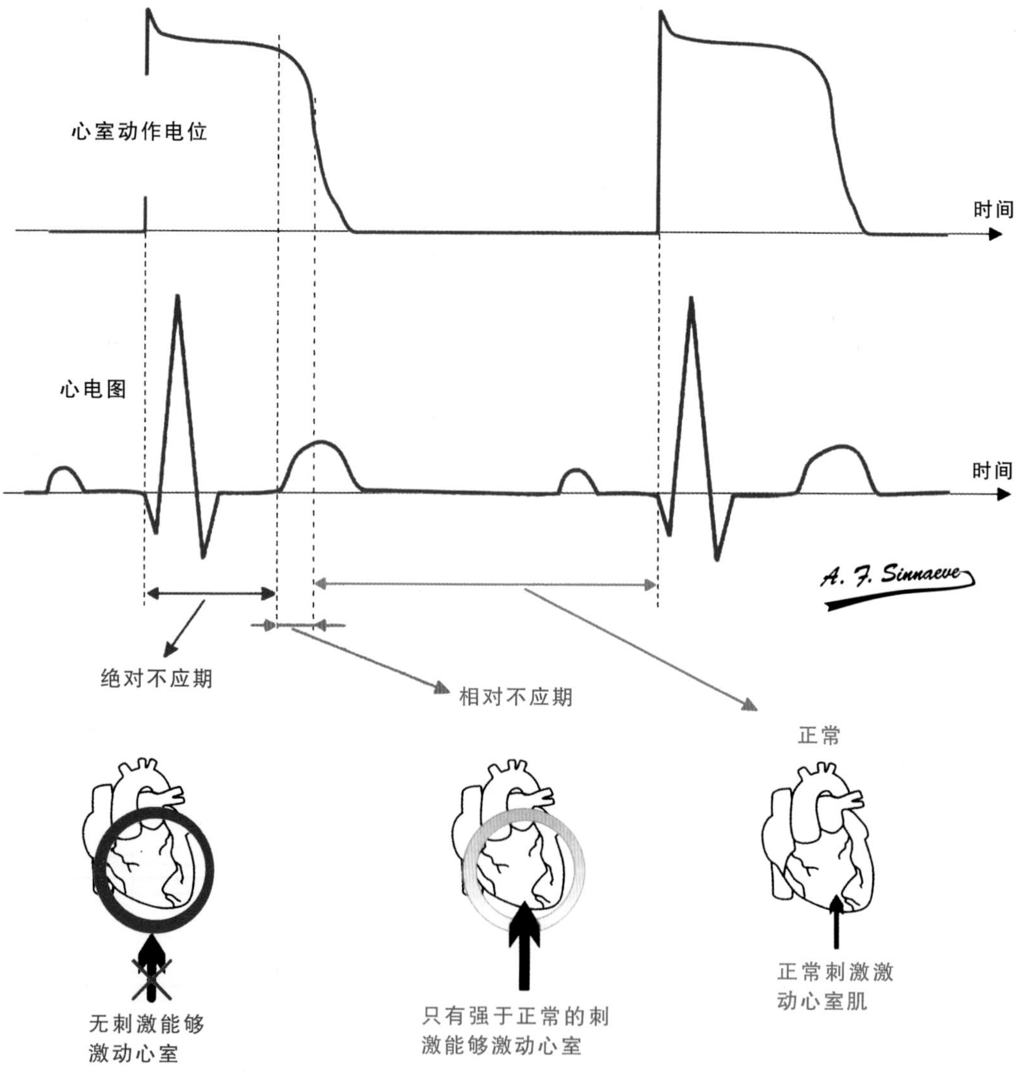

心室动作电位
时间
心电图
时间
A. F. Sinnaeve
绝对不应期
相对不应期
正常
无刺激能够激动心室
只有强于正常的刺激能够激动心室
正常刺激激动心室肌

非同步化心室起搏(VOO)

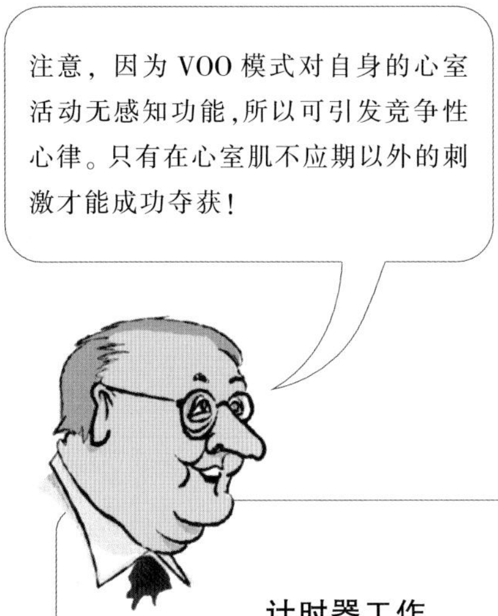
注意，因为VOO模式对自身的心室活动无感知功能，所以可引发竞争性心律。只有在心室肌不应期以外的刺激才能成功夺获！

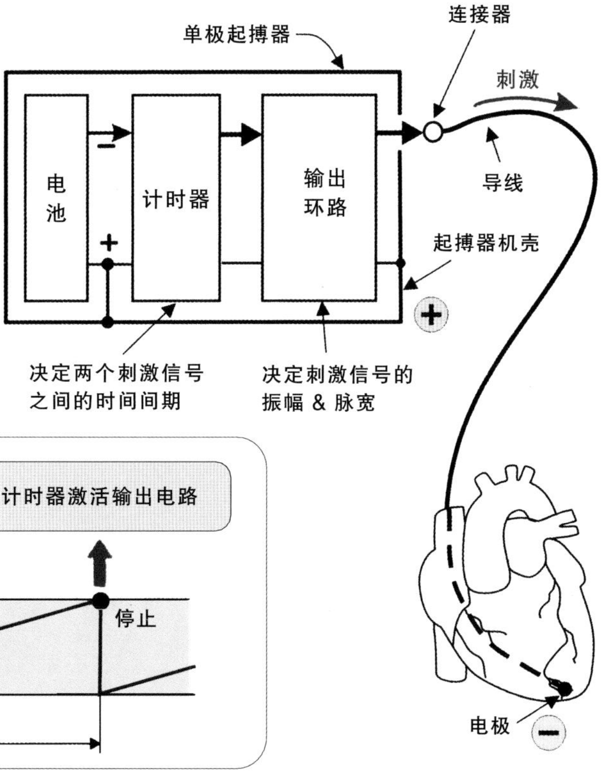
单极起搏器
连接器
刺激
电池
计时器
输出环路
导线
起搏器机壳
+
决定两个刺激信号之间的时间间期
决定刺激信号的振幅 & 脉宽
电极

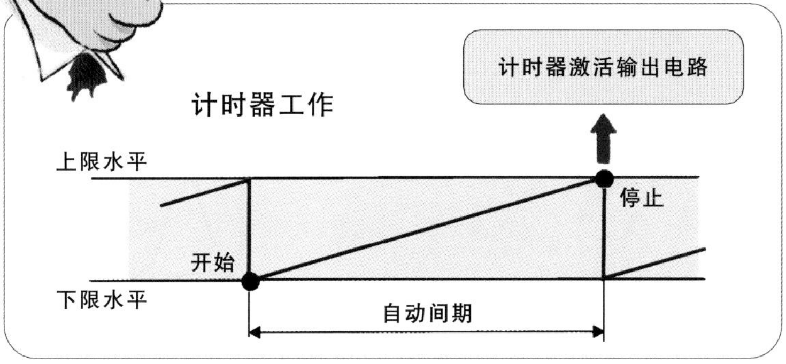
计时器激活输出电路
计时器工作
上限水平
停止
开始
下限水平
自动间期

伴竞争性心律的非同步化起搏!!!

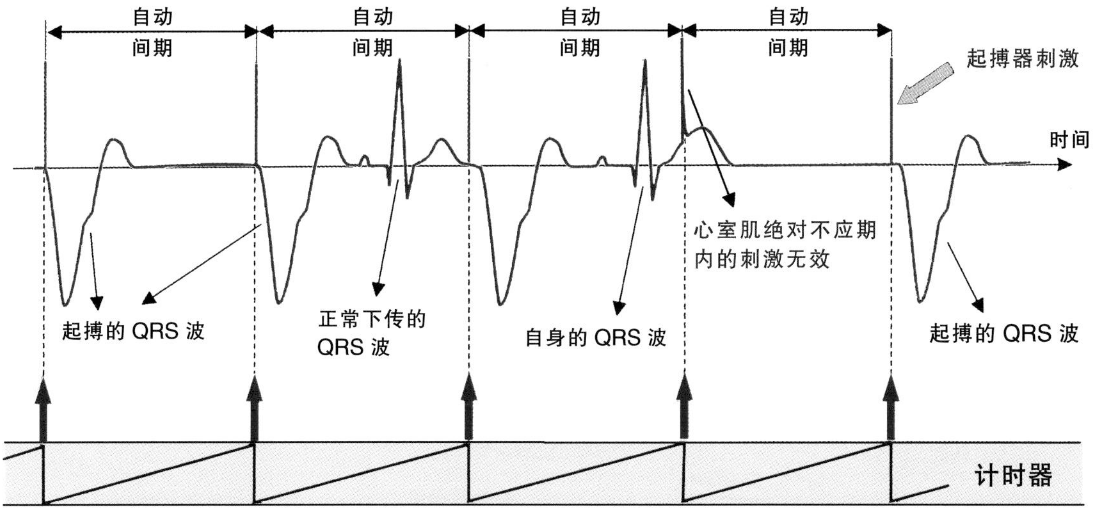
自动间期
自动间期
自动间期
自动间期
起搏器刺激
时间
心室肌绝对不应期内的刺激无效
起搏的 QRS 波
正常下传的 QRS 波
自身的 QRS 波
起搏的 QRS 波
计时器

注意

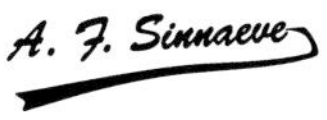

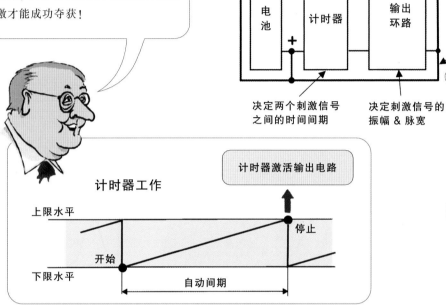

现代的起搏器不会产生竞争性心律，只有当特殊的磁铁放置在起搏器上方时，才会呈现非同步化功能。

起搏引起的心室除极

- 起搏器引起的心室除极不通过特殊的希氏-浦肯野纤维系统，而是通过普通心肌缓慢传播。
- 因此产生的 QRS 波较宽，类似室性期前收缩。

右心室心内膜刺激

心电图类似 LBBB 图形(LBBB=左束支传导阻滞)

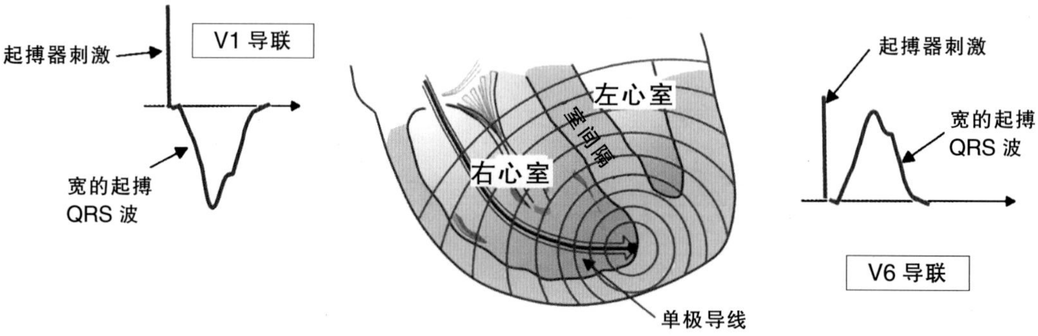

起搏器刺激
V1 导联
宽的起搏
QRS 波
左心室
室间隔
右心室
单极导线
起搏器刺激
宽的起搏
QRS 波
V6 导联

左心室心外膜刺激

心电图类似 RBBB 图形(RBBB=右束支传导阻滞)

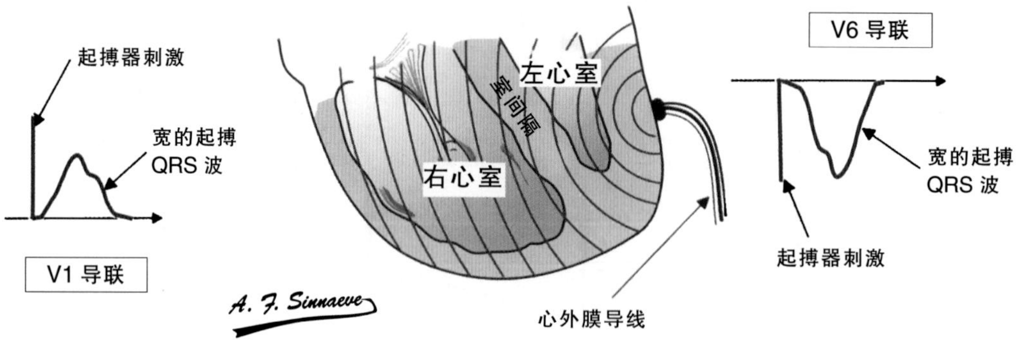

起搏器刺激
宽的起搏
QRS 波
V1 导联
A. F. Sinnaeve
左心室
室间隔
右心室
心外膜导线
V6 导联
宽的起搏
QRS 波
起搏器刺激

起搏器的输出脉冲

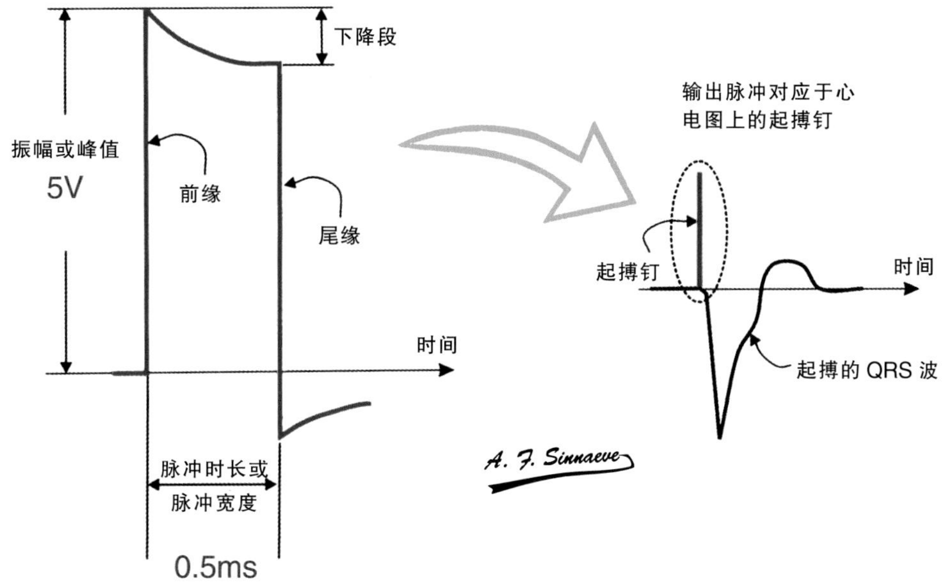
下降段
振幅或峰值
5V
前缘
尾缘
时间
脉冲时长或
脉冲宽度
0.5ms
A. F. Sinnaeve
输出脉冲对应于心
电图上的起搏钉
起搏钉
时间
起搏的 QRS 波

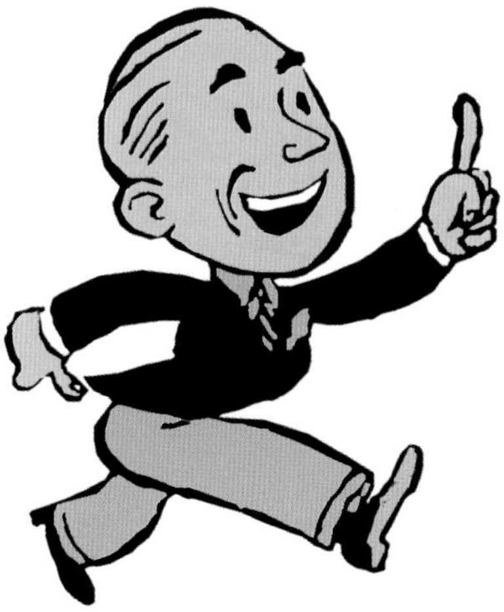

永久起搏器的电压是指前缘的振幅，通常是恒定的。由于锂-碘电池可产生 2.8V 电压，加倍后该数值实际上接近于 5.4V。

下降段受多种因素影响，但下降段和后缘的可视化对于患者的治疗并非是必需的。并且刺激过程并未止于激动的后缘。起搏器刺激能够在电极-组织界面产生一个较大的电压（极化电压），它与短暂的起搏器刺激相比，需要较长的时间才能缓慢弥散消失。我们必须知道这种“后电位”的存在，因为它在过感知中发挥作用，即对某个事件的意外感知。

程控过程：从控制仪到起搏器

起搏器有许多可程控的功能，用特定的程控仪和放在起搏器上方的探头可以无创性地改变这些功能。遗憾的是目前还没有通用的程控仪，每一个制造商只提供与起搏器相匹配的程控仪。

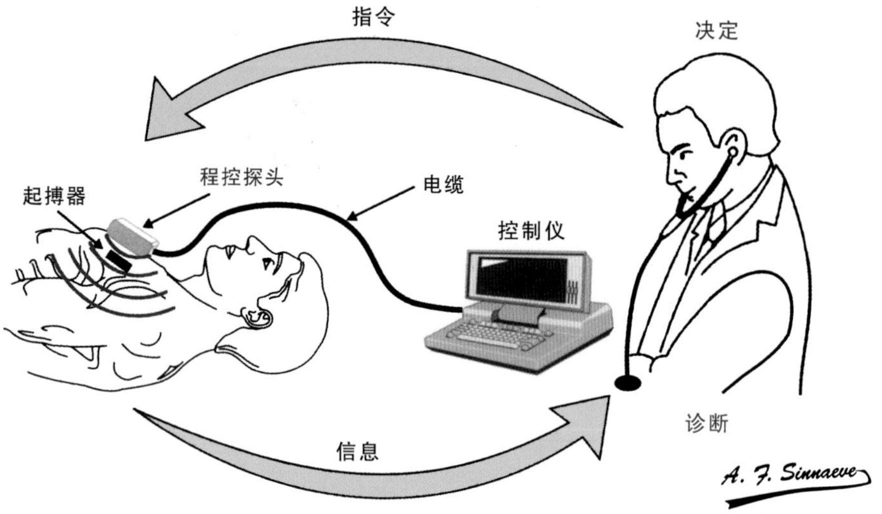
指令
决定
程控探头
电缆
起搏器
控制仪
诊断
信息
A. F. Sinnaeve

遥测：从起搏器到控制仪

将特殊程控头放于起搏器上方，通过问询可提取储存于起搏器的参数和（或）指令。随后这些数据被输送至程控仪，自动打印输出。基础参数包括频率、输出电压（V）、输出脉宽（ms）以及感知灵敏度。

无线程控和遥测

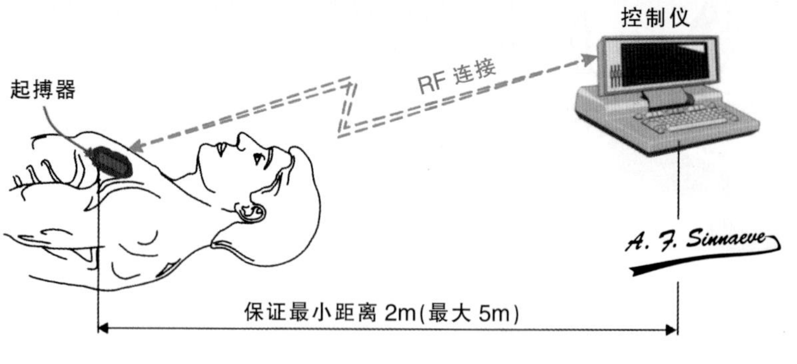
控制仪
RF 连接
起搏器
A. F. Sinnaeve
保证最小距离 2m(最大 5m)

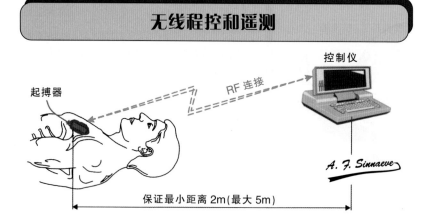

现代起搏系统已不需要探头和电缆用于程控及遥测。由于电子科技的飞速进展，它们能够与远距离的程控仪通讯。还有功能更强大的收发器和天线，其在较高的频率（RF=无线电频率）工作非常有效。然而，通过编码消息来传输信息的相同基本原理仍然有效！

注意：收发器（发送器-接收器）是一个电子元件，连接至天线，能够发送信号至外界，也能够接收外界信号。

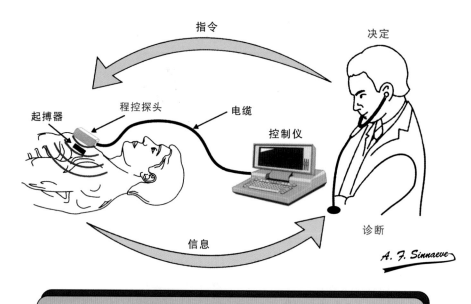

危险

紧急按钮

警告

- 程控输出时可产生心脏停搏。紧急情况下可使用紧急按钮，通过预置的联合参数恢复起搏 。
- 通常配备两个程控仪，以免单个程控仪功能缺失或损坏。

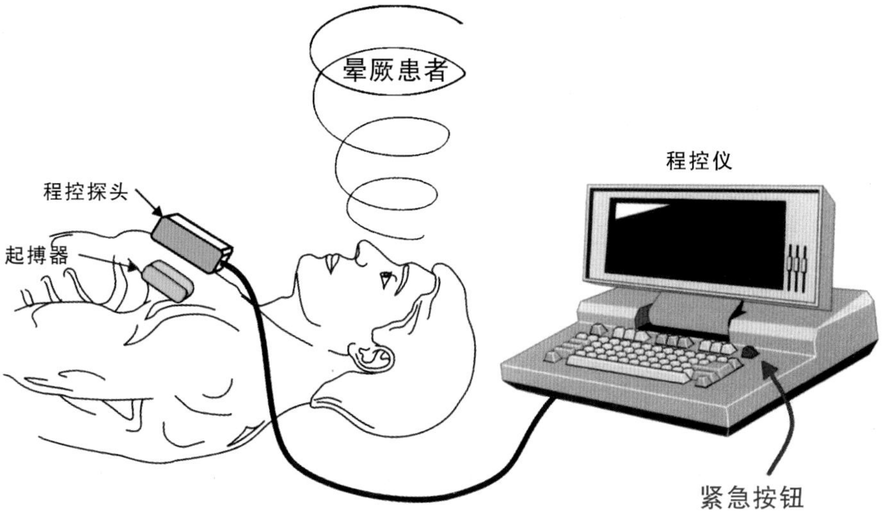
晕厥患者
程控仪
程控探头
起搏器
紧急按钮

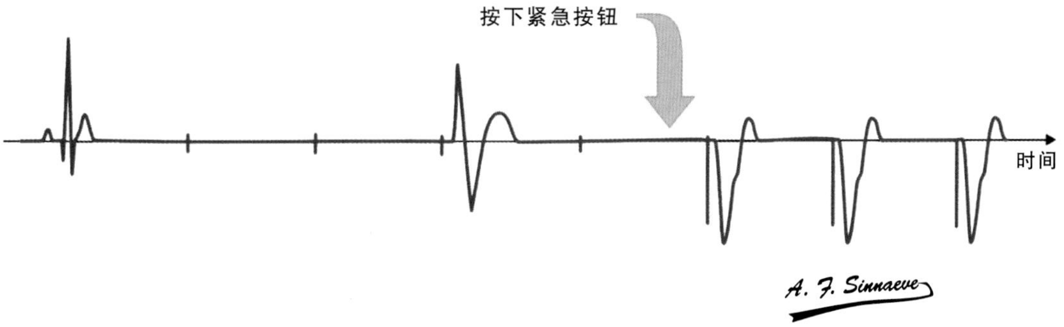
按下紧急按钮
时间
A. F. Sinnaeve

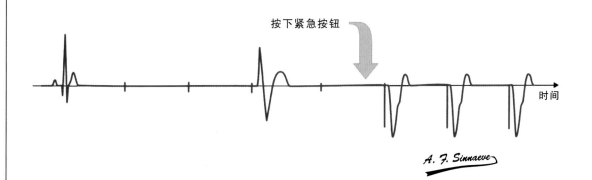

起搏阈值的测定

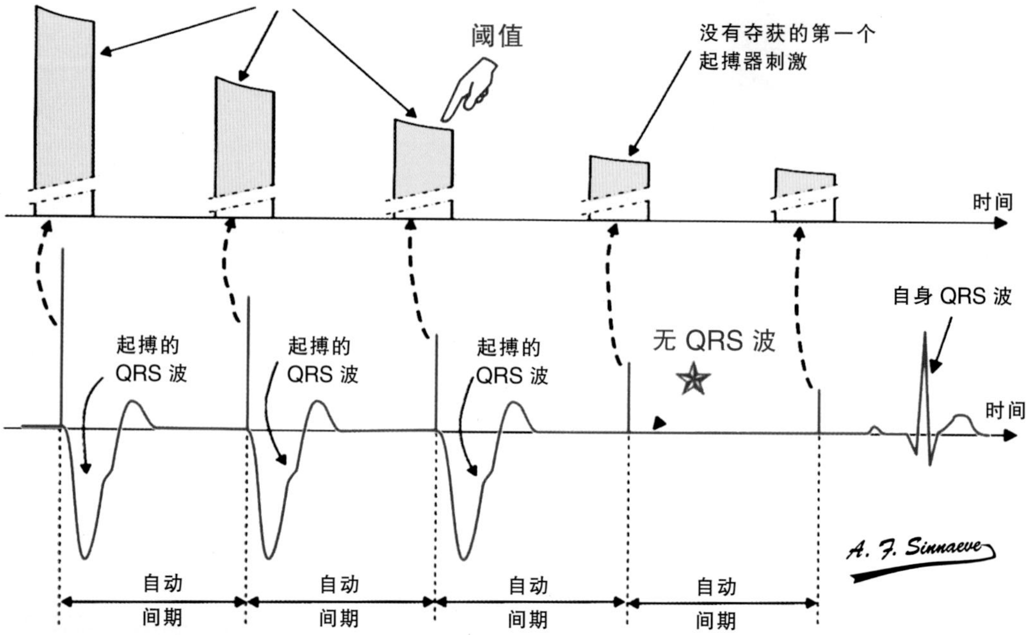
起搏器刺激的脉宽恒定
而电压降低
阈值
没有夺获的第一个
起搏器刺激
时间
起搏的
QRS 波
起搏的
QRS 波
起搏的
QRS 波
无 QRS 波
自身 QRS 波
时间
A. F. Sinnaeve
自动
间期
自动
间期
自动
间期
自动
间期

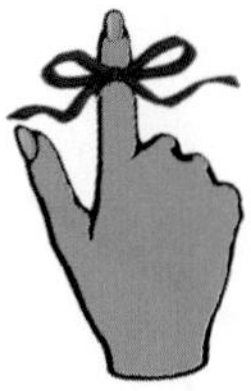

提示

起搏阈值通常用电压和脉宽来表示。起搏阈值可被定义为,在保持脉冲宽度恒定的情况下,能够产生心脏夺获的最小输出电压。

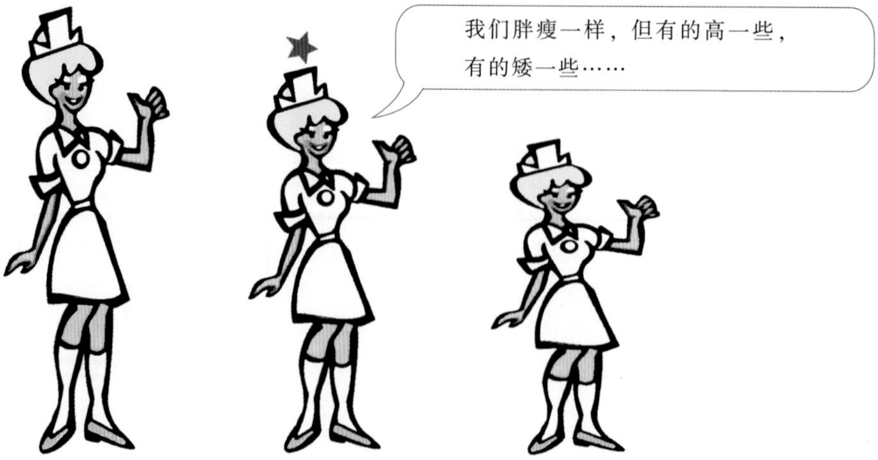
我们胖瘦一样，但有的高一些，
有的矮一些……

起搏阈值的测定

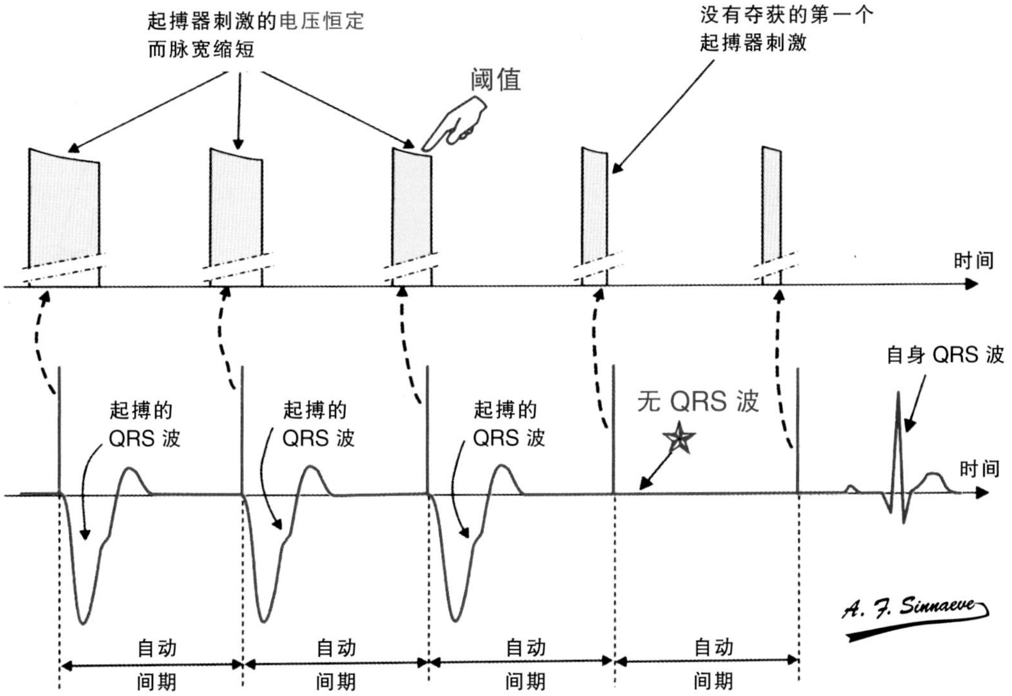

起搏器刺激的电压恒定
而脉宽缩短
阈值
没有夺获的第一个
起搏器刺激
时间
自身 QRS 波
起搏的
QRS 波
起搏的
QRS 波
起搏的
QRS 波
无 QRS 波
时间
A. F. Sinnaeve
自动
间期
自动
间期
自动
间期
自动
间期

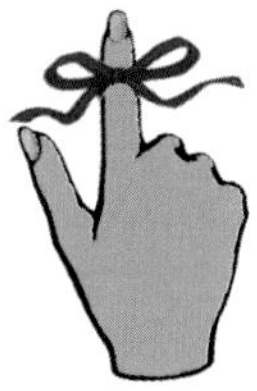

提示

起搏阈值通常用电压和脉宽来表示。起搏阈值可被定义为,在保持输出电压恒定的情况下,能够产生心脏夺获的最短脉冲宽度。

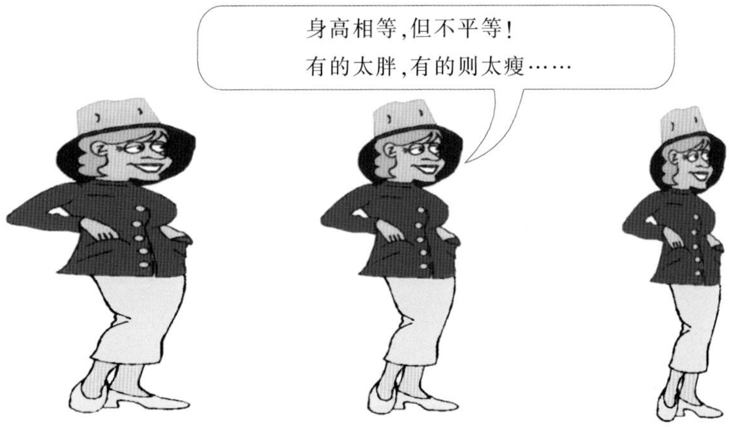

身高相等,但不平等!
有的太胖,有的则太瘦……

强度-脉宽曲线

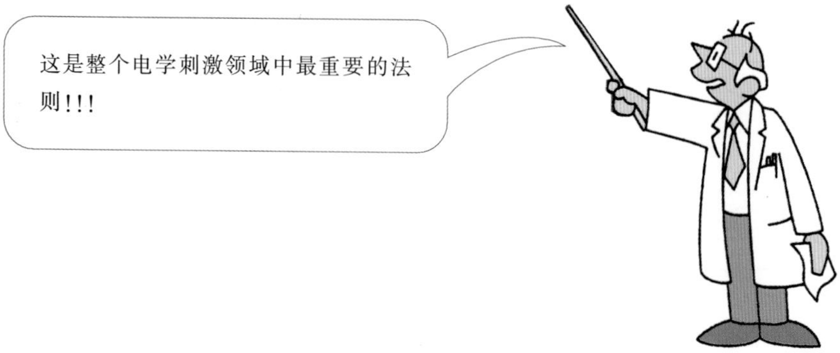
这是整个电学刺激领域中最重要的法则!!!

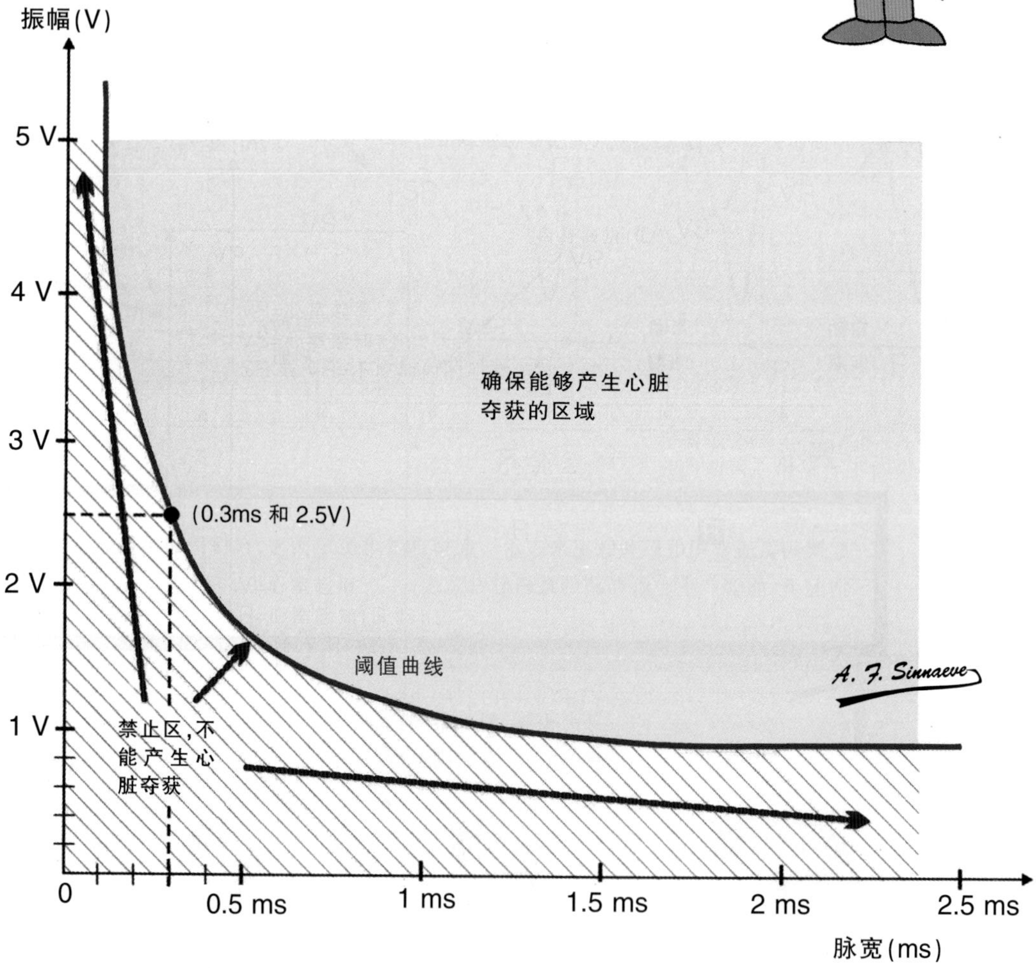
振幅(V)
5 V
4 V
3 V
2 V
1 V
0
0.5 ms
1 ms
1.5 ms
2 ms
2.5 ms
脉宽(ms)
确保能够产生心脏夺获的区域
(0.3ms 和 2.5V)
阈值曲线
禁止区,不能产生心脏夺获
A. F. Sinnaeve

夺获安全比的概念

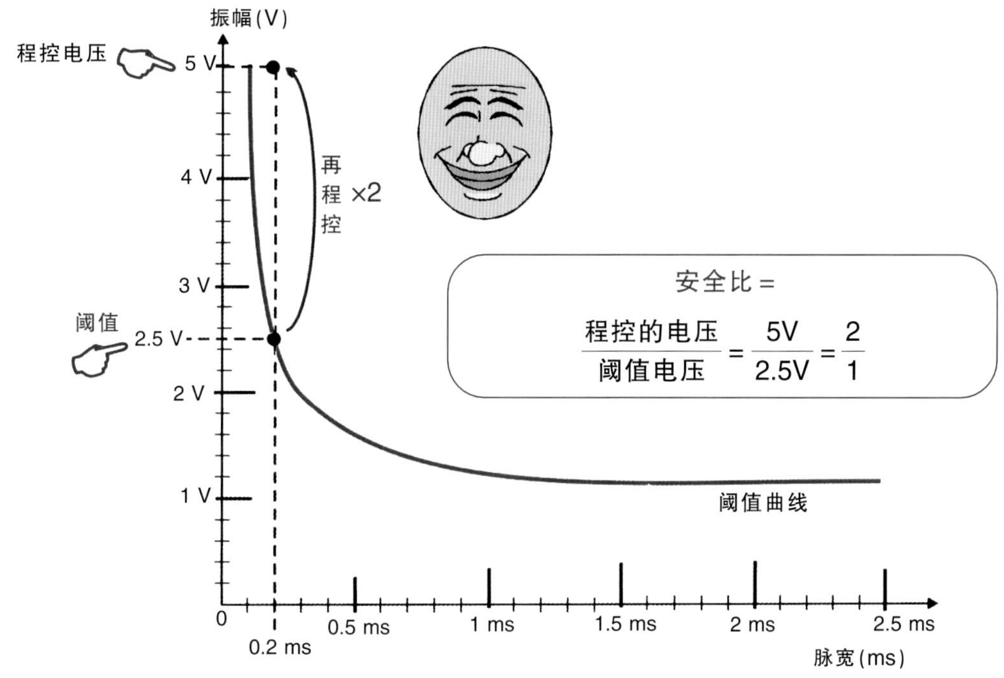
振幅(V)
程控电压
5 V
4 V
3 V
阈值
2.5 V
2 V
1 V
0
再程控 ×2
阈值曲线
0.5 ms
1 ms
1.5 ms
2 ms
2.5 ms
0.2 ms
脉宽(ms)

安全比＝

$$\frac{\text{程控的电压}}{\text{阈值电压}}=\frac{5V}{2.5V}=\frac{2}{1}$$

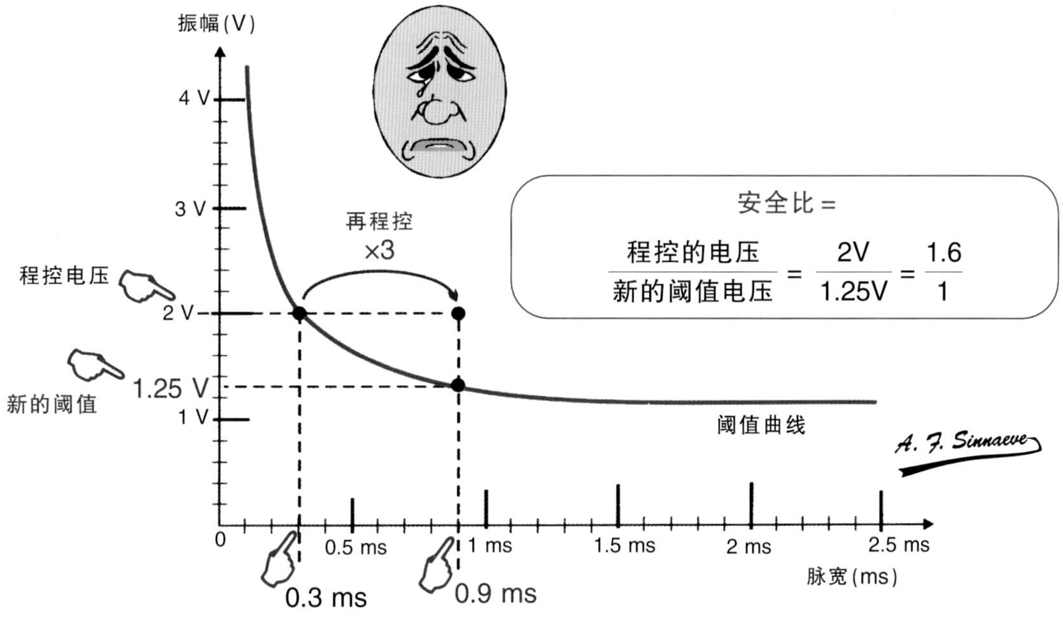
振幅(V)
4 V
3 V
程控电压
2 V
新的阈值
1.25 V
1 V
0
再程控 ×3
阈值曲线
A. F. Sinnaeve
0.5 ms
1 ms
1.5 ms
2 ms
2.5 ms
0.3 ms
0.9 ms
脉宽(ms)

安全比＝

$$\frac{\text{程控的电压}}{\text{新的阈值电压}}=\frac{2V}{1.25V}=\frac{1.6}{1}$$

自动刺激阈值搜索

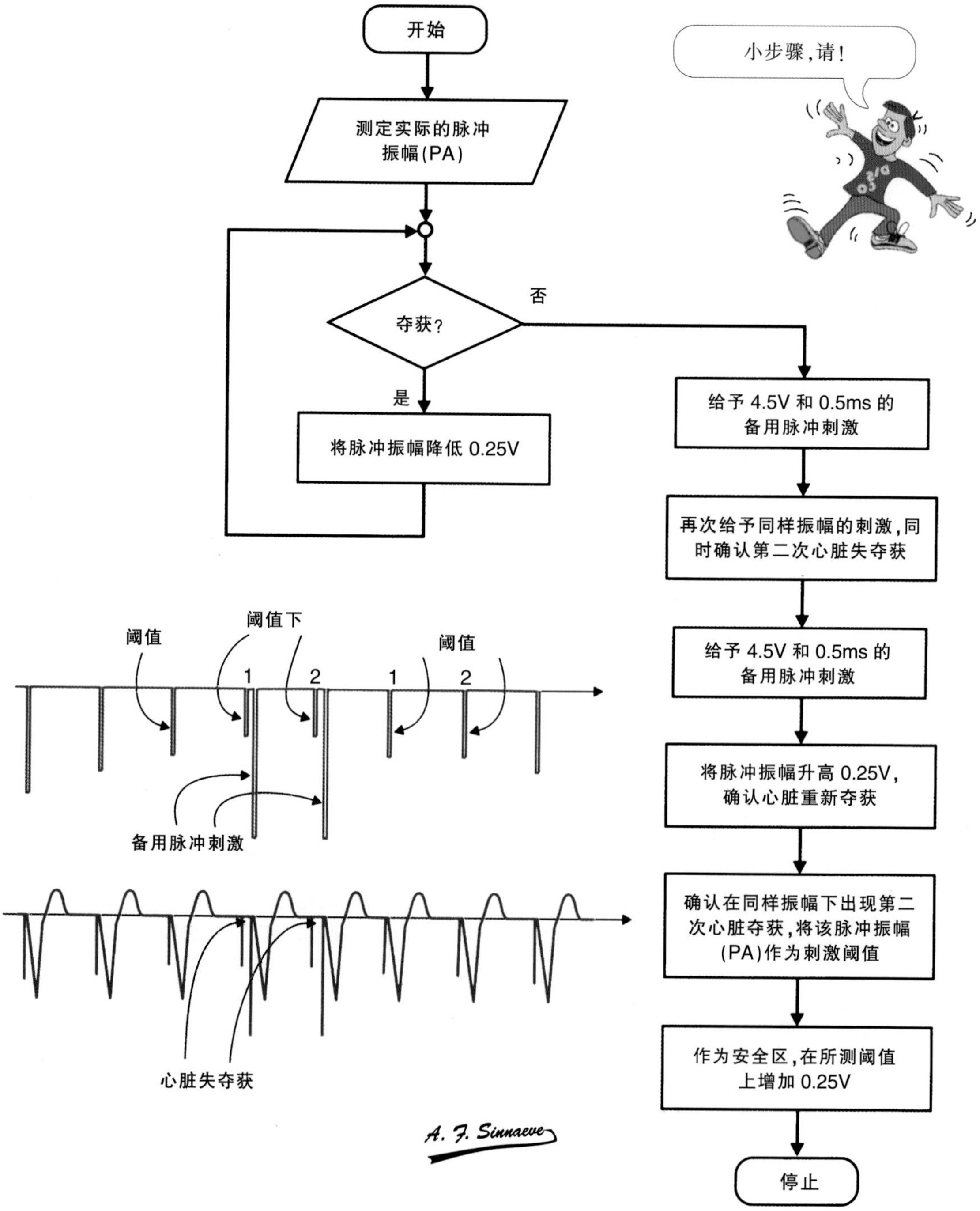

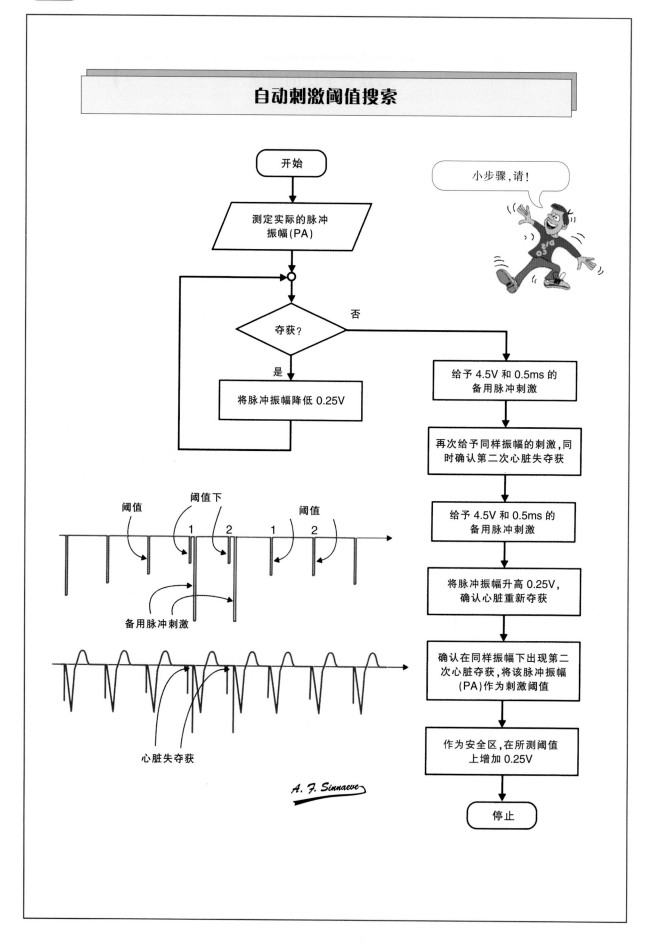

开始
测定实际的脉冲振幅(PA)
夺获?
是
将脉冲振幅降低 0.25V
否
给予 4.5V 和 0.5ms 的备用脉冲刺激
再次给予同样振幅的刺激,同时确认第二次心脏失夺获
给予 4.5V 和 0.5ms 的备用脉冲刺激
将脉冲振幅升高 0.25V,确认心脏重新夺获
确认在同样振幅下出现第二次心脏夺获,将该脉冲振幅(PA)作为刺激阈值
作为安全区,在所测阈值上增加 0.25V
停止
小步骤,请!
阈值
阈值下
阈值
1
2
1
2
备用脉冲刺激
心脏失夺获
A. F. Sinnaeve

心电图上单极与双极起搏刺激大小的比较

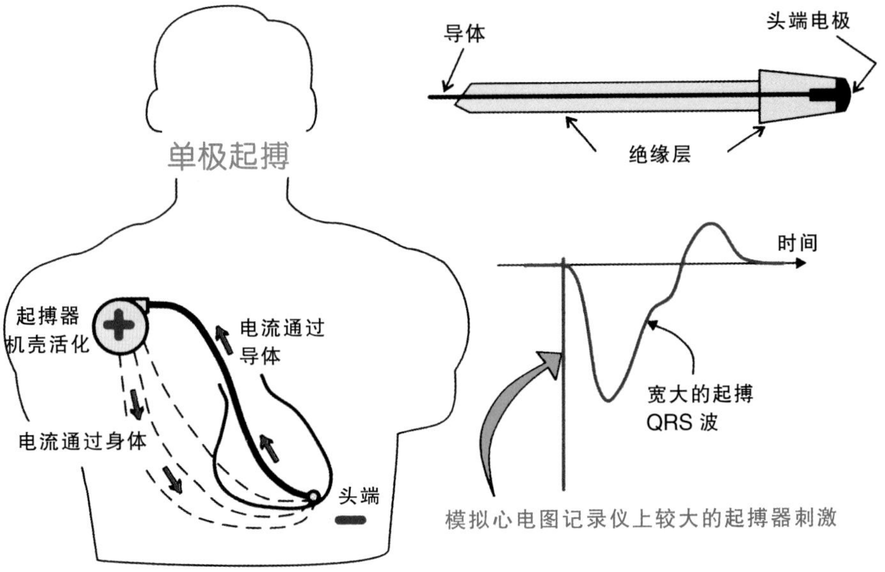
导体
头端电极
绝缘层
单极起搏
时间
起搏器
机壳活化
电流通过
导体
宽大的起搏
QRS 波
电流通过身体
头端
模拟心电图记录仪上较大的起搏器刺激

仅有一个电极在心脏内

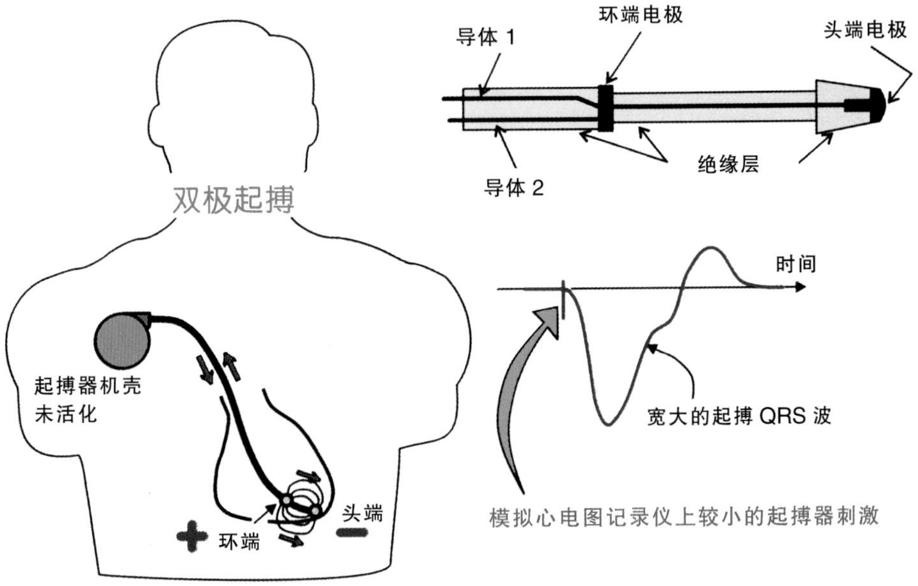
环端电极
导体 1
头端电极
绝缘层
导体 2
双极起搏
时间
起搏器机壳
未活化
宽大的起搏 QRS 波
头端
环端
模拟心电图记录仪上较小的起搏器刺激

两个电极均在心脏内

刺激信号在数字化心电图上的变异性

模拟记录仪系统尝试重建实际发生的信息，但数字化心电图机不能直接处理连续变化的电压，所以信号必须重新转化。数字化系统采集信息，将其转化为系列“采样”。继而每一个采样被翻译或“编码”为二进制数字，即一系列的 0 或 1，称之为“字节”。

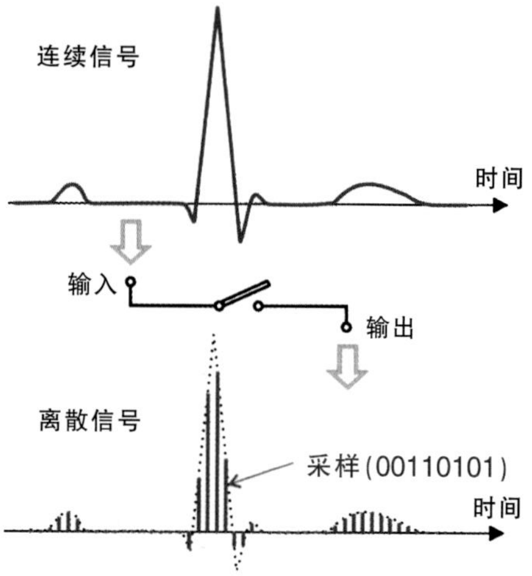
连续信号
时间
输入
输出
离散信号
采样(00110101)
时间

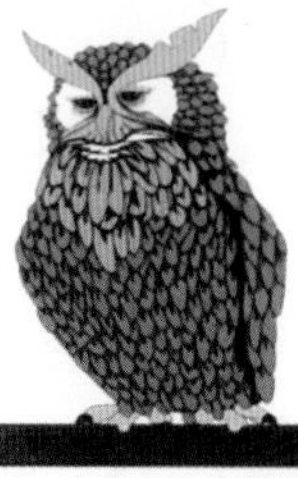

将信号采样

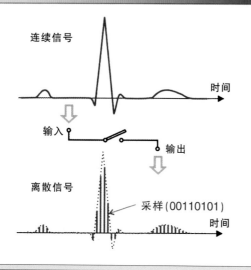

数字化采样类似于通过快捷开关将信号送入一个系统，然后在极短的时间内通过关闭开关对信号进行反复测量。

由于信号只是在离散时被及时采样，当采样的频率太慢时，部分信息可能会丢失。特别是信号较陡的部分和开始下移的过渡部分，很可能丢失。当用心电图记录时，刺激信号或其一部分很容易被采样系统丢失，从而导致起搏器刺激信号的振幅和方向发生改变。

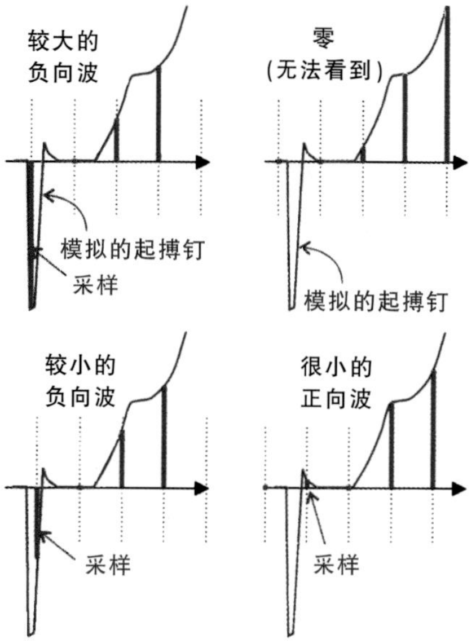
较大的
负向波
模拟的起搏钉
采样
零
(无法看到)
模拟的起搏钉
较小的
负向波
采样
很小的
正向波
采样

数字化记录仪记录到的刺激在振幅和方向上发生显著偏移时，初学者容易混淆。他们或许会错误地将其看成是起搏器功能不良。你怎么认为？

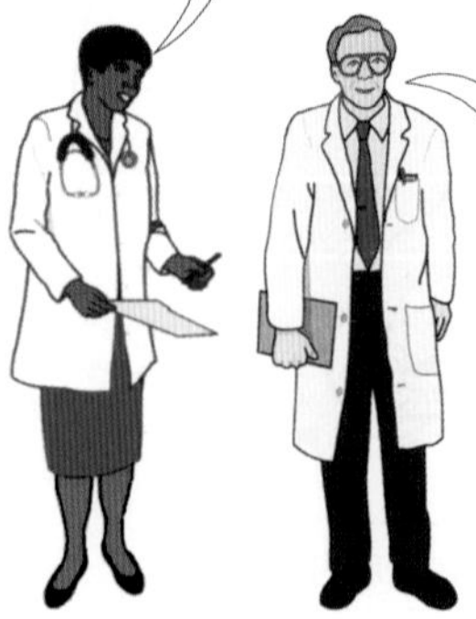

数字化记录仪记录到的起搏器刺激的诊断价值为零！如果为了这一目的，老式的模拟记录仪可能更为有用。

A. F. Sinnaeve

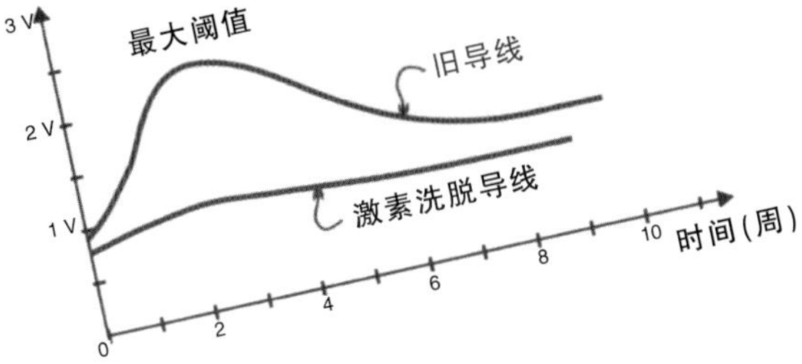
3 V
2 V
1 V
0
2
4
6
8
10
最大阈值
旧导线
激素洗脱导线
时间(周)

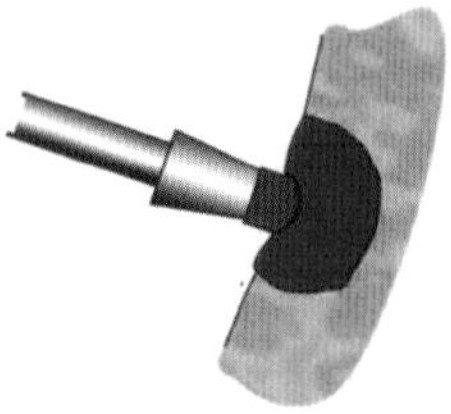

起搏导线

要点如下：

* 极化现象
* 固定和导体
* 起搏阈值的演变
* 多孔电极
* 低阻抗与高阻抗电极的比较
* 电极移位

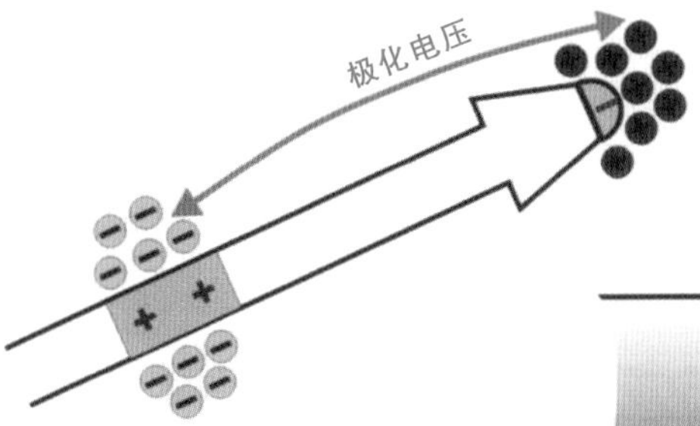
极化电压

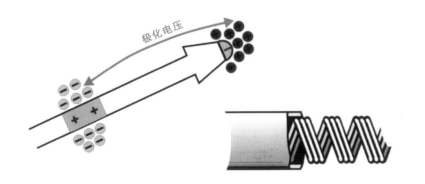

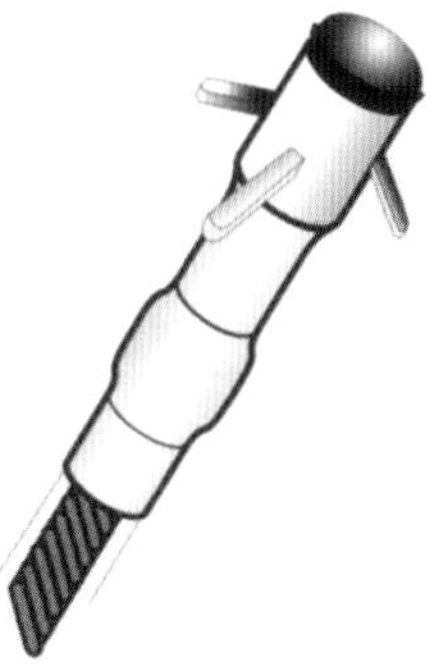

A. F. Sinnaeve

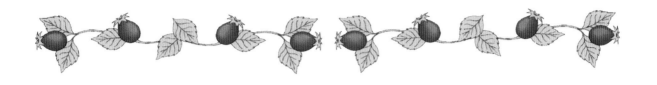

极化现象

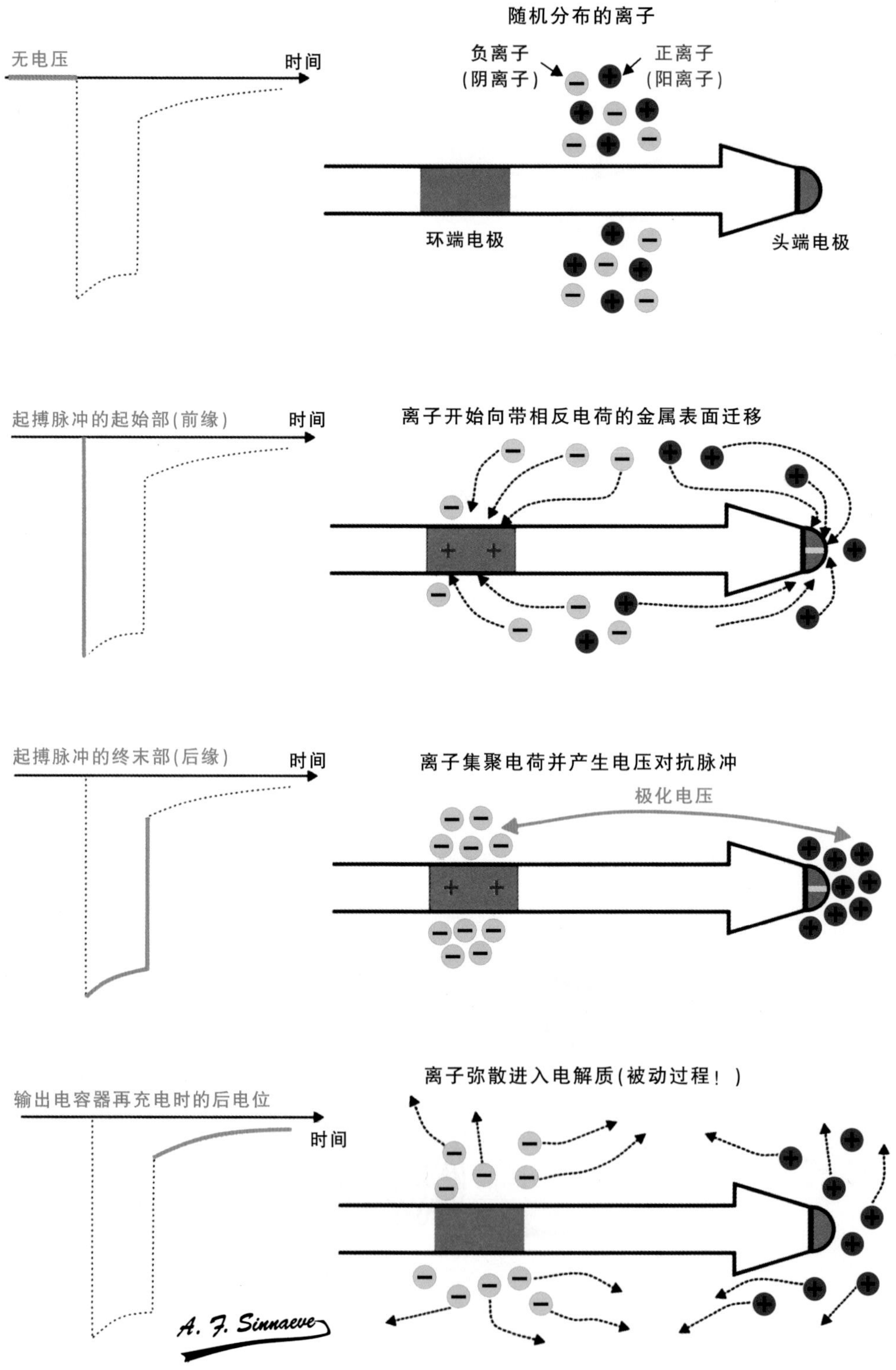
随机分布的离子
无电压
时间
负离子
(阴离子)
正离子
(阳离子)
环端电极
头端电极
起搏脉冲的起始部(前缘)
时间
离子开始向带相反电荷的金属表面迁移
起搏脉冲的终末部(后缘)
时间
离子集聚电荷并产生电压对抗脉冲
极化电压
输出电容器再充电时的后电位
时间
离子弥散进入电解质(被动过程！)
A. F. Sinnaeve

被动固定导线

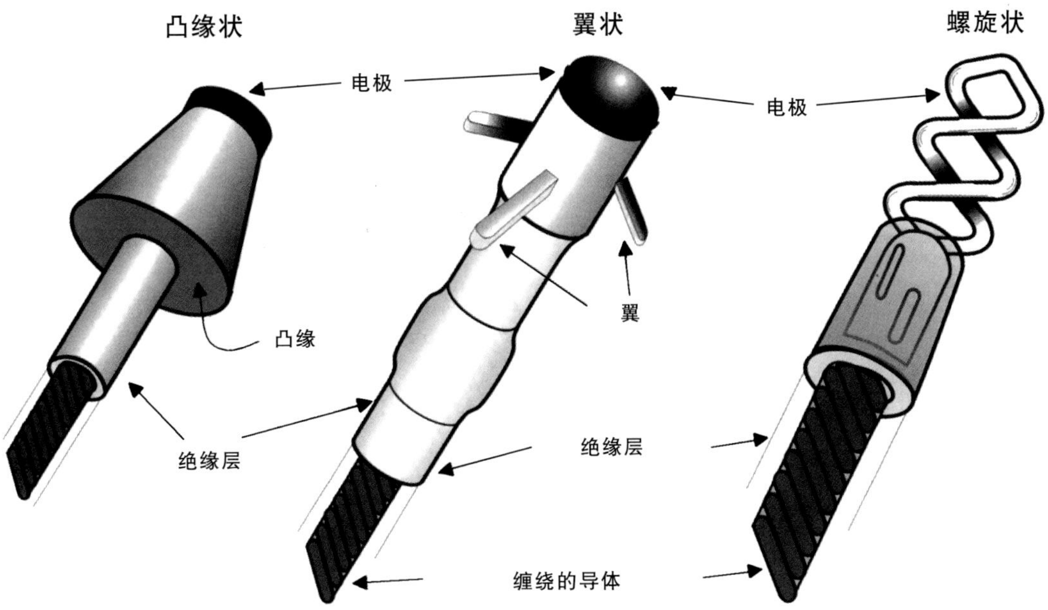
凸缘状
翼状
螺旋状
电极
电极
凸缘
翼
绝缘层
绝缘层
缠绕的导体

主动固定导线

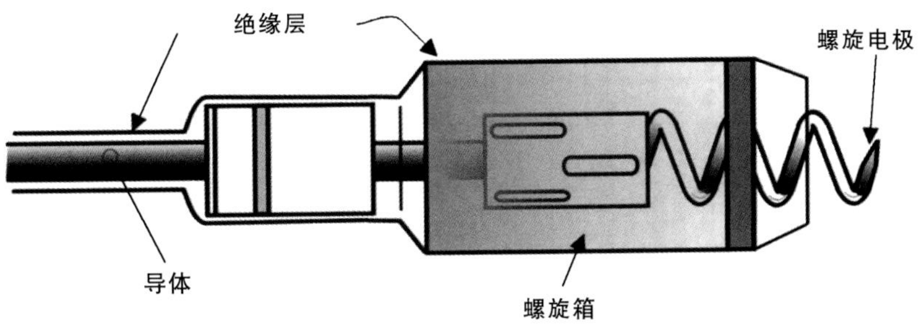
绝缘层
螺旋电极
导体
螺旋箱

三纤丝导体线圈

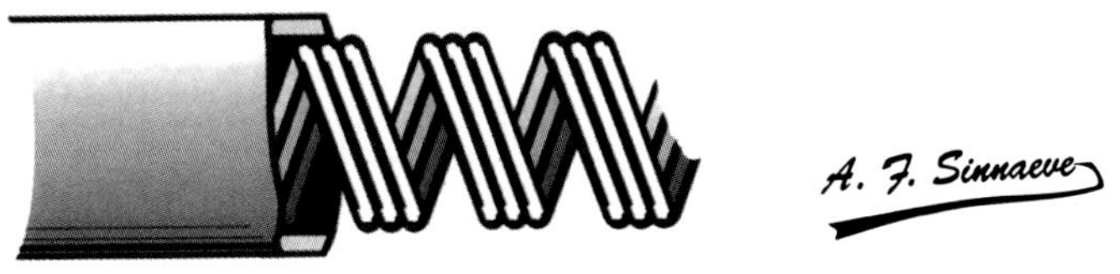
A. F. Sinnaeve

起搏阈值的演变

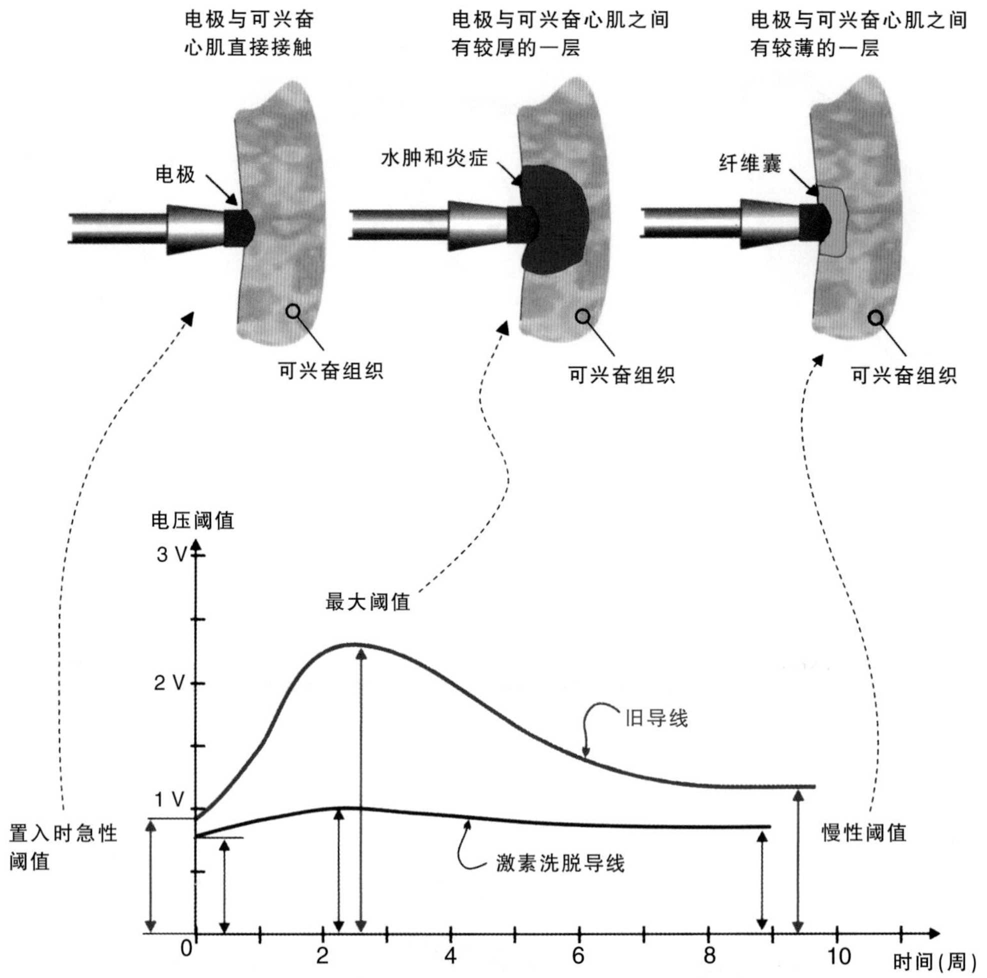

电极与可兴奋
心肌直接接触
电极与可兴奋心肌之间
有较厚的一层
电极与可兴奋心肌之间
有较薄的一层
电极
水肿和炎症
纤维囊
可兴奋组织
可兴奋组织
可兴奋组织
电压阈值
3 V
2 V
1 V
最大阈值
旧导线
置入时急性
阈值
激素洗脱导线
慢性阈值
0
2
4
6
8
10
时间(周)

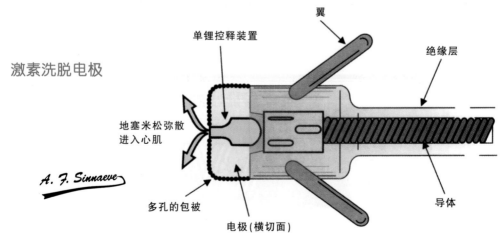

激素洗脱电极

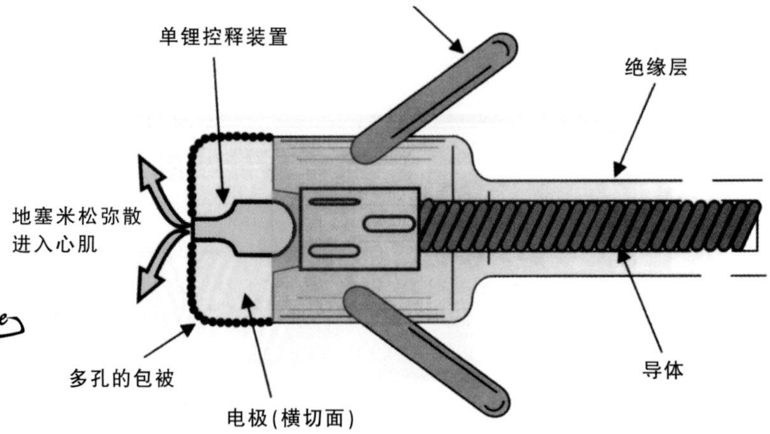

翼
单锂控释装置
绝缘层
地塞米松弥散
进入心肌
导体
多孔的包被
电极(横切面)

A. F. Sinnaeve

多孔电极

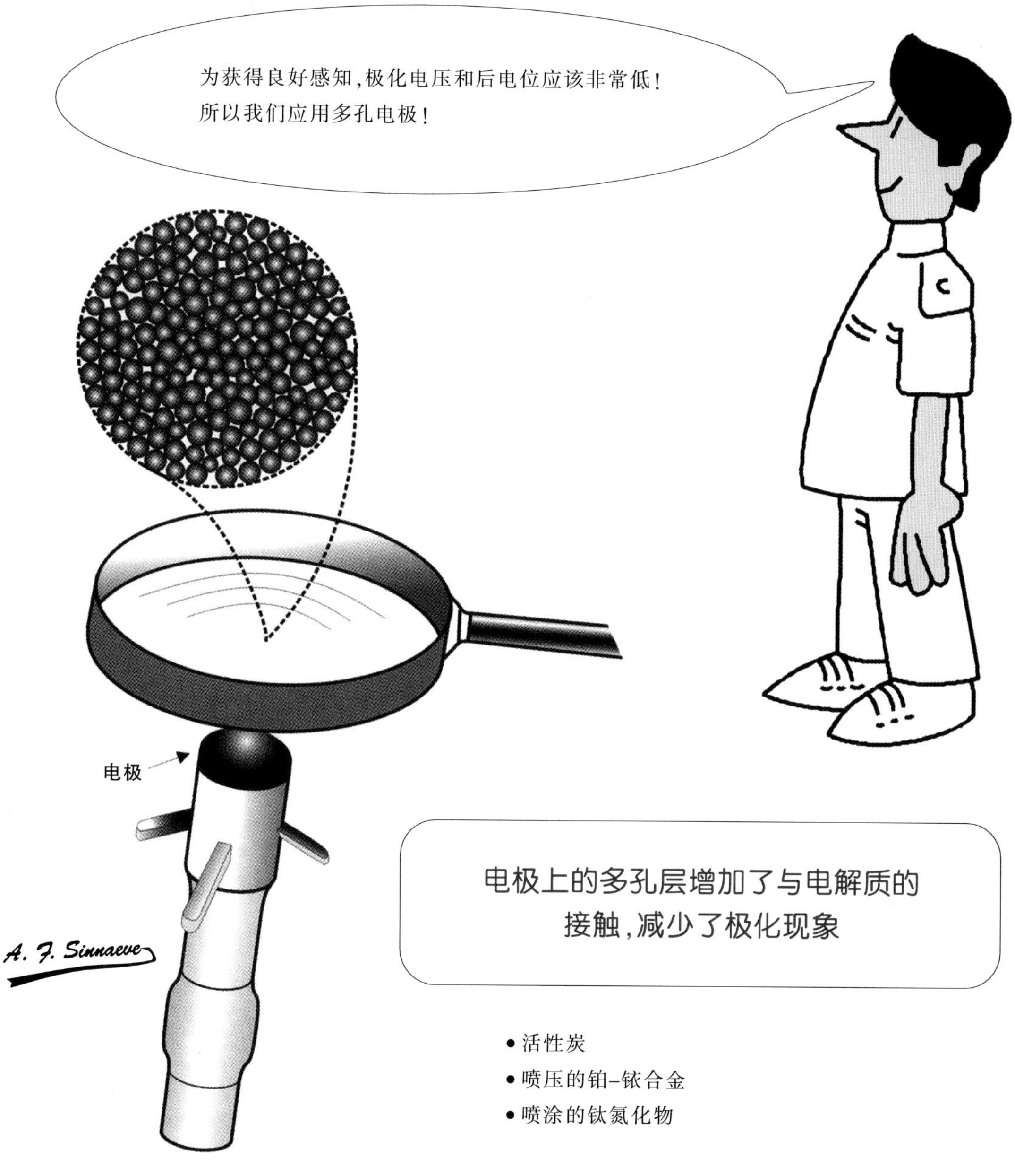
为获得良好感知,极化电压和后电位应该非常低!
所以我们应用多孔电极!
电极
A. F. Sinnaeve

电极上的多孔层增加了与电解质的接触,减少了极化现象

- 活性炭
- 喷压的铂-铱合金
- 喷涂的钛氮化物

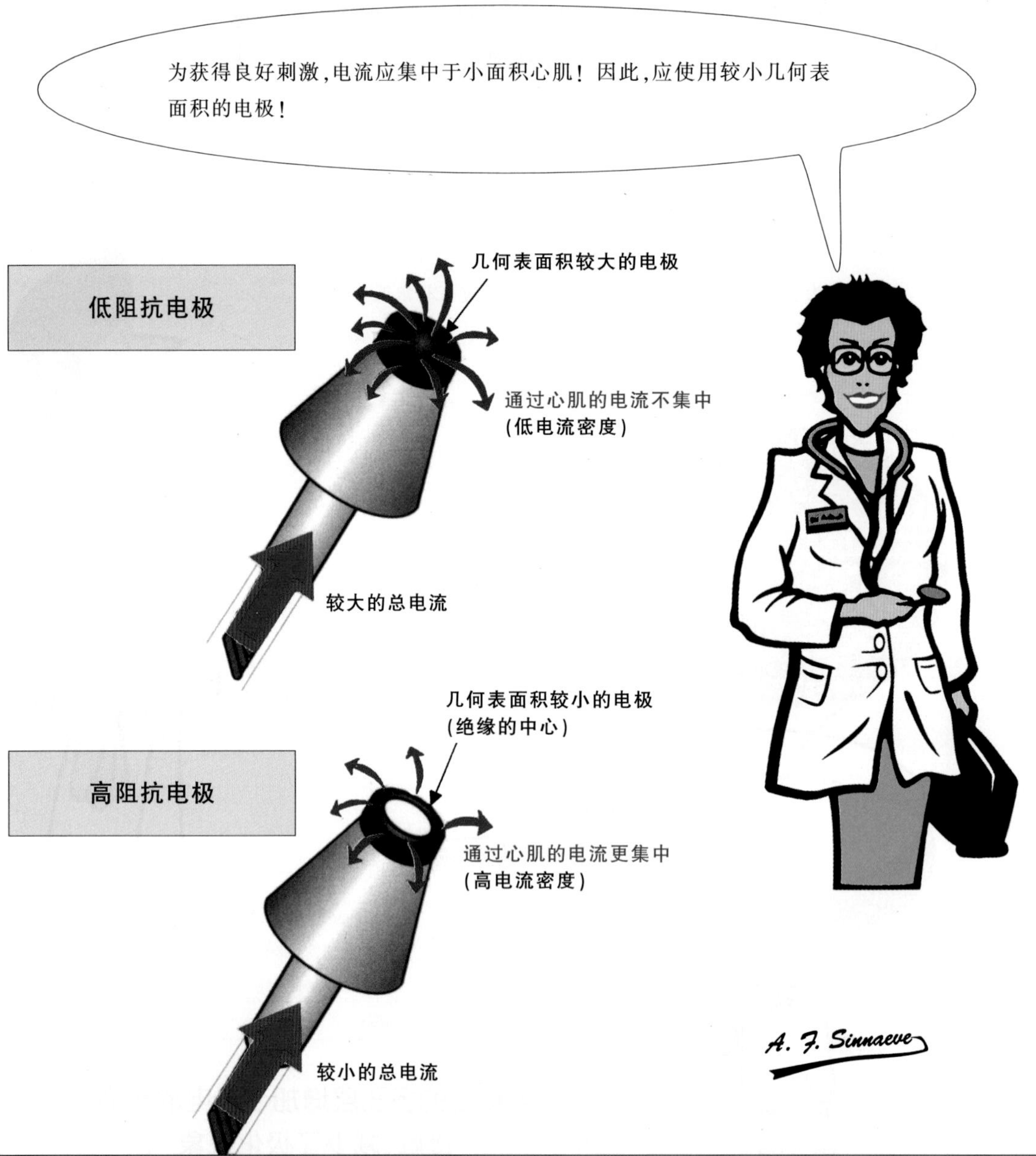
为获得良好刺激,电流应集中于小面积心肌！因此,应使用较小几何表面积的电极！
低阻抗电极
几何表面积较大的电极
通过心肌的电流不集中
(低电流密度)
较大的总电流
几何表面积较小的电极
(绝缘的中心)
高阻抗电极
通过心肌的电流更集中
(高电流密度)
较小的总电流
A. F. Sinnaeve

减小起搏电极几何表面积则增加了起搏阻抗。表面积较小的高阻抗电极(大于 1000Ω)之所以受到欢迎,是因为它们的起搏阈值与普通电极相当,甚至优于普通电极。根据欧姆定律(I=U/R),高阻抗可降低电池电流的消耗。高阻抗导线的感知特性与普通导线相似。因此,高阻抗(称作高效更合适)导线不仅具有和普通导线同样的外观,而且显著减少了起搏时的电池电流消耗,从而延长了电池寿命。

电极移位

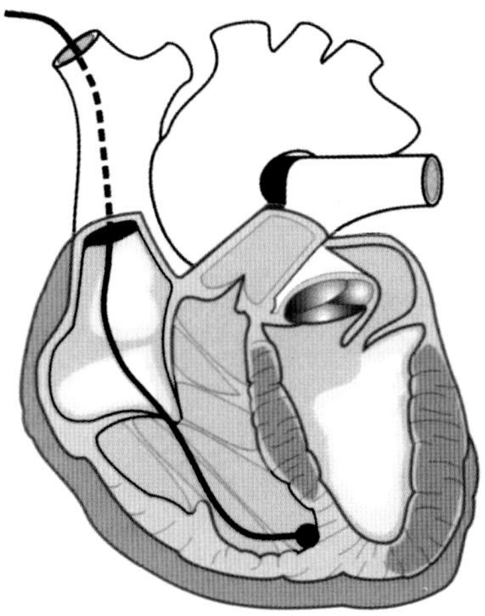

正常放置的电极在右室心尖部

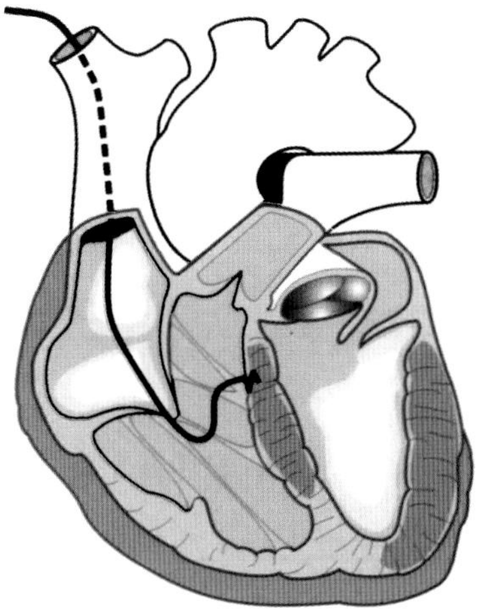

正常放置的螺旋电极在 RV 流出道

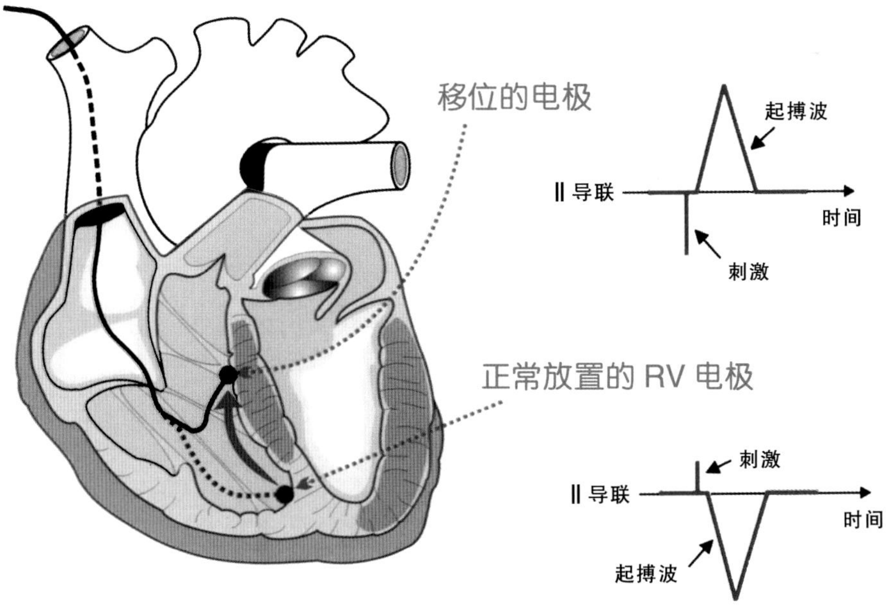

移位的电极
正常放置的 RV 电极
起搏波
Ⅱ导联
时间
刺激
刺激
Ⅱ导联
时间
起搏波

A. F. Sinnaeve

缩写:RV=右心室(右心室的)

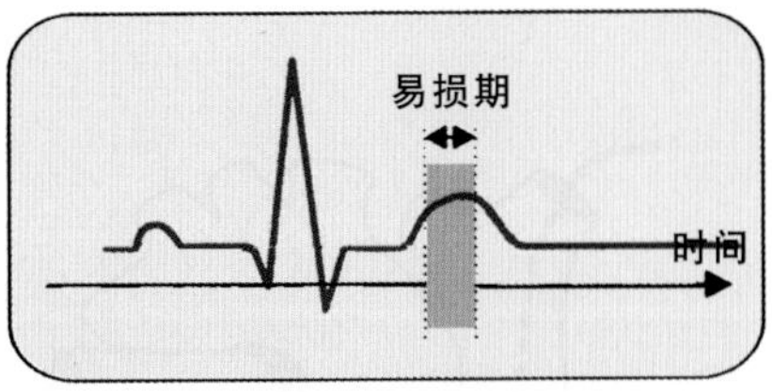
易损期
时间

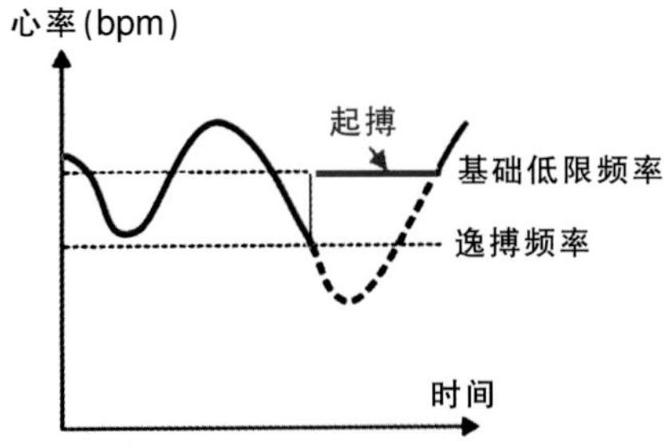
心率(bpm)
起搏
基础低限频率
逸搏频率
时间

感知——基本概念

要点如下：

* 刺激落在 T 波上——心室颤动
* VVI 或按需心室起搏
* 什么是起搏器感知？
* 标记和符号
* 单腔起搏器的三位字母编码
* 心腔内电图——感知 1
* 心腔内电图——感知 2
* 按需起搏器感知不足
* 过感知和感知不足到底是什么？
* 心室感知正常但无心室夺获
* 颈动脉窦按摩和心脏停搏
* 起搏器上的磁铁应用
* 起搏器工作吗？应用磁铁！
* 磁铁簧片开关
* 滞后现象——第 1 部分
* 滞后现象——第 2 部分
* VVI 起搏器的可程控性和遥测

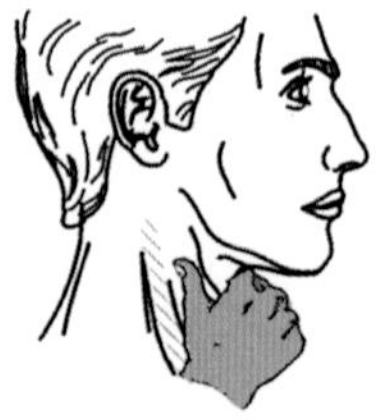

A. F. Sinnaeve

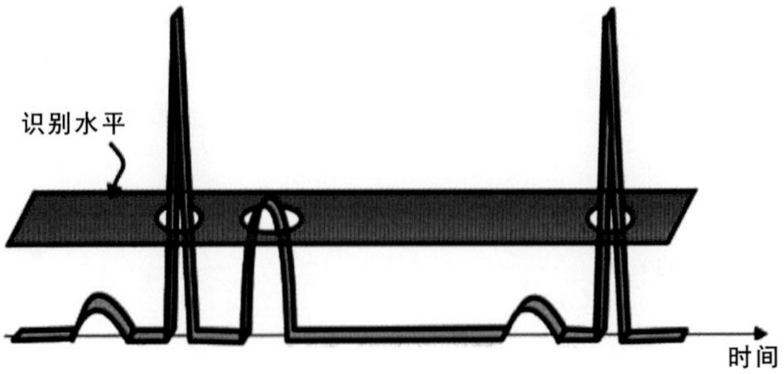
识别水平
时间

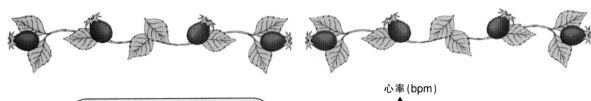

非同步起搏和刺激落在 T 波上

起搏器刺激落入心室易损期一定有危险吗!?

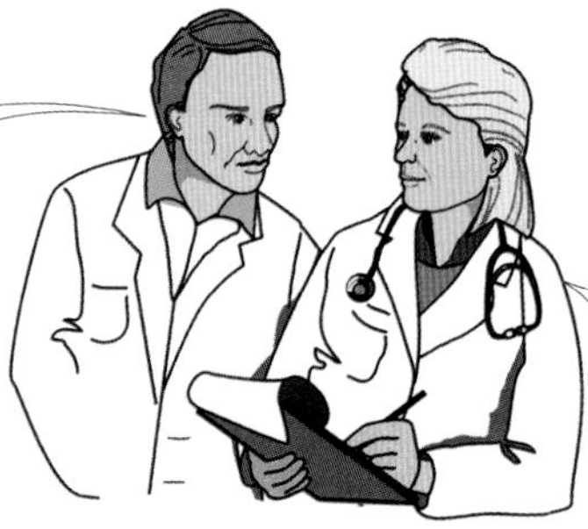

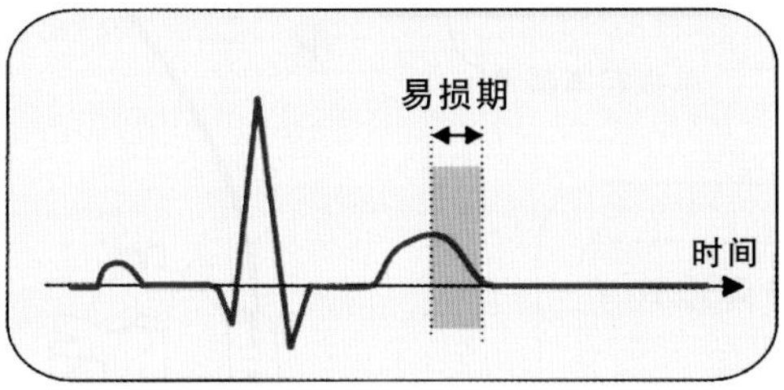
易损期
时间

通常的临床情况下,这种危险性很小。随访过程中,当磁铁放于起搏器上方形成竞争性室性心律和起搏器刺激落在 T 波时,无数的患者仍能将它们的心电图安全地通过电话传送过来。危险只限于伴下列疾病的患者:严重的代谢(电解质)异常、急性心肌梗死或缺血。

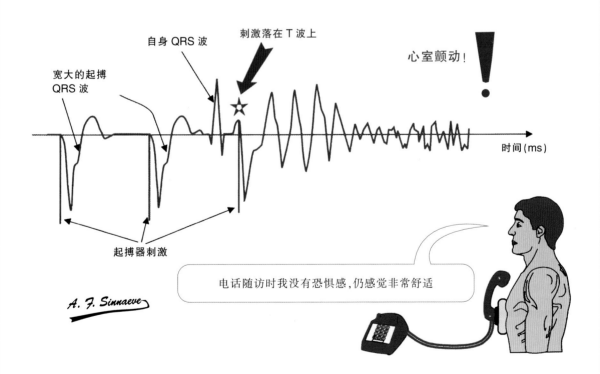

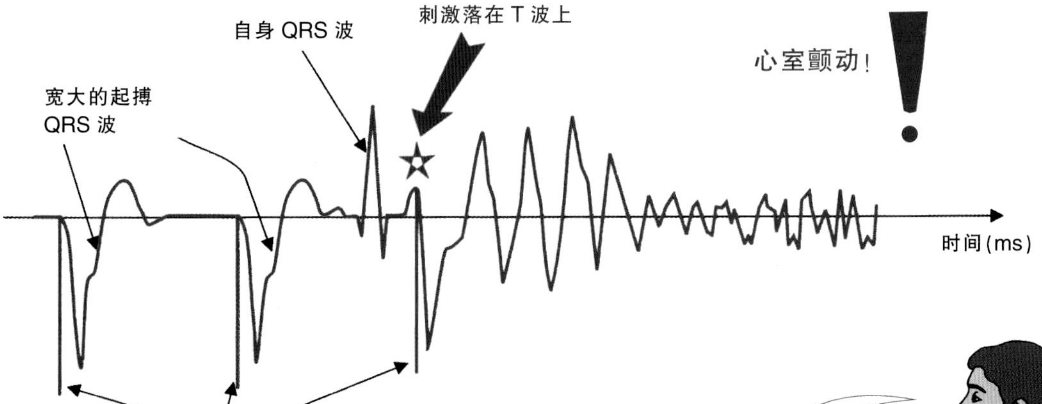
自身 QRS 波
刺激落在 T 波上
心室颤动!
宽大的起搏
QRS 波
时间(ms)
起搏器刺激

电话随访时我没有恐惧感,仍感觉非常舒适

A. F. Sinnaeve

心室按需起搏(VVI)

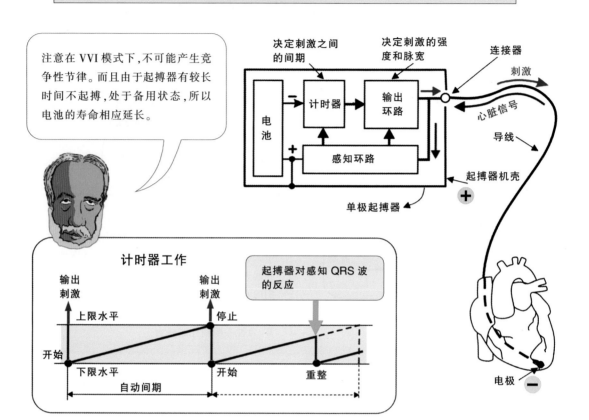

注意在VVI模式下,不可能产生竞争性节律。而且由于起搏器有较长时间不起搏,处于备用状态,所以电池的寿命相应延长。

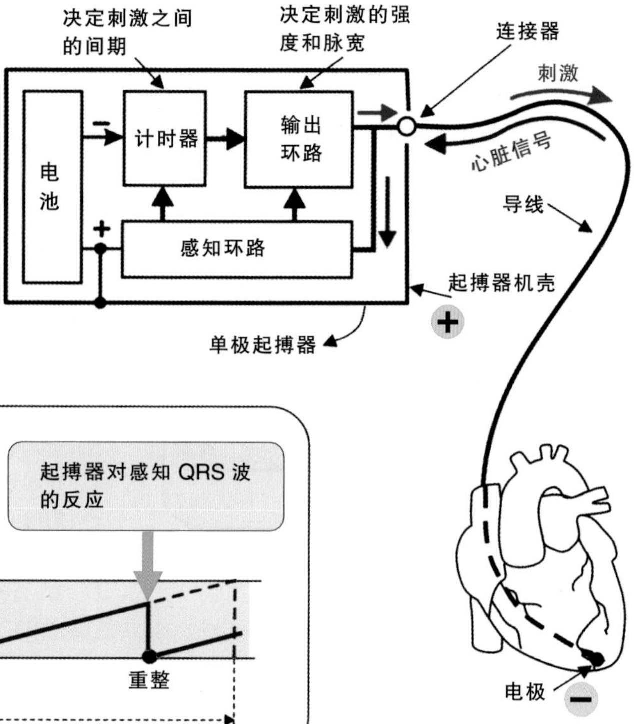

决定刺激之间的间期
决定刺激的强度和脉宽
连接器
刺激
电池
计时器
输出环路
心脏信号
导线
感知环路
起搏器机壳
单极起搏器
电极

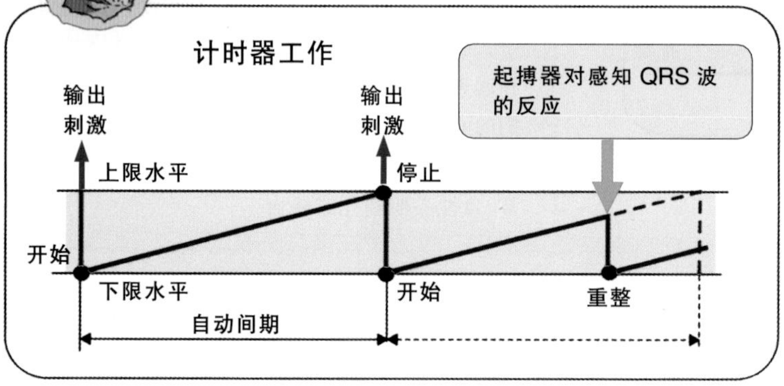

计时器工作
起搏器对感知QRS波的反应
输出刺激
输出刺激
上限水平
停止
开始
下限水平
开始
重整
自动间期

按需或备用起搏

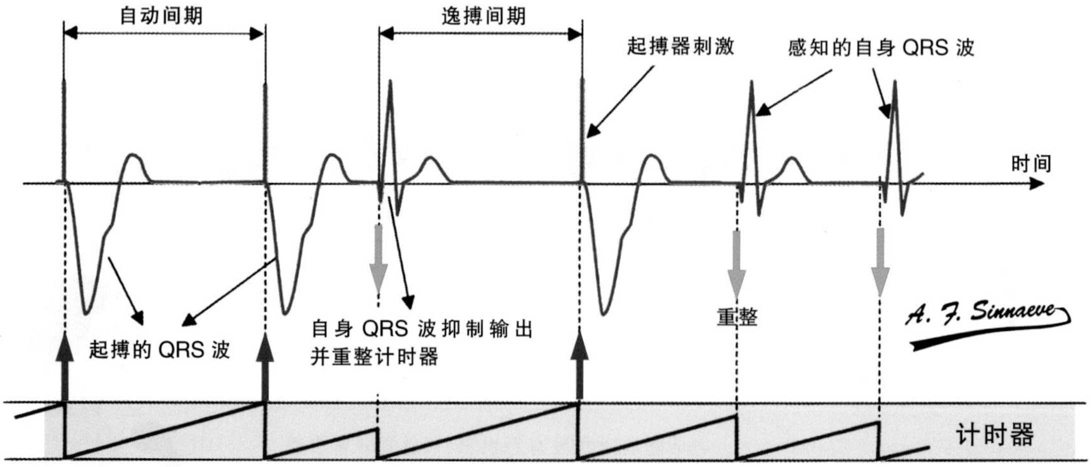

自动间期
逸搏间期
起搏器刺激
感知的自身QRS波
时间
起搏的QRS波
自身QRS波抑制输出并重整计时器
重整
A. F. Sinnaeve
计时器

电子逸搏间期(从心腔内感知开始)等于自动间期。体表心电图上逸搏间期的测量从QRS波群的起始部开始,因为心腔内感知的时间不能精确测定。鉴于心腔内感知要晚于体表心电图QRS波群的起始部,故这种方法测量的逸搏间期会稍长于自动间期。

什么是起搏器感知?

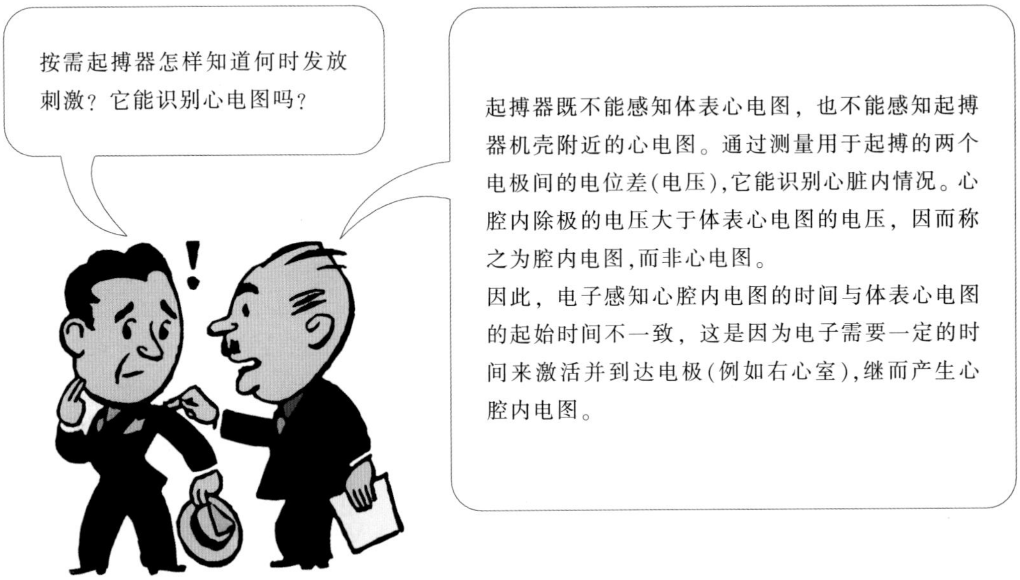
按需起搏器怎样知道何时发放刺激？它能识别心电图吗？
起搏器既不能感知体表心电图，也不能感知起搏器机壳附近的心电图。通过测量用于起搏的两个电极间的电位差(电压),它能识别心脏内情况。心腔内除极的电压大于体表心电图的电压，因而称之为腔内电图,而非心电图。
因此，电子感知心腔内电图的时间与体表心电图的起始时间不一致，这是因为电子需要一定的时间来激活并到达电极(例如右心室),继而产生心腔内电图。

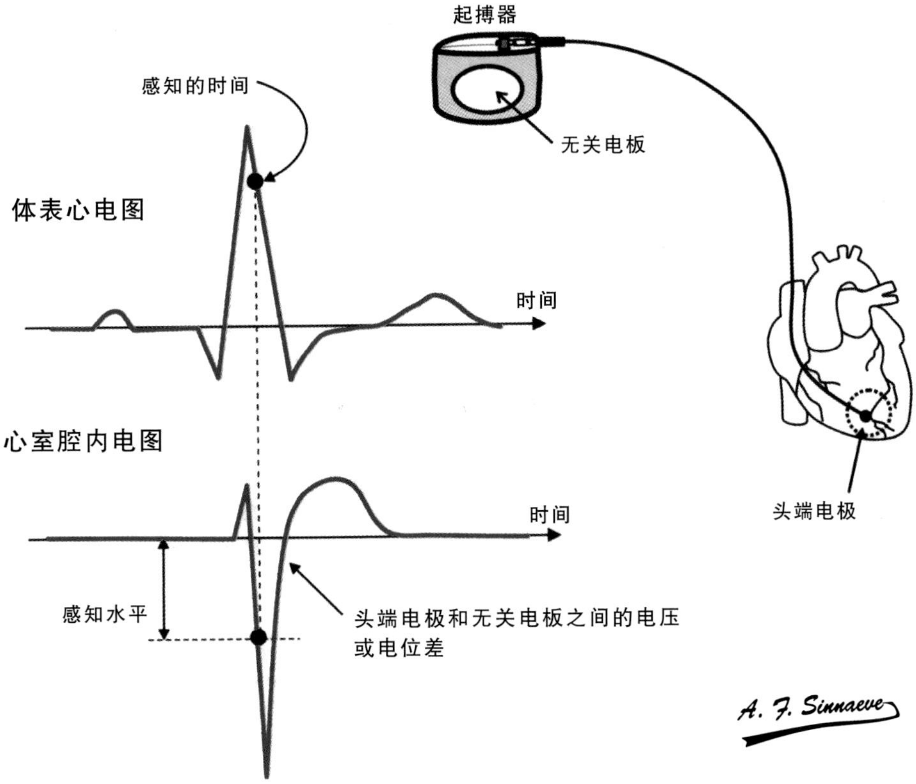
起搏器
无关电板
感知的时间
体表心电图
时间
心室腔内电图
时间
头端电极
感知水平
头端电极和无关电板之间的电压
或电位差

A. F. Sinnaeve

不同厂家的标记和符号

系统 1

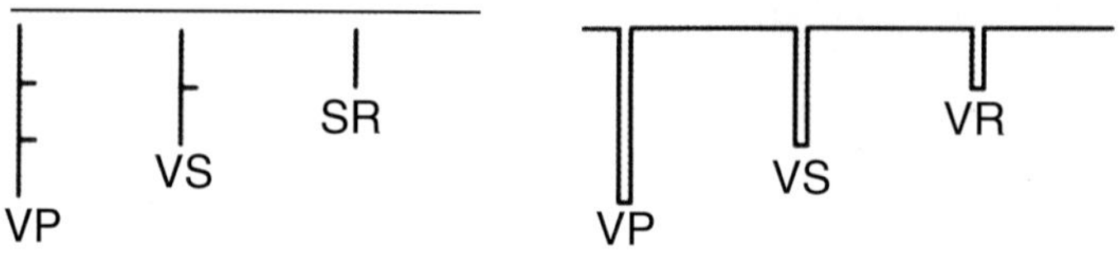
VP
VS
SR
VP
VS
VR

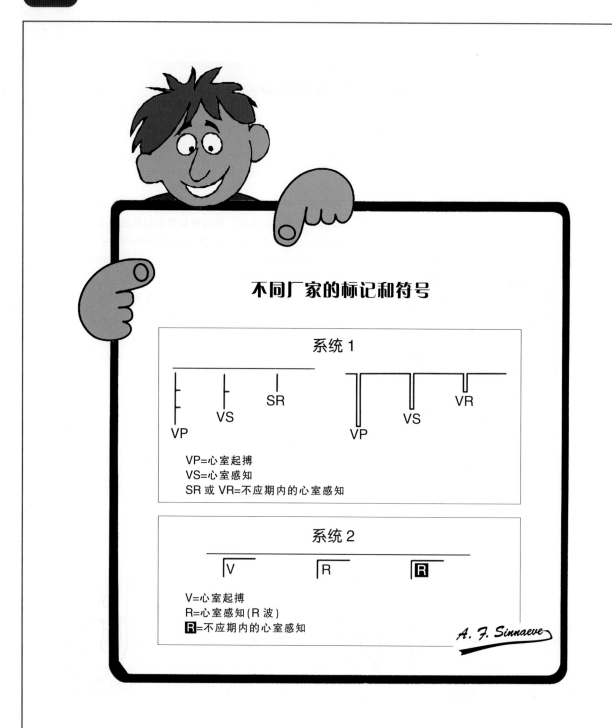

VP=心室起搏
VS=心室感知
SR 或 VR=不应期内的心室感知

系统 2

V
R
R

V=心室起搏
R=心室感知(R 波)
R=不应期内的心室感知

A. F. Sinnaeve

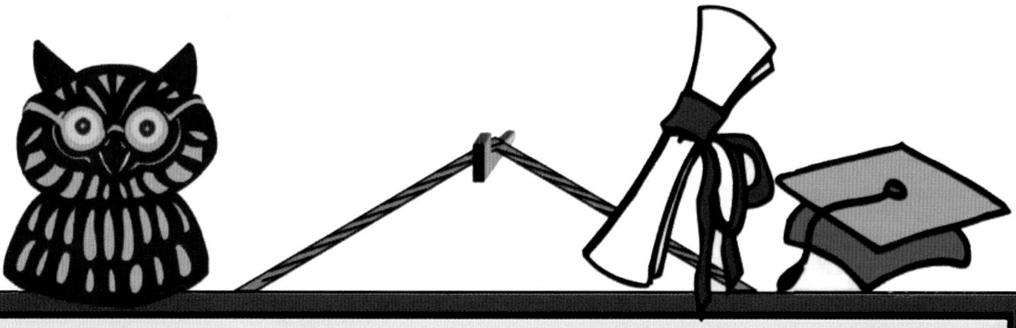

三位字母的起搏器编码(ICHD)

位置	第 1 位	第 2 位	第 3 位
种类	起搏的心腔	感知的心腔	反应模式
字母	V=心室 A=心房 S=单一	V=心室 A=心房 S=单一 O=无	T=触发的 I=抑制的 O=无

实例：

AAI=起搏器起搏和感知心房，可被心房自发的电学活动所抑制

VVT=起搏器起搏和感知心室，以触发模式工作(感知到的一个心室事件引发一个起搏器刺激)

A. F. Sinnaeve

感知放大器测量两个起搏电极之间信号的差异

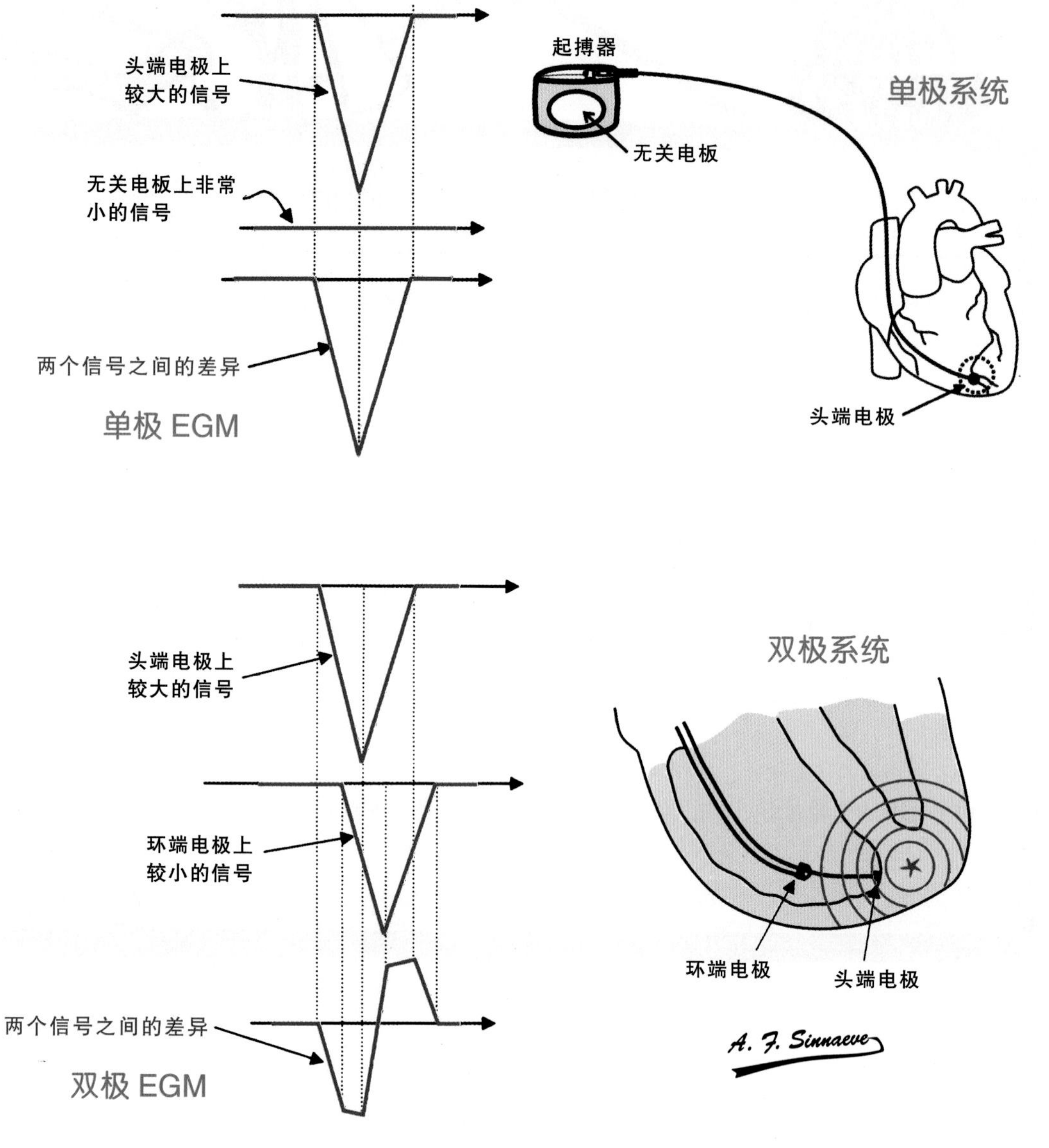
头端电极上
较大的信号
无关电板上非常
小的信号
两个信号之间的差异
单极 EGM
起搏器
无关电板
单极系统
头端电极
头端电极上
较大的信号
环端电极上
较小的信号
两个信号之间的差异
双极 EGM
双极系统
环端电极
头端电极
A. F. Sinnaeve

注意在每一瞬间，双极 EGM 为头端电极和环端电极记录到的腔内电图（EGM）之间的差异。EGM 在不同的时间到达，这种时间或时相差形成了不同的双极 EGM。

双极感知的变异性

- 起搏器的感知信号为两个心内电极的电压或电位之差。
- 双极 EGM 取决于两个心内电极各自所记录的心腔内电图的振幅和时间(相位差)。

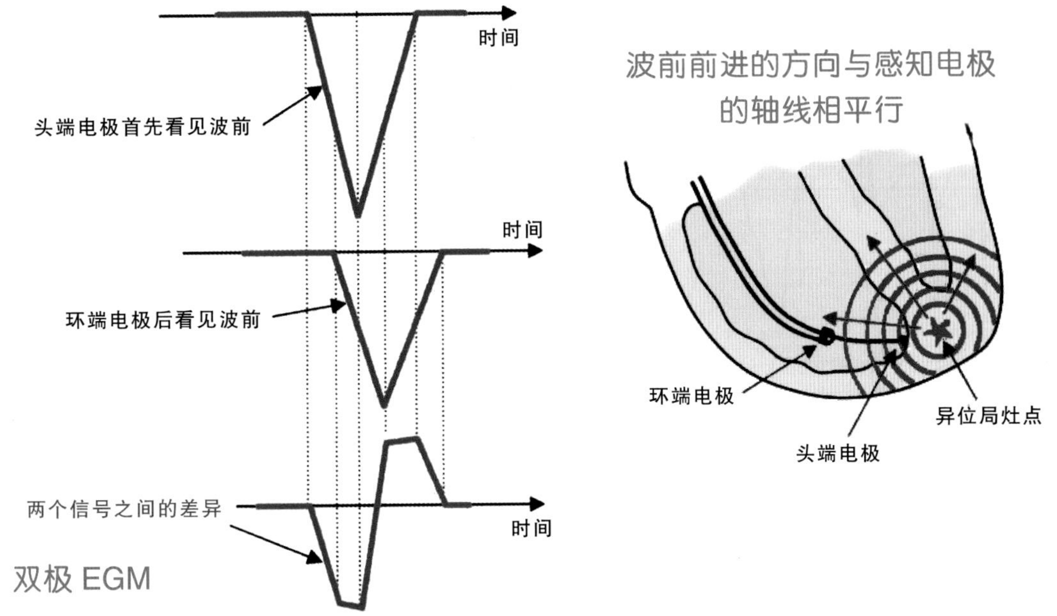

时间
头端电极首先看见波前
时间
环端电极后看见波前
两个信号之间的差异
时间
双极 EGM
波前前进的方向与感知电极的轴线相平行
环端电极
头端电极
异位局灶点

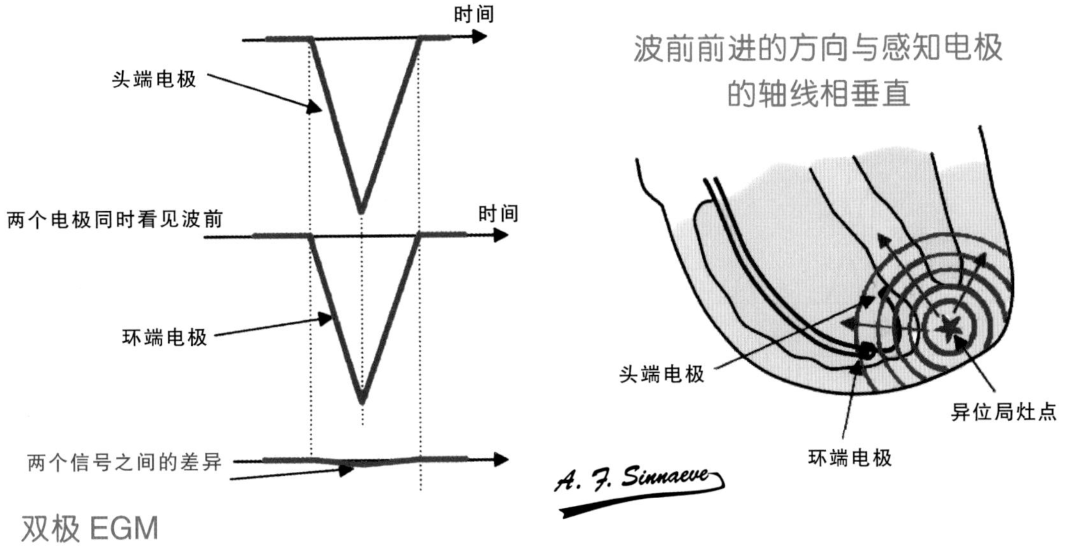

时间
头端电极
两个电极同时看见波前
时间
环端电极
两个信号之间的差异
双极 EGM
波前前进的方向与感知电极的轴线相垂直
头端电极
环端电极
异位局灶点
A. F. Sinnaeve

相同的信号同时到达两个电极时,将会产生零双极心腔内电图(EGM)。虽然从理论上讲如此,但是两个较大的单极电图产生相对较小的双极电图是可能的。在这种情形下,如果存在感知不足,可将双极感知模式重新程控为单极感知模式。

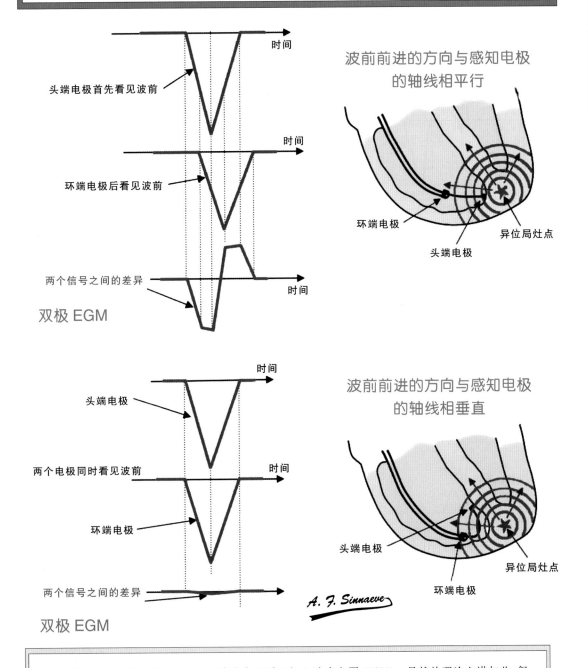

1 按需起搏器的间歇性感知不足

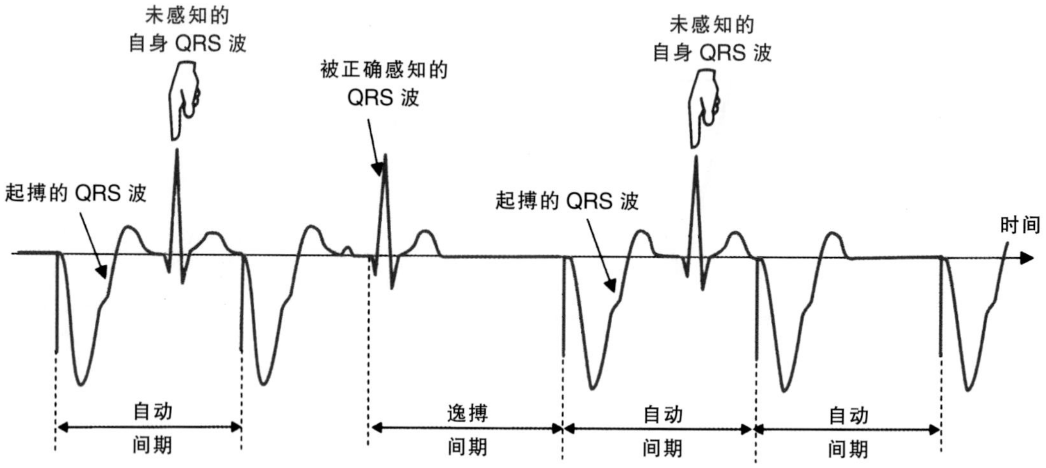
未感知的
自身 QRS 波
被正确感知的
QRS 波
未感知的
自身 QRS 波
起搏的 QRS 波
起搏的 QRS 波
时间
自动
间期
逸搏
间期
自动
间期
自动
间期

2 按需起搏器对室性期前收缩(VPC)的感知不足

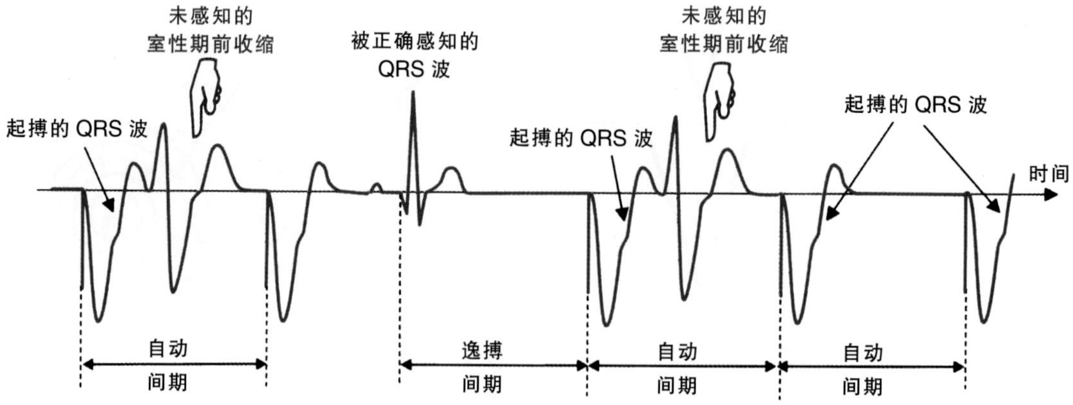
未感知的
室性期前收缩
被正确感知的
QRS 波
未感知的
室性期前收缩
起搏的 QRS 波
起搏的 QRS 波
起搏的 QRS 波
时间
自动
间期
逸搏
间期
自动
间期
自动
间期

A. F. Sinnaeve

过感知

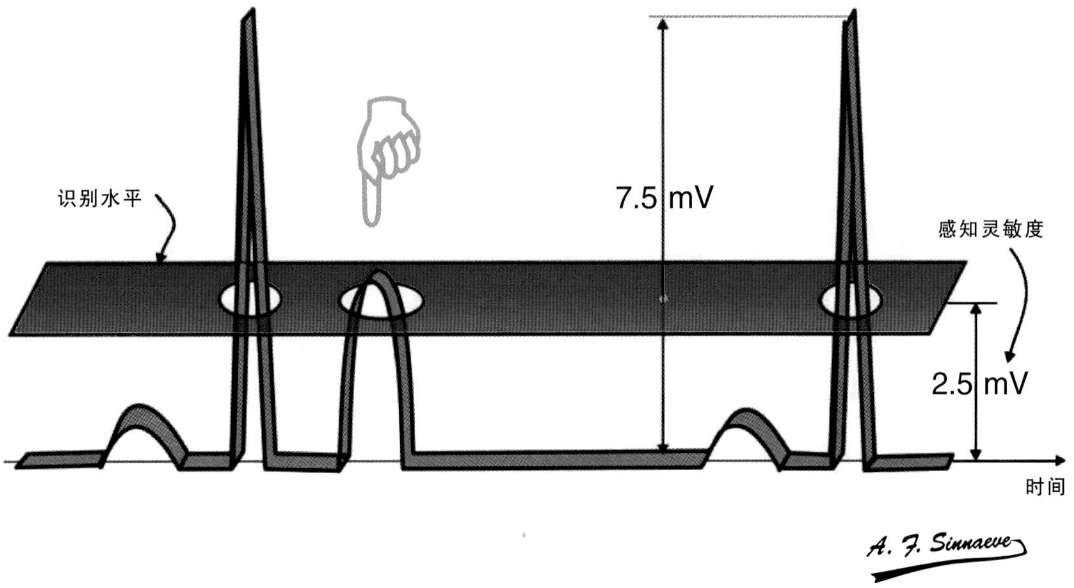

识别水平
7.5 mV
感知灵敏度
2.5 mV
时间
A. F. Sinnaeve

感知不足

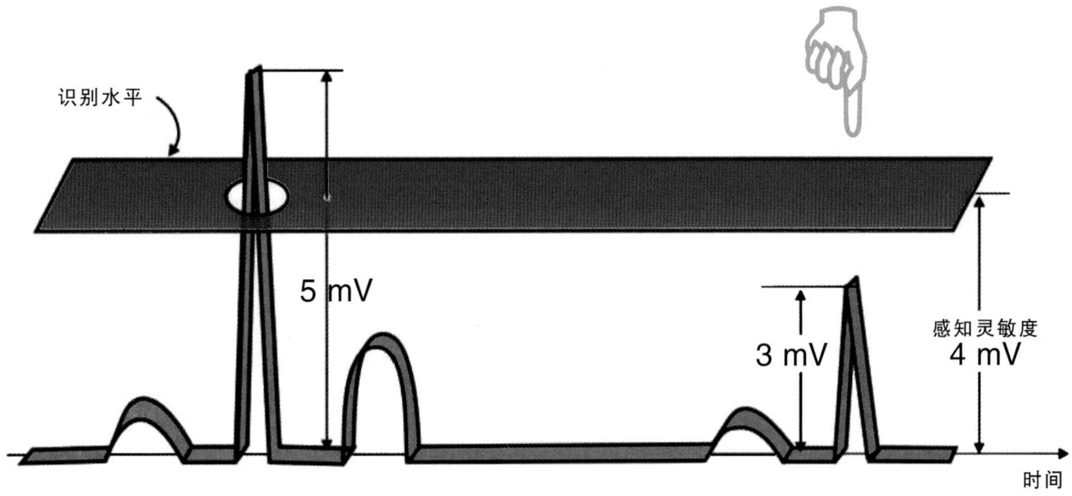

识别水平
5 mV
3 mV
感知灵敏度
4 mV
时间

电压指心腔内电图而不是体表 QRS 波。感知灵敏度是起搏器的可程控性参数。感知灵敏度为 4mV 意味着起搏器只能感知大于或等于 4mV 的信号，它能感知强度为 5mV 的信号，但不能感知强度为 3mV 的信号。

按需起搏器感知正常但无心室夺获

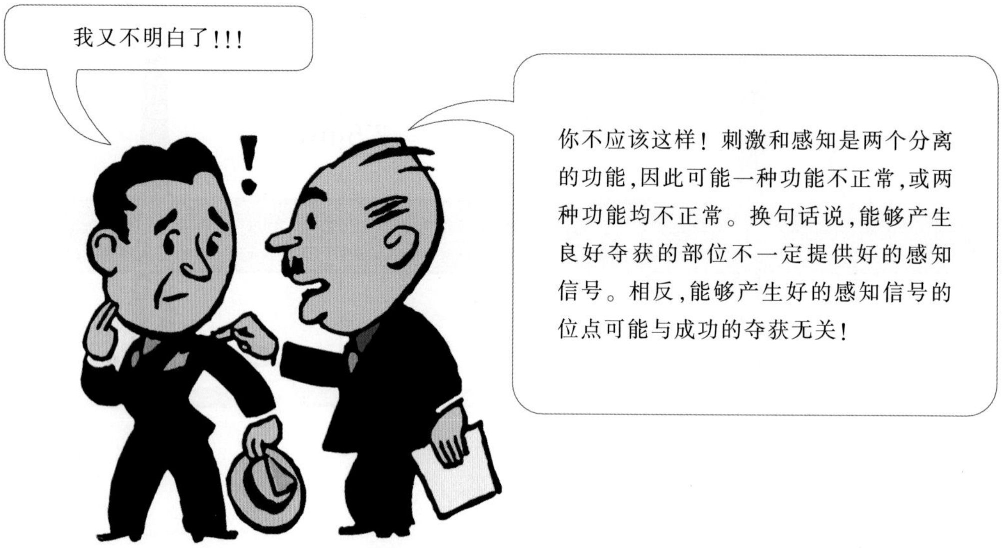
我又不明白了!!!
你不应该这样！刺激和感知是两个分离的功能，因此可能一种功能不正常，或两种功能均不正常。换句话说，能够产生良好夺获的部位不一定提供好的感知信号。相反，能够产生好的感知信号的位点可能与成功的夺获无关！

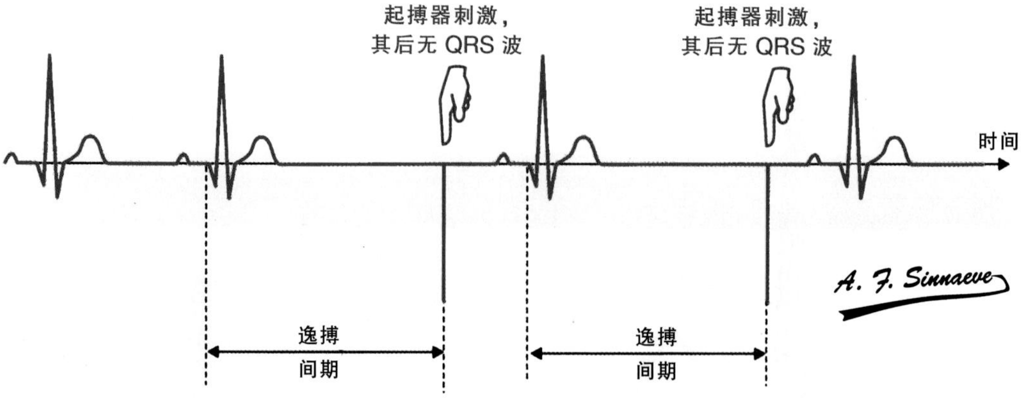
起搏器刺激，
其后无 QRS 波
起搏器刺激，
其后无 QRS 波
时间
A. F. Sinnaeve
逸搏
间期
逸搏
间期

警告　夺获和感知必须分开测试

颈动脉窦按摩

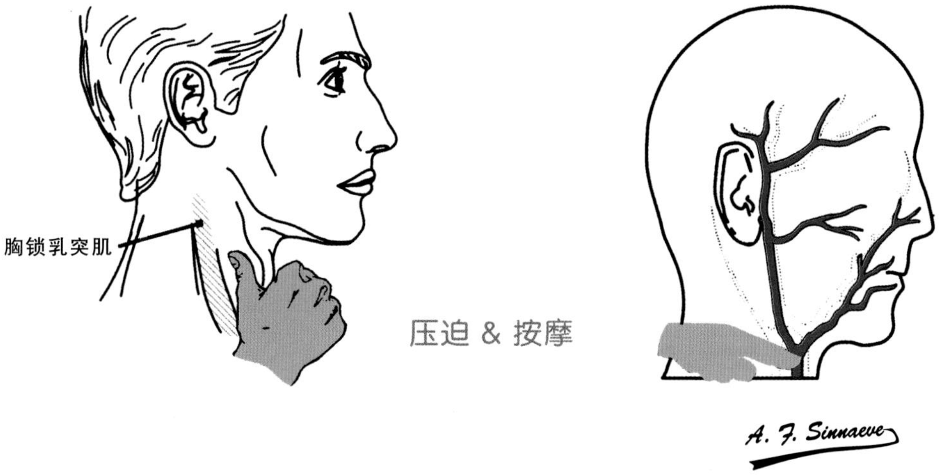
胸锁乳突肌
压迫 & 按摩
A. F. Sinnaeve

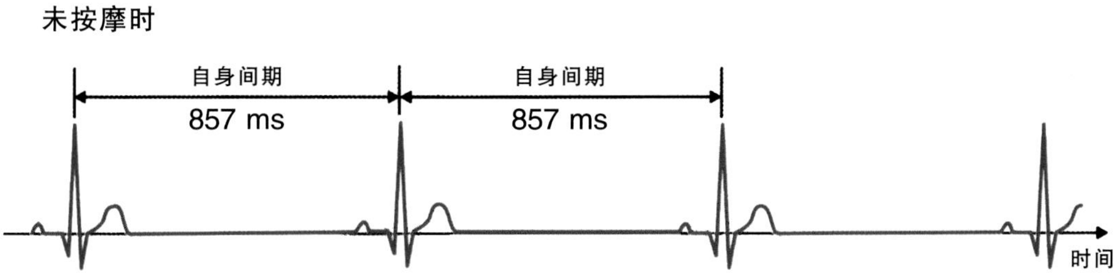
未按摩时
自身间期
857 ms
自身间期
857 ms
时间

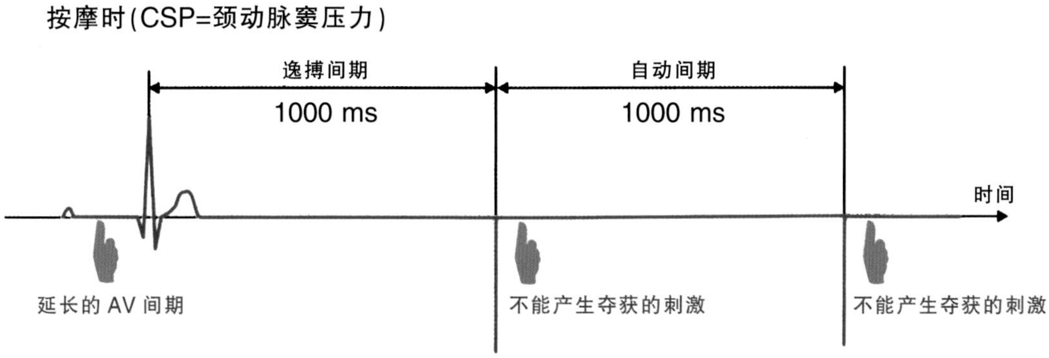
按摩时(CSP=颈动脉窦压力)
逸搏间期
1000 ms
自动间期
1000 ms
时间
延长的 AV 间期
不能产生夺获的刺激
不能产生夺获的刺激

警告!!!

当患者的心电图无起搏器刺激时,不要通过颈动脉窦按摩来检查起搏器的功能,这是因为这样可能导致心动过缓加重。此时,起搏器将发放刺激,但刺激可能夺获心脏,也可能无法夺获。起搏功能应首先采用起搏器磁铁来检查,后者可将任何起搏器转化为固定频率或非同步模式(VVI 转化为 VOO)。

按需起搏器的磁铁应用

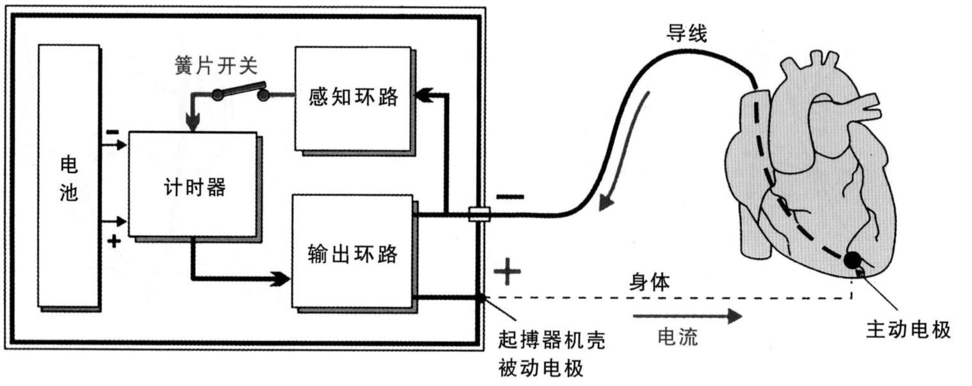
簧片开关
感知环路
电
池
计时器
输出环路
导线
身体
电流
起搏器机壳
被动电极
主动电极

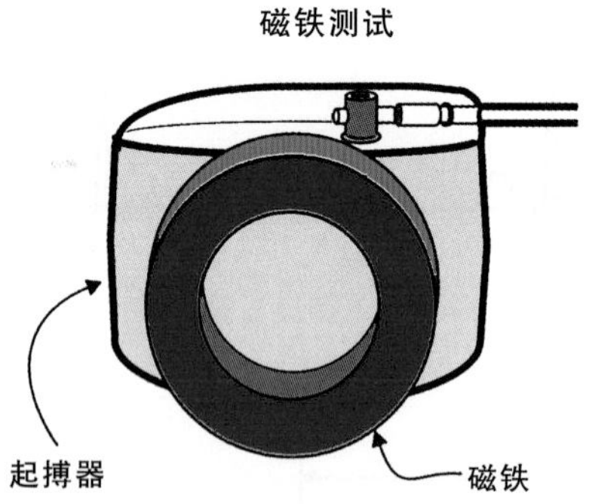
磁铁测试
起搏器
磁铁

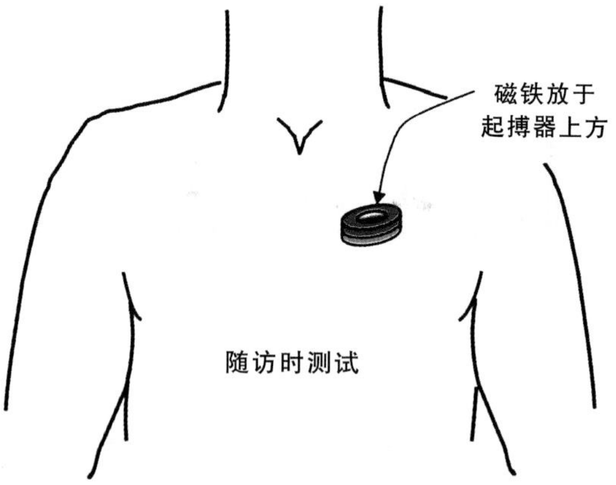
磁铁放于
起搏器上方
随访时测试

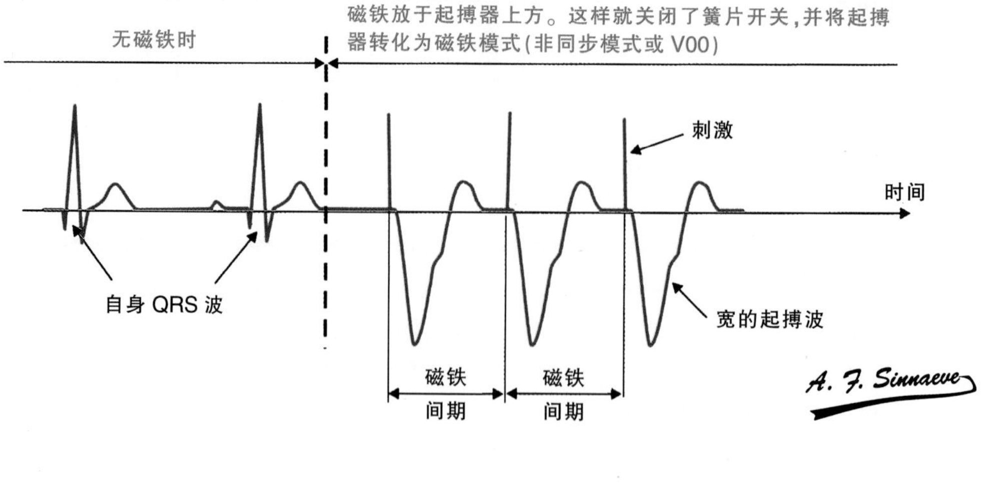
无磁铁时
磁铁放于起搏器上方。这样就关闭了簧片开关,并将起搏
器转化为磁铁模式(非同步模式或 V00)
刺激
时间
自身 QRS 波
宽的起搏波
磁铁
间期
磁铁
间期
A. F. Sinnaeve

起搏器工作吗？

患者的自身心率为 80 次/分(或自身 R–R 间期=60 000/80=750ms)

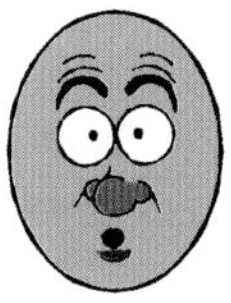

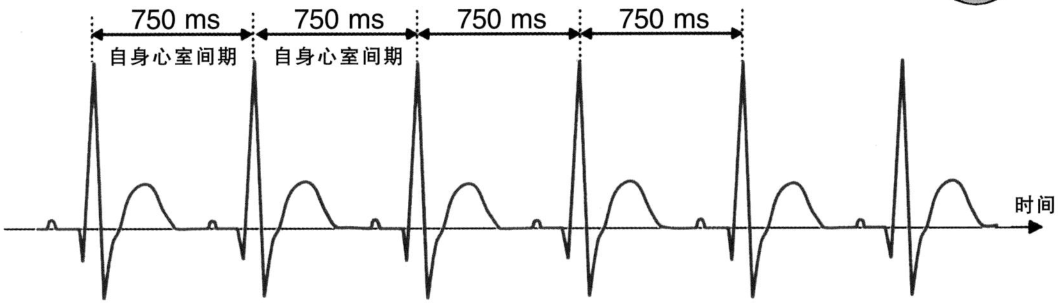
750 ms
750 ms
750 ms
750 ms
自身心室间期
自身心室间期
时间

在应用磁铁后，显示起搏器频率程控为 60 次/分（或自动间期=60 000/100=1000ms,也等于该起搏器的磁铁间期）

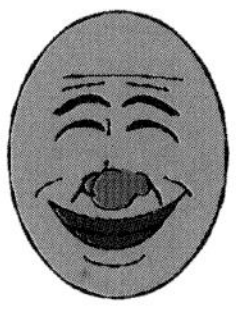

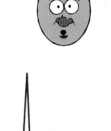

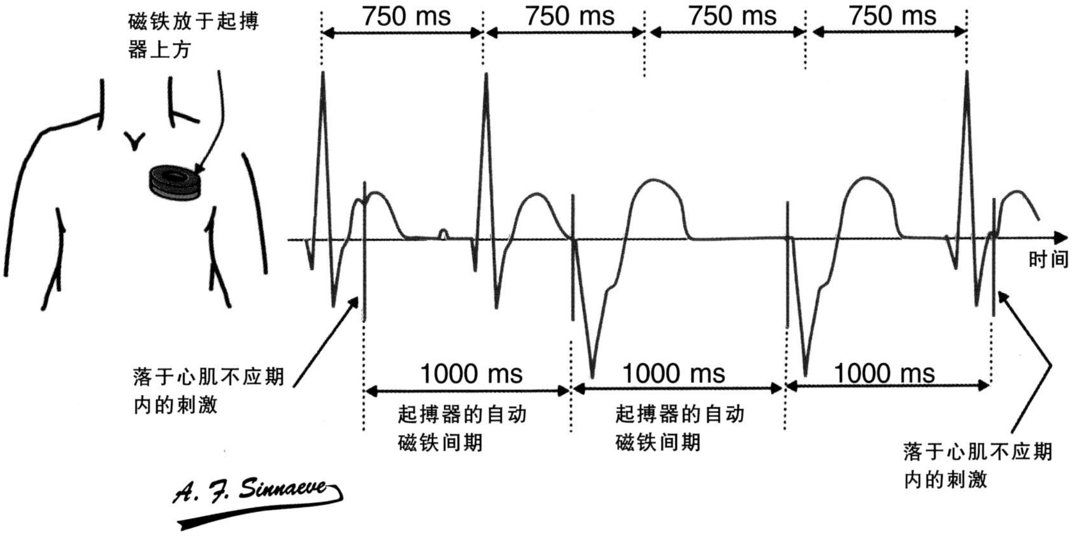
磁铁放于起搏器上方
750 ms
750 ms
750 ms
750 ms
时间
落于心肌不应期内的刺激
1000 ms
1000 ms
1000 ms
起搏器的自动磁铁间期
起搏器的自动磁铁间期
落于心肌不应期内的刺激
A. F. Sinnaeve

磁铁簧片开关

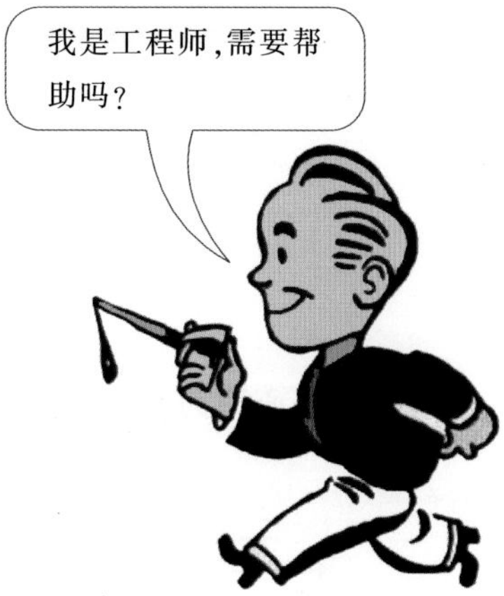
我是工程师,需要帮助吗?

未与磁场接触时,正常的簧片开关打开

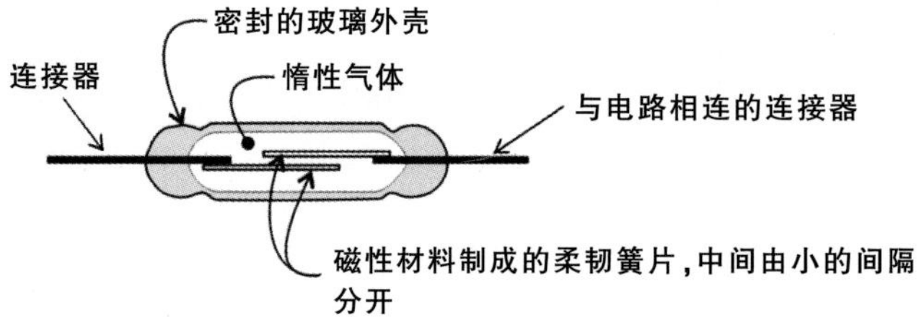
密封的玻璃外壳
连接器
惰性气体
与电路相连的连接器
磁性材料制成的柔韧簧片,中间由小的间隔分开

与磁场接触时,正常的簧片开关关闭

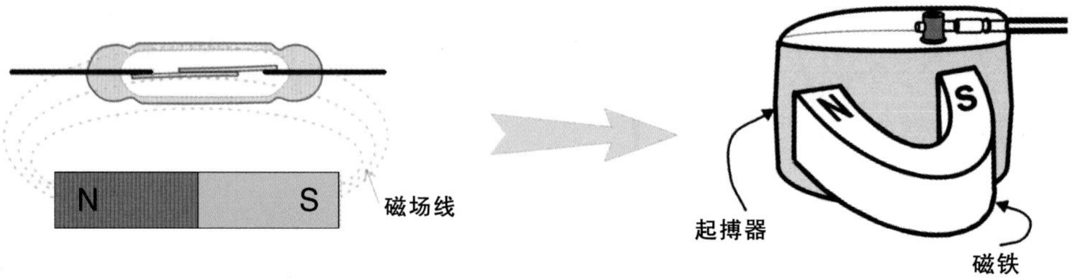
N
S
磁场线
N
S
起搏器
磁铁

测试时需要磁铁和簧片开关

- 磁铁模式可将起搏器的程控操作强行转化为非同步模式(双腔装置为 DOO 模式,单腔装置为 VOO/AOO 模式)
- 许多起搏器的程控系统,在指令从程控器到达起搏器之前,需要预先关闭簧片开关;此种情况下程控探头配有用于此目的的合适磁铁

下列情况下磁铁不能关闭簧片开关

- 磁铁放置不当(位置不正确)
- 肥胖患者磁铁和簧片开关之间的距离太大
- 磁力太弱(可试着将 2~3 个环形磁铁叠在一起放在起搏器上)
- 磁铁功能被程控为关闭(OFF)状态

真正的簧片开关功能不良非常罕见

- 不能关闭:起搏器不能转化为磁铁模式
- 被“黏住”的簧片开关永远保持关闭状态,起搏器呈持续非同步起搏

警告:通常情况下,磁铁应用于 ICD,可消除其对心动过速的治疗功能,但不消除其对心动过缓治疗的起搏和感知功能。

A. F. Sinnaeve

滞后现象——第1部分

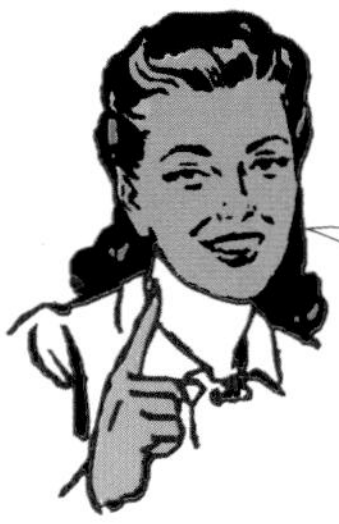

滞后具有一些独特的优势：
- 尽可能长时间地保持自身房室(AV)同步
- 防止有症状性逆向VA传导
- 允许存在较低频率，从而延长电池的寿命

无滞后时
自动间期等于逸搏间期

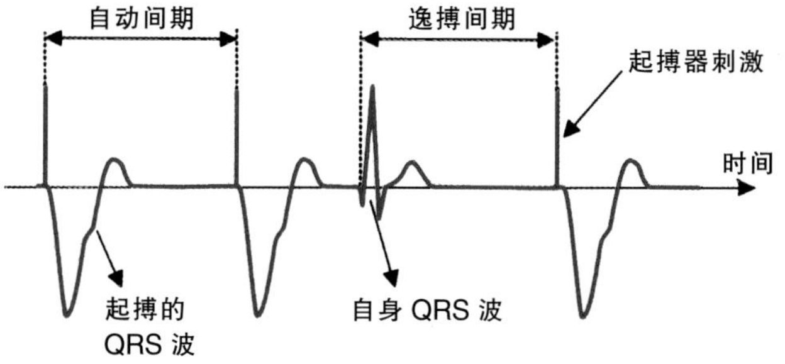
自动间期
逸搏间期
起搏器刺激
时间
起搏的
QRS 波
自身 QRS 波

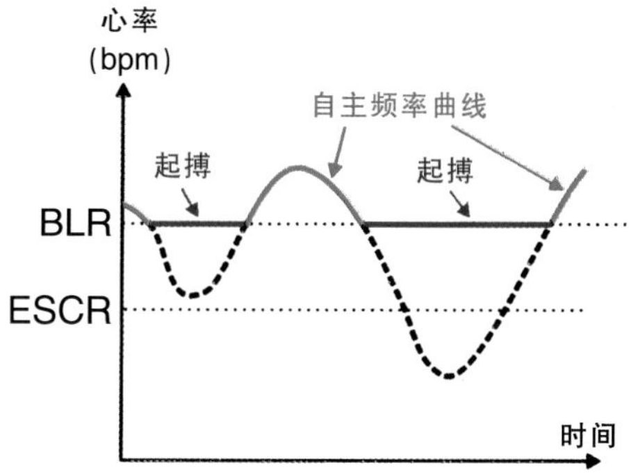
心率
(bpm)
自主频率曲线
起搏
起搏
BLR
ESCR
时间

有滞后时
逸搏间期长于自动间期

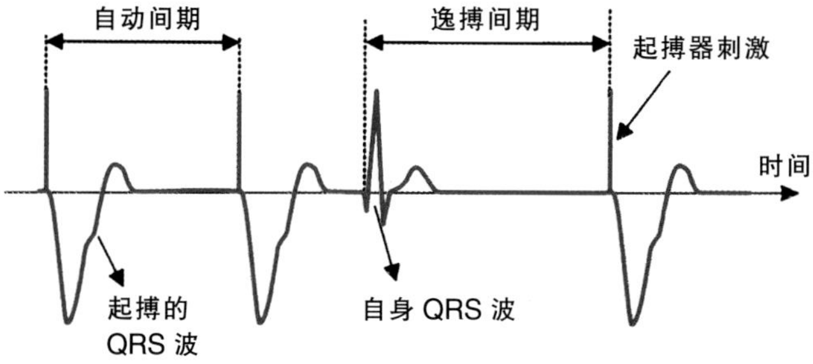
自动间期
逸搏间期
起搏器刺激
时间
起搏的
QRS 波
自身 QRS 波

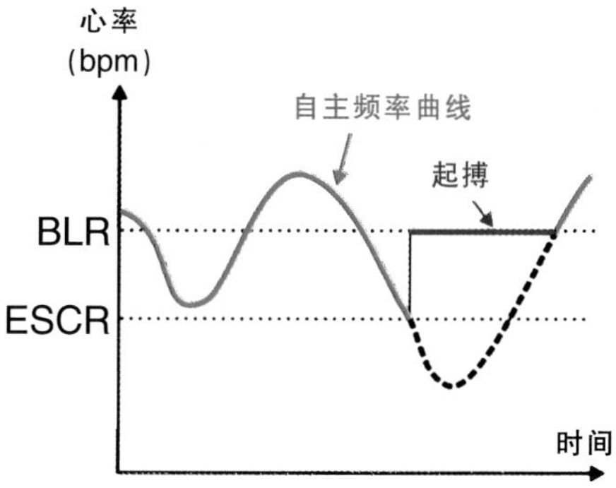
心率
(bpm)
自主频率曲线
起搏
BLR
ESCR
时间

LRI=基础低限频率间期=自动间期(ms)
ESCI=逸搏周期(ms)
BLR=基础低限频率=60 000/LRI(bpm)
ESCR=逸搏频率=60 000/ESCI(bpm)

A. F. Sinnaeve

滞后现象——第 2 部分

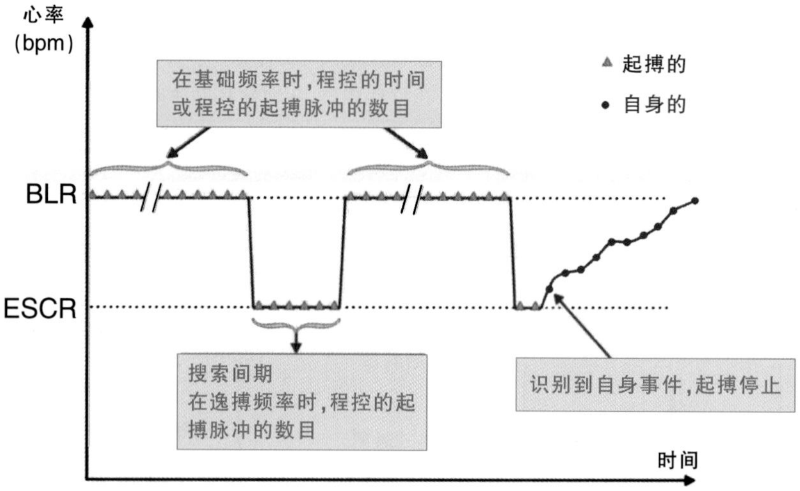
心率
(bpm)
▲ 起搏的
● 自身的
在基础频率时,程控的时间
或程控的起搏脉冲的数目
BLR
ESCR
搜索间期
在逸搏频率时,程控的起
搏脉冲的数目
识别到自身事件,起搏停止
时间

搜索滞后

在搜索滞后时,基础低限频率周期性降低至逸搏频率,以促进自身下传。在基础低限频率下,在数目可程控的连续性起搏周期之后,或在可程控的时间之后,起搏器频率降低至逸搏频率(或滞后频率)的一段可程控的周期数目,称为搜索间期。如果在搜索间期没有自身事件,起搏恢复至基础低限频率,然而,如果搜索到自身事件,则停止起搏。

未识别到自身事件

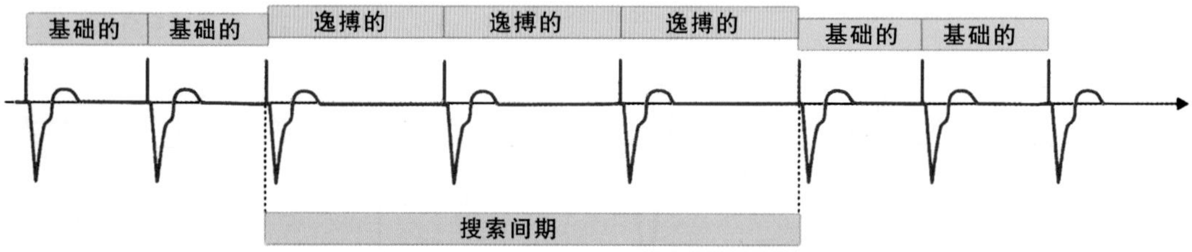
基础的
基础的
逸搏的
逸搏的
逸搏的
基础的
基础的
搜索间期

BLR 与 ESCR 之间的自身心律

A. F. Sinnaeve

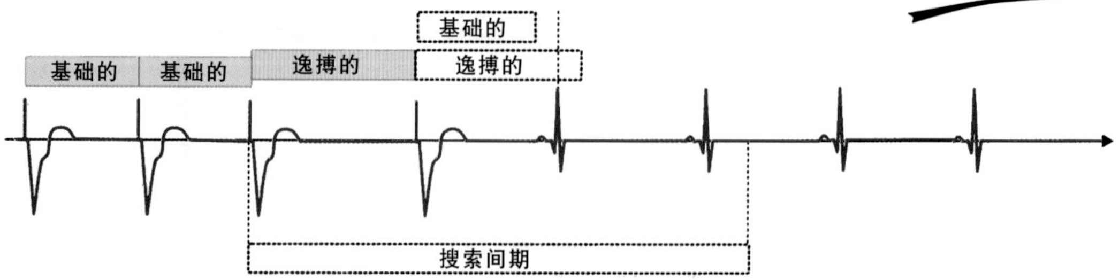
基础的
基础的
基础的
逸搏的
逸搏的
搜索间期

缩写:BLR=基础低限频率;ESCR=逸搏频率

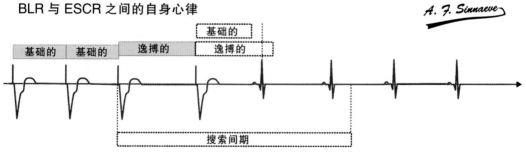

可程控性和遥测

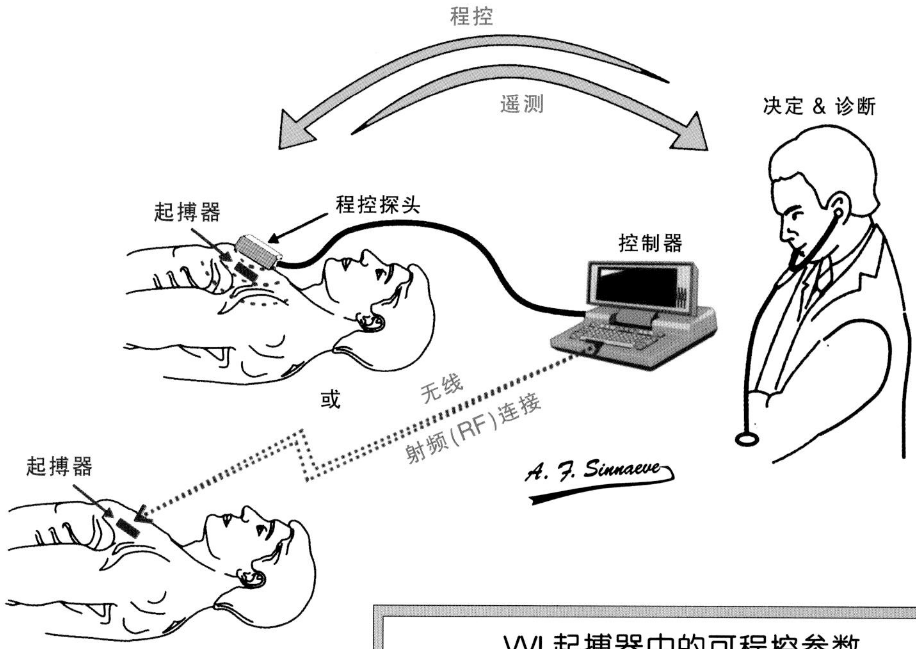

程控
遥测
决定 & 诊断
起搏器
程控探头
控制器
或
无线
射频(RF)连接
起搏器
A. F. Sinnaeve

程控：
程控仪是发送者，起搏器是接收者

遥测：
起搏器是发送者，程控仪是接收者

VVI 起搏器中的可程控参数

- 频率
- 脉宽
- 电压振幅
- 感知电路的感知灵敏度
- 不应期
- 滞后
- 起搏模式

通过遥测技术可获得的重要资料

- 管理数据(型号，系列号，患者姓名，置入日期，置入适应证)
- 程控数据(模式，频率，不应期，有/无滞后，脉冲振幅和宽度，感知灵敏度)
- 测量数据(频率，脉冲振幅，脉冲电流，脉冲能量，脉冲充电，导线阻抗，电池阻抗，电池电压，电池电流消耗)
- 储存数据(Holter 功能，节律直方图……)
- 用于对心电图进行解释的标记信号
- 心腔内电图

A. F. Sinnaeve

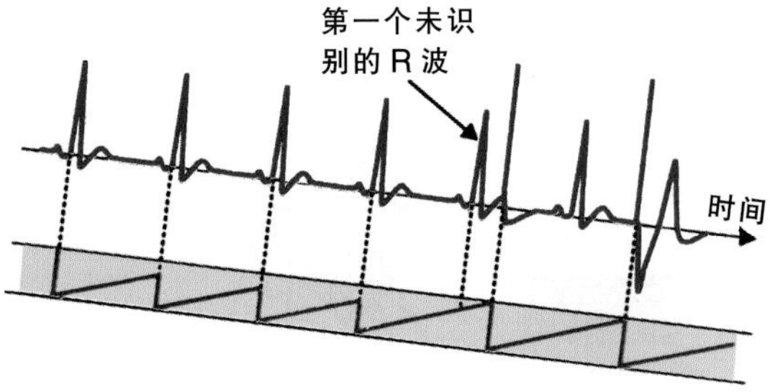
第一个未识
别的 R 波
时间

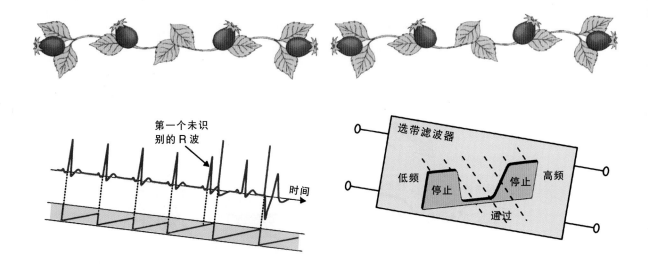

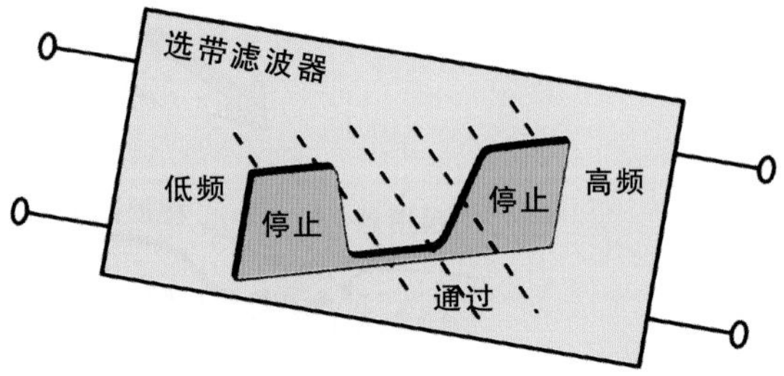
选带滤波器
低频
停止
停止
高频
通过

感知——高级概念

要点如下：

* 感知电路——基础阻滞图
* 自身曲折和斜率
* 心内信号的滤过——第 1 部分
* 心内信号的滤过——第 2 部分
* 心室不应期(VRP)的传统概念
* VRP 的功能
* 起搏器 VRP
* 空白期
* 程控较低的感知灵敏度
* 程控较高的感知灵敏度
* 感知阈值——非自动化测定
* 应用心电图机记录心腔内电图(EGM)信号

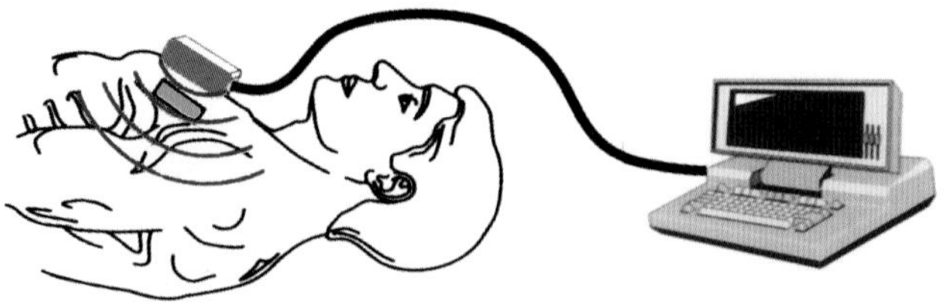

A. F. Sinnaeve

感知功能

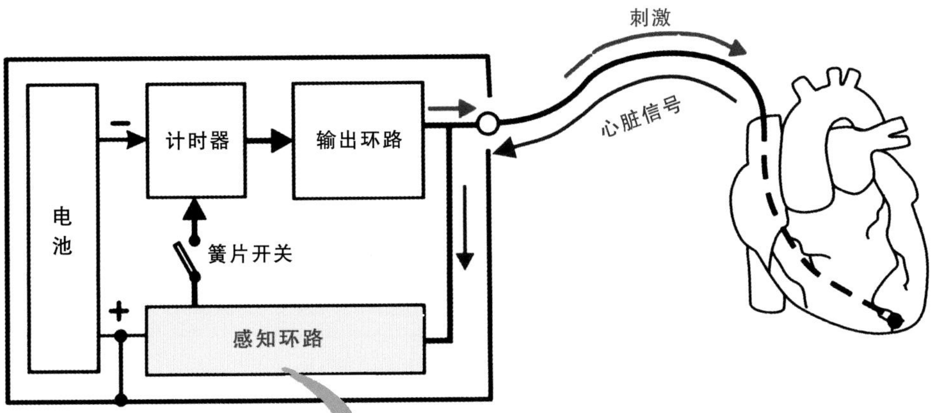
刺激
心脏信号
电池
计时器
输出环路
簧片开关
感知环路

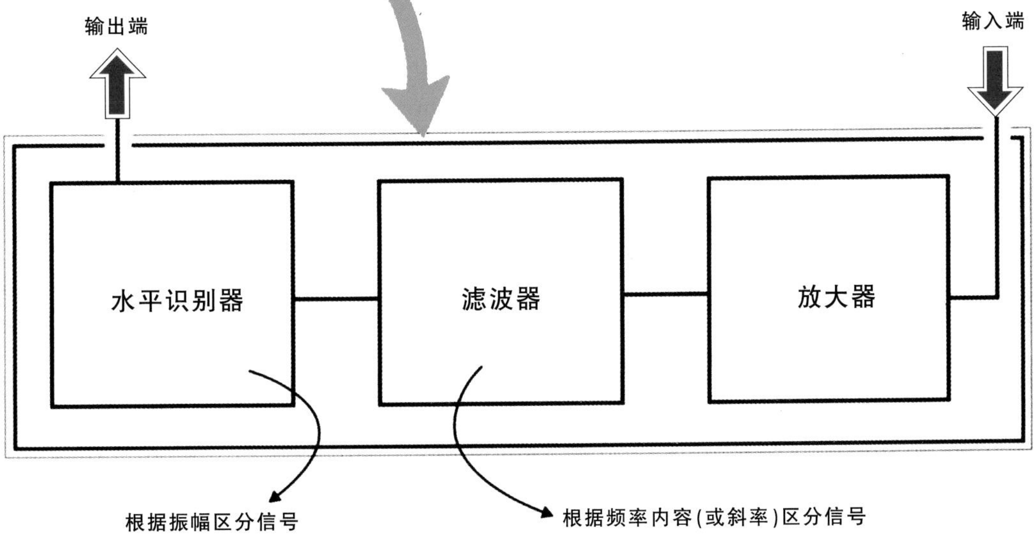
输出端
输入端
水平识别器
滤波器
放大器
根据振幅区分信号
根据频率内容(或斜率)区分信号

A. F. Sinnaeve

"放大器"和"水平识别器"决定了感知灵敏度,以毫伏表示。

- 感知灵敏度高时以毫伏为单位的数值小(即感知电路已经对小信号发生了反应)
- 感知灵敏度低时以毫伏为单位的数值大(即感知电路仅对大信号发生反应)

心室腔内电图自身曲折和斜率

自身曲折：
心腔内电图较陡的双相部分，发生于电极下心肌除极时

斜率：
每单位时间的信号振幅的变化速率

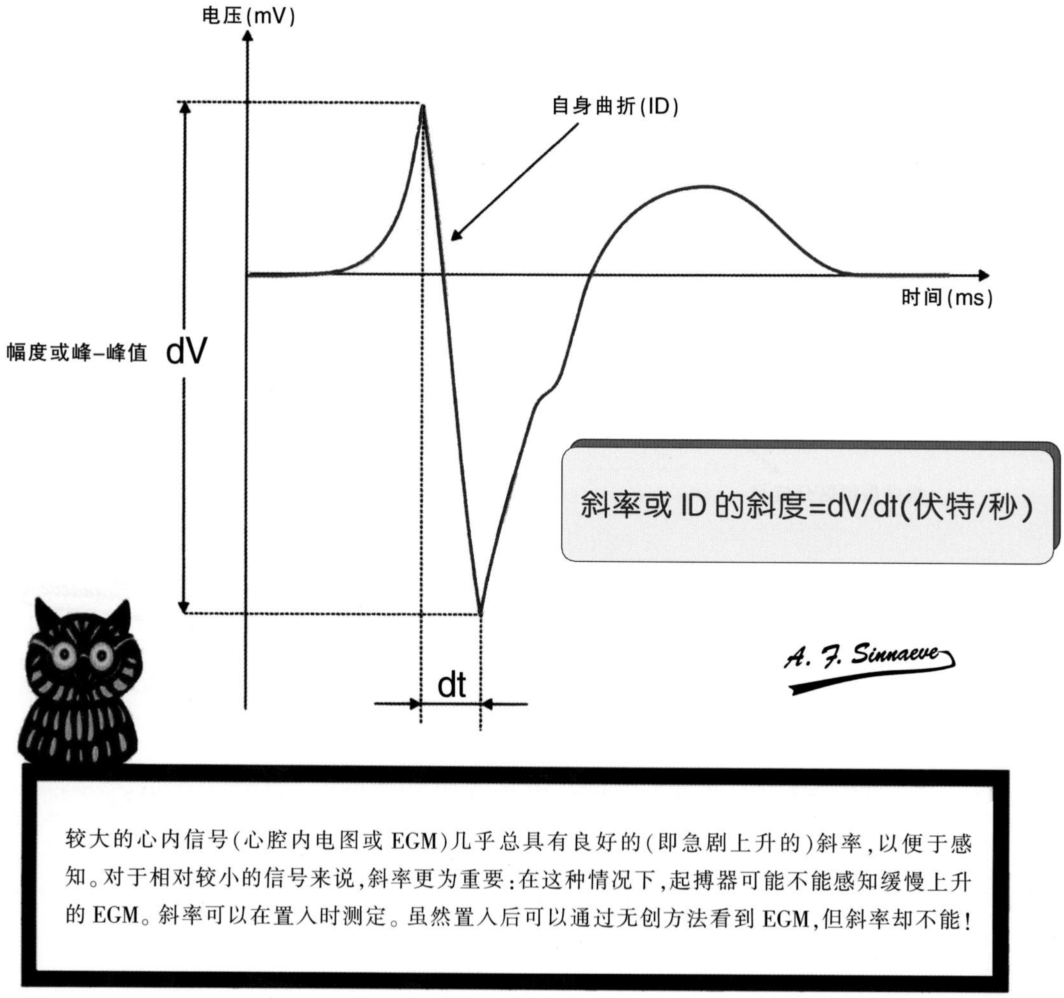

电压(mV)
自身曲折(ID)
时间(ms)
幅度或峰-峰值
dV
dt
斜率或 ID 的斜度=dV/dt(伏特/秒)
A. F. Sinnaeve

较大的心内信号(心腔内电图或 EGM)几乎总具有良好的(即急剧上升的)斜率，以便于感知。对于相对较小的信号来说，斜率更为重要：在这种情况下，起搏器可能不能感知缓慢上升的 EGM。斜率可以在置入时测定。虽然置入后可以通过无创方法看到 EGM，但斜率却不能！

心内信号的滤过

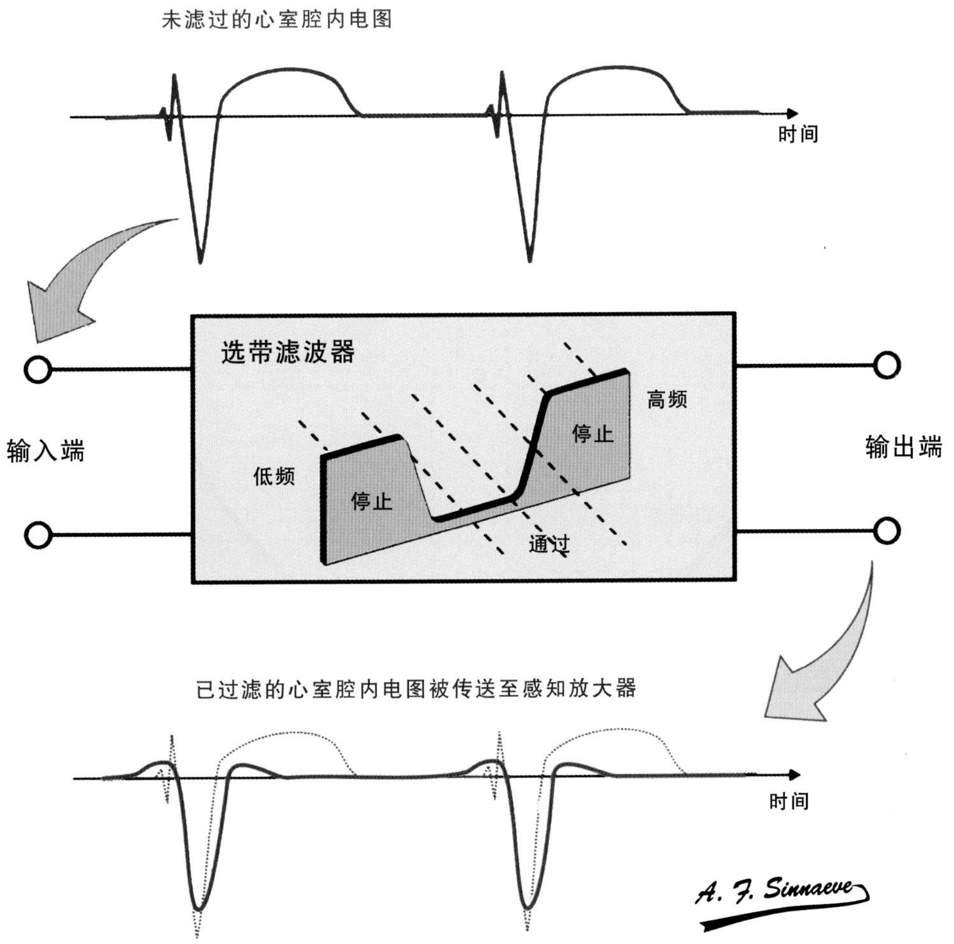
未滤过的心室腔内电图
时间
选带滤波器
低频
停止
高频
停止
通过
输入端
输出端
已过滤的心室腔内电图被传送至感知放大器
时间
A. F. Sinnaeve

斜率适当的心脏信号容易通过滤波器,其强度丝毫不减弱,而且还能影响起搏器的计时器。
斜率很大(即变化很快)的信号可能来源于外周(骨骼肌的肌电位,电磁干扰等)。它们被大幅衰减以至于不能再影响到计时器。对应于T波的斜率很小的信号同样被大幅衰减,亦不能影响起搏器的计时器。
只有那些斜率适当的信号,即频率层次适当的信号才能通过滤波器而不发生衰减,因此,该滤波器被称之为“选带滤波器”。

感知信号的滤过

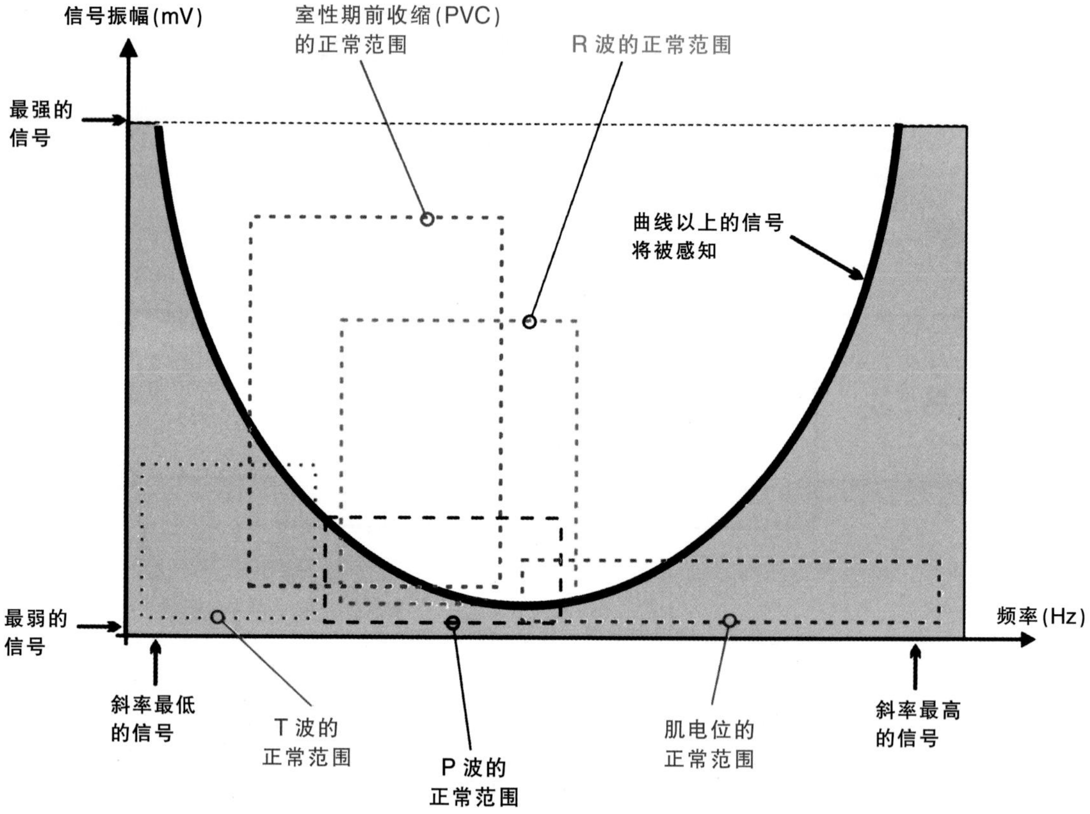
信号振幅(mV)
室性期前收缩(PVC)
的正常范围
R 波的正常范围
最强的
信号
曲线以上的信号
将被感知
最弱的
信号
频率(Hz)
斜率最低
的信号
T 波的
正常范围
P 波的
正常范围
肌电位的
正常范围
斜率最高
的信号

所有的信号均以其振幅和斜率为特征。每个正方形是一组所有可能的斜率和斜率组合的理想化代表区,特定的心脏信号具有特定的组合。很显然,这些组合值之间互相重叠,仅靠斜率不能区分,因而需要一个水平识别器。

特征性滤波的形状在技术上通常是折中的,在此之上的信号识别有保证。很明显,T 波和肌电位的振幅和斜率组合在识别水平之上,因而可能被感知(过感知)。而有些 PVC 和 R 波的组合低于识别水平而不能被识别出(感知不足)。

缩写:PVC=室性期前收缩

起搏器不应期的传统概念

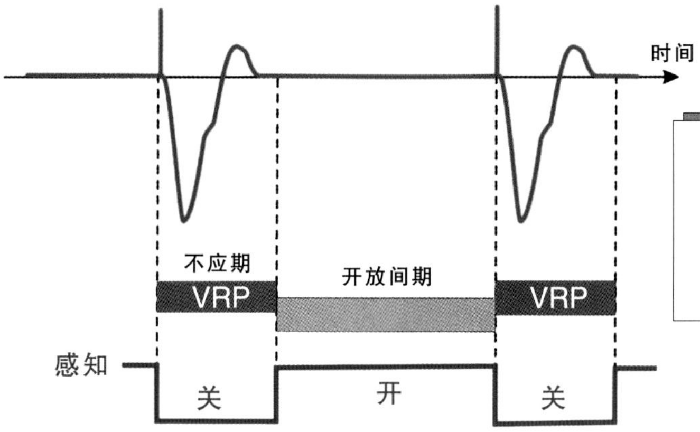
时间
不应期
VRP
开放间期
VRP
感知
关
开
关

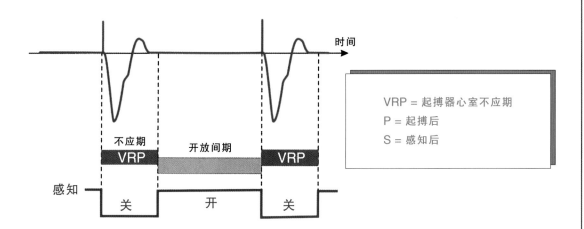

VRP = 起搏器心室不应期
P = 起搏后
S = 感知后

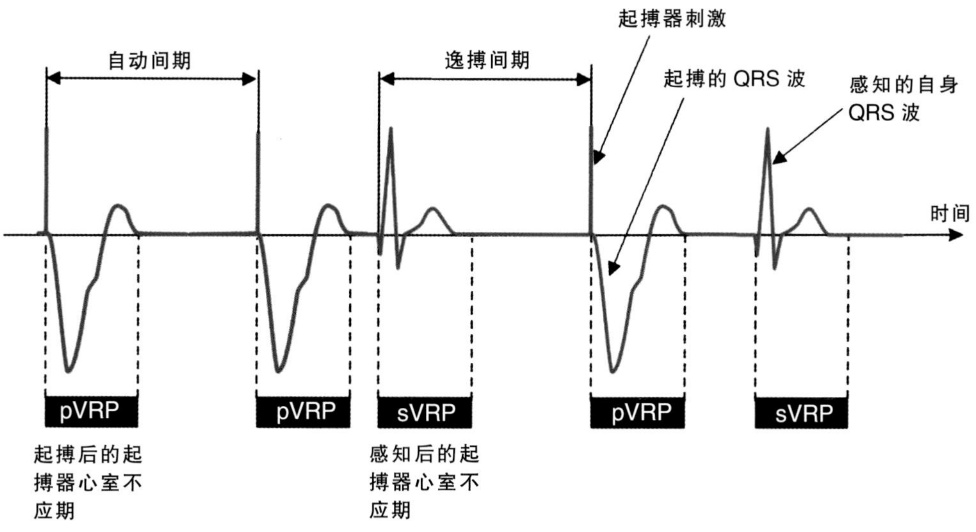
起搏器刺激
自动间期
逸搏间期
起搏的 QRS 波
感知的自身
QRS 波
时间
pVRP
pVRP
sVRP
pVRP
sVRP
起搏后的起
搏器心室不
应期
感知后的起
搏器心室不
应期

A. F. Sinnaeve

pVRP 通常等于 sVRP

起搏器心室不应期的功能

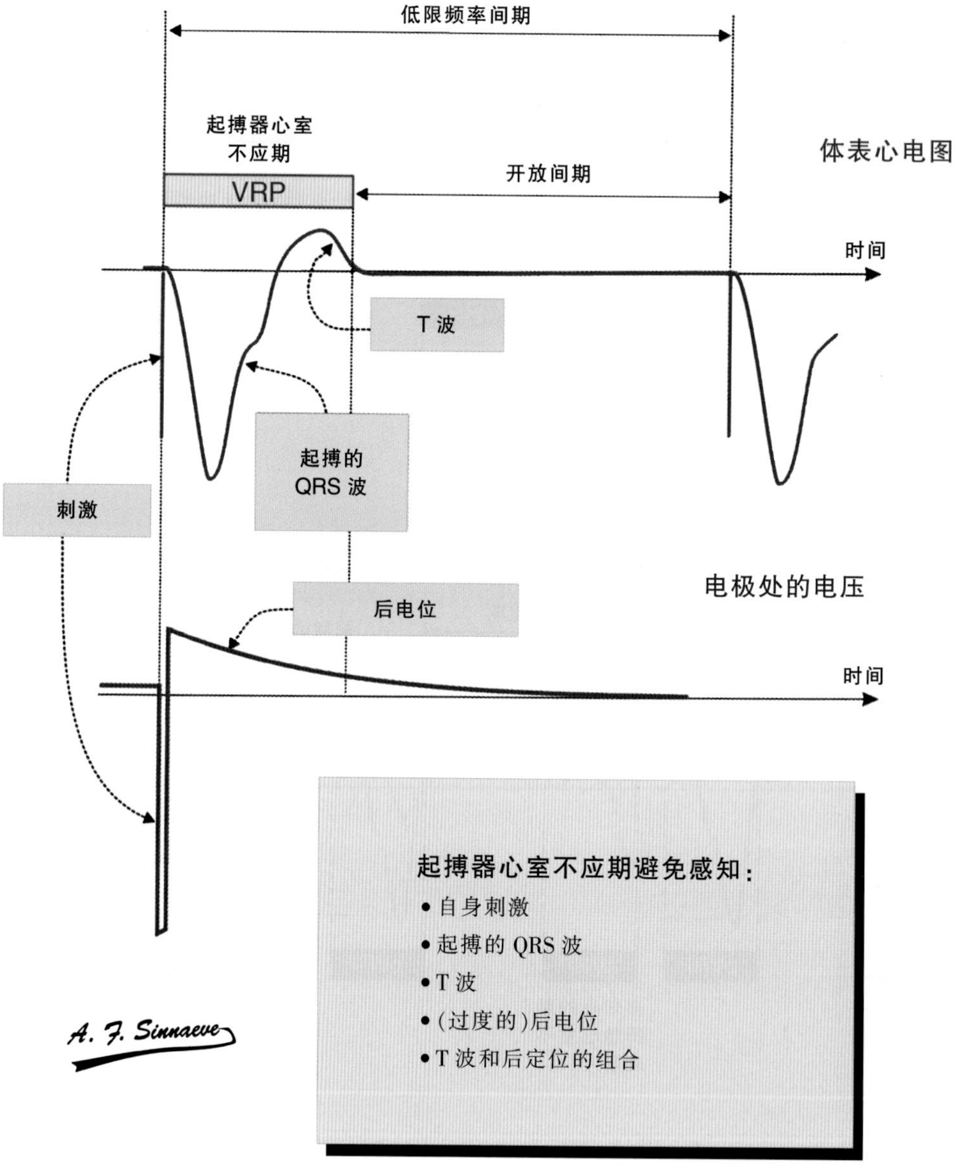
低限频率间期
起搏器心室
不应期
VRP
开放间期
体表心电图
时间
T 波
起搏的
QRS 波
刺激
电极处的电压
后电位
时间

起搏器心室不应期避免感知：

- 自身刺激
- 起搏的 QRS 波
- T 波
- (过度的)后电位
- T 波和后定位的组合

A. F. Sinnaeve

起搏器心室不应期(VRP)的时长通常为 200~300ms。

起搏器的心室不应期

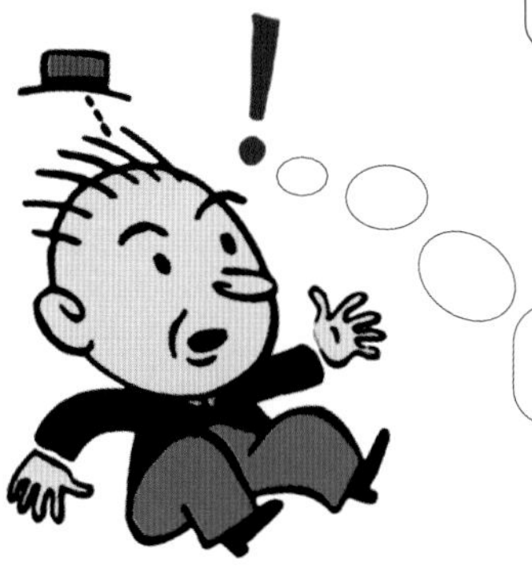
别害怕！那不是功能障碍！

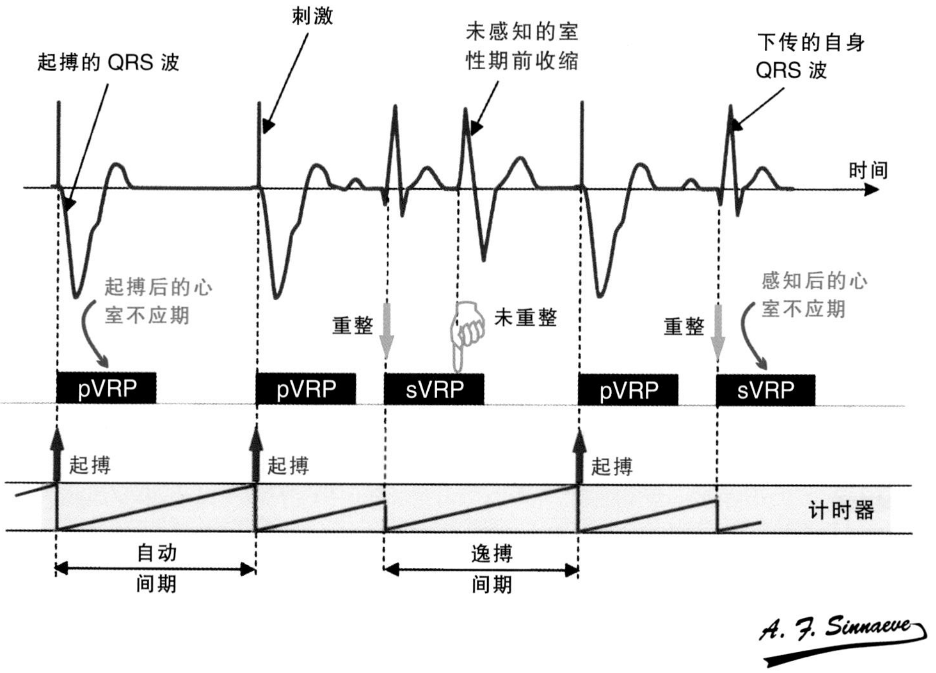
起搏的 QRS 波
刺激
未感知的室性期前收缩
下传的自身 QRS 波
时间
起搏后的心室不应期
重整
未重整
重整
感知后的心室不应期
pVRP
pVRP
sVRP
pVRP
sVRP
起搏
起搏
起搏
计时器
自动间期
逸搏间期
A. F. Sinnaeve

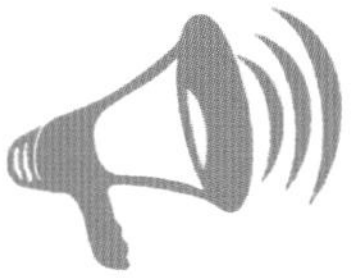

起搏器心室不应期内产生的信号永远不能再启动另一低限频率间期(对应于低限频率)。

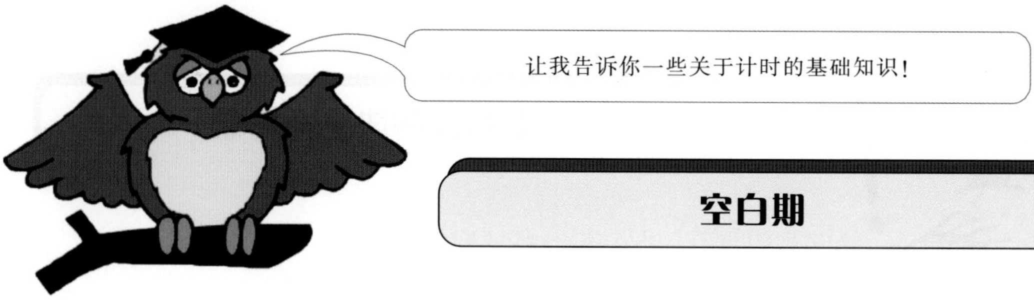
让我告诉你一些关于计时的基础知识!

空白期

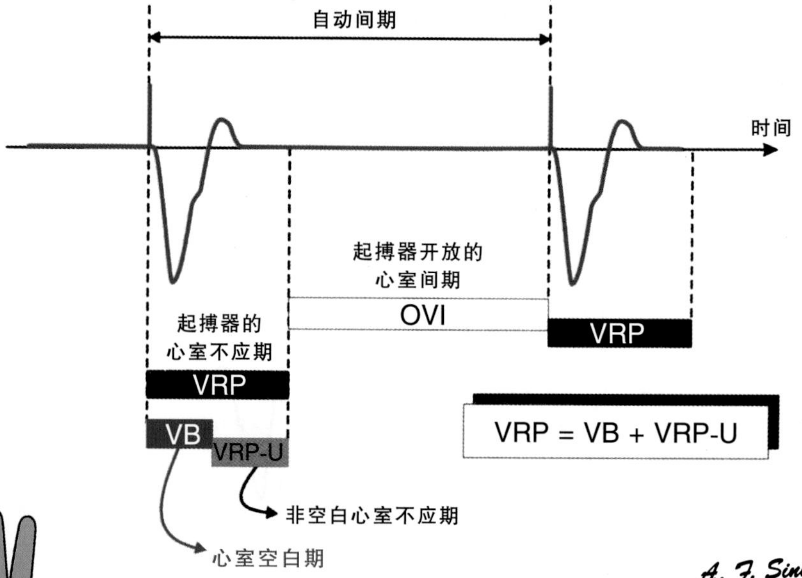
自动间期
时间
起搏器开放的
心室间期
OVI
VRP
起搏器的
心室不应期
VRP
VB
VRP-U
非空白心室不应期
心室空白期
VRP = VB + VRP-U

A. F. Sinnaeve

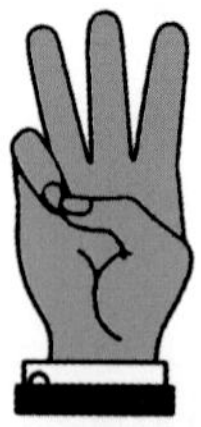

VRP=起搏器心室不应期,此期内识别的信号不能启动基础的低限频率间期

VB=心室空白期,此期内所有信号的识别均受阻

VRP-U=非空白心室不应期,此期内的信号可被识别,但低限频率间期不能被重新启动。保持 LRI 不受影响时,在 VRP-U 识别的信号可被起搏器用于控制计部分时周期,以便满足不同的功能。

法则　所有的不应期均开始于空白期。空白期可以独立存在,其后不一定有非空白不应期,例如 VRP-U。

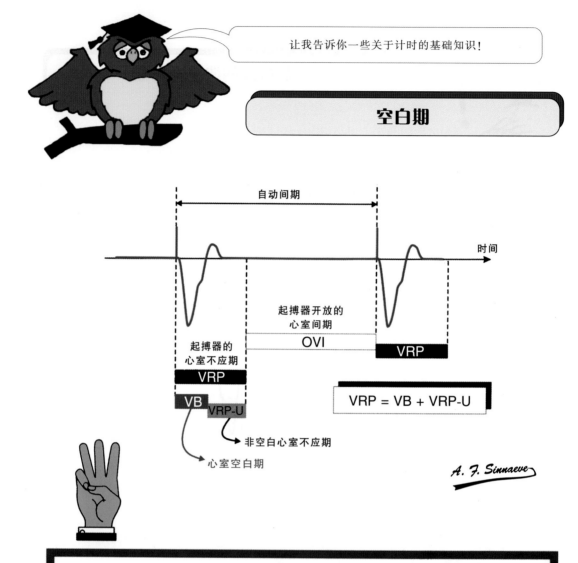

程控较低的感知灵敏度

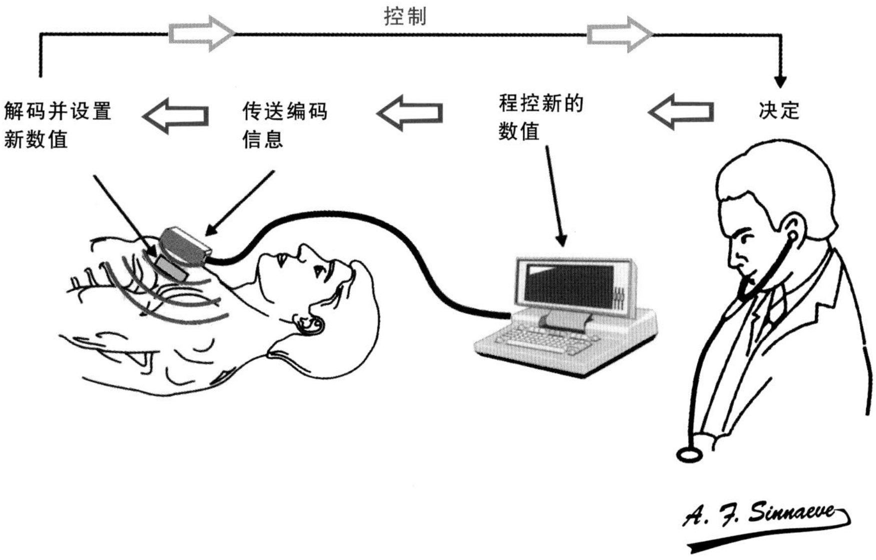
控制
解码并设置
新数值
传送编码
信息
程控新的
数值
决定
A. F. Sinnaeve

较低感知灵敏度意味着
较大的毫伏值

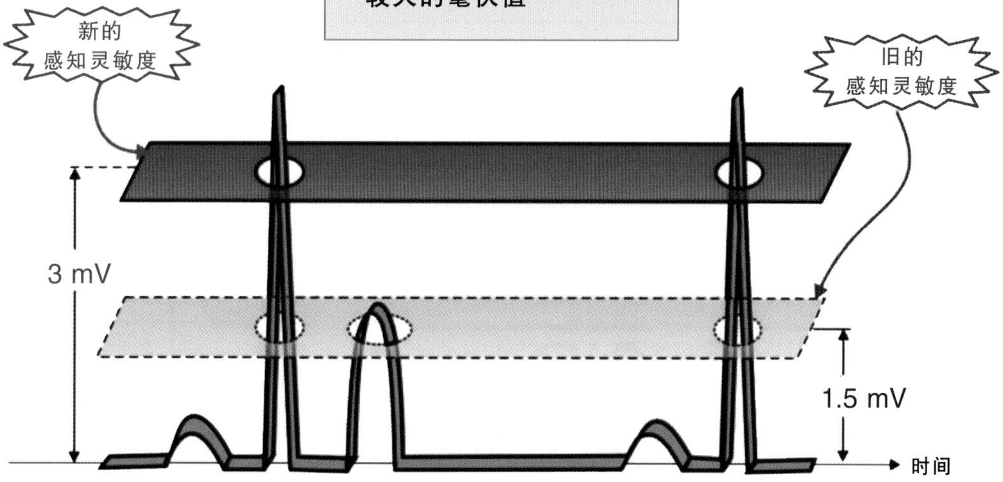
新的
感知灵敏度
旧的
感知灵敏度
3 mV
1.5 mV
时间

程控较高的感知灵敏度

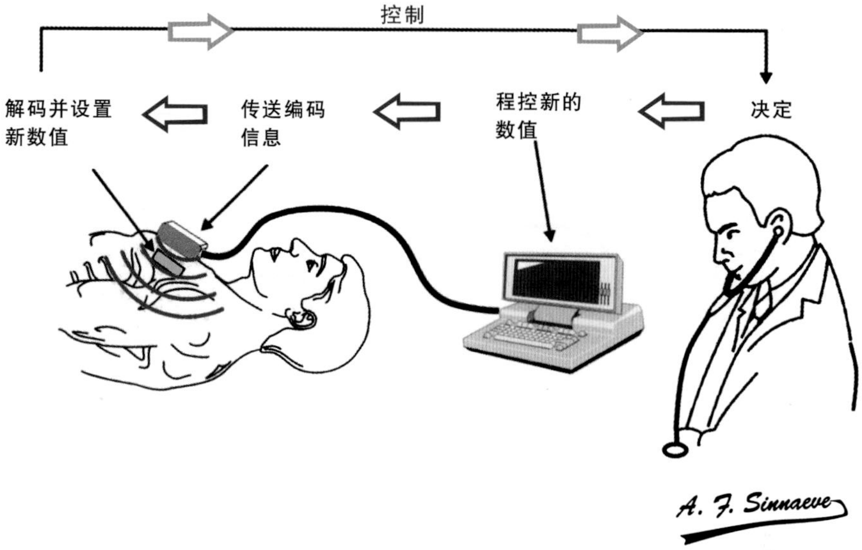
控制
解码并设置
新数值
传送编码
信息
程控新的
数值
决定
A. F. Sinnaeve

较高感知灵敏度意味着
较小的毫伏值

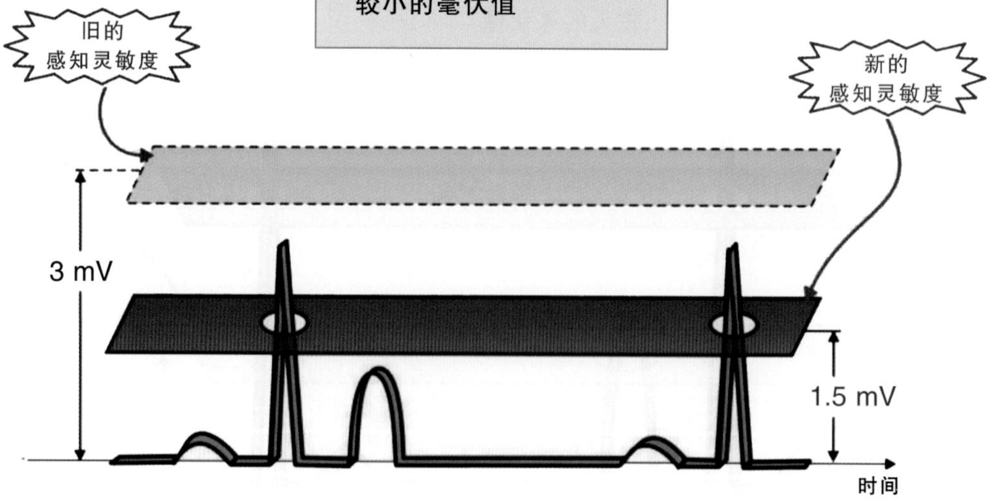
旧的
感知灵敏度
新的
感知灵敏度
3 mV
1.5 mV
时间

感知阈值的测定

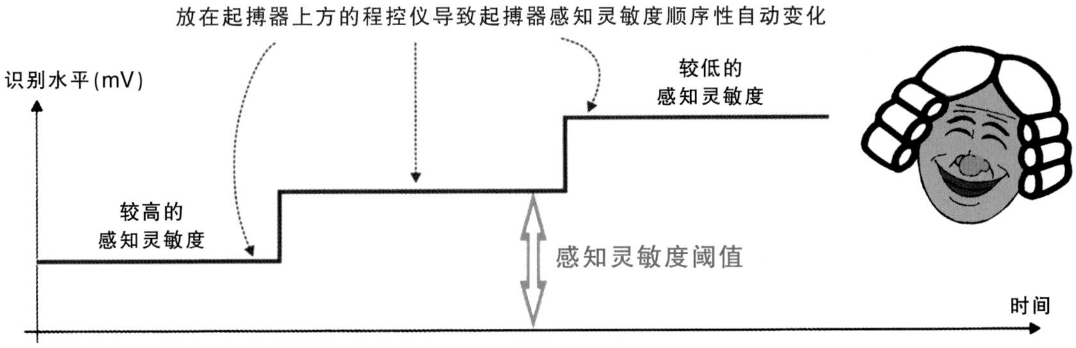
放在起搏器上方的程控仪导致起搏器感知灵敏度顺序性自动变化
识别水平(mV)
较低的
感知灵敏度
较高的
感知灵敏度
感知灵敏度阈值
时间

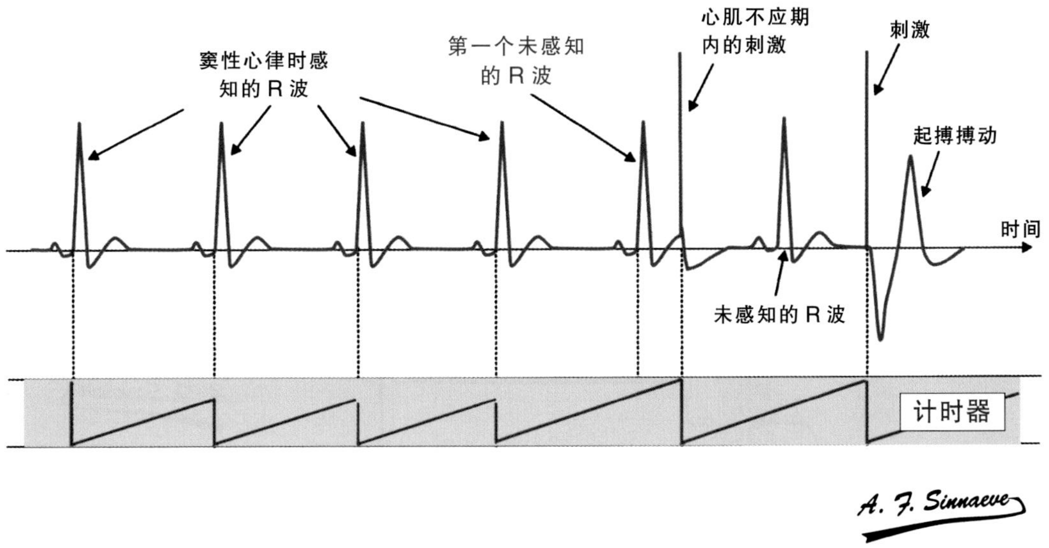
心肌不应期
内的刺激
刺激
第一个未感知
的R波
窦性心律时感
知的R波
起搏搏动
时间
未感知的R波
计时器
A. F. Sinnaeve

起搏器置入时，应用心电图机测量心内信号

单极心室电图

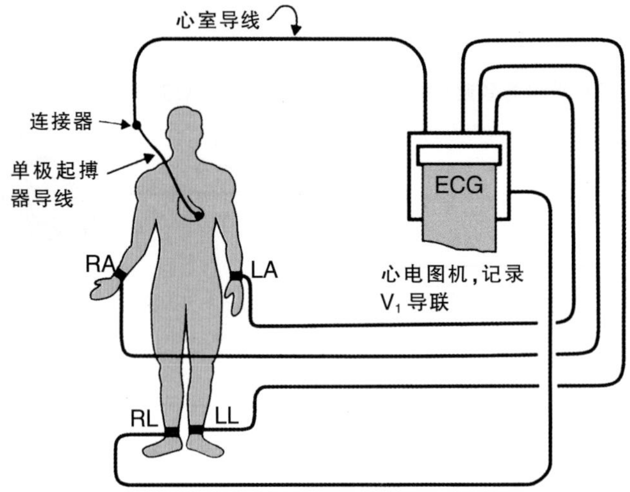
心室导线
连接器
单极起搏器导线
RA
LA
ECG
心电图机，记录 V_1 导联
RL
LL

心电图机的心室导线与单极起搏导线相连

双极心室电图

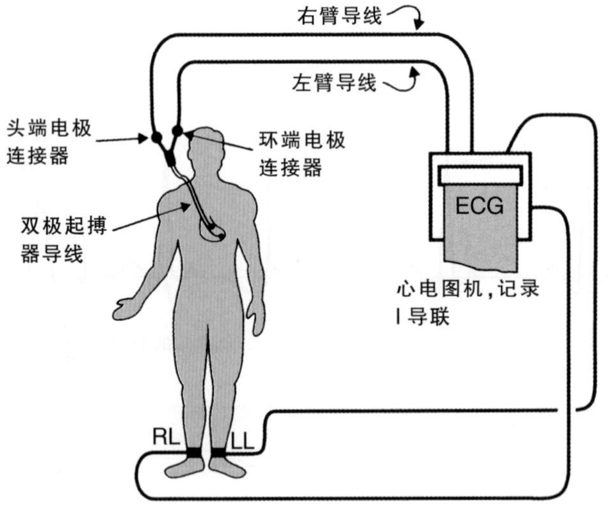
右臂导线
左臂导线
头端电极连接器
环端电极连接器
双极起搏器导线
ECG
心电图机，记录Ⅰ导联
RL
LL

Ⅰ导联记录左臂和右臂电极信号之间的差值，亦即两个心内电极之间的差值

A. F. Sinnaeve

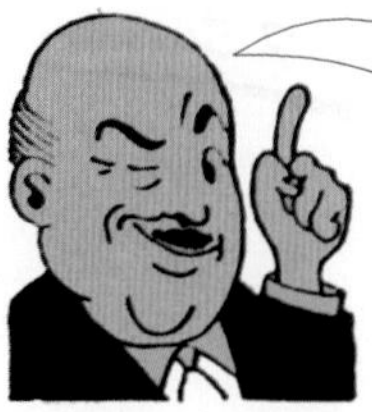

在置入起搏器时，应用心电图机能够很容易地测量起搏器感知的信号（心腔内电图），了解这一点很重要。但有时这个步骤会被忽略。置入起搏器后，腔内电图可通过遥测技术无创性地传送至适当的程控仪。

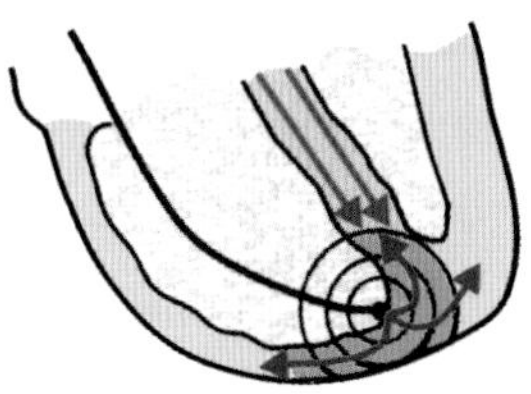

融合搏动

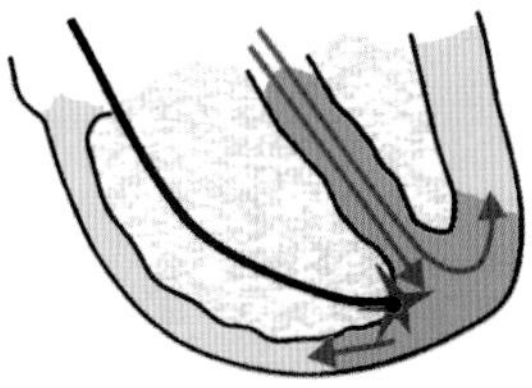

假性融合搏动

基本的起搏器心电图

要点如下：

* 右心室起搏的心电图：右室心尖(RVA)和右室流出道(RVOT)
* RVA 和 RVOT 起搏时的额面电轴
* 心肌梗死和右心室起搏
* 起搏和记忆效应
* 心室起搏时心房激动模式
* 室性融合搏动
* 室性假性融合搏动
* 等电位性室性融合搏动
* V1 导联的高 R 波
* 左心室起搏
* 心电图机的影响

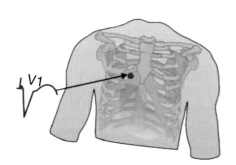

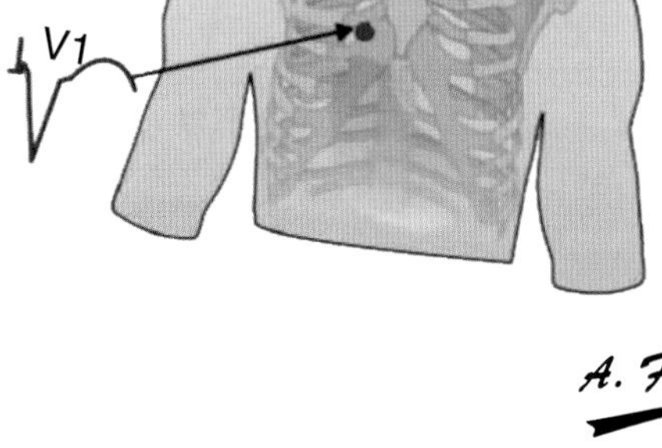
V1

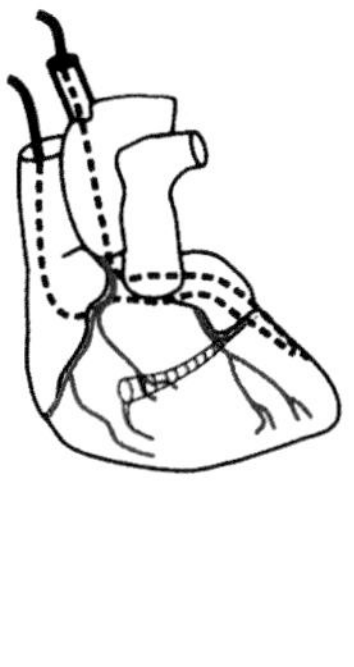

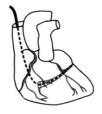

A. F. Sinnaeve

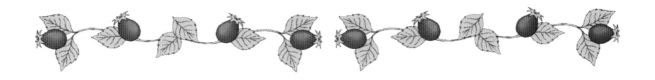

右心室起搏的心电图

右心室心尖部起搏

额面电轴通常向左上，也可能向右上象限，致使Ⅰ、Ⅱ、Ⅲ导联呈负向曲折，aVR导联表现为最大的正向曲折。

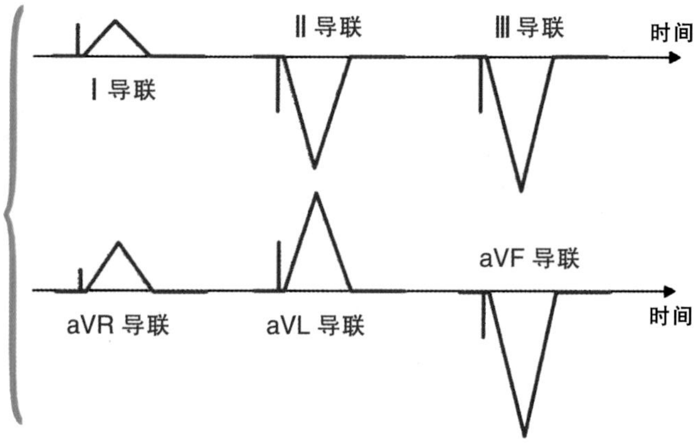
Ⅰ导联
Ⅱ导联
Ⅲ导联
时间
aVR导联
aVL导联
aVF导联
时间

A 左胸导联可以不表现为典型LBBB图形，所有导联均呈QS形

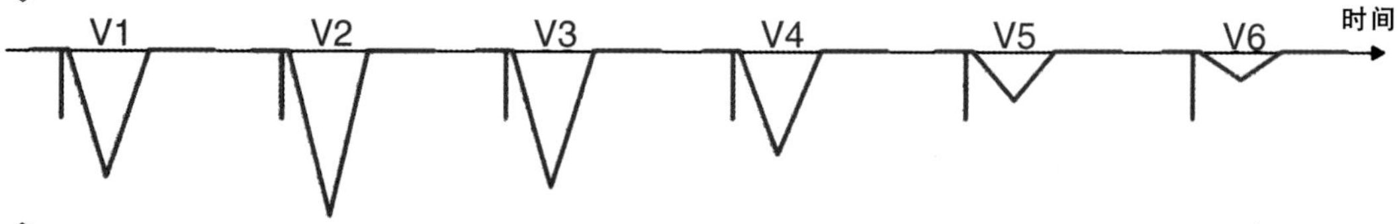
V1
V2
V3
V4
V5
V6
时间

B 左胸导联可以表现为以R波为主的图形

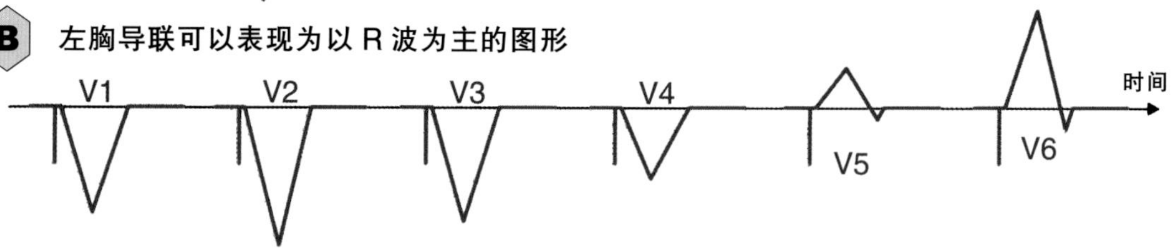
V1
V2
V3
V4
V5
V6
时间

右心室流出道起搏

如正常下传的搏动一样，额面电轴正常。但当电极位置向肺动脉瓣区移动时，电轴开始向右侧偏移。qR形态可能只发生于Ⅰ导联和aVL导联。

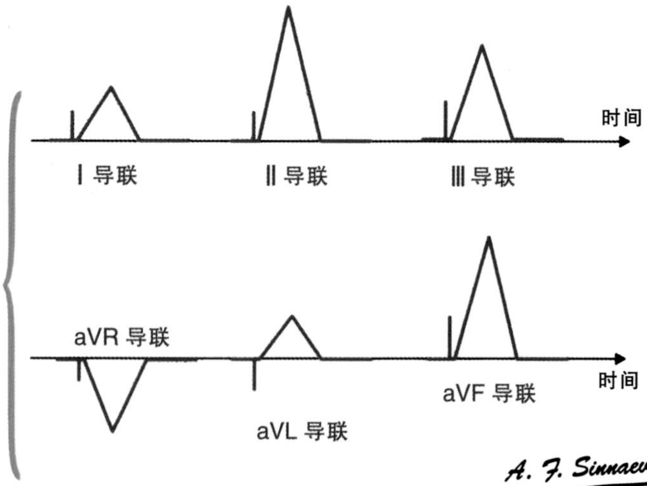
Ⅰ导联
Ⅱ导联
Ⅲ导联
时间
aVR导联
aVL导联
aVF导联
时间

A. F. Sinnaeve

胸前导联的图形与右室心尖部起搏时相似！

缩写：LBBB=左束支传导阻滞

右心室起搏时的额面平均 QRS 电轴

起搏时的额面平均 QRS 电轴反映了起搏的位置！

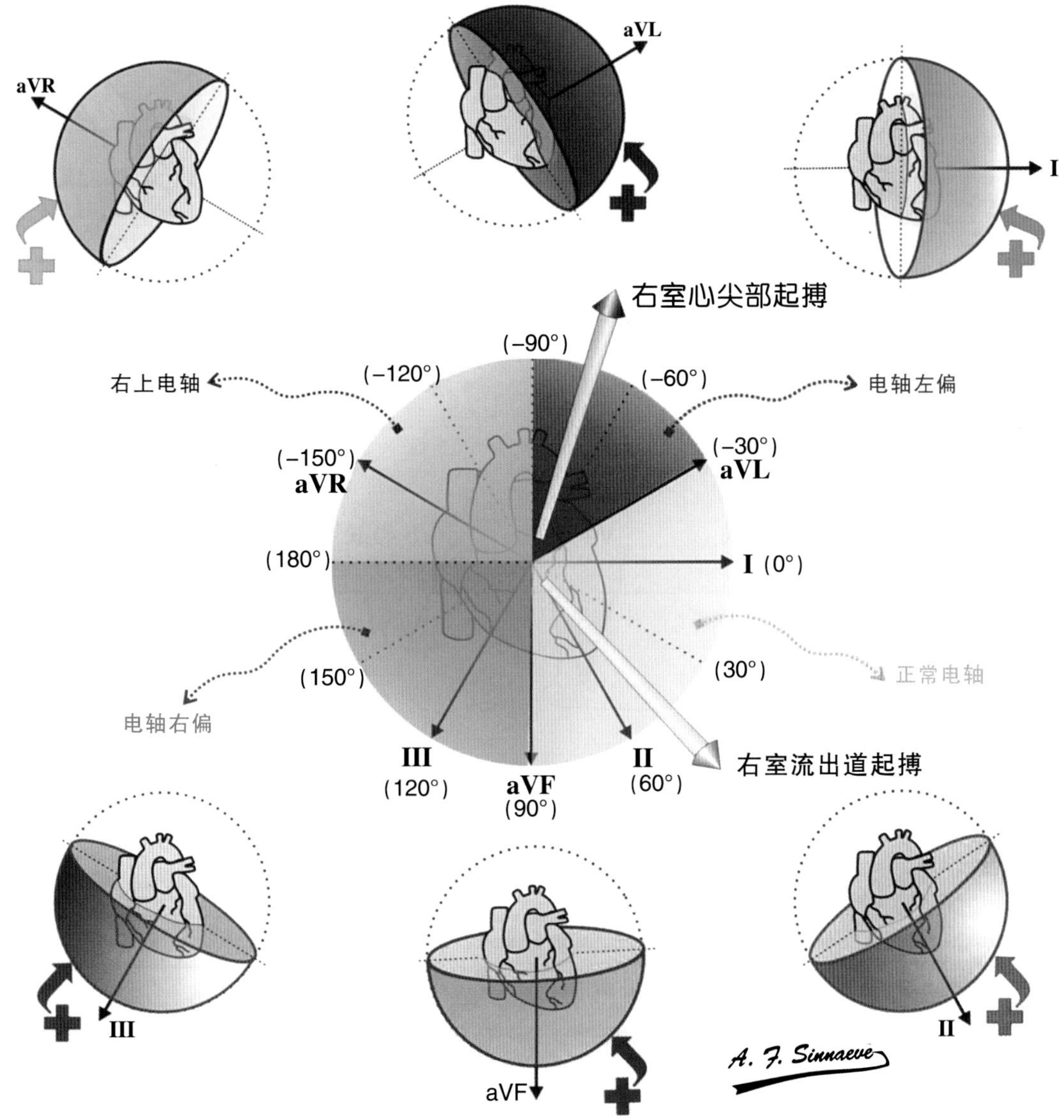
aVR
aVL
I
右室心尖部起搏
(−90°)
(−120°)
(−60°)
右上电轴
电轴左偏
(−150°)
aVR
(−30°)
aVL
(180°)
I (0°)
(150°)
(30°)
正常电轴
电轴右偏
III
(120°)
aVF
(90°)
II
(60°)
右室流出道起搏
III
aVF
II
A. F. Sinnaeve

右室心尖部起搏时首先激动心脏的下部。然后该激动背离下壁心电图导联(II、III 和 aVF)向上移动。起搏的 QRS 波的平均额面电轴优先位于左上象限，但有时位于右上象限。在后一种情况下，I、II、aVF 导联为负向波。

右室流出道起搏时，产生的起搏激动的平均额面电轴与正常心脏自身激动的方向一致：左下象限或“正常”电轴。起搏越接近肺动脉瓣区，电轴越向右偏移：右下象限。

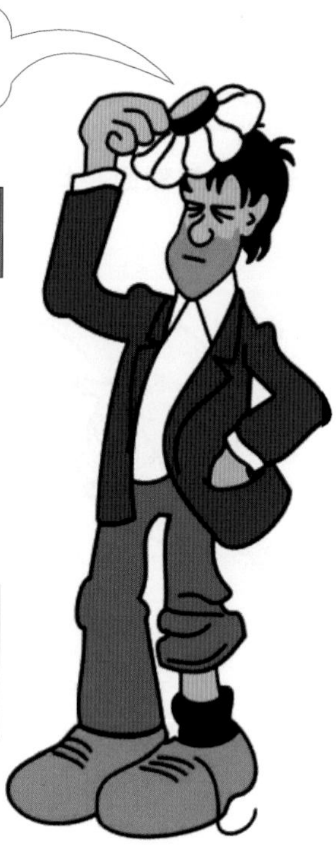
你无法想象这些心脏病学专家看到了什么样的微小细节……

右心室起搏和陈旧性前壁心肌梗死

qR
时间
V6 导联
Qr
时间

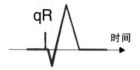

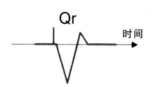

V5 和 V6 导联呈 qR 或 Qr 形态常常意味着陈旧性前壁心肌梗死(MI)。该种形态亦可见于 I 和 aVL 导联。

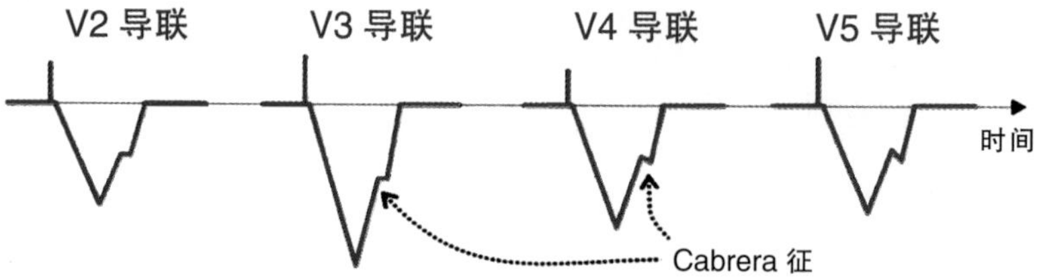
V2 导联
V3 导联
V4 导联
V5 导联
时间
Cabrera 征

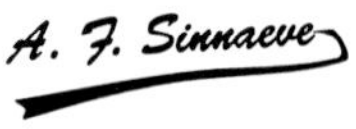
A. F. Sinnaeve

在 S 波的上升支出现一个切迹(0.04 秒),称为 Cabrera 征,V2~V5 导联出现该形态常常提示陈旧性前壁心肌梗死。

出现 Cabrera 征时,应排除室性融合搏动和逆传 P 波。

注意

一步一步来

心室起搏和记忆效应

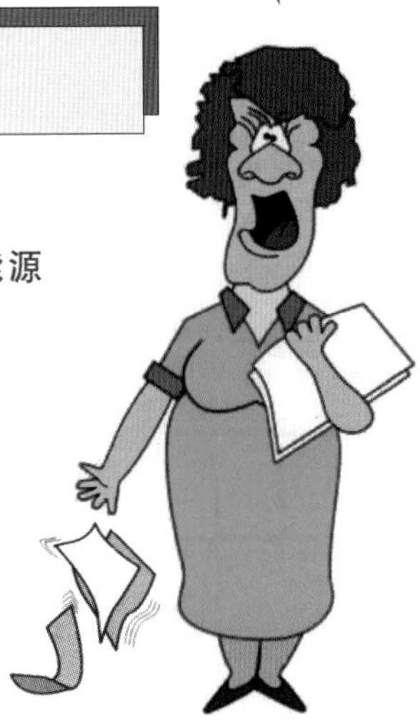
哇!心脏也和大脑一样有记忆功能。我很吃惊!!!

下面的心电图不能用于心肌缺血的诊断,因为倒置的 T 波很可能源于记忆效应!!!

起搏前

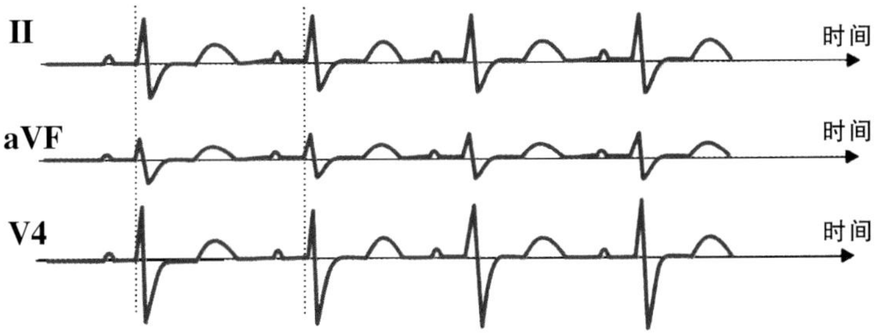
II
时间
aVF
时间
V4
时间

起搏中

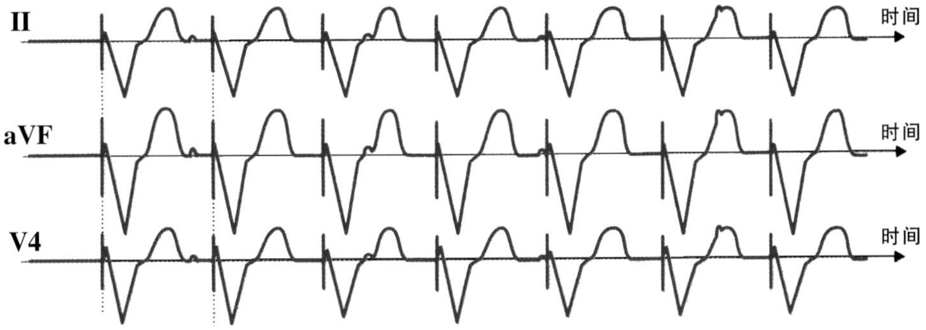
II
时间
aVF
时间
V4
时间

起搏后

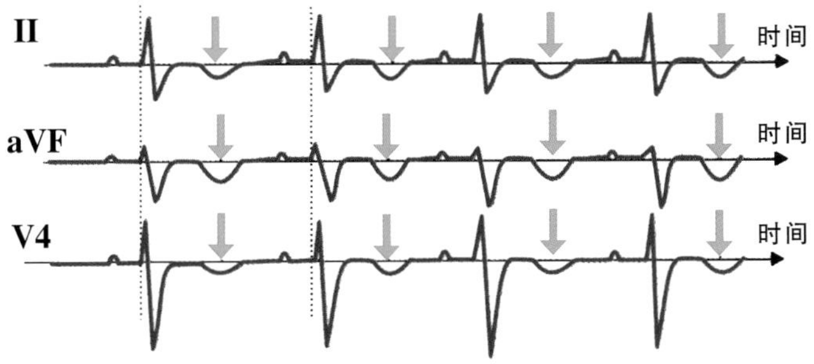
II
时间
aVF
时间
V4
时间

起搏一段时间后,心脏似乎能记住那些不正常的除极。记忆效应(负向 T 波)的持续时间依赖于起搏的持续时间。

A. F. Sinnaeve

心室起搏时的心房激动模式

起搏时的房室分离

P 波在起搏的 QRS 波群之间移动

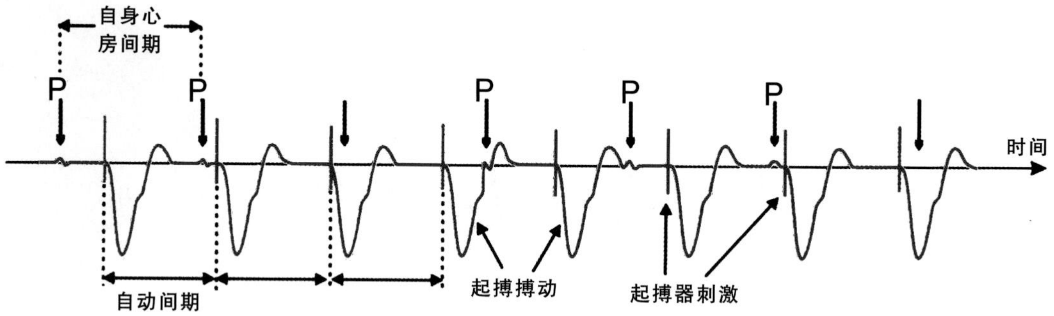
自身心
房间期
P
P
P
P
P
时间
自动间期
起搏搏动
起搏器刺激

起搏时的逆向室房传导

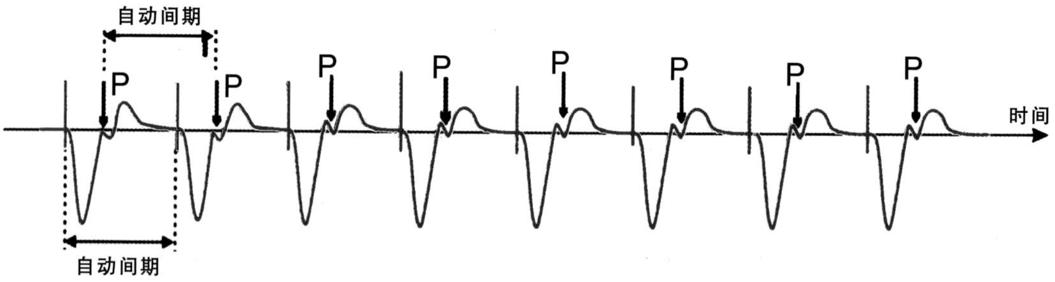
自动间期
P
P
P
P
P
P
P
P
时间
自动间期

起搏时的心房颤动

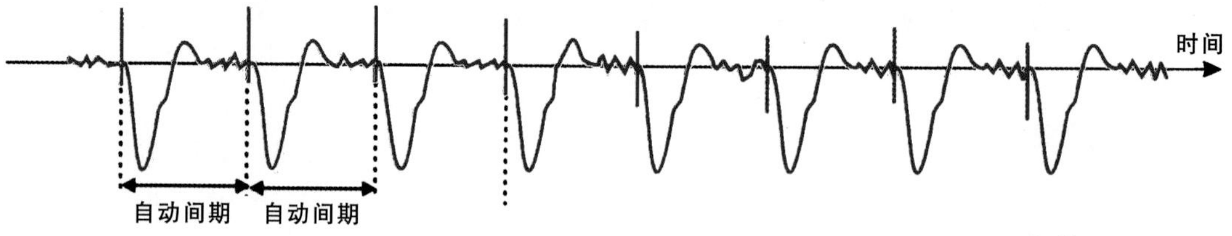
时间
自动间期
自动间期

A. F. Sinnaeve

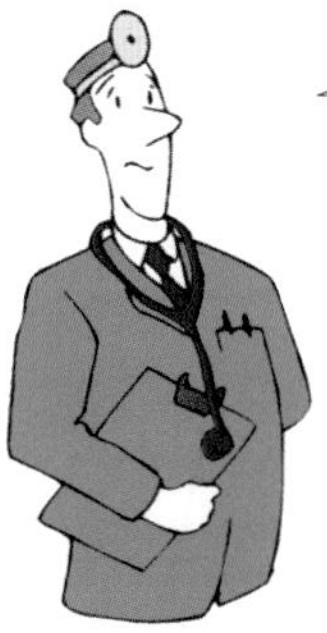

请注意！可能会看见特别的 QRS 波！！！

室性融合搏动

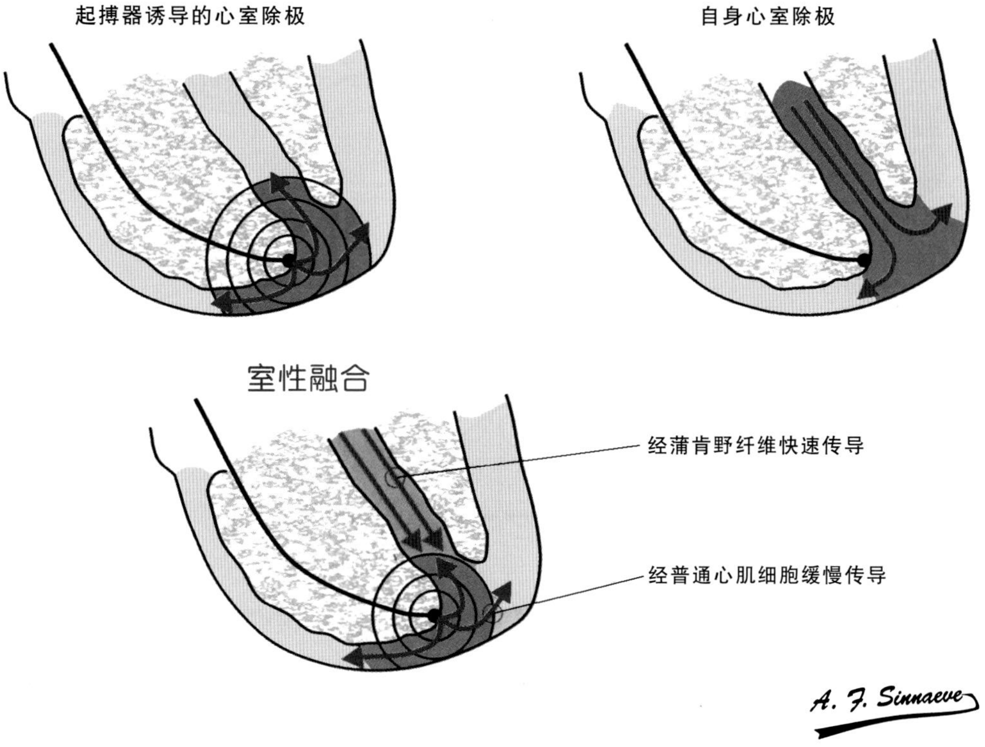
起搏器诱导的心室除极
自身心室除极
室性融合
经蒲肯野纤维快速传导
经普通心肌细胞缓慢传导
A. F. Sinnaeve

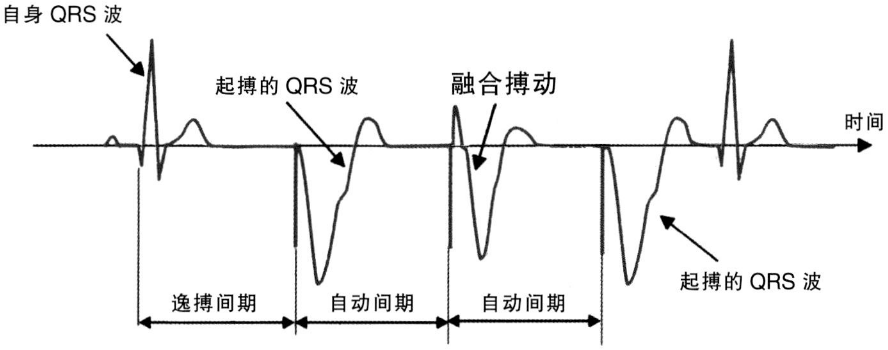
自身 QRS 波
起搏的 QRS 波
融合搏动
时间
起搏的 QRS 波
逸搏间期
自动间期
自动间期

室性假性融合搏动

你知道,这是个奇怪的问题!!!

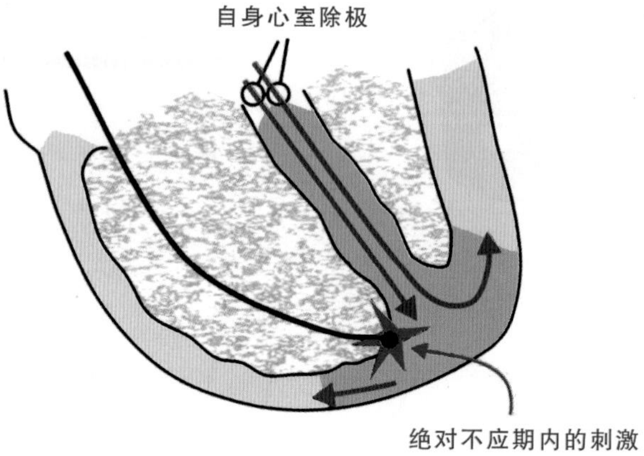

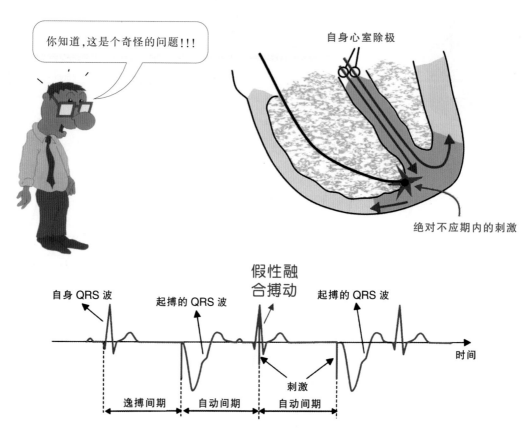

自身心室除极
绝对不应期内的刺激

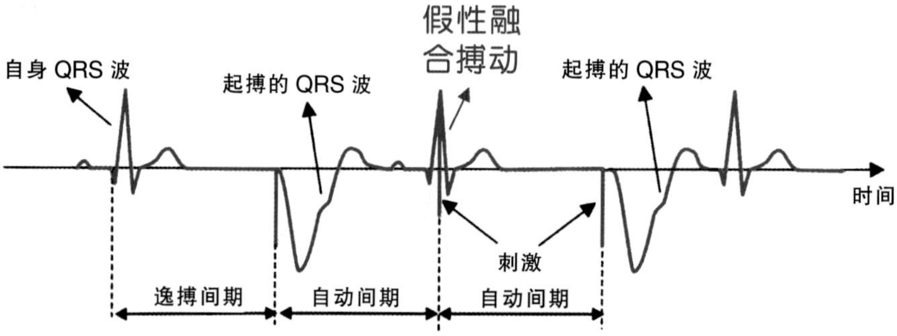

假性融
合搏动
自身 QRS 波
起搏的 QRS 波
起搏的 QRS 波
时间
刺激
逸搏间期
自动间期
自动间期

起搏器感知两个起搏电极间的心腔内心室电图。在心腔内电图产生足够电压(根据程控的感知灵敏度确定)抑制 VVI 起搏器心室通道之前,体表 QRS 波的很大一部分可能被记录下来。结果,在起搏器装置有机会感知到产生于右心室的“延迟”电图(即除极到达电极)之前, VVI 起搏器可在自身 QRS 波(体表心电图记录)中发放心室刺激。因而,起搏器刺激可能落入了心室肌的绝对不应期,不能除极心室的任何部位,并未发生真正的室性融合。换句话说,除极仅来源于一个激动点!

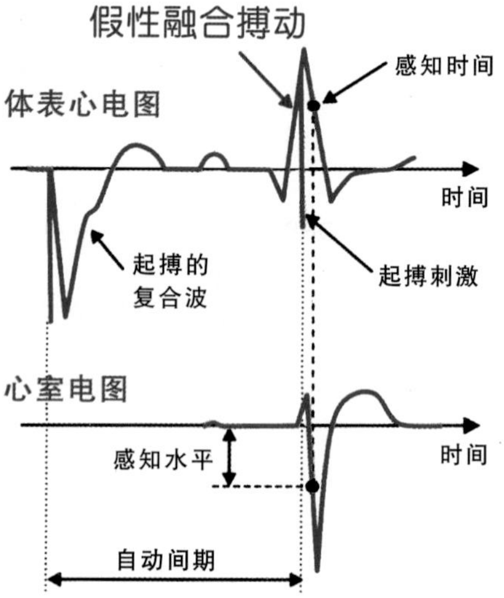

假性融合搏动
感知时间
体表心电图
时间
起搏的
复合波
起搏刺激
心室电图
感知水平
时间
自动间期

A. F. Sinnaeve

等电位性室性融合搏动

注意!!!
当体表心电图上看不到 QRS 波时,起搏器功能有可能还是正常的。

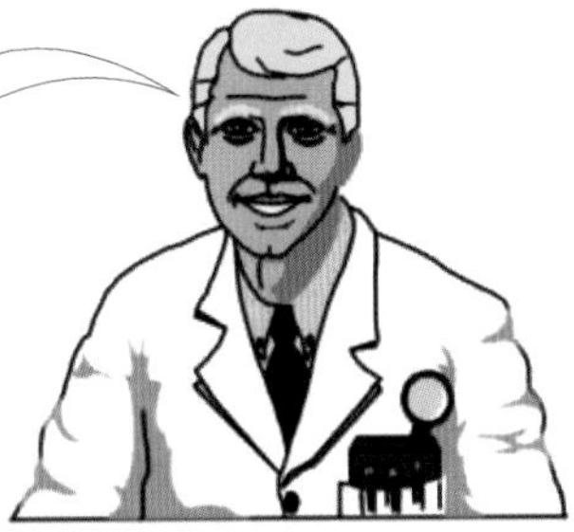

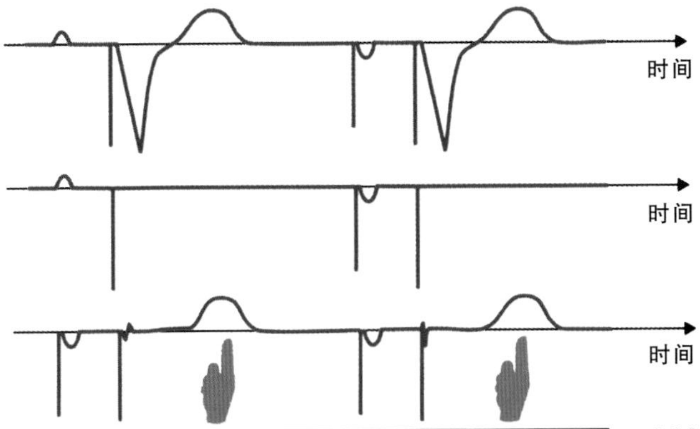
时间
时间
时间

正常起搏的室性复合波：一次除极化后跟随着一次复极化。

此处为失夺获!
看不见除极。

等电位性融合搏动!
QRS 波如此狭窄，以至于只剩下一个刺激信号,甚至是“零”!!!

看看 T 波!!! 如果这是复极,之前一定发生了除极!

注意这种现象仅在一个心电图导联上可见。为证实这一诊断，观察一下不同的心电图导联,将会看到室性融合搏动的 QRS 波群。

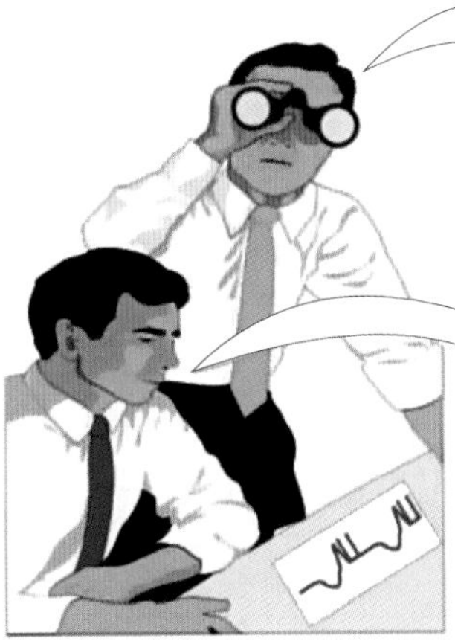

心房怎么样呢？我经常在监护导联上看不到心房活动。

A. F. Sinnaeve

你必须意识到 P 波要比 QRS 波小得多,在心电图上评价心房活动有时很困难！等电位性心房融合搏动可以发生,但很罕见。心房和心室激动之间呈等电位或平直线时,心房是成功夺获了,但在特定的心电图导联却可能看不到。同样,必须检查其他心电图导联来明确是否存在起搏的 P 波，有时需把心电图的标准电压放大一倍以便于显示 P 波。

经静脉起搏时，起搏的室性搏动在 V1 导联以 R 波为主的重要性

导线经卵圆孔进入左室

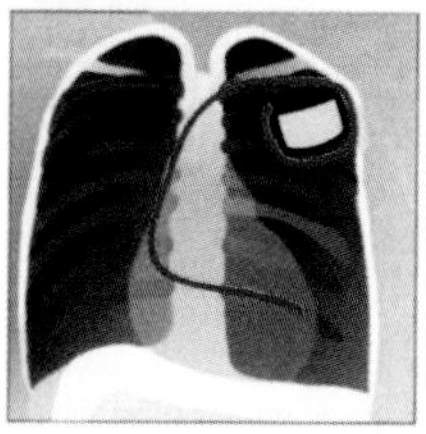

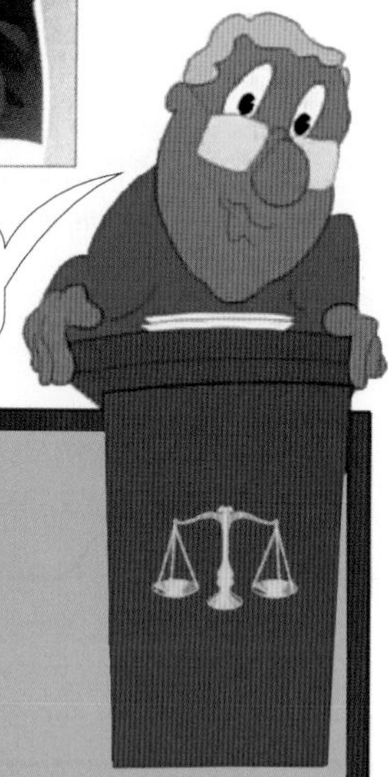

如果在置入起搏器时记录了 12 导联心电图，排除了右胸导联以 R 波为主，这种情况就不会发生了！

V1 导联以 R 波为主的原因：

1. 与以 RBBB 形式传导的自身搏动产生室性融合波。
2. 起搏搏动落在心脏的相对不应期，产生 RBBB 形态的差异传导。
3. 左心室心腔内刺激。
4. 导线位于冠状静脉窦或心静脉，激动左心室心外膜表面。
5. 电刺激诱发的心室除极从 LBBB 变为 RBBB，强烈提示右室游离壁或室间隔导管穿孔引起了左室刺激。
6. 没有并发症的右室起搏，如下所示。

注意

应非常仔细地检查导联的位置

- V1 的极性取决于胸部(V)电极的位置是否正确
- 没有并发症的右室心尖部起搏时，可能见到以 R 波为主的波形

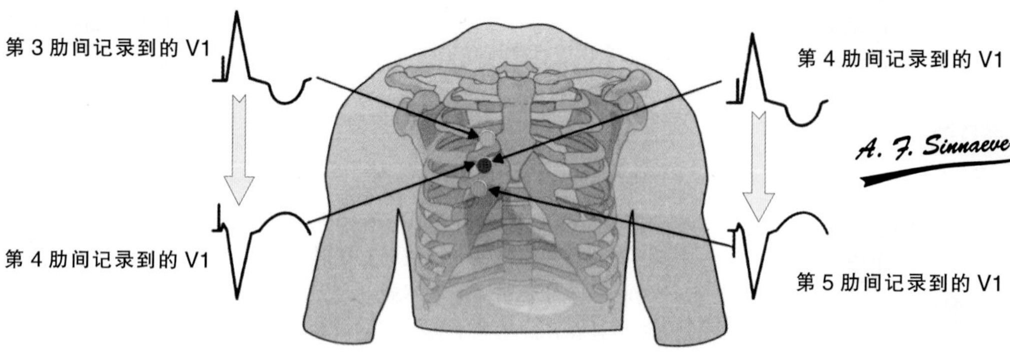
第 3 肋间记录到的 V1
第 4 肋间记录到的 V1
第 4 肋间记录到的 V1
第 5 肋间记录到的 V1

A. F. Sinnaeve

缩写：LBBB=左束支传导阻滞；RBBB=右束支传导阻滞；卵圆孔是右心房和左心房之间的潜在通道，起搏器导线可经此处由右心房至左心房然后再到左心室。标准放射影像检查时，左心室导线看起来像位于右心室。

左心室起搏

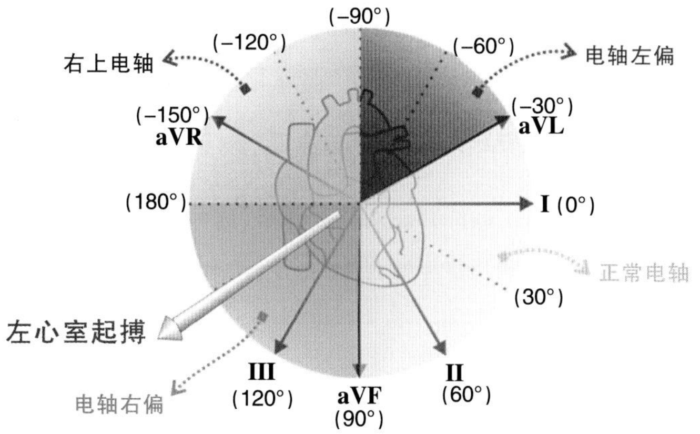
(-90°)
(-120°)
(-60°)
右上电轴
电轴左偏
(-150°)
aVR
(-30°)
aVL
(180°)
I (0°)
正常电轴
(30°)
左心室起搏
III
(120°)
aVF
(90°)
II
(60°)
电轴右偏

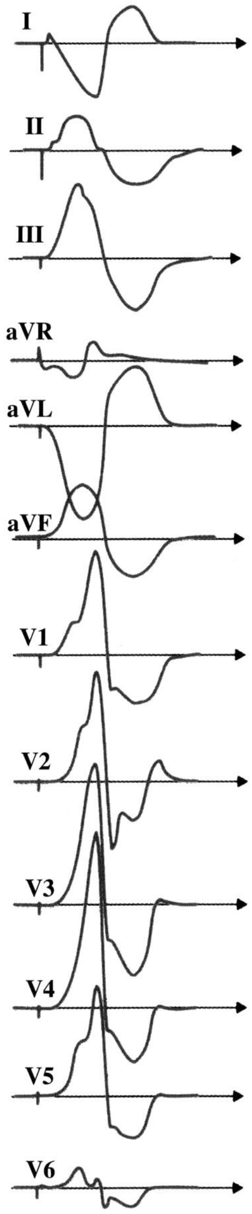
I
II
III
aVR
aVL
aVF
V1
V2
V3
V4
V5
V6

起搏激动的平均额面电轴指向右下象限(电轴右偏)。V1~V3 导联以高 R 波为特征,左胸前区导联通常也是如此。

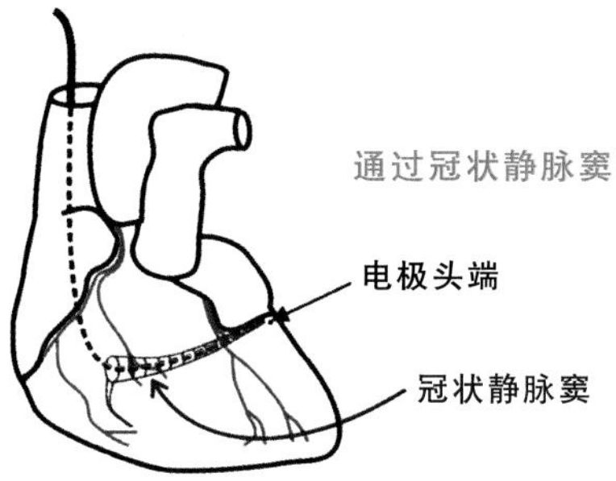
电极头端
冠状静脉窦

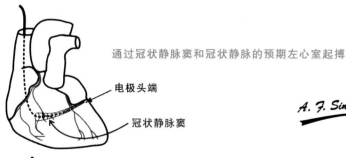

通过冠状静脉窦和冠状静脉的预期左心室起搏

A. F. Sinnaeve

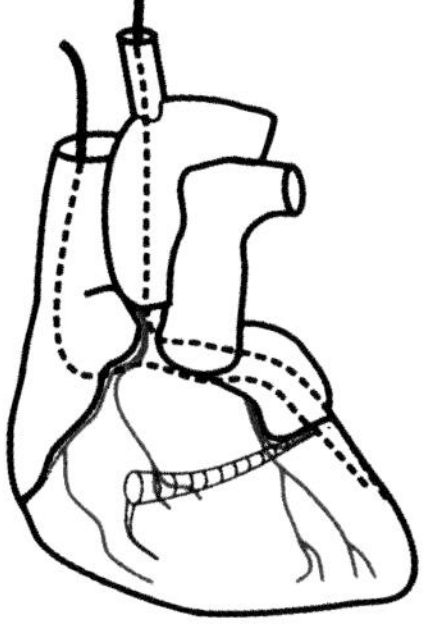

非预期的左心室起搏:

- 导线经未闭的卵圆孔进入左心室(从右心房到左心房再到左心室)
- 将锁骨下动脉(跨主动脉瓣)误认为锁骨下静脉

危险

左心室腔内(位于心内膜部位)的导线可能导致血栓形成、脑栓塞和卒中。如果至少在 V1~V3 导联出现高 R 波,甚至有时左室导联也出现高 R 波时,应怀疑电极误置入左心室内。确诊依赖于超声心动图,特别是经食管超声心动图。

心电图机的影响

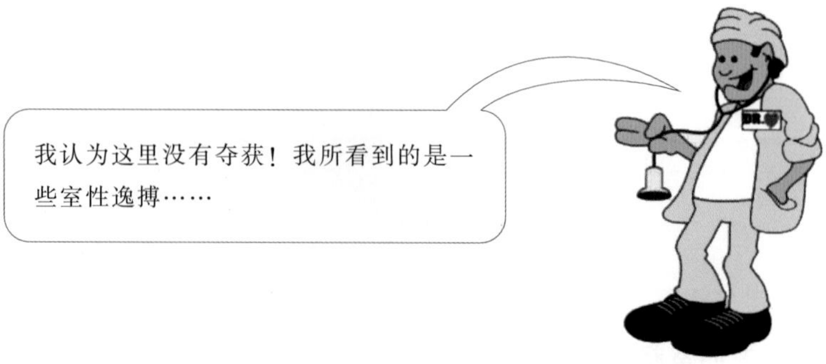
我认为这里没有夺获！我所看到的是一些室性逸搏……

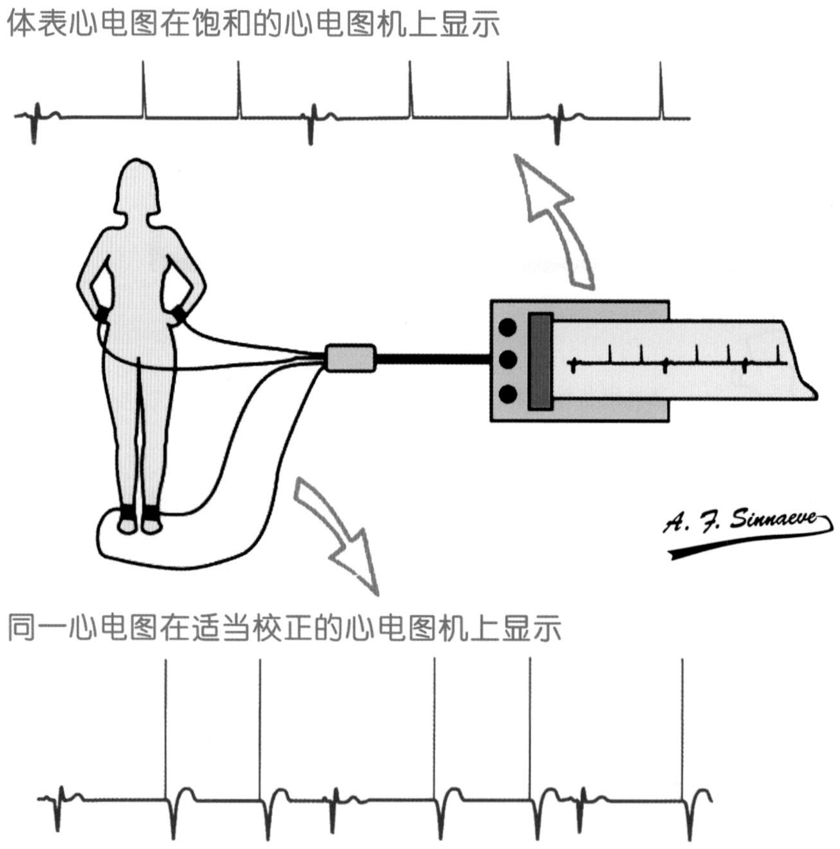
体表心电图在饱和的心电图机上显示
A. F. Sinnaeve
同一心电图在适当校正的心电图机上显示

在一些心电图机中，当自动增益控制(AGC)未被激活时，输入电路可被较大的单极刺激所饱和。在这一饱和过程中，机器不能识别到任何小的信号，因而就不可能判断刺激是否夺获心脏。

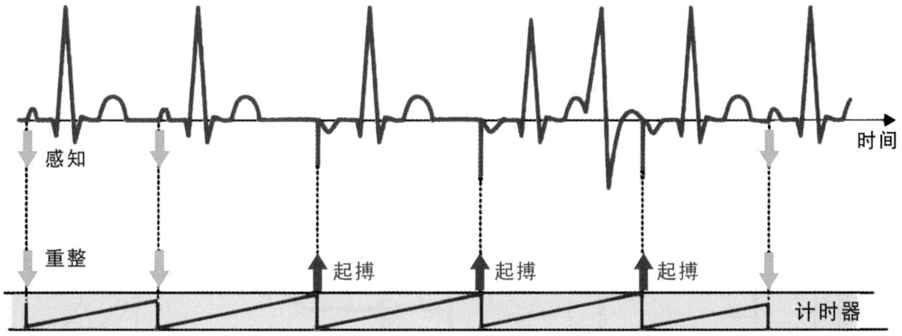
时间
感知
重整
起搏
起搏
起搏
计时器

其他单腔起搏器

要点如下：

* AAI 起搏方式

* VVT 起搏方式

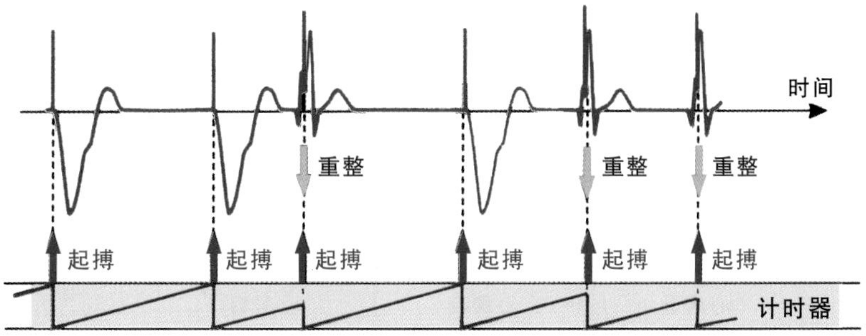
时间
重整
重整
重整
起搏
起搏
起搏
起搏
起搏
起搏
计时器

A. F. Sinnaeve

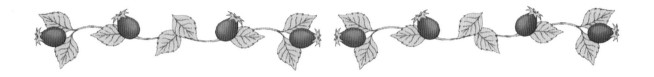

AAI 起搏器

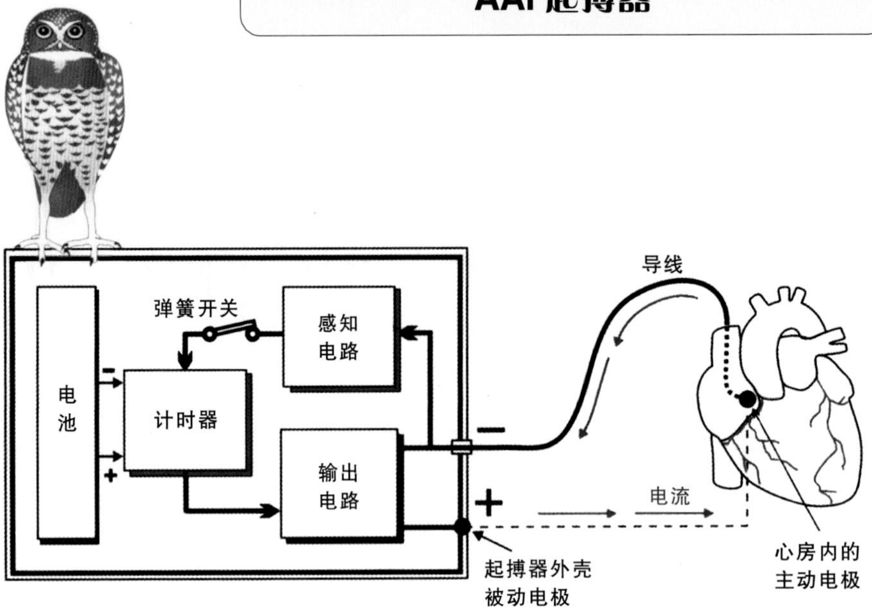
导线
弹簧开关
感知
电路
电
池
计时器
输出
电路
电流
起搏器外壳
被动电极
心房内的
主动电极

由于 P 波振幅较 R 波低，与 VVI 起搏器相比，AAI 起搏器的感知灵敏度应更高（即 mV 值更低）

A. F. Sinnaeve

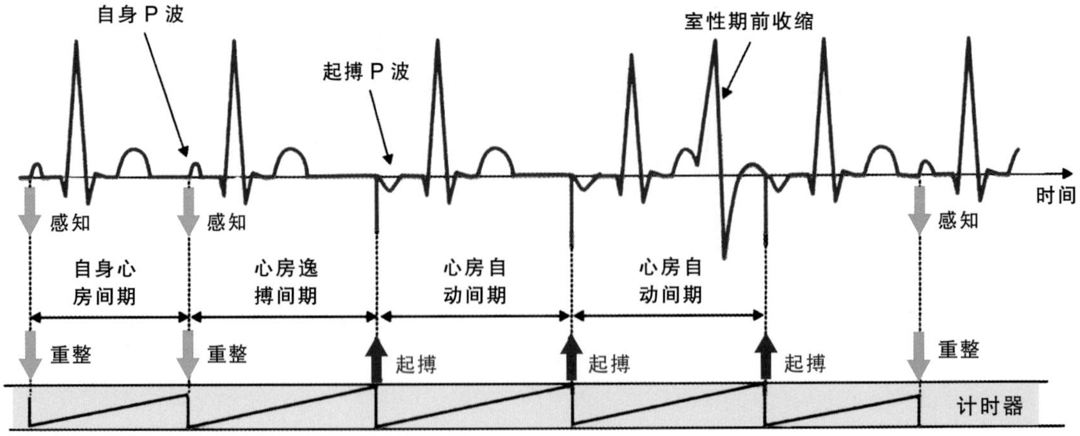
自身 P 波
室性期前收缩
起搏 P 波
时间
感知
感知
感知
自身心
房间期
心房逸
搏间期
心房自
动间期
心房自
动间期
重整
重整
起搏
起搏
起搏
重整
计时器

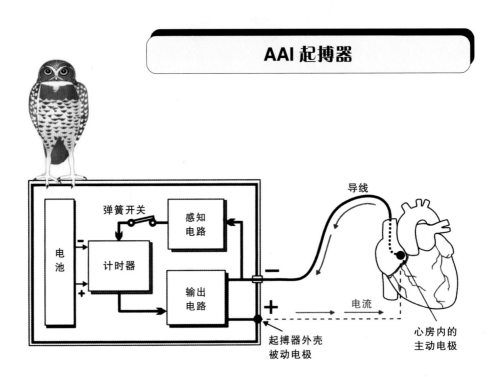

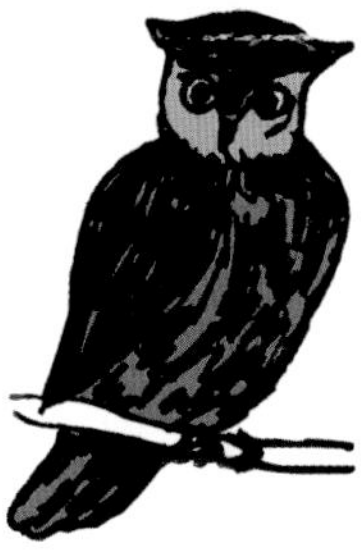

VVT 起搏方式

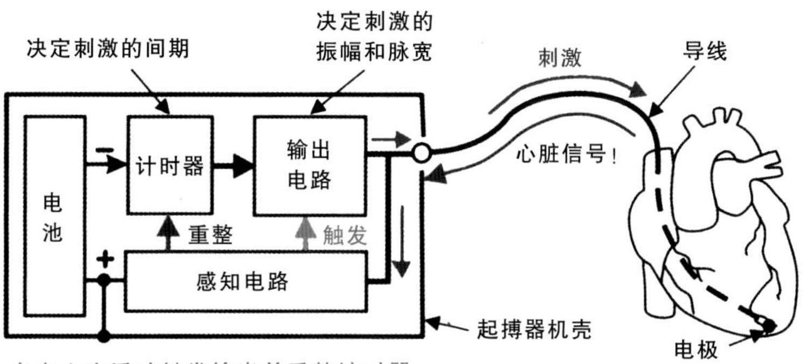
决定刺激的间期
决定刺激的
振幅和脉宽
刺激
导线
电池
计时器
输出
电路
心脏信号！
重整
触发
感知电路
起搏器机壳
电极

自身心室活动触发输出并重整计时器

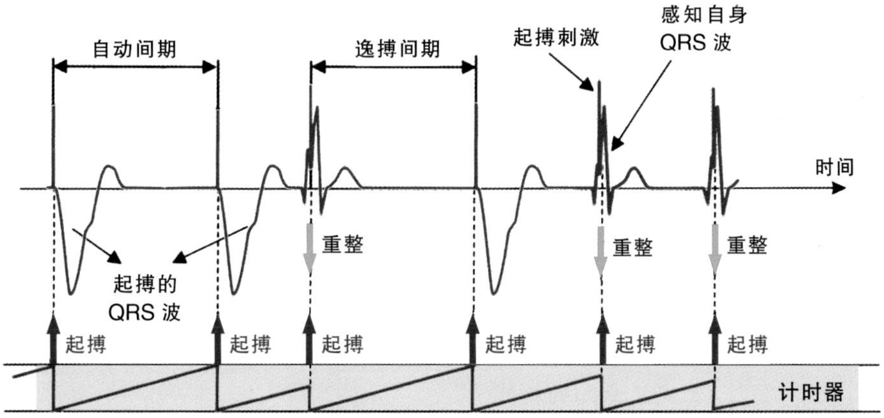
自动间期
逸搏间期
起搏刺激
感知自身
QRS 波
时间
重整
重整
重整
起搏的
QRS 波
起搏
起搏
起搏
起搏
起搏
起搏
计时器

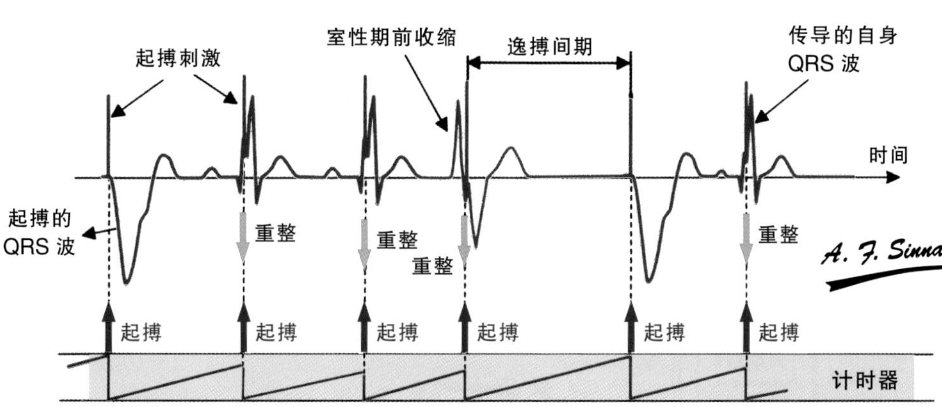
起搏刺激
室性期前收缩
逸搏间期
传导的自身
QRS 波
时间
起搏的
QRS 波
重整
重整
重整
重整
起搏
起搏
起搏
起搏
起搏
起搏
计时器

A. F. Sinnaeve

DDD 起搏器——基本功能

要点如下：

* 双腔起搏器示意方框图
* 起搏器的标记和符号
* 4 种基本计时周期——第 1 部分
* 4 种基本计时周期——第 2 部分
* 心室后心房不应期(PVARP)的功能
* 以 4 种计时周期工作的起搏器
* 双腔起搏器的三字母编码
* 交叉感知的表现
* 第 5 个计时周期：心房后心室空白期
* 心房后心室空白期
* 第 6 个计时周期
* 心室安全起搏(VSP)
* VSP 和交叉感知
* VSP 心电图
* 室性期前收缩(VPC)时 VS
* 交叉感知的检测
* 交叉感知的预防
* ORS 波群终末部分的感知

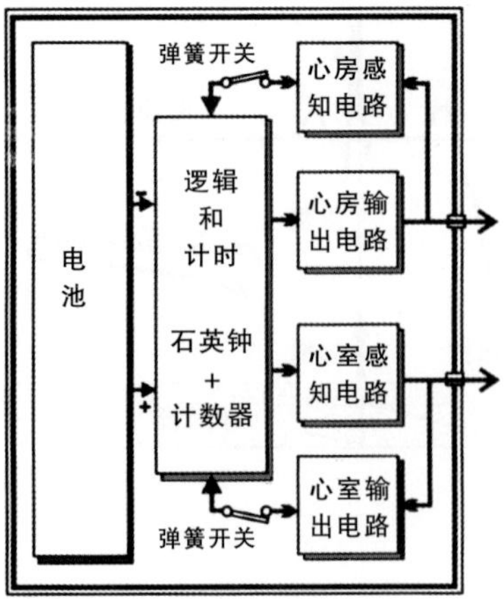
弹簧开关
心房感知电路
逻辑和计时
心房输出电路
电池
石英钟+计数器
心室感知电路
心室输出电路
弹簧开关

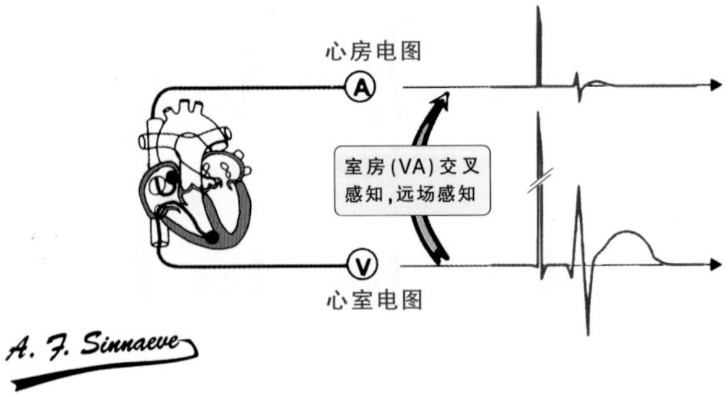
心房电图
室房(VA)交叉感知，远场感知
心室电图
A. F. Sinnaeve

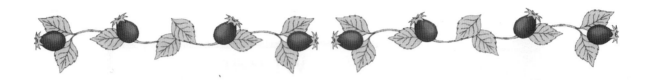

双腔起搏

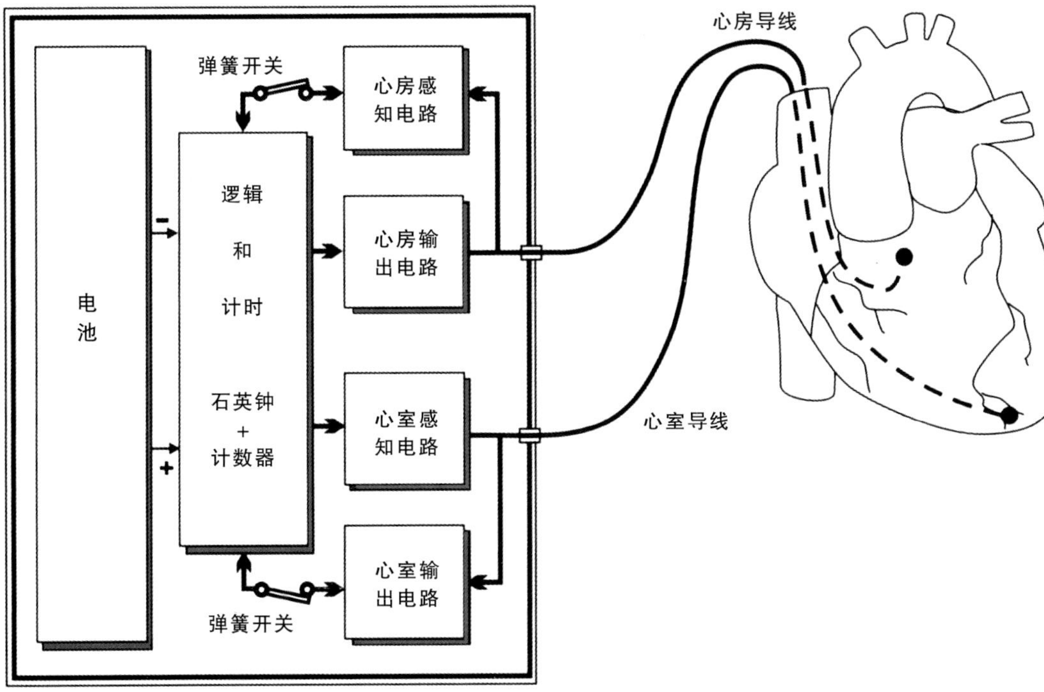
心房导线
弹簧开关
心房感
知电路
逻辑
和
计时
心房输
出电路
电
池
石英钟
+
计数器
心室感
知电路
心室导线
心室输
出电路
弹簧开关

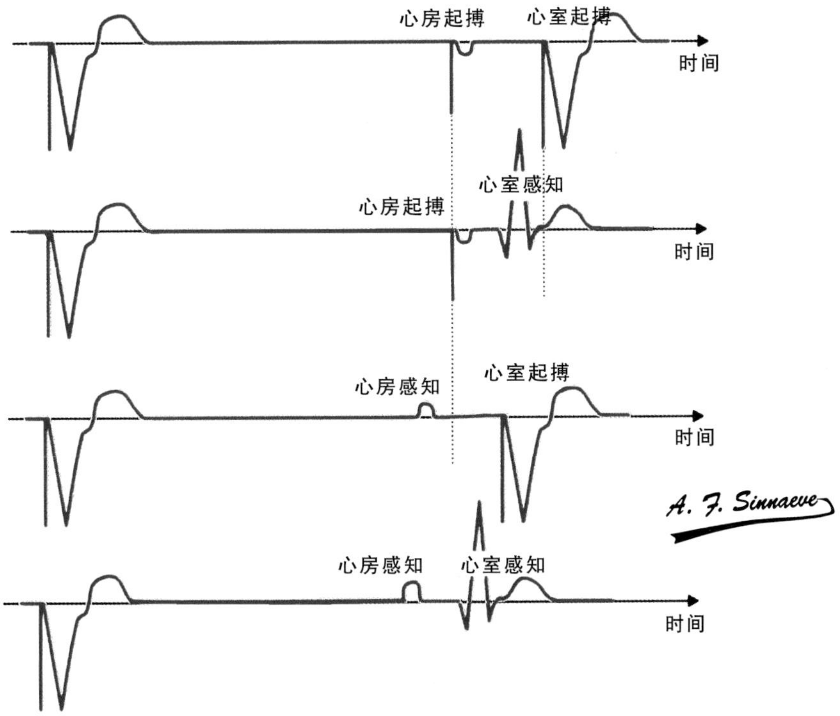
心房起搏
心室起搏
时间
心室感知
心房起搏
时间
心房感知
心室起搏
时间
A. F. Sinnaeve
心房感知
心室感知
时间

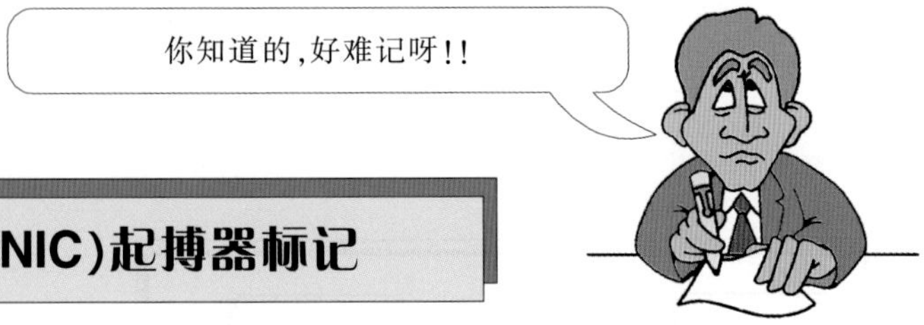
你知道的,好难记呀!!

美敦力公司(MEDTRONIC)起搏器标记

缓慢心律失常所用的符号和注释

AP 心房起搏	AS 心房感知	AR 心房不应期感知	Ab 心房 PVAB 期感知
VP 心室起搏	VS 心室感知	VR 心室不应期感知	VS 心室安全起搏,心室起搏(VP)由心室感知(VS*)触发
MS 模式转换	ER 标记缓冲已满	BV 双室起搏	

(*)VS 指第 1 转折;第 2 转折(VP)未被标注

房性心动过速识别和治疗所用的符号和注释

TS AT/AF 感知	FS 快 AT/AF 感知	TD AT/AF 识别	FD 快 AT/AF 识别
TP 心房快速起搏			

遥测和经电话随访:标记注释

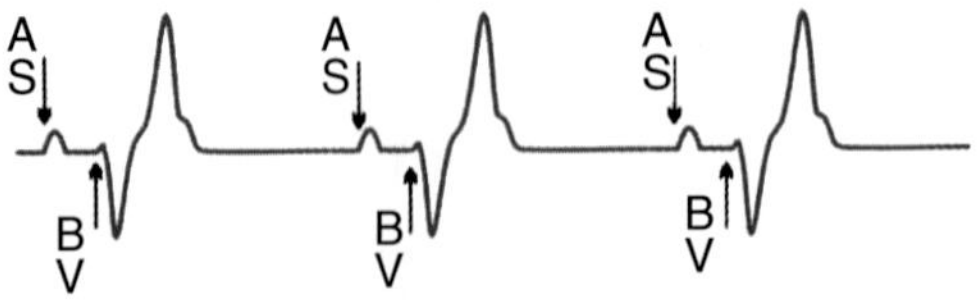
AS
BV
AS
BV
AS
BV

A. F. Sinnaeve

缩写:AF=心房颤动;AT=房性心动过速;PVAB=心室后心房空白期

波士顿科学公司(BOSTON SCIENTIFIC)起搏器标记通道

选择实时心电图时,粗体红色的标记包括了可提供的子集。

标记描述	注释	
	打印	屏幕
PVARP 延长终止	PVP→	–
房性心动过速回落终止	ATR-End	–
PMT 识别和 PVARP 延长	PMT-B	–
房性心动过速感知—计数增加	ATR↑	AS
房性心动过速感知—计数减少	ATR↓	AS
房性心动过速反应—间期开始	ATR-Dur	–
房性心动过速反应—回退开始	ATR-FB	–
不应期后心房感知和 AFR 窗	AS	AS
心房感知—滞后频率激活	AS-Hy	AS
PVARP 期内心房感知	(AS)	–
房扑反应(AFR 窗)期间心房感知	AS-FI	AS
心房感知—滞后频率激活	AP-Hy	AP
心房起搏—低限频率	AP	AP
心房起搏—频率平滑下降	AP↓	AP
心房起搏—频率平滑上升	AP↑	AP
心房起搏—触发模式	AP-Tr	AP
以传感器频率心房起搏	AP-Sr	AP
房扑后保护期(AFR)插入心房起搏	AP→	AP
心房起搏—噪声(非同步起搏)	AP-Ns	AP
心房起搏—回落(in ATR)	AP-FB	AP
心房起搏—心房起搏优先	AP-PP	AP
心房起搏—突发缓慢反应	AP-SBR	AP

标记描述	注释	
	打印	屏幕
不应期后心室感知	VS	VS
心室感知—AV 滞后激活	VS-Hy	VS
心室感知—频率滞后激活	VS-Hy	VS
不应期后 PVC	PVC	VS
不应期内心室感知	(VS)	–
以滞后频率心室起搏	VP-HY	VP
在低限频率心室起搏	VP↓	VP
心室起搏—频率平滑下降	VP↑	VP
心室起搏—频率平滑上升	VP	VP
心室起搏—触发模式	VP-Tr	VP
心室起搏—房性心动过速反应	VP-FB	VP
心室起搏—以传感器频率	VP-Sr	VP
心室起搏—心房跟踪	VP	VP
心室起搏—心房跟踪,MTR	VP-MT	VP
心室起搏—感知 amp 噪声	VP-Ns	VP
心室起搏—心室率规整	VP-VR	VP
心室起搏—突发缓慢反应	VP-SBR	VP
心房起搏优先期间心室起搏在心房起搏之后	VP-PP	VP

TN:噪声标志,遥测噪声
#.# V:电压阈值测试时的振幅(V)
#.## ms:阈值测试时的脉宽(ms)

A. F. Sinnaeve

所有厂家都说他们的系统是很有逻辑并可以自我解释。但他们各不相同，我又不能承受使用不同系统的任何错误。因此，我不得不非常仔细地学习他们！

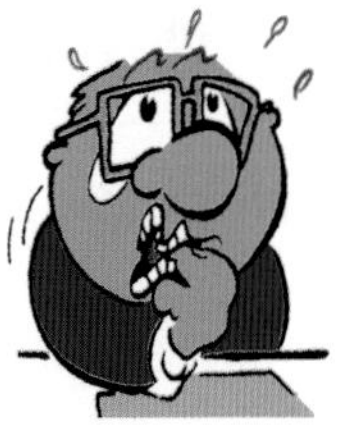

圣犹达公司(St JUDE MEDICAL) 起搏器标记

缓慢事件基础标记

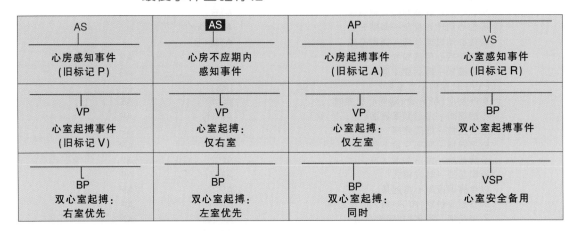

AS 心房感知事件 (旧标记 P)	AS 心房不应期内 感知事件	AP 心房起搏事件 (旧标记 A)	VS 心室感知事件 (旧标记 R)
VP 心室起搏事件 (旧标记 V)	VP 心室起搏： 仅右室	VP 心室起搏： 仅左室	BP 双心室起搏事件
BP 双心室起搏： 右室优先	BP 双心室起搏： 左室优先	BP 双心室起搏： 同时	VSP 心室安全备用

缓慢性心律失常：特殊的事件标记

AMS…………自动模式转换(进行中的)
->AMS ……AMS 入口
AFx…………AF 抑制算法运行
SIR …………激活传感器指示率
HYS …………通过搜索计时器或感知事件开始滞后频率
Neg-HYS ……开始负性 AV 滞后搜索
VIP …………开始 VIP 搜索 (VIP=心室自身优先：一种允许起搏器搜索自身传导的算法)
LOC …………失夺获
PVC …………PVC 识别

触发事件标记

当心电图记录到一件触发事件时，一个写有"Trigger"旗子的竖条将显示在触发点

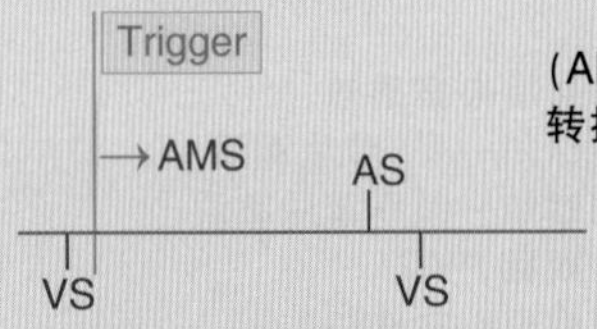
Trigger
→AMS
AS
VS
VS

(AMS=自动模式转换)

AT/AF……AT/AF 监测
PMT………PMT 监测
(PMT=起搏器介导性心动过速)

所有的标记

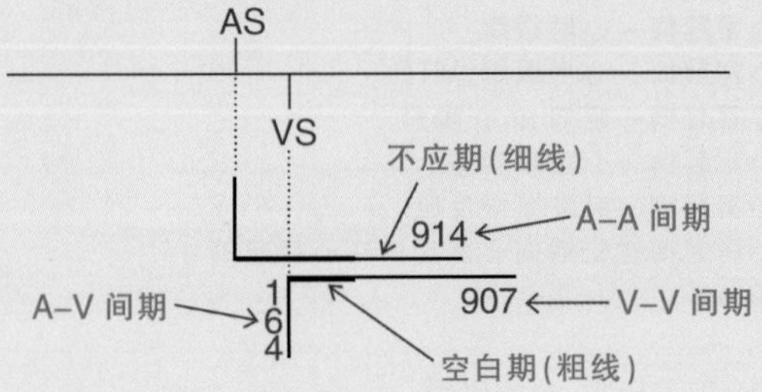
AS
VS
不应期(细线)
914
A-A 间期
A-V 间期
164
907
V-V 间期
空白期(粗线)

A. F. Sinnaeve

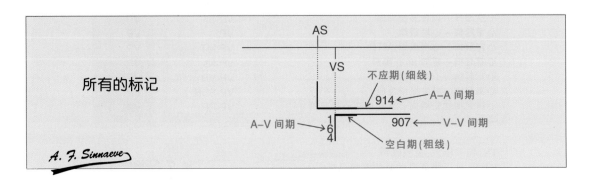

缩写：AF=心房颤动；AT=房性心动过速；AMS=自动模式转换；PMT=起搏器介导性心动过速

DDD 起搏器的 4 种基本计时周期

第1部分:心室通道

基本计时周期 1
LRI=低限频率间期

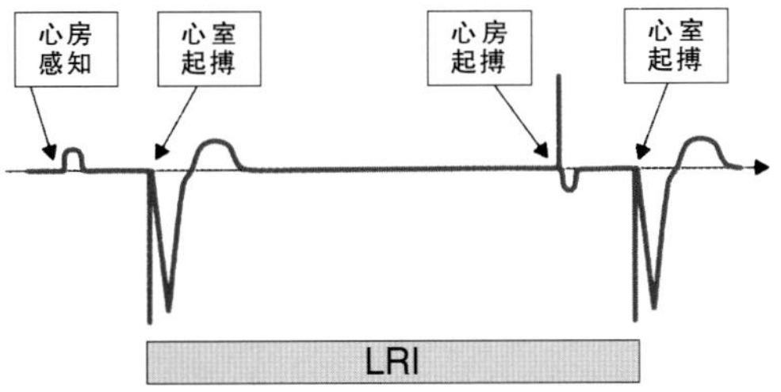
心房
感知
心室
起搏
心房
起搏
心室
起搏
LRI

起搏或感知的心室事件与随后的心室起搏事件之间的最长间期，中间没有感知事件介入

基本计时周期 2
VRP=心室不应期

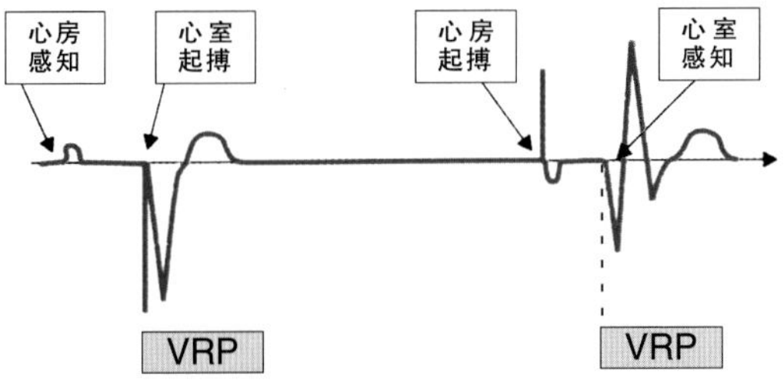
心房
感知
心室
起搏
心房
起搏
心室
感知
VRP
VRP

在心室事件启动的间期，期间新的低限频率间期(LRI)不能被启动

A. F. Sinnaeve

基本计时周期 3
AVI=房室间期

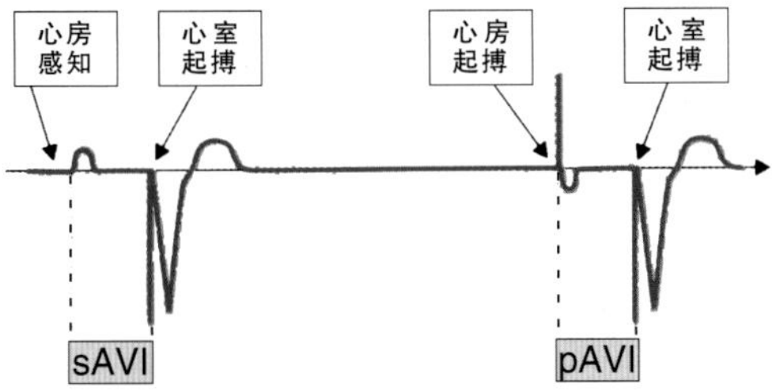
心房
感知
心室
起搏
心房
起搏
心室
起搏
sAVI
pAVI

心房事件与按时发放的心室刺激之间的间期

sAVI=感知的心房事件之后的 AVI
pAVI=起搏的心房事件之后的 AVI

* AV 间期电学上等同于 PR 间期
* AV 间期时心房通道处于不应期(当一个 AV 间期尚未结束时,新的 AV 间期不能被启动)

DDD 起搏器的 4 种基本计时周期

第 2 部分:心房通道

衍生的:AEI= 心房逸搏间期

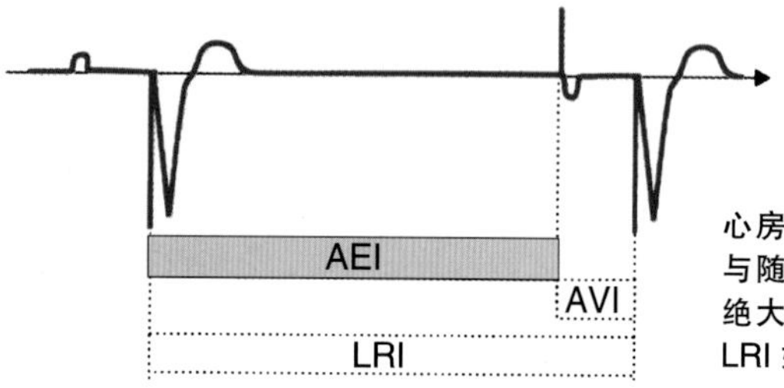

AEI
AVI
LRI

AEI = LRI - AVI

AVI=AV 间期
LRI=低限频率间期

心房逸搏间期是无感知事件介入情况下起搏或感知的心室事件与随后的心房刺激之间的间期。
绝大多数起搏器的低限频率时间是以心室为基础的，也就是说 LRI 始于心室事件。该系统中心房逸搏间期总是恒定的。

基本计时周期 4
PVARP=心室后心房不应期

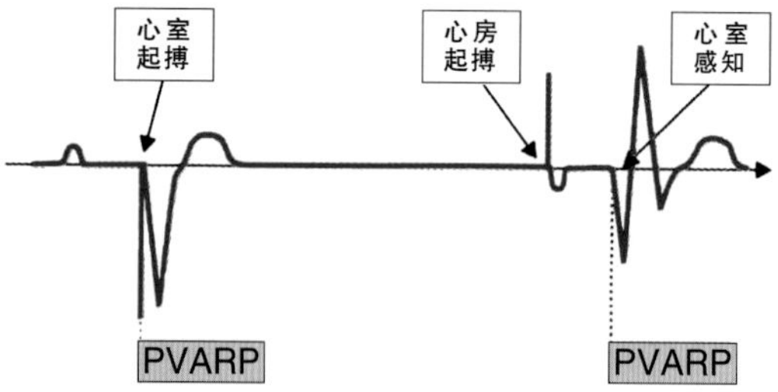

心室
起搏
心房
起搏
心室
感知
PVARP
PVARP

起搏或感知心室事件后的间期，该间期内心房事件不能启动新的 AVI

* 避免心室事件产生的不适当心房感知
* 消除经房室逆传的 P 波的感知

衍生的:TARP= 总心房不应期

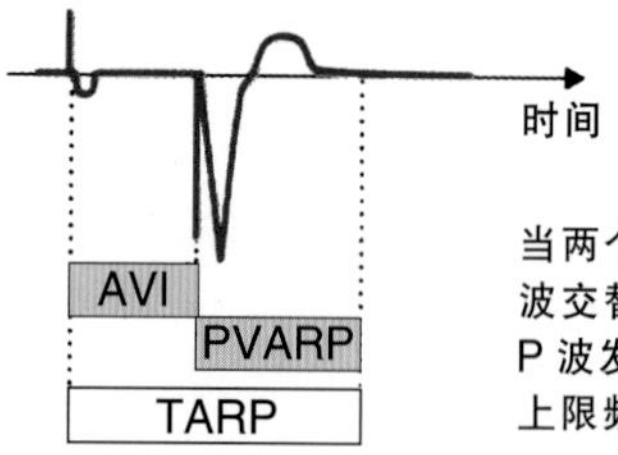

时间
AVI
PVARP
TARP

TARP = AVI + PVARP

当两个连续的 P 波间期短于 TARP 时，不可能对每一个 P 波进行跟踪。P 波交替落入 PVARP 将不能启动 AV 延迟。起搏器因而会按 2:1 的方式对 P 波发生反应。这一上限频率反应叫做 2:1 阻滞，而 TARP 实际上变成了上限频率间期。

A. F. Sinnaeve

除非特指，本书有关起搏器计时周期的所有例子均基于心室为基础的低限频率计时系统。

心室后心房不应期(PVARP)的功能

PVARP	起搏或感知心室事件后的间期,期间心房通道处于不应期!!!

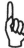

1. 避免对心室事件产生不恰当的心房感知
(心室刺激、QRS 波、异常 T 波)

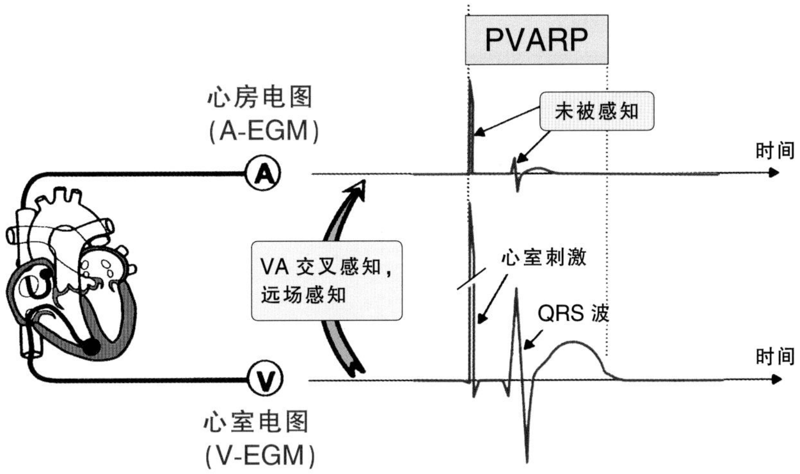
PVARP
心房电图
(A-EGM)
未被感知
时间
VA 交叉感知,
远场感知
心室刺激
QRS 波
时间
心室电图
(V-EGM)

2. 避免对逆传 P 波的感知

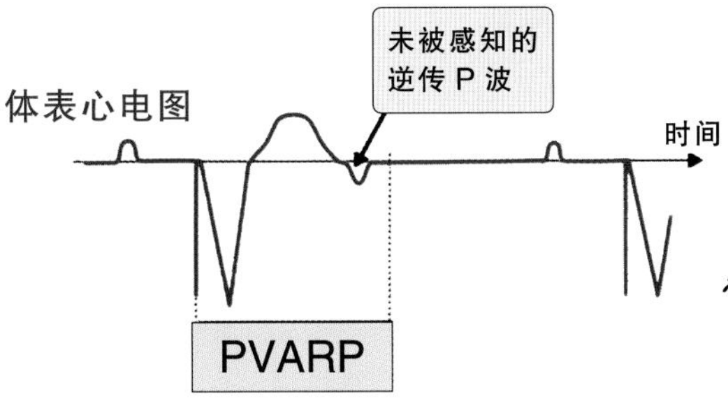
未被感知的
逆传 P 波
体表心电图
时间
PVARP

A. F. Sinnaeve

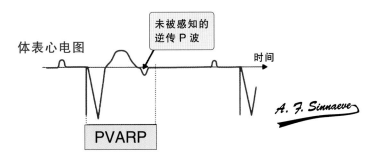

4 种计时周期工作的起搏器

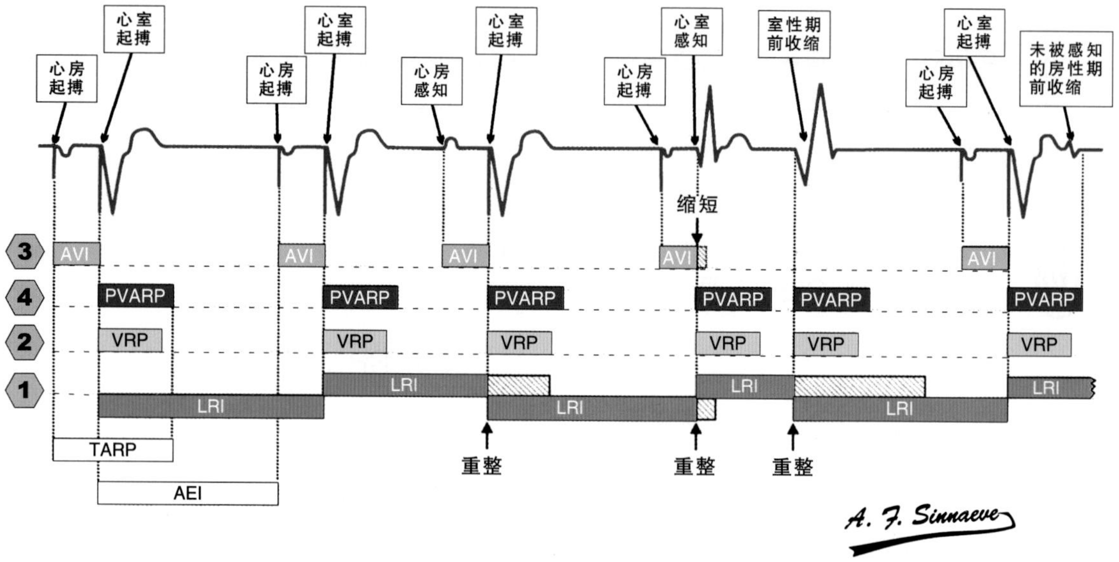

心房
起搏
心室
起搏
心房
起搏
心室
起搏
心房
感知
心室
起搏
心房
起搏
心室
感知
室性期
前收缩
心房
起搏
心室
起搏
未被感知
的房性期
前收缩
缩短
3
4
2
1
AVI
PVARP
VRP
LRI
TARP
AEI
重整
重整
重整
A. F. Sinnaeve

基本周期

1 LRI = 低限频率间期

2 VRP = 心室不应期

3 AVI = 房室间期

4 PVARP = 心室后心房不应期

衍生周期

TARP = 总心房不应期
= AVI+PVARP
= 上限频率间期
= URI

AEI = 心房逸搏间期
= LRI−AVI

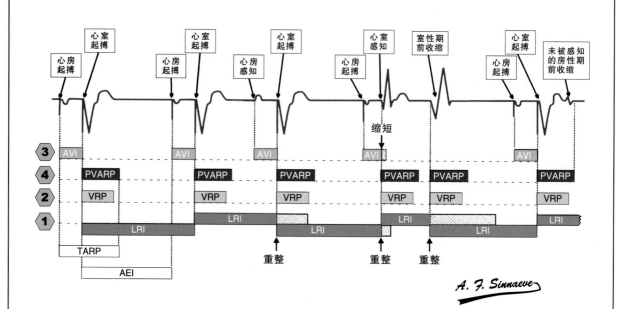

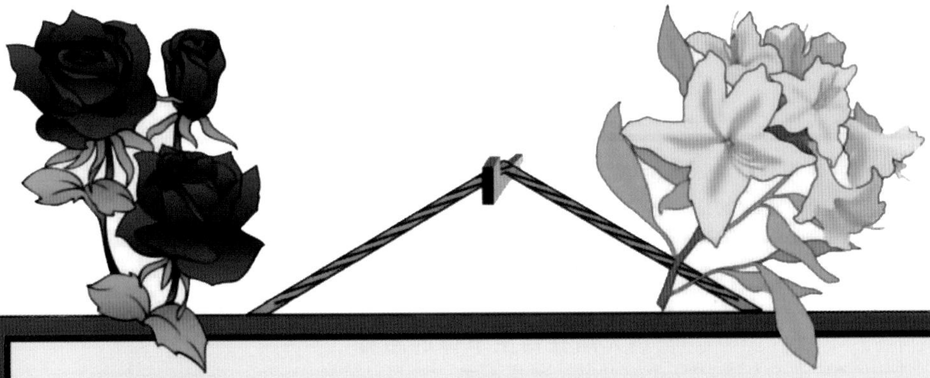

起搏器的 3 位字母编码(心脏病学会国际委员会,ICHD)

位置	第 1 位	第 2 位	第 3 位
分类	起搏心腔	感知心腔	反应模式
字母	V=心室 A=心房 S=单个 D=两个(V&A)	V=心室 A=心房 S=单个 O=无 D=两个(V&A)	T=触发 I=抑制 O=无 D=双重 (抑制 & 触发)

例如：

DDD=起搏器在心房和心室均起搏和感知；心房通道感知心室或心房活动将抑制其起搏；心室通道感知心室活动将抑制其起搏，但感知心房活动将触发其起搏。

A. F. Sinnaeve

房室交叉感知的表现
心室通道感知心房刺激

交叉感知期间，如果心室通道未感知 QRS 波（因为不存在 QRS 波或 QRS 波落入心室不应期），心房起搏频率会增加。

一例无潜在自主节律的患者

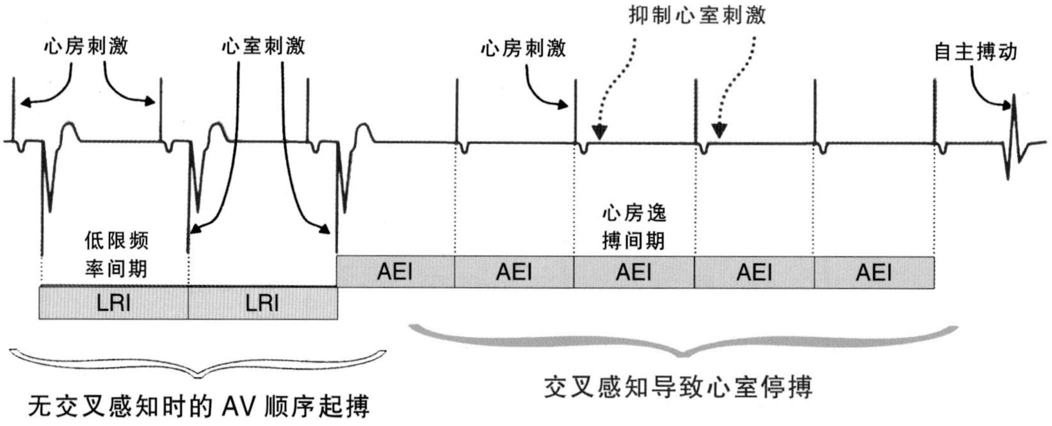

心房刺激
心室刺激
抑制心室刺激
心房刺激
自主搏动
低限频率间期
心房逸搏间期
AEI
AEI
AEI
AEI
AEI
LRI
LRI
无交叉感知时的 AV 顺序起搏
交叉感知导致心室停搏

一例一度房室传导阻滞患者

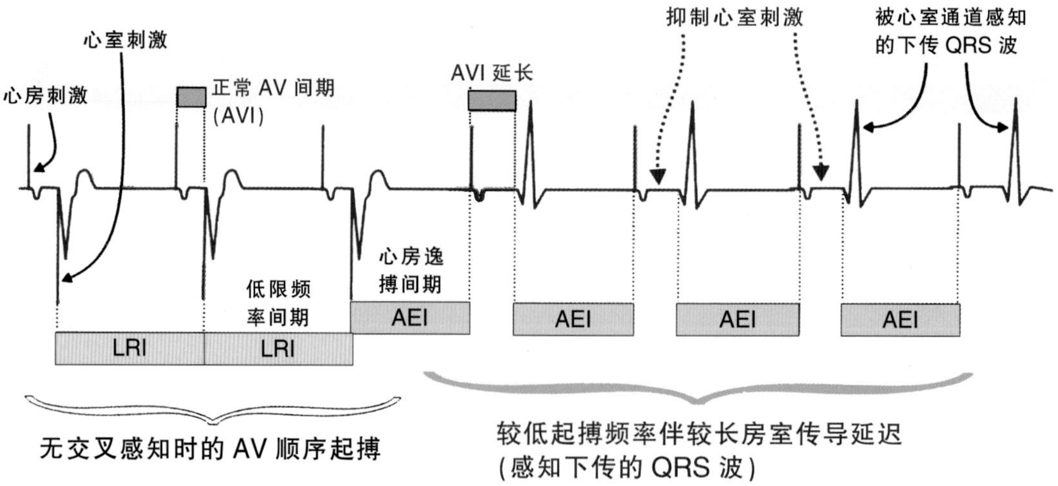

心室刺激
心房刺激
正常 AV 间期 (AVI)
AVI 延长
抑制心室刺激
被心室通道感知的下传 QRS 波
心房逸搏间期
低限频率间期
AEI
AEI
AEI
AEI
LRI
LRI
无交叉感知时的 AV 顺序起搏
较低起搏频率伴较长房室传导延迟 (感知下传的 QRS 波)

A. F. Sinnaeve

增加第 5 个计时周期
防止 DDD 起搏器房室交叉感知

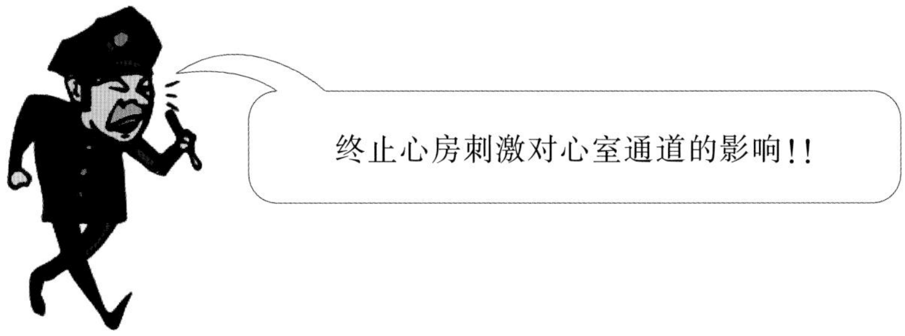

终止心房刺激对心室通道的影响!!

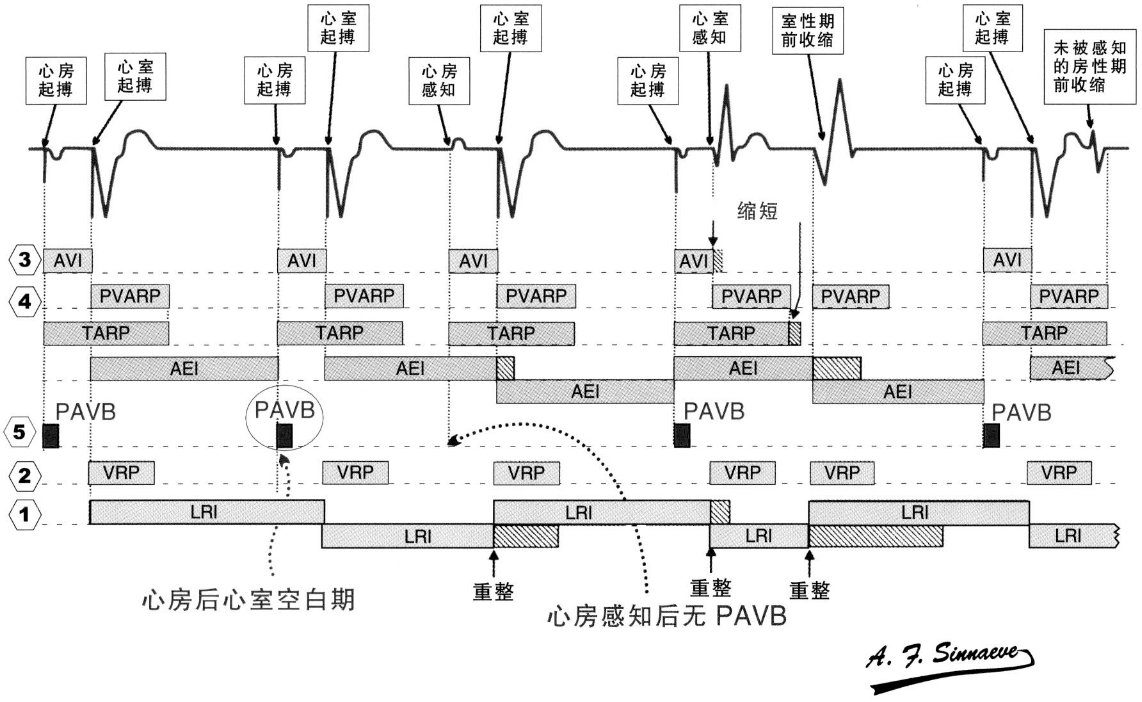

心房
起搏
心室
起搏
心房
起搏
心室
起搏
心房
感知
心室
起搏
心房
起搏
心室
感知
室性期
前收缩
心房
起搏
心室
起搏
未被感知
的房性期
前收缩
缩短
AVI
PVARP
TARP
AEI
PAVB
VRP
LRI
3
4
5
2
1
心房后心室空白期
重整
心房感知后无 PAVB
A. F. Sinnaeve

PAVB=由心房输出脉冲启动的一个短暂的间期(10~60ms),此时心室通道处于关闭状态,不能感知。
PAVB 通常是可程控的。

缩写:AEI=心房逸搏间期;AVI=房室间期;LRI=低限频率间期;PAVB=心房后心室空白期;PVARP=心室后心房不应期;TARP=总心房不应期;VRP=心室不应期

心房后心室空白期

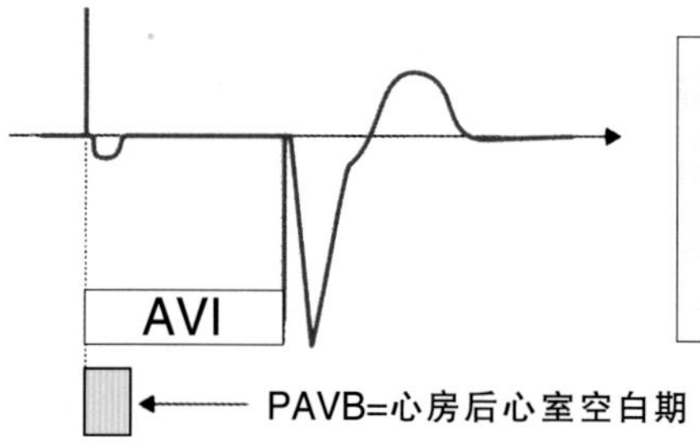
AVI
PAVB=心房后心室空白期

由心房输出脉冲启动的短暂心室间期，此时心室感知放大器被关闭。它可防止房室交叉感知或心房刺激被心室通道所感知。

当 PAVB 过短时：过感知

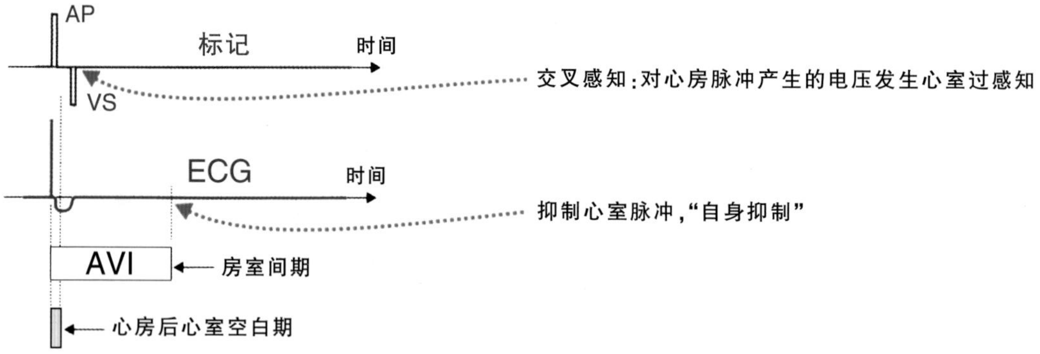
AP
标记
时间
VS
交叉感知：对心房脉冲产生的电压发生心室过感知
ECG
时间
抑制心室脉冲，“自身抑制”
AVI
房室间期
心房后心室空白期

当 PAVB 过长时：感知不足

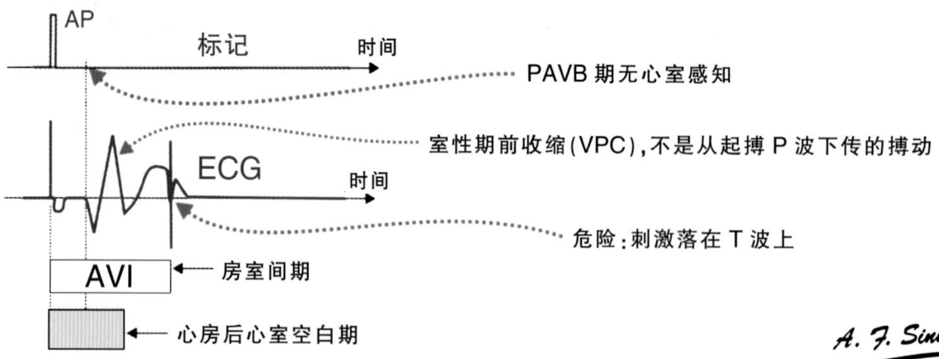
AP
标记
时间
PAVB 期无心室感知
室性期前收缩(VPC)，不是从起搏 P 波下传的搏动
ECG
时间
危险：刺激落在 T 波上
AVI
房室间期
心房后心室空白期

A. F. Sinnaeve

缩写：AVI=房室间期；AP=心房起搏；VS=心室感知

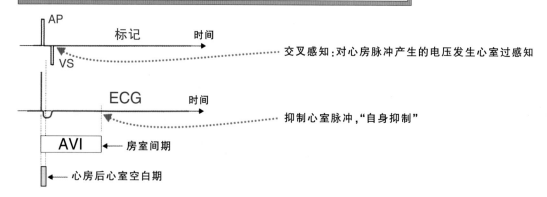

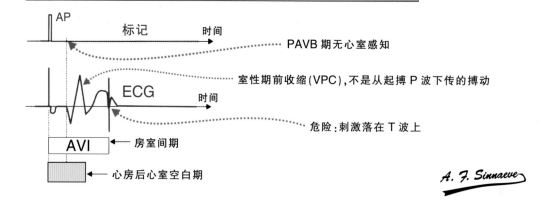

增加第 6 个计时周期：VSP 或心室安全起搏

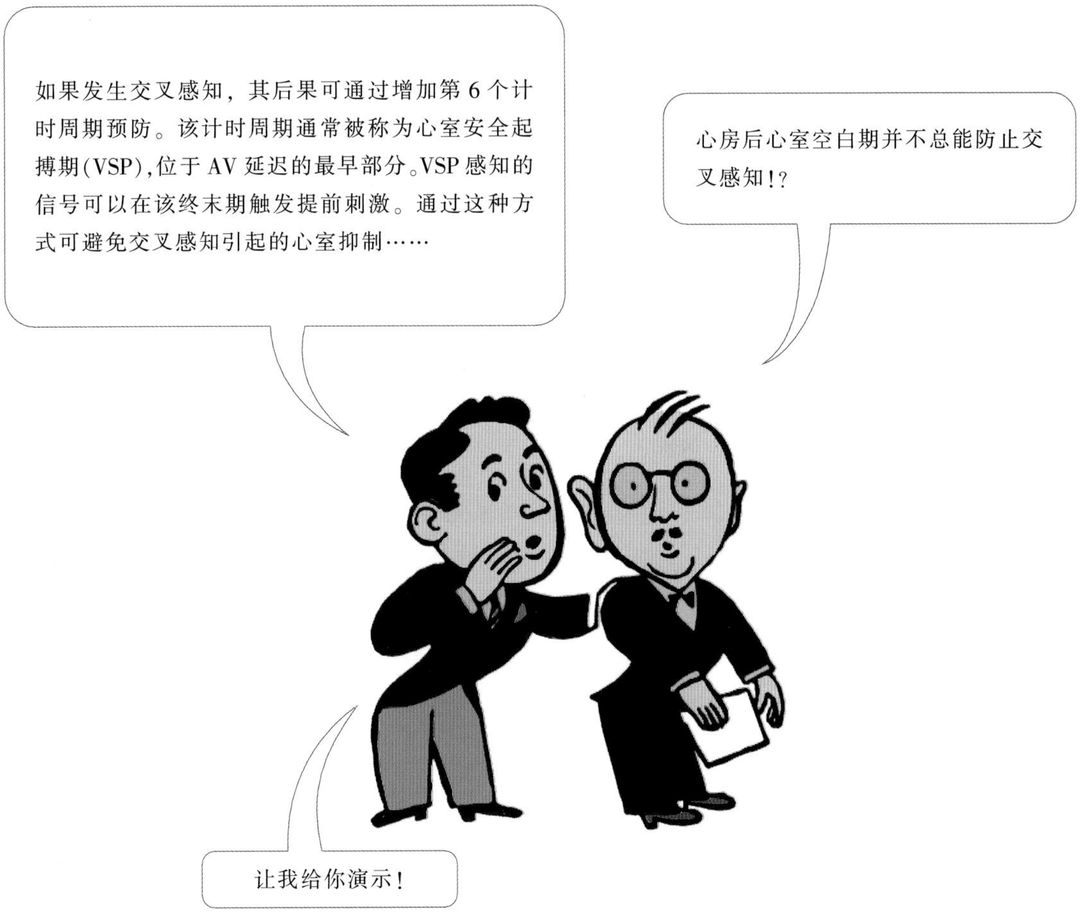
如果发生交叉感知，其后果可通过增加第 6 个计时周期预防。该计时周期通常被称为心室安全起搏期(VSP)，位于 AV 延迟的最早部分。VSP 感知的信号可以在该终末期触发提前刺激。通过这种方式可避免交叉感知引起的心室抑制……
心房后心室空白期并不总能防止交叉感知！？
让我给你演示！

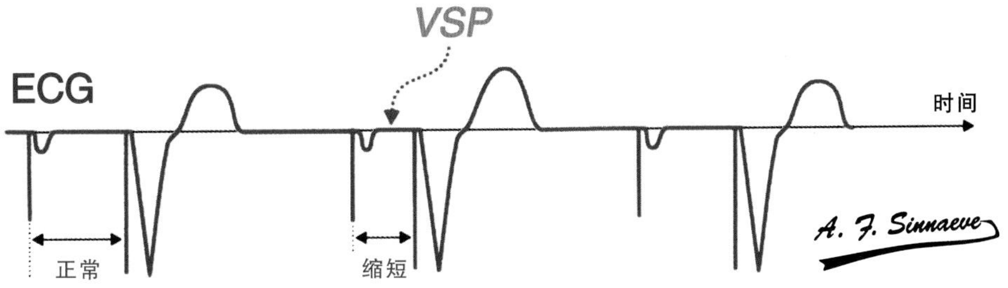
VSP
ECG
时间
正常
缩短
A. F. Sinnaeve

VSP 不能防止交叉感知，仅能防止它所产生的后果！

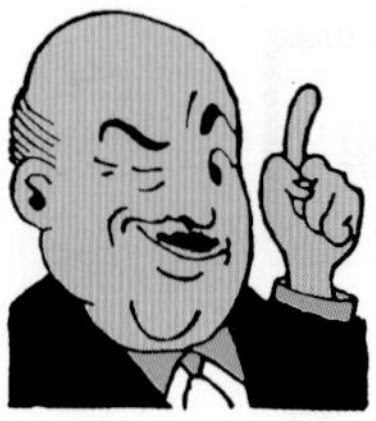

心室安全起搏

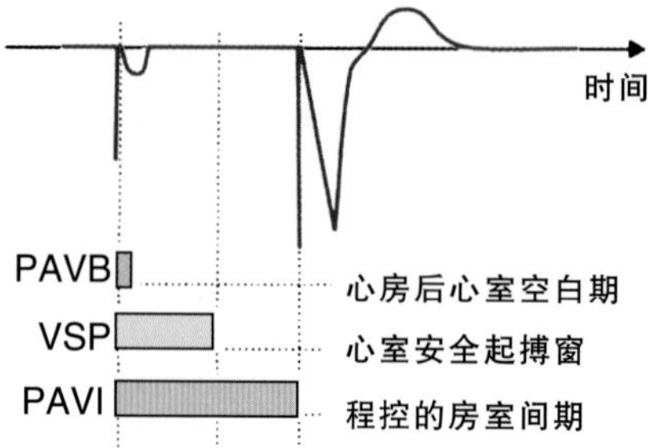
时间
PAVB
VSP
PAVI
心房后心室空白期
心室安全起搏窗
程控的房室间期

无自身下传，无交叉感知，无干扰；在程控的 AV 间期末发放刺激

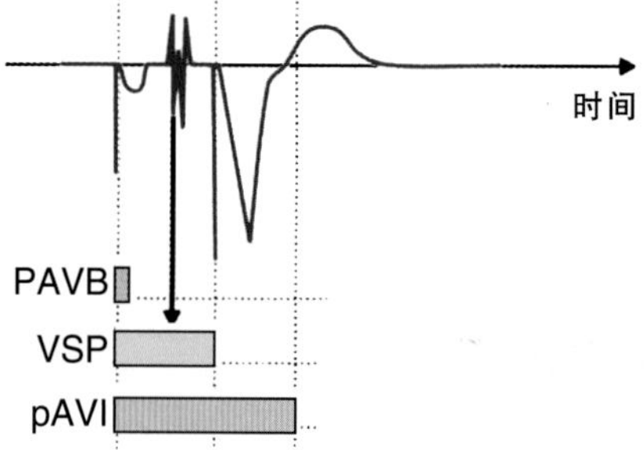
时间
PAVB
VSP
pAVI

VSP 窗（超过 PAVB）内的干扰（或 QRS 早期）引发该 VSP 窗终末处产生一次约定的心室刺激，AV 间期表现出特征性缩短

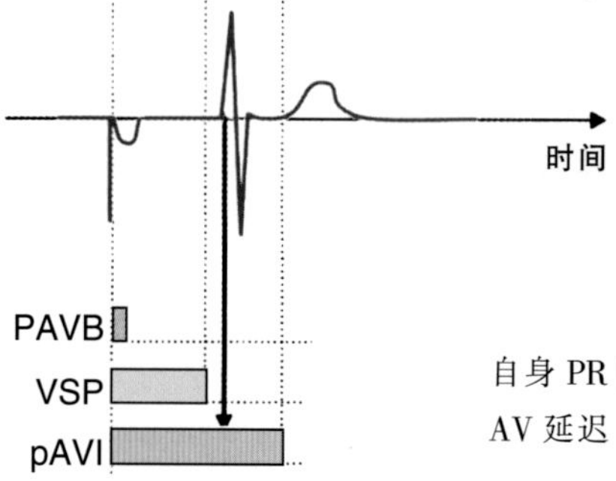
时间
PAVB
VSP
pAVI

下传 QRS 波对心室通道的正常抑制

自身 PR 间期通常长于 100~110ms，因此 VSP 窗口常被称为非生理性 AV 延迟

A. F. Sinnaeve

为预防房室交叉感知的后果，DDD 起搏器增加了第 6 计时周期

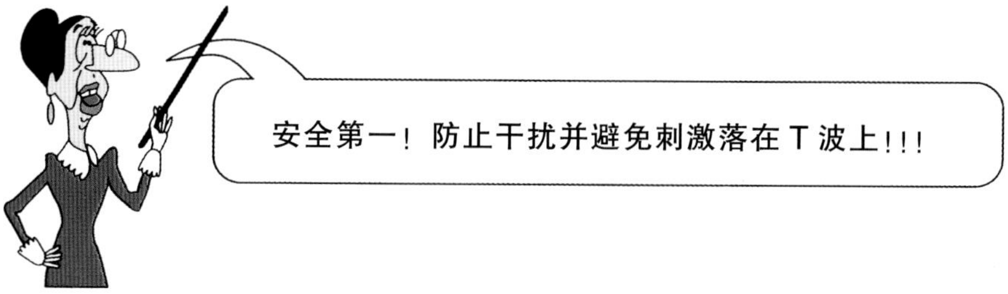
安全第一！防止干扰并避免刺激落在 T 波上!!!

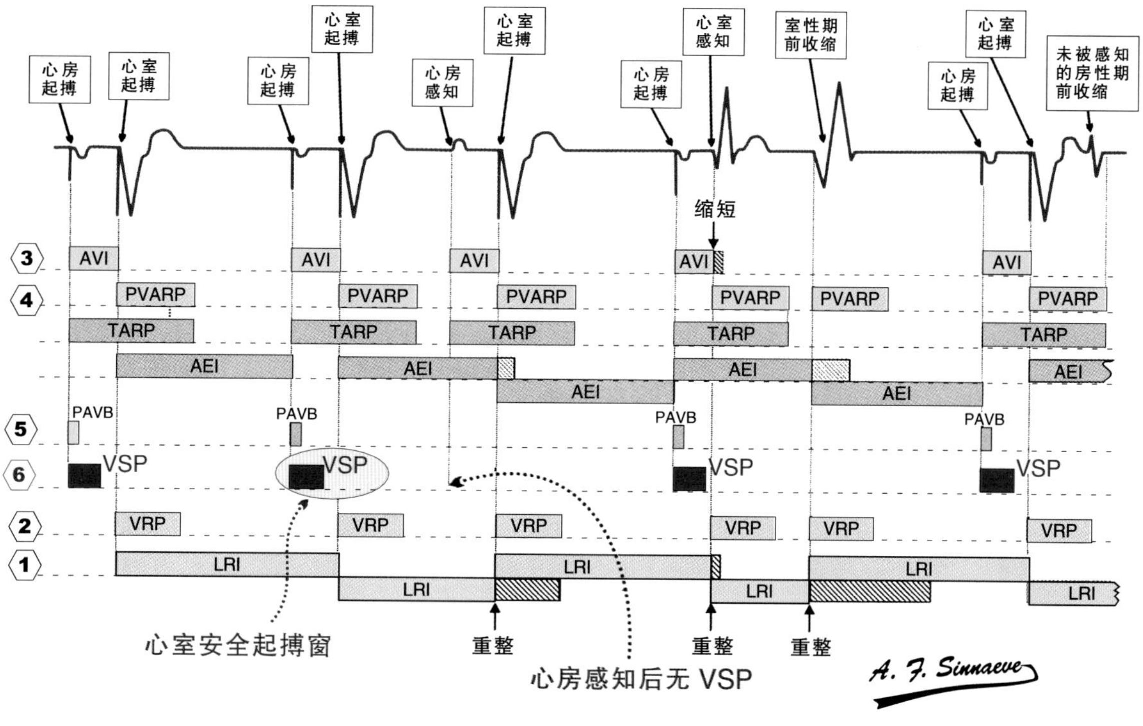
心房起搏
心室起搏
心房起搏
心室起搏
心房感知
心室起搏
心房起搏
心室感知
室性期前收缩
心房起搏
心室起搏
未被感知的房性期前收缩
缩短
3
AVI
4
PVARP
TARP
AEI
5
PAVB
6
VSP
2
VRP
1
LRI
心室安全起搏窗
重整
重整
重整
心房感知后无 VSP
A. F. Sinnaeve

心室安全起搏窗：通常情况下，VSP 起始于心房刺激，其时限一般为 100~110ms。同样由心房刺激激活的 PAVB 占据了 VSP 期的最初部分。在这一空白期不能产生心室感知。因此，只有在相对短的 PAVB 期结束后的 VSP 期才可能发生心室感知。

缩写：AVI=房室间期；PVARP=心室后心房不应期；TARP=总心房不应期；AEI=心房逸搏间期；PAVB=心房后心室空白期；VSP=心室安全起搏窗；VRP=心室不应期；LRI=低限频率间期

心室安全起搏时的心电图表现
DDD 起搏过程中的交叉感知

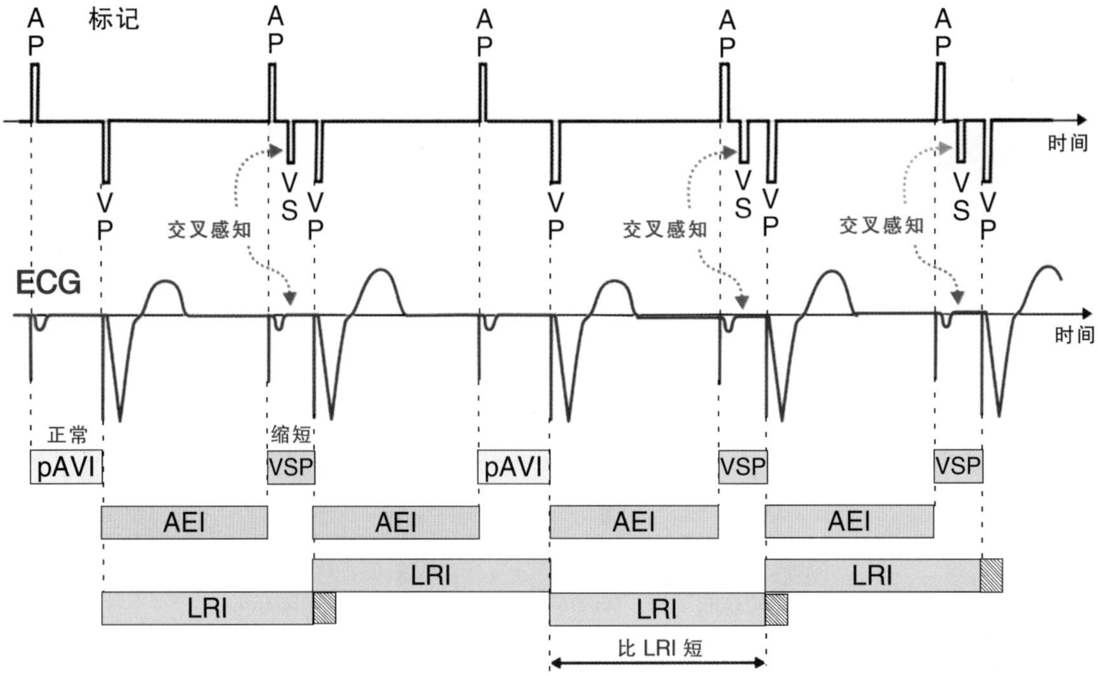

A P
标记
V P
V S
交叉感知
时间
ECG
正常
缩短
pAVI
VSP
AEI
LRI
比 LRI 短

交叉感知后果 *:

> 起搏的 AV 延迟(Ap-Vp)较预期的短
> 连续的心室刺激之间的间期较预期的短

(* 在以心室为基础的低限频率计时系统中)

缩写：AP=心房起搏事件；VP=心室起搏事件；VS=心室感知事件；pAVI=起搏的房室间期；VSP=心室安全起搏窗；AEI=心房逸搏间期；LRI=低限频率间期

A. F. Sinnaeve

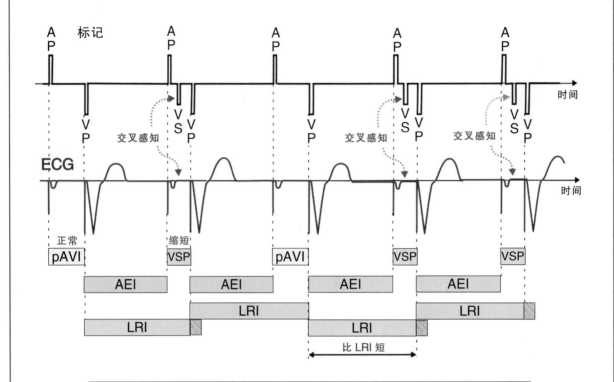

室性期前收缩时心室安全起搏的表现

未被感知的 QRS 波

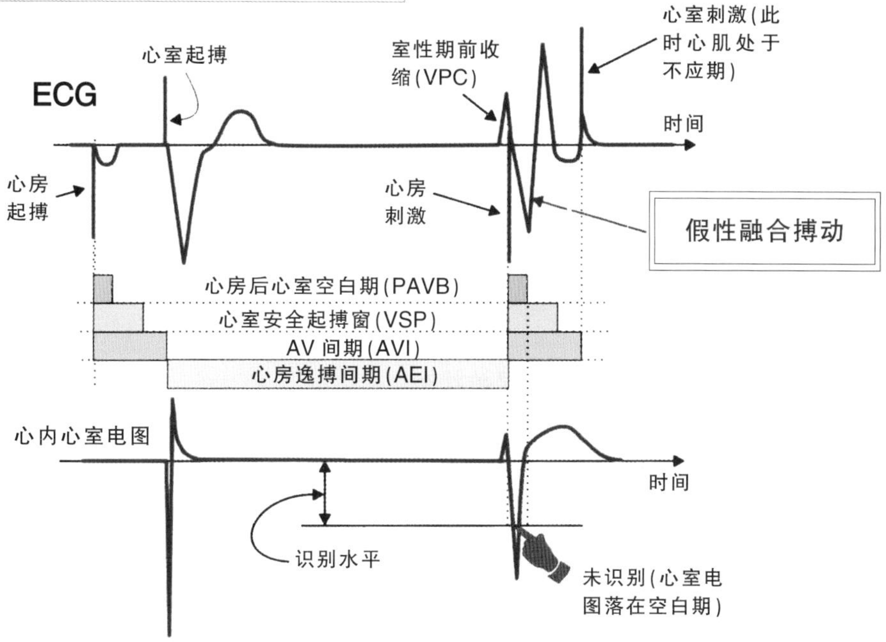
ECG
心室起搏
室性期前收缩(VPC)
心室刺激(此时心肌处于不应期)
时间
心房起搏
心房刺激
假性融合搏动
心房后心室空白期(PAVB)
心室安全起搏窗(VSP)
AV 间期(AVI)
心房逸搏间期(AEI)
心内心室电图
时间
识别水平
未识别(心室电图落在空白期)

被感知的 QRS 波

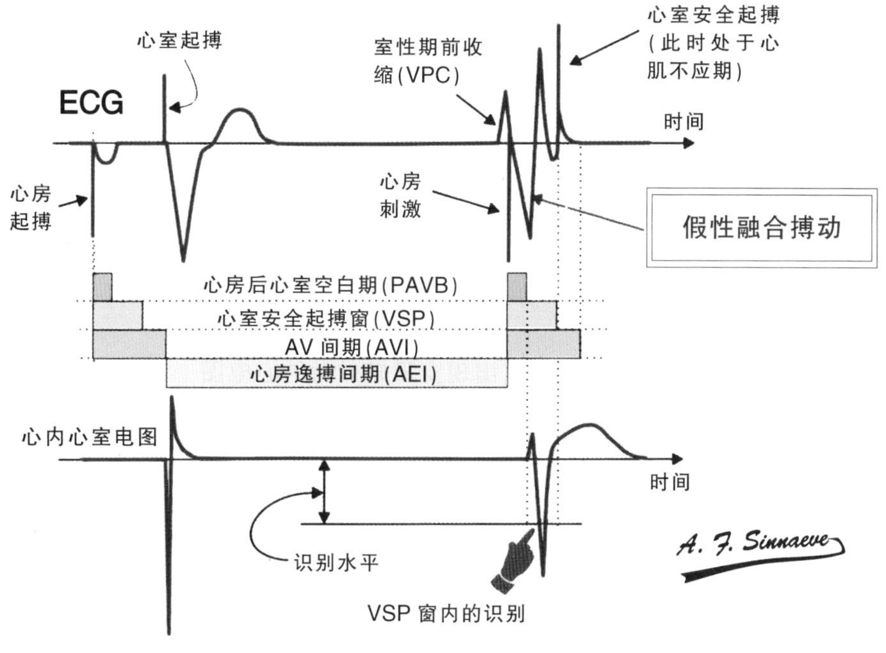
ECG
心室起搏
室性期前收缩(VPC)
心室安全起搏(此时处于心肌不应期)
时间
心房起搏
心房刺激
假性融合搏动
心房后心室空白期(PAVB)
心室安全起搏窗(VSP)
AV 间期(AVI)
心房逸搏间期(AEI)
心内心室电图
时间
识别水平
VSP 窗内的识别
A. F. Sinnaeve

房室交叉感知的检测

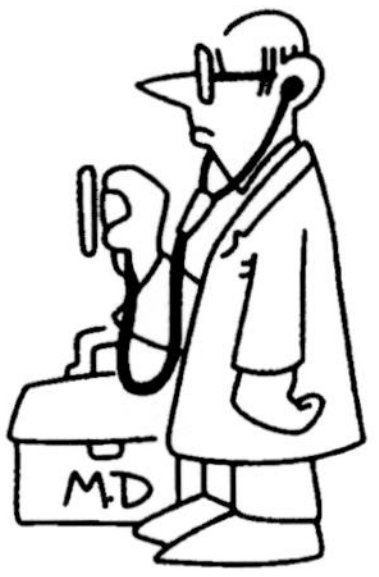
MD

建立连续的心房和心室起搏:避免竞争

♣ 设定超过患者自身频率的低限频率

♠ 缩短 AV 延迟直至其短于 PR 间期

揭示潜在的问题:

♦ 重新程控心房输出直至最大值[电压和(或)脉宽]

♥ 重新程控心室感知灵敏度直至最灵敏状态

患者最初的心电图

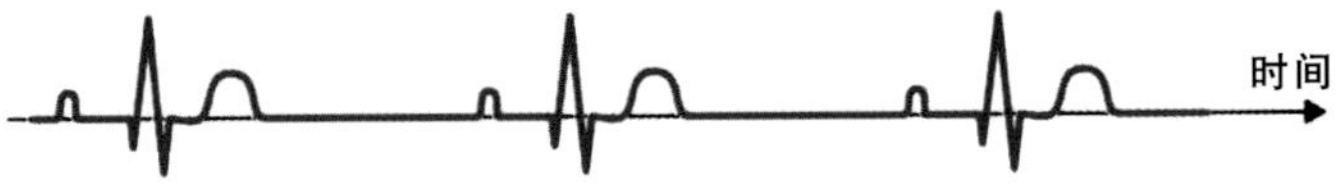
时间

程控为较快频率和较短 AV 间期后的心电图

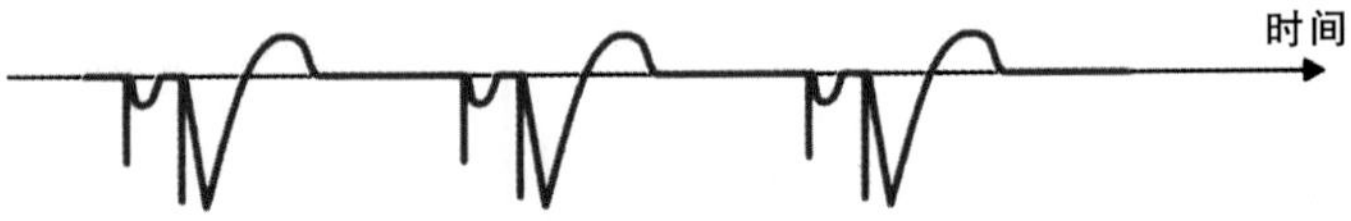
时间

心房最大输出和最大心室感知灵敏度,无交叉感知时的心电图

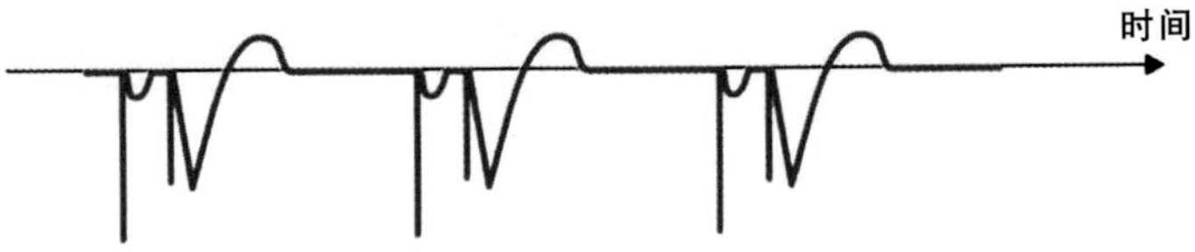
时间

心房最大输出和最大心室感知灵敏度,出现交叉感知时的心电图

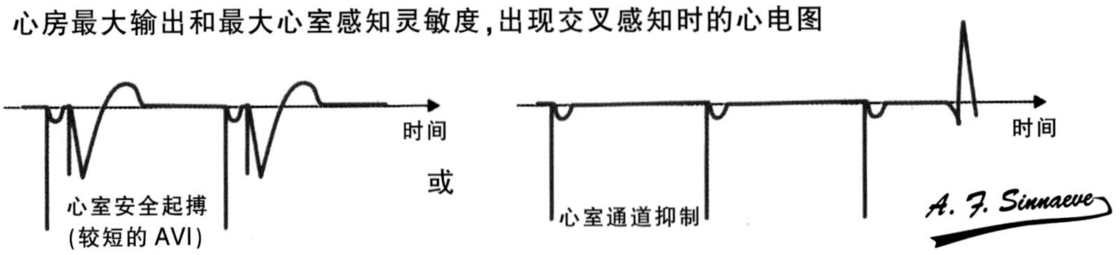
时间
心室安全起搏
(较短的 AVI)
或
时间
心室通道抑制
A. F. Sinnaeve

房室交叉感知(或自身抑制)的预防

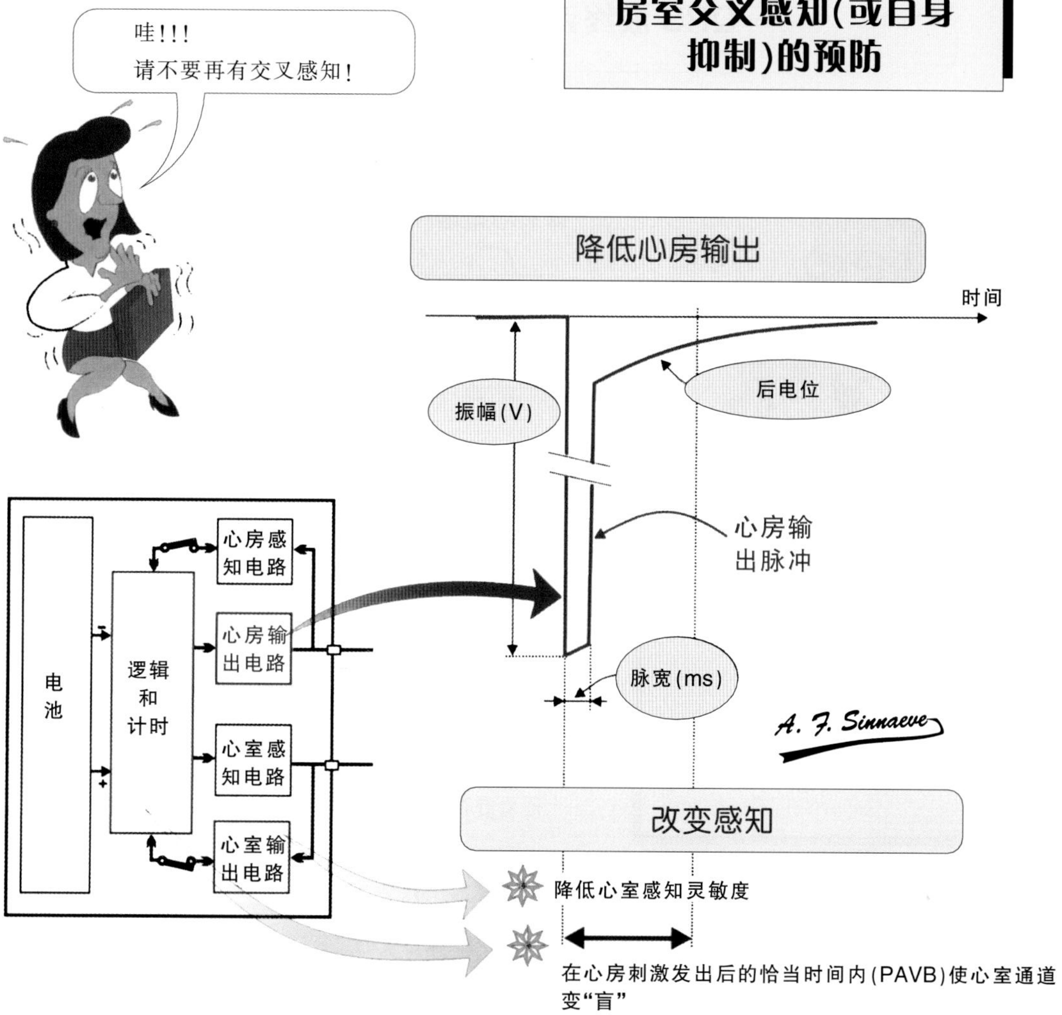
哇!!!
请不要再有交叉感知!
降低心房输出
时间
振幅(V)
后电位
心房输
出脉冲
脉宽(ms)
电
池
逻辑
和
计时
心房感
知电路
心房输
出电路
心室感
知电路
心室输
出电路
A. F. Sinnaeve
改变感知
降低心室感知灵敏度
在心房刺激发出后的恰当时间内(PAVB)使心室通道变“盲”

交叉感知的处理

1. 交叉感知最好的预防方法,使用双极双腔起搏器。
2. 如果发现了交叉感知,应降低心房输出[电压和(或)脉宽]。
3. 降低心室通道感知灵敏度(程控器上感知灵敏度的毫伏数值将增加)。
4. 延长心房后心室空白期(PAVB),PAVB 持续 10~60ms。在大多数起搏器上,PAVB 是可以程控的!
5. 将心室安全起搏设置为“打开(ON)”(如果有 VSP 功能)。

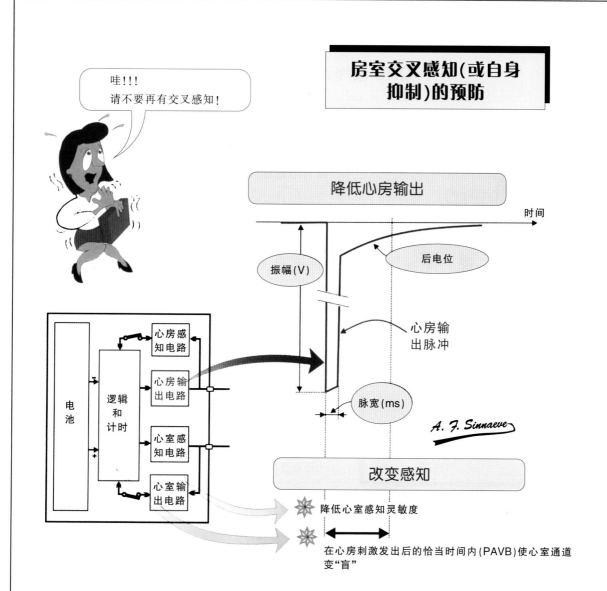

QRS 波终末部分的感知

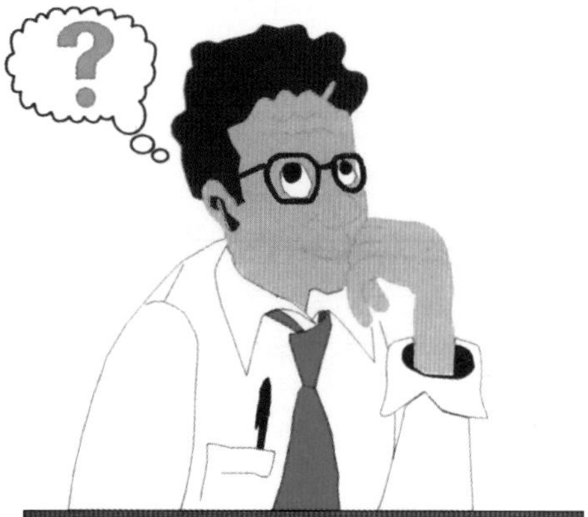

如果 QRS 波足够大，在下列情况下，远场 QRS 波可被心房通道感知：

- PVARP 相对较短
- 心房感知灵敏度较高，允许感知远场信号

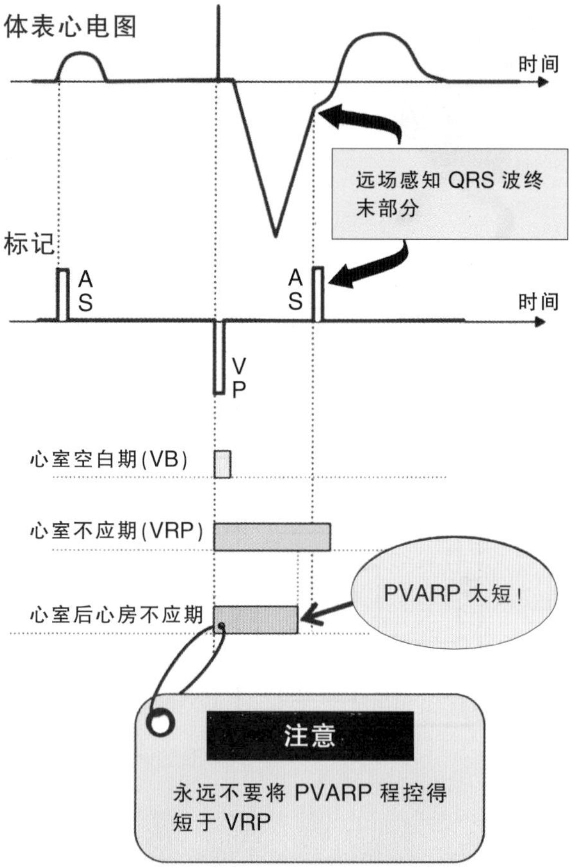
体表心电图
时间
远场感知 QRS 波终末部分
标记
A S
A S
时间
V P
心室空白期(VB)
心室不应期(VRP)
心室后心房不应期
PVARP 太短！
注意
永远不要将 PVARP 程控得短于 VRP

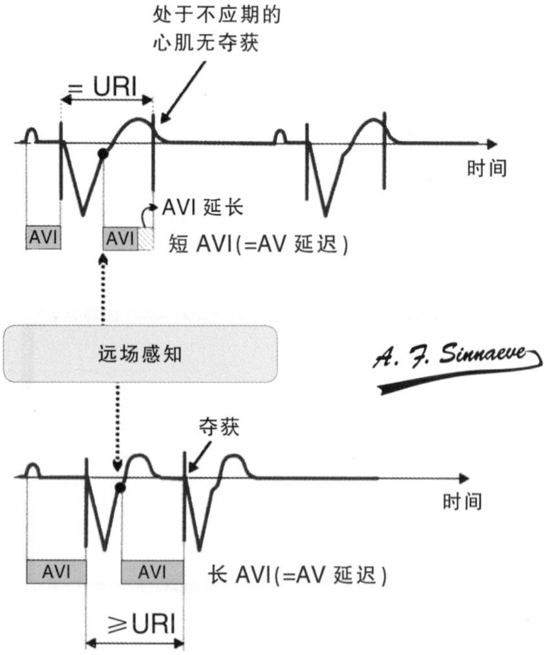
处于不应期的心肌无夺获
= URI
时间
AVI
AVI
AVI 延长
短 AVI(=AV 延迟)
远场感知
A. F. Sinnaeve
夺获
时间
AVI
AVI
长 AVI(=AV 延迟)
≥URI

如果远场 QRS 波被心房通道感知，起搏器将把它识别为 P 波，启动 AV 延迟，并在此 AV 延迟(AVI)结束时触发心室刺激。

根据此刺激与心室肌不应期的关系，该刺激可夺获心室，也可不夺获心室。

缩写：AS=心房感知；VP=心室起搏；URI=上限频率间期；PVARP=心室后心房不应期；VRP=心室不应期；VB=心室空白期；AVI=AV 延迟

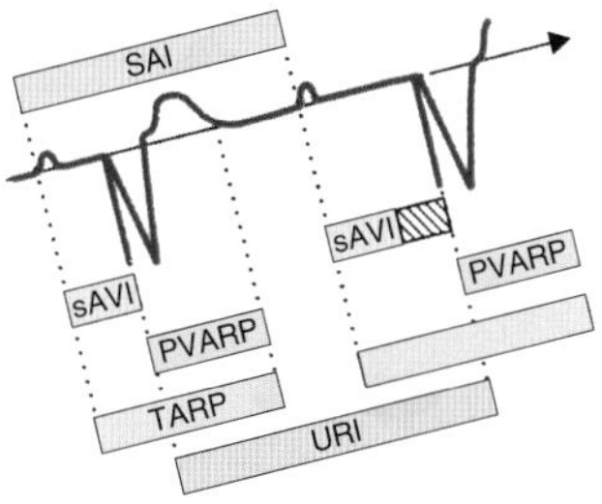
SAI
sAVI
PVARP
TARP
URI
sAVI
PVARP

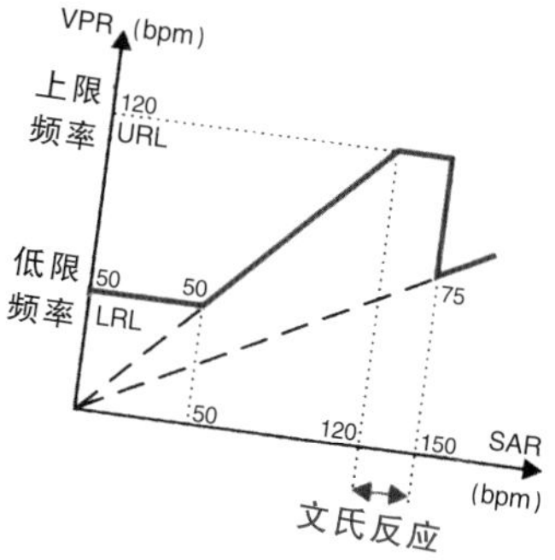
VPR (bpm)
上限
频率
120
URL
低限
频率
50
LRL
50
75
50
120
150
SAR
(bpm)
文氏反应

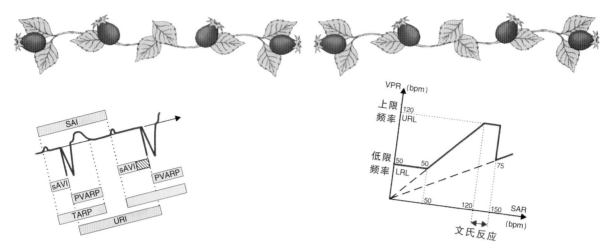

DDD 起搏器——上限频率反应

要点如下：

* 跟踪
* 2:1 固定比例阻滞
* 固定比例阻滞——平板运动试验
* 增加第 7 个计时周期以实现上限频率反应(文氏阻滞)
* 文氏上限频率限制
* 如何保证文氏阻滞
* 文氏上限频率反应——第 1 部分
* 文氏上限频率反应——第 2 部分
* 上限频率管理
* 心率平滑
* 房性期前收缩(APC)
* APC——更加困难
* 室性期前收缩事件——定义
* 功能性心房感知不足
* 心房跟踪明显缺失

A. F. Sinnaeve

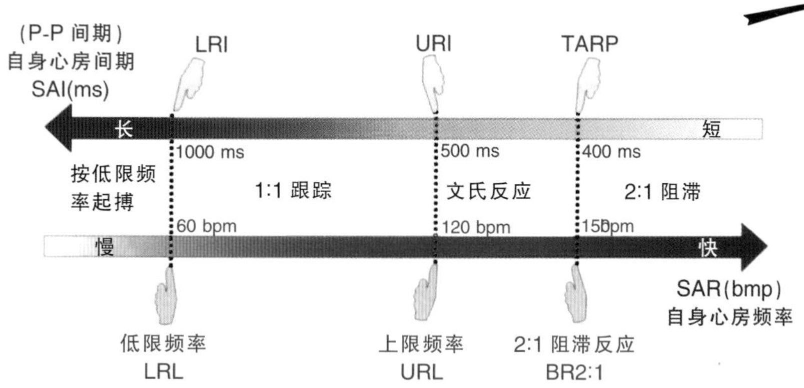
(P-P 间期)
自身心房间期
SAI(ms)
LRI
URI
TARP
长
短
1000 ms
500 ms
400 ms
按低限频
率起搏
1:1 跟踪
文氏反应
2:1 阻滞
60 bpm
120 bpm
150bpm
慢
快
SAR(bmp)
自身心房频率
低限频率
LRL
上限频率
URL
2:1 阻滞反应
BR2:1

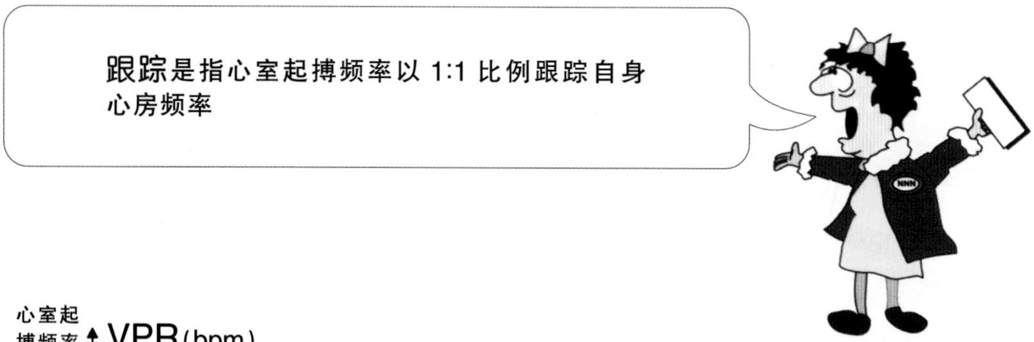
跟踪是指心室起搏频率以 1:1 比例跟踪自身心房频率

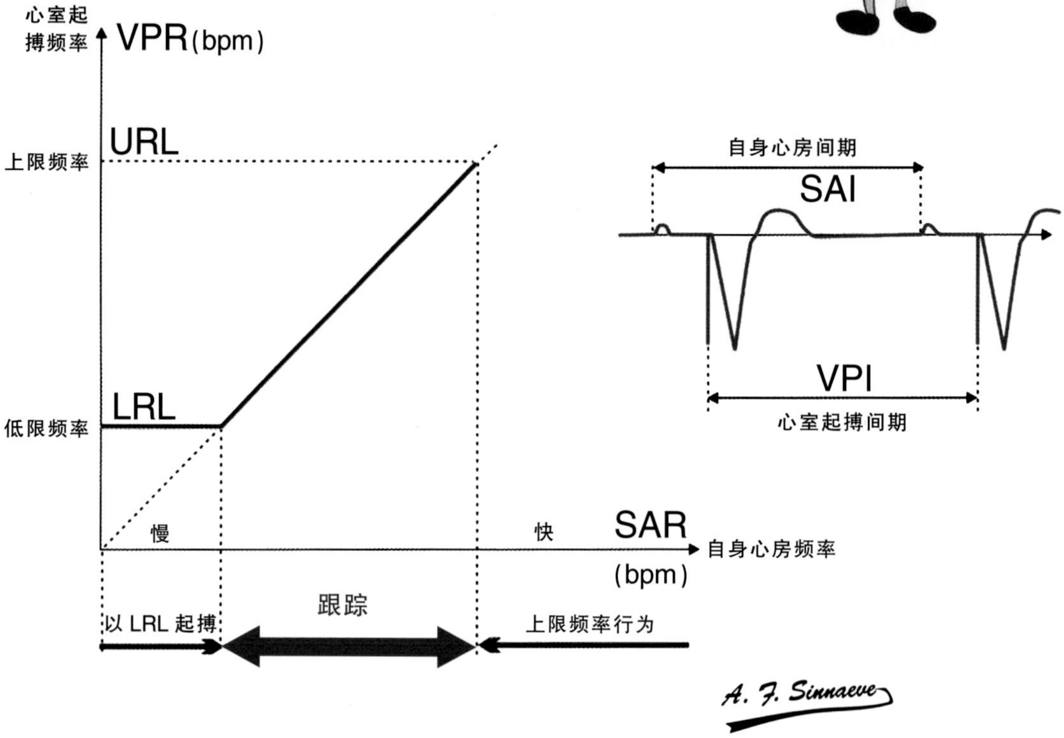
心室起搏频率
VPR(bpm)
上限频率
URL
低限频率
LRL
慢
快
SAR
自身心房频率
(bpm)
以 LRL 起搏
跟踪
上限频率行为
自身心房间期
SAI
VPI
心室起搏间期
A. F. Sinnaeve

自身心房频率 (SAR,bmp)	= $\frac{60\ 000}{\text{自身心房间期 (SAI,ms)}}$
心室起搏频率 (VPR,bmp)	= $\frac{60\ 000}{\text{心室起搏间期 (VPI,ms)}}$

2:1 固定比例阻滞

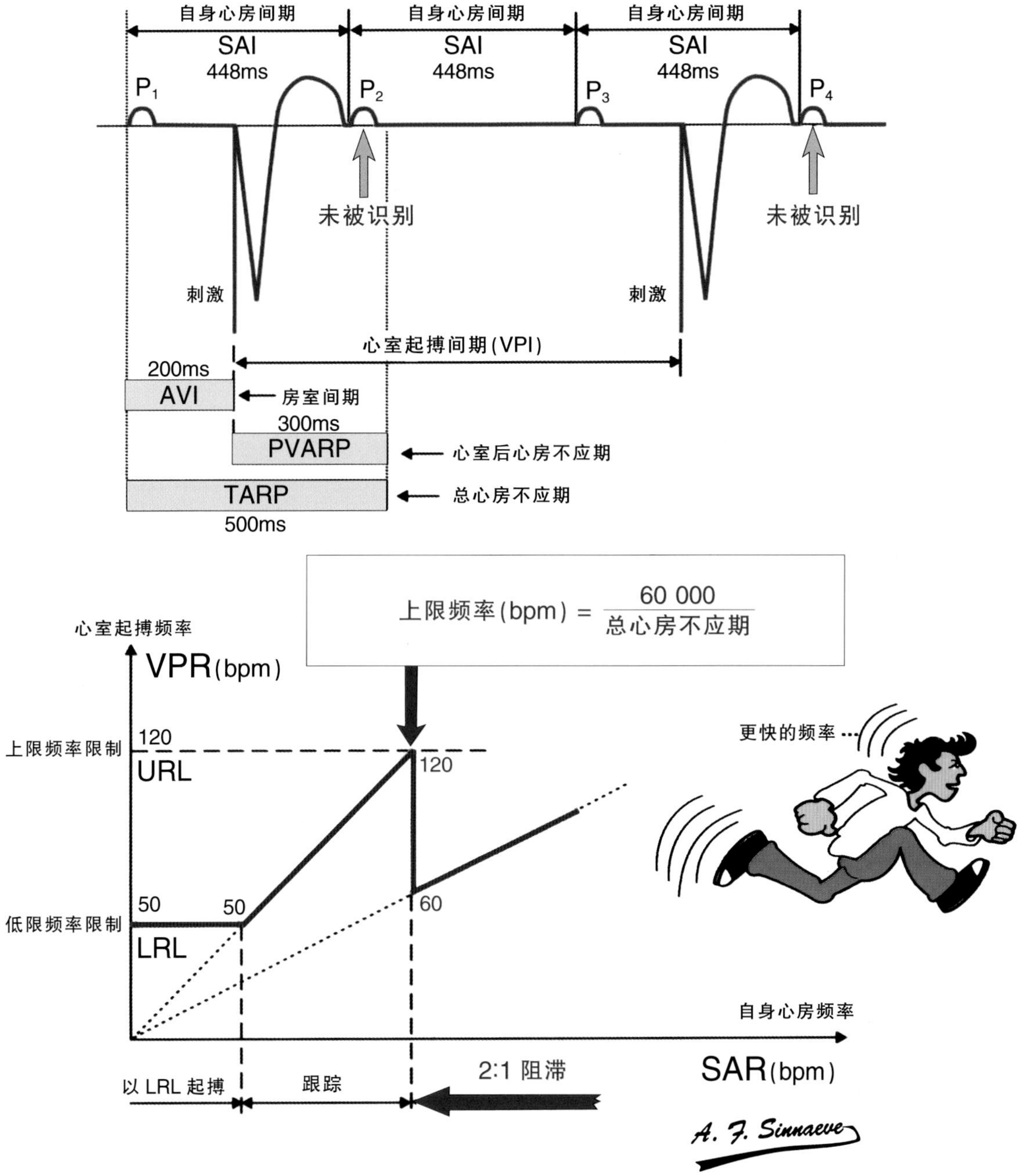
自身心房间期
SAI
448ms
P1
P2
P3
P4
未被识别
刺激
心室起搏间期(VPI)
200ms
AVI
房室间期
300ms
PVARP
心室后心房不应期
TARP
总心房不应期
500ms
上限频率(bpm) = 60 000 / 总心房不应期
心室起搏频率
VPR(bpm)
上限频率限制
120
URL
低限频率限制
50
LRL
60
更快的频率
自身心房频率
SAR(bpm)
以 LRL 起搏
跟踪
2:1 阻滞
A. F. Sinnaeve

平板运动试验

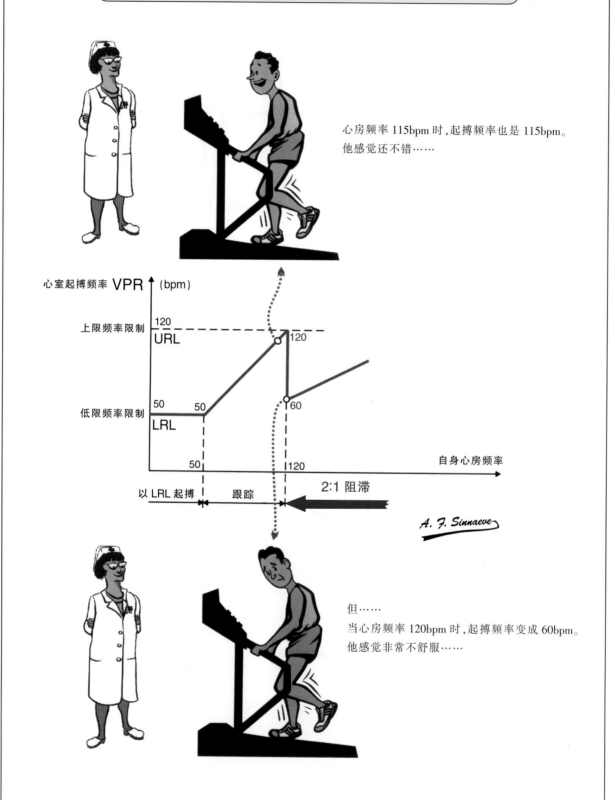

心房频率 115bpm 时,起搏频率也是 115bpm。
他感觉还不错……

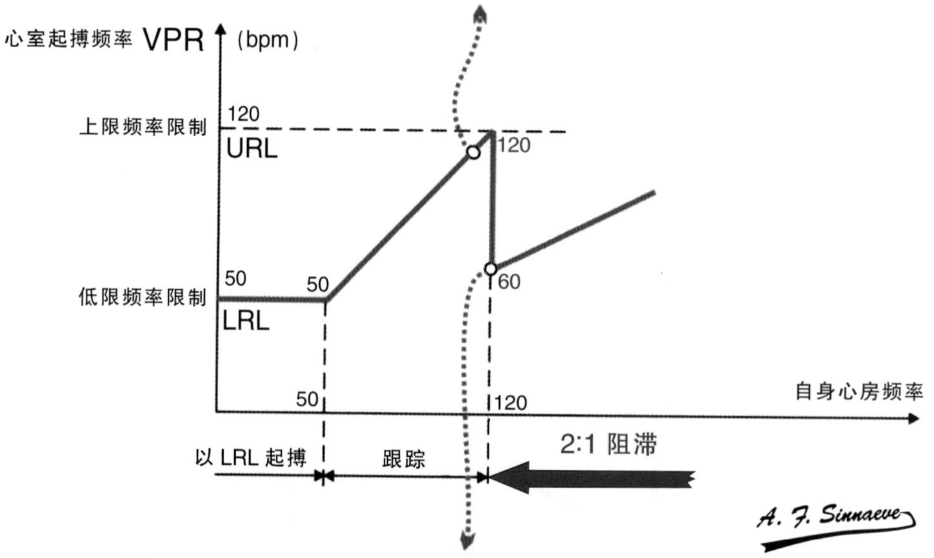
心室起搏频率 VPR
(bpm)
上限频率限制
120
URL
120
低限频率限制
50
LRL
50
60
50
120
自身心房频率
以 LRL 起搏
跟踪
2:1 阻滞
A. F. Sinnaeve

但……
当心房频率 120bpm 时,起搏频率变成 60bpm。
他感觉非常不舒服……

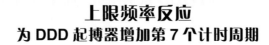

上限频率反应
为 DDD 起搏器增加第 7 个计时周期

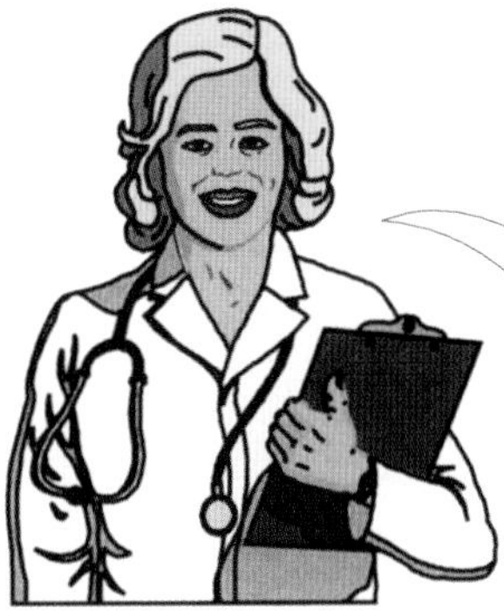

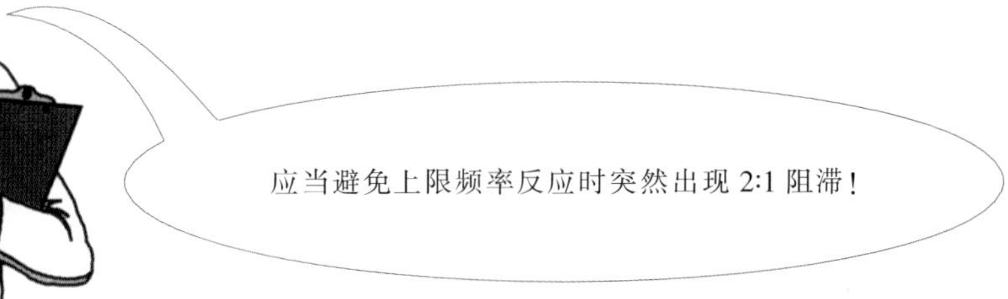
应当避免上限频率反应时突然出现 2:1 阻滞！

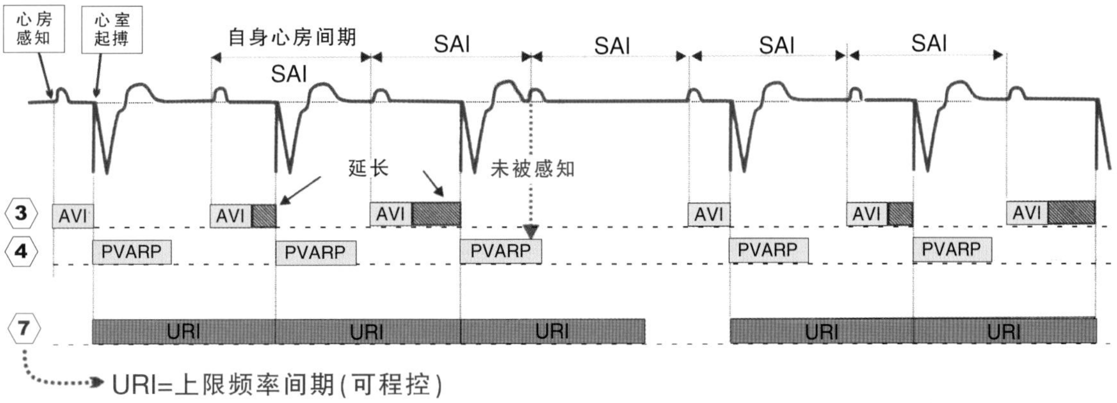
心房
感知
心室
起搏
自身心房间期
SAI
SAI
SAI
SAI
SAI
延长
未被感知
3
4
7
AVI
PVARP
URI
URI=上限频率间期（可程控）

A. F. Sinnaeve

文氏上限频率反应仅发生于上限频率间期（URI）程控得长于总心房不应期（TARP）时。后者为房室间期（AVI）与心室后心房不应期（PVARP）之和，即 TARP = AVI +PVARP。

若上限频率间期（URI）等于总心房不应期（TARP），可能不发生文氏上限频率反应，而出现 2:1 阻滞的上限频率反应。

给 DDD 起搏器增加第 7 个计时周期，以避免突然发生 2:1 阻滞

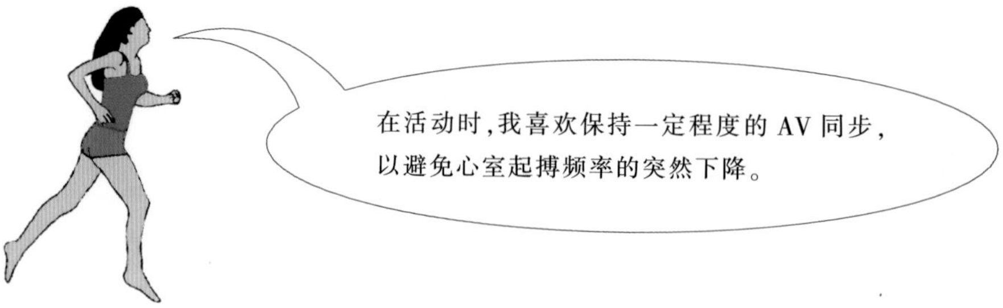
在活动时，我喜欢保持一定程度的 AV 同步，
以避免心室起搏频率的突然下降。

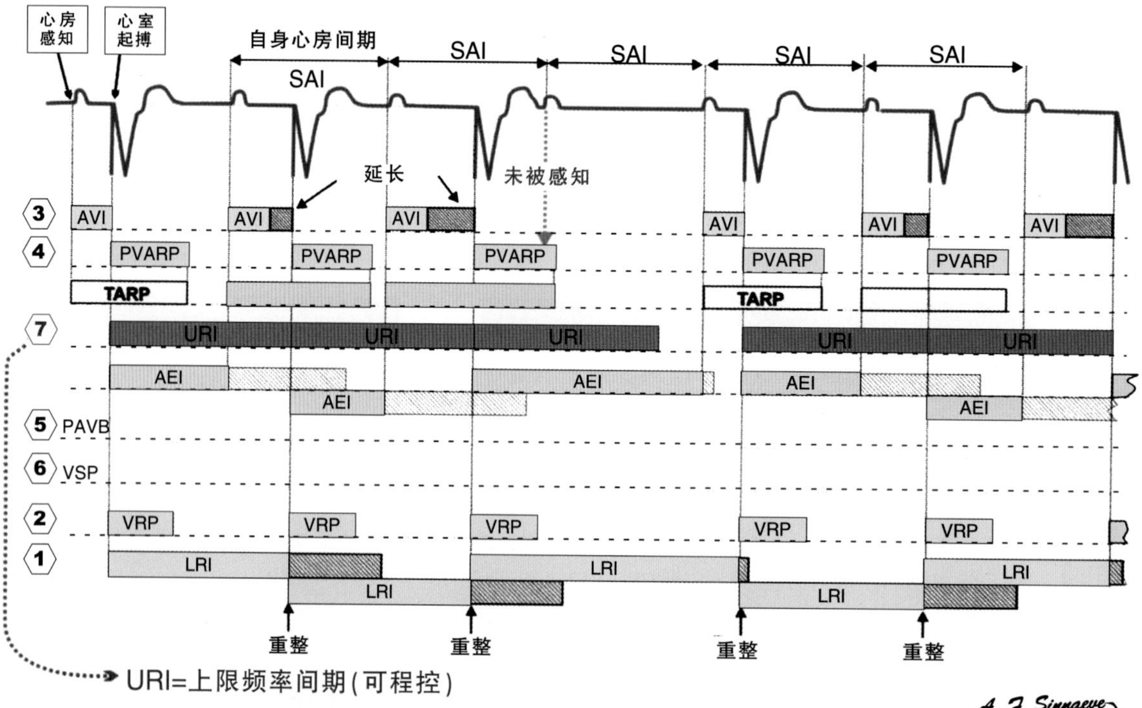
心房感知
心室起搏
自身心房间期
SAI
SAI
SAI
SAI
SAI
延长
未被感知
3
AVI
4
PVARP
TARP
7
URI
AEI
5 PAVB
6 VSP
2
VRP
1
LRI
重整
重整
重整
重整
URI=上限频率间期(可程控)

A. F. Sinnaeve

只有起搏器允许上限频率间期(URI)程控得长于总心房不应期(TARP)才有可能发生文氏上限频率反应。

缩写：AVI=房室间期；PVARP=心室后心房不应期；TARP=总心房不应期；AEI=心房逸搏间期；PAVB=心房后心室空白期；VSP=心室安全起搏窗；VRP=心室不应期；LRI=低限频率间期

制造起搏器的人真是太
聪明了!!!

如何保证文氏上限频率反应

只有起搏器允许上限频率间期（URI）程控得长于总心房不应期(TARP)时才有可能发生文氏上限频率反应。

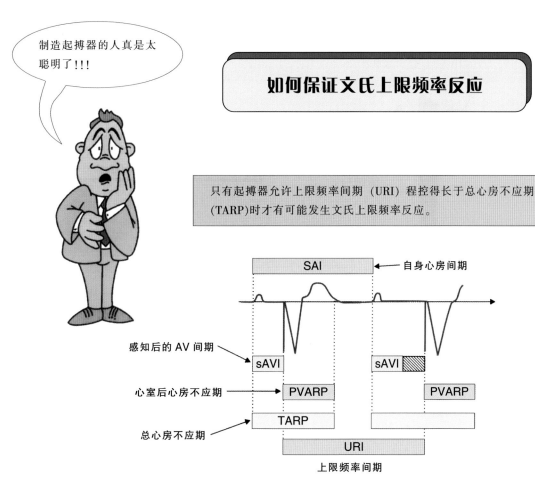

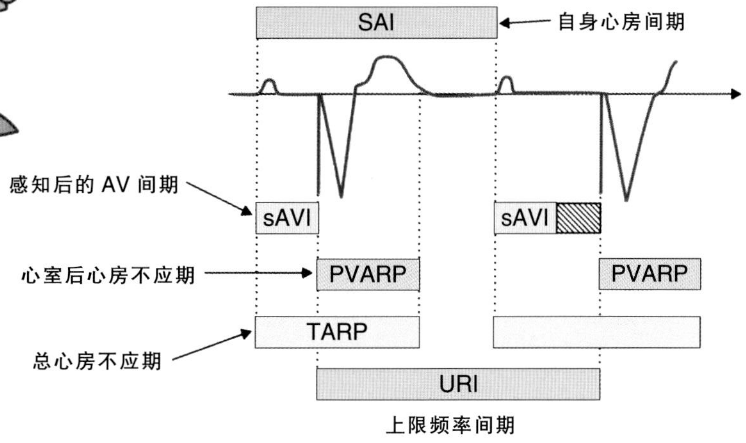
SAI
自身心房间期
感知后的 AV 间期
sAVI
sAVI
心室后心房不应期
PVARP
PVARP
总心房不应期
TARP
URI
上限频率间期

较短的总心房不应期(TARP)使起搏器在较高的心率水平时才发生 2:1 阻滞，因此可以允许将开始文氏反应的心率程控得更快一些。
改变 sAVI 和(或)PVARP 可提高上限频率，具体方法如下：

- 设置更短的感知后基础 AV 间期(sAVI)
- 提高心房频率而缩短 sAVI
- 设置更短的心室后心房不应期(PVARP)
- 运动时 PVARP 适应性缩短

A. F. Sinnaeve

文氏上限频率反应——第1部分

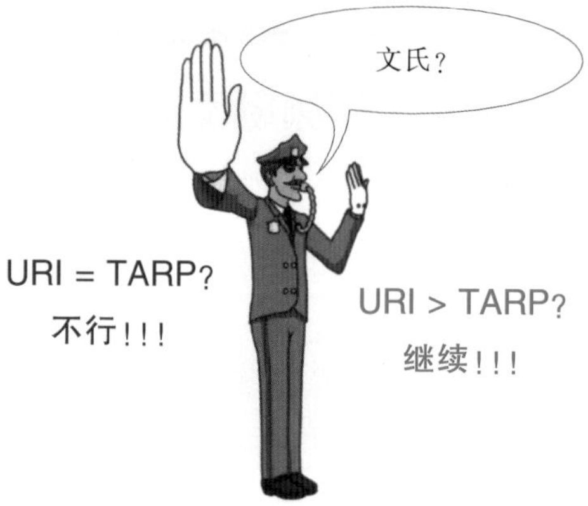
文氏？
URI = TARP？
不行！！！
URI > TARP？
继续！！！

$$\text{心率(bpm)} = \frac{60\ 000}{\text{间期(ms)}}$$

文氏反应发生于下面情况：

1. 上限频率间期(URI)长于总心房不应期(TARP)
2. 自身心房间期(SAVI)长于总心房不应期(TARP)但短于上限频率间期(URI)

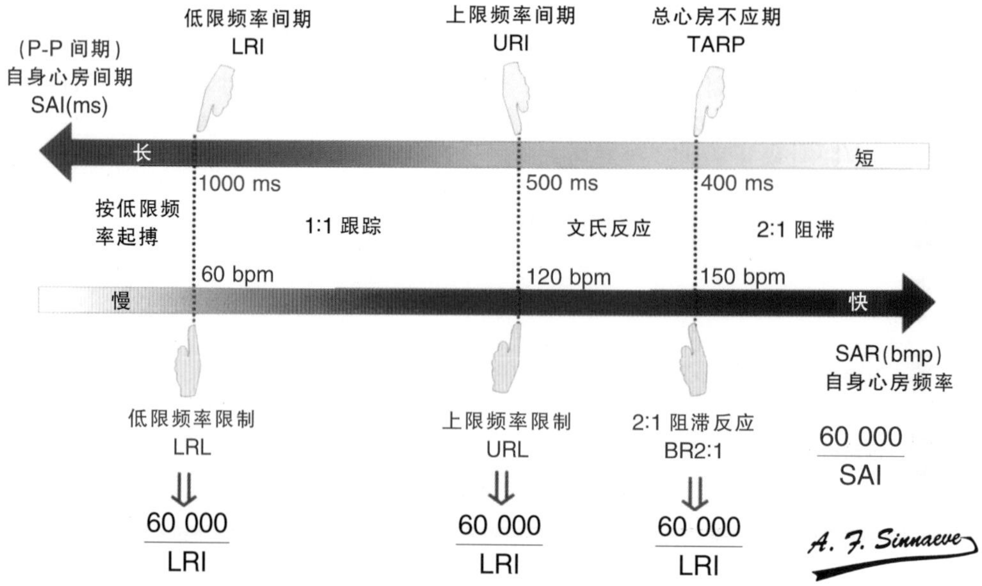
(P-P 间期)
自身心房间期
SAI(ms)
低限频率间期
LRI
上限频率间期
URI
总心房不应期
TARP
长
短
1000 ms
500 ms
400 ms
按低限频率起搏
1:1 跟踪
文氏反应
2:1 阻滞
60 bpm
120 bpm
150 bpm
慢
快
SAR(bmp)
自身心房频率
60 000 / SAI
低限频率限制
LRL
60 000 / LRI
上限频率限制
URL
60 000 / LRI
2:1 阻滞反应
BR2:1
60 000 / LRI
A. F. Sinnaeve

文氏上限频率反应——第 2 部分

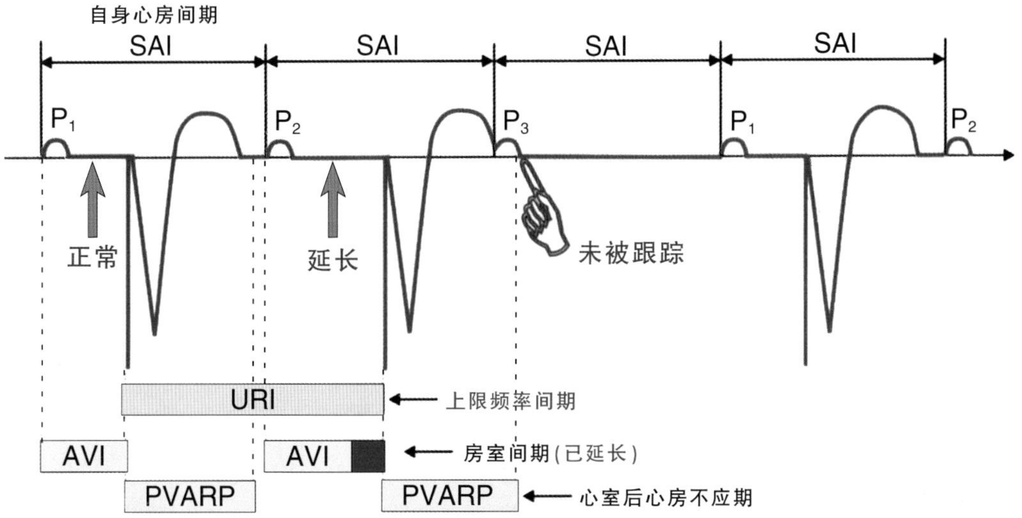
自身心房间期
SAI
SAI
SAI
SAI
P1
P2
P3
P1
P2
正常
延长
未被跟踪
URI
上限频率间期
AVI
AVI
房室间期(已延长)
PVARP
PVARP
心室后心房不应期

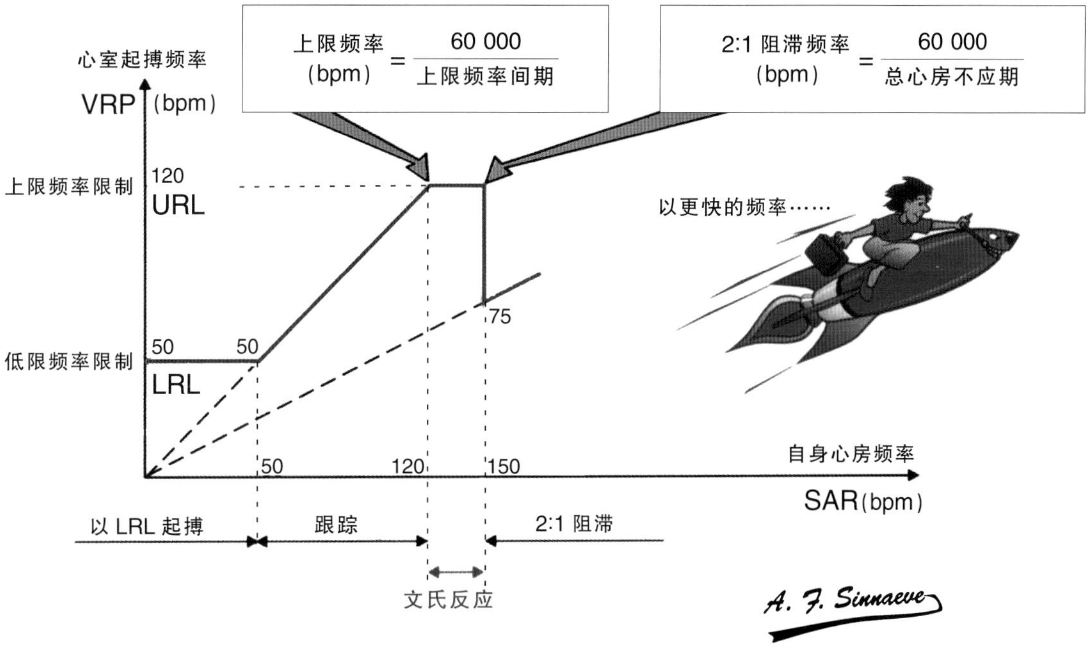
上限频率 (bpm) = 60 000 / 上限频率间期
2:1 阻滞频率 (bpm) = 60 000 / 总心房不应期
心室起搏频率
VRP (bpm)
上限频率限制
120
URL
低限频率限制
50
LRL
50
75
以更快的频率……
50
120
150
自身心房频率
SAR(bpm)
以 LRL 起搏
跟踪
2:1 阻滞
文氏反应
A. F. Sinnaeve

上限频率管理?

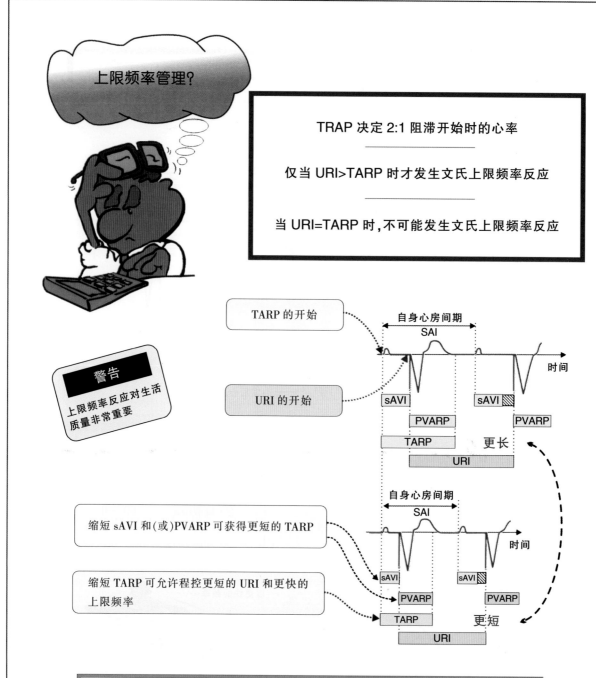

TRAP 决定 2:1 阻滞开始时的心率

仅当 URI>TARP 时才发生文氏上限频率反应

当 URI=TARP 时，不可能发生文氏上限频率反应

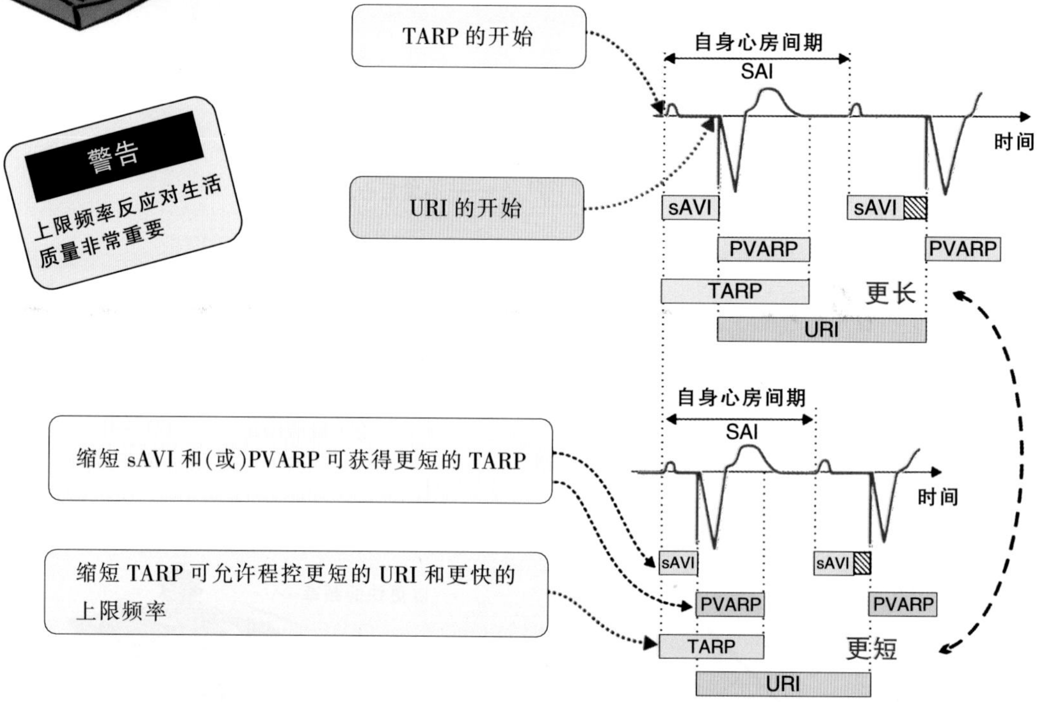
警告
上限频率反应对生活质量非常重要
TARP 的开始
URI 的开始
自身心房间期
SAI
时间
sAVI
sAVI
PVARP
PVARP
TARP
更长
URI
缩短 sAVI 和(或)PVARP 可获得更短的 TARP
缩短 TARP 可允许程控更短的 URI 和更快的上限频率
自身心房间期
SAI
时间
sAVI
sAVI
PVARP
PVARP
TARP
更短
URI

- 休息时可将 sAVI 程控得短于 pAVI
- 如果起搏器具备某种算法可根据心房频率增加而缩短 sAVI，那么 sAVI 及 TARP 可进一步缩短
- 某些起搏器在运动时 PVARP 也可以缩短

缩写：sAVI=感知事件后的房室间期；SAI=自身心房间期；PVARP=心室后心房不应期；TARP=总心房不应期；URI=上限频率间期

A. F. Sinnaeve

心率平滑

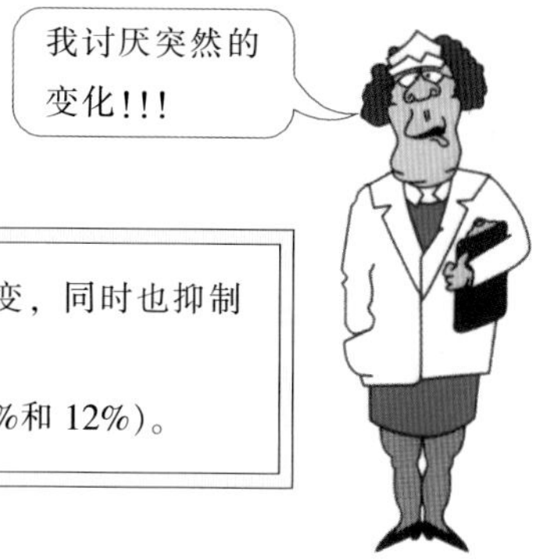
我讨厌突然的变化!!!

- 心率平滑不仅限制了 DDD 起搏器的上限频率时起搏周长的改变，同时也抑制窦性心律时任何时间的心率加快或减慢。
- 起搏器允许的起搏周长的最大变化范围是可程控的(3%、6%、9%和 12%)。

无心率平滑的文氏上限频率反应

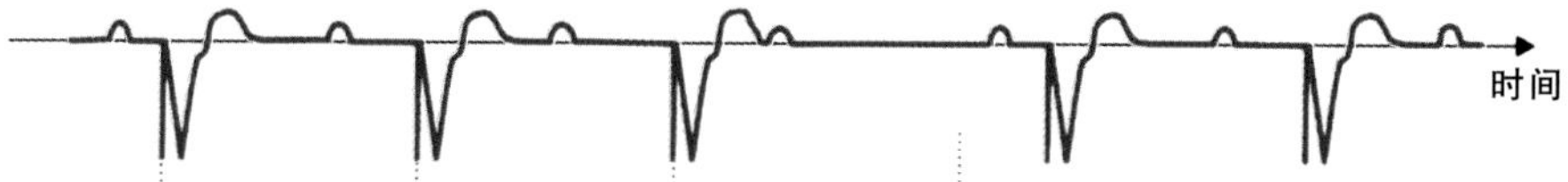
时间

具有心率平滑(9%)的文氏上限频率反应

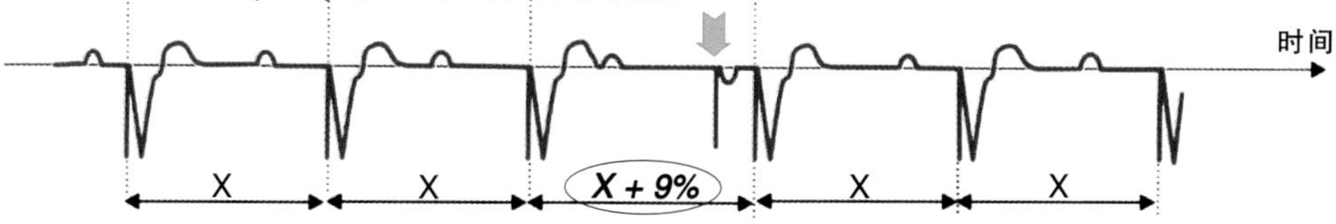
时间
X
X
X + 9%
X
X

注:具有频率应答功能的 DDDR 起搏器起搏时也会发生类似心率平滑的反应。随着运动或活动产生的传感器输出增加,由于受主导地位传感器驱动间期的影响,文氏上限频率反应结束时的间歇可能会缩短或消失。对于不能耐受文氏上限频率反应间歇的患者而言,这种反应具有潜在的重要意义。

SVT 时的心率平滑(n%)

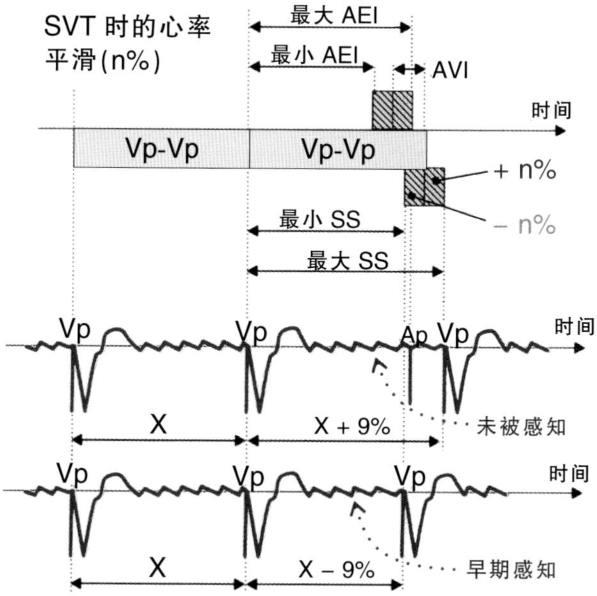
最大 AEI
最小 AEI
AVI
时间
Vp-Vp
Vp-Vp
+ n%
– n%
最小 SS
最大 SS
Vp
Vp
Ap
Vp
时间
X
X + 9%
未被感知
Vp
Vp
Vp
时间
X
X – 9%
早期感知

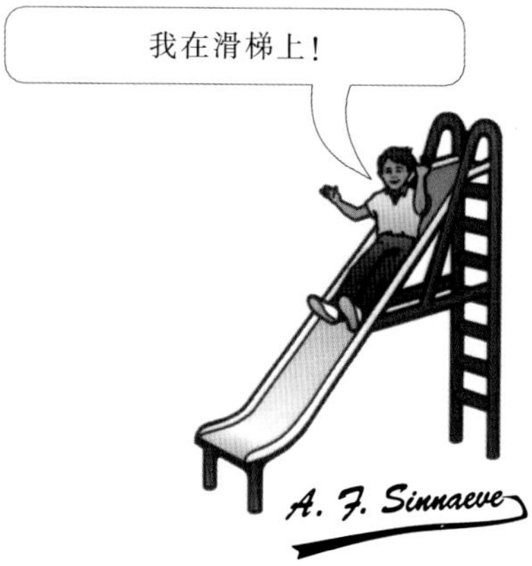
我在滑梯上!
A. F. Sinnaeve

缩写:
AEI=心房逸搏间期;AVI=房室延迟;Ap=心房起搏;Vp=心室起搏;SS=起搏间期;SVT=室上性心动过速

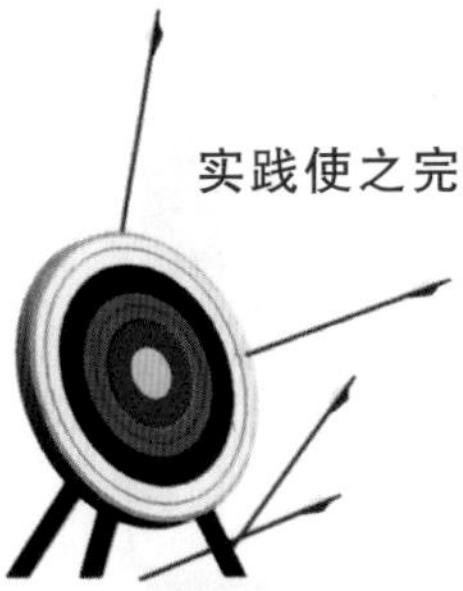

实践使之完美

房性期前收缩和上限频率限制
*举例 *

1. 跟踪时(LRI>SAI>URI)

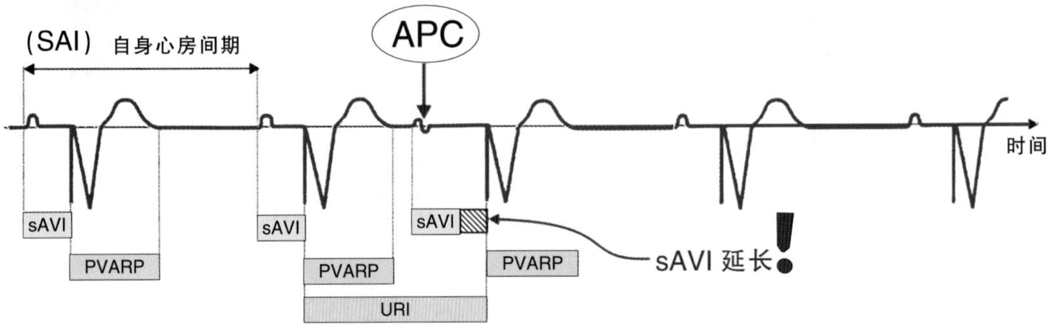
(SAI) 自身心房间期
APC
时间
sAVI
sAVI
sAVI
PVARP
PVARP
PVARP
URI
sAVI 延长!

2. 2:1阻滞的上限频率反应

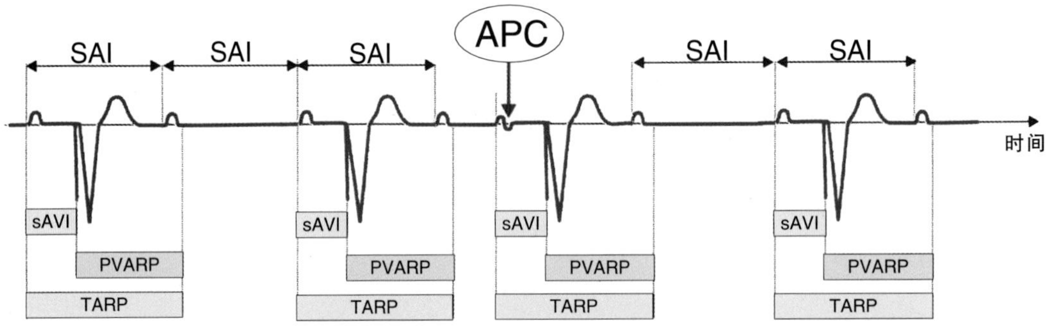
SAI
SAI
SAI
APC
SAI
SAI
时间
sAVI
sAVI
sAVI
sAVI
PVARP
PVARP
PVARP
PVARP
TARP
TARP
TARP
TARP

3. 上限频率反应时的文氏行为

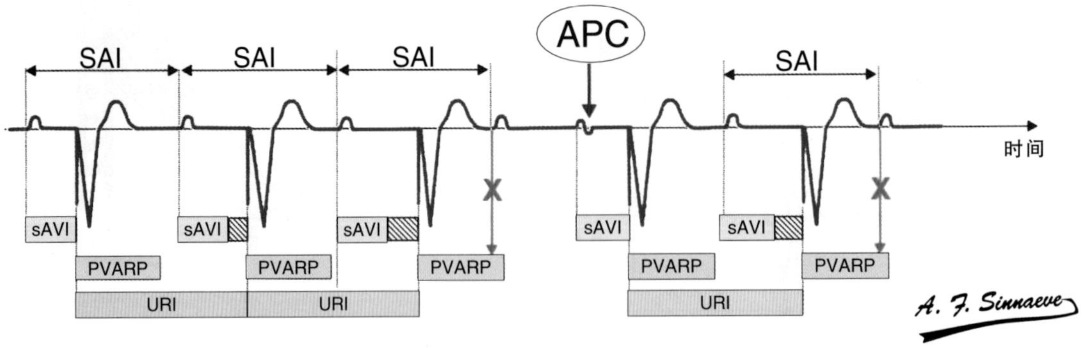
SAI
SAI
SAI
APC
SAI
时间
X
X
sAVI
sAVI
sAVI
sAVI
sAVI
PVARP
PVARP
PVARP
PVARP
PVARP
URI
URI
URI
A. F. Sinnaeve

缩写:APC=房性期前收缩;LRI=低限频率间期;PVARP=心室后心房不应期;SAI=自身心房间期;sAVI=感知事件后的房室延迟;TARP=总心房不应期;URI=上限频率间期

DDD 起搏器 URI>TARP 时的房性期前收缩和上限频率

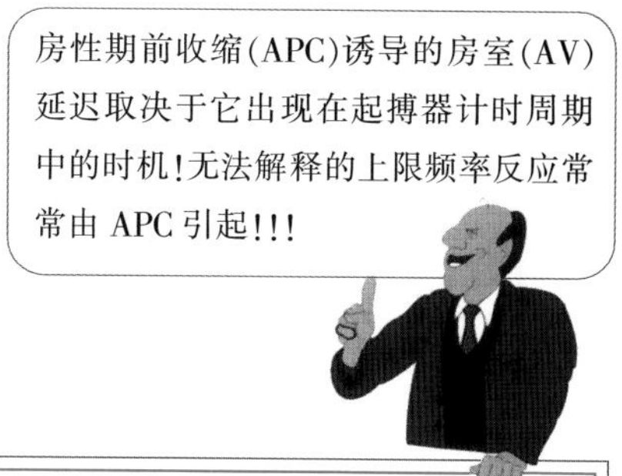
房性期前收缩(APC)诱导的房室(AV)延迟取决于它出现在起搏器计时周期中的时机!无法解释的上限频率反应常常由 APC 引起!!!

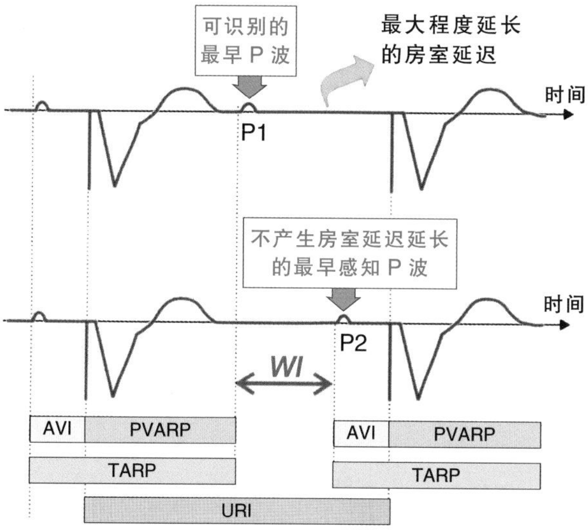
可识别的最早 P 波
最大程度延长的房室延迟
时间
P1
不产生房室延迟延长的最早感知 P 波
时间
P2
WI
AVI
PVARP
AVI
PVARP
TARP
TARP
URI

文氏间期(WI)等于 AV 延迟的最大延长。因此它也等于：

WI = URI - (AVI + PVARP)

WI = URI - TARP

PVARP 终止时立即出现的 P 波(P1)将表现出最长的间期 (AVI+WI), 以保持 URI 的恒定。超出 WI 范围的 P 波(P2)启动的 AV 间期与程控值相等。WI 内的 P 波将表现出不同程度的 AV 延长, 以保证 URI 的恒定。

使用分规测量可疑的间期!

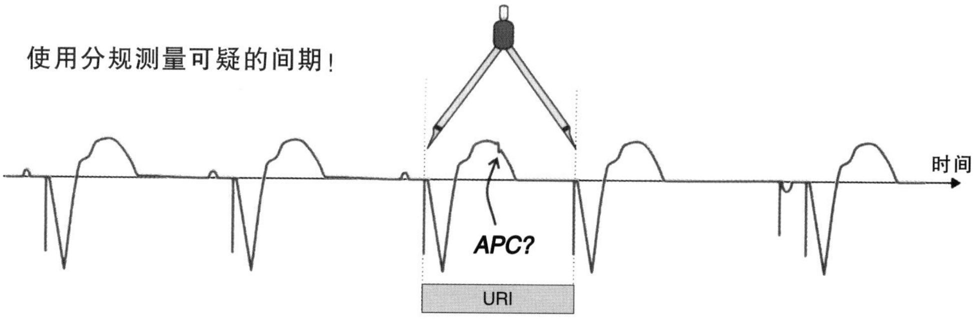
时间
APC?
URI

在心电图上,从提前出现的心室刺激开始向前移动分规至上一个心室事件,两者间的距离即是 URI。如果所测得的间期等于 URI,有证据表明包含 URI 的两个心室事件之间存在一个心房感知事件。出现心房感知事件最常见的原因是 APC,少见原因是孤立出现的逆传 P 波。即使心房感知灵敏度很高,心房通道的远场 T 波感知仍很少见。

缩写:APC=房性期前收缩;AVI=房室间期或房室延迟;PVARP=心室后心房不应期;TARP=总心房不应期;URI=上限频率间期;WI=文氏间期

A. F. Sinnaeve

室性期前收缩事件(PVE)

定义：对于起搏器而言，PVE 是一种感知 R 波，在 R 波之前没有心房起搏或感知事件。

因此，起搏器确定的 PVE 可终止心室间期但不影响心房事件。

起搏器的 PVE 与临床医师眼中的 PVC 不一定是一回事！

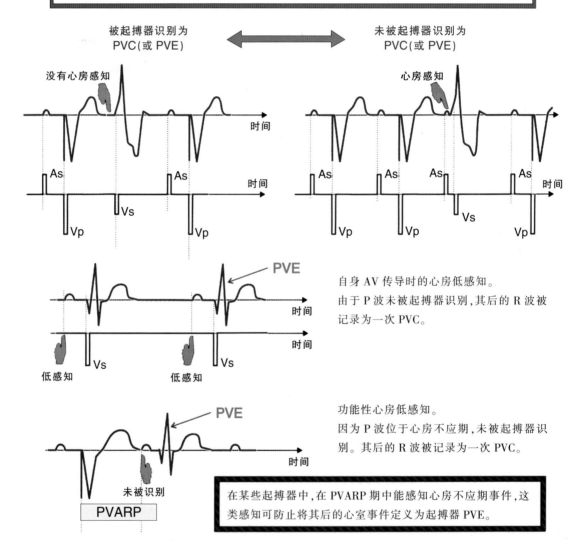

被起搏器识别为 PVC（或 PVE） ⟷ 未被起搏器识别为 PVC（或 PVE）

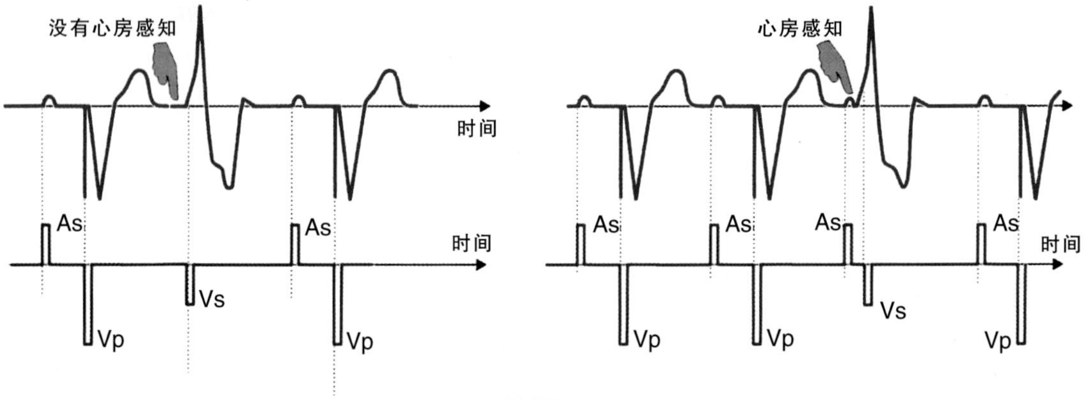

没有心房感知
时间
As
As
Vs
Vp
Vp
时间
心房感知
时间
As
As
As
As
Vs
Vp
Vp
Vp
时间

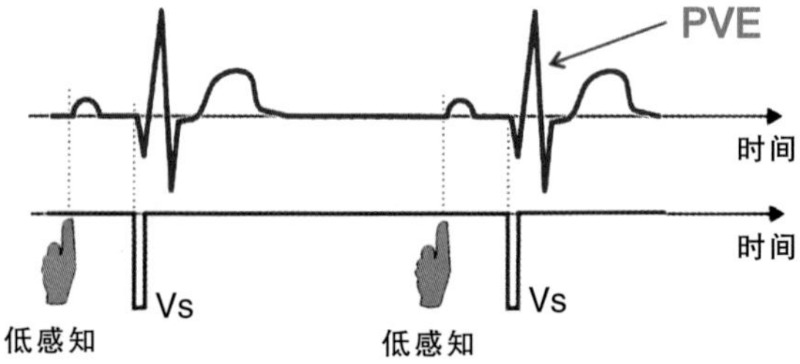

PVE
时间
时间
Vs
Vs
低感知
低感知

自身 AV 传导时的心房低感知。

由于 P 波未被起搏器识别，其后的 R 波被记录为一次 PVC。

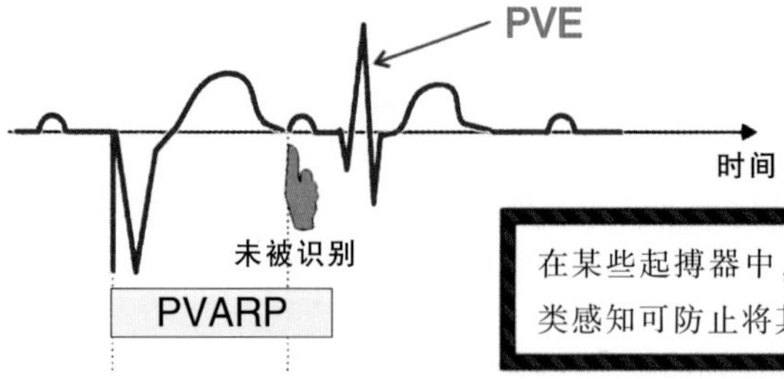

PVE
时间
未被识别
PVARP

功能性心房低感知。

因为 P 波位于心房不应期，未被起搏器识别。其后的 R 波被记录为一次 PVC。

在某些起搏器中，在 PVARP 期中能感知心房不应期事件，这类感知可防止将其后的心室事件定义为起搏器 PVE。

缩写：PVARP=心室后心房不应期；PVE=室性期前收缩事件；PVC=室性期前收缩；As=心房感知事件；Ap=心房起搏事件；Vp=心室起搏事件；Vs=心室感知事件

A. F. Sinnaeve

功能性心房低感知

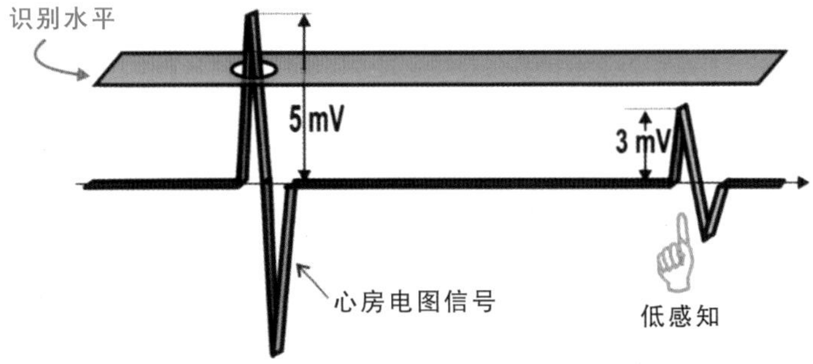
识别水平
5 mV
3 mV
心房电图信号
低感知

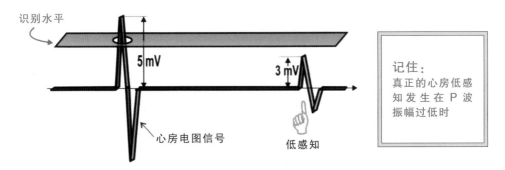

记住：
真正的心房低感知发生在 P 波振幅过低时

长 PVARP 时的功能性心房低感知

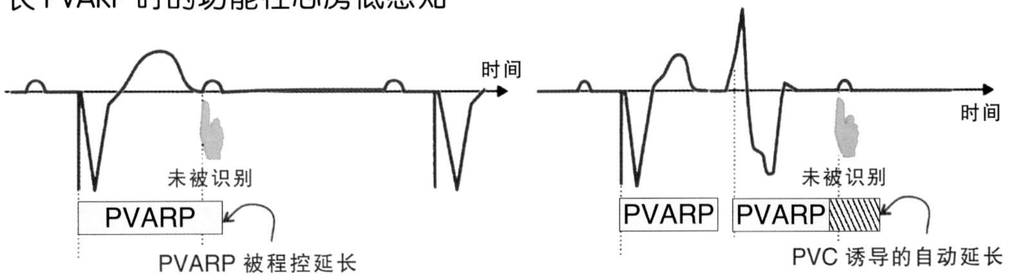
时间
未被识别
PVARP
PVARP 被程控延长
时间
未被识别
PVARP
PVARP
PVC 诱导的自动延长

由于上限频率反应而产生的明显或功能性心房低感知（心房频率作用下 P 波移位至 PVARP 内）

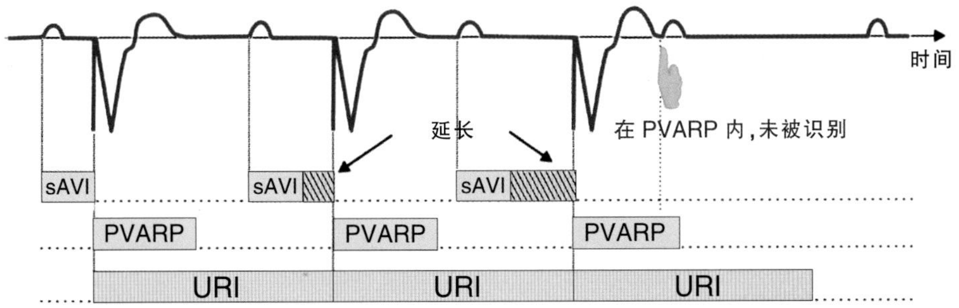
时间
延长
在 PVARP 内，未被识别
sAVI
sAVI
sAVI
PVARP
PVARP
PVARP
URI
URI
URI

A. F. Sinnaeve

注意

记住，起搏器定义的 PVC 之后的 PVARP 自动延长可导致功能性心房低感知，即使基础 PVARP 相对较短时也会如此。

缩写：EGM=电图；mV=毫伏；PVC=室性期前收缩；PVARP=心室后心房不应期；sAVI=感知心房事件后的房室延迟；URI=上限频率间期

有时,我们可以看到心房感知和心室感知事件之间的间期延长,超过了程控的 AV 间期,但这种情况并不是真的心房低感知,因为心房电图的振幅足够产生心房感知!!!

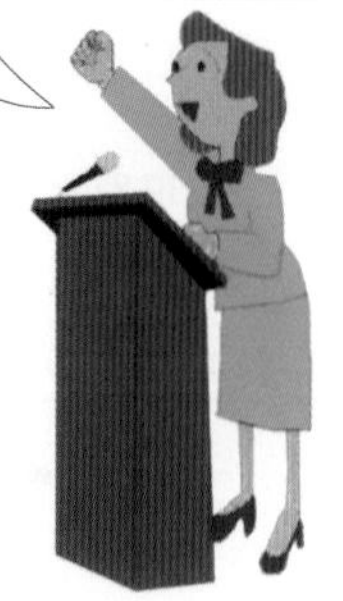

心房跟踪的明显缺失

1 自身 R–R 间期短于心室上限频率间期(URI)
(反复被自身频率抢占的文氏上限频率反应)

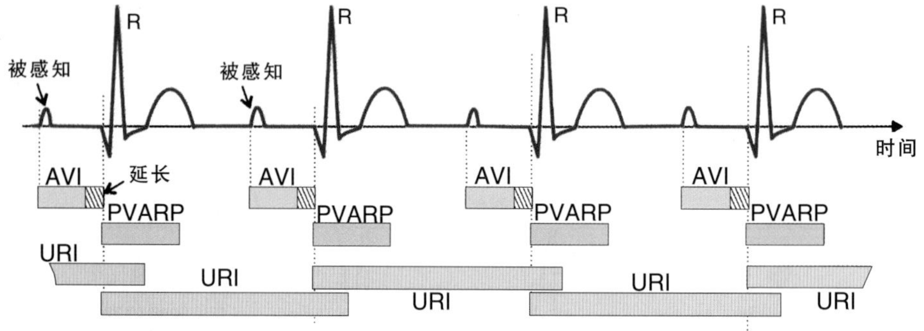

R
被感知
时间
AVI
延长
PVARP
URI

2 过度延长的 PVARP 妨碍 P 波的识别(在心房频率相对较快时)

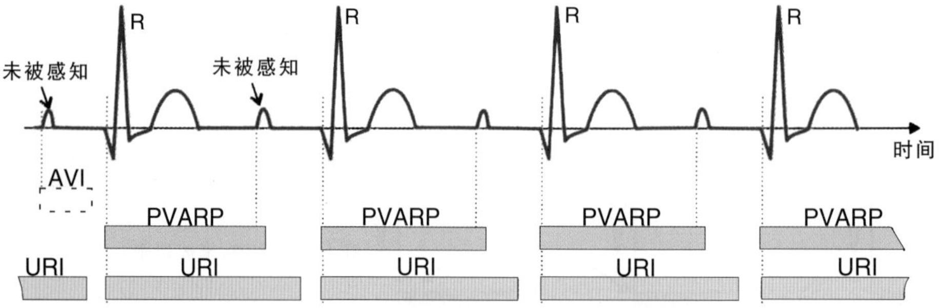

R
未被感知
时间
AVI
PVARP
URI

3 心室过感知(T 波感知)启动一个新的 PVARP,因此妨碍了正常的 P 波感知

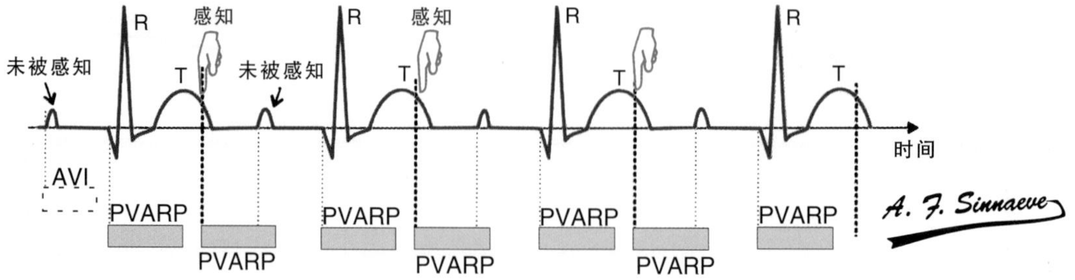

R
T
感知
未被感知
时间
AVI
PVARP
A. F. Sinnaeve

缩写:AVI=程控的房室延迟;PVARP=心室后心房不应期;URI=上限频率间期

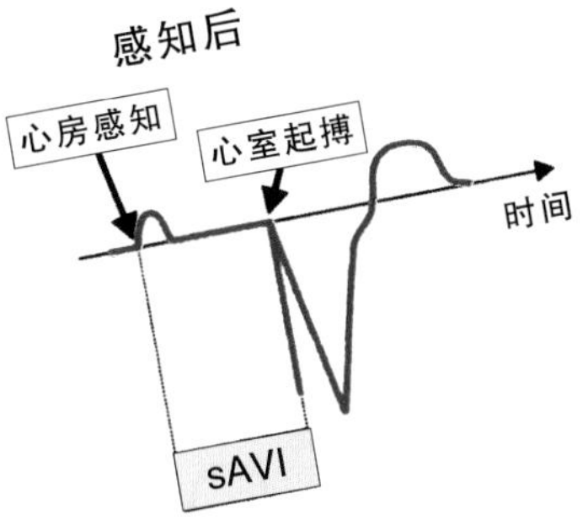
感知后
心房感知
心室起搏
时间
sAVI

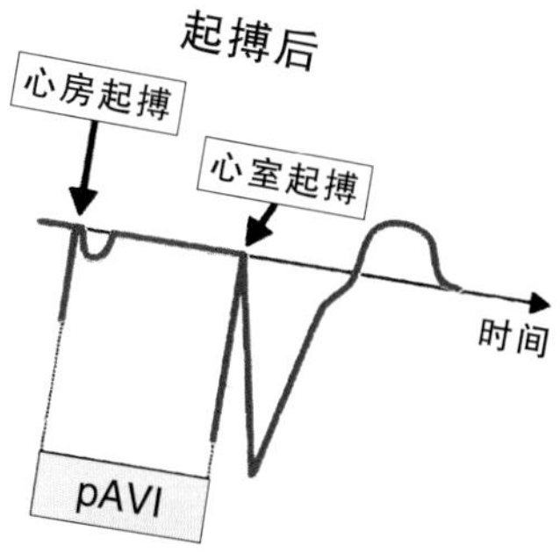
起搏后
心房起搏
心室起搏
时间
pAVI

房室间期(AVI)

要点如下：

* 起搏或感知的 AV 延迟
* 频率适应性 AV 延迟
* 如何程控 AV 延迟？
* AV 延迟滞后

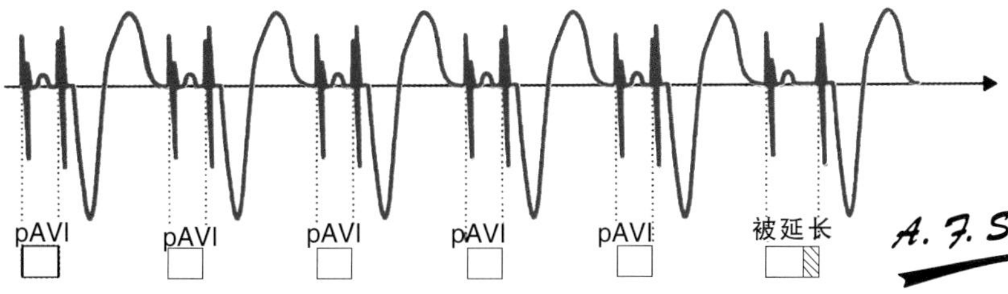
pAVI
pAVI
pAVI
pAVI
pAVI
被延长

A. F. Sinnaeve

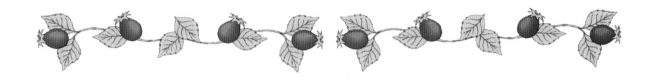

AV 延迟或房室间期(AVI)

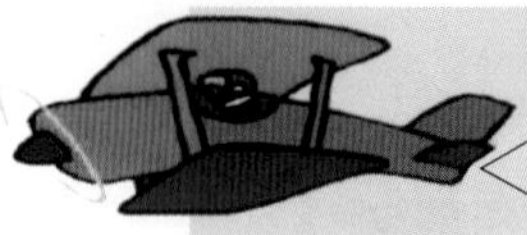

AVI 是心房事件(感知的或起搏的)与按时发放的心室刺激之间的间期。

感知后

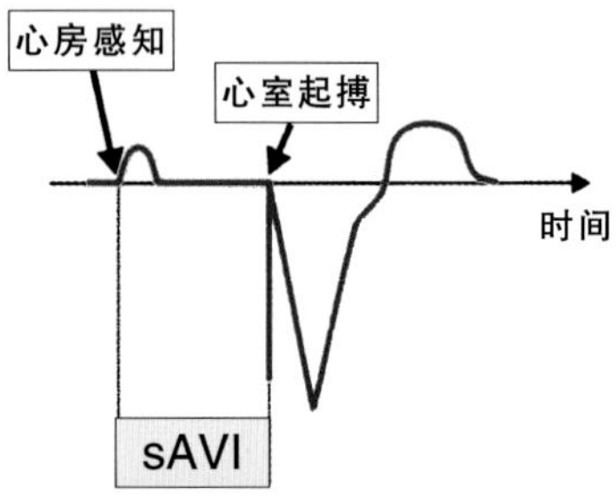
心房感知
心室起搏
时间
sAVI

sAVI 开始于一次心房感知事件

起搏后

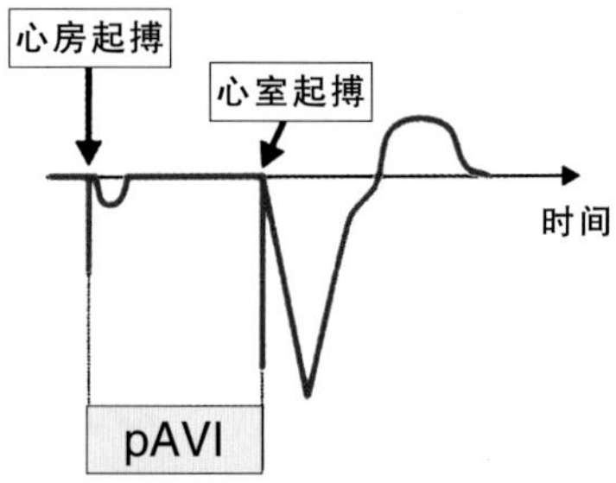
心房起搏
心室起搏
时间
pAVI

pAVI 开始于一次心房刺激事件

A. F. Sinnaeve

- 起搏和感知的心房事件可采用各自不同的 AV 间期。
- 通常 sAVI<pAVI，
  sAVI 一般比 pAVI 短 30~50ms。
- AV 间期可被程控为某一固定值或(可选择)频率适应性(即 AV 间期随心房频率增加而缩短)。

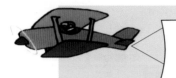

频率适应性 AV 间期

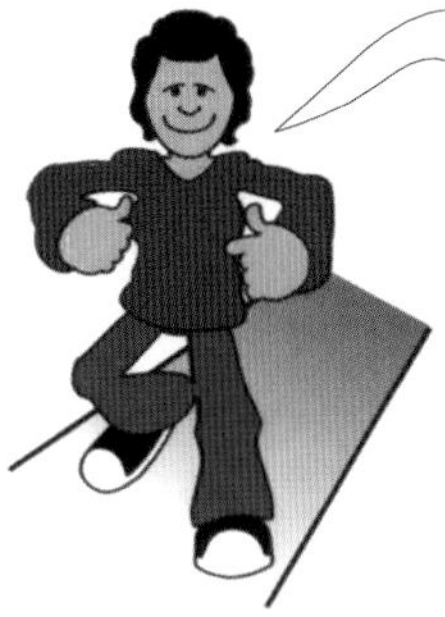

我的 AV 延迟是正常的或生理性的。每当我运动时它就会缩短!

频率适应性 AV 间期模拟了心脏的生理性反应

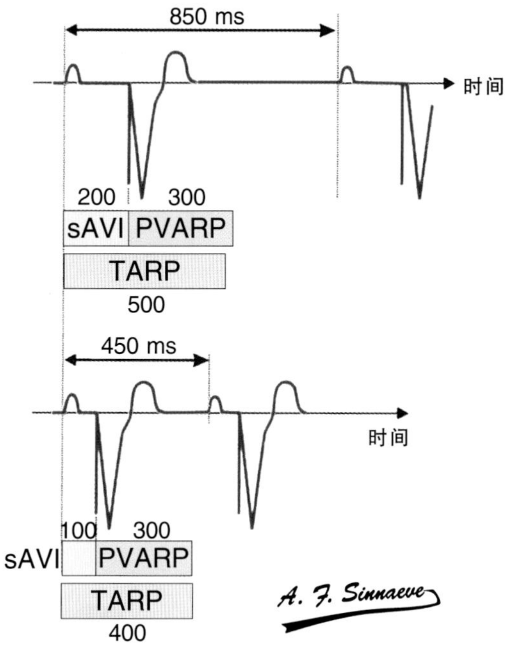

850 ms
时间
200
300
sAVI
PVARP
TARP
500
450 ms
时间
100
300
sAVI
PVARP
TARP
400
A. F. Sinnaeve

相对缓慢的心房频率

→ 更长的 AV 延迟

自身心房间期 SAI=850ms

自身心房频率 SAR=71bpm

感知的房室间期 sAVI=200ms

较快的心房频率

→ 较短的 AV 延迟

自身心房间期 SAI=450ms

自身心房频率 SAR=133bpm

感知的房室间期 sAVI=100ms

程控仪可改变:

- sAVI 的最大值。
- sAVI 的最小值。
- sAVI 在最大值和最小值之间逐渐缩短的值。
- sAVI 发生变化时的心率范围。

非心房传感器的输入反映了患者的活动量,其输入增加时 pAVI 可相应缩短。

如何获得最佳的 AV 延迟？

- 健康人静息时，最佳 PR 或 AV 间期在正常情况下为 120~210ms。
- 由于包括年龄在内的一些生理或病理因素的影响，不同患者的最佳 AV 延迟有很大变化（年轻人相对较短）。
- AV 延迟（AVI）的最佳值需要包括静息和运动状态时的最佳值。

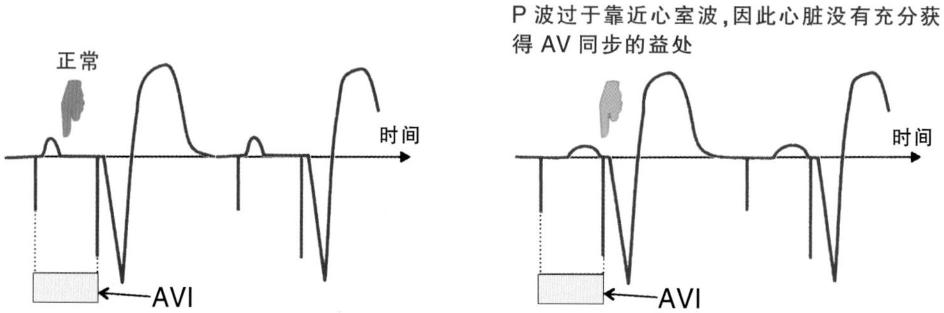
正常
时间
AVI
P 波过于靠近心室波，因此心脏没有充分获得 AV 同步的益处
时间
AVI

通过程控起搏器可以调节右侧心脏的电学 AV 延迟，使得左侧心脏的机械 AV 延迟达到最佳，从而保持心房对心输出量的奉献并使左室功能最优化！！！

不能从体表心电图上测量最佳的 AV 延迟！！！

需要通过多普勒超声心动图来确定每个患者产生最大每搏输出量和心输出量时的最佳 AV 延迟。

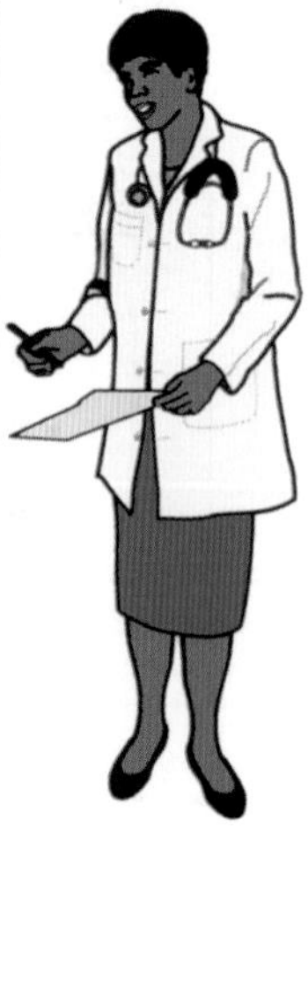
要确定最佳 AV 延迟不是一件容易的事，因为起搏器程控的电学 AV 延迟的持续时间不一定与左心房收缩和左心室收缩的最佳关系相关。最重要的是左心室的最佳机械 AV 延迟。

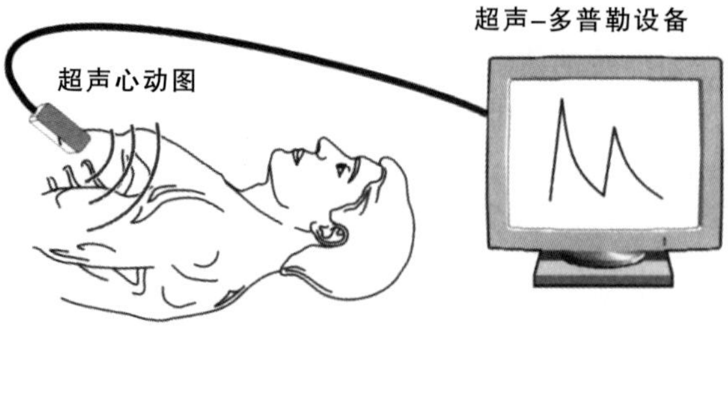
超声–多普勒设备
超声心动图

A. F. Sinnaeve

AV 延迟滞后

有利于正常的 AV 传导,促进正常的心室除极

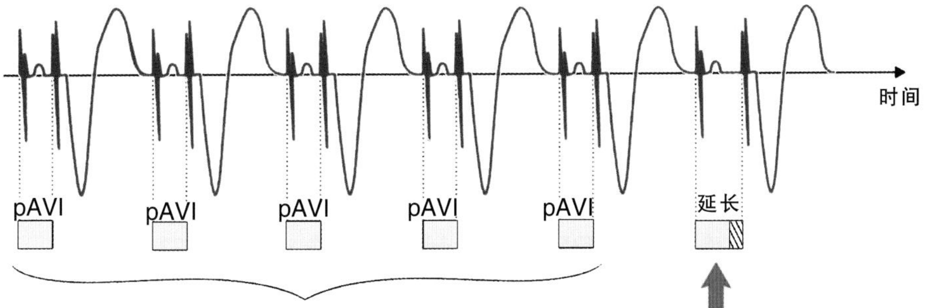
时间
pAVI
pAVI
pAVI
pAVI
延长

在“n”个连续的心室起搏后,AV 延迟延长了“1”个周期

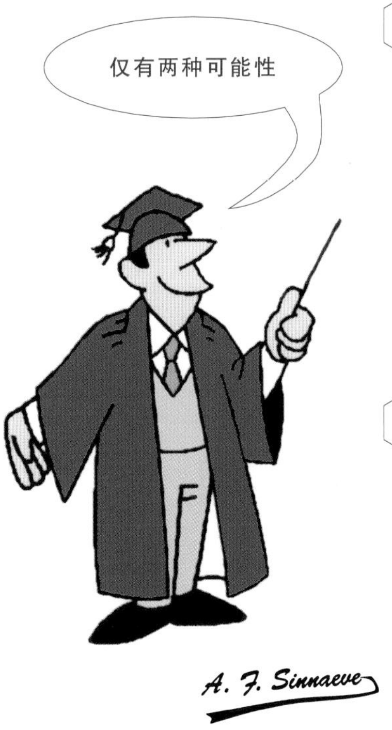
仅有两种可能性
A. F. Sinnaeve

1 如果感知到自身的心室事件,AV 延迟将保持延长。

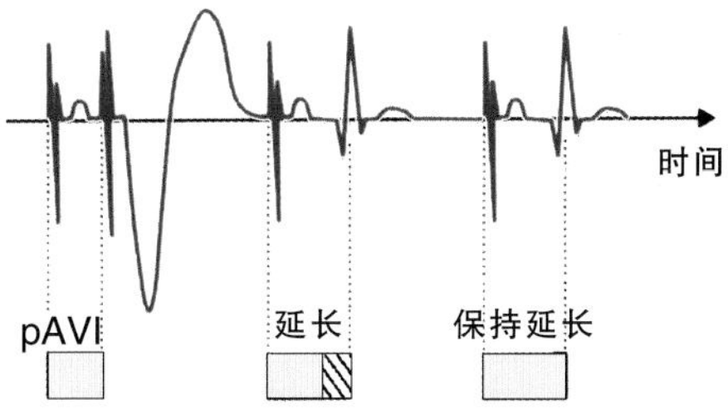
时间
延长
保持延长

2 如果没有感知到自身的心室事件,AV 延迟将回到程控值。

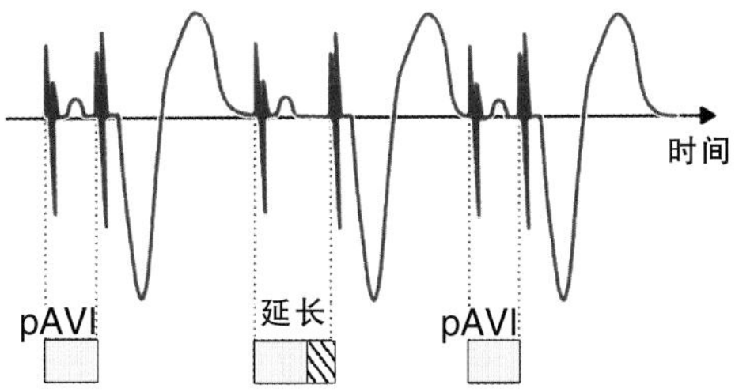
时间
延长
pAVI

缩写:AV=房-室;pAVI=起搏的房室间期

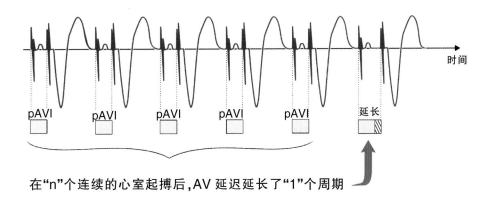

危险
警惕不同心
率时的 ELT

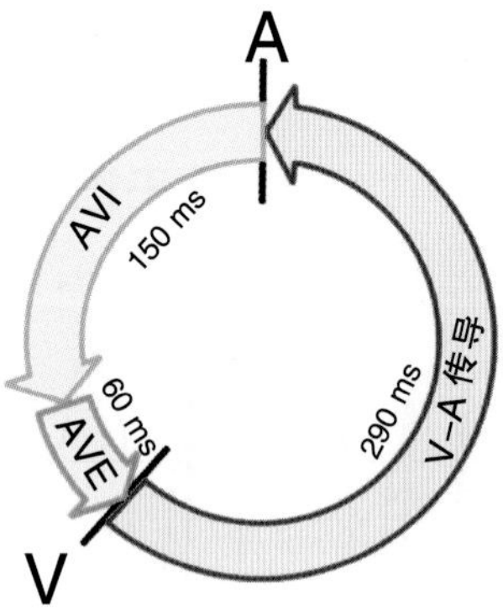
A
AVI
150 ms
V–A 传导
290 ms
60 ms
AVE
V

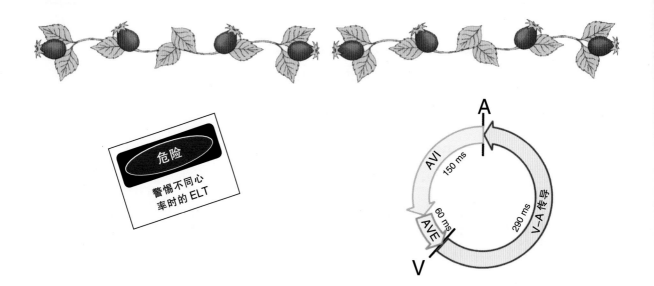

双腔起搏器的逆向室房同步

要点如下：

* 无休止循环性心动过速(ELT)的机制
* ELT 的心电图
* ELT：促发因素
* ELT 的频率
* 逆向室房(VA)传导的评价
* 远场 ELT
* 反复非折返性 VA 同步(RNRVAS)的心电图
* RNRVAS：预防和治疗
* ELT 和 RNRVAS
* 预防 ELT 的方法——美敦力公司
* 预防 ELT 的方法——圣犹达公司和波士顿科学公司
* PVC 时心房起搏——圣犹达公司

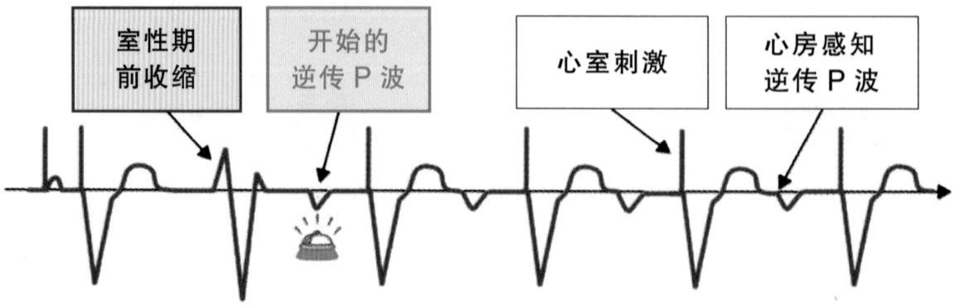
室性期
前收缩
开始的
逆传 P 波
心室刺激
心房感知
逆传 P 波

A. F. Sinnaeve

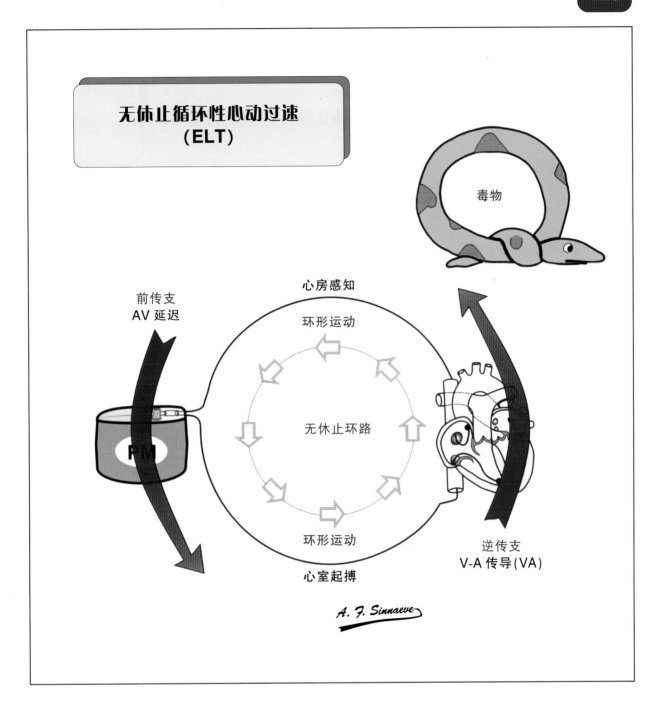

无休止循环性心动过速
(ELT)

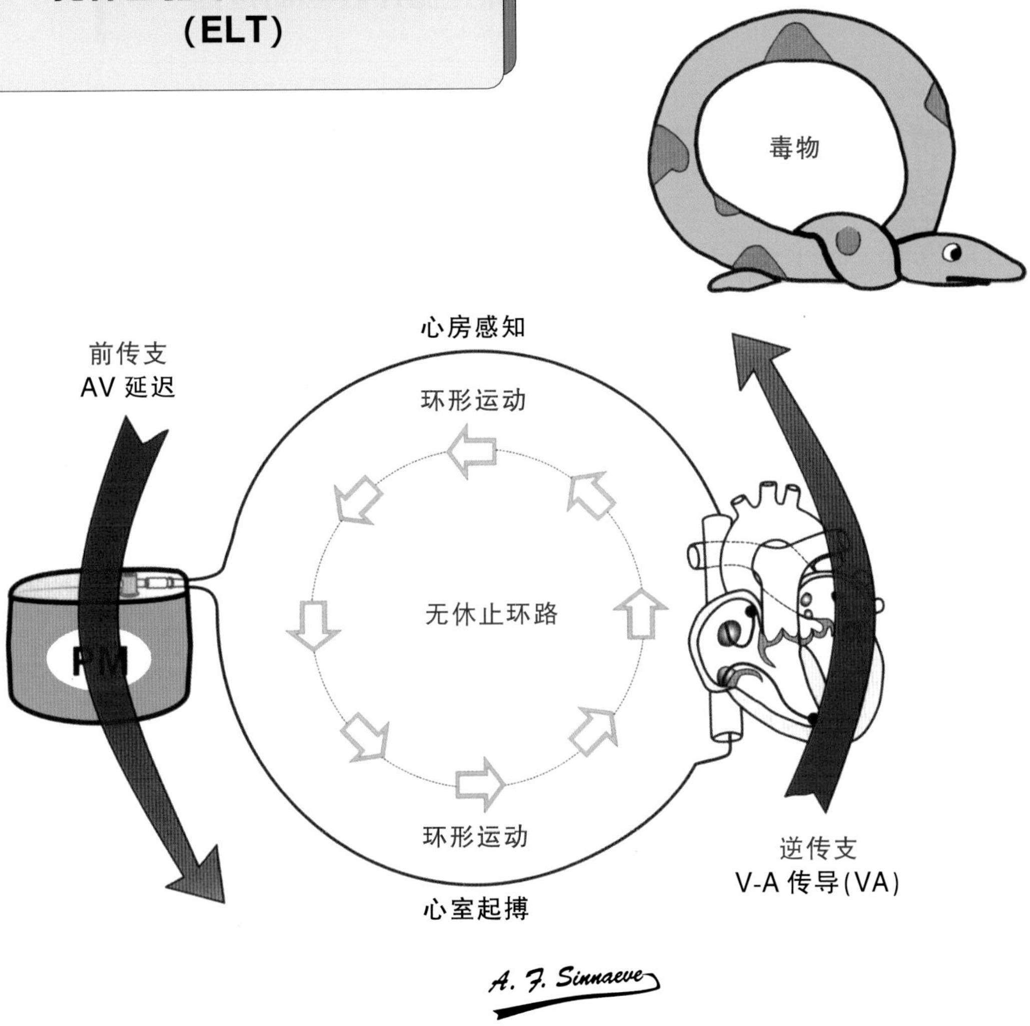

毒物
心房感知
前传支
AV 延迟
环形运动
无休止环路
PM
环形运动
心室起搏
逆传支
V-A 传导(VA)
A. F. Sinnaeve

DDD 起搏器和无休止循环性心动过速

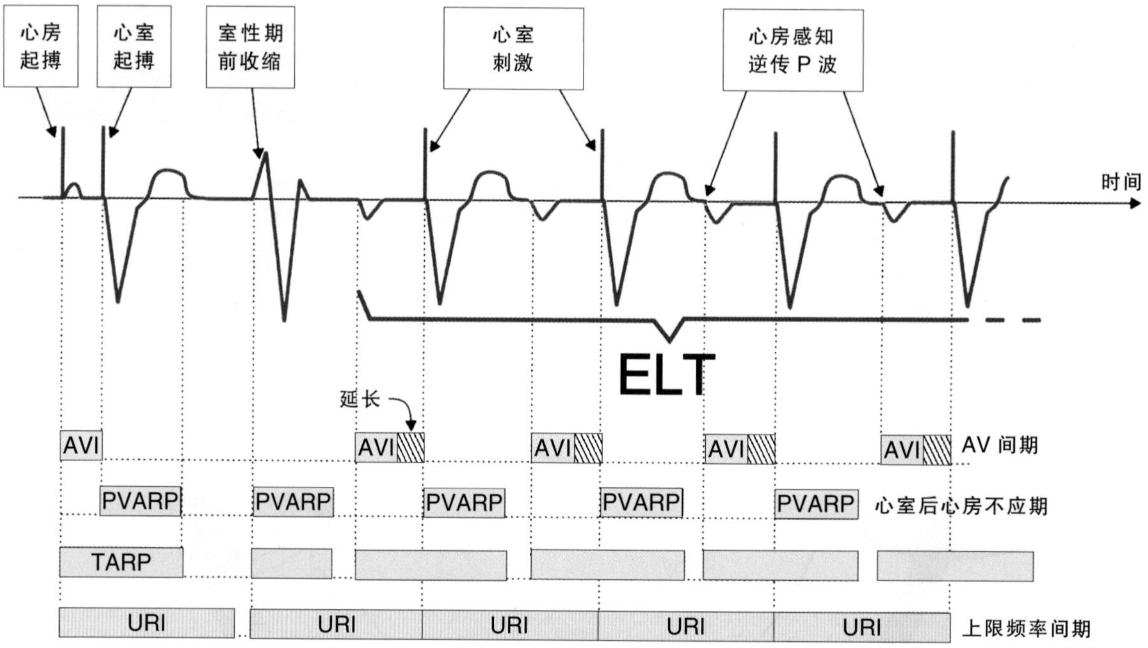

心房起搏
心室起搏
室性期前收缩
心室刺激
心房感知逆传 P 波
时间
ELT
延长
AVI
AV 间期
PVARP
心室后心房不应期
TARP
URI
上限频率间期

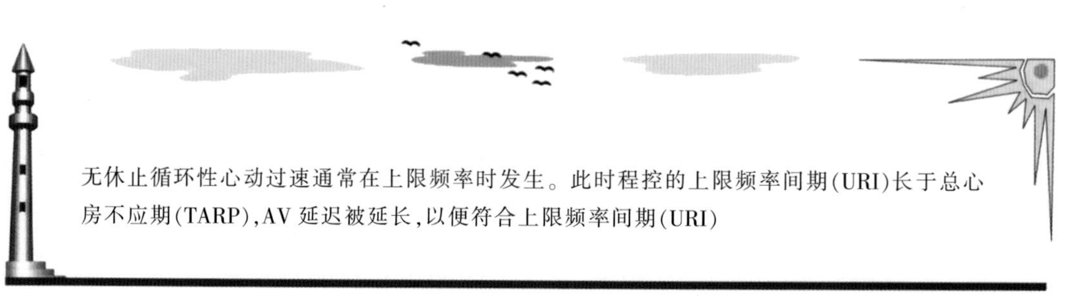

无休止循环性心动过速通常在上限频率时发生。此时程控的上限频率间期(URI)长于总心房不应期(TARP),AV 延迟被延长,以便符合上限频率间期(URI)

缩写:AVI=房室间期;AVE=AVI 延长;ELT=无休止循环性心动过速;PVARP=心室后心房不应期;TARP=总心房不应期;URI=上限频率间期

A. F. Sinnaeve

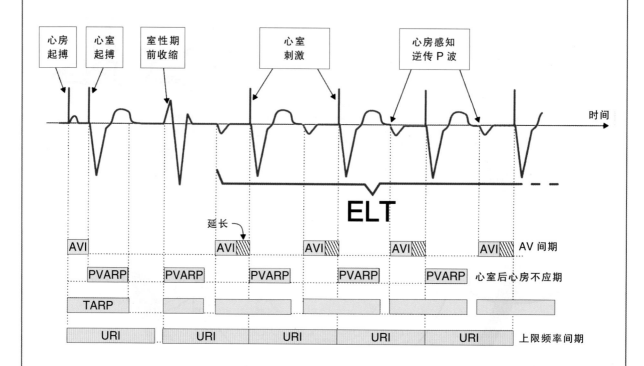

无休止循环性心动过速的促发因素

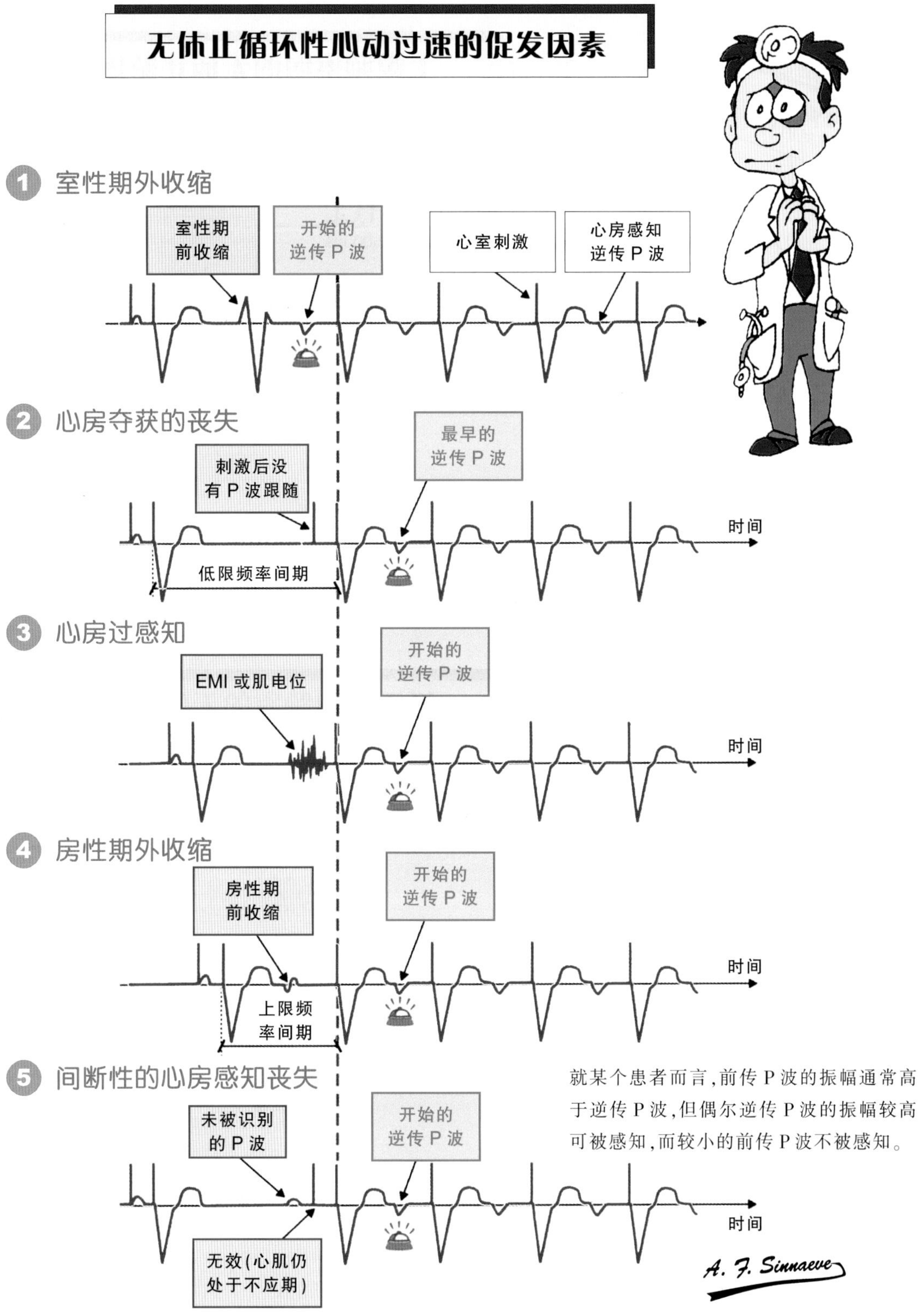
1 室性期外收缩
室性期前收缩
开始的逆传 P 波
心室刺激
心房感知逆传 P 波
2 心房夺获的丧失
刺激后没有 P 波跟随
最早的逆传 P 波
低限频率间期
时间
3 心房过感知
EMI 或肌电位
开始的逆传 P 波
时间
4 房性期外收缩
房性期前收缩
开始的逆传 P 波
上限频率间期
时间
5 间断性的心房感知丧失
未被识别的 P 波
开始的逆传 P 波
无效（心肌仍处于不应期）
时间
就某个患者而言，前传 P 波的振幅通常高于逆传 P 波，但偶尔逆传 P 波的振幅较高可被感知，而较小的前传 P 波不被感知。
A. F. Sinnaeve

缩写：EMI=电磁干扰；肌电位=由某些肌肉活动引起的杂乱信号（噪音）

危险

警惕不同心率时的 ELT

上限频率时的无休止循环性心动过速

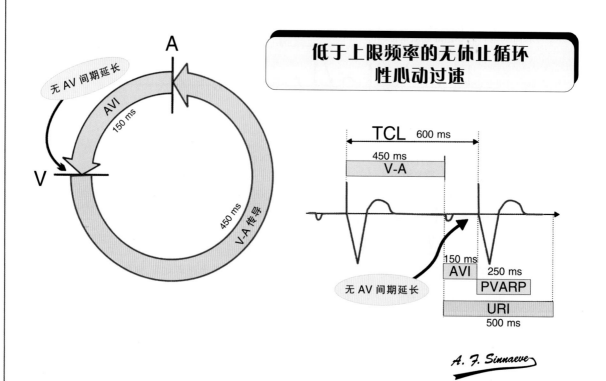

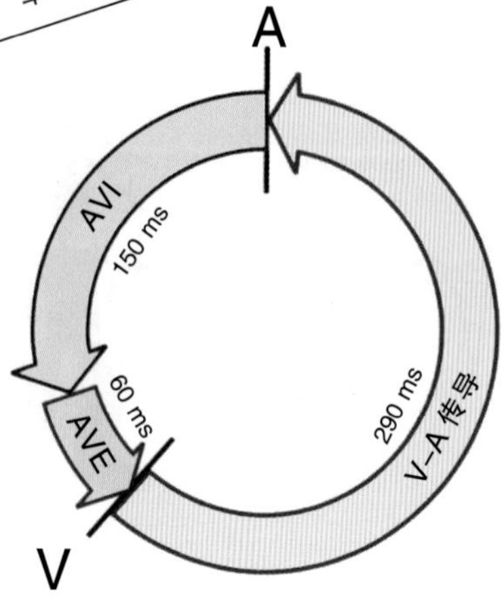
A
AVI
150 ms
60 ms
AVE
290 ms
V-A 传导
V

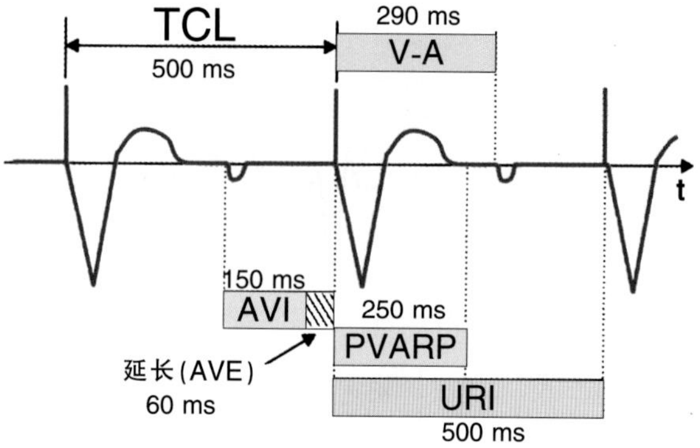
TCL
500 ms
290 ms
V-A
t
150 ms
AVI
250 ms
PVARP
延长(AVE)
60 ms
URI
500 ms

低于上限频率的无休止循环性心动过速

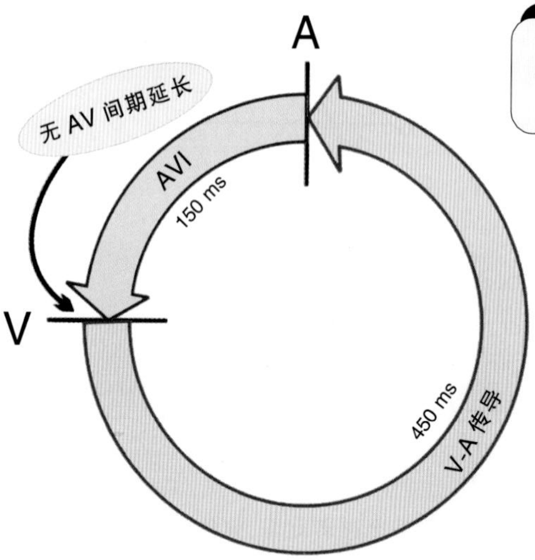
A
无 AV 间期延长
AVI
150 ms
V
450 ms
V-A 传导

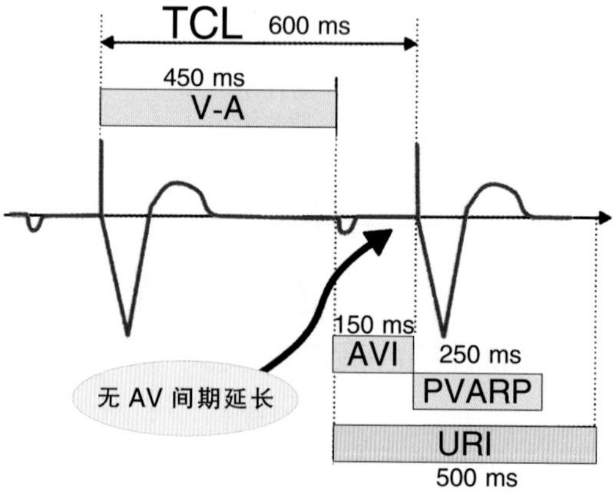
TCL
600 ms
450 ms
V-A
150 ms
AVI
250 ms
PVARP
无 AV 间期延长
URI
500 ms

A. F. Sinnaeve

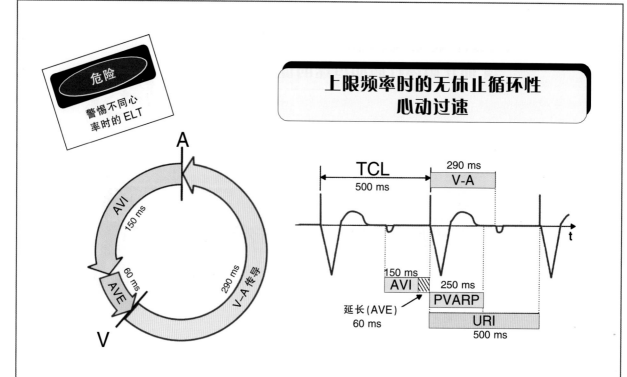

缩写:AVI=房室间期;AVE=AVI 延长;ELT=无休止循环性心动过速;PVARP=心室后心房不应期;TARP=总心房不应期;URI=上限频率间期;V-A=逆向 V-A 传导时间;TCL=心动过速周长

逆向 VA 传导的评价

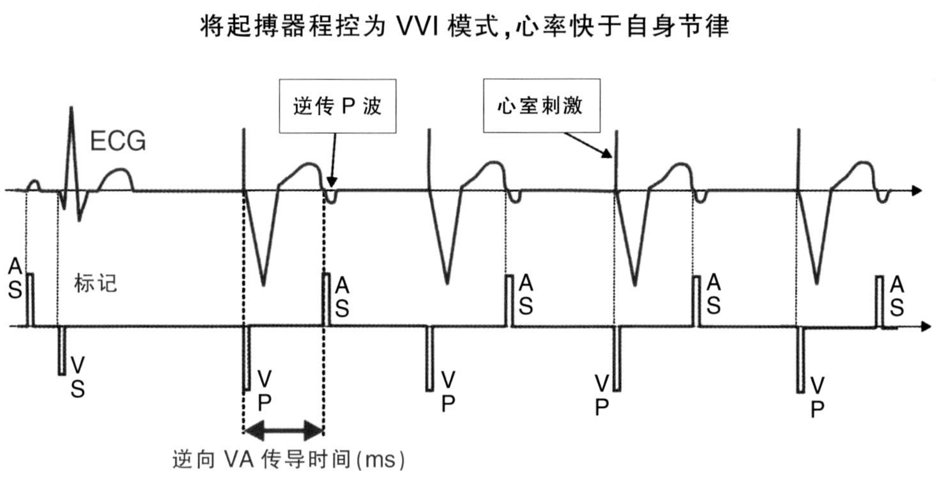
将起搏器程控为 VVI 模式,心率快于自身节律
逆传 P 波
心室刺激
ECG
标记
A S
V S
V P
逆向 VA 传导时间(ms)

检测产生无休止循环性心动过速的可能性

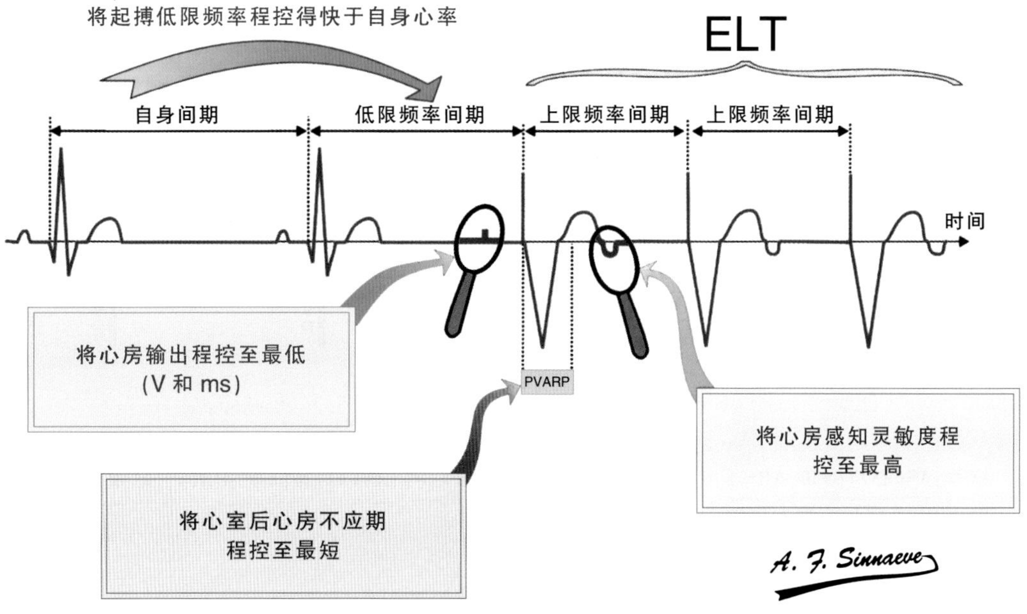
将起搏低限频率程控得快于自身心率
ELT
自身间期
低限频率间期
上限频率间期
上限频率间期
时间
将心房输出程控至最低
(V 和 ms)
PVARP
将心室后心房不应期
程控至最短
将心房感知灵敏度程
控至最高
A. F. Sinnaeve

缩写:AS=心房感知;ELT=无休止循环性心动过速;ms=毫秒;PVARP=心室后心房不应期;VA=室房;VP=心室起搏;VS=心室感知

远场无休止循环性心动过速

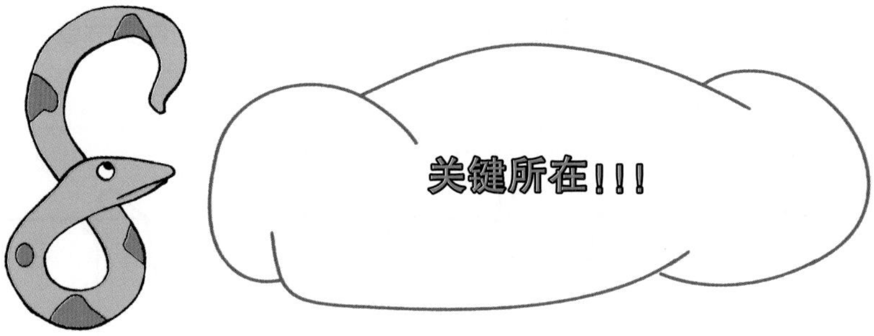
关键所在!!!

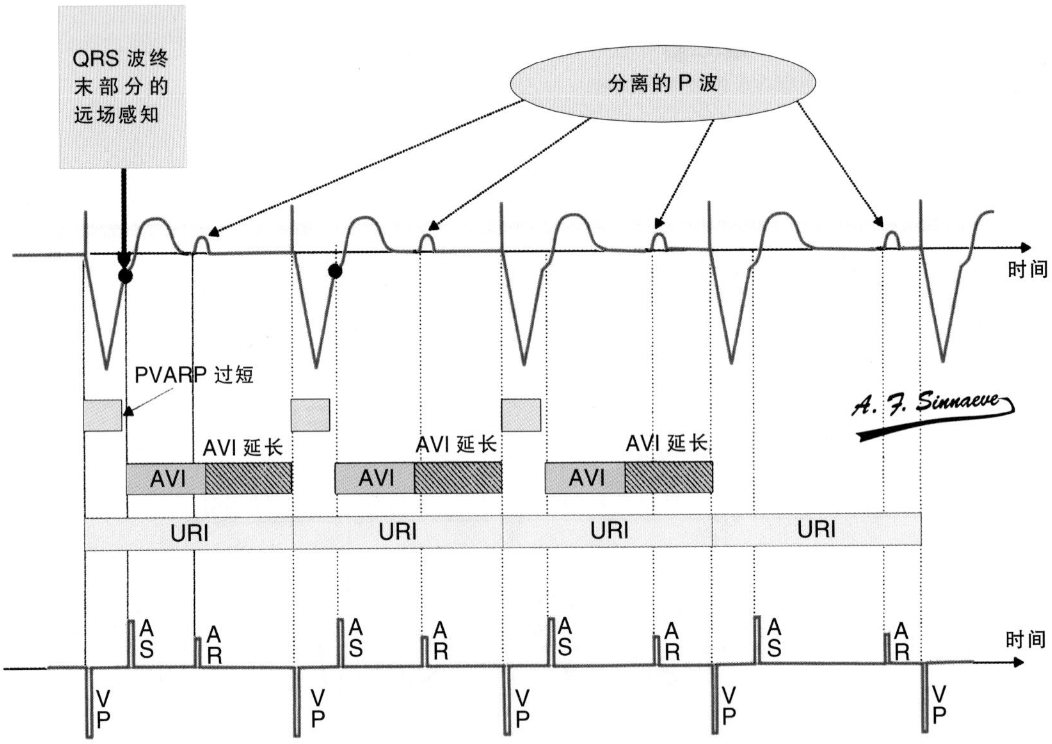
QRS 波终
末部分的
远场感知
分离的 P 波
时间
PVARP 过短
A. F. Sinnaeve
AVI 延长
AVI
URI
AS
AR
VP

缩写:AS=心房感知;AR=不应期的心房感知;VP=心室起搏;AVI=房室间期;URI=上限频率间期;PVARP=心室后心房不应期

In cauda venenum=(拉丁文)关键所在

反复非折返性 VA 同步(RNRVAS)

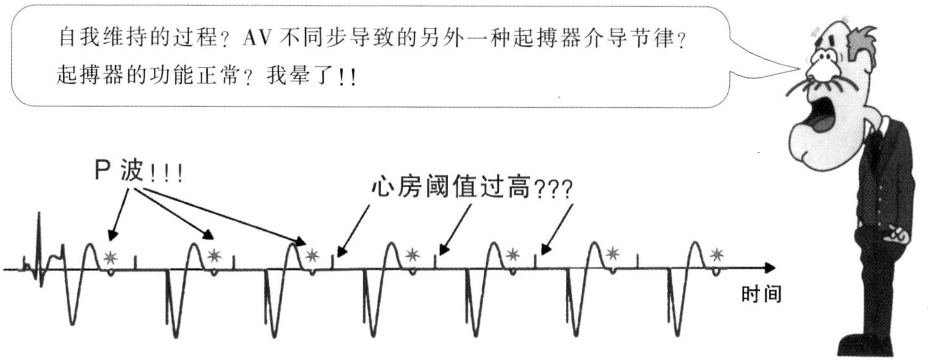
自我维持的过程？AV 不同步导致的另外一种起搏器介导节律？起搏器的功能正常？我晕了!!
P 波!!!
心房阈值过高???
时间

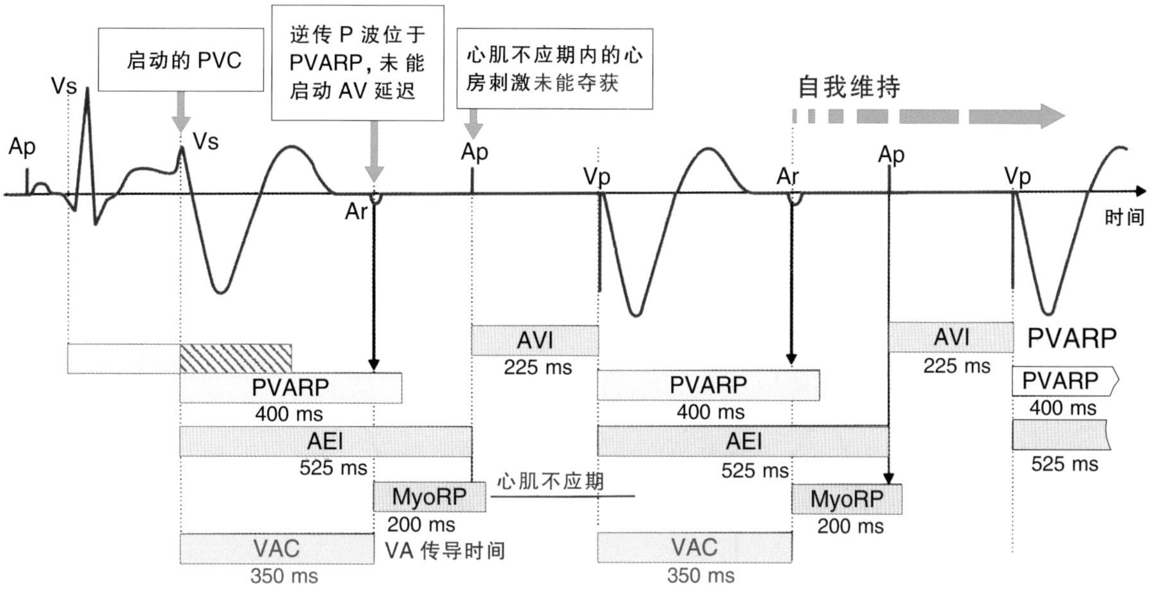
启动的 PVC
逆传 P 波位于 PVARP，未能启动 AV 延迟
心肌不应期内的心房刺激未能夺获
自我维持
Ap
Vs
Vs
Ar
Ap
Vp
Ar
Ap
Vp
时间
AVI
225 ms
AVI
225 ms
PVARP
PVARP
400 ms
PVARP
400 ms
PVARP
400 ms
AEI
525 ms
AEI
525 ms
525 ms
心肌不应期
MyoRP
200 ms
MyoRP
200 ms
VAC
350 ms
VA 传导时间
VAC
350 ms

促进因素

- 较长的 VA 传导时间。
- 较长的 PVARP。
- 较短的 LRI(低限频率间期)。
- 较长的 AVI。

A. F. Sinnaeve

缩写：Ap=心房起搏；Ar=不应期内的心房感知；Vp=心室起搏；Vs=心室感知；AVI=起搏器 AV 延迟；PVARP=心室后心房不应期；PVC=室性期前收缩；AEI=心房逸搏间期

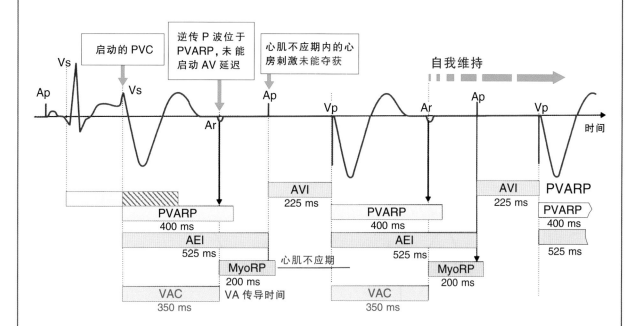

RNRVAS——预防和治疗

延长心房逸搏间期，将逆传 P 波与心房刺激分开

较正 1：较短的 AVI

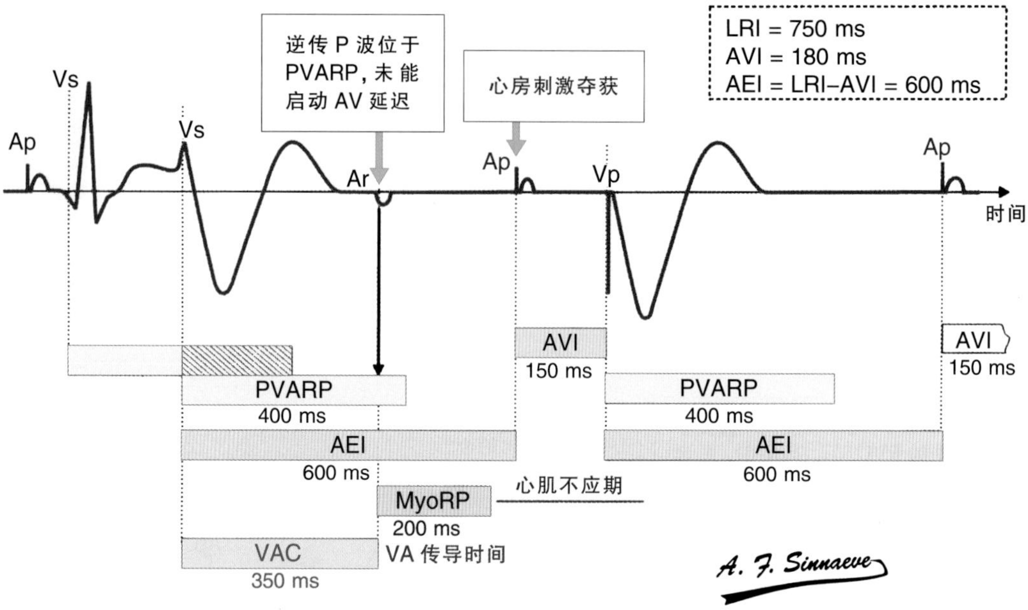
逆传 P 波位于 PVARP，未能启动 AV 延迟
心房刺激夺获
LRI = 750 ms
AVI = 180 ms
AEI = LRI–AVI = 600 ms
Ap
Vs
Vs
Ar
Ap
Vp
Ap
时间
AVI
150 ms
AVI
150 ms
PVARP
400 ms
PVARP
400 ms
AEI
600 ms
AEI
600 ms
MyoRP
200 ms
心肌不应期
VAC
350 ms
VA 传导时间
A. F. Sinnaeve

校正 2：较长的 LRI

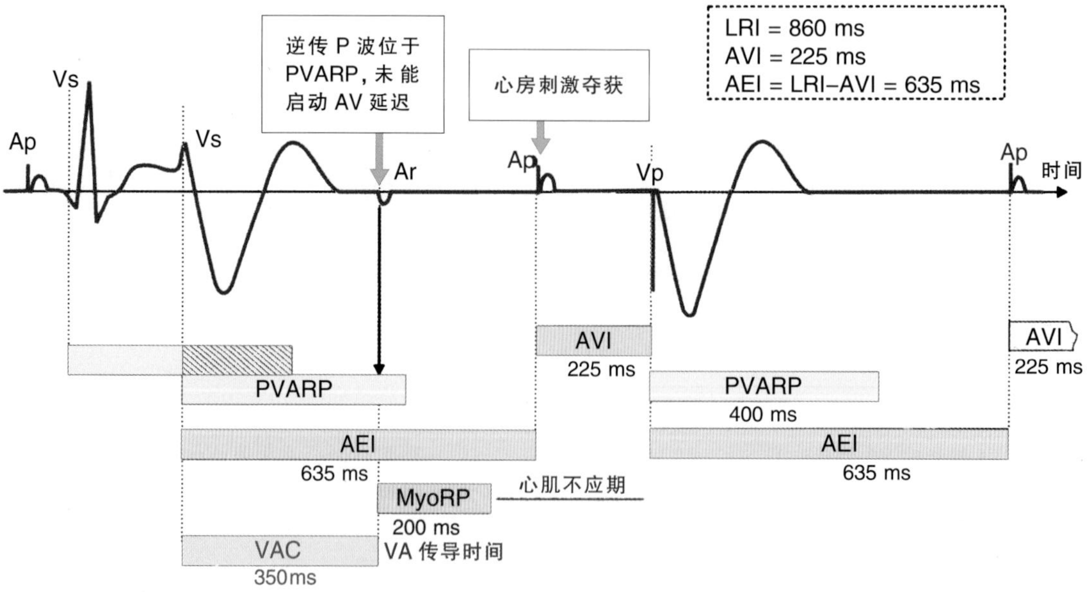
逆传 P 波位于 PVARP，未能启动 AV 延迟
心房刺激夺获
LRI = 860 ms
AVI = 225 ms
AEI = LRI–AVI = 635 ms
Ap
Vs
Vs
Ar
Ap
Vp
Ap
时间
AVI
225 ms
AVI
225 ms
PVARP
PVARP
400 ms
AEI
635 ms
AEI
635 ms
MyoRP
200 ms
心肌不应期
VAC
350ms
VA 传导时间

缩写：AEI=心房逸搏间期；Ap=心房起搏；Ar=不应期内的心房感知；Vp=心室起搏；Vs=心室感知；AVI=房室延迟；PVARP=心室后心房不应期；PVC=室性期前收缩；LRI=低限频率间期；RNRVAS=反复非折返性 VA 同步

与室房(VA)同步相关的持续性起搏器介导的节律

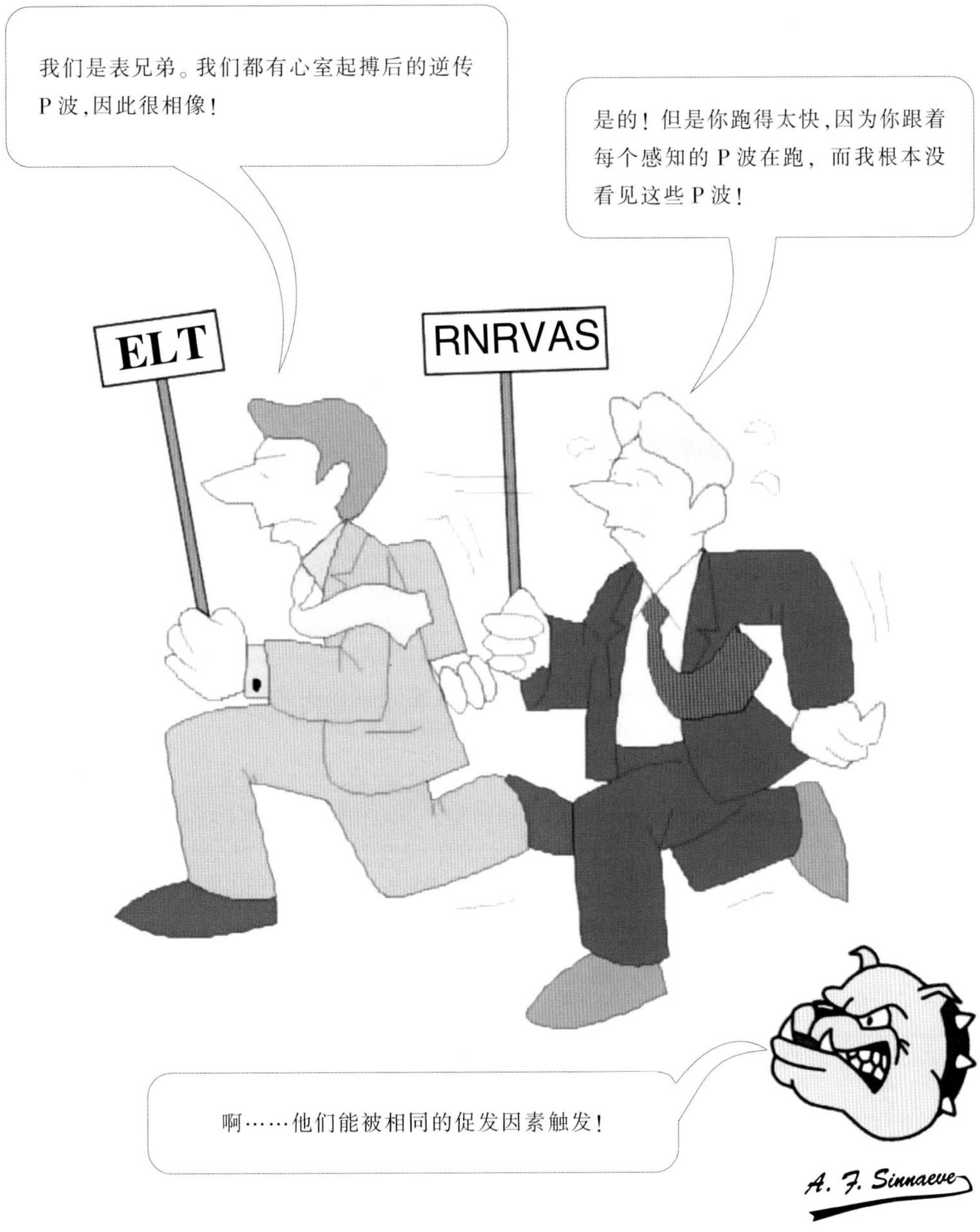
我们是表兄弟。我们都有心室起搏后的逆传P波,因此很相像!
是的!但是你跑得太快,因为你跟着每个感知的P波在跑,而我根本没看见这些P波!
ELT
RNRVAS
啊……他们能被相同的促发因素触发!
A. F. Sinnaeve

缩写:ELT=无休止循环性心动过速;RNRVAS=反复的非折返性VA同步

美敦力公司的 PMT 终止算法

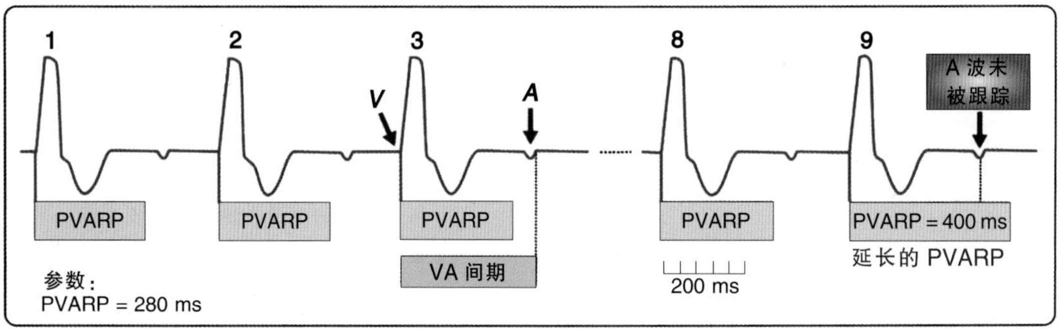
1
2
3
8
9
V
A
A 波未被跟踪
PVARP
PVARP
PVARP
PVARP
PVARP = 400 ms
延长的 PVARP
VA 间期
200 ms
参数：
PVARP = 280 ms

装置在感知到 8 个 V-AS(或 VA)间期后诊断为 PMT：

- 短于 400ms。
- 开始一个心室起搏。
- 当有一个心房不应期感知事件时终止。

如果 3 个条件都满足，PMT 终止算法将在第 9 个心室事件启动一个 400ms 的 PVARP。

缩写：AS=心房感知事件；PMT=起搏器介导的心动过速（无休止循环性心动过速）；PVARP=心室后心房不应期；VA=从心室起搏到心房感知的间期

由于美敦力公司的 PMT 终止算法，双室起搏器失去心脏再同步化

这种算法不依赖心室起搏频率

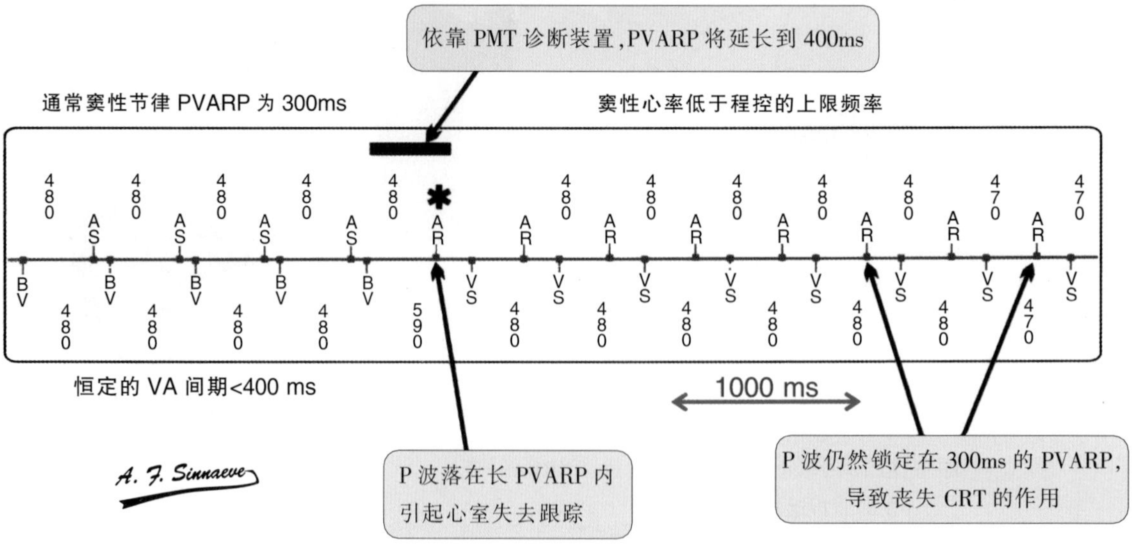
依靠 PMT 诊断装置，PVARP 将延长到 400ms
通常窦性节律 PVARP 为 300ms
窦性心率低于程控的上限频率
480
AS
BV
AR
VS
590
470
恒定的 VA 间期<400 ms
1000 ms
P 波落在长 PVARP 内引起心室失去跟踪
P 波仍然锁定在 300ms 的 PVARP，导致丧失 CRT 的作用
A. F. Sinnaeve

缩写：AR=心房不应期的感知事件；AS=心房感知事件；BV=双室起搏；CRT=心脏再同步化治疗；PVARP=心室后心房不应期；VS=心室感知事件

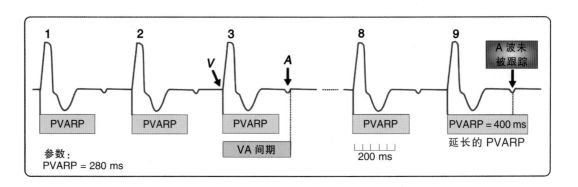

PMT 终止算法

圣犹达公司算法：

当心房频率超过程控的 PMT 检测间期，并且 8 个连续 V-P 间期周长在这 8 个 V-P 平均间期的 16ms 内就诊断为 PMT。

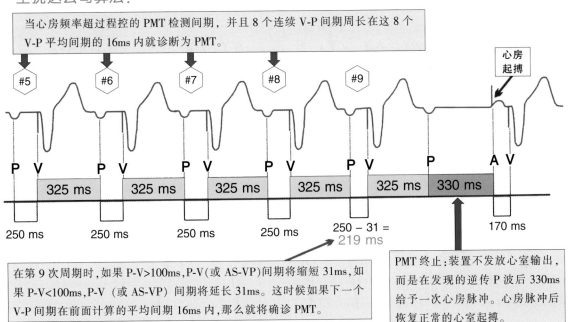

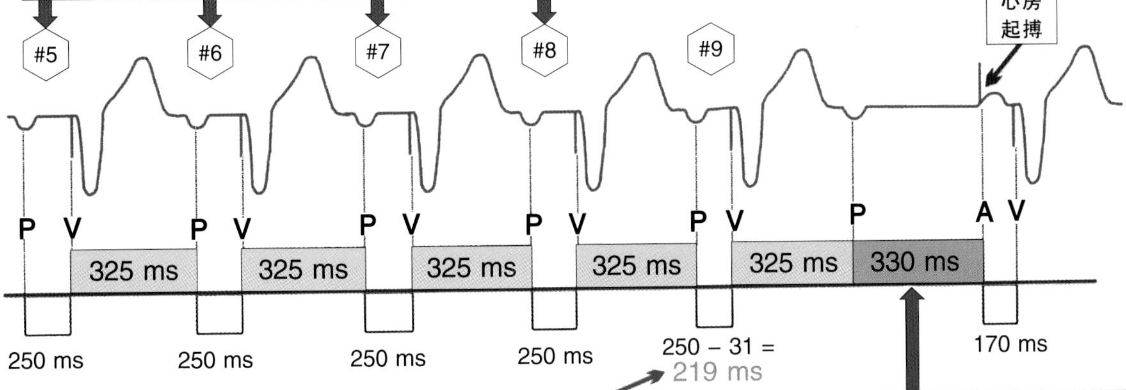

#5
#6
#7
#8
#9
心房起搏
P V P V P V P V P V P A V
325 ms
325 ms
325 ms
325 ms
325 ms
330 ms
250 ms
250 ms
250 ms
250 ms
250 – 31 =
219 ms
170 ms

在第 9 次周期时，如果 P-V>100ms，P-V（或 AS-VP）间期将缩短 31ms，如果 P-V<100ms，P-V（或 AS-VP）间期将延长 31ms。这时候如果下一个 V-P 间期在前面计算的平均间期 16ms 内，那么就将确诊 PMT。

PMT 终止：装置不发放心室输出，而是在发现的逆传 P 波后 330ms 给予一次心房脉冲。心房脉冲后恢复正常的心室起搏。

缩写：AS=心房感知事件；A=心房刺激；P=感知 P 波；PMT=起搏器介导的心动过速；V=心室刺激

波士顿科学公司算法：

逆行性心房感知（AS）事件后 16 个连续心室最大跟踪频率起搏（VP）将诊断为 PMT。

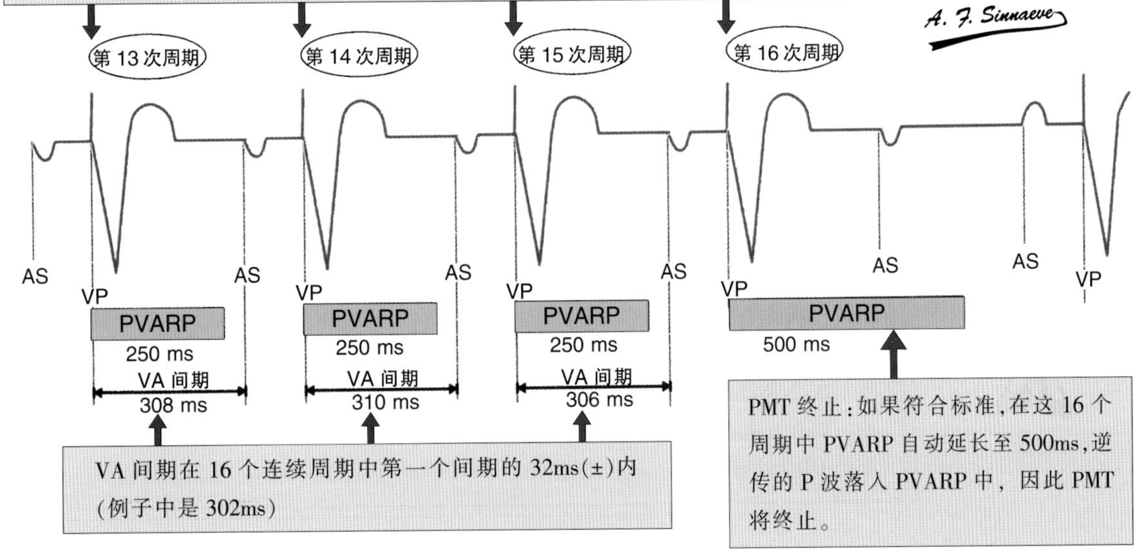

A. F. Sinnaeve
第 13 次周期
第 14 次周期
第 15 次周期
第 16 次周期
AS VP AS VP AS VP AS VP AS AS VP
PVARP
250 ms
VA 间期
308 ms
PVARP
250 ms
VA 间期
310 ms
PVARP
250 ms
VA 间期
306 ms
PVARP
500 ms

VA 间期在 16 个连续周期中第一个间期的 32ms（±）内（例子中是 302ms）

PMT 终止：如果符合标准，在这 16 个周期中 PVARP 自动延长至 500ms，逆传的 P 波落入 PVARP 中，因此 PMT 将终止。

缩写：AS=心房感知事件；MTR =最大跟踪频率；PMT=起搏器介导的心动过速；PVARP=心室后心房不应期；VP=心室起搏事件

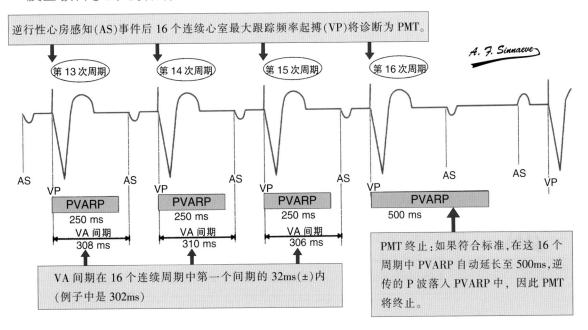

PVC 时心房起搏(圣犹达公司)

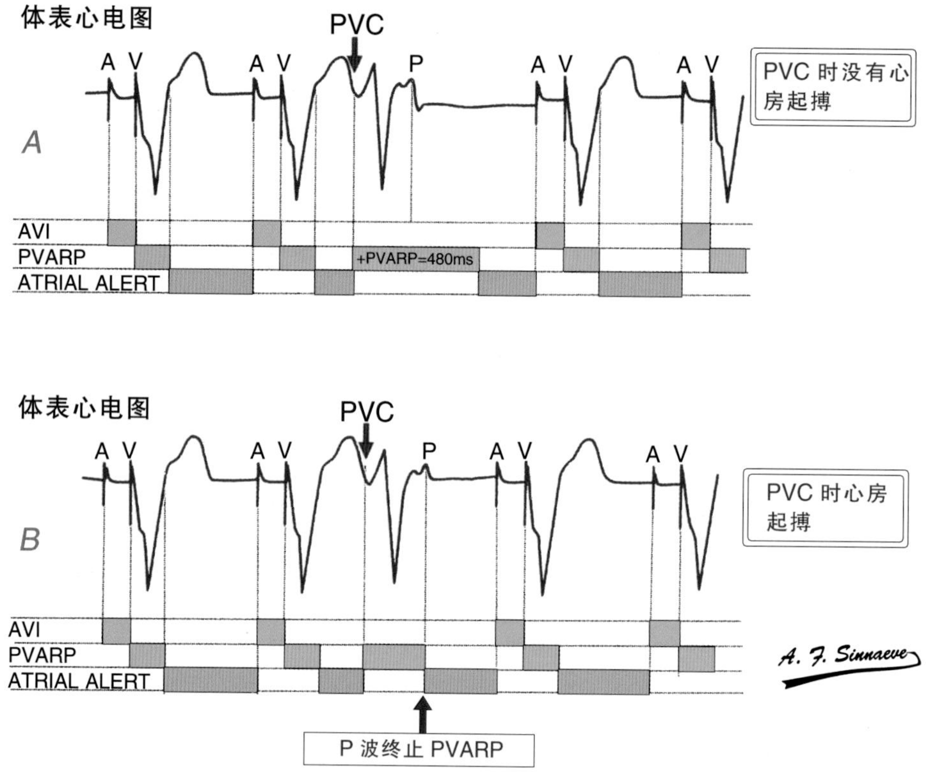
体表心电图
PVC
A V
P
A
PVC 时没有心房起搏
AVI
PVARP
ATRIAL ALERT
+PVARP=480ms
体表心电图
PVC
B
PVC 时心房起搏
A. F. Sinnaeve
P 波终止 PVARP

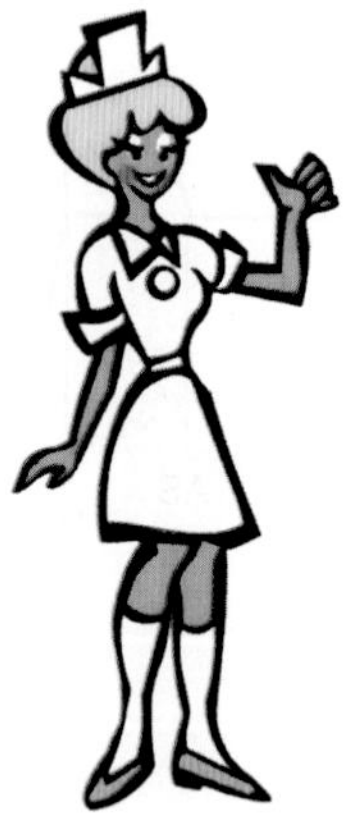

DDD(R)或 VDD(R)模式时 PVC 选项参数识别及记录室性期前收缩。PVC 选项算法在以下情况时将诊断 PVC:(1)R 波后面没有心房事件;(2)在 PVARP 的相对不应期(非空白期)部分识别到 P 波。+PVARP 是在一诊断 PVC 后就发生 PVC 反应。反应包括持续延长 PVARP 至 480ms,其后跟有 330ms 的心房警觉期,直到一个 P 波跟踪到延长的 PVARP 以外。

一些装置的 DDD(R)模式提供"PVC 时心房起搏"作为诊断 PVC 后的反应。反应包括 PVARP 延长至 480ms(150ms 绝对不应期,330ms 相对不应期)。相对不应期出现的心房感知事件,被认为是逆传的 P 波。在 PVARP 内感知 P 波,立即终止 PVARP。如果在后面的 330ms,装置没有再感知到其他心房活动,装置将发放一次心房起搏脉冲,并在脉冲后按程控的 AV 延迟间期跟随一次心室起搏脉冲。如果装置在逆传 P 波后 120~330ms 内没有感知到心房活动,装置将恢复正常的 DDD 计时周期。

缩写:AVI=房室间期或房室延迟;PVARP=心室后心房不应期;PVC=室性期前收缩

DDD

DVI？ VDD？ DOO？ DDI？

所有双腔起搏器DDD模式的功能

要点如下：

* 双腔起搏器的世界
* DVI 模式
* DDI 模式
* VDD 模式
* 两种 VDD 计时周期
* 单电极 VDD 起搏
* 起搏模式的选择——1 和 2
* 起搏部位选择
* RV 心尖部起搏和 LV 功能不全的风险
* RV 起搏部位的更换
* RV 流出道和间隔部起搏
* 希氏束起搏
* 心房起搏部位的重要性
* 起搏部位的选择

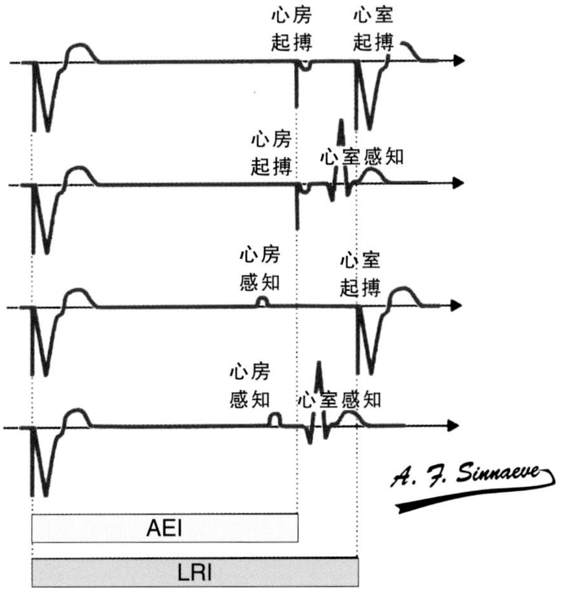
心房
起搏
心室
起搏
心房
起搏
心室感知
心房
感知
心室
起搏
心房
感知
心室感知
A. F. Sinnaeve
AEI
LRI

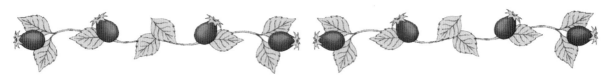

DDD“总管”双腔起搏器

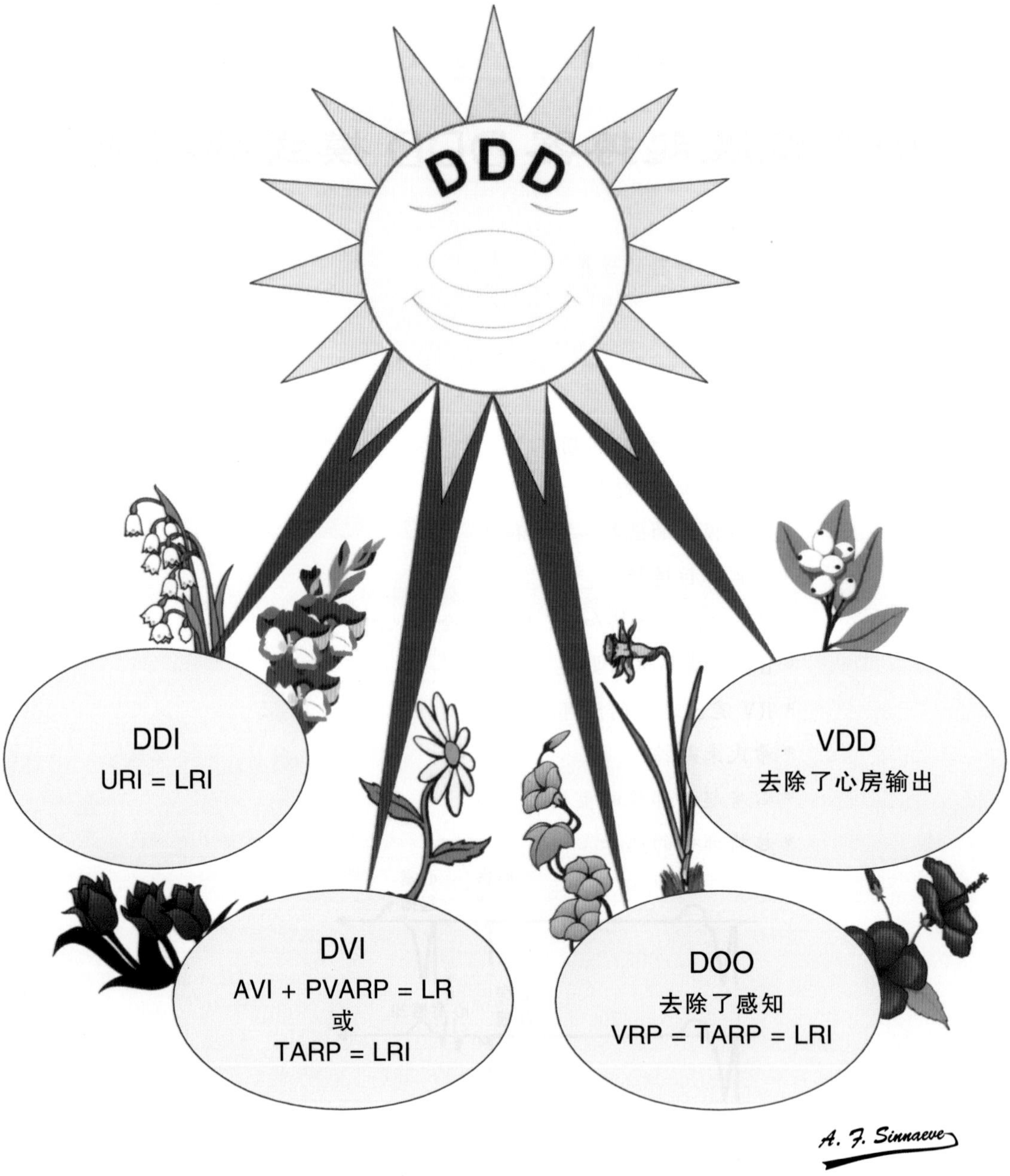
DDD
DDI
URI = LRI
VDD
去除了心房输出
DVI
AVI + PVARP = LR
或
TARP = LRI
DOO
去除了感知
VRP = TARP = LRI
A. F. Sinnaeve

缩写：UEI=上限频率间期；LRI=低限频率间期；AVI=房室间期或房室延迟；PVARP=心室后心房不应期；TARP=总心房不应期；VRP=心室不应期

DVI 模式中的双腔起搏

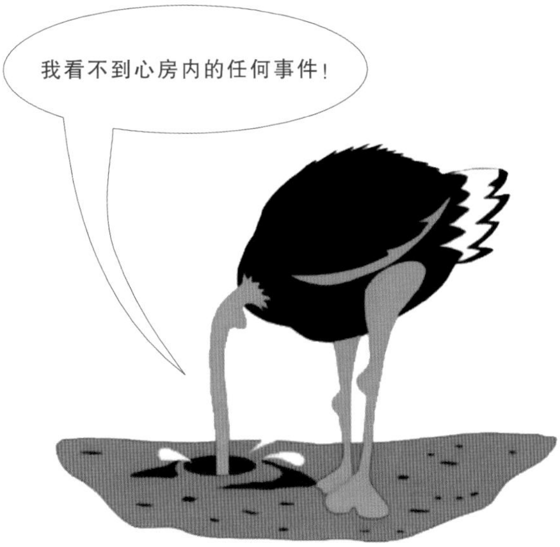
我看不到心房内的任何事件！

心房和心室均有起搏功能(D)，但仅心室具有感知功能(V)。这一模式的反应方式是抑制(I)。无法感知心房电图、缺乏跟随功能，因此心房起搏不同步(竞争性心房起搏可能促发心房颤动)。

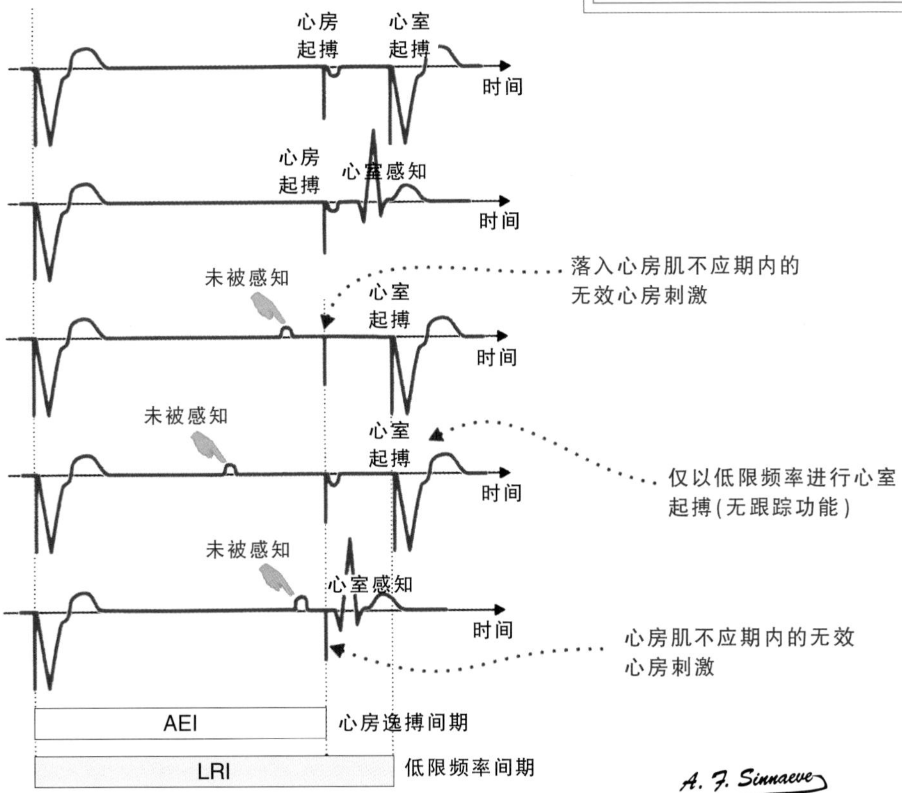
心房
起搏
心室
起搏
时间
心房
起搏
心室感知
时间
未被感知
心室
起搏
落入心房肌不应期内的无效心房刺激
时间
未被感知
心室
起搏
仅以低限频率进行心室起搏(无跟踪功能)
时间
未被感知
心室感知
时间
心房肌不应期内的无效心房刺激
AEI
心房逸搏间期
LRI
低限频率间期

A. F. Sinnaeve

DDI 模式中的双腔起搏

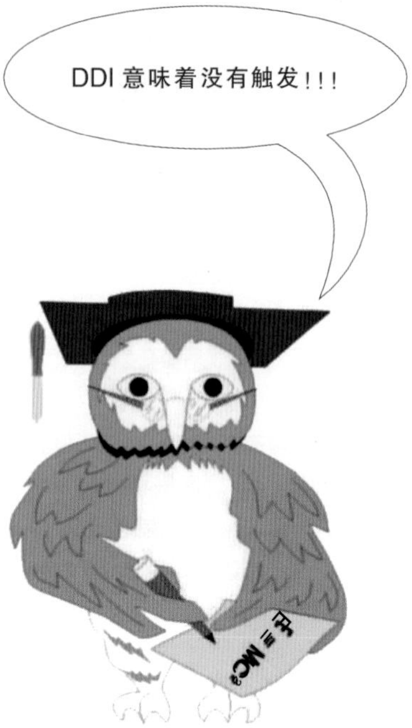
DDI 意味着没有触发!!!

心房及心室均具有起搏和感知功能(DD),模式的反应方式是抑制(I)。感知的心房活动将抑制心房输出脉冲,但不能触发心室输出脉冲。换句话说,心房感知事件不能产生生理性的 AV 延迟(等于或短于与心房起搏事件启动的 AV 延迟)。

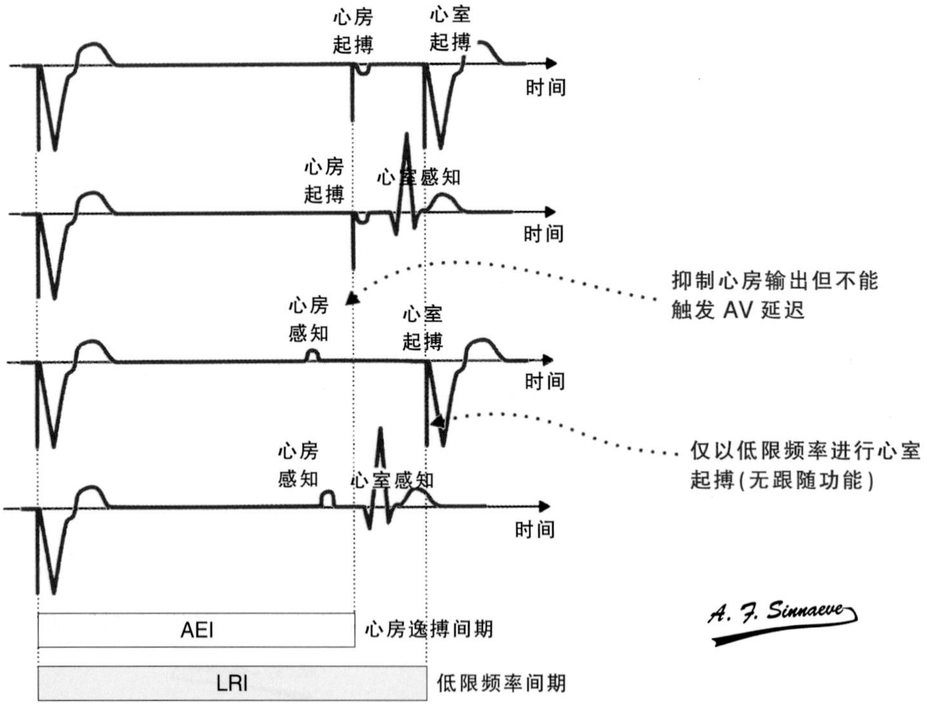
心房
起搏
心室
起搏
时间
心房
起搏
心室感知
时间
抑制心房输出但不能
触发 AV 延迟
心房
感知
心室
起搏
时间
仅以低限频率进行心室
起搏(无跟随功能)
心房
感知
心室感知
时间
AEI
心房逸搏间期
LRI
低限频率间期
A. F. Sinnaeve

VDD 模式中的双腔起搏

VDD 起搏模式中没有心房刺激，因而不存在 AV 交叉感知；也就没有交叉感知计时周期：心房后心室空白期和心室安全起搏功能。

但是，这不是为了我……是为了年轻人，使他们能有较快的上限心率！！！

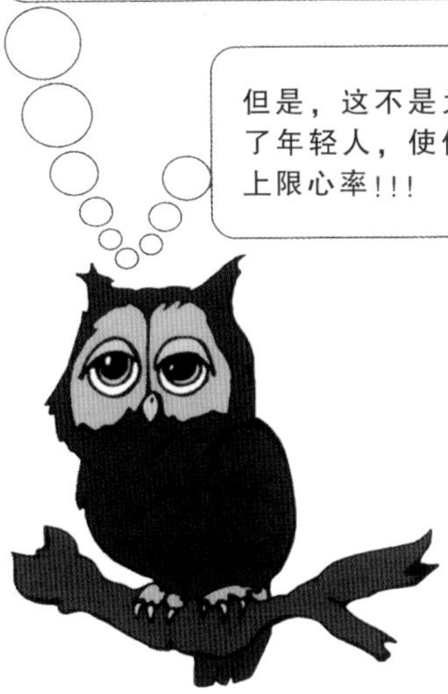

只有心室具有起搏功能(V)，而心房、心室均具有感知功能(D)。反应方式是抑制和触发(D)。
心房感知事件在 AVI 结束后触发 (T)心室刺激。心室感知事件抑制心室输出(I)。因此反应方式为 T+I=D。

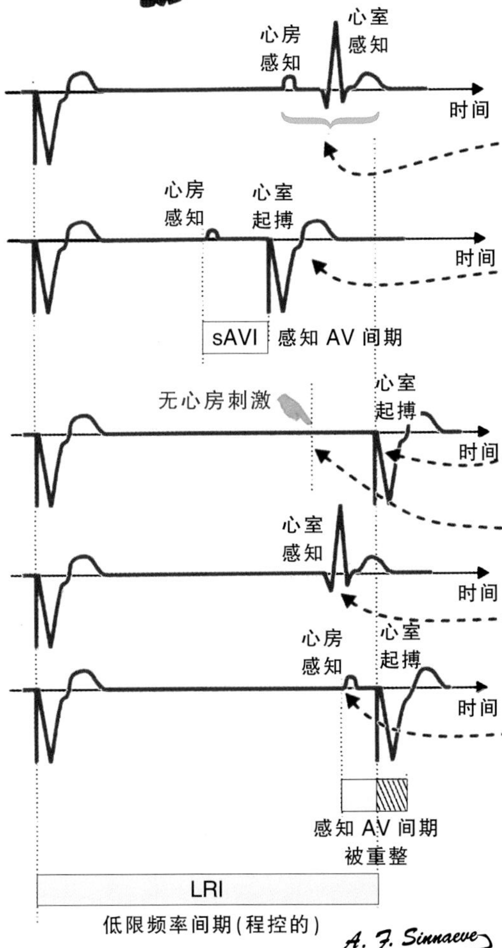
心房
感知
心室
感知
时间
心房
感知
心室
起搏
时间
sAVI
感知 AV 间期
无心房刺激
心室
起搏
时间
心室
感知
时间
心房
感知
心室
起搏
时间
感知 AV 间期
被重整
LRI
低限频率间期(程控的)

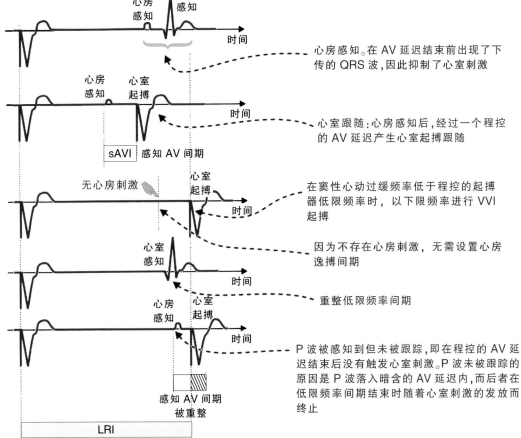

心房感知。在 AV 延迟结束前出现了下传的 QRS 波，因此抑制了心室刺激

心室跟随：心房感知后，经过一个程控的 AV 延迟产生心室起搏跟随

在窦性心动过缓频率低于程控的起搏器低限频率时，以下限频率进行 VVI 起搏

因为不存在心房刺激，无需设置心房逸搏间期

重整低限频率间期

P 波被感知到但未被跟踪，即在程控的 AV 延迟结束后没有触发心室刺激。P 波未被跟踪的原因是 P 波落入暗含的 AV 延迟内，而后者在低限频率间期结束时随着心室刺激的发放而终止

A. F. Sinnaeve

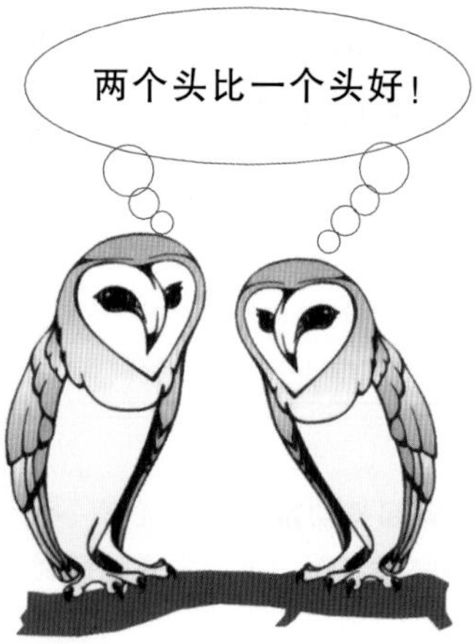
两个头比一个头好！

VDD 计时周期的 2 种类型

类型 1:低限频率间期占主导

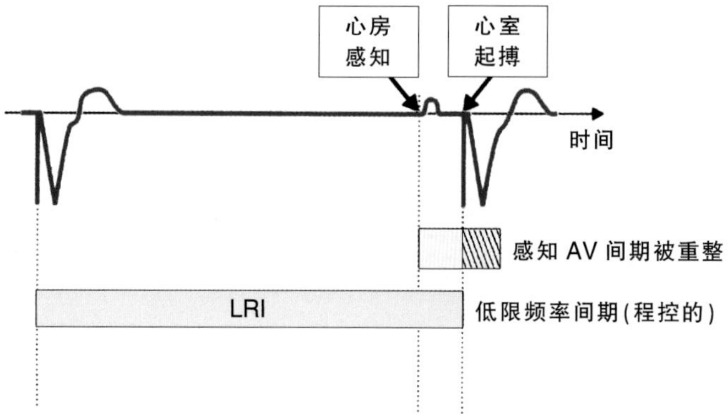
心房
感知
心室
起搏
时间
感知 AV 间期被重整
LRI
低限频率间期(程控的)

类型地 2:AV 延迟(sAVI)占主导

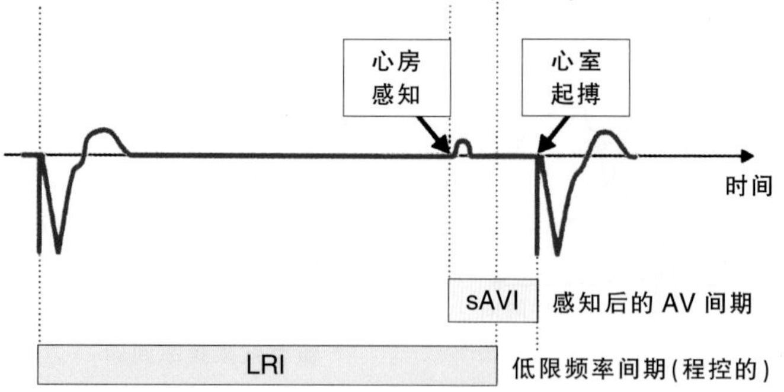
心房
感知
心室
起搏
时间
sAVI
感知后的 AV 间期
LRI
低限频率间期(程控的)

A. F. Sinnaeve

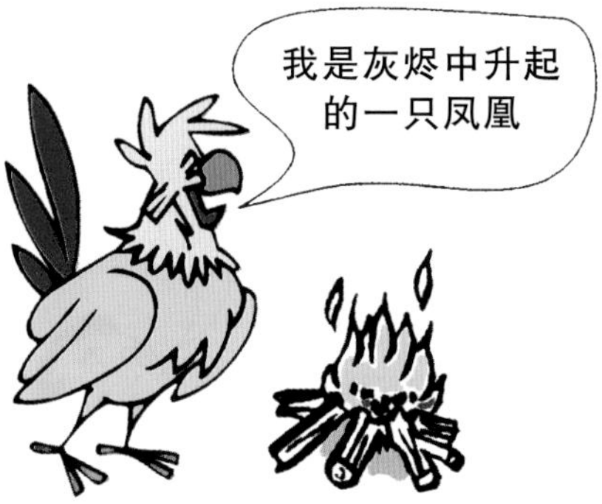
我是灰烬中升起
的一只凤凰

单导线 VDD 起搏

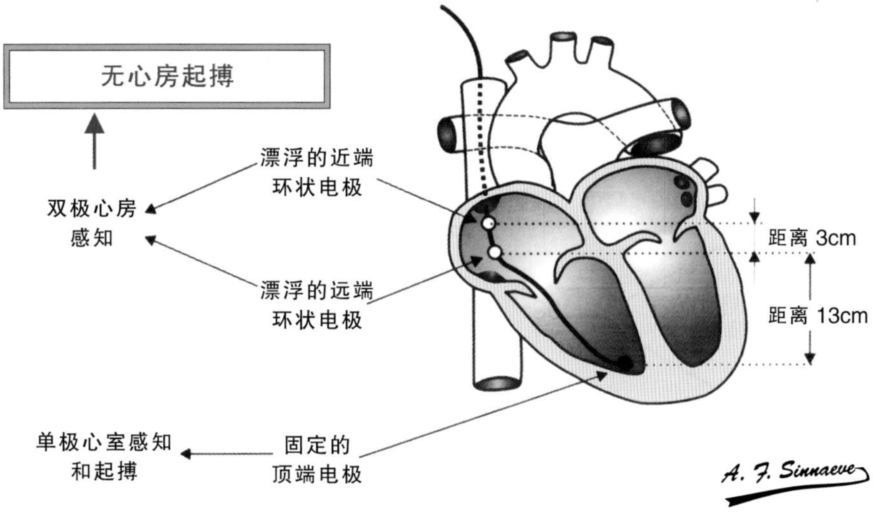
无心房起搏
漂浮的近端
环状电极
双极心房
感知
漂浮的远端
环状电极
距离 3cm
距离 13cm
单极心室感知
和起搏
固定的
顶端电极
A. F. Sinnaeve

来自漂浮(非接触)电极的心房信号较小,因而需要较高的心房感知灵敏度才能感知。

这一系统不能用于病态窦房结综合征(窦性心动过缓)或心房变时功能不全(运动时心房率反应异常)的患者。

应该选择哪一种起搏模式？决策流程图

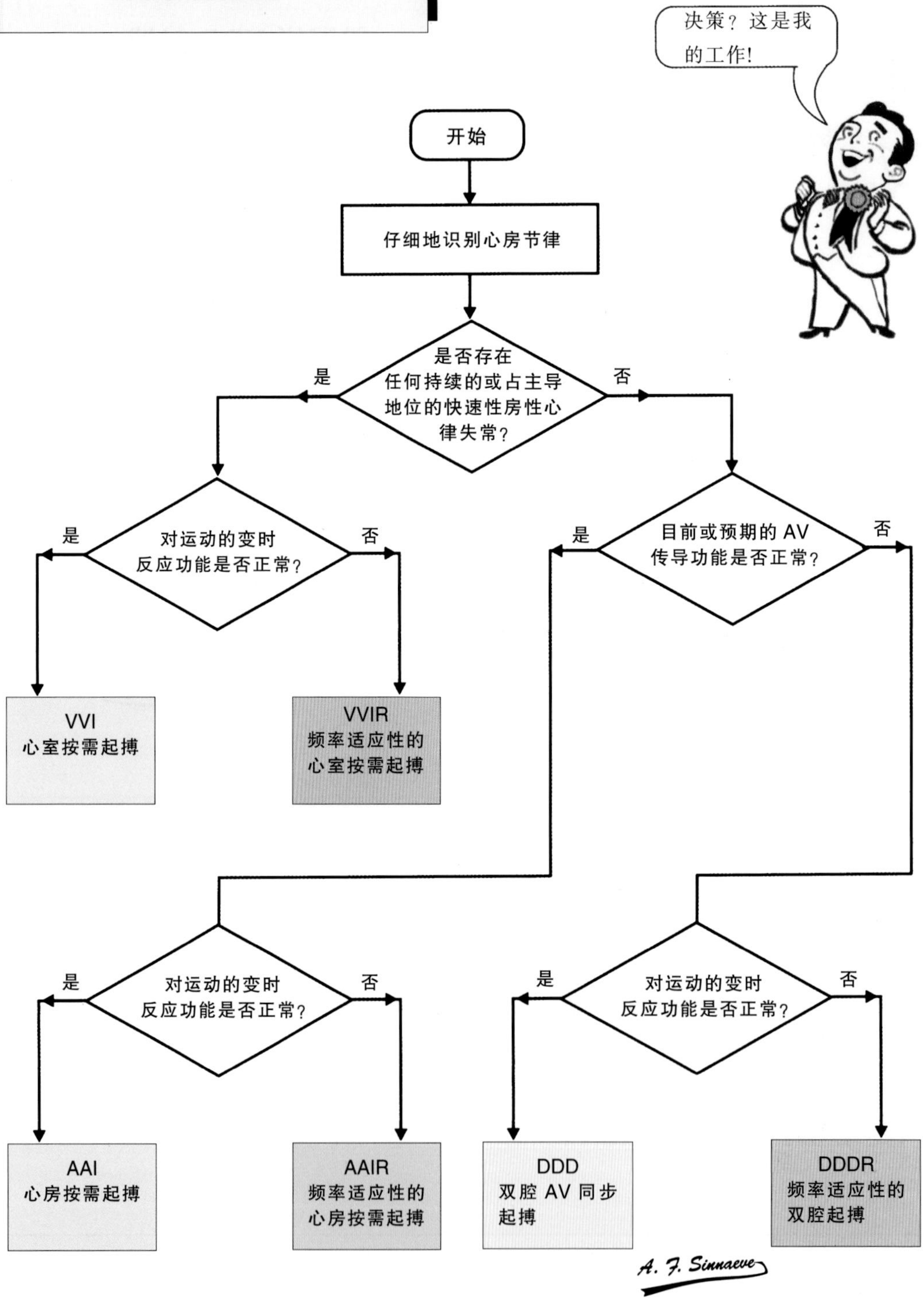
决策？这是我的工作！
开始
仔细地识别心房节律
是否存在任何持续的或占主导地位的快速性房性心律失常？
是
否
对运动的变时反应功能是否正常？
是
否
VVI
心室按需起搏
VVIR
频率适应性的心室按需起搏
目前或预期的 AV 传导功能是否正常？
是
否
对运动的变时反应功能是否正常？
是
否
AAI
心房按需起搏
AAIR
频率适应性的心房按需起搏
对运动的变时反应功能是否正常？
是
否
DDD
双腔 AV 同步起搏
DDDR
频率适应性的双腔起搏
A. F. Sinnaeve

注：除增加了人工传感器提供的频率适应性功能(能在活动时增加心率)外，VVIR、DDDR 和 AAIR 分别等同于 VVI、DDD 和 AAI 模式。

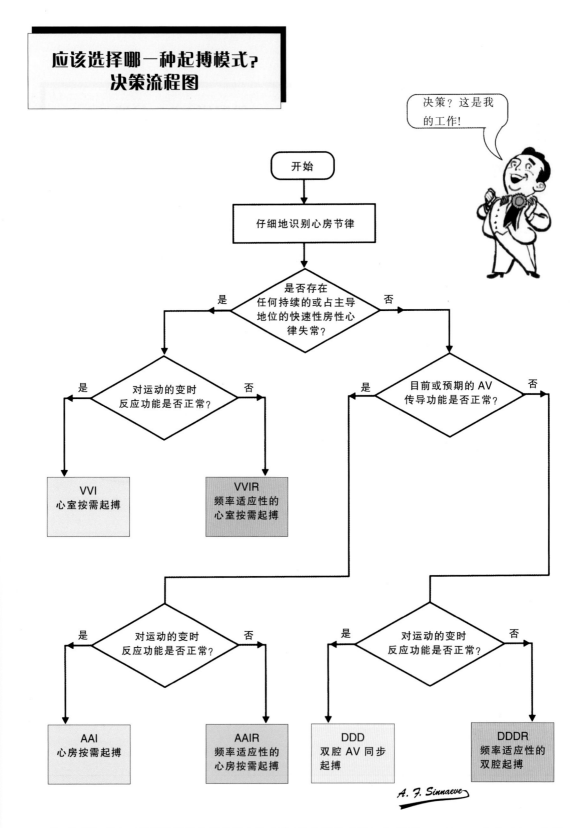

起搏模式选择方面存在的争论

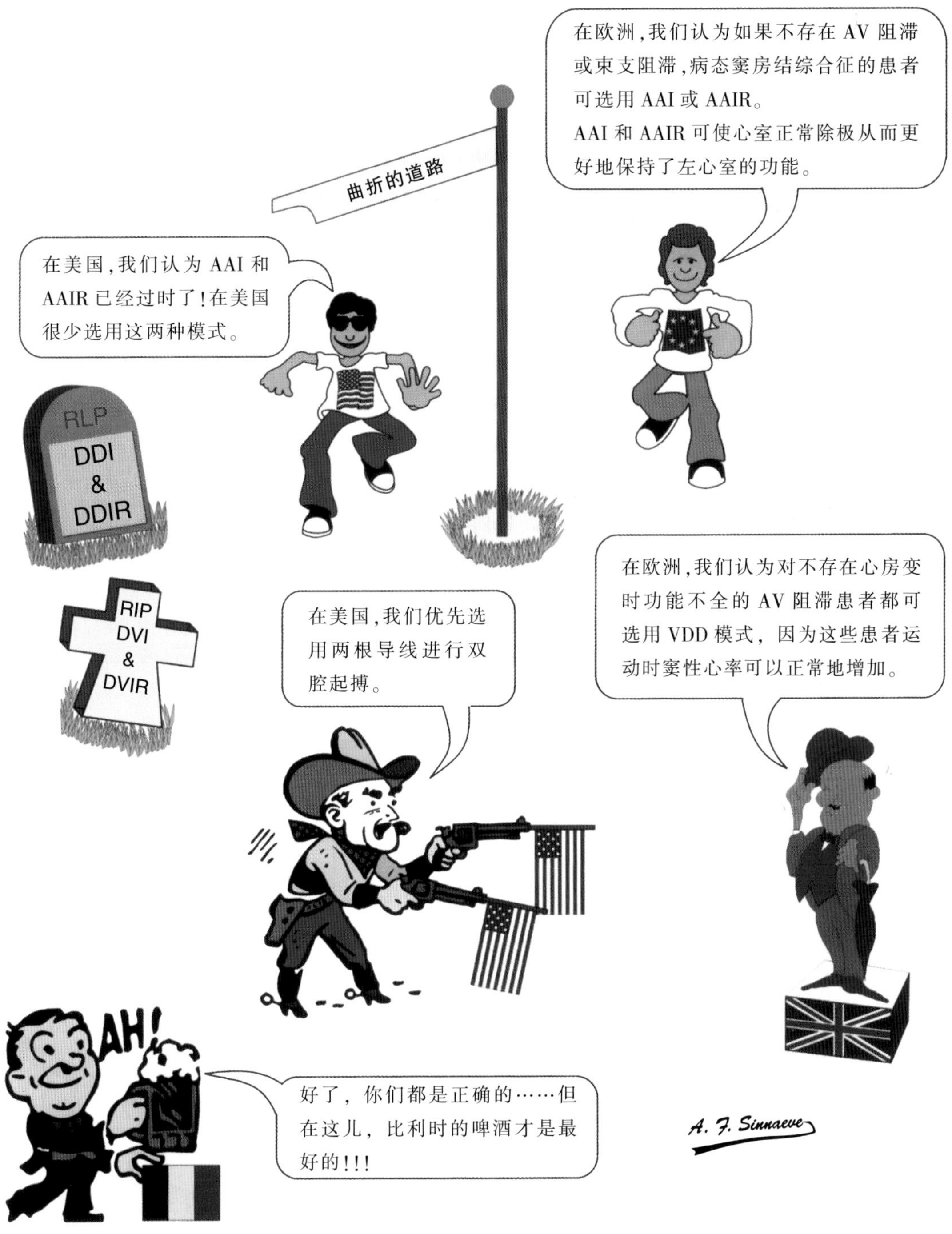
曲折的道路
在欧洲，我们认为如果不存在 AV 阻滞或束支阻滞，病态窦房结综合征的患者可选用 AAI 或 AAIR。AAI 和 AAIR 可使心室正常除极从而更好地保持了左心室的功能。
在美国，我们认为 AAI 和 AAIR 已经过时了！在美国很少选用这两种模式。
RLP
DDI & DDIR
RIP
DVI & DVIR
在美国，我们优先选用两根导线进行双腔起搏。
在欧洲，我们认为对不存在心房变时功能不全的 AV 阻滞患者都可选用 VDD 模式，因为这些患者运动时窦性心率可以正常地增加。
AH!
好了，你们都是正确的……但在这儿，比利时的啤酒才是最好的！！！
A. F. Sinnaeve

右室心尖部仍然是正确的起搏部位么？

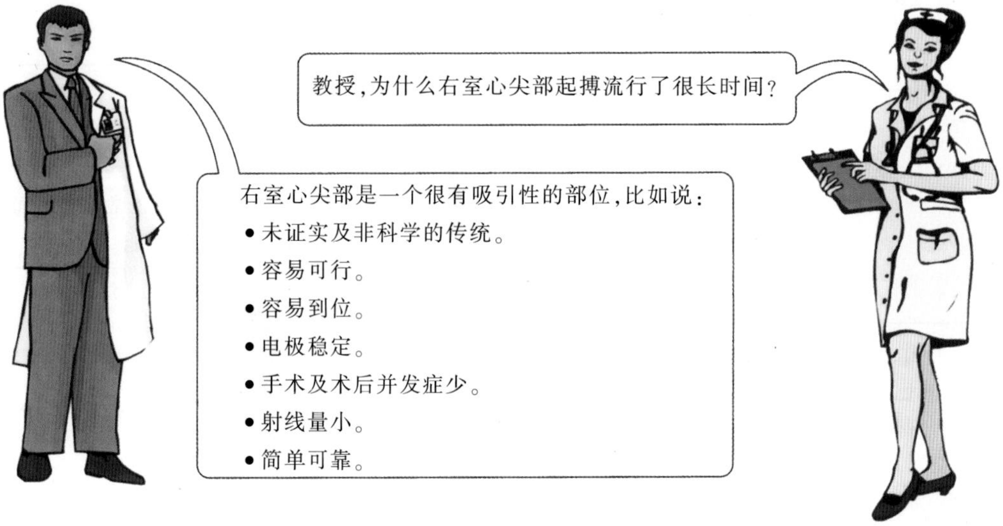
教授，为什么右室心尖部起搏流行了很长时间？
右室心尖部是一个很有吸引性的部位，比如说：
• 未证实及非科学的传统。
• 容易可行。
• 容易到位。
• 电极稳定。
• 手术及术后并发症少。
• 射线量小。
• 简单可靠。

心动过缓起搏部位（同样对于 ICD 患者）有新的进展

传统的起搏应用是防止症状性心动过缓，并且在需要时提供变时反应功能。

最近 10 年，我们知道这是不够的。我们现在已经认识到右室心尖部起搏的坏处，也认识到尽量通过最小化心室起搏和（或）选择远离右室心尖的起搏部位，以便维持心室正常激动顺序来保护左室功能的必要性。我们的目标是以激动能轻松穿透到希氏束系统并产生有效的左室除极。

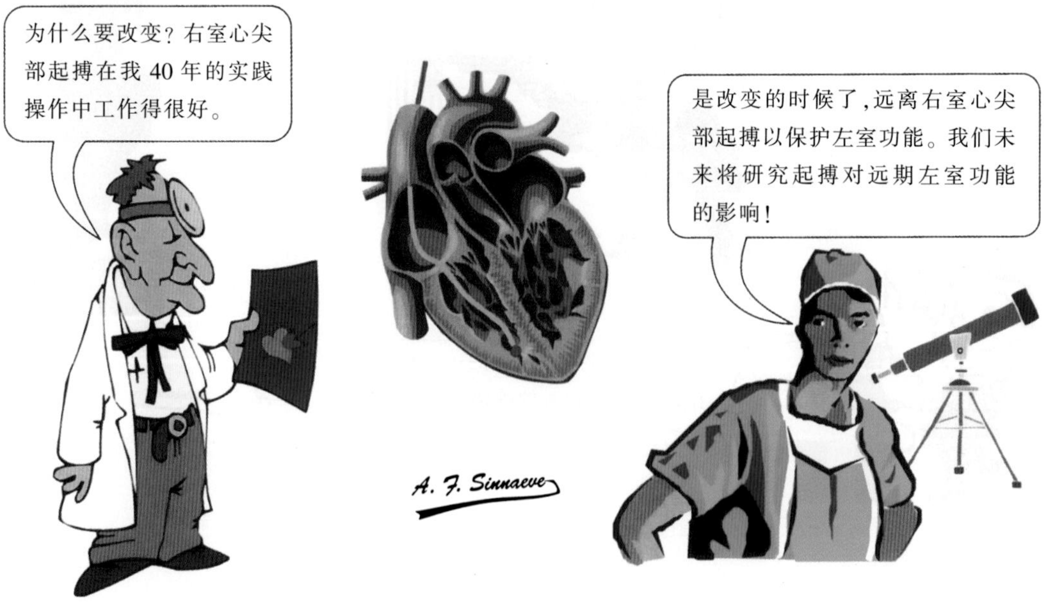
为什么要改变？右室心尖部起搏在我 40 年的实践操作中工作得很好。
是改变的时候了，远离右室心尖部起搏以保护左室功能。我们未来将研究起搏对远期左室功能的影响！
A. F. Sinnaeve

缩写：ICD=置入式心律转复除颤器

右室心尖部起搏对左室功能不全及心衰的远期风险

右室心尖部起搏的有害影响
- LV 室内传导延迟。
- LV 机械不同步。
- 心肌不均匀灌注和代谢。
- 左室内不均匀收缩和放松。
- 分子:局部蛋白表达的差异。
- 心肌组织学异常:细胞排列紊乱。
- 左室非对称性肥厚重构。
- 心衰。
- 二尖瓣反流。
- 心房纤颤,LA 增大。

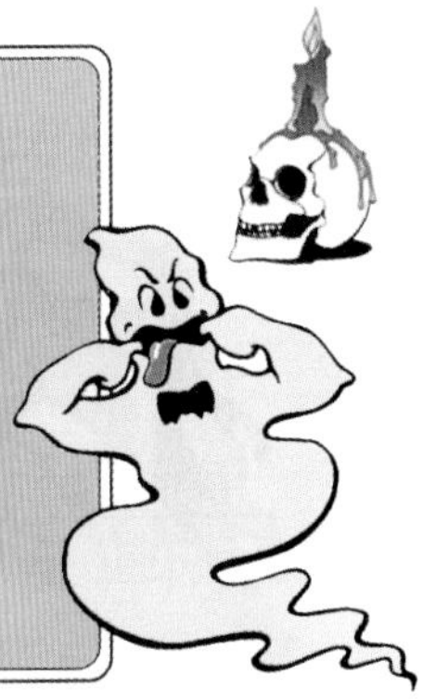

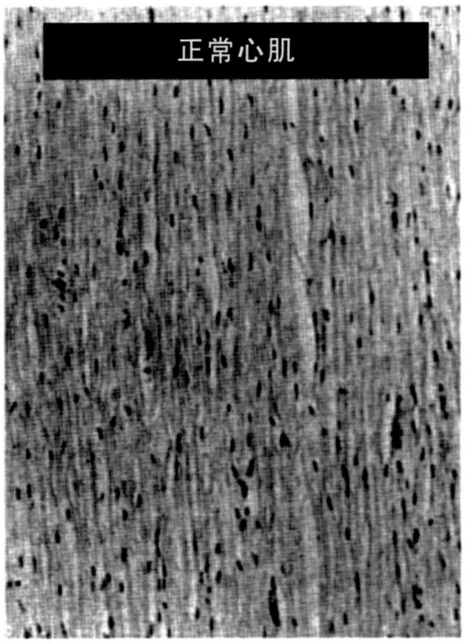
正常心肌

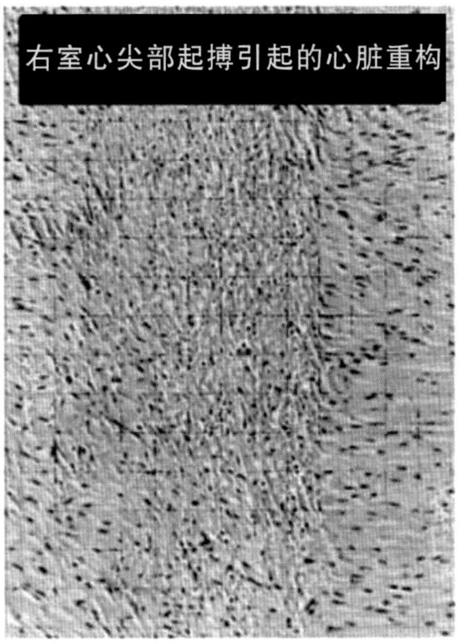
右室心尖部起搏引起的心脏重构

右室心尖部起搏 6 个月后显著心肌排列紊乱

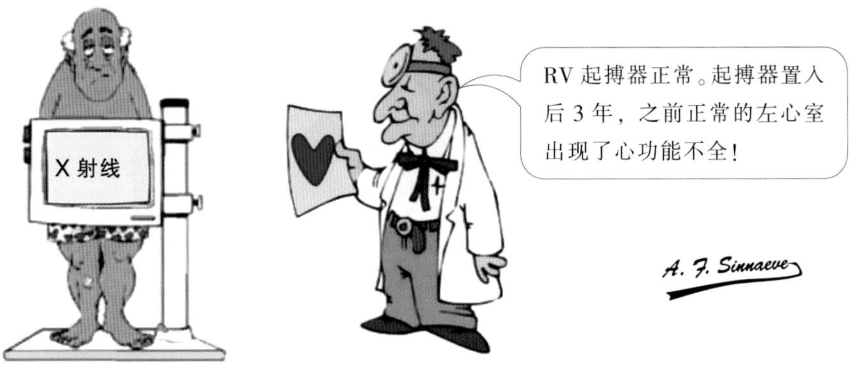
X 射线
RV 起搏器正常。起搏器置入后 3 年，之前正常的左心室出现了心功能不全!
A. F. Sinnaeve

缩写:LV=左心室;RV=右心室;LA=左心房

右室心尖部起搏对左室功能不全及心衰的远期风险

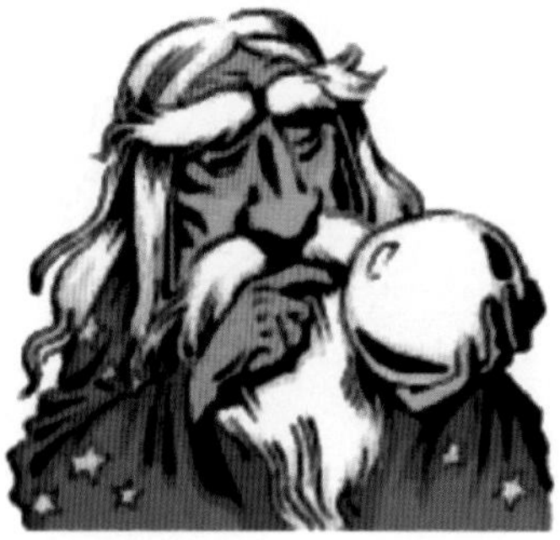

我们无法预计右室心尖部起搏患者心衰的风险，但我们知道一些开始进展为左室功能不全（或是已有的左室功能不全的状况加剧）或者新发心衰（或置入前心衰加重）的危险因素（除了累积心室起搏百分比以外）：

- 高龄。
- 冠状动脉粥样硬化性心脏病。
- 已有的左室功能不全。
- 宽 QRS 波。

- 获得性 AV 传导阻滞、LVEF 值正常、既往无心衰、长期右室心尖部起搏（>90% 心室起搏）的患者有 25%会在 8 年后或者更早出现心衰。

- 7%长期右室起搏的孩子在平均 8 年后出现心衰。

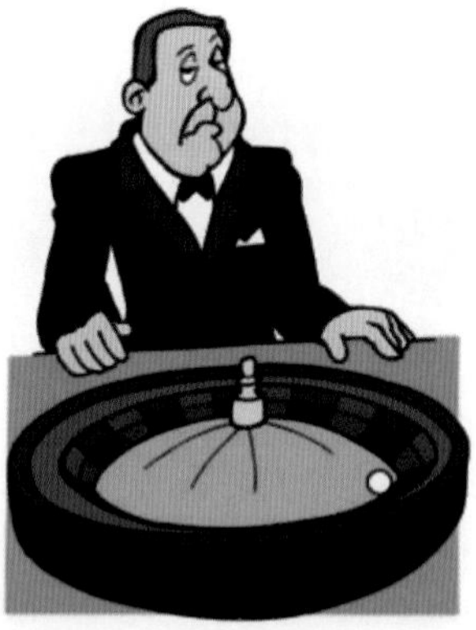

A. F. Sinnaeve

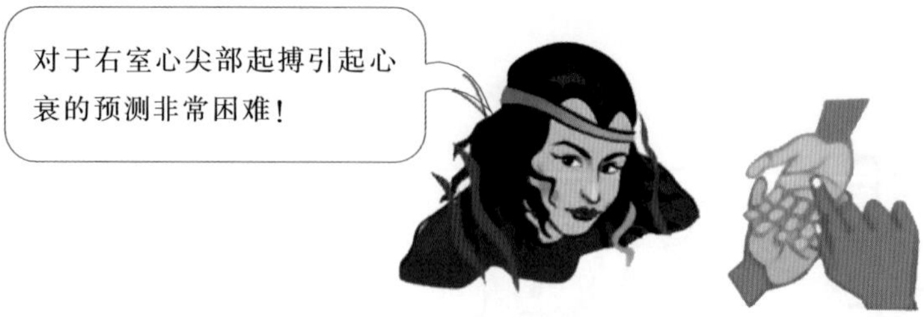
对于右室心尖部起搏引起心衰的预测非常困难！

缩写：AV=房室；LVEF=左室射血分数

右室起搏的其他替代部位

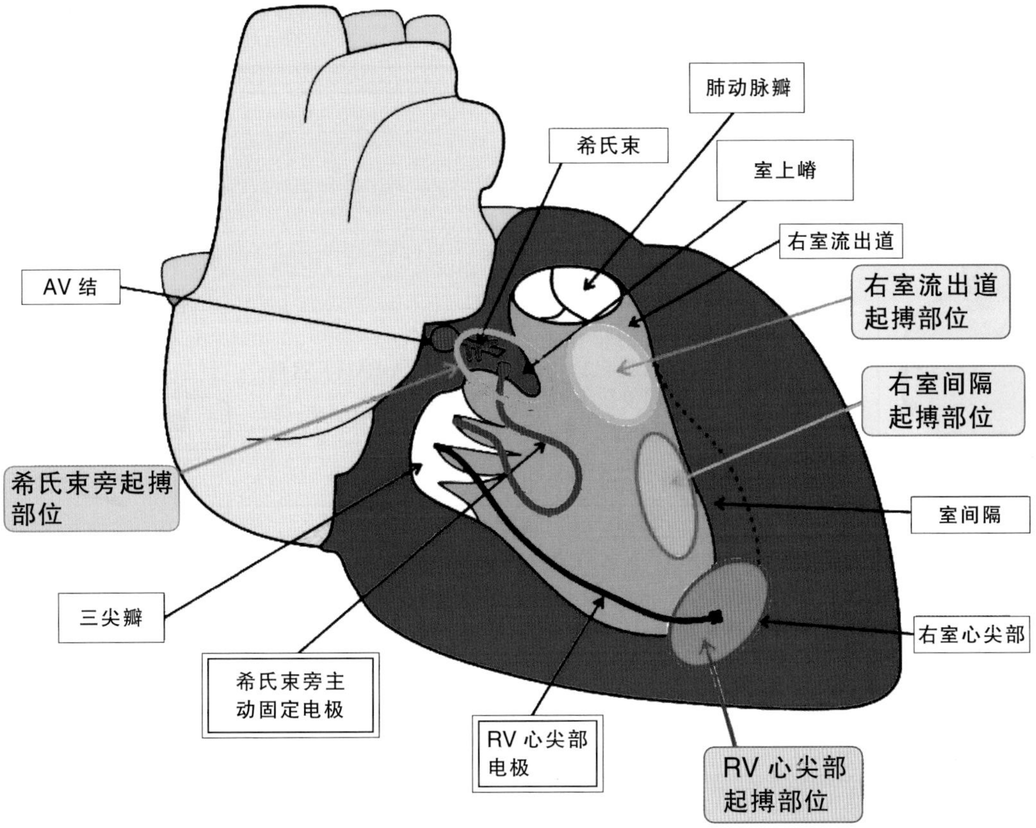

肺动脉瓣
希氏束
室上嵴
右室流出道
AV 结
右室流出道起搏部位
右室间隔起搏部位
希氏束旁起搏部位
室间隔
三尖瓣
右室心尖部
希氏束旁主动固定电极
RV 心尖部电极
RV 心尖部起搏部位

右室流出道基础解剖

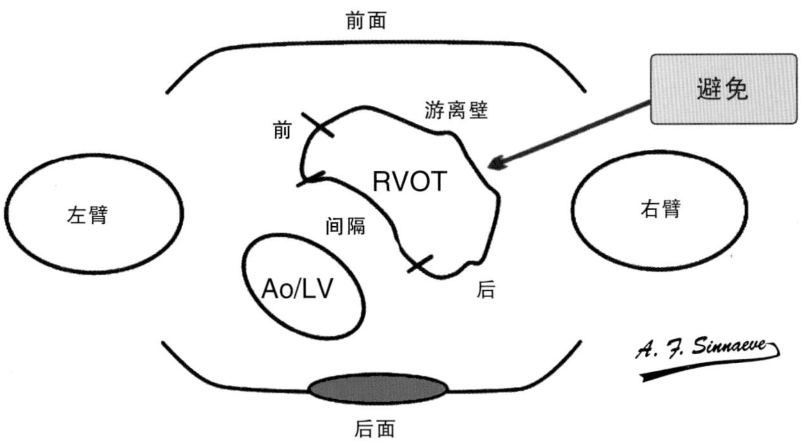

前面
避免
游离壁
前
RVOT
左臂
右臂
间隔
Ao/LV
后
后面
A. F. Sinnaeve

缩写：Ao=主动脉；AV=房室；RV=右心室；LV=左心室；RVOT=右室流出道

右室流出道/间隔部起搏

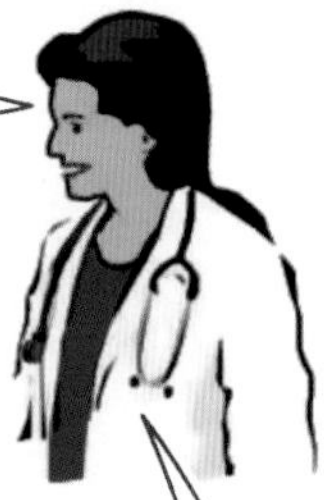

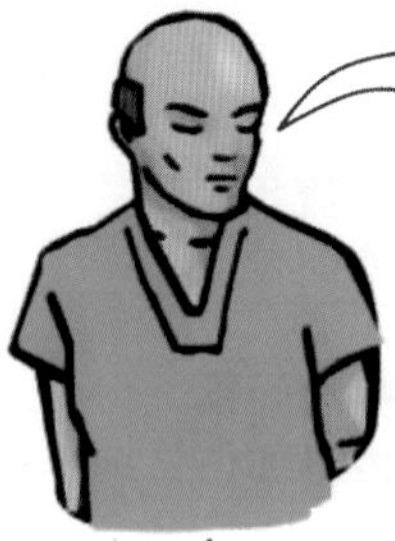

RVOT/间隔部起搏逐渐流行，但是为什么这两种起搏部位的数据仍然存在争议或矛盾且难以解释？

这里有很多原因：
- 病例数少。
- 左室功能范围广。
- 基础心脏病各不相同。
- 缺乏右室标准的起搏部位。
- 心室起搏的百分比。
- 不同的终点指标。
- 随访时间不同(大部分过短)。
- 非生理性起搏：VVI 而非 DDD。
- DDD 模式时 AV 间期不定：比如 A-RVS 和 A-RVA？这些部位有 30~50ms 的传导延迟。
- 很多研究纳入了永久性房颤的患者。
- QRS 波时限？
- 需要长期的随访！

我们应该做什么？

A. F. Sinnaeve

好的，目前没有 RVOT /间隔部起搏比 RVA 起搏更差的数据，换句话说，RVOT /间隔部起搏的情况要好于右室心尖部起搏。对于大部分的置入者来说，选择由右室心尖部变为 RVOT/间隔部基本是凭个人喜好的。一些专家推荐所有患者都在这些部位置入，并培养新一代的术者。

右室流出道起搏电极的影像

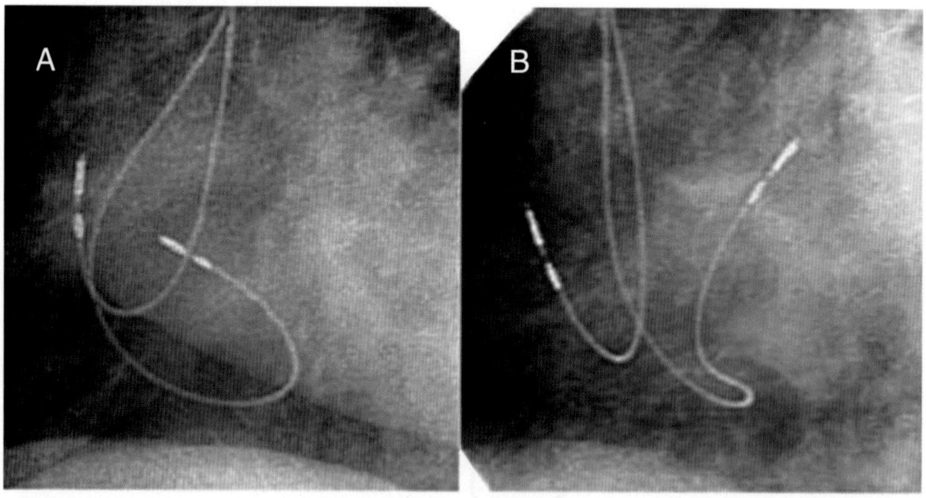
前面
A
B
后面

左前斜 40°影像显示电极位置在右室游离壁(A)和间隔部(B)。注意电极在 A 图指向前面而 B 图指向后面。

缩写：RVA=右室心尖部；RVOT=右室流出道；RVS=右室间隔部

右室流出道/间隔部起搏(续)

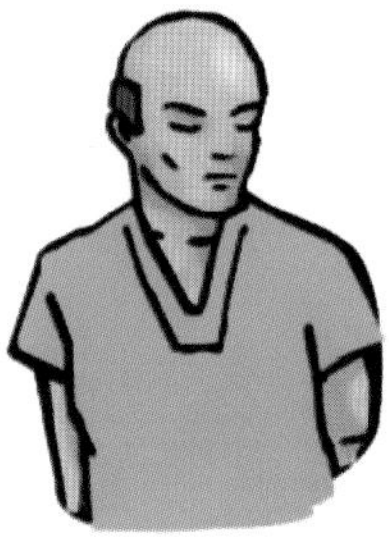

RVOT 起搏产生 LBBB 形态伴电轴朝下。从 RVOT 间隔部和游离壁起搏的心电图形态是不同的,主要由于它们相对的解剖关系,间隔部是比游离壁更靠后及朝左的结构。因此,I 导联负向波对于电极置入间隔部是高度特异的。间隔部起搏也可能引起 I 导联等电位波。这两种心电图形式不具敏感性。间隔部起搏比右室游离壁起搏的 QRS 波时限更短。下壁导联切迹是由于从游离壁起搏总激动时间延长引起的,这也反映了左室侧壁激动的延迟。

A. F. Sinnaeve

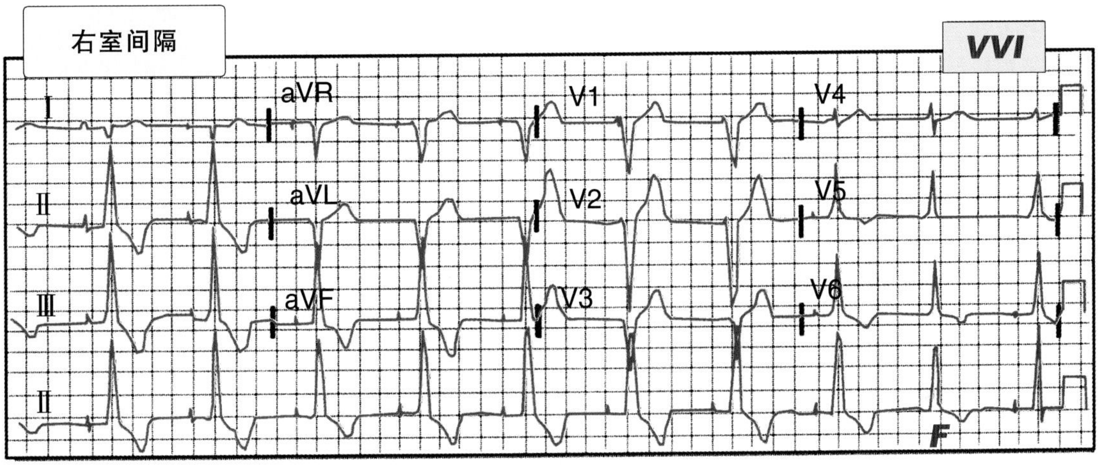
右室间隔
VVI
I
aVR
V1
V4
II
aVL
V2
V5
III
aVF
V3
V6
II
F

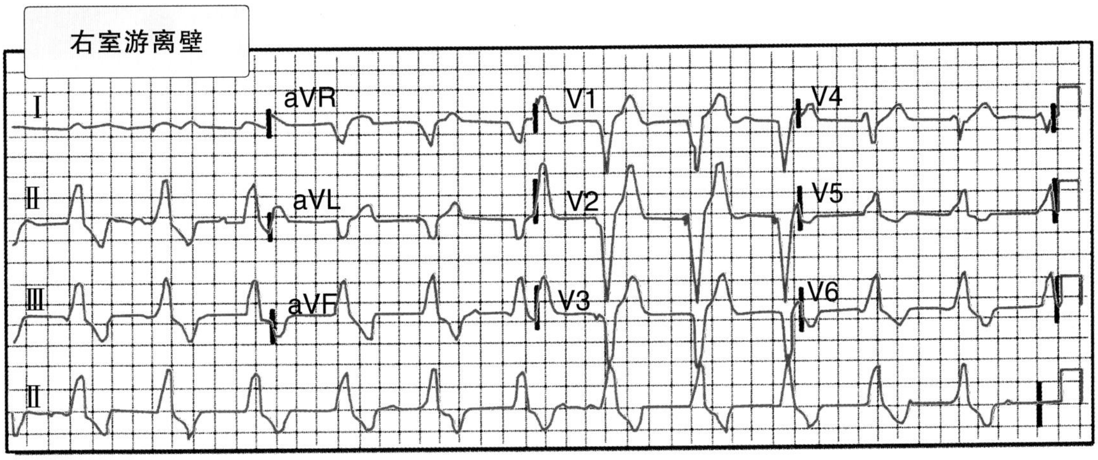
右室游离壁
I
aVR
V1
V4
II
aVL
V2
V5
III
aVF
V3
V6
II

右室流出道游离壁和间隔部起搏的典型心电图表现。QRS 波时长在间隔部更短，通常有 I 导联的负向波。下壁导联切迹更常见于游离壁起搏。

缩写:LBBB=左束支阻滞;RVOT=右室流出道

希氏束起搏

现在希氏束起搏很热门。你认为这是一种可行的技术么？

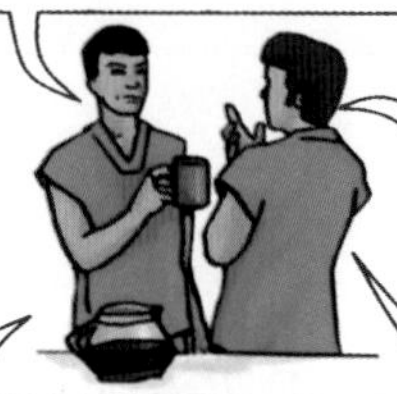

近期的研究都是基于我们必须将电极置入得尽量靠近希氏-浦肯野纤维系统，以便产生其在 LV 除极过程中的作用。通过这种方式提供保留左室功能的机会。

但是希氏束起搏很难？

是的，希氏束旁起搏(非常接近希氏束)更容易操作并且可能产生相同的结果。我相信这种方法会更流行。

直接希氏束起搏

- QRS 波峰和自身 AV 结下传逸搏间期的 HV(希氏束到心室)间期相同。起搏的 QRS 波和自身产生的 QRS 波相同。
- 不适用于束支阻滞的患者。
- 方法复杂。
- 置入时间长。
- 起搏阈值高。
- 不是所有的患者都能成功。包括 126 名患者的 5 项研究中尝试希氏束起搏的患者成功率<70%。

希氏束旁起搏

- 容易做到且可靠。
- 数据和随访有限。
- 急性血流动力学反应优于右室心尖部起搏。
- 起搏的 QRS 波时限长于自身下传的 QRS 波，但 QRS 波时限应该比右室心尖部起搏 QRS 波时限短 50ms，任何情况下不能长于 120~130ms。起搏 QRS 波电轴应该和自身下传的 QRS 波电轴相同。
- 应该广泛应用。

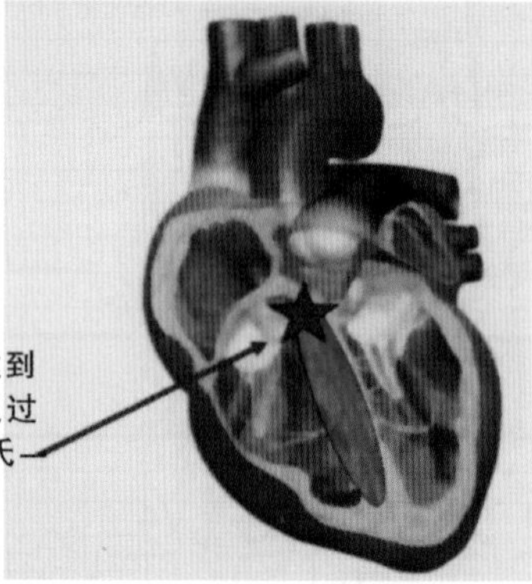

高位室间隔部以达到希氏束旁起搏。通过肌间隔穿透到希氏-浦肯野纤维系统。

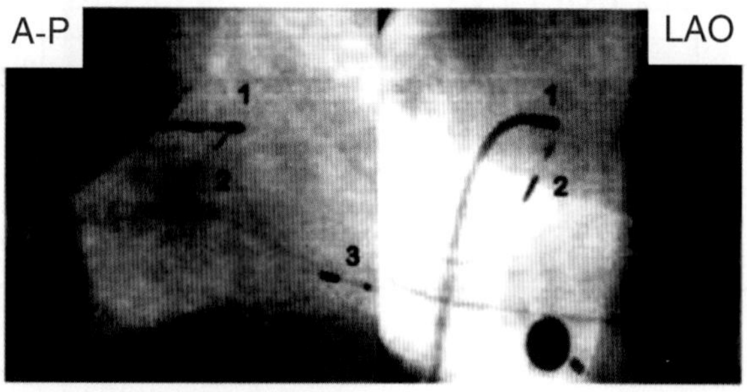
A-P
LAO
1
2
3
1
2

1.四极电极导管标测希氏束部位。
2.在希氏束旁旋入双极电极。
3.右室心尖部双极电极。

5 伏希氏束旁起搏

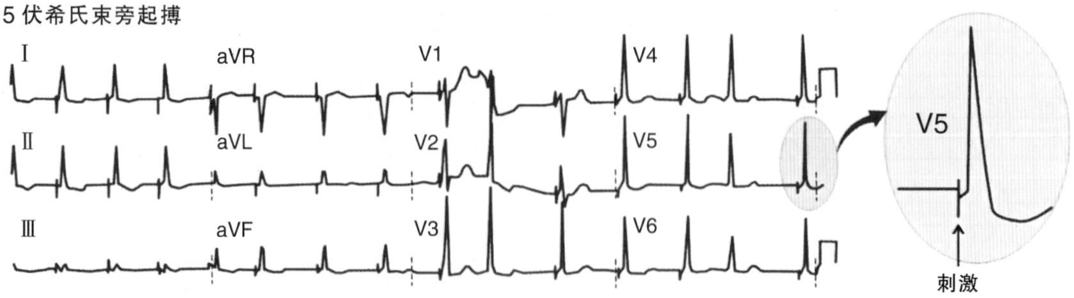
I
aVR
V1
V4
II
aVL
V2
V5
III
aVF
V3
V6
V5
刺激

慢性房颤射频消融 AV 结后。QRS=120ms，电轴正常，与非起搏的自身下传的 QRS 波电轴一致。注意在 QRS 波起始处类似于预激的形式。

A. F. Sinnaeve

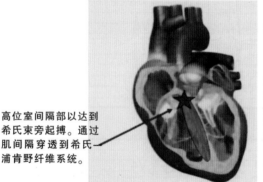

为什么心房起搏部位重要？

- 房间隔(IAS)起搏对于预防阵发性心房颤动有作用。
- IAS 起搏对于处理需要优化左侧 AV 机械延迟的房间传导延迟很重要。
- 强化了心房收缩功能？

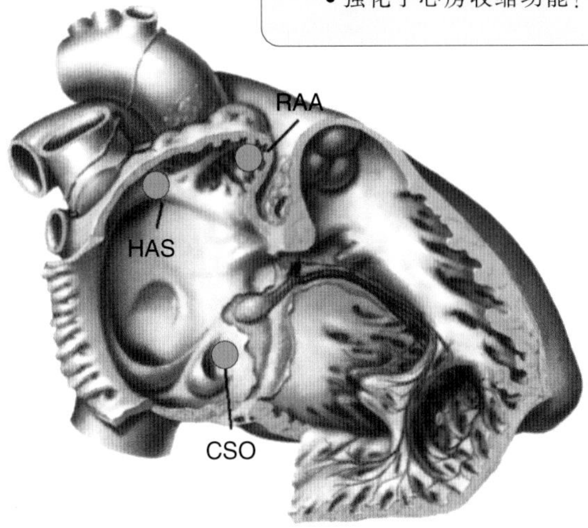
RAA
HAS
CSO

右心房起搏部位

RAA=右心耳

HAS=高位房间隔

CSO=冠状窦(Koch 三角)

对于 IACD，考虑把心房电极置入房间隔，在这里起搏双心房产生的激动更均匀，并缩短心房传导时间！

心房起搏的替代部位

- 高位右心房(巴赫曼束)。
- 中位间隔。
- 冠状窦近端或附近的部位。
- 右房双部位。
- 双心房且一个部位在冠状窦近端(起搏左房)。

房间传导延迟(IACD)

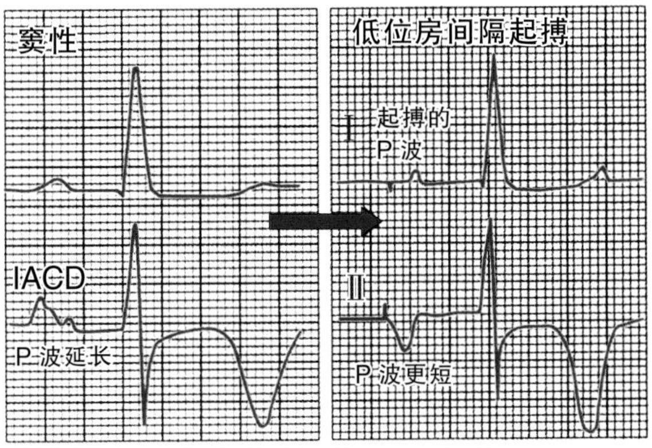
窦性
IACD
P 波延长
低位房间隔起搏
I
起搏的
P 波
II
P 波更短

起搏低位房间隔(LAS)对比右心耳(RAA)

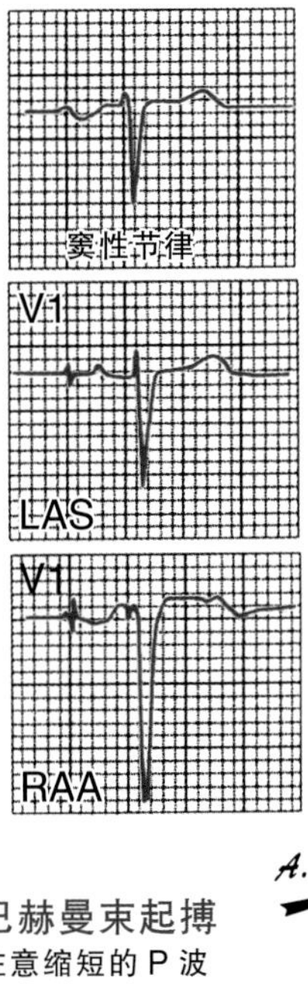
窦性节律
V1
LAS
V1
RAA

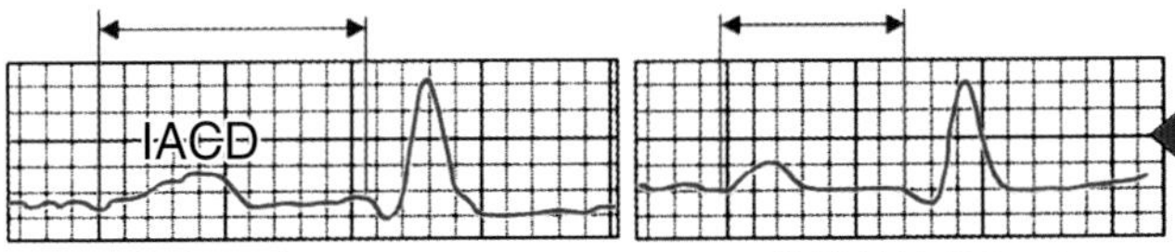
IACD

自身 P 波(120ms)　　起搏 P 波(80ms)

巴赫曼束起搏

注意缩短的 P 波

A. F. Sinnaeve

对于选择起搏部位哪些因素需要考虑？

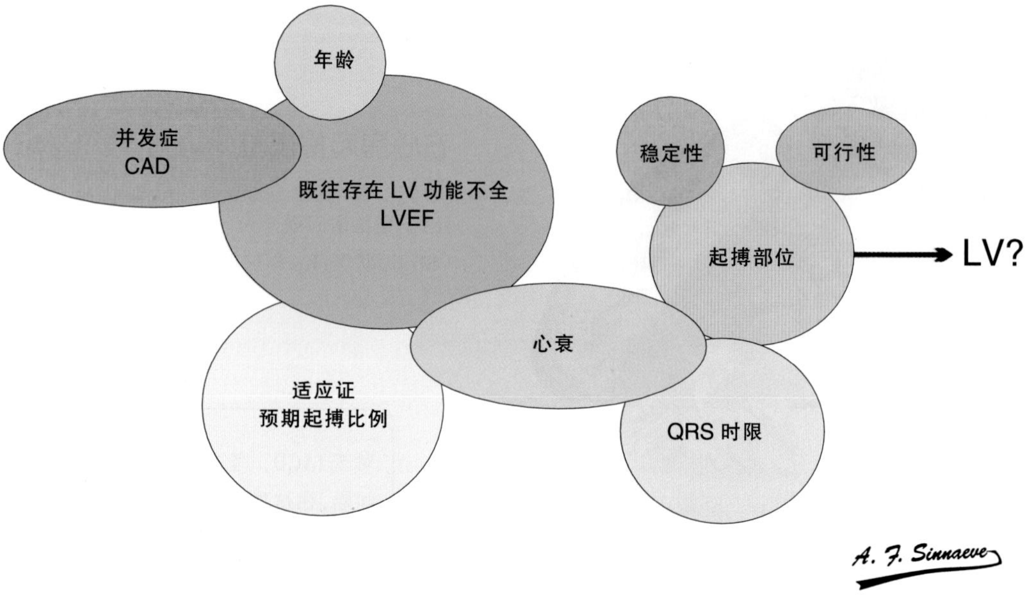
年龄
并发症
CAD
既往存在 LV 功能不全
LVEF
稳定性
可行性
起搏部位
LV?
心衰
适应证
预期起搏比例
QRS 时限
A. F. Sinnaeve

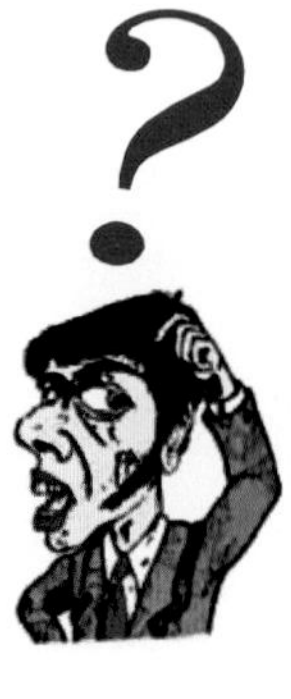

出现 LV 功能不全时应该怎么办？

一些数据显示对于因心动过缓(AV 阻滞)而预期需要长期右室起搏(高累积心室起搏比例)，且 LVEF<35%尤其是合并二尖瓣反流的患者即使不符合双心室起搏适应证的标准,考虑双室起搏也是合理的。

病态窦房结综合征、窄 QRS、LVEF≤35%的患者如果临床情况显示可能需要右室频繁起搏的,应该接受最佳右室起搏部位(避开右室心尖部)起搏治疗(+ICD)。最小化起搏的算法很重要。

显著Ⅰ度 AV 阻滞和左心功能不全的患者应考虑双心室起搏。

对于孩子,不同心室起搏部位的急性血流动力学影响和慢性影响一致,因此永久性电极应该置入可产生急性左室泵功能最佳的部位。

缩写:CAD=冠状动脉疾病;LV=左心室;LVEF=左室射血分数

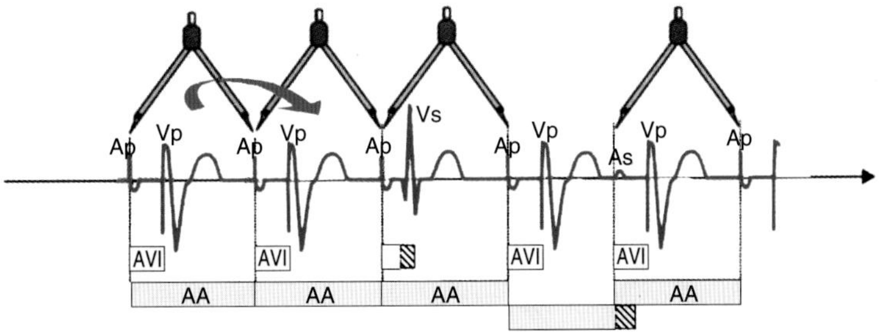
Ap
Vp
Ap
Vp
Ap
Vs
Ap
Vp
As
Vp
Ap
AVI
AVI
AVI
AVI
AA
AA
AA
AA

低限频率计时周期的类型

要点如下:

* 以心房为基础的低限频率计时周期——第 1 部分
* 以心房为基础的低限频率计时周期——第 2 部分
* 以心房为基础的低限频率计时周期——第 3 部分(房室延迟)
* 以心室为基础的低限频率计时周期有更快的心房起搏频率
* 抑制时的起搏模式?
* QRS 波中的起搏钉

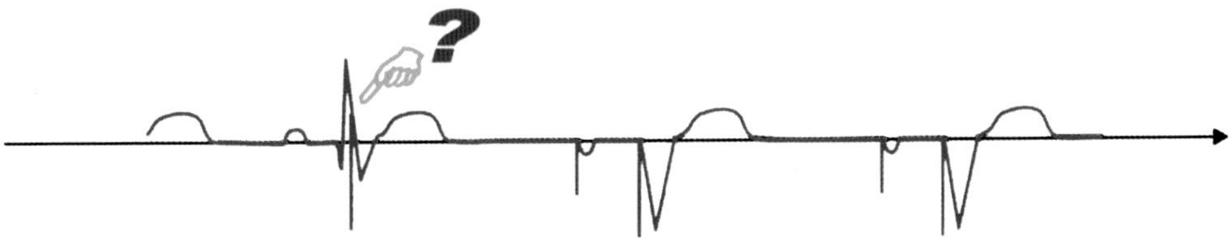
?

A. F. Sinnaeve

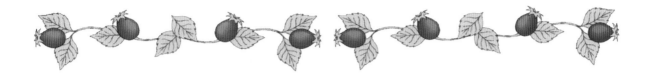

以心房为基础的低限频率计时周期——第 1 部分

在以心房为基础的低限频率计时周期中,AA 间期(Ap–Ap 或 As–Ap)连续且等于程控的 LRI。心房逸搏间期(Vp–Ap 或 Vs–Ap)不断变化以保持 AA 间期恒定,如图例所示,Vs–Ap>Vp–Ap。

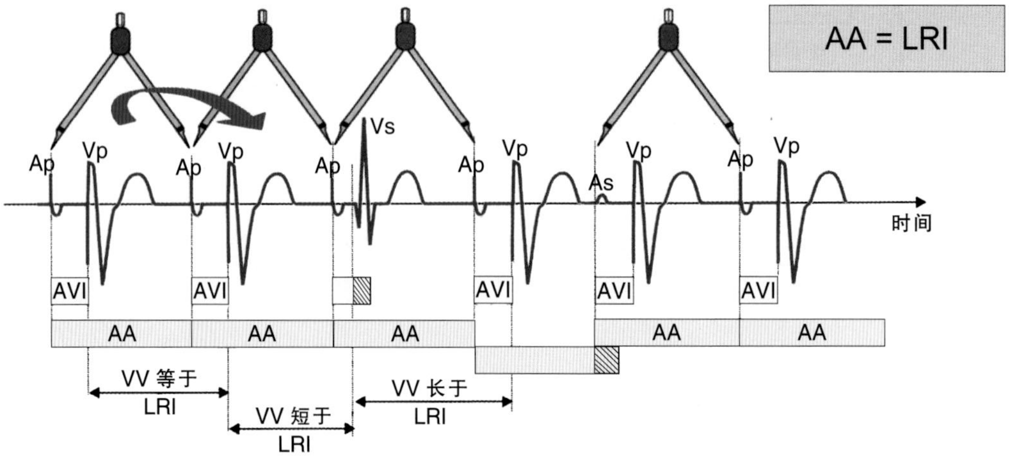
AA = LRI
Vs
Ap
Vp
As
时间
AVI
AA
VV 等于 LRI
VV 短于 LRI
VV 长于 LRI

在以心室为基础的低限频率计时周期中,AEI 或心房逸搏间期(Vp–Ap 或 Vs–Ap)是恒定的。

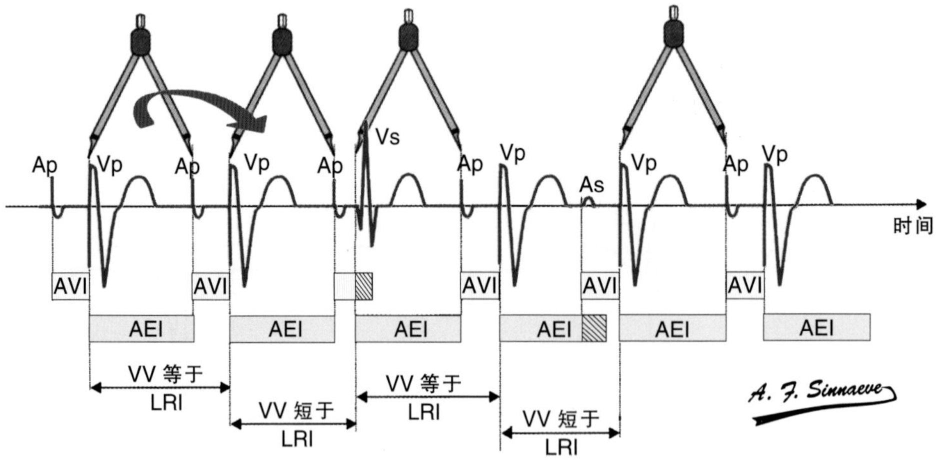
Ap
Vp
Vs
As
时间
AVI
AEI
VV 等于 LRI
VV 短于 LRI
A. F. Sinnaeve

缩写:Ap=心房起搏;As=心房感知;AEI=心房逸搏间期;AVI=AV 延迟;AA=程控的心房低限频率间期=Ap-Ap 或 As-Ap;LRI=低限频率间期;VV=两个连续心室事件的间期

以心房为基础的低限频率计时周期——第2部分
室性期前收缩(PVC)之后的反应

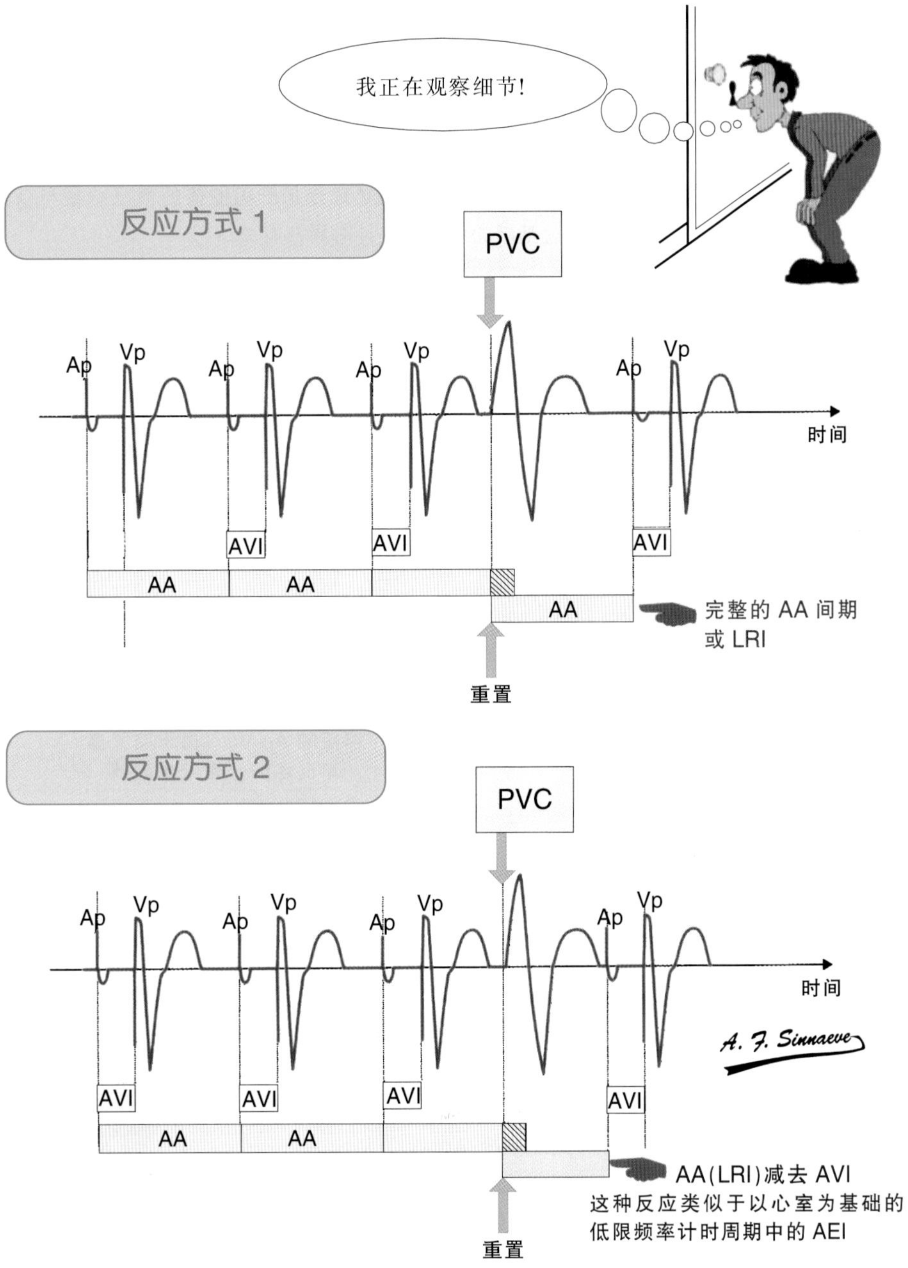

我正在观察细节!
反应方式 1
PVC
Ap
Vp
Ap
Vp
Ap
Vp
Ap
Vp
时间
AVI
AVI
AVI
AA
AA
AA
完整的 AA 间期
或 LRI
重置
反应方式 2
PVC
Ap
Vp
Ap
Vp
Ap
Vp
Ap
Vp
时间
A. F. Sinnaeve
AVI
AVI
AVI
AVI
AA
AA
AA(LRI)减去 AVI
这种反应类似于以心室为基础的
低限频率计时周期中的 AEI
重置

缩写:Ap=心房起搏;As=心房感知;AEI=心房逸搏间期;AVI=AV 延迟;AA=程控的心房低限频率间期=Ap-Ap 或 As-Ap;LRI=低限频率间期;PVC=室性期前收缩

以心房为基础的低限频率计时周期——第 3 部分

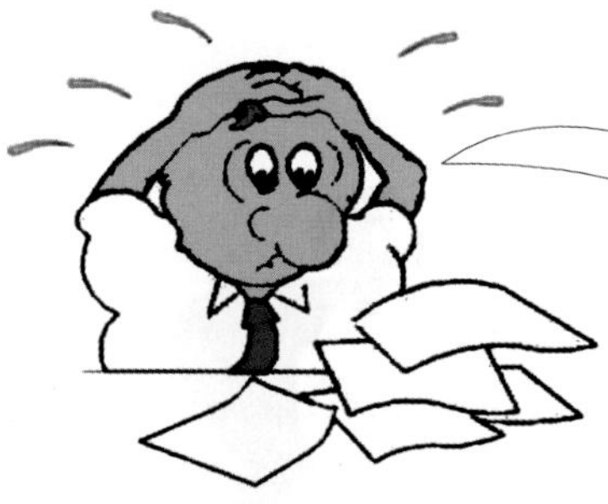

这是一个困难的问题!!!
涉及 AV 延迟的何种情况将启动以心房为基础的低限频率计时周期??

我们知道导致 **AV 延迟长于程控值**的情况总是与以心室为基础的低限频率计时周期有关。

当 AV 延迟短于程控的 Ap-Vp 值时，下列任何一种 AV 延迟的组合均可启动以心房为基础的低限频率计时周期

As-Vs
正常传导

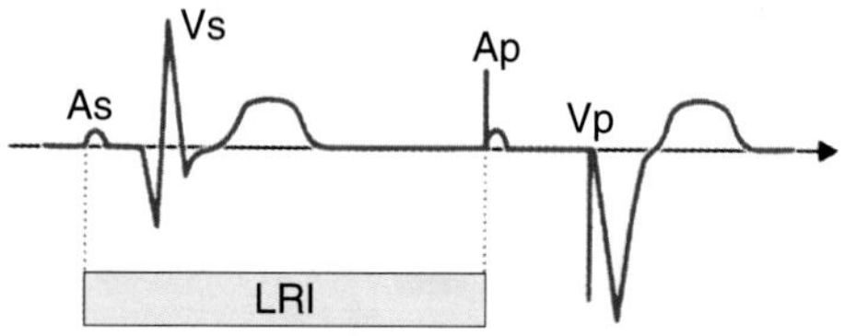

Vs
As
Ap
Vp
LRI

Ap-Vs
正常传导

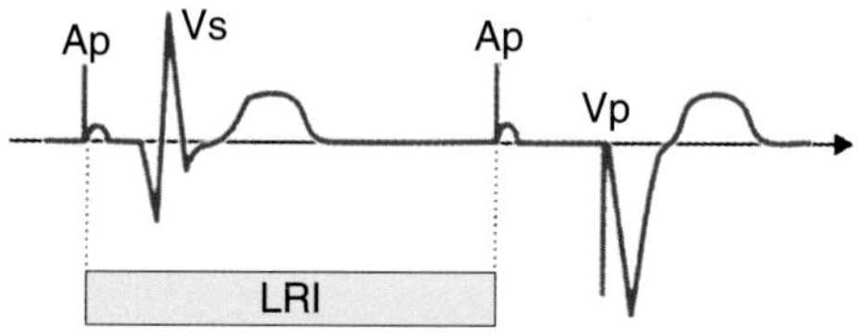

Ap
Vs
Ap
Vp
LRI

As-Vp<Ap-Vp
程控 As-Vp 短于 Ap-Vp

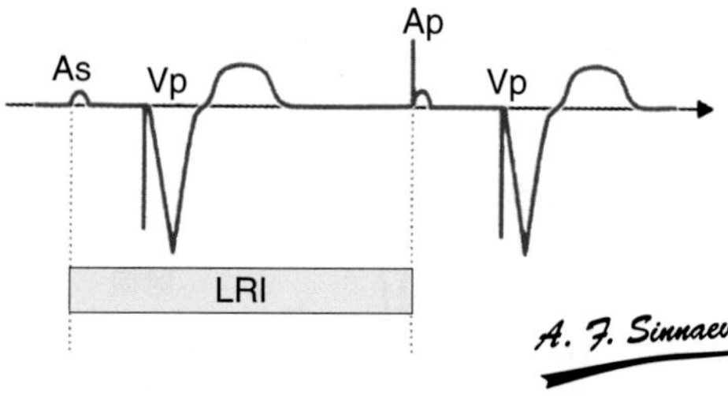

Ap
As
Vp
Vp
LRI

缩短的 Ap-Vp（由于交叉感知引起的心室安全起搏

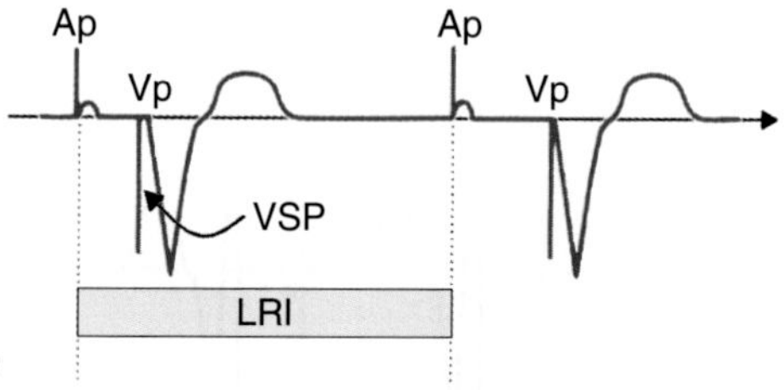

Ap
Vp
Ap
Vp
VSP
LRI

A. F. Sinnaeve

任何一种 AV 延迟的组合（As–Vp、As–Vs、Ap–Vs、缩短的 Ap–Vp）均可启动以心房为基础的低限频率计时周期。不知道低限频率计时系统的类型，不可能解释心电图!!!

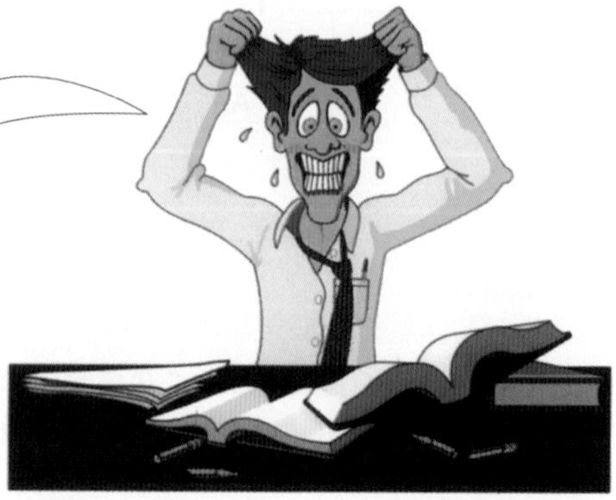

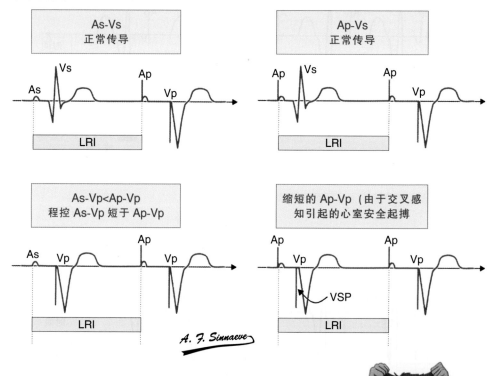

缩写：LRI=低限频率间期；Ap=心房起搏；As=心房感知；Vp=心室起搏；Vs=心室感知；VSP=心室安全起搏

心房起搏频率可能快于程控的低限频率

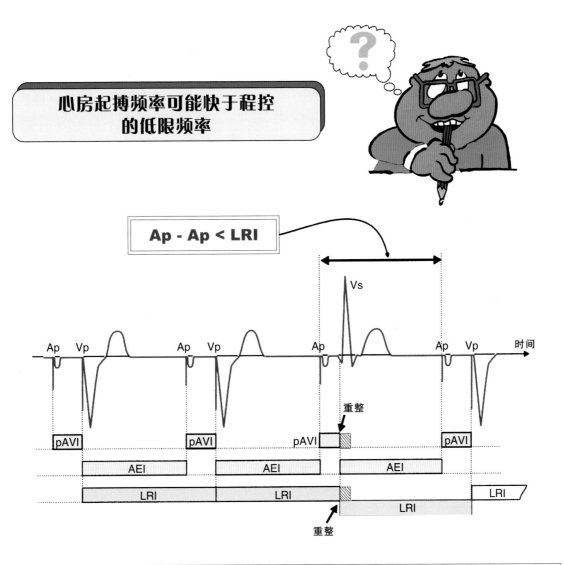

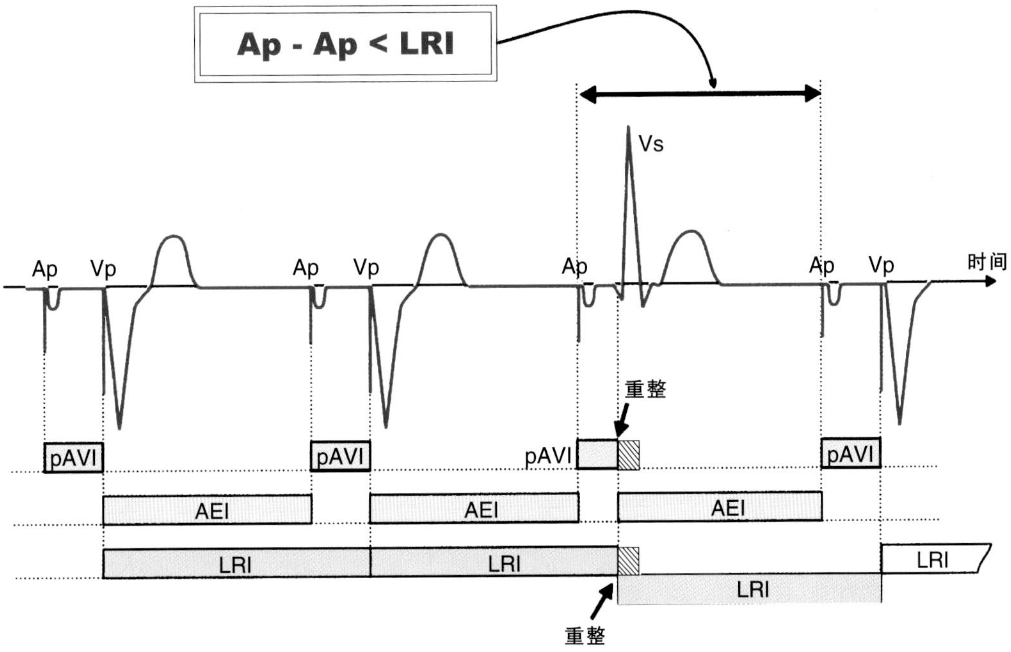

Ap - Ap < LRI
Vs
Ap
Vp
Ap
Vp
Ap
Ap
Vp
时间
重整
pAVI
pAVI
pAVI
pAVI
AEI
AEI
AEI
LRI
LRI
LRI
LRI
重整

在以心室为基础的低限频率计时周期中，心房逸搏间期（AEI）和低限频率间期（LRI）从感知或起搏的心室事件开始。以心室为基础的低限频率计时周期的标志是 AEI 恒定。

缩写：Ap=心房起搏；Vp=心室起搏；Vs=心室感知；pAVI=起搏后房室延迟；AEI=心房逸搏间期；LRI=低限频率间期

A. F. Sinnaeve

如果 R-R 间期短于心房逸搏间期，你可能会对起搏模式产生疑问

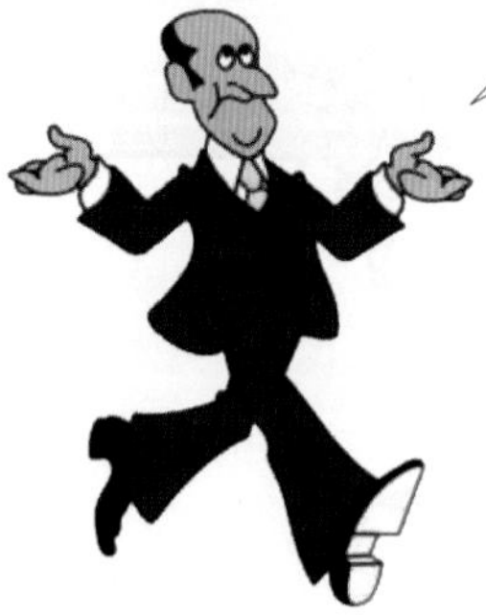

在自身心率相对较快、AV 传导正常时，单凭心电图没有人能知道起搏模式是 DDD、DDI 亦或 DVI!!!

R-R 或 Vs-Vs 间期<AEI 时的
DDD、DDI 或 DVI 模式

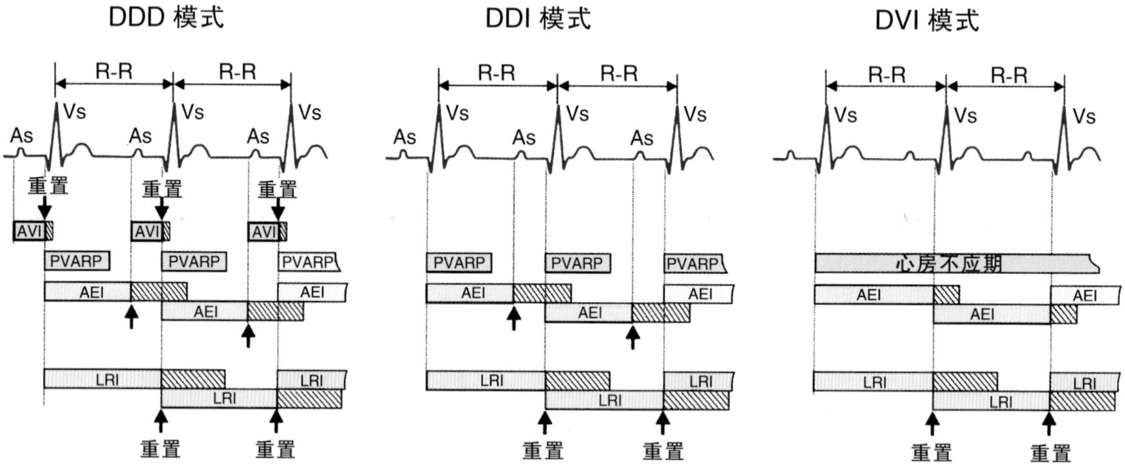
DDD 模式
DDI 模式
DVI 模式
R-R
Vs
As
重置
AVI
PVARP
AEI
LRI
心房不应期

如果 As-Vs<程控的 As-Vp 值，且自身心房率快于程控的低限频率时，相同的心电图也可能代表 VDD 模式

A. F. Sinnaeve

缩写：As=心房感知；Vs=心室感知；AVI=房室延迟；AEI=心房逸搏间期；LRI=低限频率间期；PVARP=心室后心房不应期

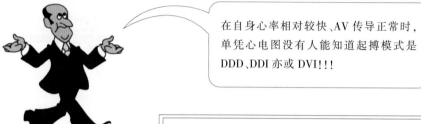

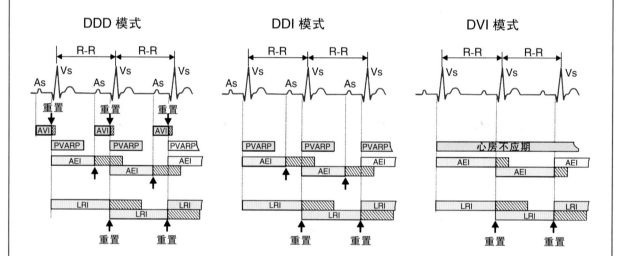

> 要想熟练地倒退行走需要锻练一段时间，但最终并不困难……

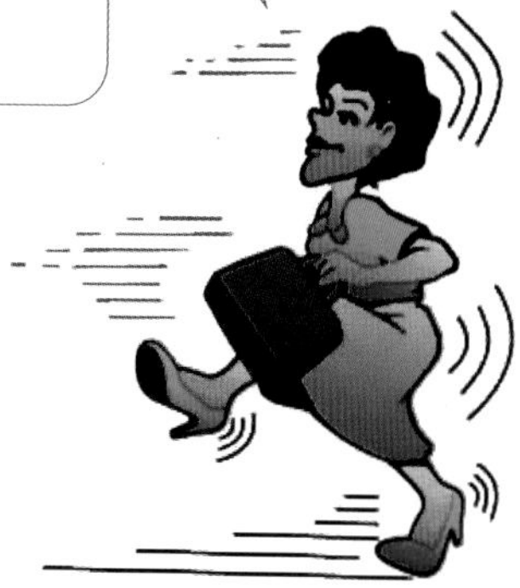

起搏钉位于 QRS 波内！是心房还是心室刺激？

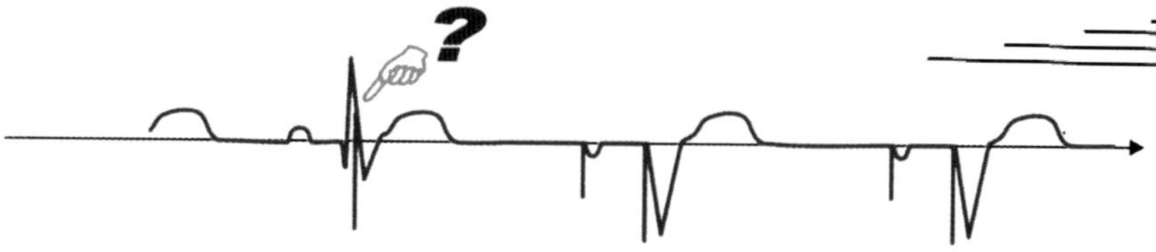

① 确定 AEI 的持续时间，从任一 VP 开始（另一种方法：也可以把感知的 QRS 波起始处到随后的心房刺激的间期视为 AEI）。

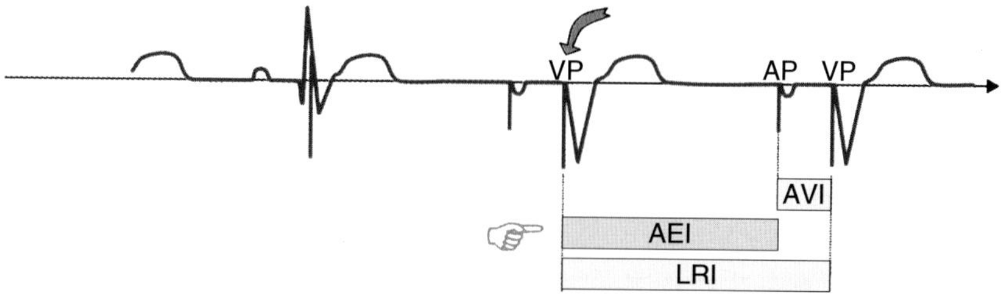

VP
AP
VP
AVI
AEI
LRI

② 测量有疑问的刺激信号到前一次心室事件的间期。

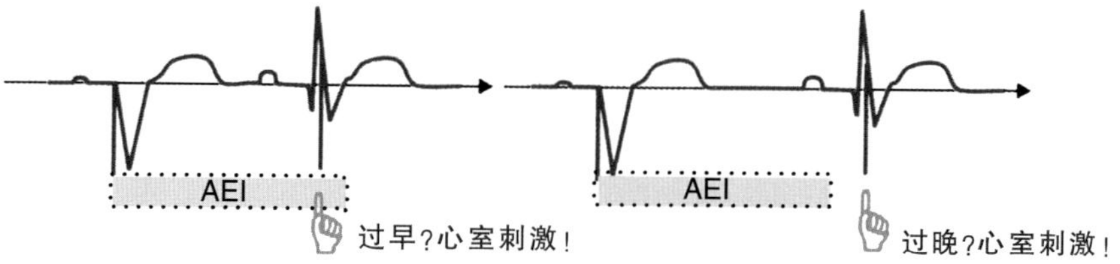

AEI
过早？心室刺激！
AEI
过晚？心室刺激！

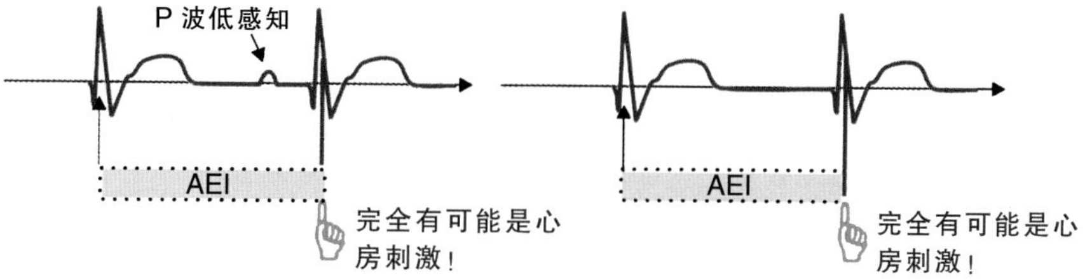

P 波低感知
AEI
完全有可能是心房刺激！
AEI
完全有可能是心房刺激！

这一规则仅适用于以心室为基础的低限频率计时周期的 DDD 起搏器。

A. F. Sinnaeve

缩写：AP=心房起搏；VP=心室起搏；AEI=心房逸搏间期；AVI=房室延迟；LRI=低限频率间期

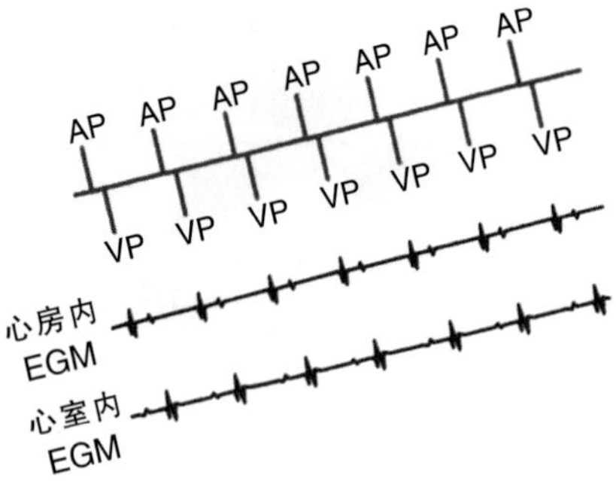
AP AP AP AP AP AP AP
VP VP VP VP VP VP VP
心房内 EGM
心室内 EGM

TNT

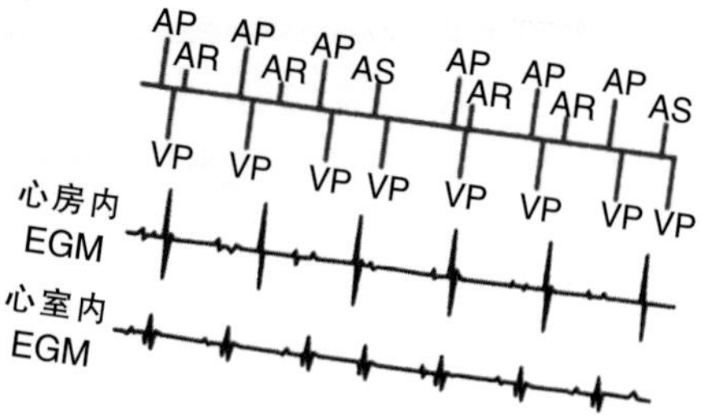
AP AR AP AR AP AS AP AR AP AR AP AS
VP VP VP VP VP VP VP VP
心房内 EGM
心室内 EGM

心房夺获

要点如下：

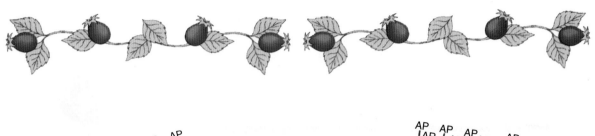

* 心房夺获的检测——第 1 部分
* 心房夺获的检测——第 2 部分
* 心房夺获的检测——第 3 部分
* 心房夺获评价中的陷阱
* 心房电极脱位——第 1 部分
* 心房电极脱位——第 2 部分
* 心房电极脱位——第 3 部分
* 心房电极脱位——第 4 部分
* 心房和心室电极接反

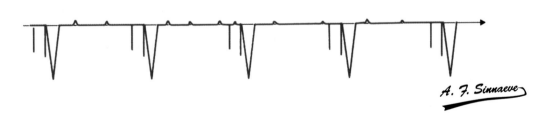

A. F. Sinnaeve

心房夺获的检测——第 1 部分

1

用 2 倍标准电压记录 12 导联心电图，将起搏的 P 波和(或)小的双极刺激显示出来。

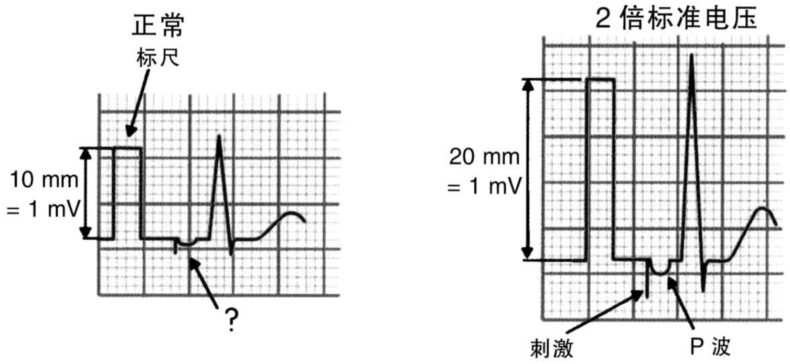
正常
标尺
10 mm
= 1 mV
?
2 倍标准电压
20 mm
= 1 mV
刺激
P 波

2

再程控为 AAI 或 AOO 模式(以不同的频率起搏)。

AV 传导正常患者的 AAI 模式

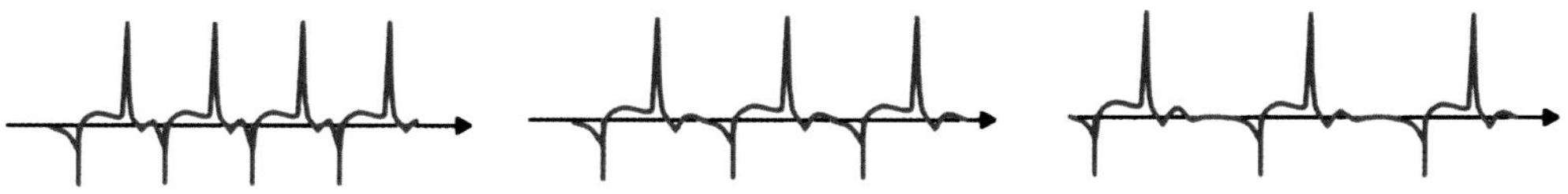

当下传的 QRS 波的频率(心室率)与测试期间不断变化的心房起搏频率总是保持一致时存在心房夺获。

完全性 AV 阻滞并存在心室自主节律患者的 AAI 模式

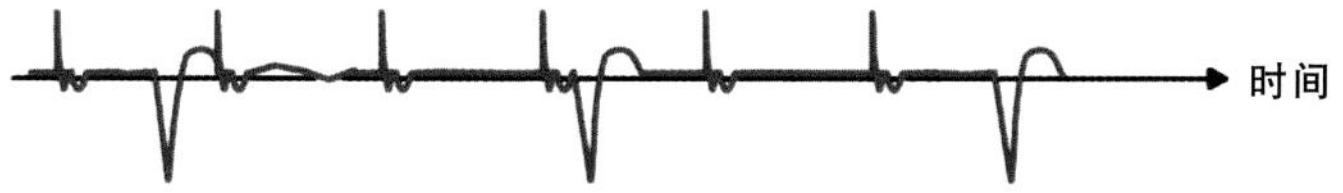
时间

只有在 AAI 起搏期间存在潜在的心室节律才能采用这种方法。先将起搏器程控为 VVI 模式，缓慢降低起搏频率，直至出现缓慢的自身心室节律，通过这种方式通常可以显示出自身心室节律。如果自身心室节律可满足血流动力学的需要，可以在 AAI 起搏模式下进行检测。

3

如果存在隐伏或房间传导延迟时，通过程控延长 AV 延迟(250~300ms)可显现被掩盖的 P 波。

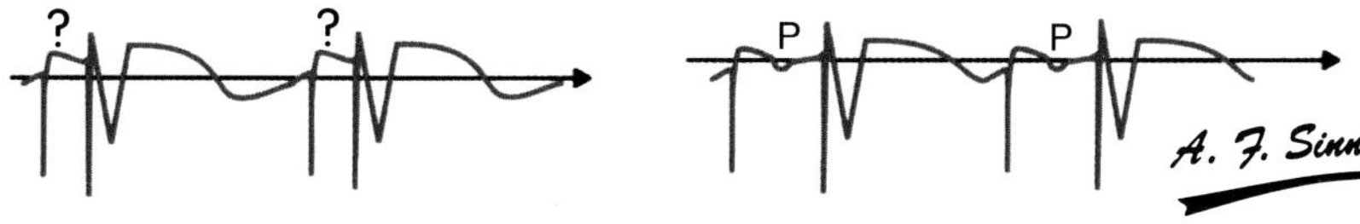
?
?
P
P

A. F. Sinnaeve

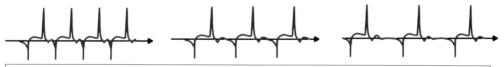

心房夺获的检测——第 2 部分

4

逆向的 VA 传导提示此前的心房刺激未夺获心房。通过事件标志证实是否存在 VA 逆传，最后增大心房输出夺获心房。

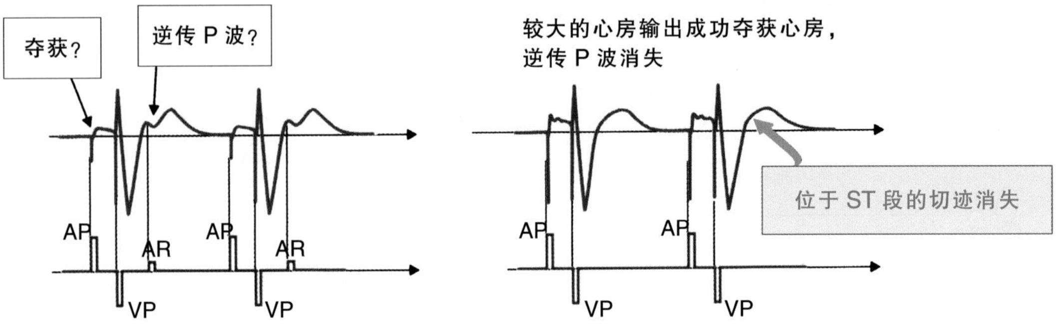
夺获？
逆传 P 波？
较大的心房输出成功夺获心房，
逆传 P 波消失
位于 ST 段的切迹消失
AP
AR
VP

5

将窦性心律相对较快的患者程控为 DVI 模式。

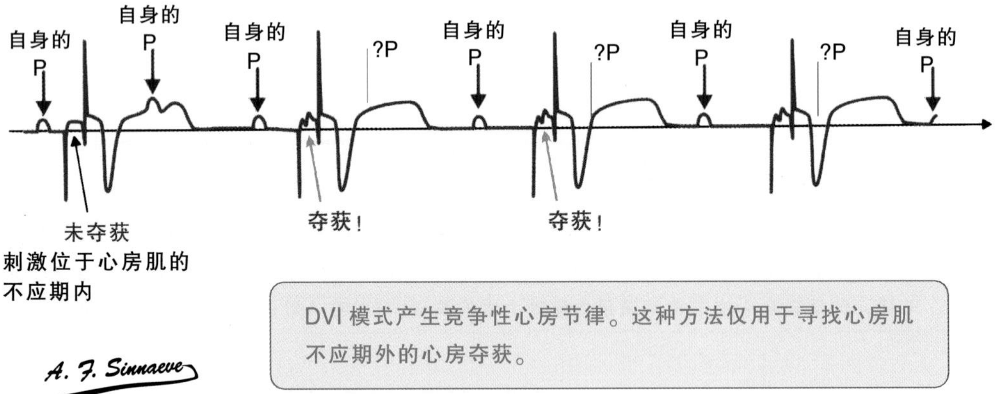
自身的
P
?P
未夺获
刺激位于心房肌的
不应期内
夺获！

DVI 模式产生竞争性心房节律。这种方法仅用于寻找心房肌不应期外的心房夺获。

A. F. Sinnaeve

缩写：AP=起搏的心房事件；AR=心房不应期内的心房感知；VP=心室起搏事件；VA=室房（从心室至心房）

心房夺获的检测——第 3 部分

6

仅使用程控权,程控起搏器为 DDD 模式并增加心房起搏频率使之快于自身心率,然后增加或降低心房输出并观察事件标记。

心房刺激 1V/0.4ms,夺获!!!

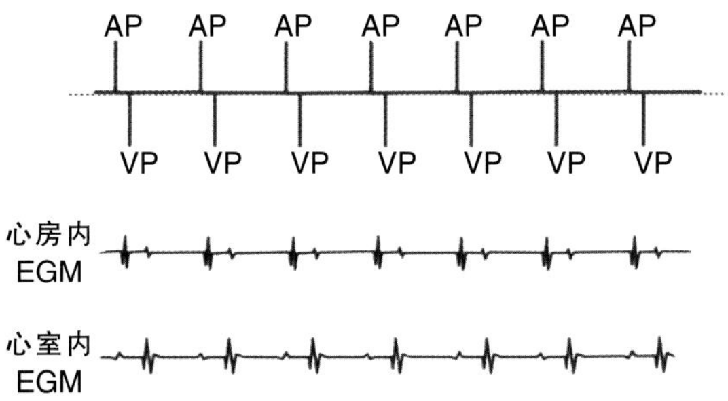
AP AP AP AP AP AP AP
VP VP VP VP VP VP VP
心房内 EGM
心室内 EGM

心房刺激 0.5V/0.4ms,未夺获!!!

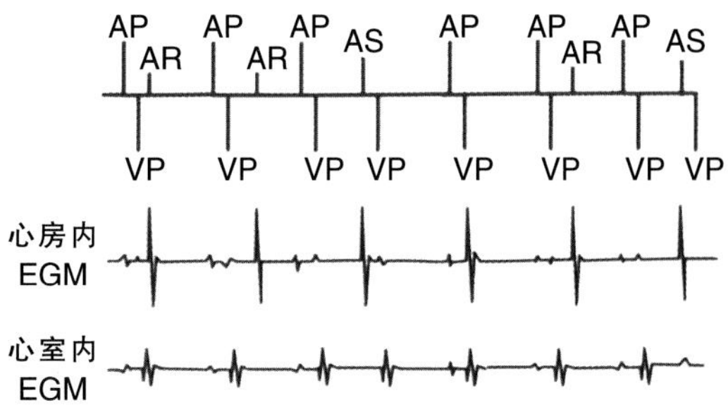
AP AR AP AR AP AS AP AP AR AP AS
VP VP VP VP VP VP VP VP
心房内 EGM
心室内 EGM

标记的阐述

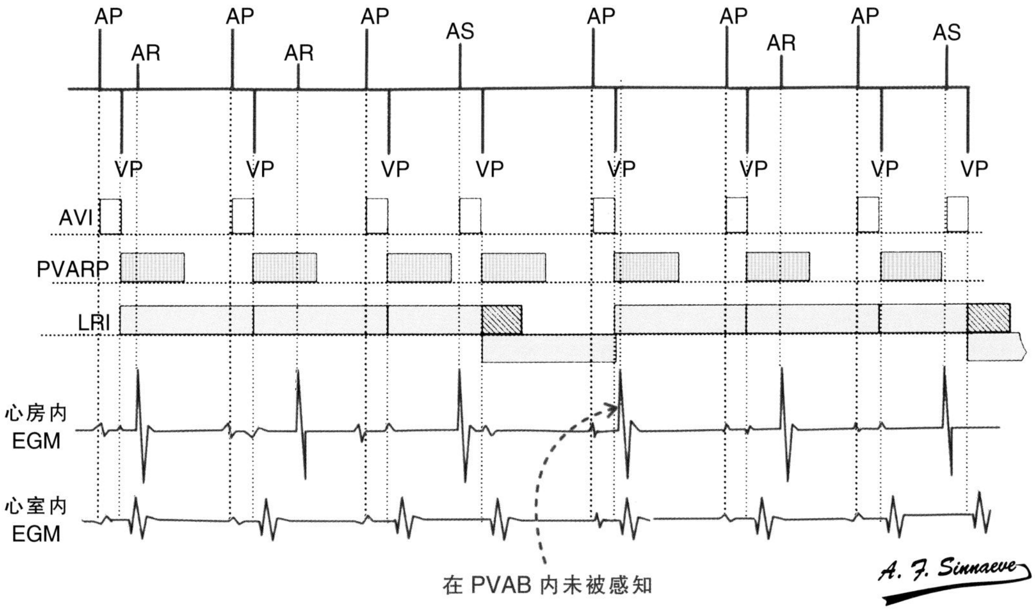
AP AR AP AR AP AS AP AP AR AP AS
VP VP VP VP VP VP VP VP
AVI
PVARP
LRI
心房内 EGM
心室内 EGM
在 PVAB 内未被感知

A. F. Sinnaeve

缩写:AVI=房室延迟;PVARP=心室后心房不应期;LRI=低限频率间期;AP=心房起搏;AS=心房感知;AR=不应期内的心房感知;VP=心室起搏;EGM=心电图;PVAB=心室后心房空白期

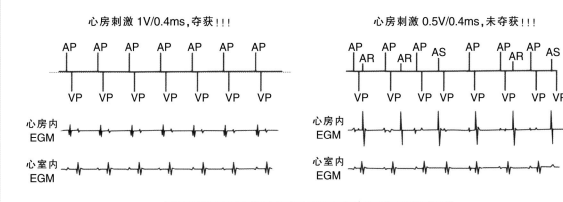

心房夺获评价中的陷阱

这里就像是一个
雷区!!!

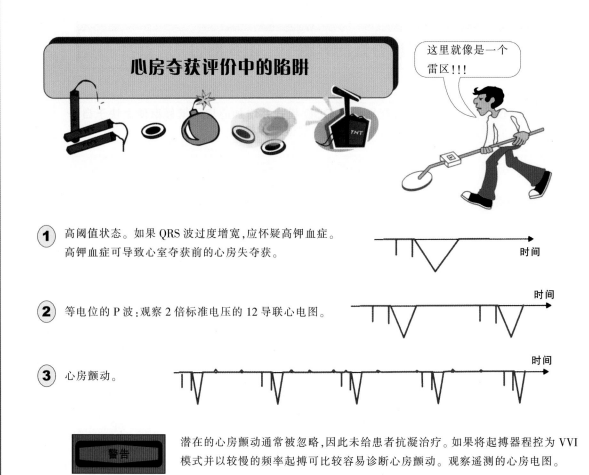

1 高阈值状态。如果 QRS 波过度增宽,应怀疑高钾血症。高钾血症可导致心室夺获前的心房失夺获。

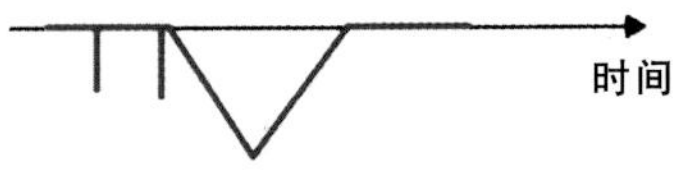
时间

2 等电位的 P 波:观察 2 倍标准电压的 12 导联心电图。

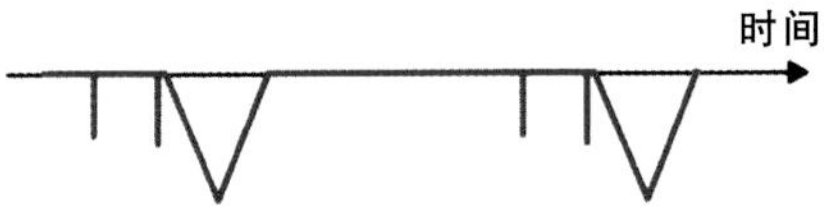
时间

3 心房颤动。

时间

警告 潜在的心房颤动通常被忽略,因此未给患者抗凝治疗。如果将起搏器程控为 VVI 模式并以较慢的频率起搏可比较容易诊断心房颤动。观察遥测的心房电图。

4 存在隐伏或房间传导延迟。P 波向前移动进入 QRS 波。将 AV 延迟程控至最大使 P 波显现可做出诊断。

时间

5 反复的非折返性 VA 同步。心房输出为阈上水平,但由于心房刺激位于前面逆传 P 波的心房肌不应期内,也不能夺获心房。

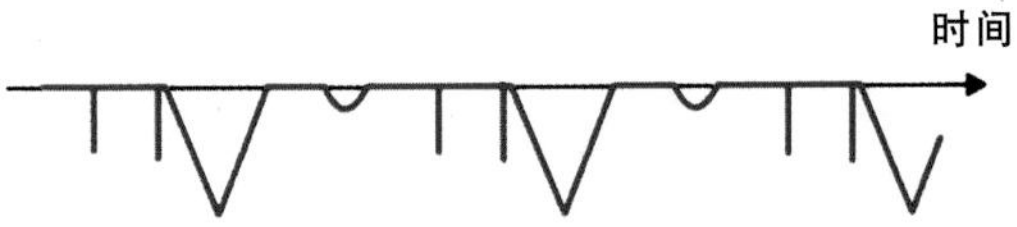
时间

A. F. Sinnaeve

6 心房刺激之前存在看不见的未被感知的房性期前收缩,使心房刺激落入心房肌不应期内。

思考

遥测的心房电图有助于诊断。但根据心房电图不能确认心房是否成功夺获。

心房电极脱位至右心室内

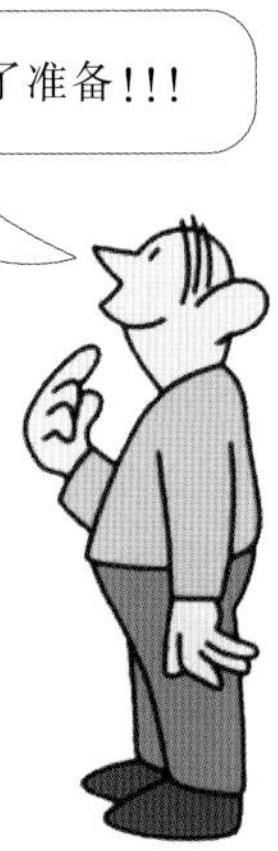
事先得到警告便是预先有了准备!!!

第 1 部分

可能的心电图表现——Ⅱ导联

1 参考。起搏器以程控的 AVI 和 AEI 进行正常的 AV 顺序起搏。

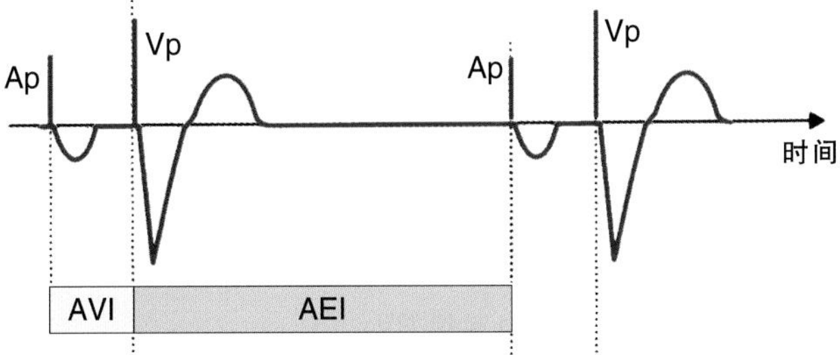
Ap
Vp
Ap
Vp
时间
AVI
AEI

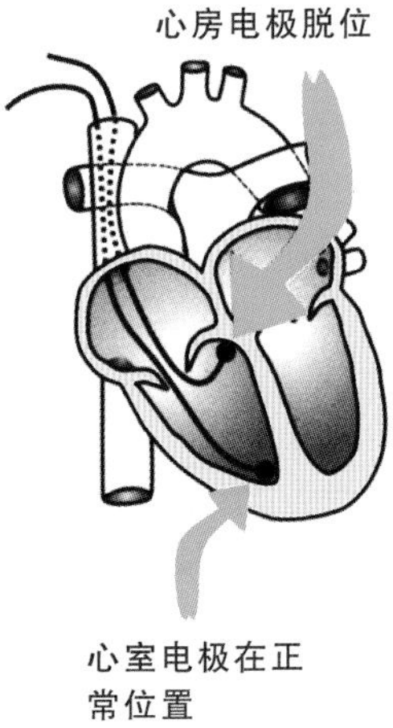
心房电极脱位
心室电极在正常位置

2 未脱位的心室电极既未感知到心房刺激，也没有感知起搏的 QRS 波(由心房刺激产生)。AP 起搏了右心室。

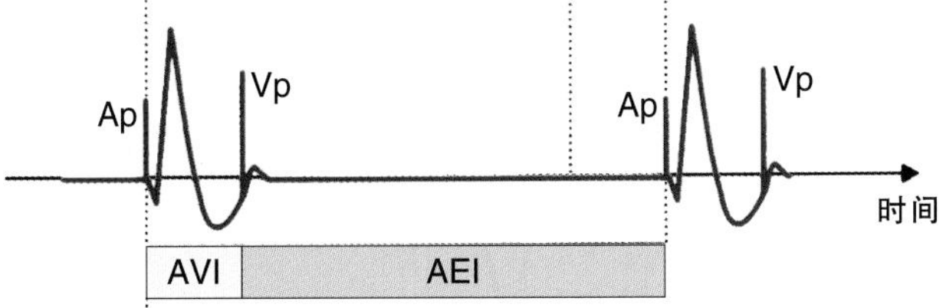
Ap
Vp
Ap
Vp
时间
AVI
AEI

3 交叉感知：未脱位的心室电极感知了脱位的心房电极产生的心房刺激信号或起搏的 QRS 波,心室安全起搏被启动,Ap-Vp 间期缩短。

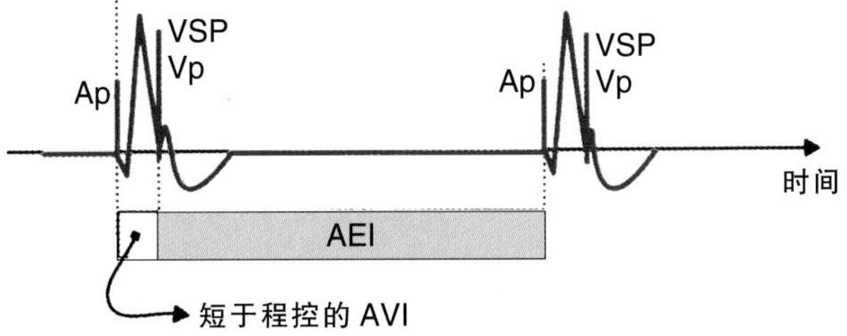
VSP
Vp
Ap
Ap
VSP
Vp
时间
AEI
短于程控的 AVI

A. F. Sinnaeve

缩写:Ap=心房起搏事件;Vp=心室起搏事件;AVI=程控的房室延迟;AEI=心房逸搏间期;VSP=心室安全起搏

心房电极脱位至右心室内

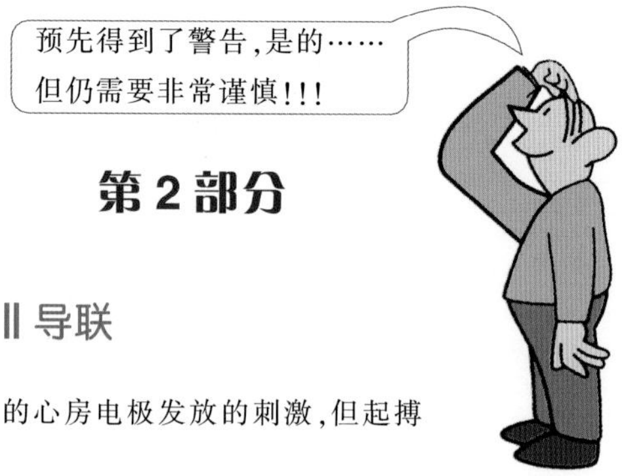
预先得到了警告,是的……
但仍需要非常谨慎!!!

第 2 部分

可能的心电图表现——Ⅱ导联

4 交叉感知:如果未脱位的心室电极感知到脱位的心房电极发放的刺激,但起搏器没有 VSP 功能。

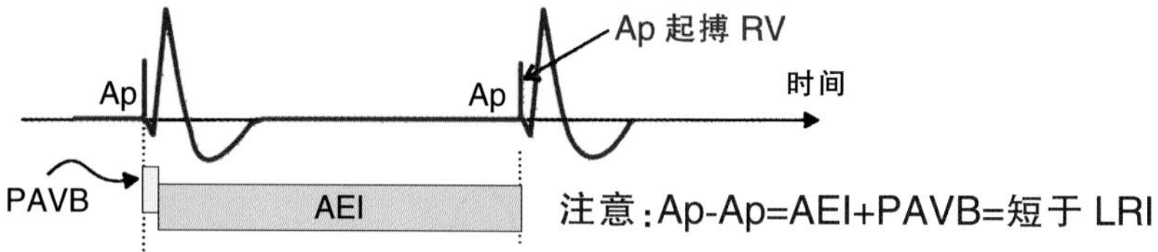
Ap
Ap
Ap 起搏 RV
时间
PAVB
AEI
注意:Ap-Ap=AEI+PAVB=短于 LRI

5 位置正常的心室电极感知了脱位的心房电极产生的起搏 QRS 波信号。起搏器没有 VSP 功能或在 VSP 间期后发生了感知(Vs)。

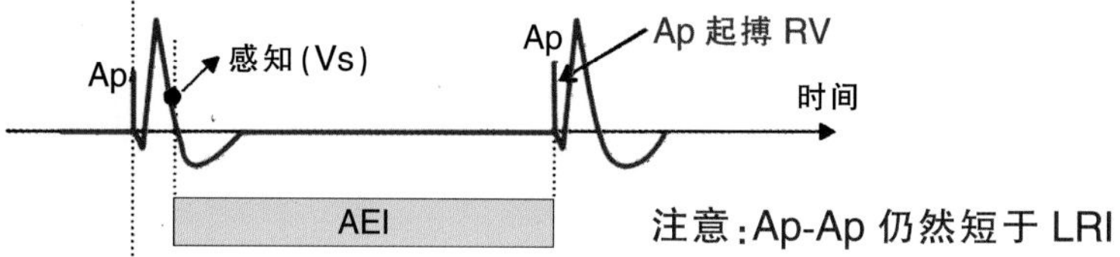
Ap
感知(Vs)
Ap
Ap 起搏 RV
时间
AEI
注意:Ap-Ap 仍然短于 LRI

6 脱位的心房电极未能夺获(然而将心房电极的输出程控至最大,心房电极有可能导致心室起搏)。

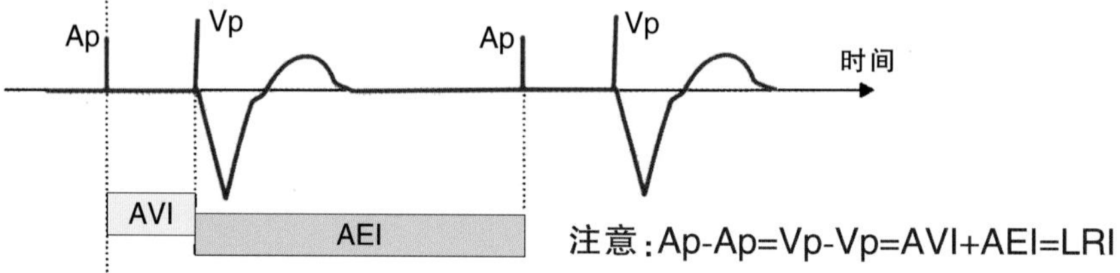
Ap
Vp
Ap
Vp
时间
AVI
AEI
注意:Ap-Ap=Vp-Vp=AVI+AEI=LRI

7 心房电极感知了自身 QRS 波并在 AV 延迟后发放心室刺激。

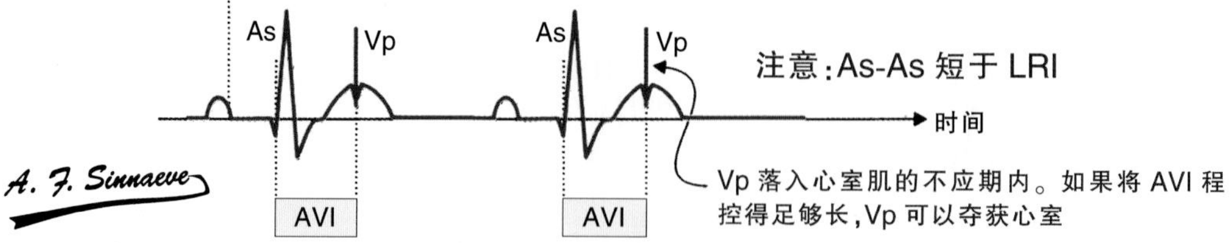
As
Vp
As
Vp
注意:As-As 短于 LRI
时间
A. F. Sinnaeve
AVI
AVI
Vp 落入心室肌的不应期内。如果将 AVI 程控得足够长,Vp 可以夺获心室

缩写:Ap=心房起搏事件;AEI=心房逸搏间期;AVI=房室间期或房室延迟;PAVB=心房后心室空白期;Vp=心室起搏事件;Vs=心室感知事件;VSP=心室安全起搏;LRI=低限频率间期

心房电极脱位至右心室内

现在，我事先得到了警告，也预先做了一些准备，下面会出现什么呢???

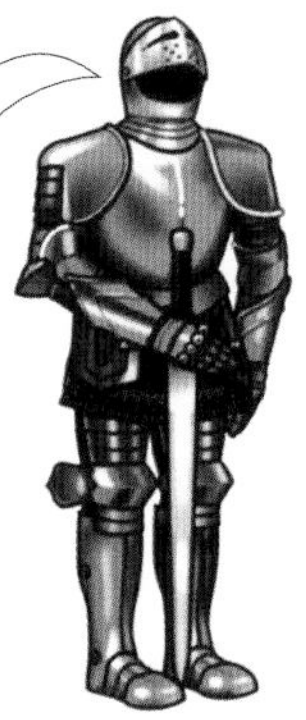

第3部分

代表性的心电图

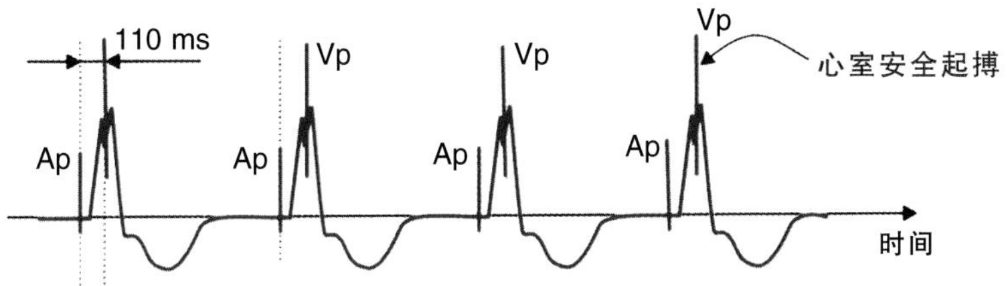

110 ms
Ap
Vp
Ap
Vp
Ap
Vp
Ap
心室安全起搏
时间

1 通过程控为 AAI 模式加以证实。

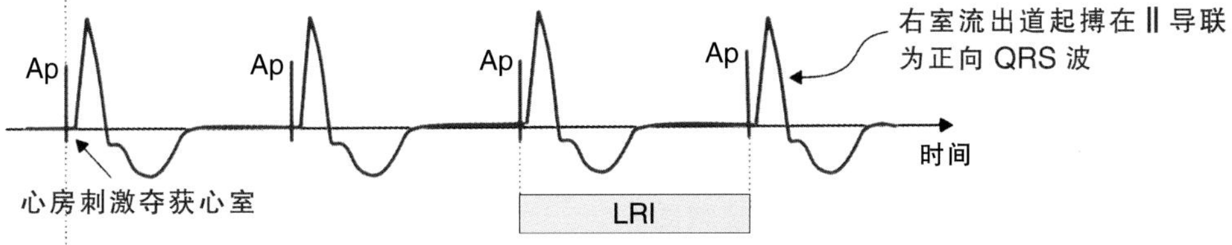

Ap
Ap
Ap
Ap
右室流出道起搏在 Ⅱ 导联为正向 QRS 波
心房刺激夺获心室
时间
LRI

2 然后，程控为 VVI 模式。

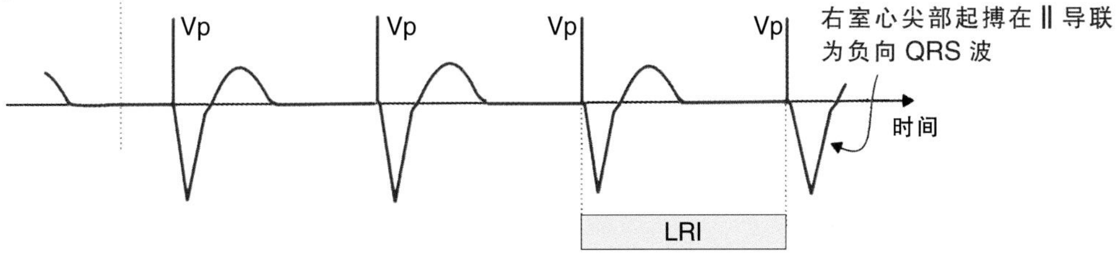

Vp
Vp
Vp
Vp
右室心尖部起搏在 Ⅱ 导联为负向 QRS 波
时间
LRI

通过胸部 X 线影像最后证实

缩写：Ap=心房起搏事件；Vp=心室起搏事件；LRI=低限频率间期

A. F. Sinnaeve

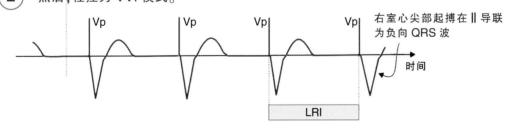

心房电极脱位至右心室内

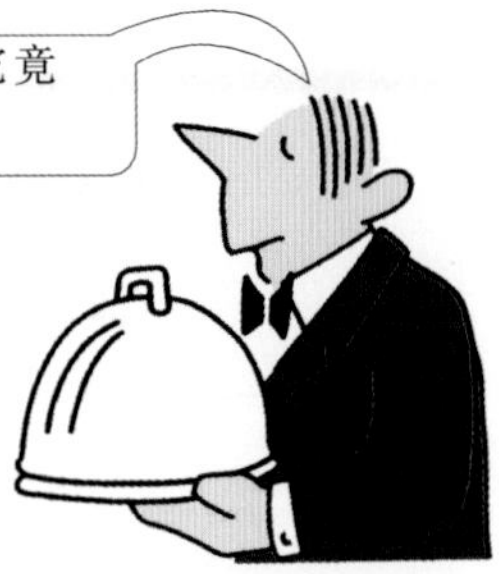
你想知道这里面究竟是什么吗？

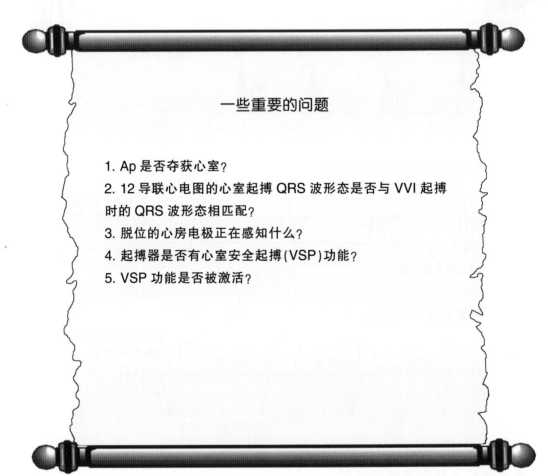

第 4 部分

一些重要的问题

1. Ap 是否夺获心室？
2. 12 导联心电图的心室起搏 QRS 波形态是否与 VVI 起搏时的 QRS 波形态相匹配？
3. 脱位的心房电极正在感知什么？
4. 起搏器是否有心室安全起搏(VSP)功能？
5. VSP 功能是否被激活？

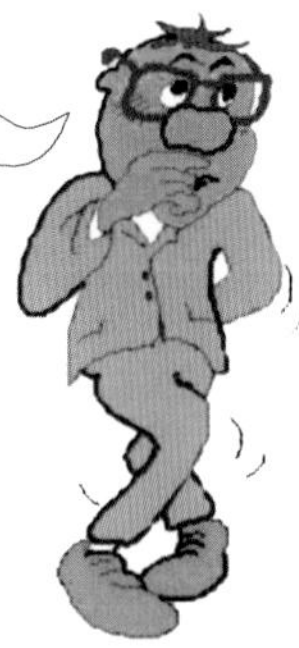
他们说我真是个傻瓜,仅仅是因为我把两个电极接错了。

心房和心室导线接反

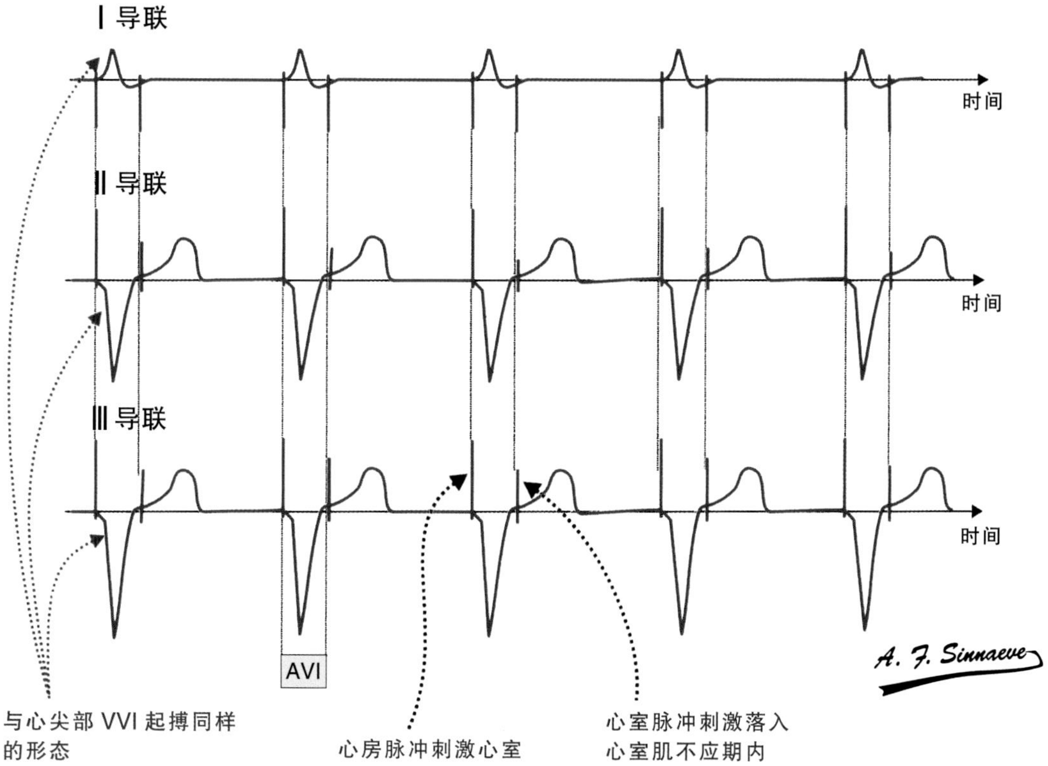
Ⅰ导联
时间
Ⅱ导联
时间
Ⅲ导联
时间
AVI
A. F. Sinnaeve
与心尖部 VVI 起搏同样的形态
心房脉冲刺激心室
心室脉冲刺激落入心室肌不应期内

注意:·程控为 AAI 模式将导致 VVI 起搏。
·程控为 VVI 模式将导致 AAI 起搏。

缩写:AVI=程控的房室延迟

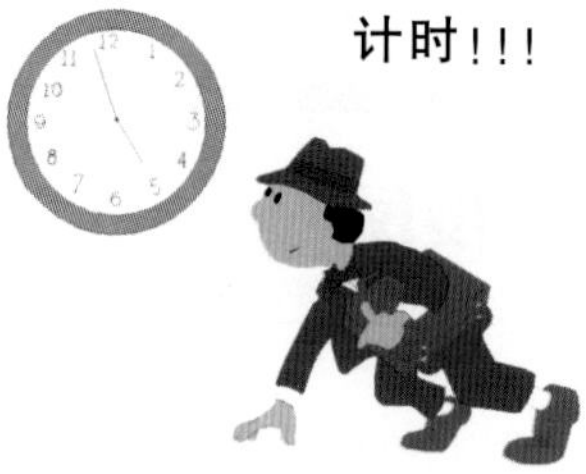
计时!!!

自动模式转换(AMS)

要点如下:

* 心房不应期的空白和非空白部分
* 双腔起搏器的计时周期
* 自动模式转换失败
* 自动模式转换——美敦力公司:第 1、第 2、第 3 部分
* 空白期的心房扑动搜索程序
* 自动模式转换——波士顿科学公司:第 1、第 2、第 3 部分
* 自动模式转换——圣犹达公司:第 1、第 2、第 3 部分
* AV 间期中心房通道远场感知的机制
* 可重复触发的心房不应期图解

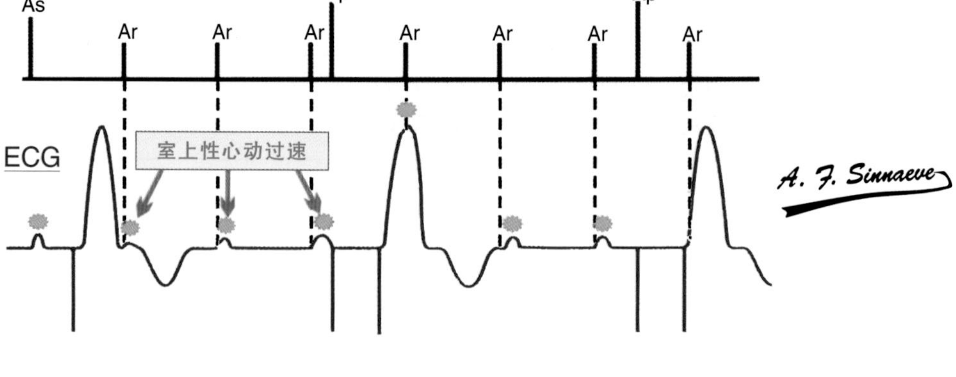
As
Ap
Ar
Ar
Ar
Ar
Ar
Ar
Ap
Ar
ECG
室上性心动过速
A. F. Sinnaeve

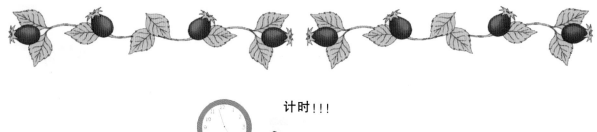

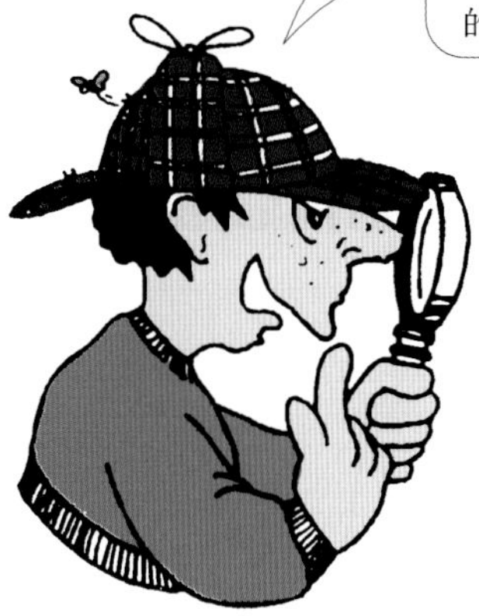
记住，我亲爱的华生医生！
如果你想识别心动过速，你必须察看所有可能的地方！

自动模式转换
心房不应期的空白和非空白部分

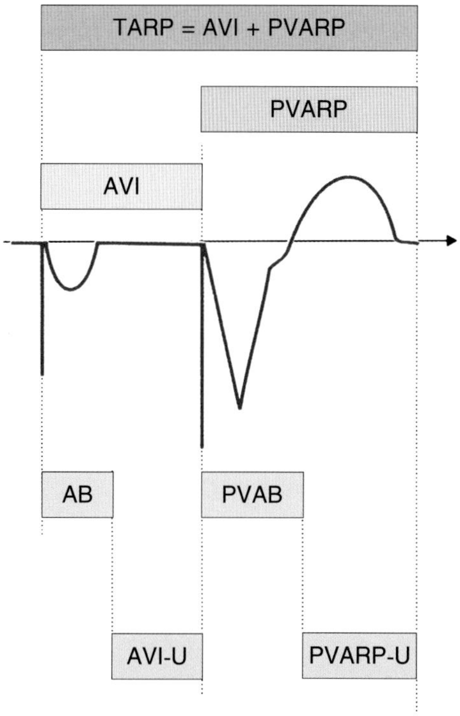
TARP = AVI + PVARP
PVARP
AVI
AB
PVAB
AVI-U
PVARP-U

A. F. Sinnaeve

心房不应期间期

落入不应期的信号既不能启动房室间期(AVI)，也不能启动低限频率间期(LRI)。

AVI=房室间期
PVARP=心室后心房不应期
TARP=总心房不应期

心房空白间期

在此间期，心房通道对所有信号不敏感或看不见。通过特殊环路，仍可识别和显示电图，但它并不影响起搏器本身的功能。

AB=心房空白期
PVAB=心室后心房空白期

非空白心房不应期

在此间期，信号可被心房通道感知，并用来改变某些起搏计时周期，包括自动模式转换(AMS)，但是不能启动AVI 或 LRI。
标记通道对不应期内感知到的信号有不同标志 (Ar 或 AR)。

AVI-U=非空白房室间期
PVARP-U=非空白心室后心房不应期

计时就是一切!!!

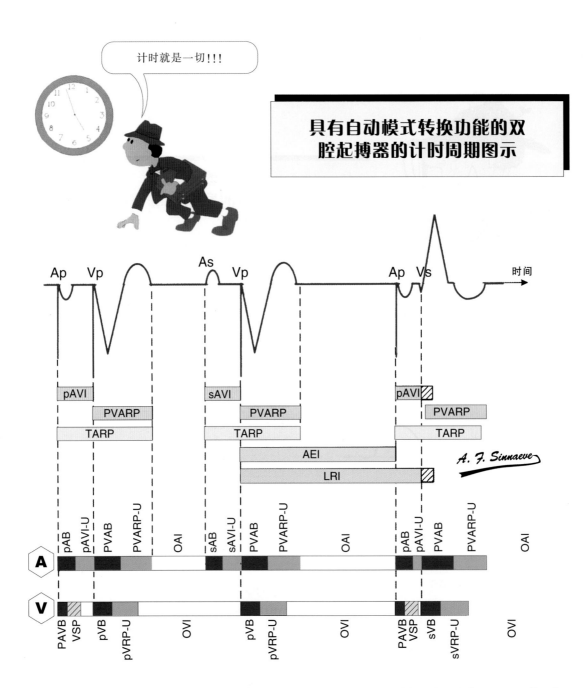

具有自动模式转换功能的双腔起搏器的计时周期图示

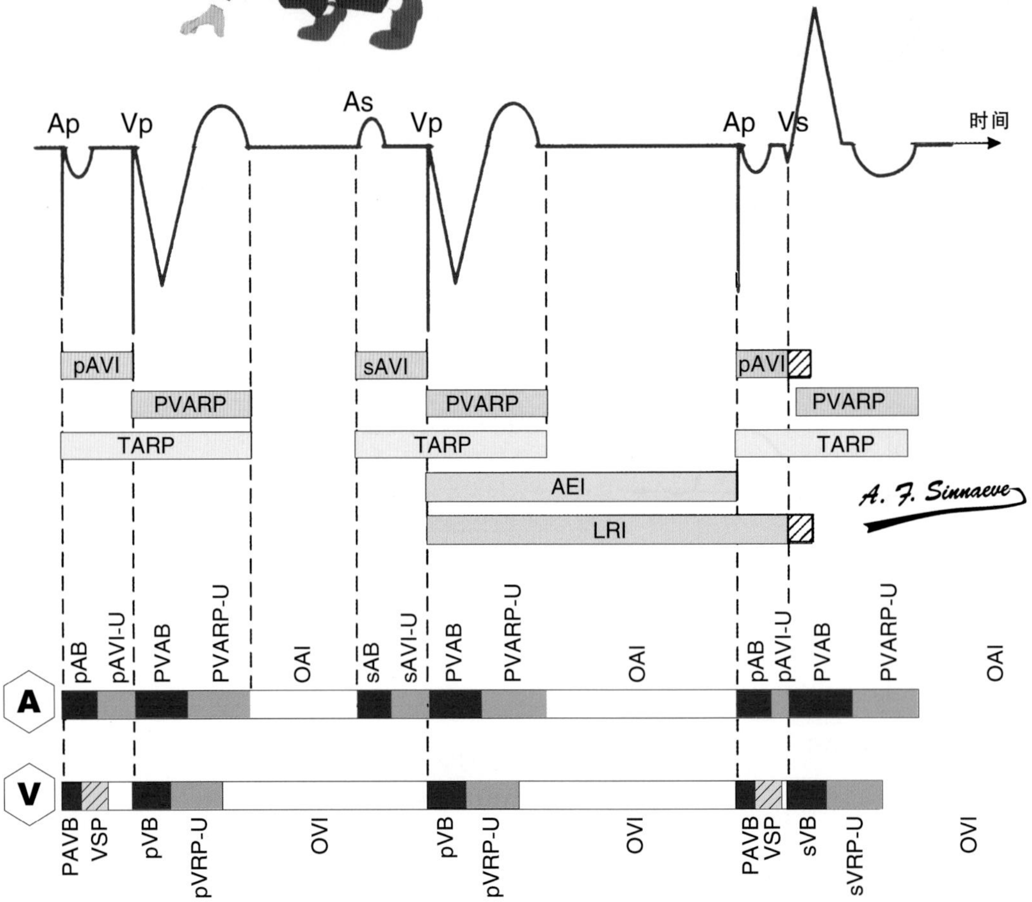
Ap
Vp
As
Vp
Ap
Vs
时间
pAVI
PVARP
TARP
sAVI
PVARP
TARP
AEI
LRI
pAVI
PVARP
TARP
A. F. Sinnaeve
pAB
pAVI-U
PVAB
PVARP-U
OAI
sAB
sAVI-U
PVAB
PVARP-U
OAI
pAB
pAVI-U
PVAB
PVARP-U
OAI
A
V
PAVB
VSP
pVB
pVRP-U
OVI
pVB
pVRP-U
OVI
PAVB
VSP
sVB
sVRP-U
OVI

缩写:Ap=心房起搏事件;As=心房感知事件;pAVI=起搏的房室间期;sAVI=感知的房室间期;AB=AVI 第一部分空白期;AVI-U=AVI 最后部分非空白期;PVAB=心室后心房空白期;PVARP=心室后心房不应期;PVARP-U=PVARP 第二部分非空白期;TARP=总心房不应期;AEI=心房逸搏间期;OAI=开放心房间期;Vp=心室起搏事件;Vs=心室感知事件;PAVB=心房后心室空白期;VSP=心室安全起搏窗;VB=心室空白期(p:起搏后,s:感知后);VRP-U=非空白心室不应期;LRI=低限频率间期(心室计时);OVI=开放心室间期

自动模式转换失败
由于心房扑动时扑动波 2:1 落入不应期

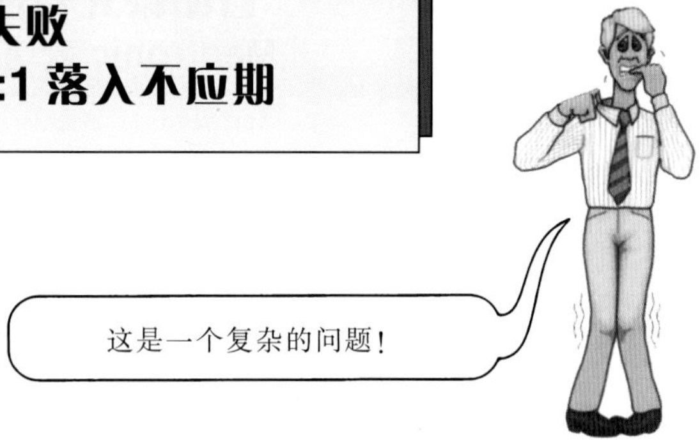
这是一个复杂的问题!

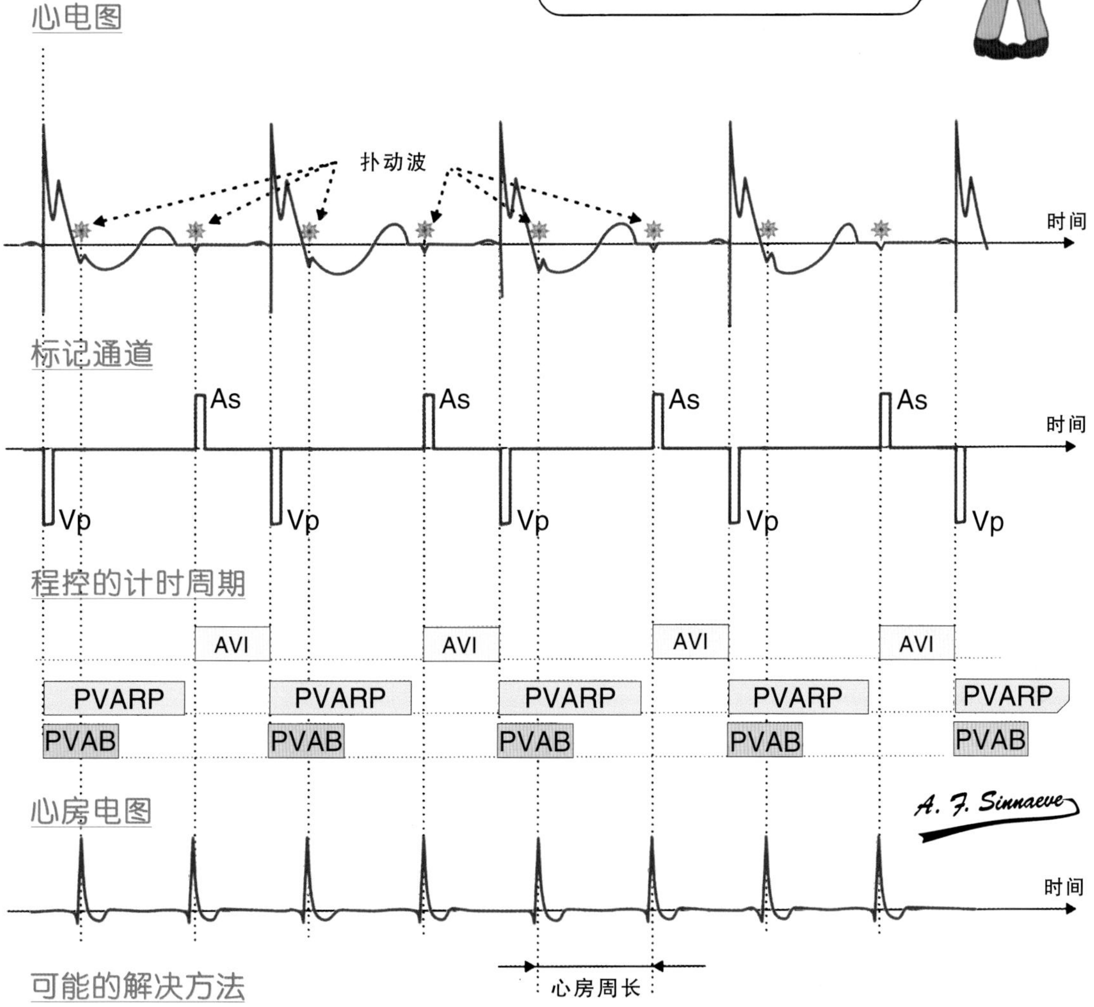
心电图
扑动波
时间
标记通道
As
Vp
时间
程控的计时周期
AVI
PVARP
PVAB
心房电图
A. F. Sinnaeve
时间
心房周长

可能的解决方法

- 重新程控起搏器,使 AVI+PVAB 比心房周长短。
- 利用特殊的心房扑动搜索程序。

缩写:As=心房感知事件;Vp=心室起搏事件;AVI=程控的房室延迟;PVARP=心室后心房不应期;PVAB=心室后心房空白期

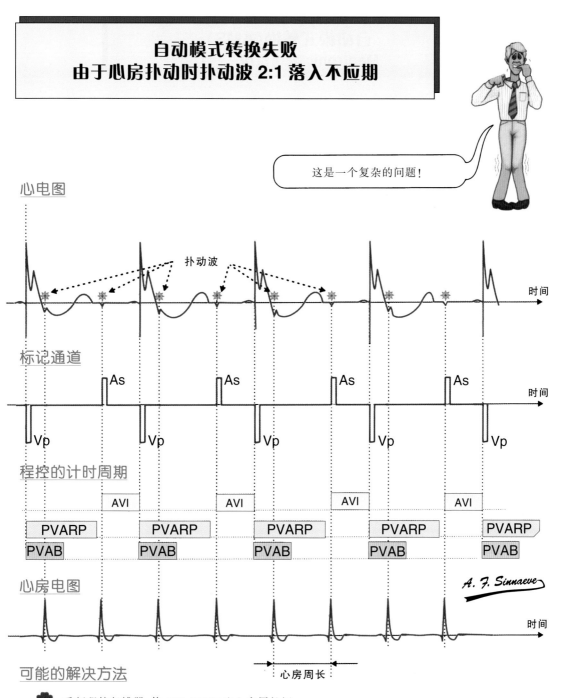

自动模式转换(AMS)
Medtronic 公司系统——1

“7 个中有 4 个”AMS 算法

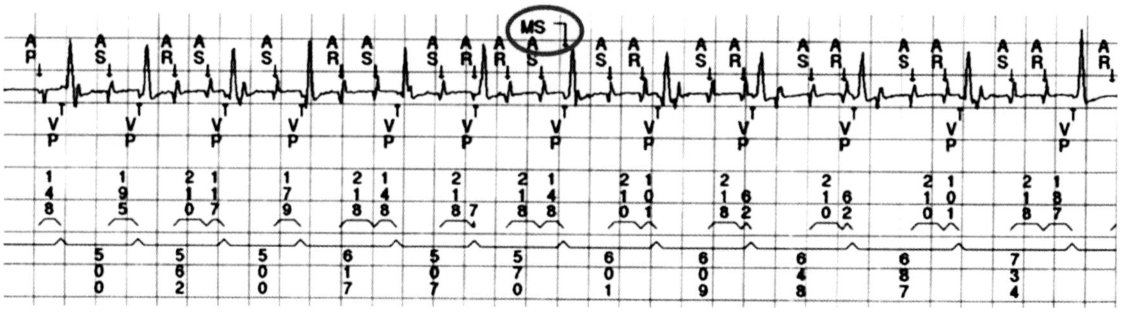
MS

- Medtronic 公司起搏器在发生**自动模式转换**时以 DDIR 模式工作,就算程控的工作模式是 DDD 也是这样。
- **“7 个中有 4 个”的标准**:
  - ICD 统计标准需要 7 个中的最后 4 个心房间期短于发生模式转换的间期。
  - 以 AS/AR 开头或以 AP 结尾的间期不进行计数。
- **诊断时间**:

  在诊断快速心律失常时房性心动过速必须持续快于诊断频率的最短持续时间(秒)。为达到诊断持续时间,起搏器需要监测 8 个 A-A 间期中的每个间期都短于诊断频率间期,一旦达到诊断持续时间,起搏器就发生模式转换。
- **远场感知**:

  远场感知 R 波相关信号的识别模式会调整计数器。

  AP-AR-AP 序列是典型的远场感知 R 波。

房性早搏诱发的 AMS(7 个中有 4 个)

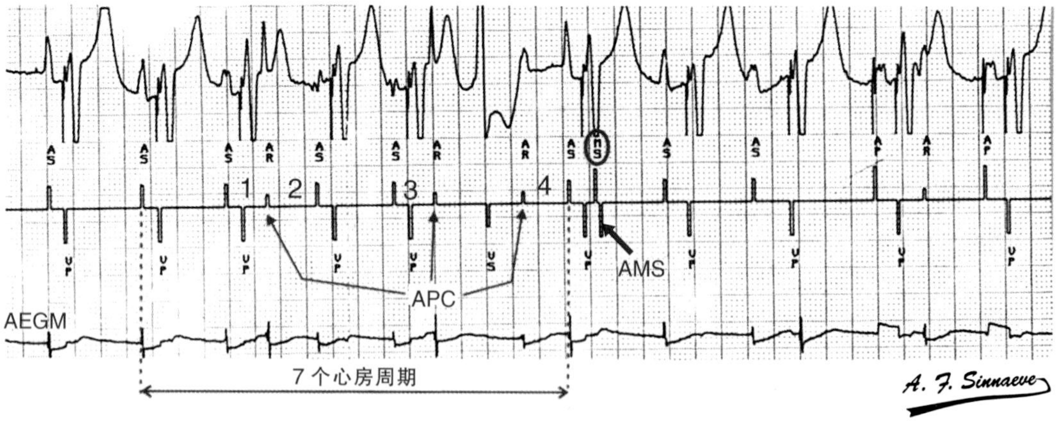
1
2
3
4
APC
AMS
AEGM
7 个心房周期
A. F. Sinnaeve

缩写:AEGM=心房电图;AMS=自动模式转换;AS=心房感知事件;AR=心房不应期感知;AP=心房起搏事件;APC=房性早搏;VP=心室起搏事件

自动模式转换(AMS)
Medtronic 公司系统——2

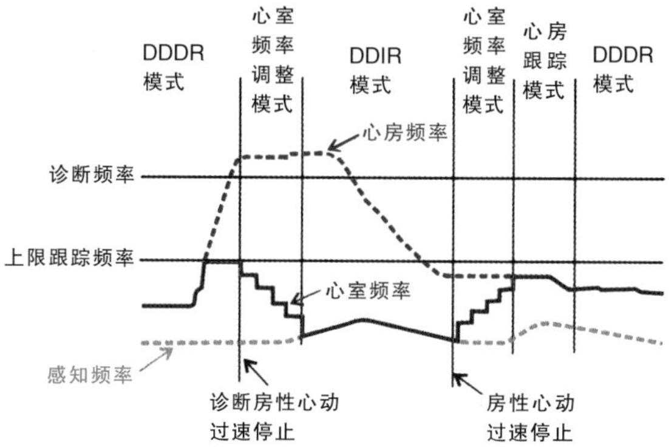
DDDR
模式
心室
频率
调整
模式
DDIR
模式
心室
频率
调整
模式
心房
跟踪
模式
DDDR
模式
心房频率
诊断频率
上限跟踪频率
心室频率
感知频率
诊断房性心动
过速停止
房性心动
过速停止

如果没有程控"模式转换后超速起搏(PMOP)",房性心动过速结束后,起搏频率将缓慢平滑地变化至和自身心房频率一致。这时起搏器恢复至程控的心房跟踪模式。

为了避免AMS时心室频率骤降,起搏器将通过几个周期的起搏缓慢平滑地把起搏频率从心房同步跟踪频率降至感知器指示频率。

AMS停止:当至少7个A-A间期长于上限跟踪频率间期或者当出现5个连续心房起搏时,起搏器认为房性心动过速停止了并开始转化为程控的心房跟踪模式。

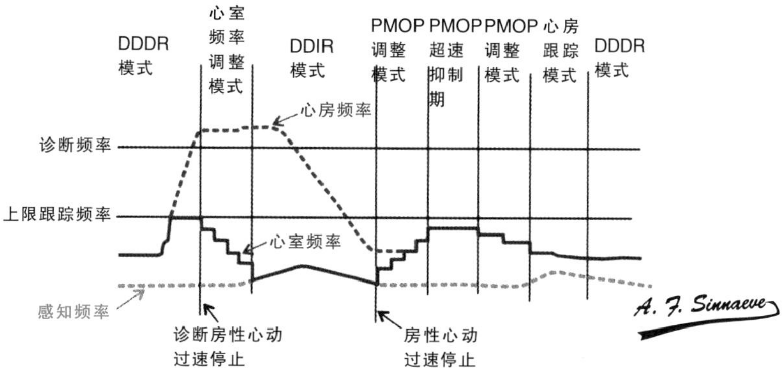
DDDR
模式
心室
频率
调整
模式
DDIR
模式
PMOP
调整
模式
PMOP
超速
抑制
期
PMOP
调整
模式
心房
跟踪
模式
DDDR
模式
心房频率
诊断频率
上限跟踪频率
心室频率
感知频率
诊断房性心动
过速停止
房性心动
过速停止
A. F. Sinnaeve

"模式转换后超速起搏 (PMOP)" 允许在房性心律失常发生后转变为频率更高的增强DDIR起搏模式。PMOP模式在程控的超速抑制时间(程控的超速抑制频率)经过后,起搏器转变为初始程控的跟踪心房的DDDR或DDD模式。

如果程控了PMOP,在房性心动过速结束后,起搏频率平滑地调整至达到程控的超速抑制频率。DDIR模式中,起搏器保持超速抑制频率直到程控的期间(超速抑制时间)。当超速抑制时间结束,频率逐渐调整至低限频率或感知器频率,这时起搏器将恢复至程控的心房跟踪模式。

自动模式转换(AMS)
Medtronic 公司系统——3

自动模式转换时 PVARP 的表现

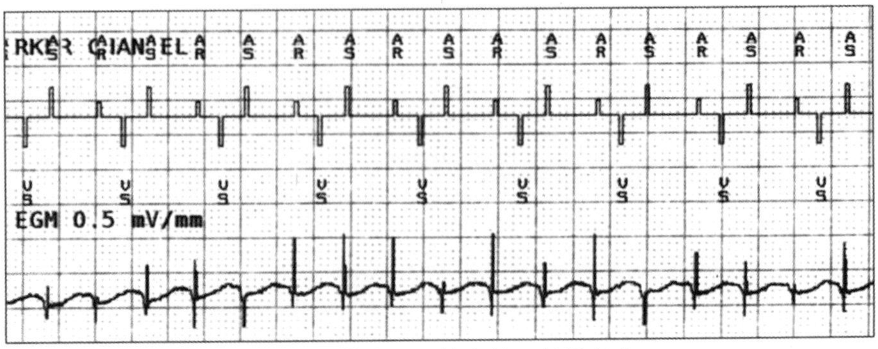
EGM 0.5 mV/mm

Medtronic 公司起搏器 AMS 时的 DDIR 模式，程控参数：低限频率=80ppm,PVARP=250ms,PVAB=130ms,起搏 AV 间期=220ms。标记:AS=心房感知事件,AR=心房不应期感知事件,VS=心室感知事件。

起搏器看到真正的房扑并发生模式转换。当转换为 DDIR 模式时,就算初始设置是 DDD 模式,美敦力公司装置也将使用根据感知器变化的 PVARP。根据感知器变化的 PVARP 试图保持 300ms 的心房禁止窗(AIW),比如起搏器将在计划发放的心房刺激前 300ms 结束 PVARP。计算公式为:PVARP=感知器指示间期-房室间期起搏-300ms。如果计算出的 PVARP 短于 PVAB,起搏器将 PVARP 限制到 PVAB。换句话说,这时候将不存在实际的非空白的 PVARP,只有一个(PVAB),并且 AIW 将比 300ms 短。如图显示的例子,频率适应性 AV 间期程控至 220ms 并从 100ppm 开始起搏。因此参数允许计算 PVAB 的限制值。PVAB 为 130ms 时,感知 PVARP 将达到 PVAB 限制,即感知频率为 92ppm(间期=650ms)。计算公式为:PVARP=650-220-300=130ms。在跟踪一个 160ms 的 VS-AS 间期的过程中,AS 感知较早(超过常规的 PVARP,这时的 PVARP 在 DDIR 模式下短于程控的 250ms),但是 AR 在由 AS 开启的 AV 间期的心房不应期的非空白期(AS-VS)出现。这时 PVAB<160ms,需要一个感知器指示的 88ppm 的频率才能解释这个出现在 AS 后的 AR。DDIR 模式下感知器指示起搏频率从 80ppm 增加至 88ppm,可以用压力触发感知或将探头放置在起搏器上手动程控。

AMS 时的 AT/AF 证据计数器

一些 Medtronic 公司起搏器和 ICD 使用 AT/AF 证据计数器进行 AMS 计算而不是使用“7 个中有 4 个”算法。其实这是一种 PR 逻辑组成部分的 AF 诊断算法。

> AT/AF 证据计数器≥3 时发生 AMS
> 平均 PP 间期<ATDI

A. F. Sinnaeve

平均心房间期：

装置不断更新平均心房间期。通过计算 12 个最近的心房间期的均值来计算这个间期。这最后的 12 个间期将分类计数,平均间期是这一列数值最中间两个值中较大的那一个。平均心房间期必须短于程控的 AT/AF 诊断间期以便能进行 AT/AF 的诊断。

AT/AF 启动：

平均心房间期短于 AT/AF 诊断间期时启动 AT/AF,AT/AF 证据计数器至少在 3 次以 A:V 形式提示的房性心动过速心室事件时开始计数(通过 PR 逻辑)。当 AT/AF 启动时,装置开始储存事件数据。

AMS 终止：

装置通过 PR 逻辑的窦性心律标准识别窦性心律。如果有一个不典型的心房平均间期长于 AT/AF 间期时,终止序列就更复杂了。

缩写:PVAB=心室后心房空白期;PVARP=心室后心房不应期

空白房扑搜索算法

当测量 8 个连续的心房间期短于 2 倍(AVI+PVAB)间期并且短于 2 倍心动过速诊断间期时,装置将延长一跳 PVARP 以便寻找心房扑动信号。

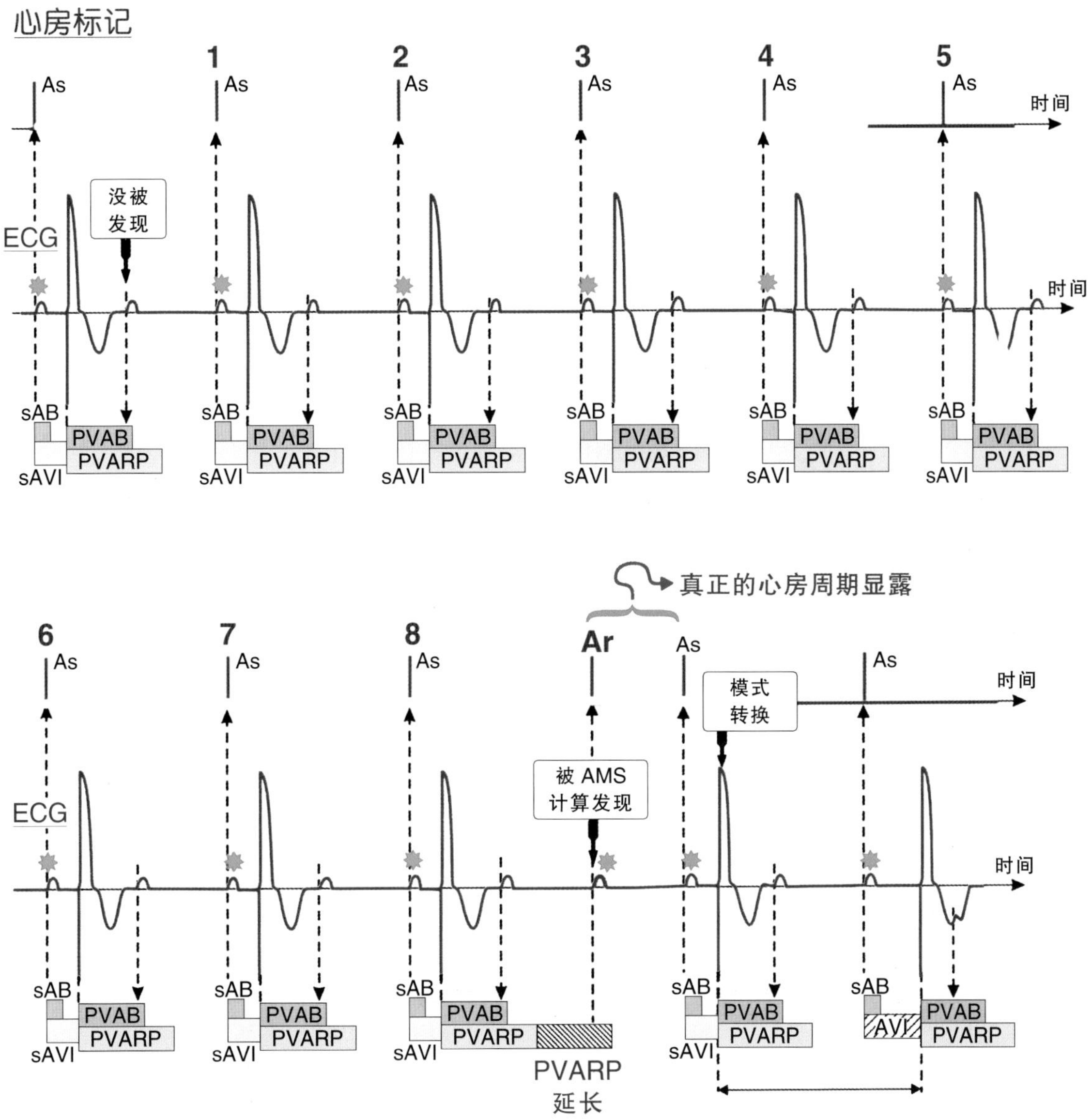

心房标记
1
2
3
4
5
As
时间
没被
发现
ECG
sAB
PVAB
PVARP
sAVI
真正的心房周期显露
6
7
8
Ar
被 AMS
计算发现
模式
转换
PVARP
延长
AVI

缩写:As=心房感知事件;Ar=心房不应期感知事件; sAVI=感知心房心室间期;sAB=sAVI 的第一部分空白期;PVARP=心室后心房不应期;PVAB=心室后心房空白期

A. F. Sinnaeve

美敦力公司的空白房扑搜索算法。

自动模式转换
波士顿科学公司

AMS 或 ATR 程控参数

参数	描述	程控参数（标志模式）
触发频率（AT 诊断频率）	装置定义诊断心房频率为心动过速的频率截点	100~200ppm *默认=170ppm*
进入计数	达到或高于 ATR 触发频率的心房计数周期（不一定需要连续），需要用这个计数来启动持续时间和退出计数	1~8 个周期 *默认=8 个周期*
持续时间	在反馈时间和反馈模式开始前的心室计数周期	0~2048 个周期 *默认=8 个周期*
反馈模式（AMS 模式）	一旦持续时间满足装置就转换（模式转换）到抑制模式，并且一直持续至达到退出计数标准	VDI(R)， DDI(R) *默认=VDI*
反馈时间	心室起搏频率降至 ATR 低限频率（LRL）或感知器指示频率的时间	0~120 秒 *默认=30 秒*
ATR 低限频率（ATR-LRL）	AMS 时特别程控设置的频率（ATR）。心室在无自身下传的心室感知事件时心室的起搏反馈。	30~150ppm *默认=70ppm*
退出计数	结束持续时间或反馈模式所需要的低于 ATR 触发频率的心房周期数	1~8 个周期 *默认=8 个周期*

AMS 或 ATR 算法

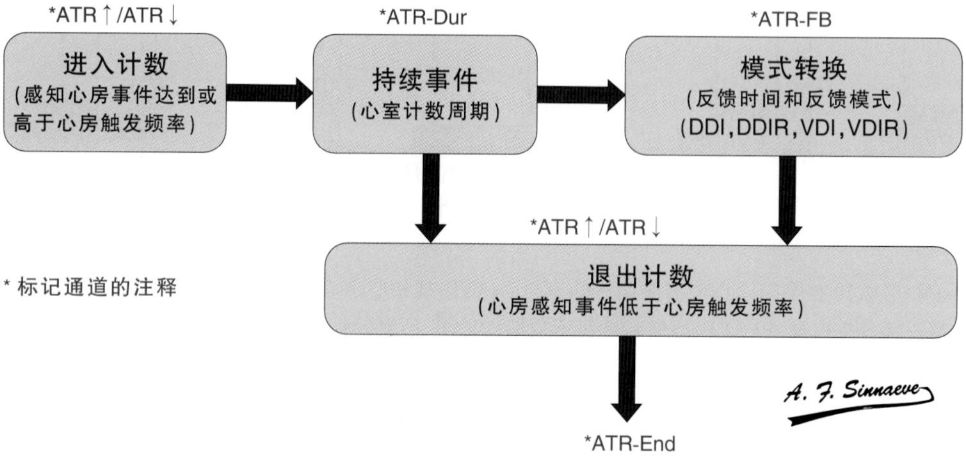
*ATR↑/ATR↓
进入计数
（感知心房事件达到或高于心房触发频率）
*ATR-Dur
持续事件
（心室计数周期）
*ATR-FB
模式转换
（反馈时间和反馈模式）
（DDI，DDIR，VDI，VDIR）
*ATR↑/ATR↓
退出计数
（心房感知事件低于心房触发频率）
*ATR-End
* 标记通道的注释
A. F. Sinnaeve

缩写：AMS=自动模式转换；AT=房性心动过速；ATR=房性心动过速反应

自动模式转换
波士顿科学公司——第 2 部分

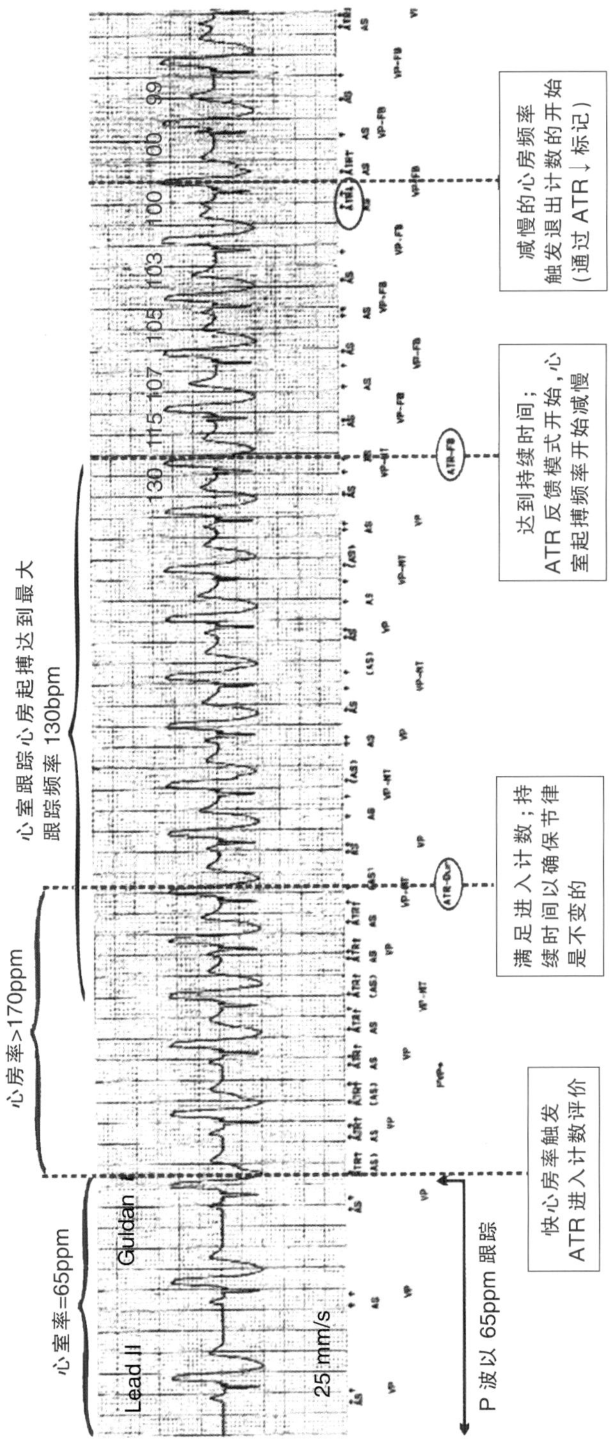
心室率=65ppm
Lead II
25 mm/s
P 波以 65ppm 跟踪
快心房率触发 ATR 进入计数评价
心房率>170ppm
满足进入计数；持续时间以确保节律是不变的
心室跟踪心房起搏达到最大跟踪频率 130bpm
达到持续时间；ATR 反馈模式开始，心室起搏频率开始减慢
130
115
107
105
103
100
100
99
减慢的心房频率触发退出计数的开始（通过 ATR↓标记）

A. F. Sinnaeve

缩写：AMS=自动模式转换；ATR=房性心动过速反应

转换看起来是个简单的任务……
……但是却没有被充分理解!

A. F. Sinnaeve

自动模式转换
波士顿科学公司——第 3 部分

心房扑动反应(AFR)

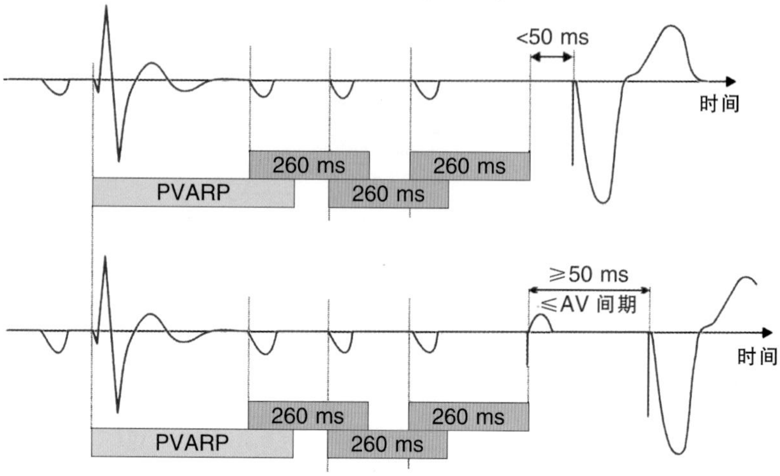
<50 ms
时间
260 ms
260 ms
PVARP
260 ms
≥50 ms
≤AV 间期
时间
260 ms
260 ms
PVARP
260 ms

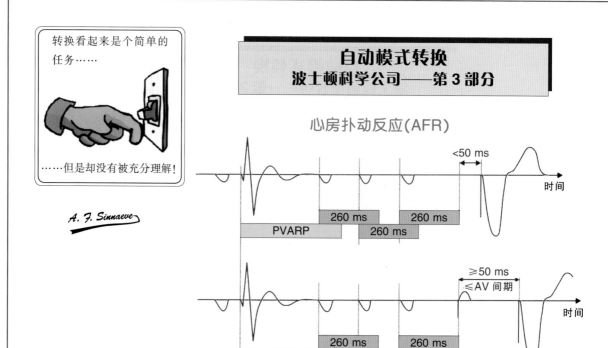

当 AFR 程控到 230ppm(最大值)时,比如,发现在 PVARP 内的心房事件,或者一个之前启动的 AFR 间期将打开一个 260ms(230ppm)的 AFR 窗口。在 AFR 里出现的心房事件定义为不应期感知事件,并不会被跟踪。感知窗只有在 AFR 和 PVARP 都达到时间才开始。计划进入 AFR 窗的心房起搏事件将被延迟直到 AFR 窗结束。如果在心室起搏前的时间少于 50ms,这个周期的心房起搏将被抑制。心室起搏不受 AFR 影响,将按计划出现。

房性心动过速反应
(自动模式转换)

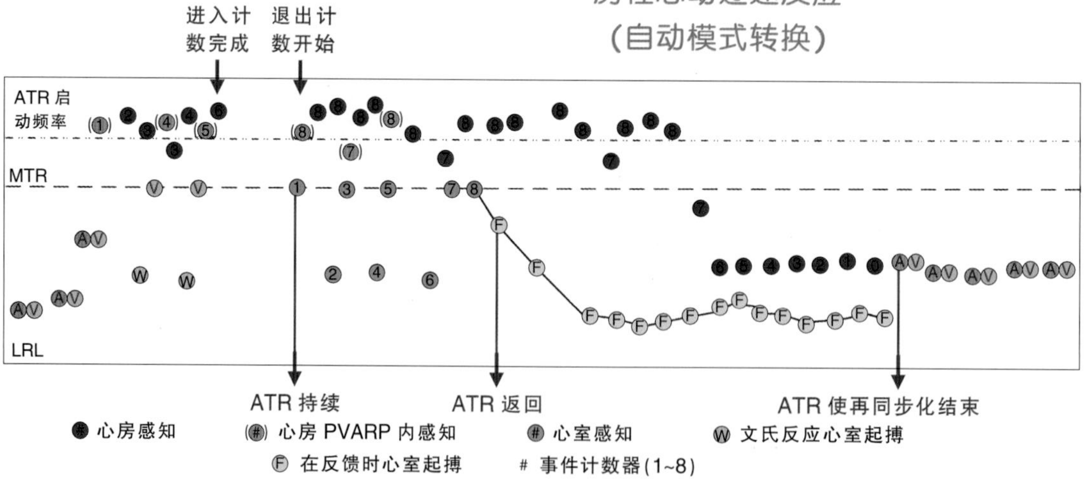
进入计数完成
退出计数开始
ATR 启动频率
MTR
LRL
ATR 持续
ATR 返回
ATR 使再同步化结束
心房感知
(#) 心房 PVARP 内感知
心室感知
W 文氏反应心室起搏
F 在反馈时心室起搏
事件计数器(1~8)

考虑转换(返回)为 VDI 模式(和 DDI 模式相同),因为其没有心房起搏。进入计数=6 周期;持续时间=8 周期。

缩写:AMS=自动模式转换;ATR=房性心动过速反应;LRL=低限频率;MTR=最大跟踪频率;PVARP=心室后不应期

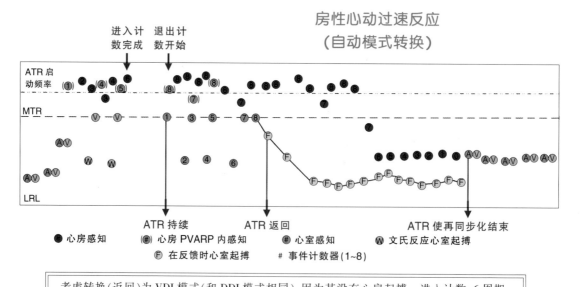

自动模式转换——圣犹达公司算法 1

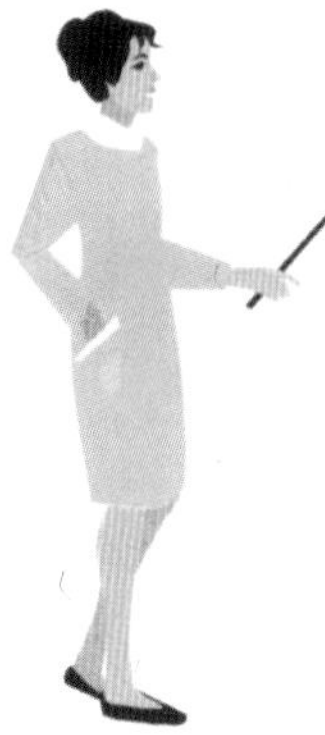

圣犹达公司装置的算法使用“动态均值”频率(也叫平均心房频率)。这种程序通过持续监测 P-P 间期并产生过滤的心脏频率间期(FARI)来识别 AMS,这个间期随着前一个心房感知周期(ARI)持续的时间而变化。当 FARI 缩短至之前程控的持续时间[相当于心房诊断频率间期(ATDI)]时将发生自动模式转换。因为这个过程是逐渐发生的,快速达到 AMS 的速度不只取决于 ATDI,同样取决于之前存在的窦性频率。当房性心动过速发生在静息窦率比较快而不是窦性心动过缓的时候,FARI 会更快达到 ATDI。当基础值相对短的时候,FARI 从一个短些的基础持续时间逐步达到 ATDI。所有心房间期(AP-AP、AS-AP、AP-AS、AS-AS)都进行 FARI 计数。每次心房间期短于 FARI 时平均算法将 FARI 缩短 39ms。每次心房间期长于 FARI 时平均算法将 FARI 延长 25ms。

在美敦力公司 Thera DR、Kappa 400 和 Gem DR 装置用的是类似的算法。

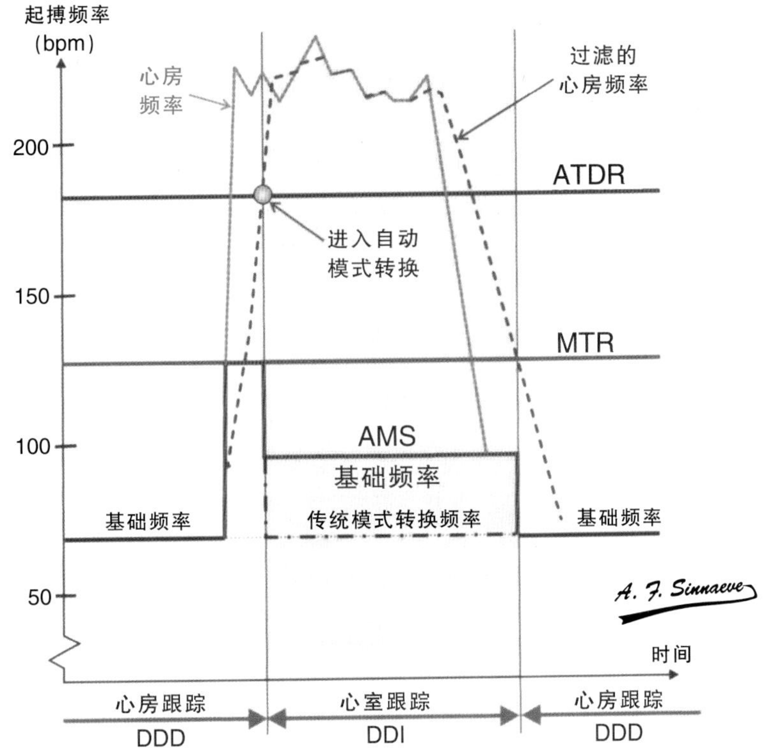

起搏频率
(bpm)
心房
频率
过滤的
心房频率
200
ATDR
进入自动
模式转换
150
MTR
100
AMS
基础频率
基础频率
传统模式转换频率
基础频率
50
A. F. Sinnaeve
时间
心房跟踪
DDD
心室跟踪
DDI
心房跟踪
DDD

AMS 的基础频率是可以程控的,也就是在发生 AMS 时的起搏频率。如果没有程控这个值,那么 AMS 起搏频率就是程控的低限频率。

缩写:AMS=自动模式转换;AP=心房起搏事件;AS=心房感知事件; ARI=心房频率间期;ATDI=房性心动过速检测间期;ATDR=房性心动过速检测频率;FARI=过滤的心房频率间期;MTR=最大跟踪频率

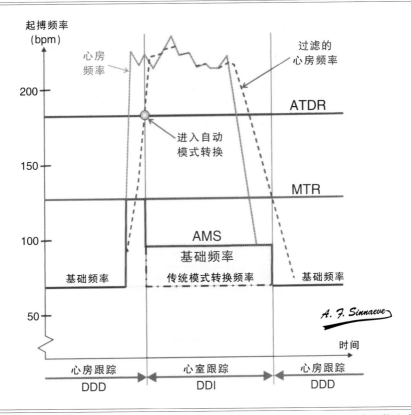

自动模式转换——圣犹达公司算法 2

过滤的心房频率间期(FARI)在快频率时的工作

如果目前的 P-P 间期短于先前的 FARI 间期，下一个 FARI 间期会减少 38ms。

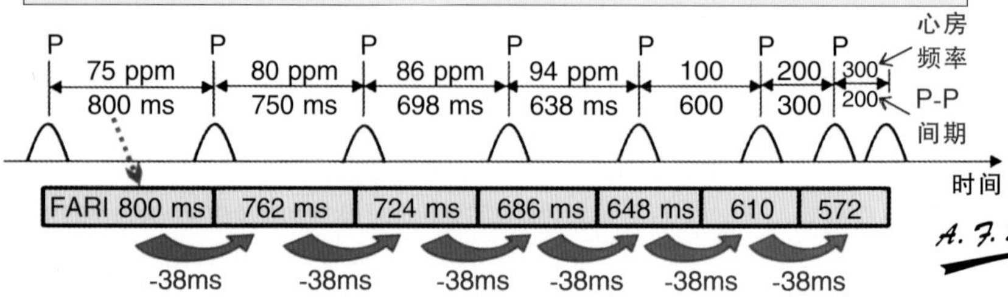

P
75 ppm
800 ms
80 ppm
750 ms
86 ppm
698 ms
94 ppm
638 ms
100
600
200
300
300
200
心房频率
P-P间期
时间
FARI 800 ms
762 ms
724 ms
686 ms
648 ms
610
572
-38ms

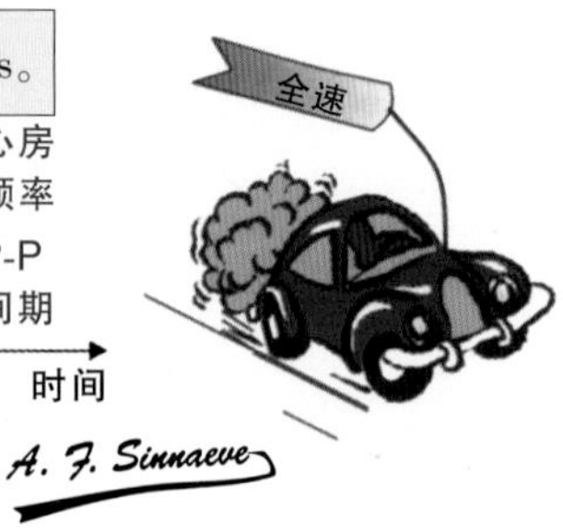

全速
A. F. Sinnaeve

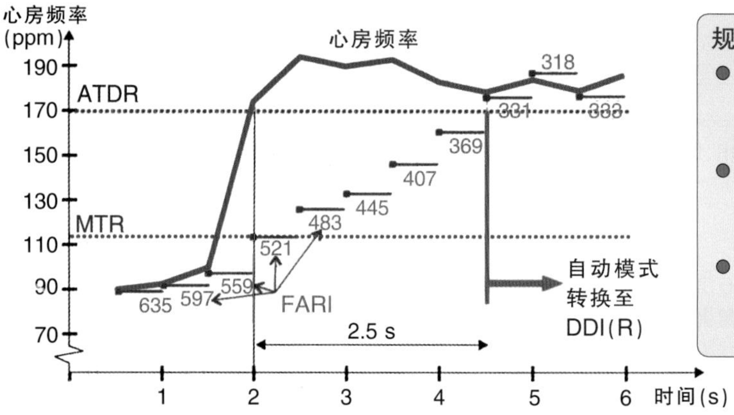

心房频率(ppm)
190
170
150
130
110
90
70
ATDR
MTR
心房频率
318
331
333
369
407
445
483
521
559
597
635
FARI
2.5 s
自动模式转换至DDI(R)
1
2
3
4
5
6
时间(s)

规则 1：

- 当 P-P 间期<之前的 FARI 时，下一个 FARI 将缩短 39ms（其他装置是 38ms）。
- FARI 将持续等量缩短，直到 FARI<房性心动过速诊断间期(ATDI)。
- 当 FARI<ATDI 时，开始非跟踪模式(DDI/R)的自动模式转换(AMS)。

过滤的心房频率间期(FARI)在慢频率时的工作

如果目前的 P-P 间期长于之前的 FARI 间期，下一个 FARI 将延长 25ms。

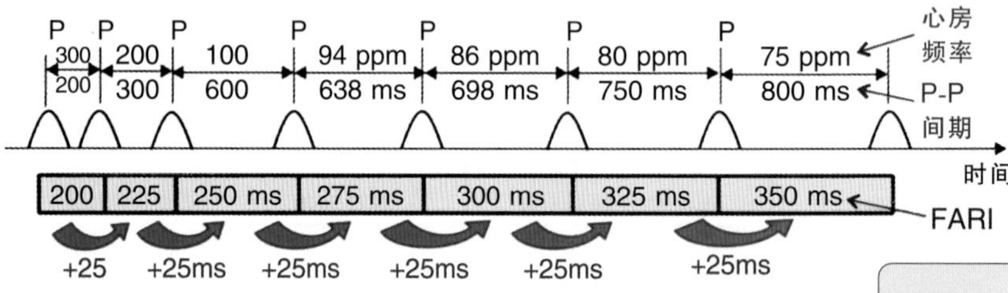

P
300
200
200
300
100
600
94 ppm
638 ms
86 ppm
698 ms
80 ppm
750 ms
75 ppm
800 ms
心房频率
P-P间期
时间
200
225
250 ms
275 ms
300 ms
325 ms
350 ms
FARI
+25
+25ms

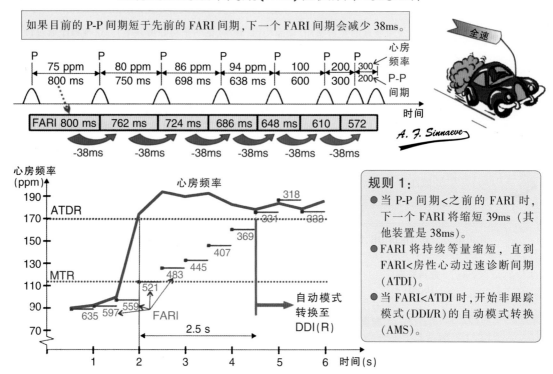

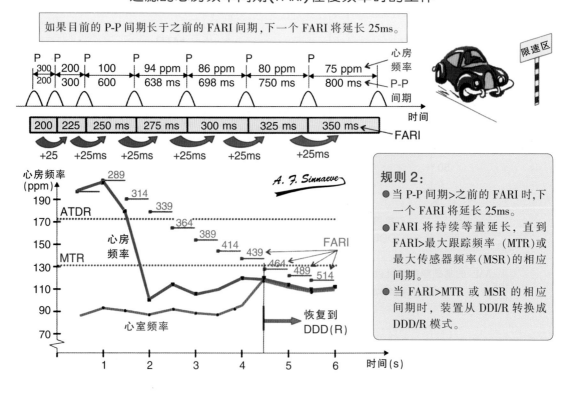

限速区

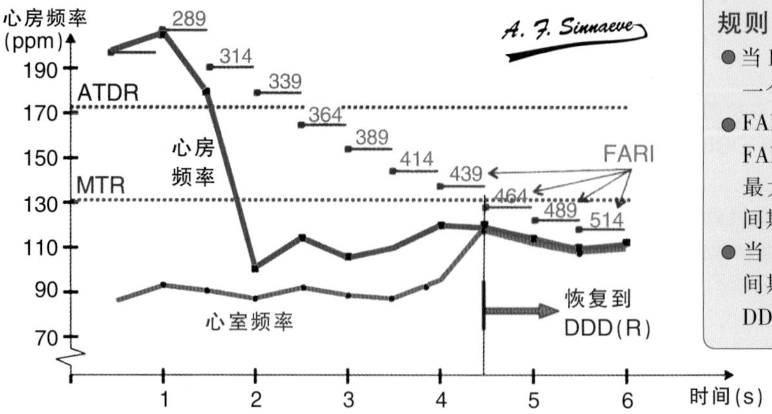

A. F. Sinnaeve
心房频率(ppm)
190
170
150
130
110
90
70
ATDR
MTR
289
314
339
364
389
414
439
464
489
514
FARI
心房频率
心室频率
恢复到DDD(R)
1
2
3
4
5
6
时间(s)

规则 2：

- 当 P-P 间期>之前的 FARI 时，下一个 FARI 将延长 25ms。
- FARI 将持续等量延长，直到 FARI>最大跟踪频率（MTR）或最大传感器频率(MSR)的相应间期。
- 当 FARI>MTR 或 MSR 的相应间期时，装置从 DDI/R 转换成 DDD/R 模式。

要知道,这并不容易!!!

AV 间期中心房通道远场感知的机制

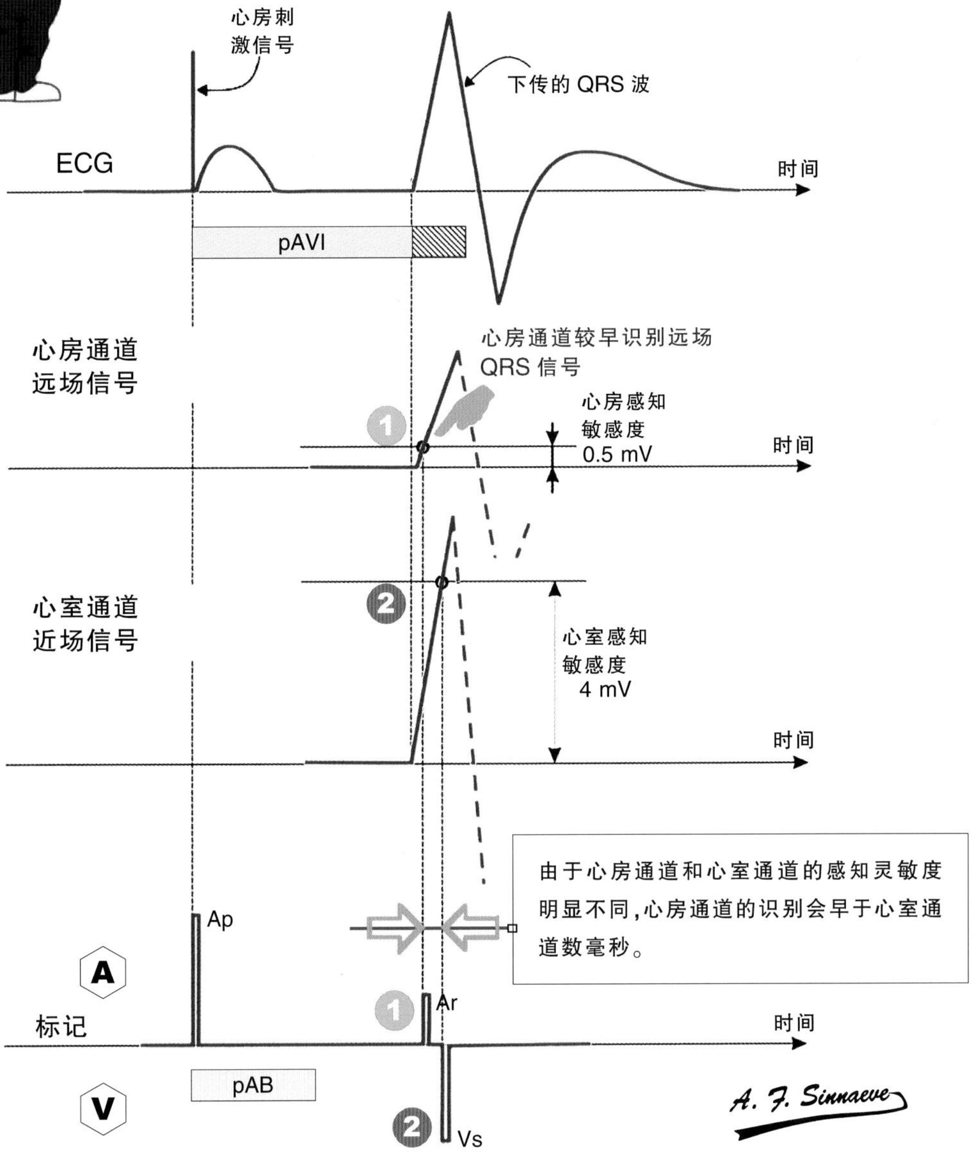
心房刺
激信号
下传的 QRS 波
ECG
时间
pAVI
心房通道
远场信号
心房通道较早识别远场
QRS 信号
心房感知
敏感度
0.5 mV
时间
心室通道
近场信号
心室感知
敏感度
4 mV
时间
由于心房通道和心室通道的感知灵敏度明显不同,心房通道的识别会早于心室通道数毫秒。
Ap
A
标记
Ar
时间
pAB
V
Vs
A. F. Sinnaeve

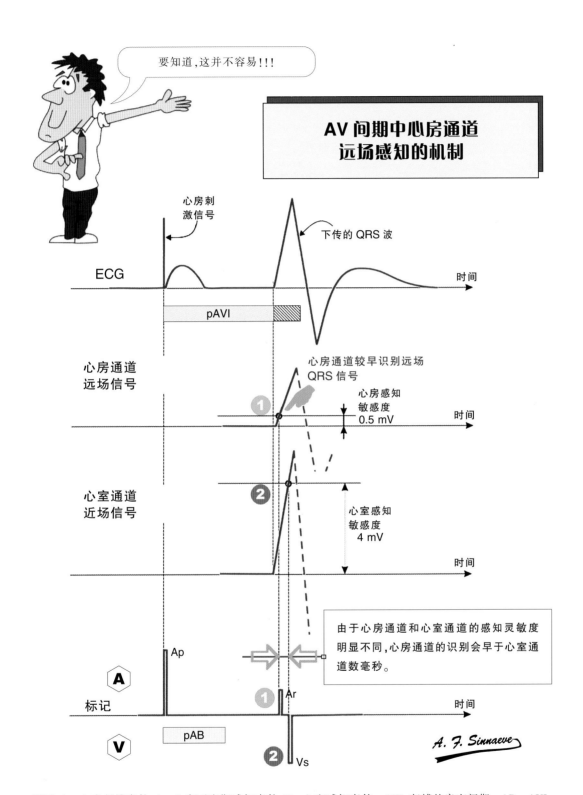

缩写:Ap=心房起搏事件;Ar=心房不应期感知事件;Vs=心室感知事件;pAVI=起搏的房室间期;pAB=pAVI第一部分空白期;AVI=程控的房室间期

可重复触发的心房不应期图解

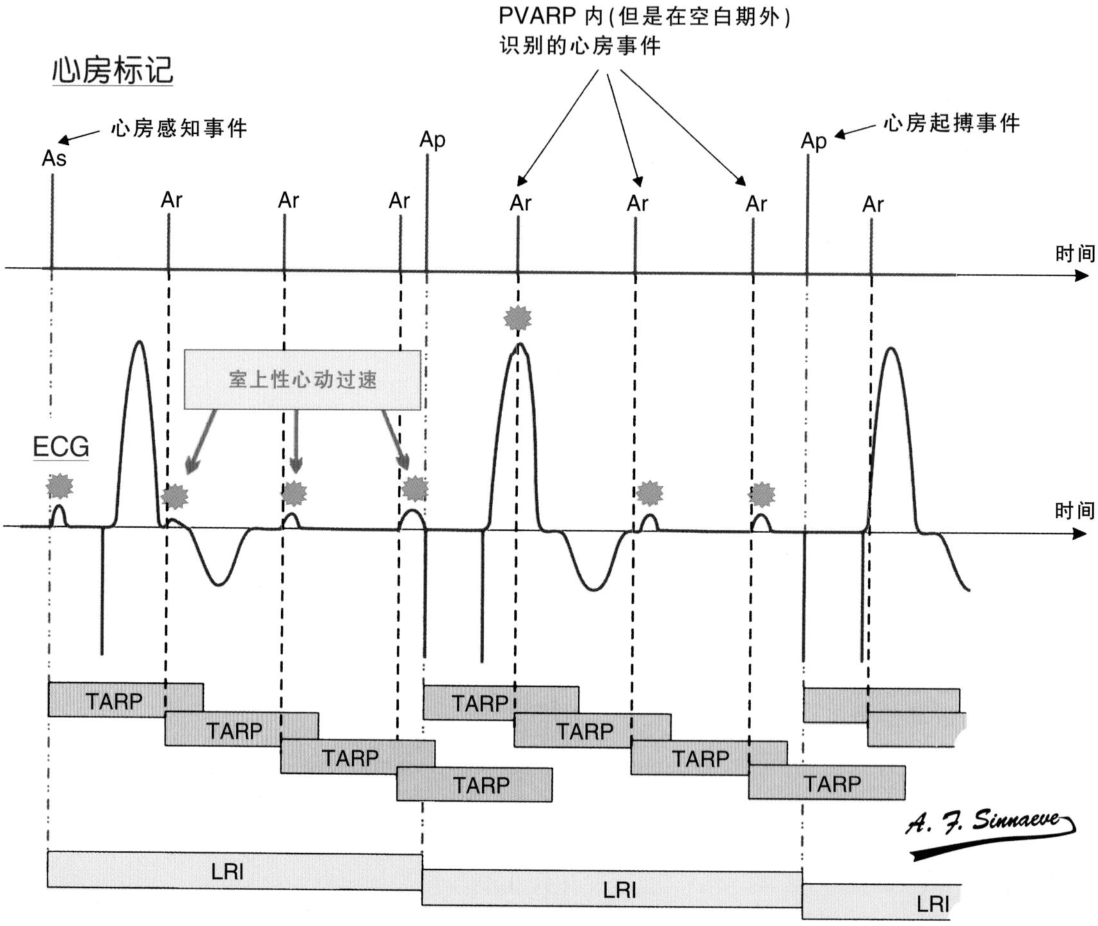

PVARP 内(但是在空白期外)
识别的心房事件
心房标记
心房感知事件
As
Ap
心房起搏事件
Ar
Ar
Ar
Ar
Ar
Ar
Ar
时间
室上性心动过速
ECG
时间
TARP
TARP
TARP
TARP
TARP
TARP
TARP
TARP
A. F. Sinnaeve
LRI
LRI
LRI

注意:起搏器在心房通道内以非同步的 DVI 模式工作。这一过程提供了一种自动模式转换的形式。

缩写:As=心房感知事件;Ar=心房不应期感知事件;Ap=心房起搏事件;PVARP=心室后心房不应期;TARP=总心房不应期;LRI=低限频率间期

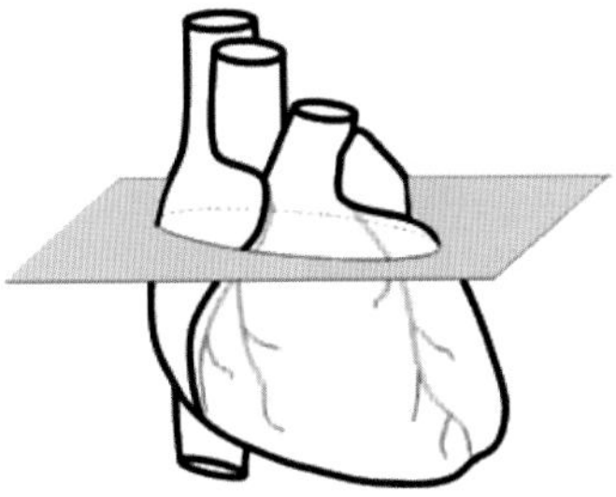

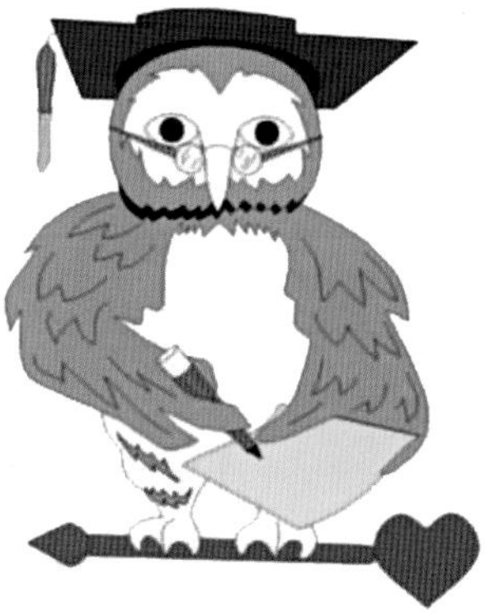

起搏器的放射影像

要点如下：

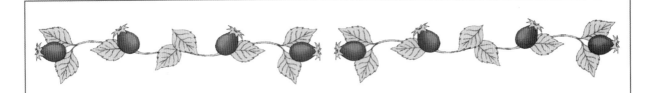

* 心脏断层解剖
* VVI 起搏的导线位置
* 双腔起搏导线位置——第 1 部分
* 双腔起搏导线位置——第 2 部分

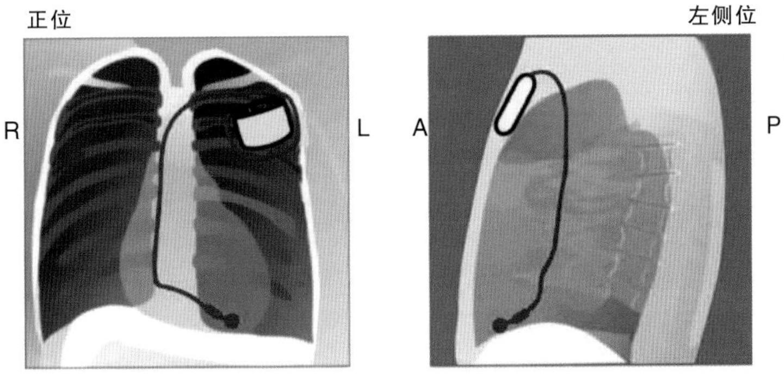
正位
R
L
左侧位
A
P

A. F. Sinnaeve

心脏断层解剖

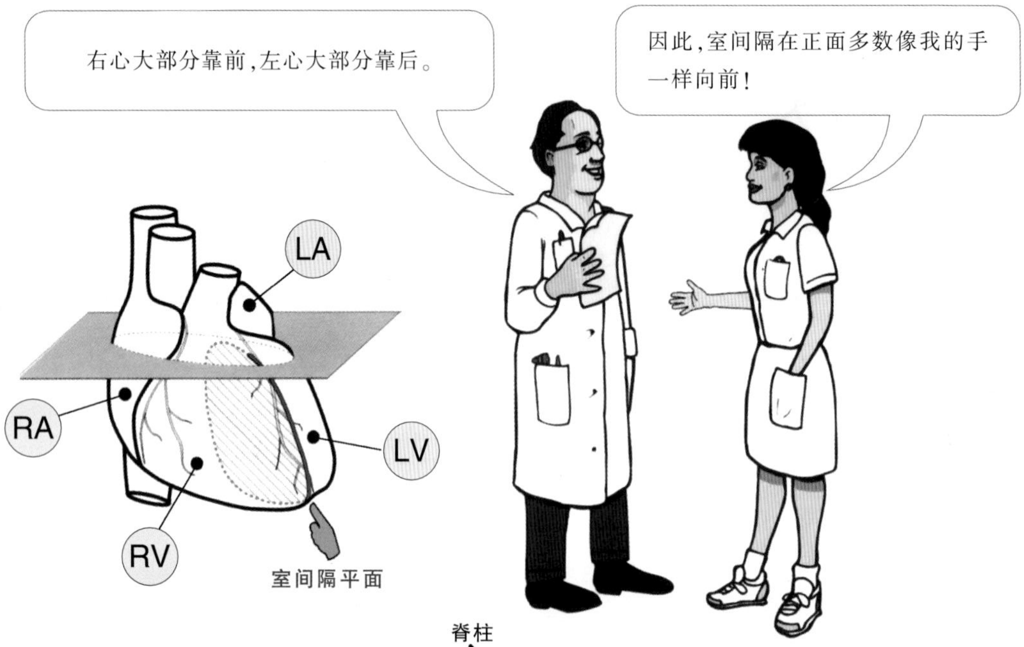
右心大部分靠前，左心大部分靠后。
因此，室间隔在正面多数像我的手一样向前！
LA
RA
LV
RV
室间隔平面

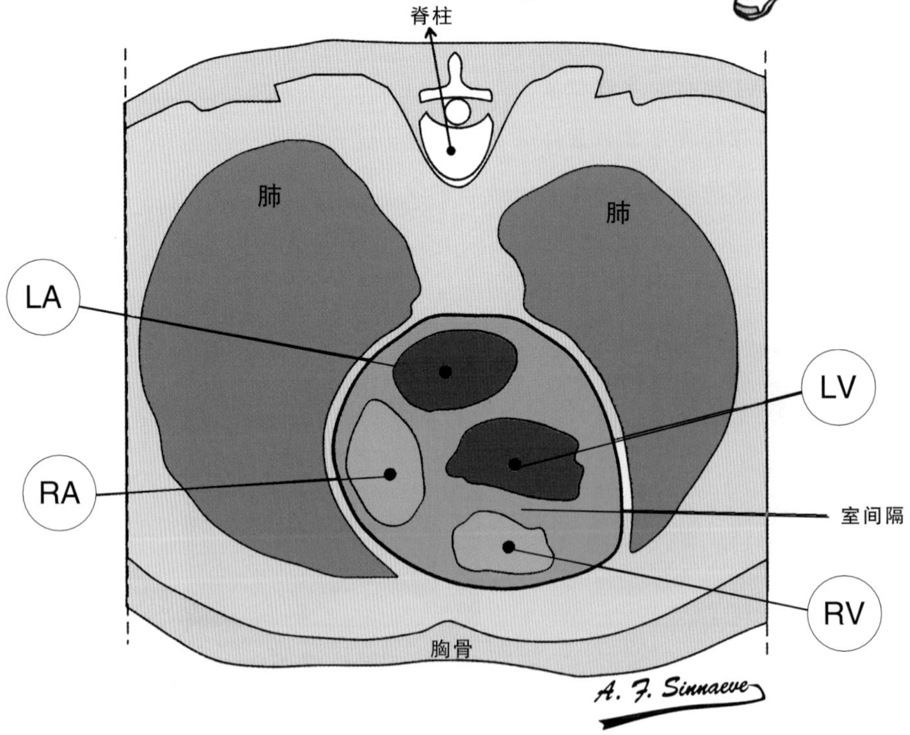
脊柱
肺
肺
LA
LV
RA
室间隔
RV
胸骨
A. F. Sinnaeve

VVI 起搏导线位置的示意图

心室导线位于右心室心尖部

正位

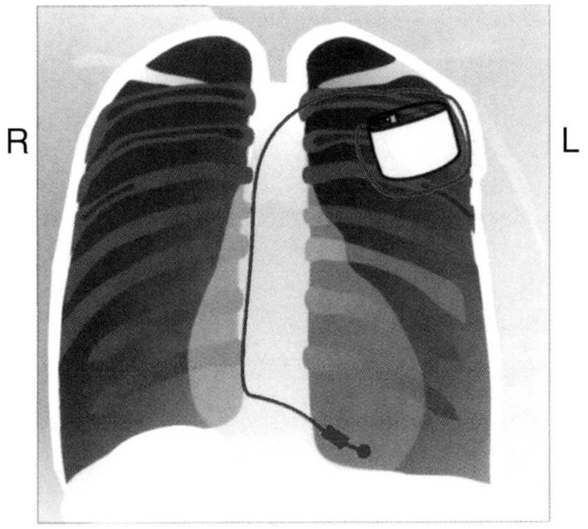
R
L

左侧位

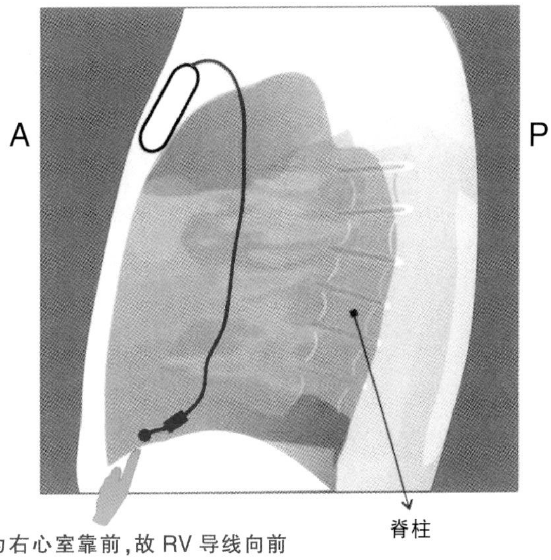
A
P
脊柱

因为右心室靠前，故 RV 导线向前

正位

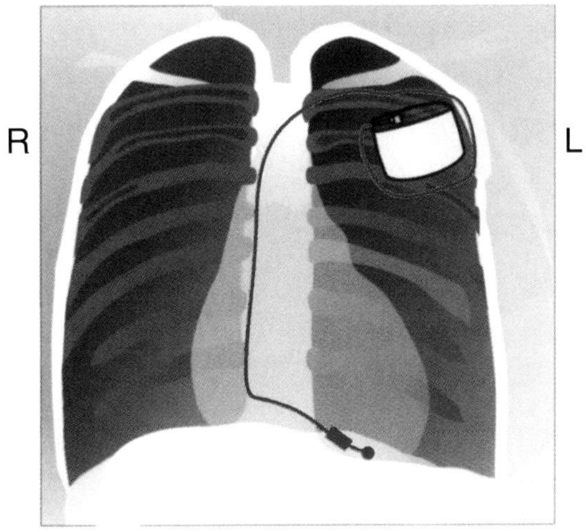
R
L

RV 导线可在膈肌影以下。这是正常现象，如果没有其他征象，不能被误认为穿孔!!!

正位

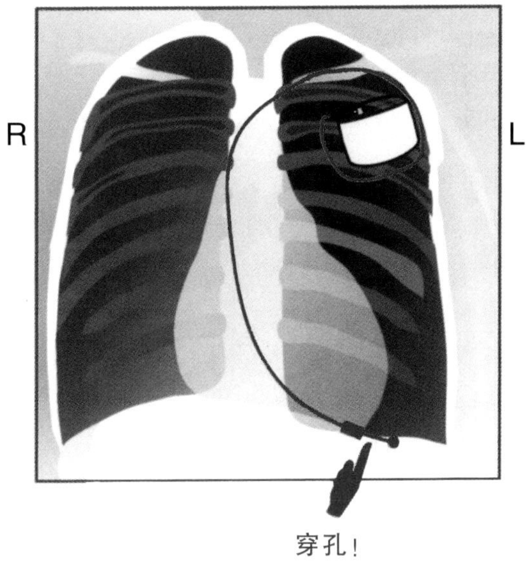
R
L

穿孔!

很明显导线在心影外!

A. F. Sinnaeve

双腔起搏导线位置的示意图

心房导线位于右心耳
(被动固定 J 型导线)

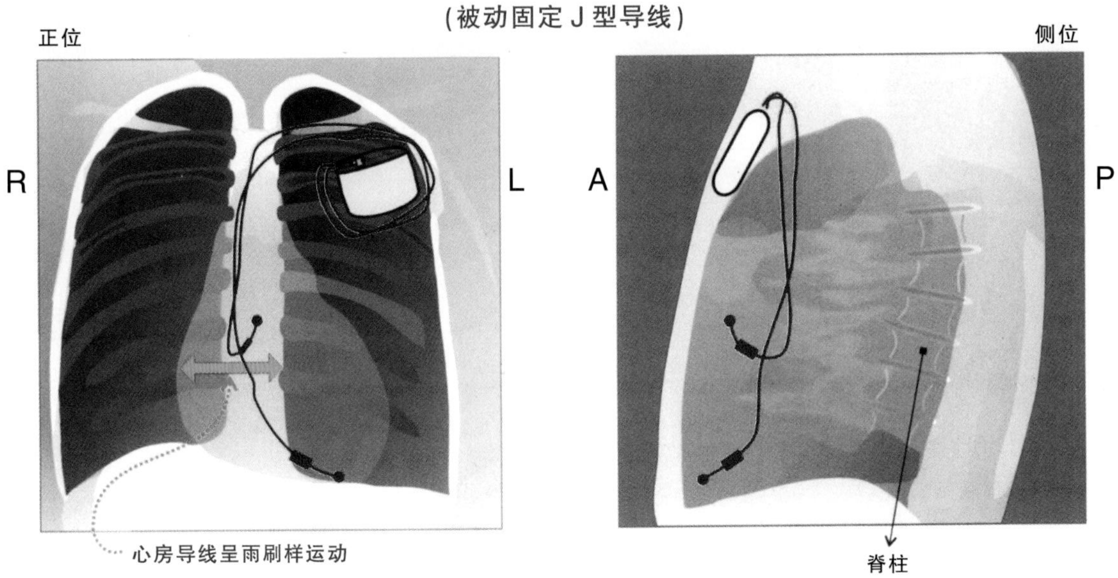
正位
侧位
R
L
A
P
心房导线呈雨刷样运动
脊柱

心房螺旋导线位于中侧壁
(主动固定)

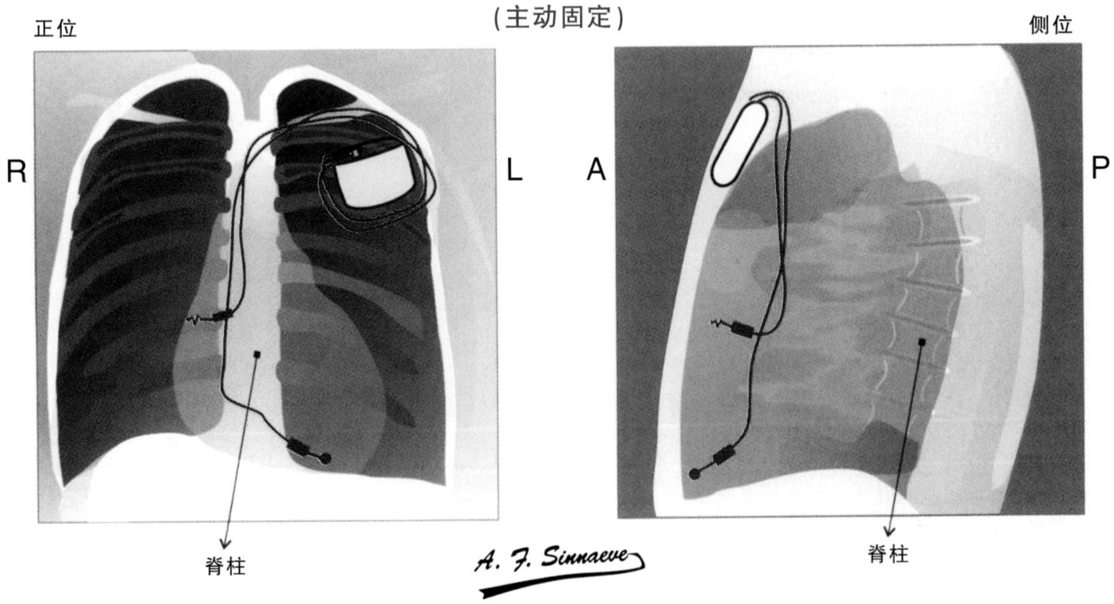
正位
侧位
R
L
A
P
脊柱
脊柱

A. F. Sinnaeve

双腔起搏导线位置的示意图

心房导线位于冠状静脉窦

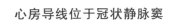

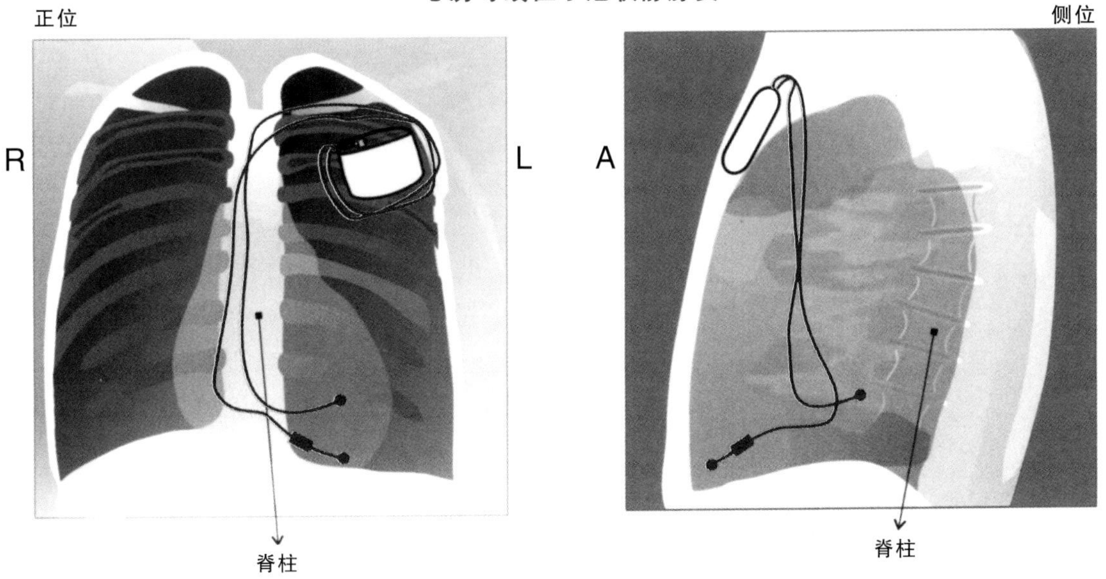
正位
R
L
脊柱
侧位
A
P
脊柱

心房间隔起搏

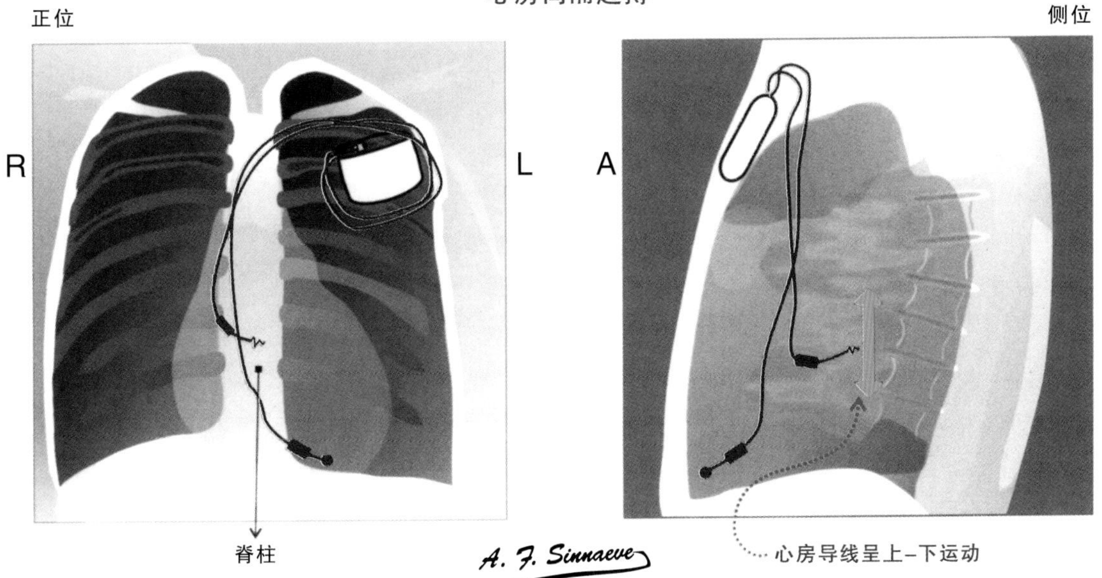
正位
R
L
脊柱
侧位
A
P
心房导线呈上–下运动

A. F. Sinnaeve

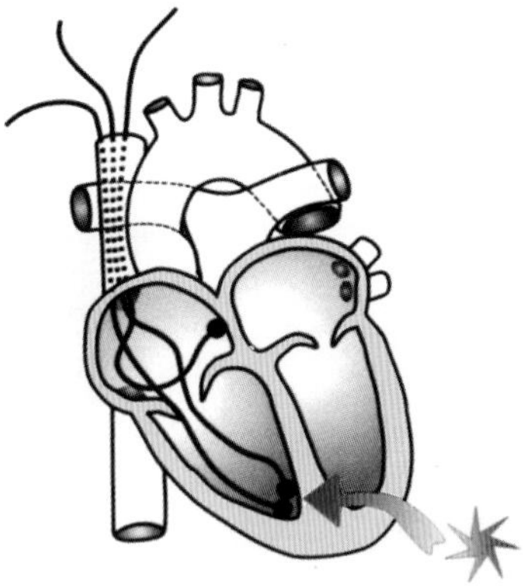

哪个是钉样信号???

过感知

要点如下：

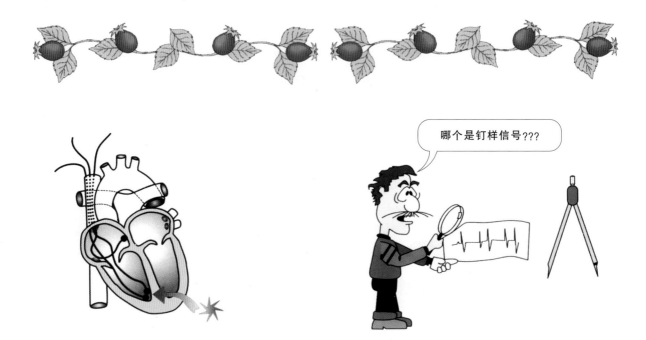

* 起搏器能感知什么？
* 伪信号
* 伪信号的机制
* 有伪信号的两个导线之间的相互影响

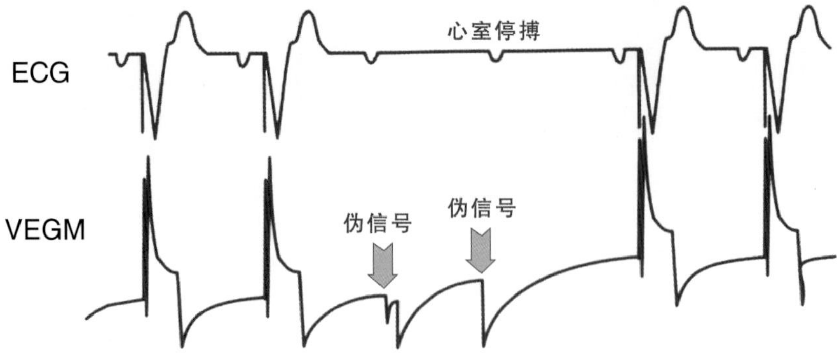
ECG
心室停搏
VEGM
伪信号
伪信号

A. F. Sinnaeve

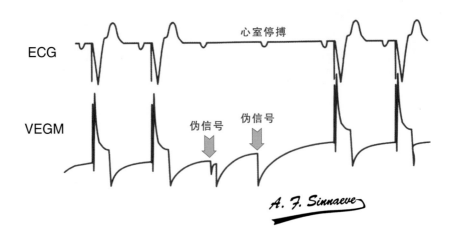

起搏器的心室通道能感知什么？
T波、后电位、伪信号……？

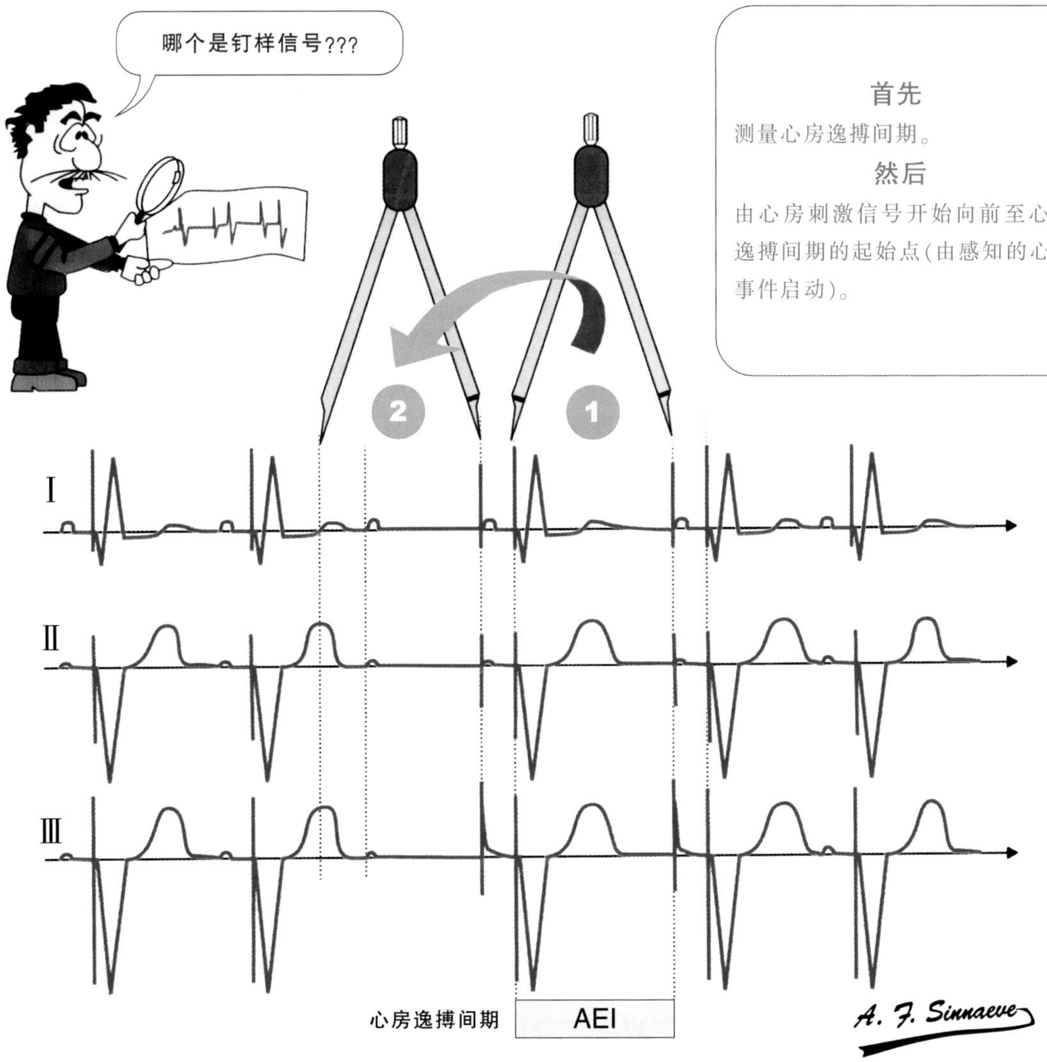

哪个是钉样信号???
2
1
I
II
III
心房逸搏间期
AEI
A. F. Sinnaeve

首先
测量心房逸搏间期。
然后
由心房刺激信号开始向前至心房逸搏间期的起始点(由感知的心室事件启动)。

- 在以心室为基础的感知系统中,心房逸搏间期(AEI)通常保持恒定。
- 从心房刺激开始向前测量到上一个感知点,因为一个心室事件(起搏或感知的)通常启动一个AEI。

这种方法不能用于以心房为基础低限频率计时的起搏器。

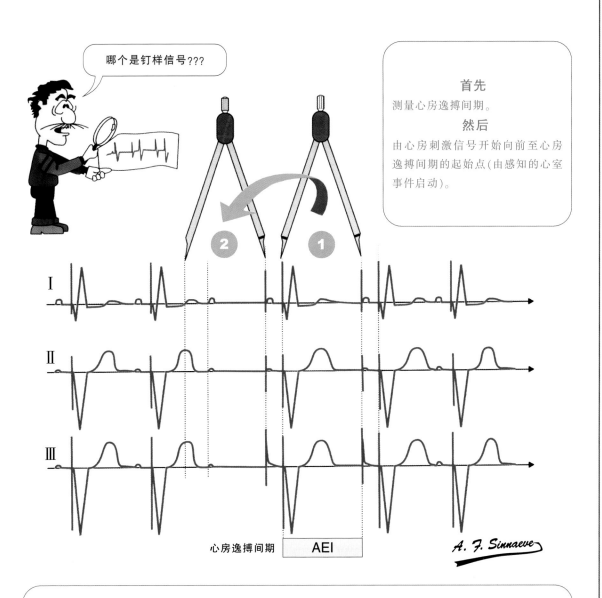

伪信号
由导线功能间断性紊乱所致

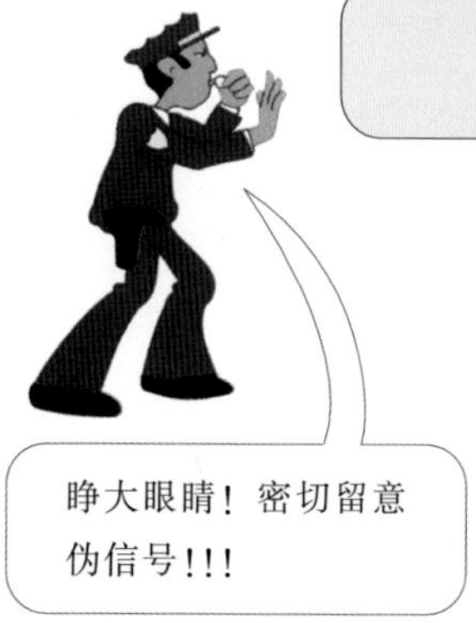
睁大眼睛！密切留意伪信号!!!

起搏系统内阻抗突然发生较大的变化可引起两个电极间电压相应的改变,这些信号称为“伪信号”或瞬时信号。

- 这些信号可能非常大,但是体表心电图几乎看不到。
- 常见的原因是导线断裂和绝缘层破损。
- 伪信号的发生是随机的。长条的心电图记录可显示节律不规则,长短不一的停搏。
- 过感知伪信号是重要的起搏限制因素。

① 伪信号过感知可引起感知不足。

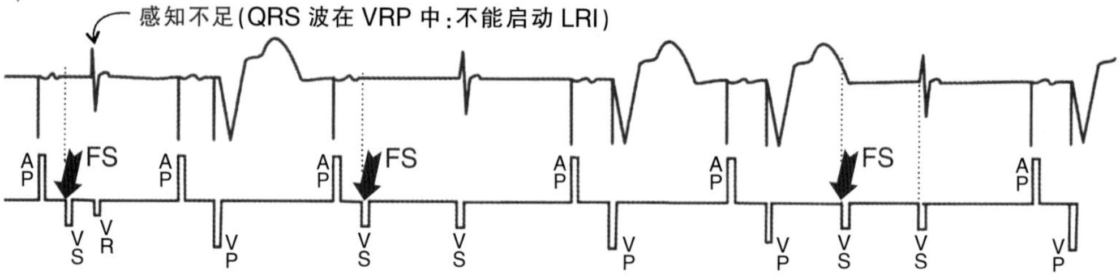
感知不足(QRS 波在 VRP 中:不能启动 LRI)
AP
FS
VS
VR
VP

长短不同的停搏及偶尔发生的感知不足等异常起搏行为,强烈提示导线系统故障引起了伪信号。

② 窦性节律被感知时,停搏间期可能是窦性间期的整数倍。

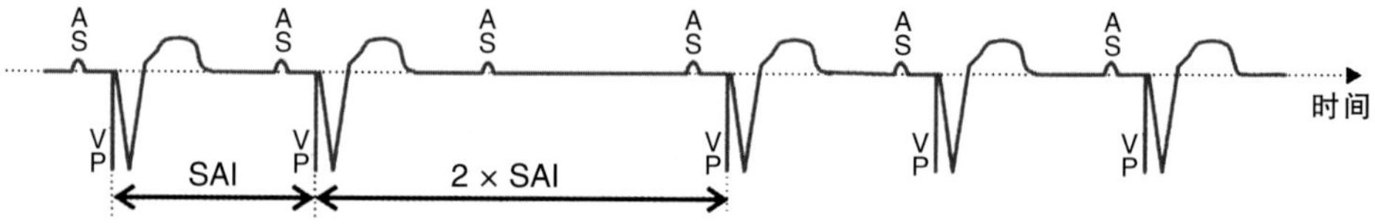
AS
VP
SAI
2 × SAI
时间

③ 应用磁铁可将不规则的停搏间期转为规则的停搏间期，后者是磁铁间期的整数倍(诊断导线断裂)。

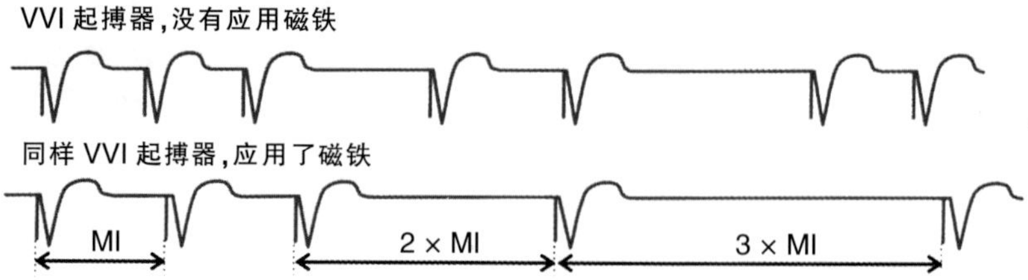
VVI 起搏器,没有应用磁铁
同样 VVI 起搏器,应用了磁铁
MI
2 × MI
3 × MI

A. F. Sinnaeve

如果机械收缩只在心脏周期的特殊时间产生伪信号(连通–断开环路),那么导线问题可类似 T 波过感知。即使应用了磁铁,上述情况也与 T 波感知相同。通过遥测 EGM 中伪信号的构型可确立诊断。

缩写:AP=心房起搏;AS=心房感知;FS=伪信号;MI=磁铁间期;SAI=自身心房间期;VP=心室起搏;VS=心室感知;VR=不应期内的心室感知;LRI=低限频率间期

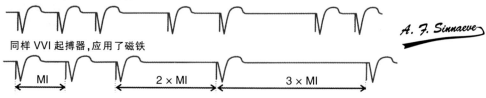

间歇性电路损坏引起伪信号的机制

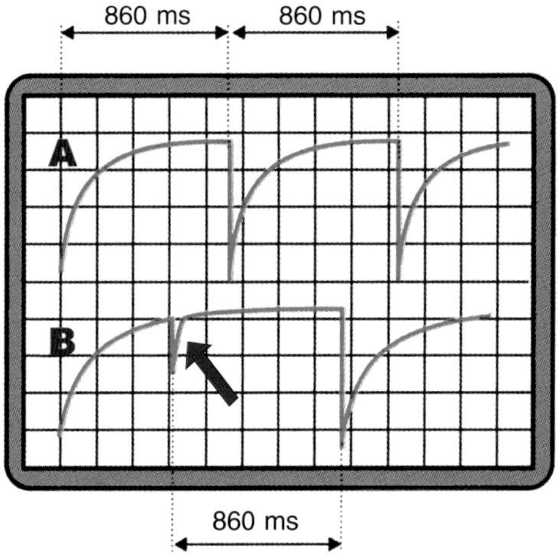
860 ms
860 ms
A
B
860 ms

荧光屏显示的是 VVI 起搏器在正常生理盐水中与起搏导线连接后的电压波形。记录显示了起搏器电路的间断损坏产生“伪信号”的机制。A，表示自动间期为 860ms；B，故意用手弄断起搏器与导线连接的一瞬间引起的伪信号。这一干扰引起了一个约 220mV 的快速上升的电压，恰在起搏器的不应期之外，于是被起搏器感知并重整心动周期，逸搏期间为 860ms。电压回到“基线”引起的交叉信号，由于其发生在起始信号后 100ms，落入起搏器的不应期，结果未被感知。

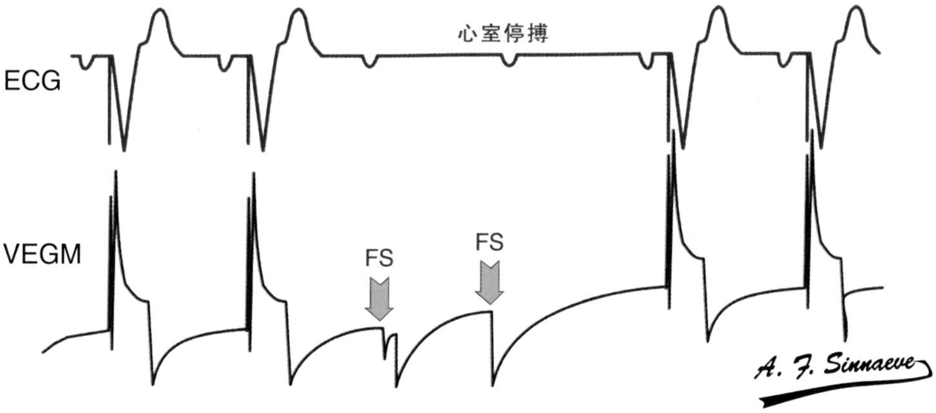
心室停搏
ECG
VEGM
FS
FS
A. F. Sinnaeve

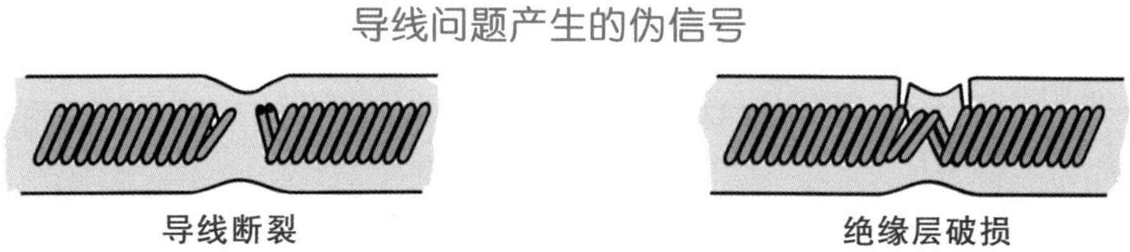
导线问题产生的伪信号
导线断裂
绝缘层破损

缩写：ECG=体表心电图；VEGM=心室电图；FS=伪信号

彼此靠近的有效电极和废弃电极之间的相互影响

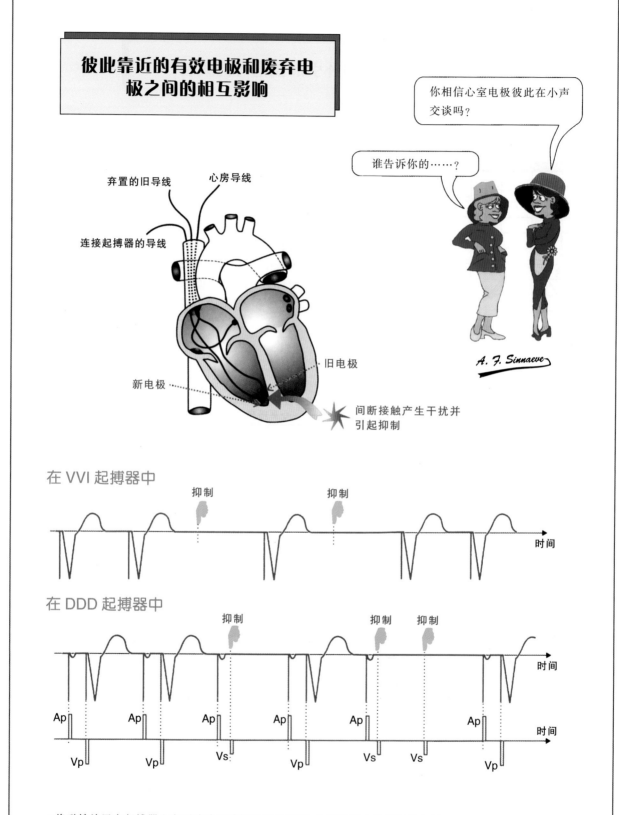
你相信心室电极彼此在小声交谈吗？
谁告诉你的……？
A. F. Sinnaeve

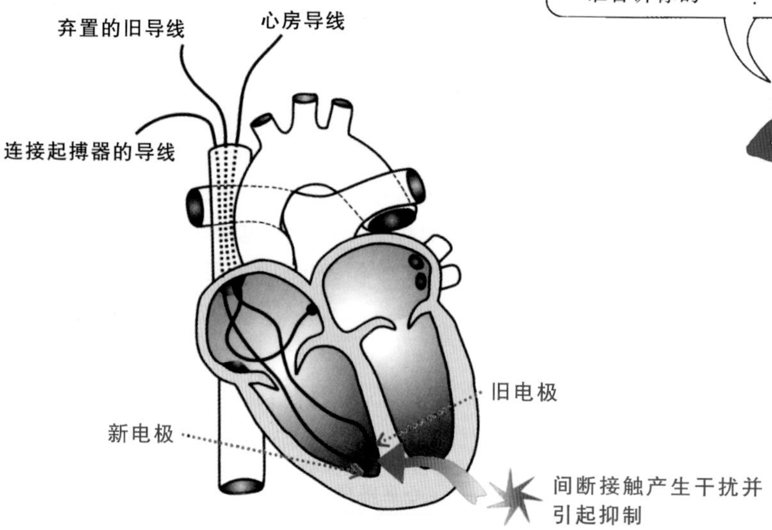
弃置的旧导线
心房导线
连接起搏器的导线
旧电极
新电极
间断接触产生干扰并引起抑制

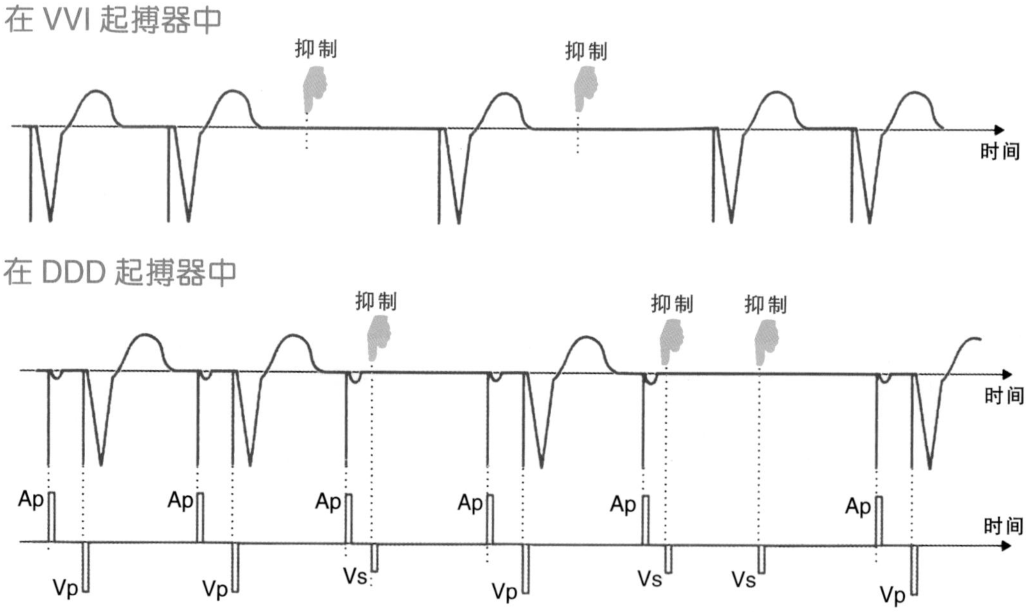
在 VVI 起搏器中
抑制
抑制
时间
在 DDD 起搏器中
抑制
抑制
抑制
时间
Ap
Ap
Ap
Ap
Ap
Ap
时间
Vp
Vp
Vs
Vp
Vs
Vs
Vp

- 将磁铁放置在起搏器上方可消除过感知引起的停搏，在磁铁频率恢复规律起搏。
- 电极间歇性接触引起的伪信号在体表 ECG 上看不见，然而，在通过遥测传输的心腔内电图上可以看见。

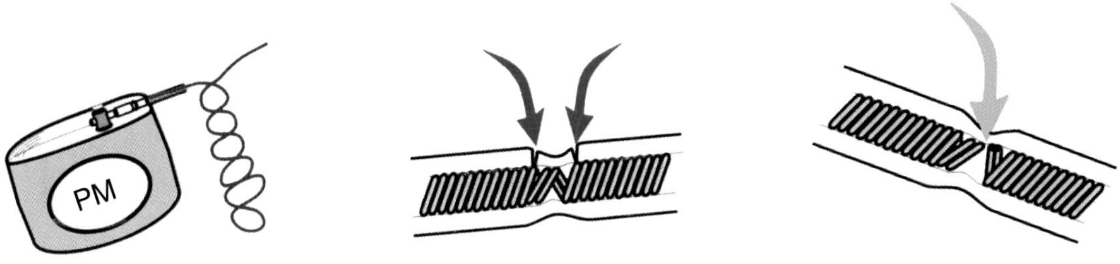
PM

故障的排除

要点如下：

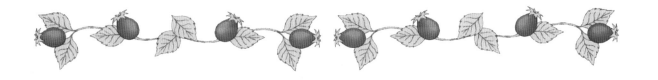

* 阈值升高——传出阻滞
* 起搏器刺激信号后无心室夺获
* VVI 起搏时丢失刺激信号
* 导线绝缘层破损
* 导线断裂
* 导线问题分析
* 导线断裂——双极变为单极
* 锁骨下挤压综合征
* Twiddler 综合征
* 膈肌刺激
* 肌肉刺激
* 起搏器失控

A. F. Sinnaeve

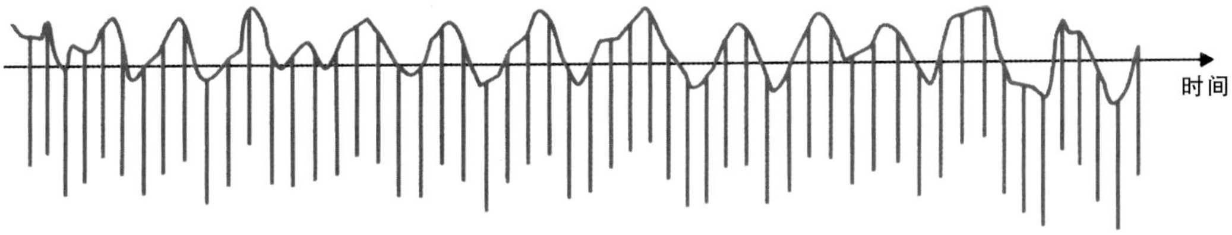
时间

阈值升高——传出阻滞

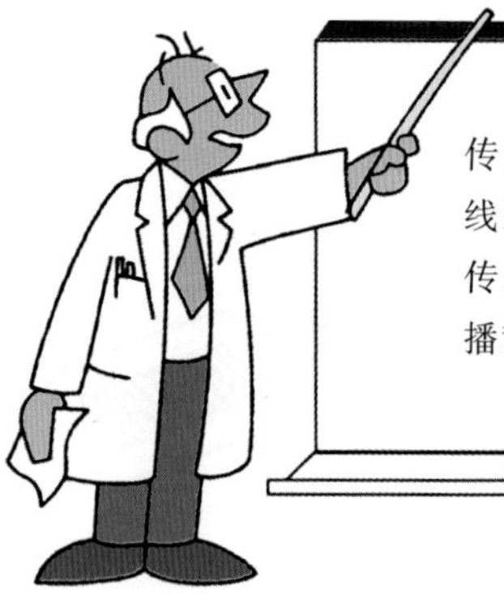

传出阻滞：无明显导线脱位，起搏系统的功能正常（程控参数恰当），无导线断裂或绝缘层破损。

传出阻滞是指落在电极周围组织不应期之外的起搏器输出脉冲不能产生播散性反应，这是因为刺激阈值超出了起搏器的输出能量。

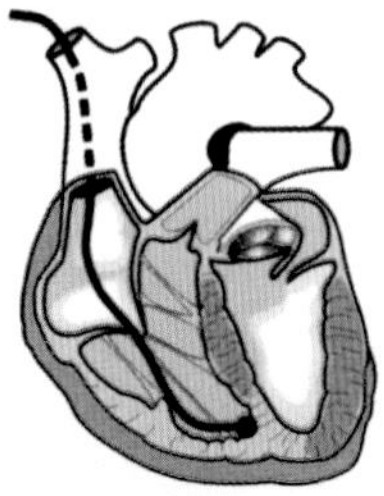

恰当放置的电极

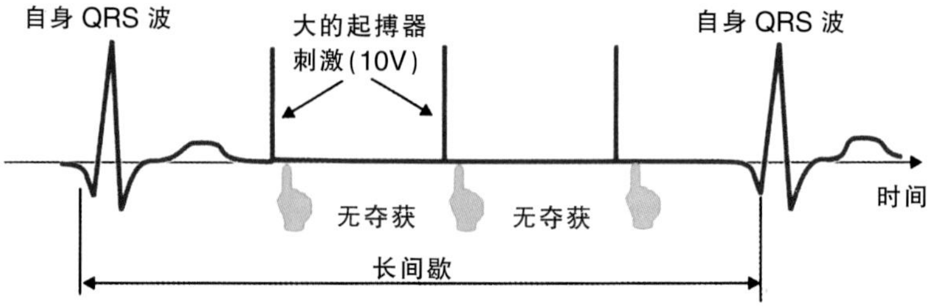
自身 QRS 波
大的起搏器
刺激(10V)
自身 QRS 波
无夺获
无夺获
时间
长间歇

原因：

- 导线顶端产生过度的组织反应。
- 各种抗心律失常药物（例如，氟卡尼）。
- 电解质异常（例如，高钾血症、酸中毒和甲状腺功能减退）。
- 除颤、电灼和放射治疗引起的心肌梗死和组织损伤。

高钾血症

高血钾水平导致：

- 由于心房停搏而导致的 P 波消失。
- 非常宽的 QRS 波（达 300ms）。
- 起搏器传出阻滞。

A. F. Sinnaeve

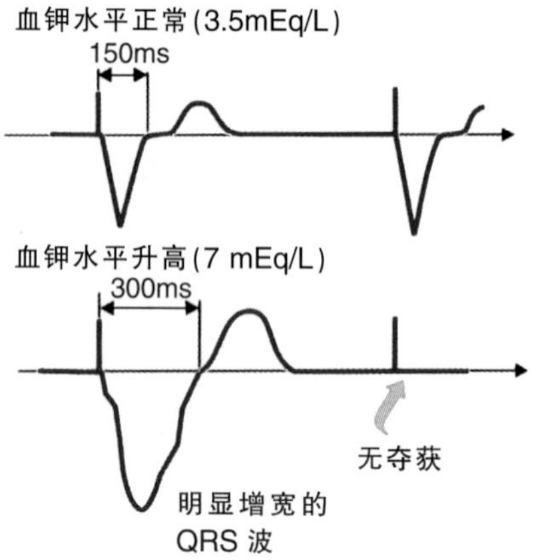
血钾水平正常(3.5mEq/L)
150ms
血钾水平升高(7 mEq/L)
300ms
无夺获
明显增宽的
QRS 波

起搏器刺激信号后无心室夺获

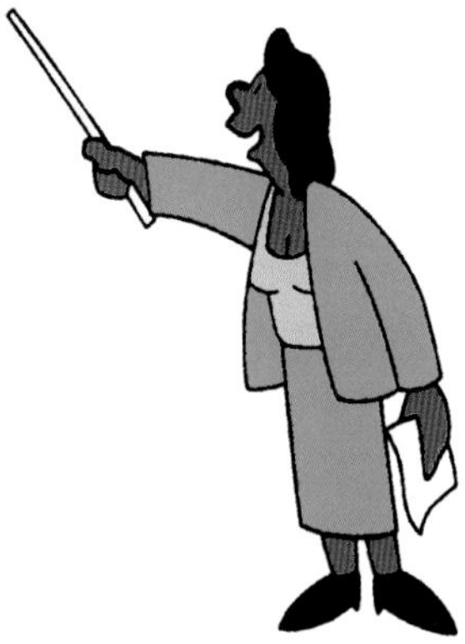

1 功能性的

- ✓ 正常情况:心肌不应期内的刺激。

2 电极-组织界面

电极脱位

- ✓ 早期移位或起搏导线位置不稳定(最常见原因)。
- ✓ 误置入冠状静脉系统。
- ✓ Twiddler 综合征引起迟发电极移位。
- ✓ 心室导线引起右心室穿孔。

无明显的导线脱位

- ✓ 微脱位(排他性诊断)引起起搏阈值明显升高,但是胸部 X 线片上并没有看到明显的导线脱位。
- ✓ 起搏阈值升高,但没有明显的导线脱位(传出阻滞):电极-组织界面的急性或慢性反应。 皮
- ✓ 下气肿。
- ✓ 心肌梗死或缺血、缺氧。
- ✓ 甲状腺功能低下。
- ✓ 除颤或心律转复后起搏阈值升高。这一现象常常是一过性的,持续数分钟或更短的时间。
- ✓ 电解质异常,常表现为高钾血症、严重的酸中毒。
- ✓ 药物的作用:治疗剂量的氟卡尼和普罗帕酮可升高起搏阈值。

3 电极

- ✓ 断裂、短路或绝缘层破损。

4 脉冲发生器

- ✓ 起搏器正常,伴参数程控不正常。
- ✓ 起搏器电池耗竭或起搏器元件故障。
- ✓ 医源性原因:除颤、电灼和放射性治疗引起的起搏器元件故障。

A. F. Sinnaeve

VVI 起搏时丢失刺激信号的原因

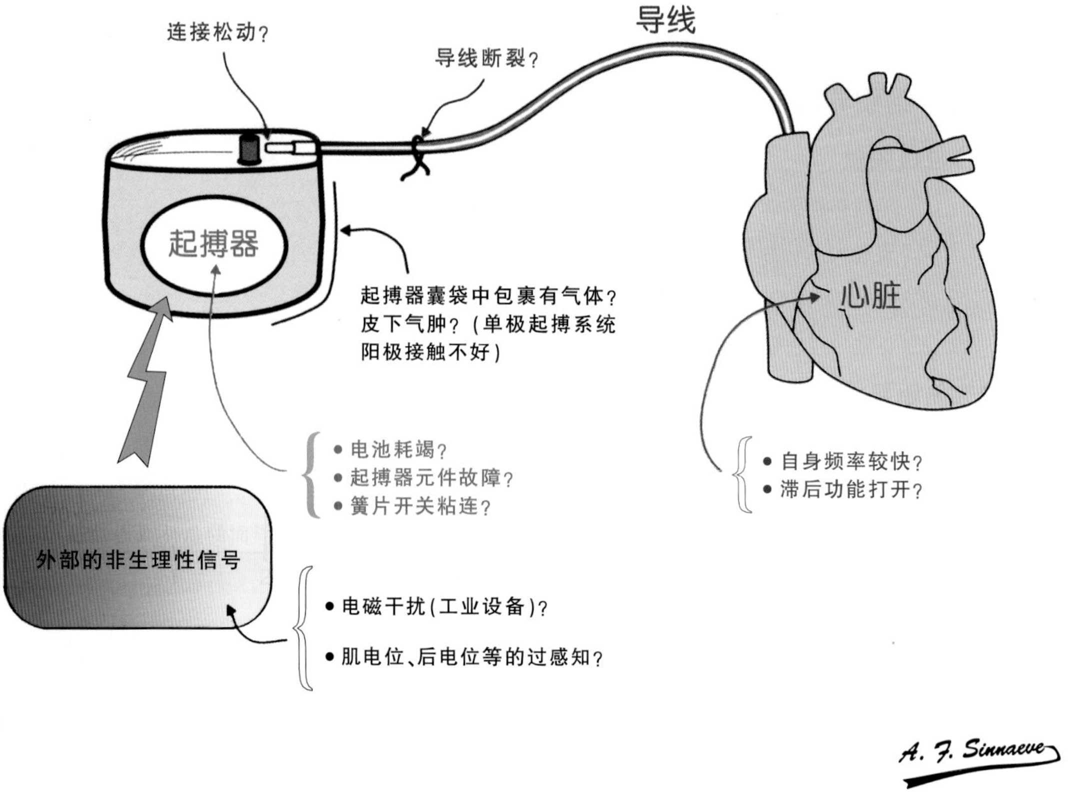
导线
连接松动？
导线断裂？
起搏器
起搏器囊袋中包裹有气体？皮下气肿？(单极起搏系统阳极接触不好)
心脏
• 电池耗竭？
• 起搏器元件故障？
• 簧片开关粘连？
• 自身频率较快？
• 滞后功能打开？
外部的非生理性信号
• 电磁干扰(工业设备)？
• 肌电位、后电位等的过感知？
A. F. Sinnaeve

!!! 假性功能不良：体表心电图上双极刺激信号较小，被忽视。

导线绝缘层破损

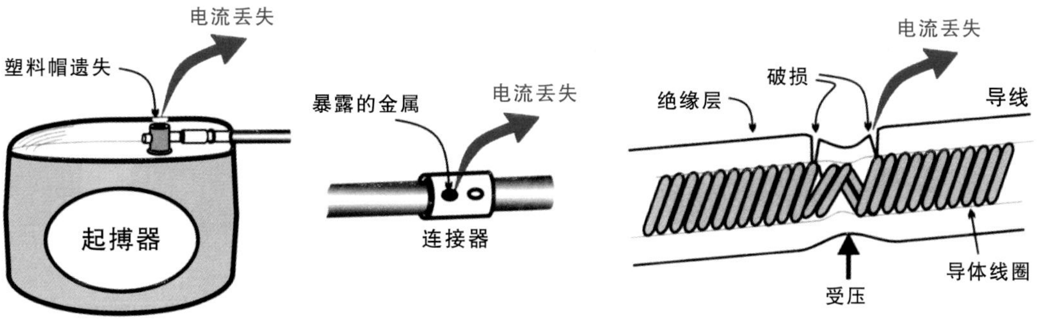
电流丢失
塑料帽遗失
起搏器
暴露的金属
电流丢失
连接器
电流丢失
破损
绝缘层
导线
导体线圈
受压

可能的结果

- 起搏功能可能有或没有。
- 刺激总是存在。
- 起搏阻抗降低。
- 过多电流丢失导致电池提前耗竭。

起搏功能保留

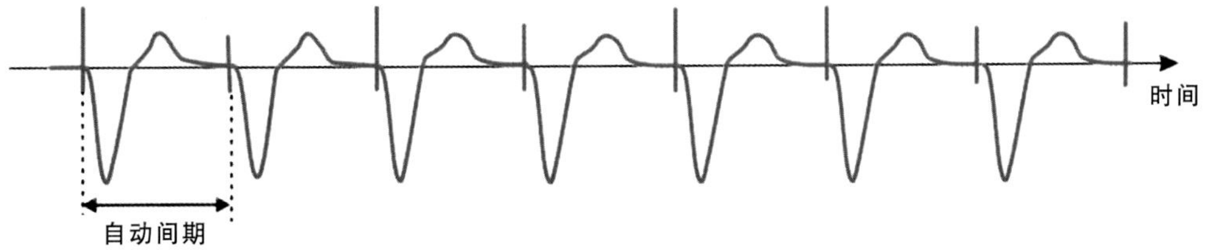
时间
自动间期

有刺激信号,但夺获失败

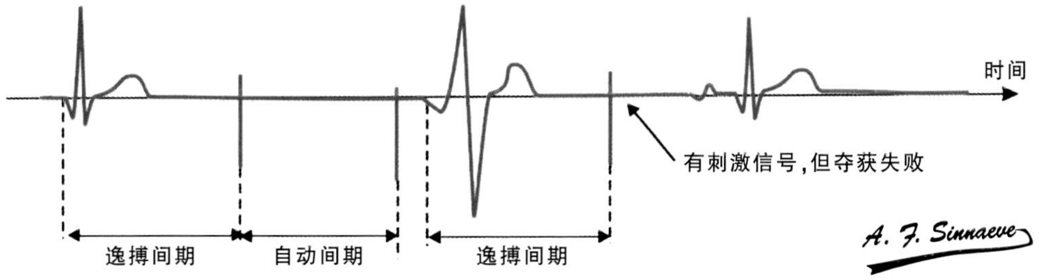
时间
有刺激信号,但夺获失败
逸搏间期
自动间期
逸搏间期
A. F. Sinnaeve

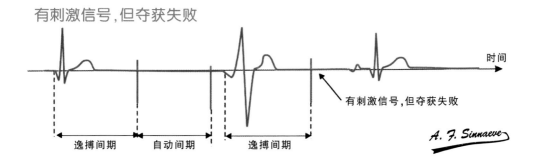

导线断裂

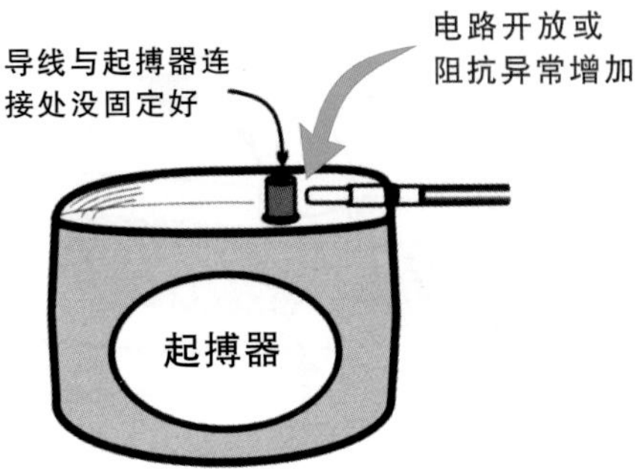
导线与起搏器连
接处没固定好
电路开放或
阻抗异常增加
起搏器

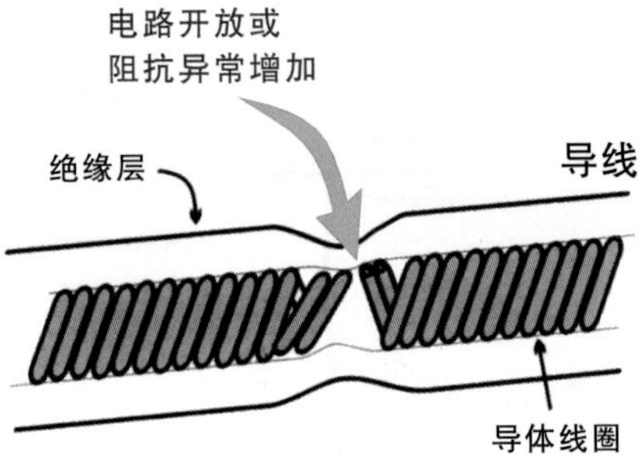
电路开放或
阻抗异常增加
绝缘层
导线
导体线圈

可能的结果

- 刺激信号可能存在或不存在。
- 电压阈值升高。
- 起搏阻抗升高。

没有刺激信号

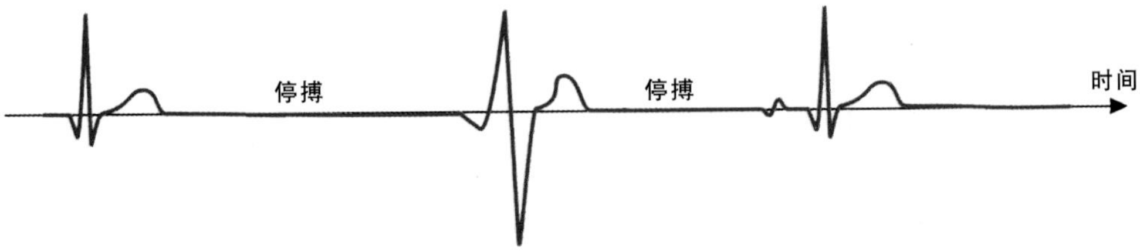
停搏
停搏
时间

有刺激信号，但夺获失败

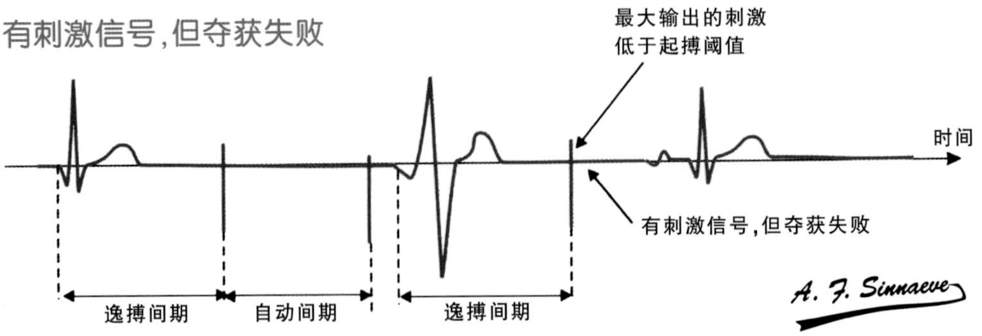
最大输出的刺激
低于起搏阈值
时间
有刺激信号，但夺获失败
逸搏间期
自动间期
逸搏间期
A. F. Sinnaeve

导线问题分析

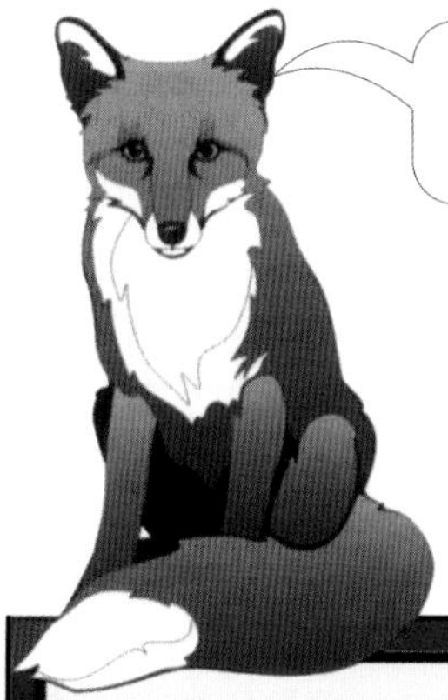
要像狐狸一样警觉！只要看起搏阻抗和阈值电压就可以得到很多关于导线的信息。秘诀在于两者都看！

	阻抗	电压阈值
导线放置位置正常	正常	正常
导线脱位或传出阻滞	正常	高
导线断裂	高	高
导线绝缘层破损	低	可能中度升高

A. F. Sinnaeve

导线断裂——从双极转变为单极模式

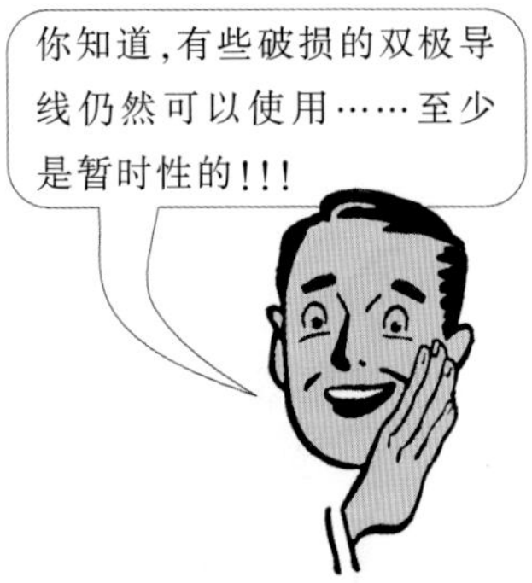
你知道,有些破损的双极导线仍然可以使用……至少是暂时性的!!!

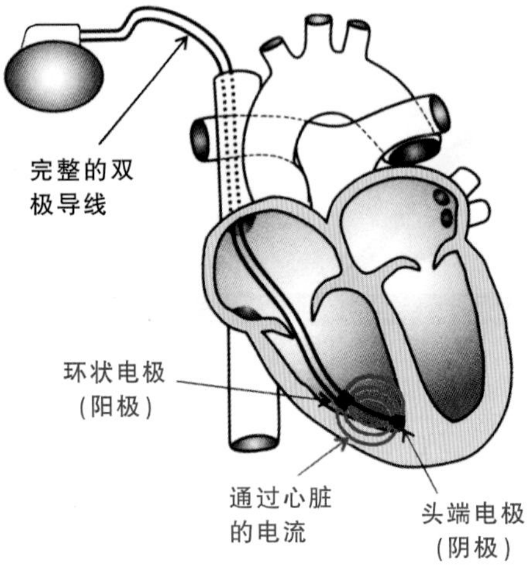
完整的双极导线
环状电极(阳极)
通过心脏的电流
头端电极(阴极)

正常双极刺激

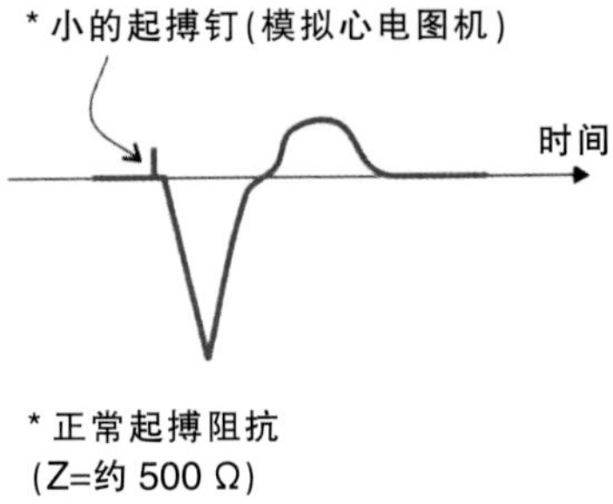
* 小的起搏钉(模拟心电图机)
时间
* 正常起搏阻抗(Z=约 500 Ω)

如果双极导线的一个导体断裂,那么起搏阻抗会升高!!!

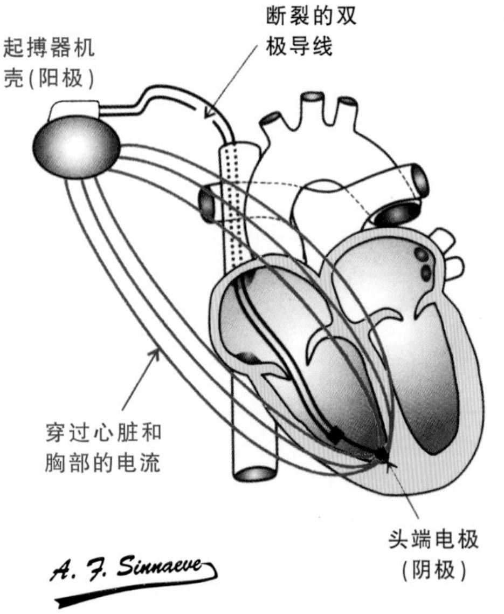
起搏器机壳(阳极)
断裂的双极导线
穿过心脏和胸部的电流
头端电极(阴极)
A. F. Sinnaeve

单极刺激(通过双极导线的远处头端电极)

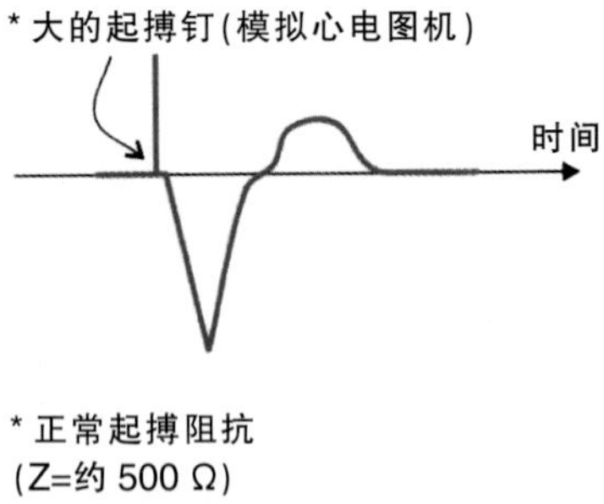
* 大的起搏钉(模拟心电图机)
时间
* 正常起搏阻抗(Z=约 500 Ω)

某些现代起搏器可定期测量导线阻抗并储存信息,后者最后可由起搏器遥测提取。
某些起搏器可识别由电极断裂引起的阻抗升高,而后起搏器会自动由双极起搏和感知模式转换成单极起搏和感知模式(将完整的电极作为阴极)。
在随访期间,应用磁铁可暂时性恢复双极功能,但随之亦失去夺获。

锁骨下挤压综合征

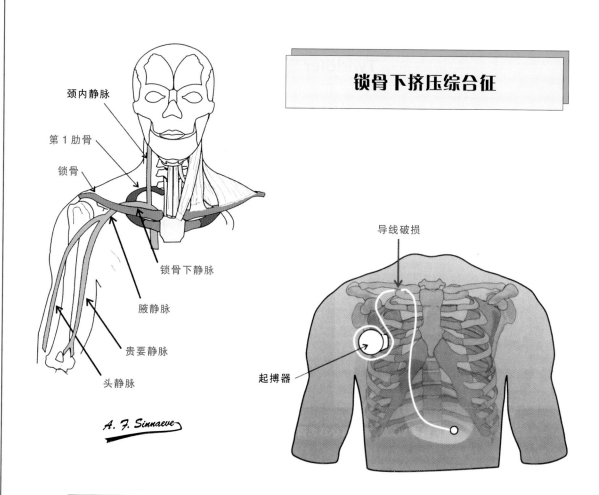

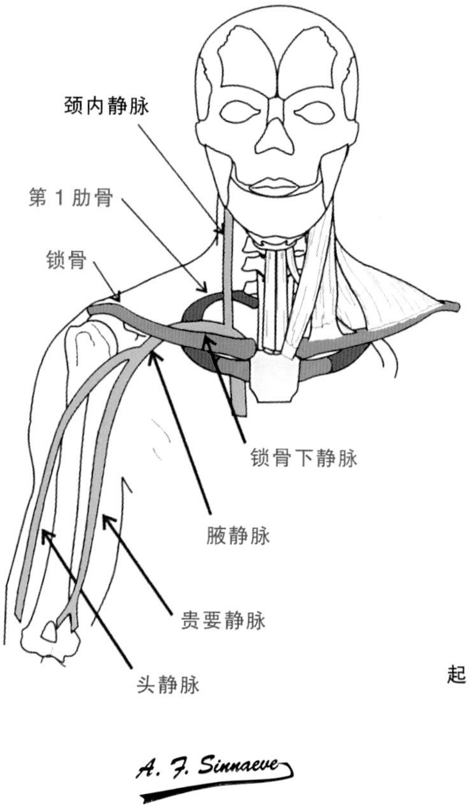
颈内静脉
第 1 肋骨
锁骨
锁骨下静脉
腋静脉
贵要静脉
头静脉
A. F. Sinnaeve

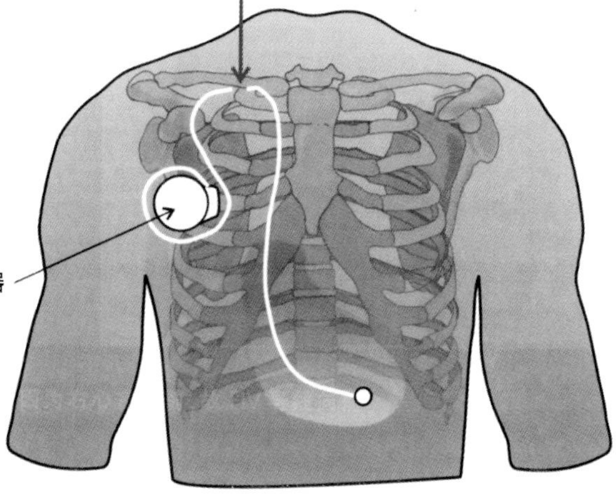
导线破损
起搏器

定义:

锁骨下挤压综合征是指经锁骨下静脉穿刺方法置入的起搏器导线在第 1 肋骨和锁骨之间受到挤压,从而引起的导线断裂和绝缘层破损。

预防:

锁骨下挤压综合征产生的原因主要是穿刺点太靠近内侧。穿刺点靠外侧或穿刺腋静脉或使用头静脉可避免这一并发症。

Twiddler 综合征

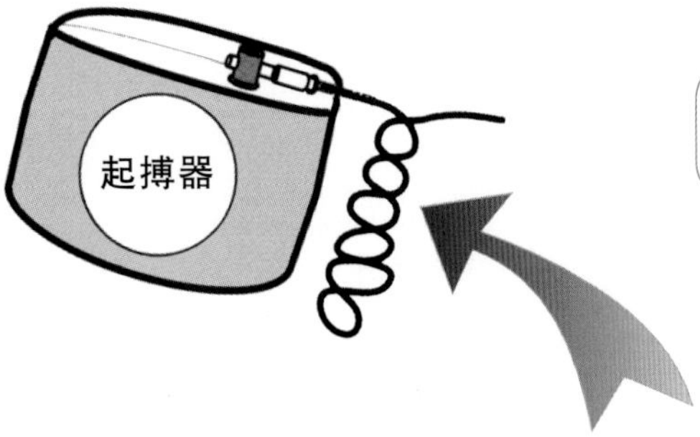
起搏器

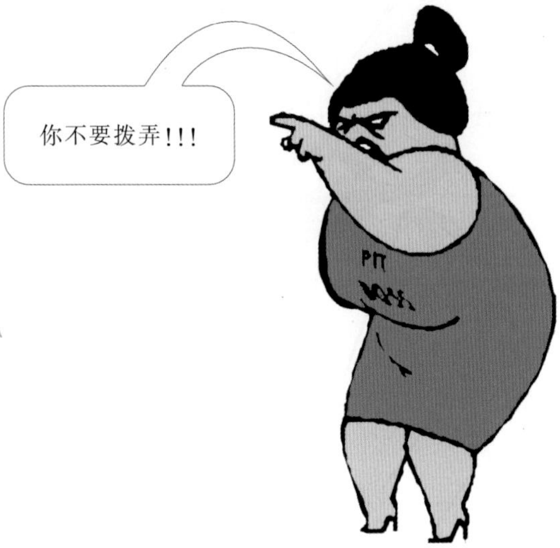
你不要拨弄!!!
PIT

什么?导线自身扭转使导线产生张力。

原因?

- 老年患者不自觉地转动其起搏器。
- 肥胖患者起搏器囊袋松弛。
- 起搏器囊袋太大。

结果?

- 导线与起搏器连接处脱离,起搏失败。
- 导线断裂。
- 绝缘层破损。

诊断?

- 标准胸部 X 线片可明确诊断。

预防:

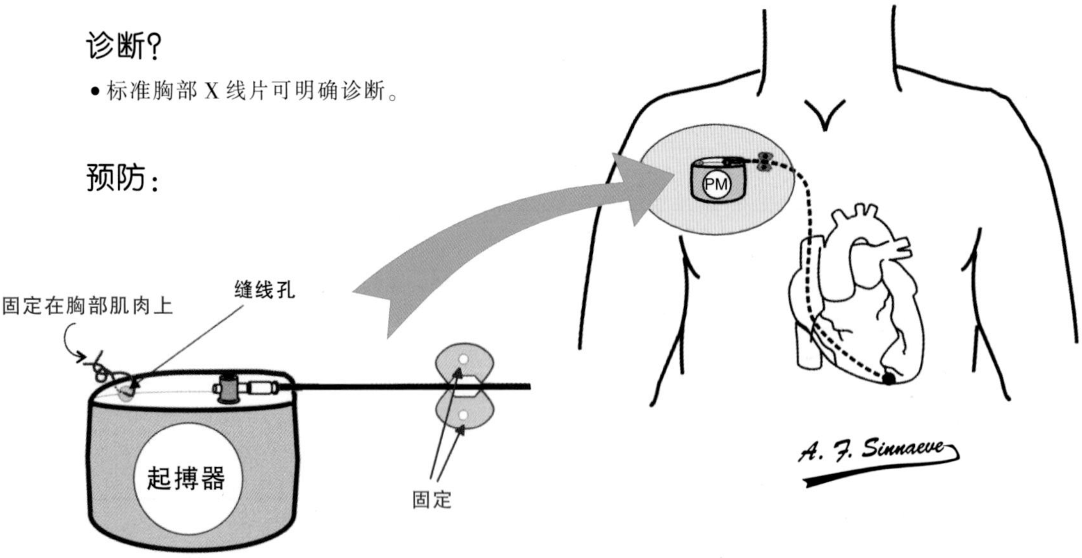
固定在胸部肌肉上
缝线孔
起搏器
固定
PM
A. F. Sinnaeve

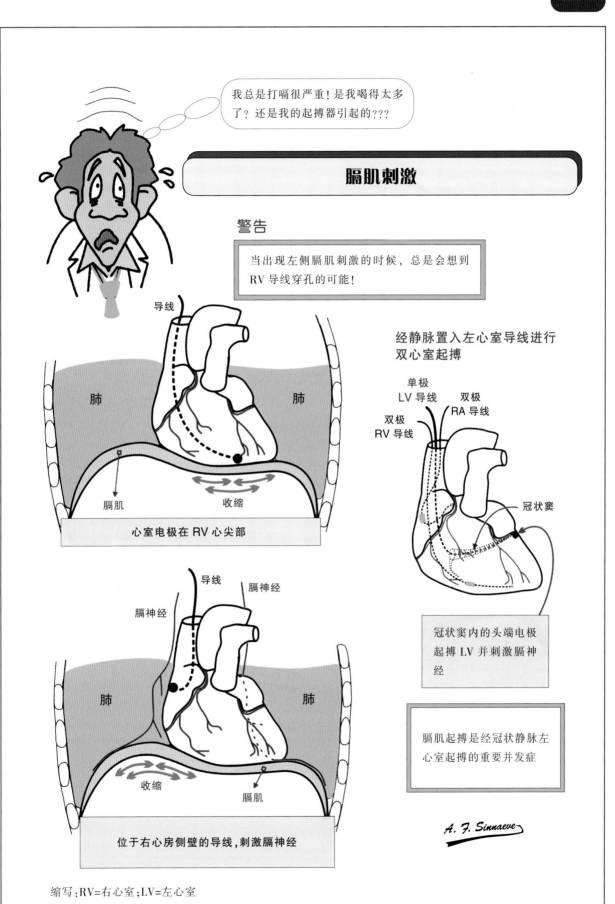
我总是打嗝很严重！是我喝得太多了？还是我的起搏器引起的???

膈肌刺激

警告

当出现左侧膈肌刺激的时候，总是会想到 RV 导线穿孔的可能！

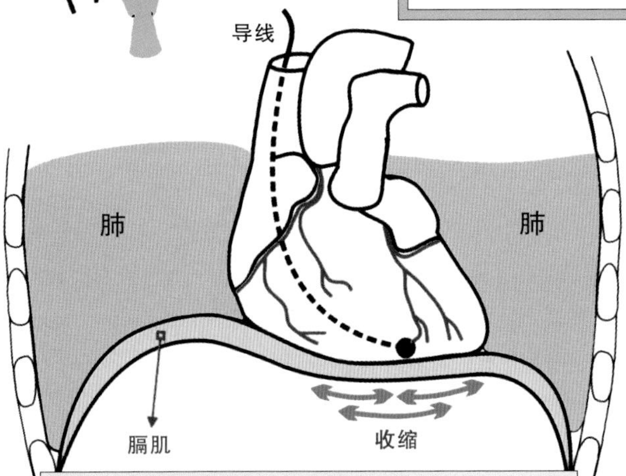
导线
肺
肺
膈肌
收缩

心室电极在 RV 心尖部

经静脉置入左心室导线进行双心室起搏

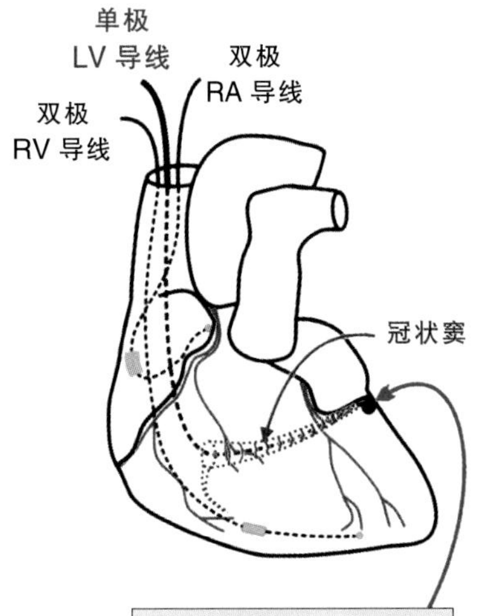
单极
LV 导线
双极
RA 导线
双极
RV 导线
冠状窦

冠状窦内的头端电极起搏 LV 并刺激膈神经

膈肌起搏是经冠状静脉左心室起搏的重要并发症

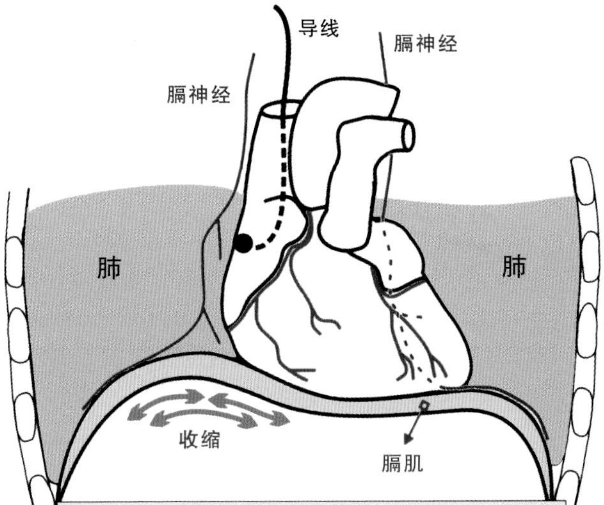
导线
膈神经
膈神经
肺
肺
收缩
膈肌

位于右心房侧壁的导线，刺激膈神经

A. F. Sinnaeve

缩写：RV=右心室；LV=左心室

肌肉刺激

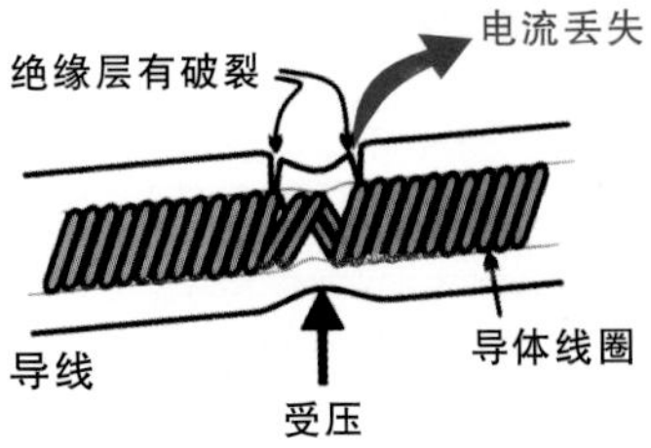

电流丢失
绝缘层有破裂
导线
受压
导体线圈

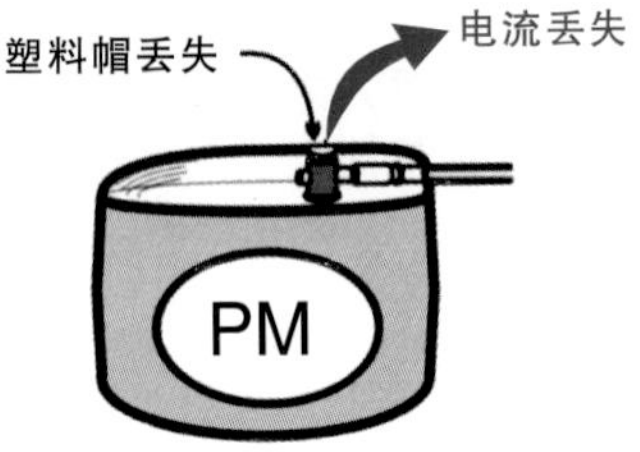

电流丢失
塑料帽丢失
PM

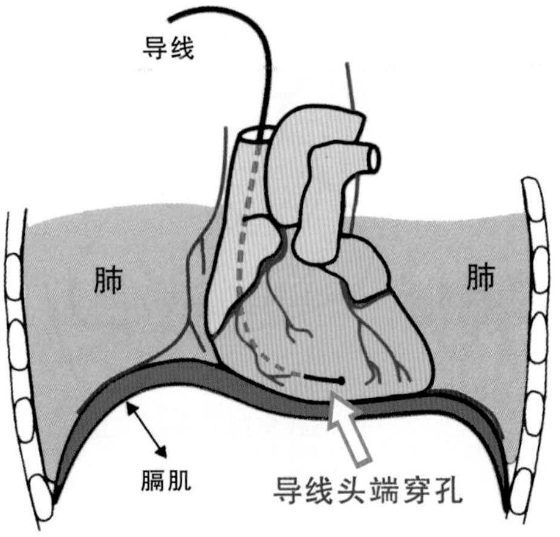

导线
肺
肺
膈肌
导线头端穿孔

(单极或双极起搏系统中血管外导线绝缘层破损)

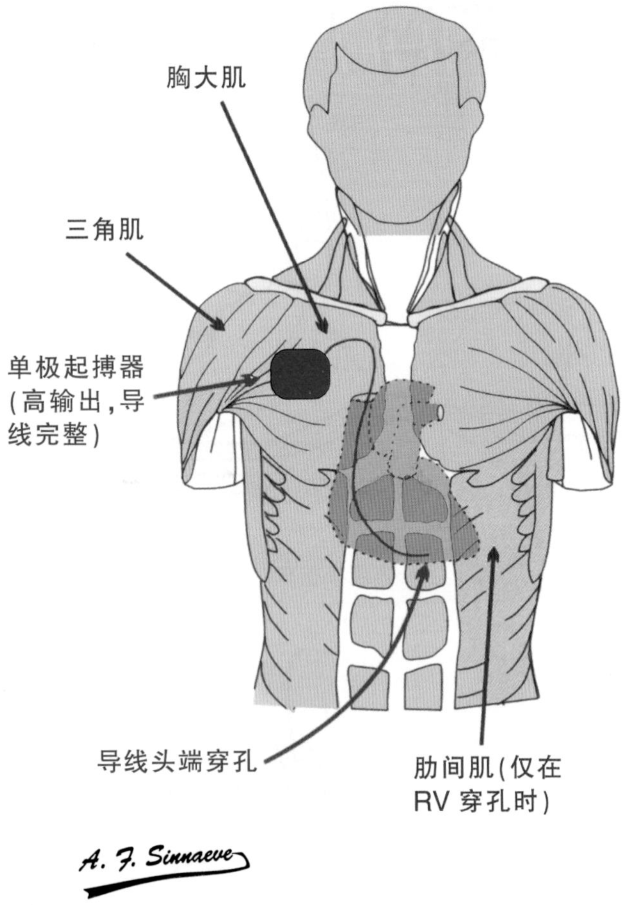

胸大肌
三角肌
单极起搏器
(高输出,导
线完整)
导线头端穿孔
肋间肌(仅在
RV 穿孔时)
A. F. Sinnaeve

起搏器失控

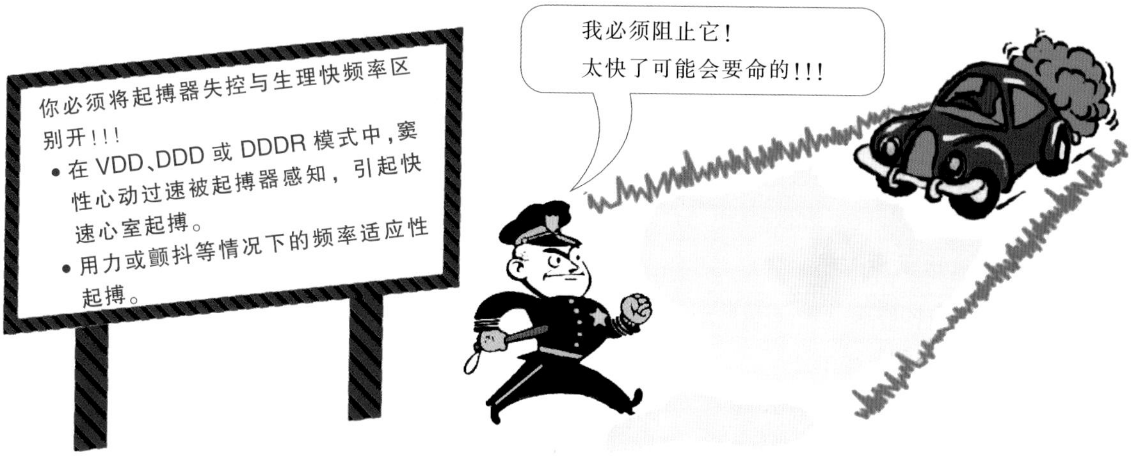
你必须将起搏器失控与生理快频率区别开!!!
• 在 VDD、DDD 或 DDDR 模式中，窦性心动过速被起搏器感知，引起快速心室起搏。
• 用力或颤抖等情况下的频率适应性起搏。
我必须阻止它!
太快了可能会要命的!!!

老起搏器奔逸的频率在 475ppm

VVI 起搏器输出的刺激频率为 475ppm，频率太快不能产生 1:1 的夺获，因为存在心室不应期。这种情况可诱发心室颤动。急诊处理的手段包括切断起搏器导线。

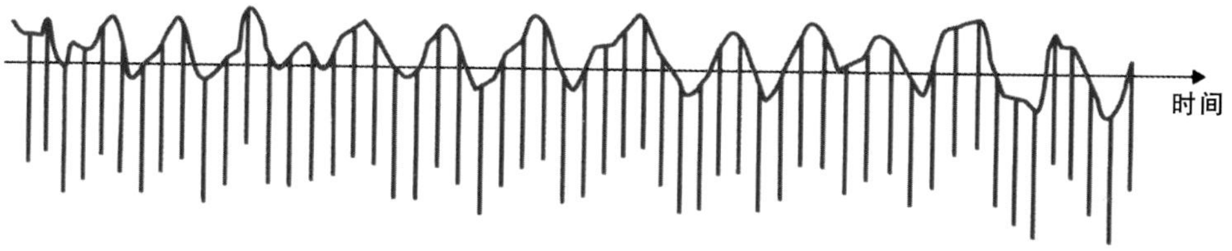
时间

最近的 VVI 起搏器失控

起搏器程控为 70ppm，而起搏在 145ppm。
(患者出现心悸和呼吸困难，直到取出起搏器)

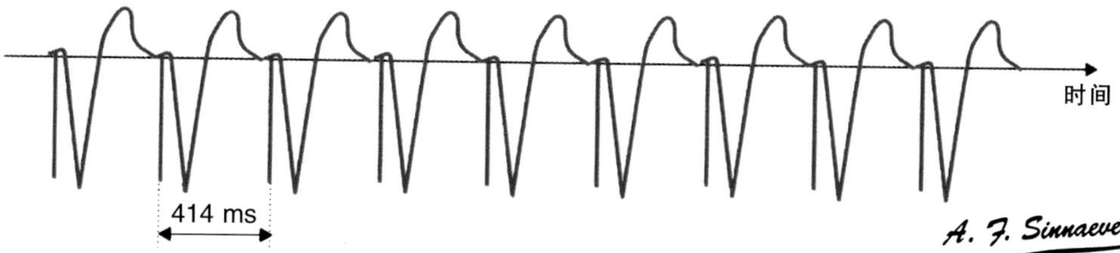
时间
414 ms

A. F. Sinnaeve

起搏器失控是严重的起搏器元件故障。随着技术的改进，这方面的问题已经很少发生。所有现代起搏器都备有“防止起搏器失控的保护电路”，通常最大上限起搏频率在 150~180bpm 之间。

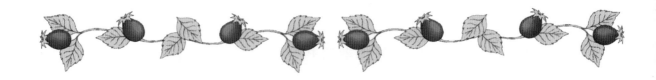

起搏器血流动力学和频率适应性起搏

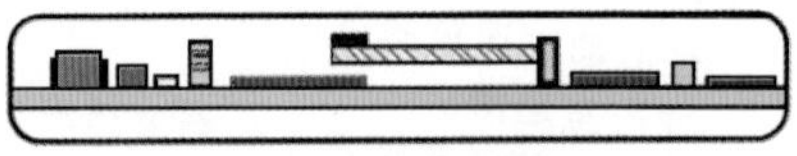

要点如下：

* 每搏输出量和心率
* AV 同步化的获益和运动时心率
* 心房变时性功能不全
* 心室起搏时起搏器综合征
* 双腔起搏时起搏器综合征
* 保持正常心室除极
* 频率适应性起搏的指示变量
* 开环频率适应性起搏
* 体动传感器
* 运动传感器上的压力
* 经胸阻抗和分钟通气量
* 分钟通气量传感器——第 1 部分
* 分钟通气量传感器——第 2 部分
* QT 感知器
* 频率适应性起搏——定义
* 频率适应性起搏的算法——第 1 部分
* 频率适应性起搏的算法——第 2 部分
* 传感器驱动和心房驱动的上限频率
* 不期望的传感器反应——第 1 部分
* 不期望的传感器反应——第 2 部分
* 双传感器和混合传感器——第 1 部分
* 双传感器和混合传感器——第 2 部分
* 双传感器和传感器交叉检查——第 3 部分
* 频率适应性起搏中的文氏上限频率反应
* 固定比例阻滞伴频率适应性起搏
* 频率适应性心室后心房不应期(PVARP)
* 非竞争性心房起搏(NCAP)

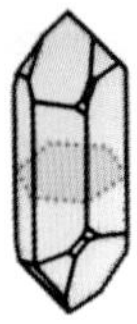

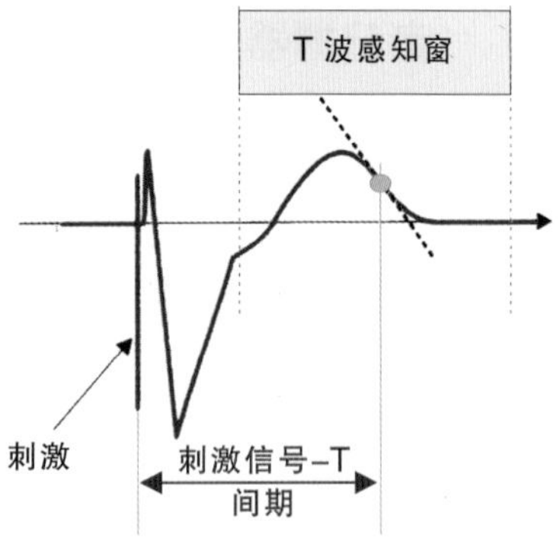
T 波感知窗
刺激
刺激信号-T
间期

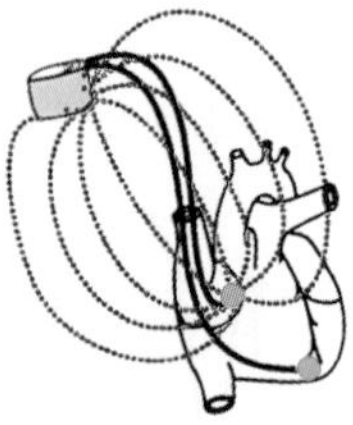

A. F. Sinnaeve

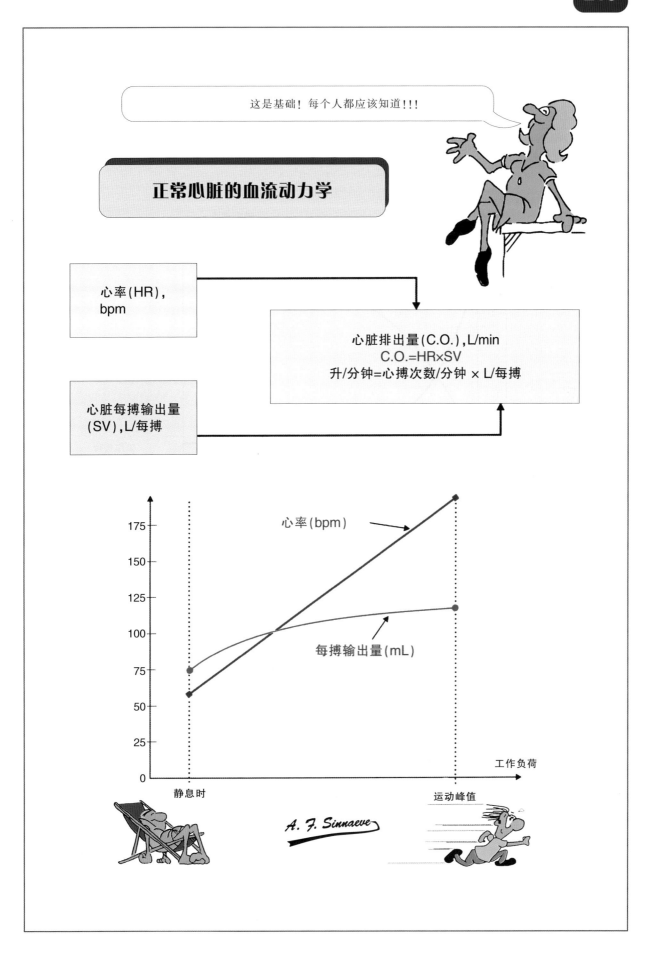

这是基础！每个人都应该知道!!!

正常心脏的血流动力学

心率(HR)，bpm

心脏每搏输出量(SV)，L/每搏

心脏排出量(C.O.)，L/min
C.O.=HR×SV
升/分钟=心搏次数/分钟 × L/每搏

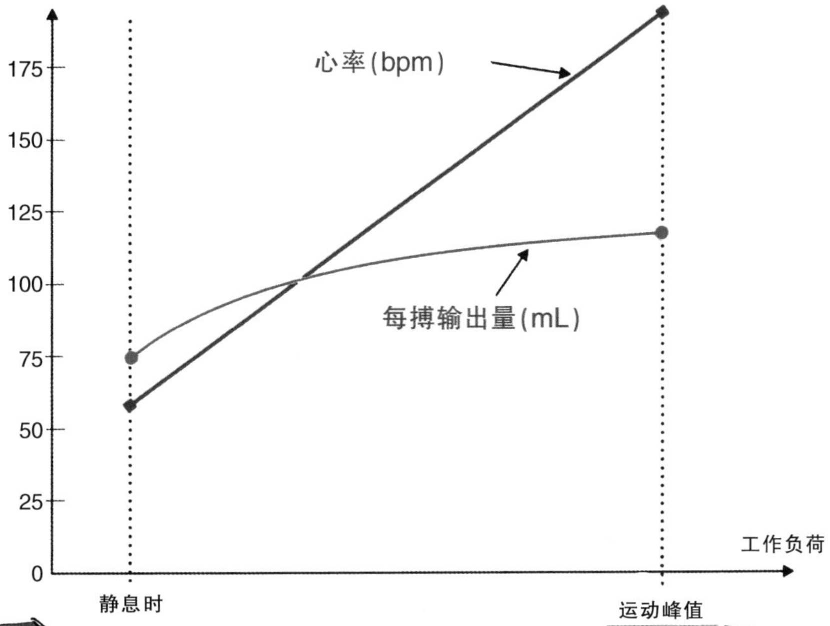
175
150
125
100
75
50
25
0
心率(bpm)
每搏输出量(mL)
工作负荷
静息时
运动峰值

A. F. Sinnaeve

血流动力学获益
AV 同步对比频率调节

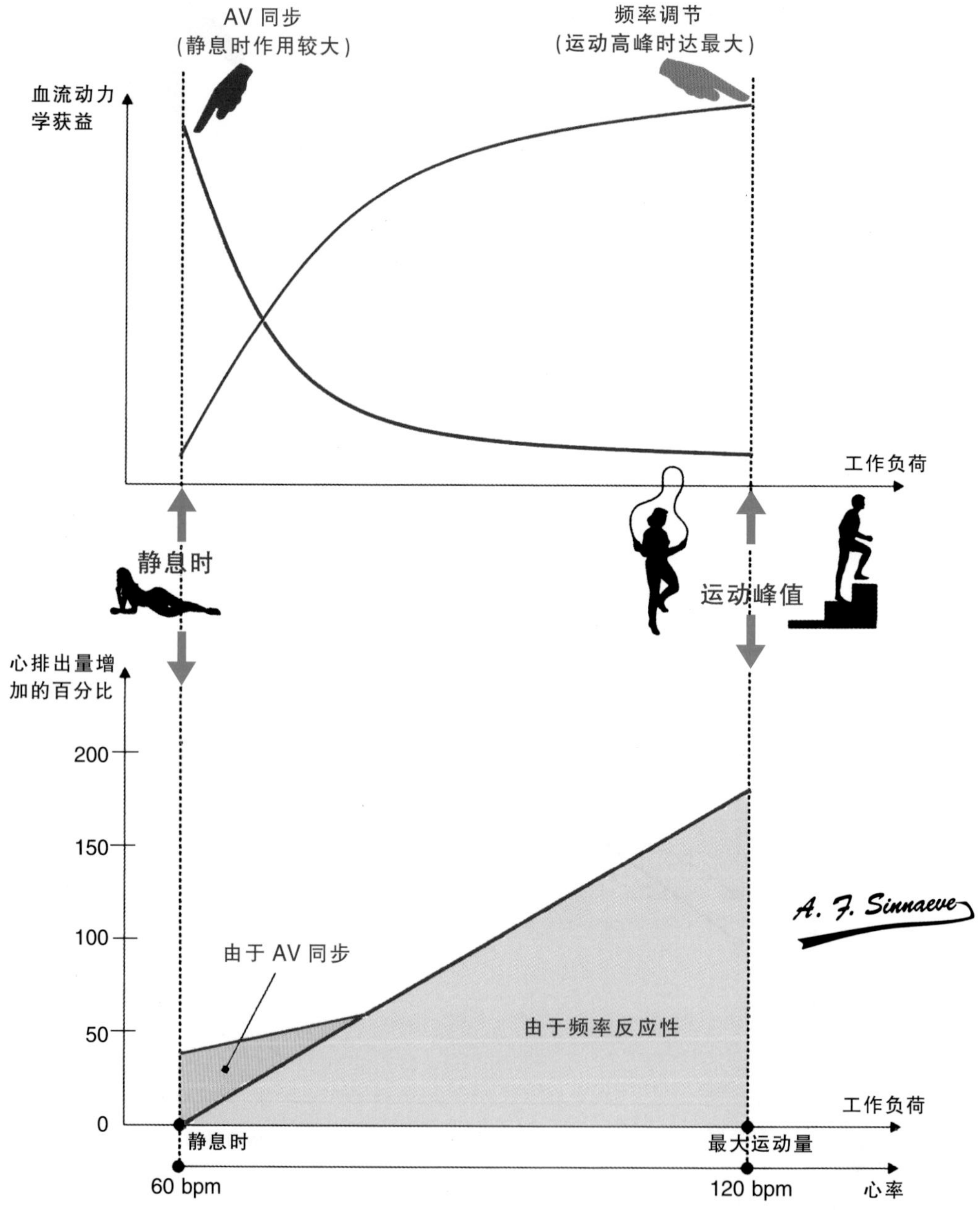
AV 同步
（静息时作用较大）
频率调节
（运动高峰时达最大）
血流动力学获益
工作负荷
静息时
运动峰值
心排出量增加的百分比
200
150
100
50
0
由于 AV 同步
由于频率反应性
工作负荷
静息时
最大运动量
60 bpm
120 bpm
心率
A. F. Sinnaeve

频率适应起搏和变时功能不全

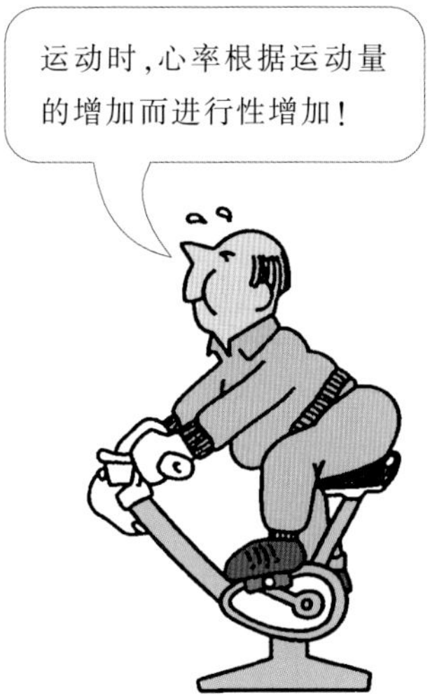
运动时，心率根据运动量的增加而进行性增加！

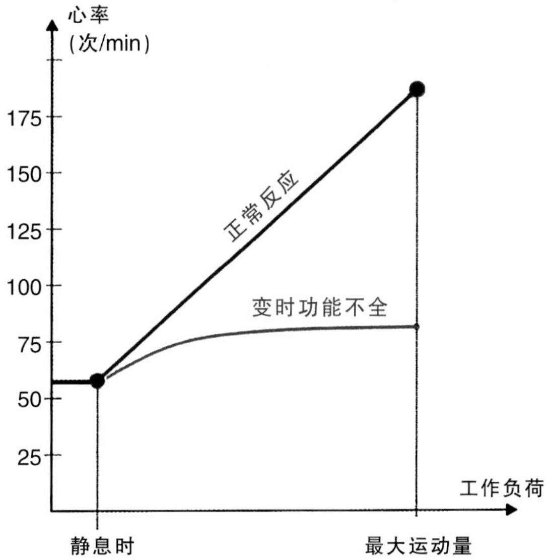
心率
(次/min)
175
150
125
100
75
50
25
正常反应
变时功能不全
工作负荷
静息时
最大运动量

VVI 起搏时，心室起搏频率保持不变

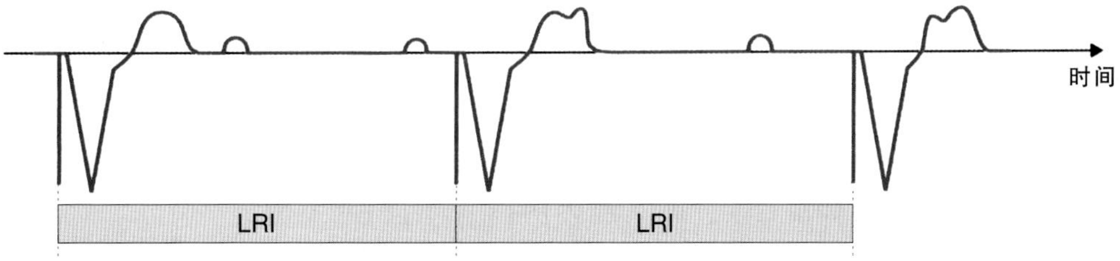
时间
LRI
LRI

VVIR 起搏时，心室起搏频率随工作负荷增加而增加

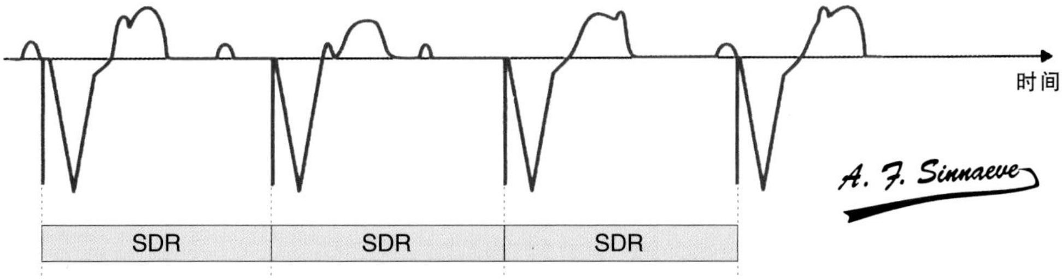
时间
A. F. Sinnaeve
SDR
SDR
SDR

缩写：LRI=低限频率间期；SDR=传感器驱动的间期

VVI 起搏和起搏器综合征

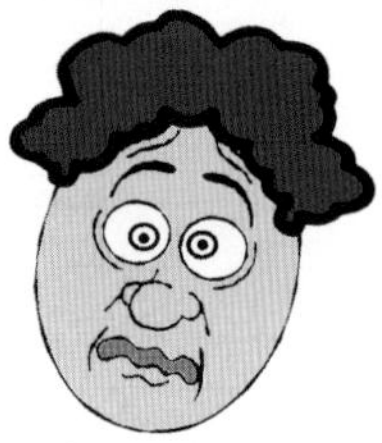

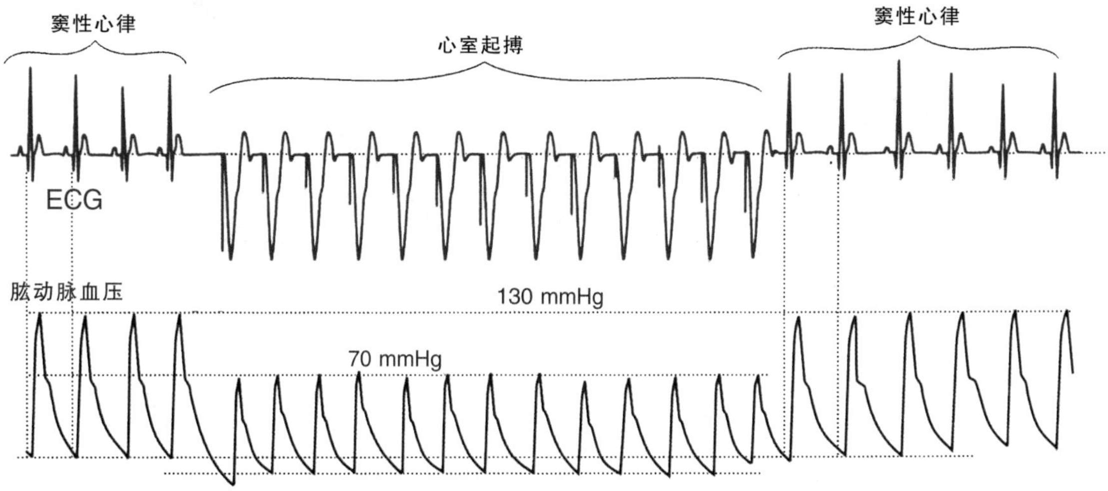
窦性心律
心室起搏
窦性心律
ECG
肱动脉血压
130 mmHg
70 mmHg

血压 = 心脏输出 × 外周阻力　或　BP = CO × PR

正常：如果 CO↓↓↓，那么 PR↑↑↑且 BP ≅ 恒定

出现起搏器综合征：如果 CO↓↓↓，那么 PR↑↑且 BP↓

A. F. Sinnaeve

双腔起搏器时起搏器综合征

起搏器综合征是指起搏器患者由于心房和心室收缩不协调引起的症状和体征。

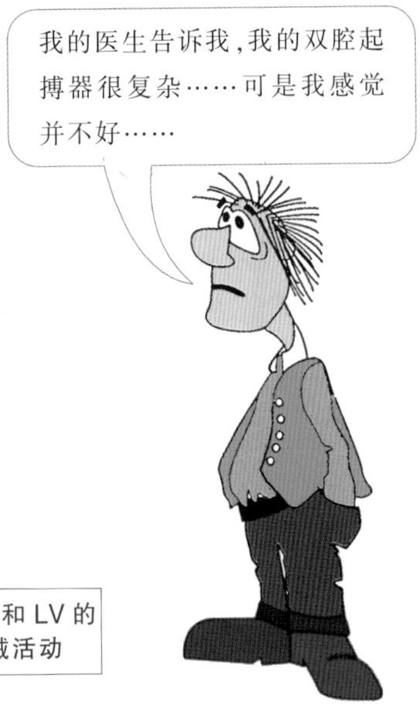
我的医生告诉我，我的双腔起搏器很复杂……可是我感觉并不好……

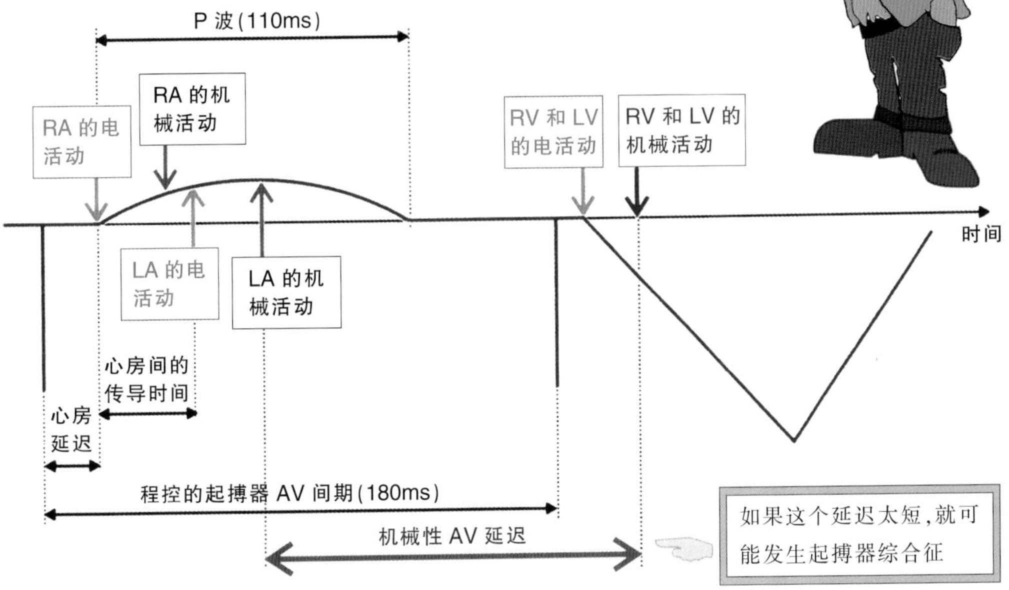
P 波(110ms)
RA 的电活动
RA 的机械活动
LA 的电活动
LA 的机械活动
RV 和 LV 的电活动
RV 和 LV 的机械活动
时间
心房间的传导时间
心房延迟
程控的起搏器 AV 间期(180ms)
机械性 AV 延迟
如果这个延迟太短，就可能发生起搏器综合征

在心房跟随功能的起搏器中的起搏器综合征

静息和(或)运动时，左心房激动明显延迟。

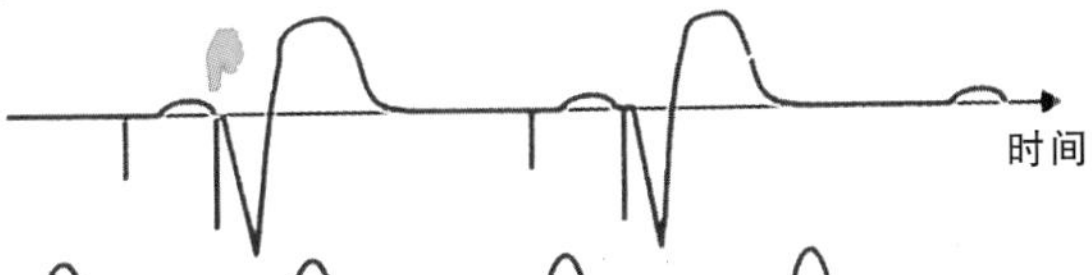
时间

窦性心动过速时，程控的 AV 延迟较长，不随运动而缩短。

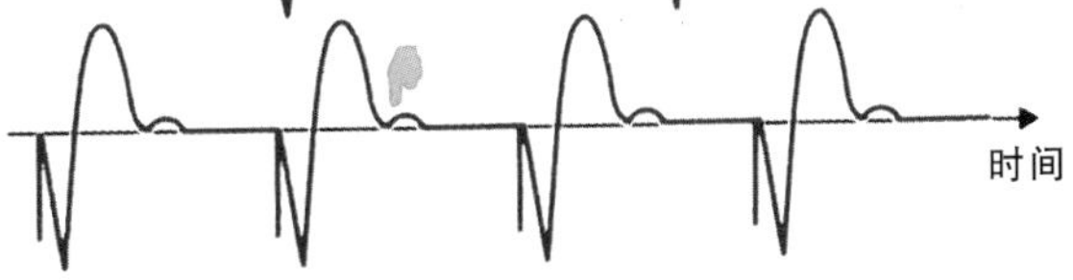
时间

VDD 模式：静息时窦性心动过缓，频率低于程控的低限频率。

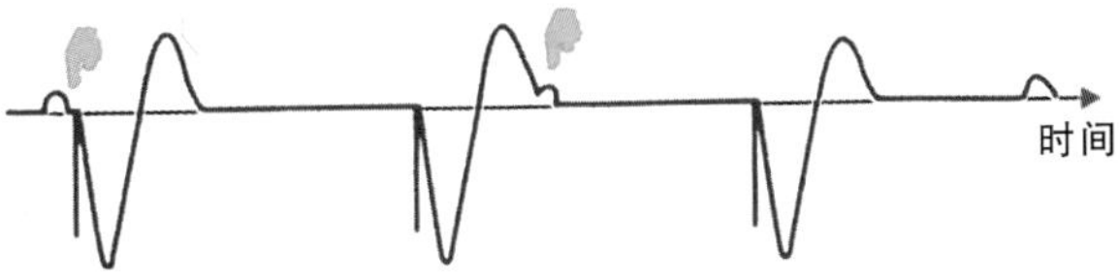
时间

反复性非折返性 AV 同步。

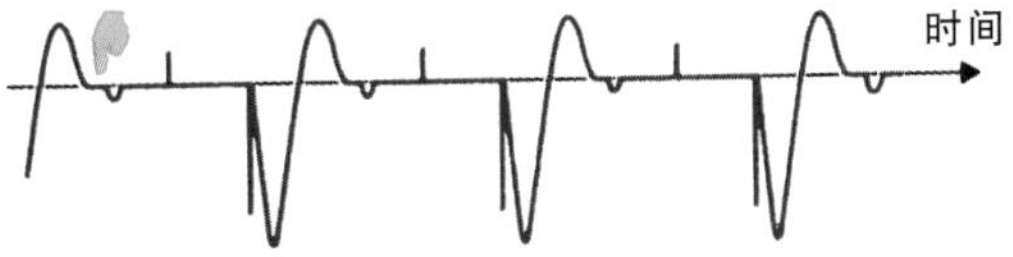
时间

A. F. Sinnaeve

保持正常心室除极

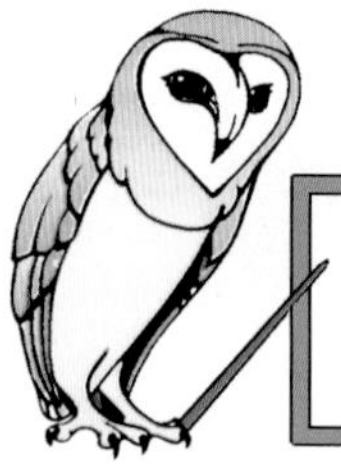

无论是长期还是短期，通过正常心室传导径路的除极在血流动力学方面优于起搏器诱发的除极。

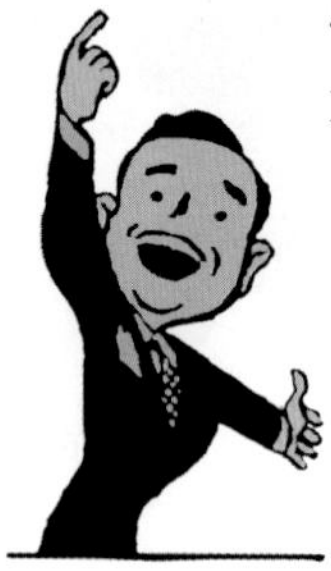

应尽量鼓励正常的心室除极

如果可能的话,在某些特殊情况下,只要 PR 间期保持短于 260~280ms 即可。

- AAI(R)模式,有 AV 阻滞的危险!
- DDI(R)模式,程控较长的 AV 延迟。
- DDD(R)模式,程控较长的 AV 延迟。
- DDD(R)模式,采用 AV 搜索滞后功能,或起搏器伴自动模式转换为所需的 AAI(R)模式。

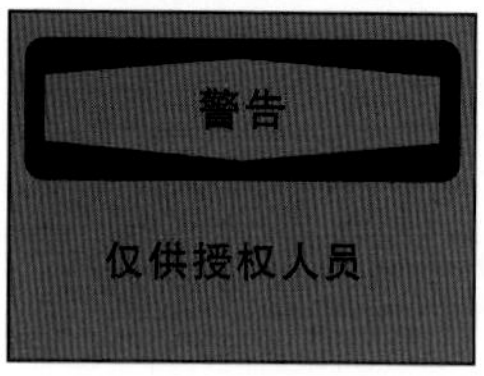
警告
仅供授权人员

对 AV 传导正常的患者,长的 AV 延迟并不总能防止起搏器诱发的心室除极,这是因为有可能出现融合波和假性融合波及其他一些情况。

长 AV 延迟的危险!!!

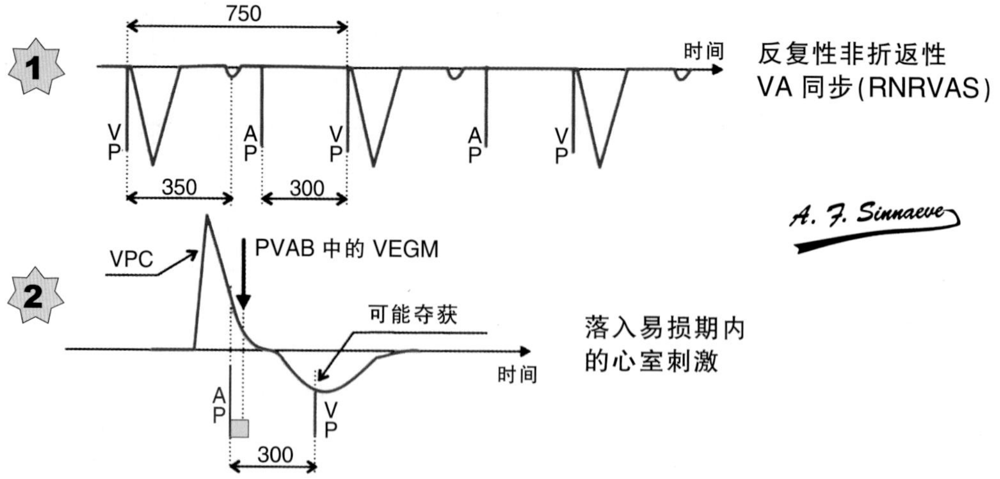
750
1
时间
反复性非折返性
VA 同步(RNRVAS)
VP
AP
VP
AP
VP
350
300
A. F. Sinnaeve
VPC
PVAB 中的 VEGM
2
可能夺获
时间
落入易损期内
的心室刺激
AP
VP
300

缩写:AP=心房起搏;VP=心室起搏;VPC=室性期前收缩;VEGM=心室电图;PVAB=心室后心房空白期

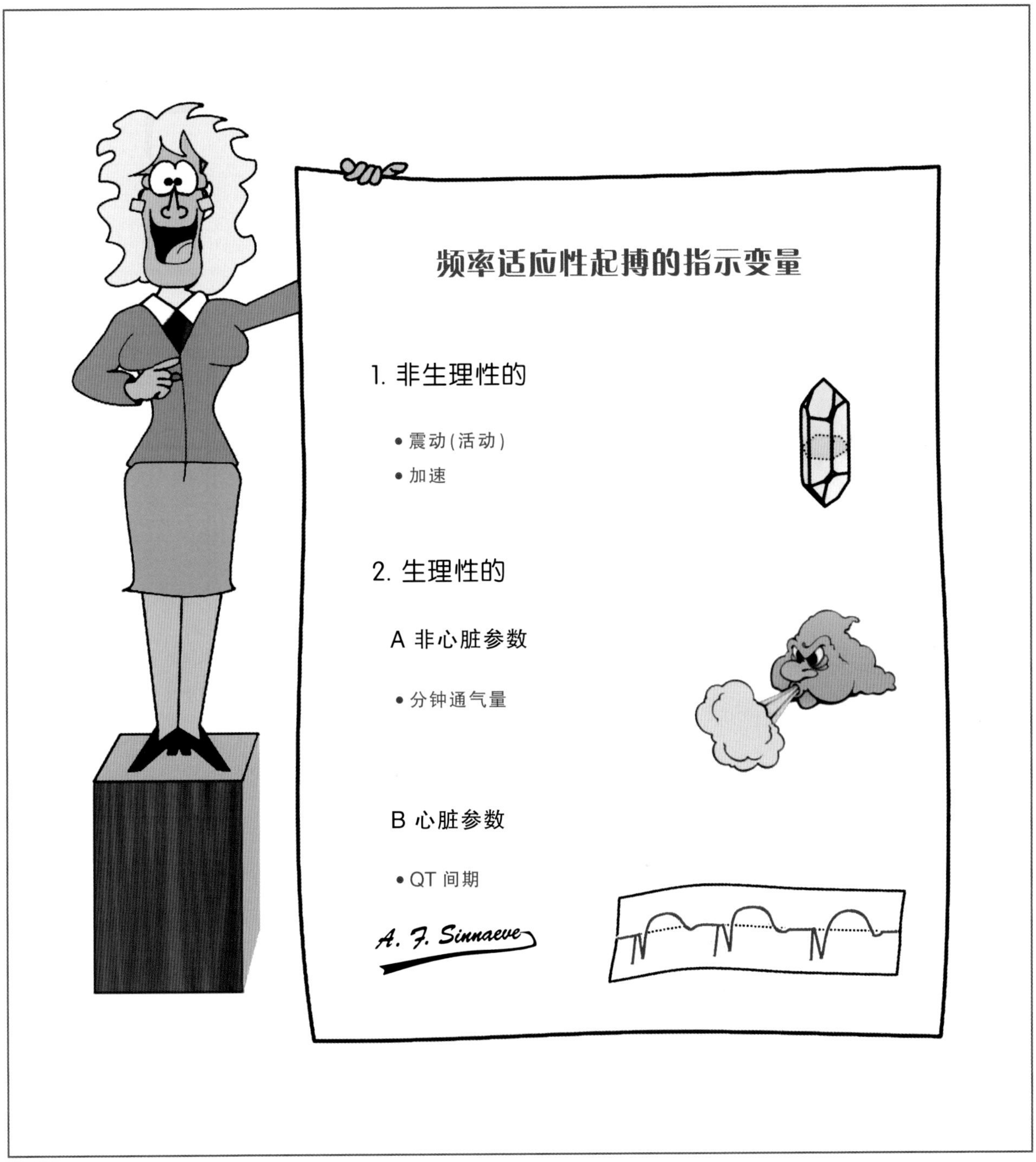

频率适应性起搏的指示变量
1. 非生理性的
• 震动(活动)
• 加速
2. 生理性的
A 非心脏参数
• 分钟通气量
B 心脏参数
• QT 间期
A. F. Sinnaeve

开环频率——适应性起搏系统

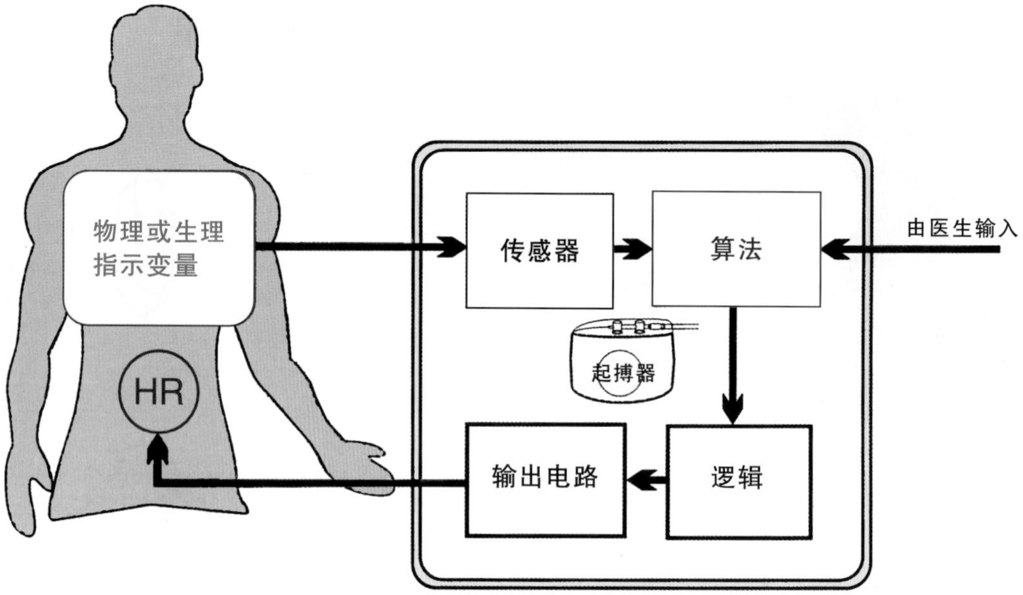
物理或生理
指示变量
HR
传感器
算法
由医生输入
起搏器
逻辑
输出电路

心率(HR):

心率应适应身体的需要。

指示变量:

指示变量是一种物理或生理参数,随身体代谢需要的变化而改变。

传感器:

传感器是一种装置,可将非电学的资料(即指示变量)转换为电信号。指示变量对人体功能的反应决定了电信号的幅度和频率。

算法:

算法是起搏器的一种软件功能,可通过起搏器将传感器的电信号转换成为适当的起搏反应。

A. F. Sinnaeve

体动传感器

① 压电效应

某些晶体（例如石英）在受到机械压力时可产生电压。

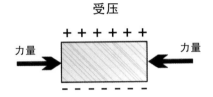

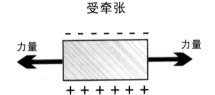

受压
力量
力量
受牵张
力量
力量

② 体动传感器

对身体震动有反应。

对应该不增加起搏频率的外部刺激产生反应，如起搏器上的压力。

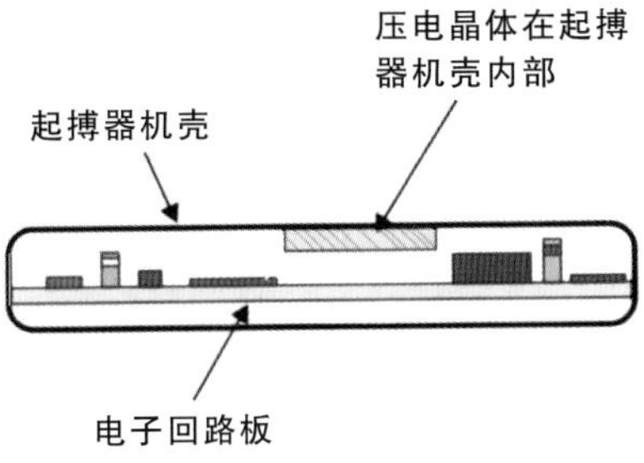
压电晶体在起搏器机壳内部
起搏器机壳
电子回路板

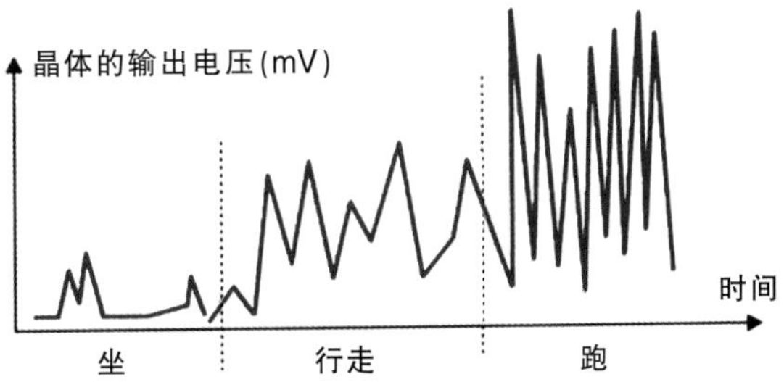
晶体的输出电压(mV)
时间
坐
行走
跑

③ 加速度计

起搏器的微块对加速度发生反应，并使晶体变形，产生电压。该系统与上述体动传感器相比有较大的特异性，如假阳性反应较少。

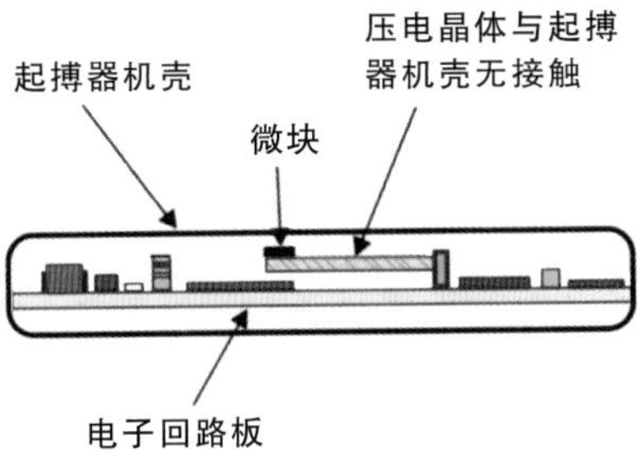
压电晶体与起搏器机壳无接触
起搏器机壳
微块
电子回路板

体动传感器和加速度计在运动开始时反应都非常快。体动传感器对运动早期的识别能力使其成为双传感器系统的一个重要组分：例如，体动 + 分钟通气量或体动 + QT 感知。

A. F. Sinnaeve

体动传感器起搏器上的压力

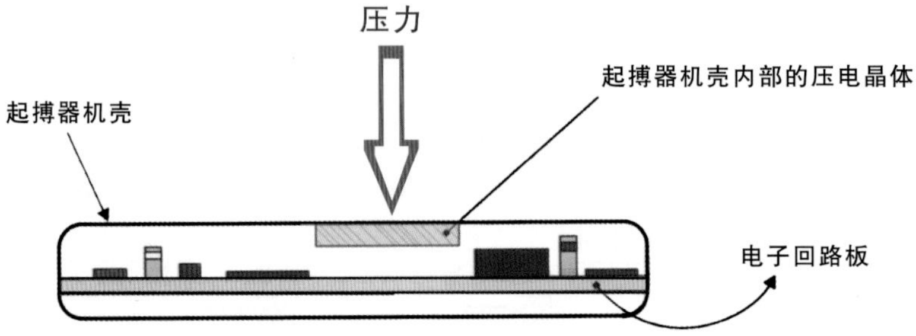
压力
起搏器机壳内部的压电晶体
起搏器机壳
电子回路板

因为起搏器机壳与晶体相接触，所以起搏器上的压力可增加心律，而患者此时可能并没有进行任何运动!!!

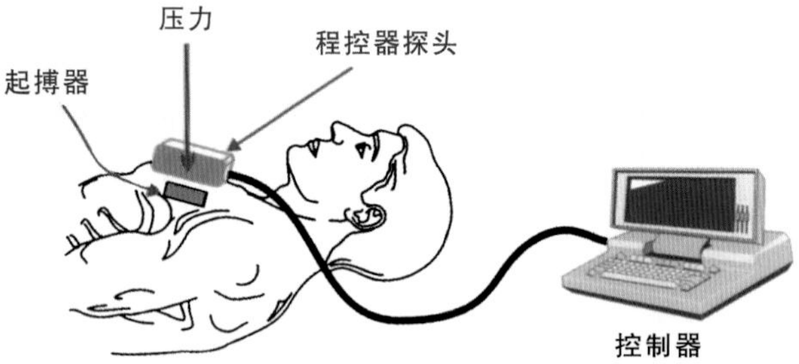
压力
程控器探头
起搏器
控制器

为了避免增加心率，有体动传感器的起搏器在检测频率适应性功能以外的起搏器功能前，应当临时程控成DDD模式。

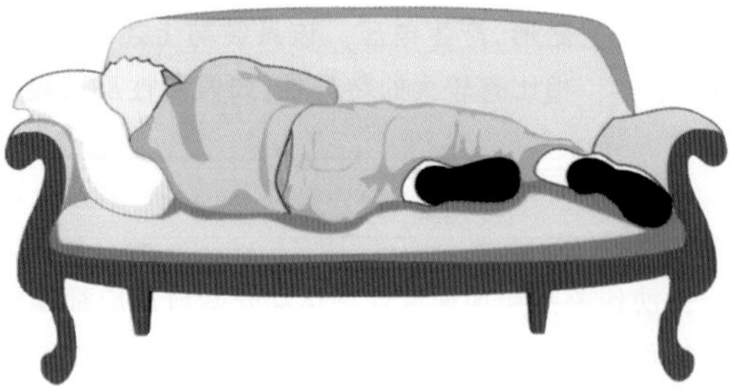

俯卧睡眠时可能对起搏器产生压力，增加心率。
即使患者在床上活动，也可能增加起搏频率。

A. F. Sinnaeve

分钟通气量传感器的排列

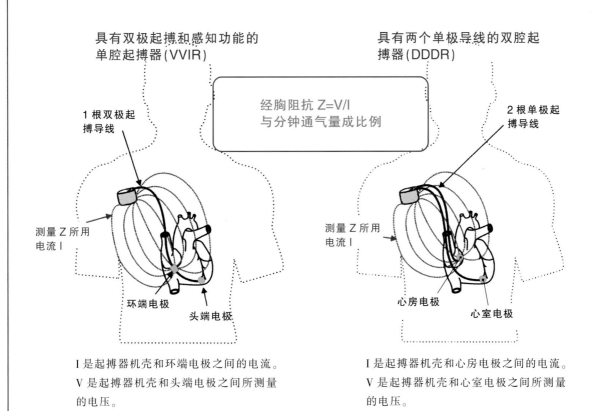

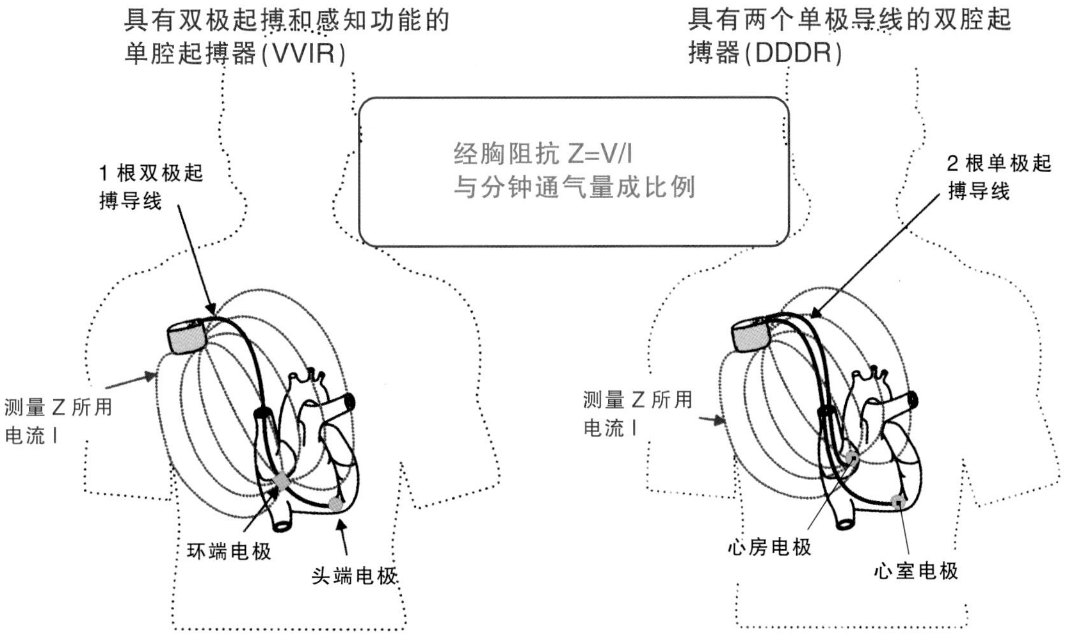
具有双极起搏和感知功能的
单腔起搏器(VVIR)
具有两个单极导线的双腔起
搏器(DDDR)
经胸阻抗 Z=V/I
与分钟通气量成比例
1 根双极起
搏导线
2 根单极起
搏导线
测量 Z 所用
电流 I
测量 Z 所用
电流 I
环端电极
头端电极
心房电极
心室电极

I 是起搏器机壳和环端电极之间的电流。V 是起搏器机壳和头端电极之间所测量的电压。

I 是起搏器机壳和心房电极之间的电流。V 是起搏器机壳和心室电极之间所测量的电压。

- 用于测量阻抗的电流脉冲 I 是阈下的，振幅低且持续时间短(脉宽为 5~15ms)。
- 反复测量(每分钟 480~1200 次)。

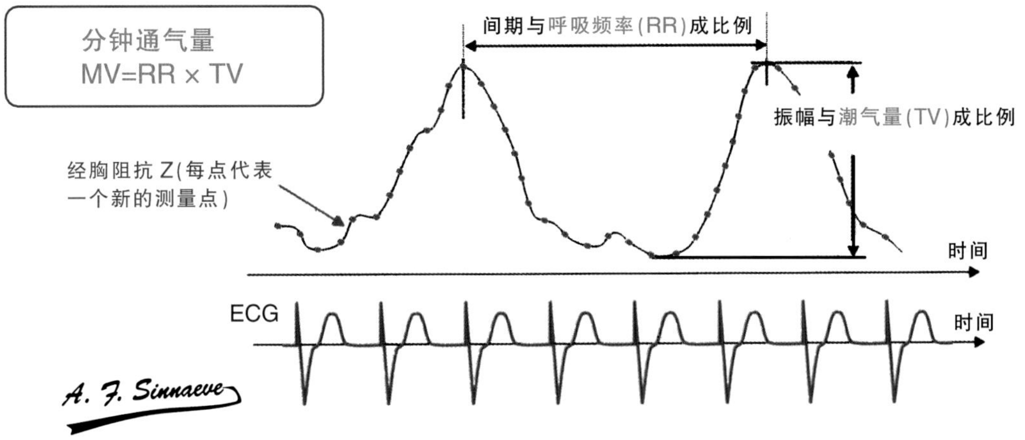
分钟通气量
MV=RR × TV
间期与呼吸频率(RR)成比例
振幅与潮气量(TV)成比例
经胸阻抗 Z(每点代表
一个新的测量点)
时间
ECG
时间
A. F. Sinnaeve

分钟通气量传感器——第 1 部分

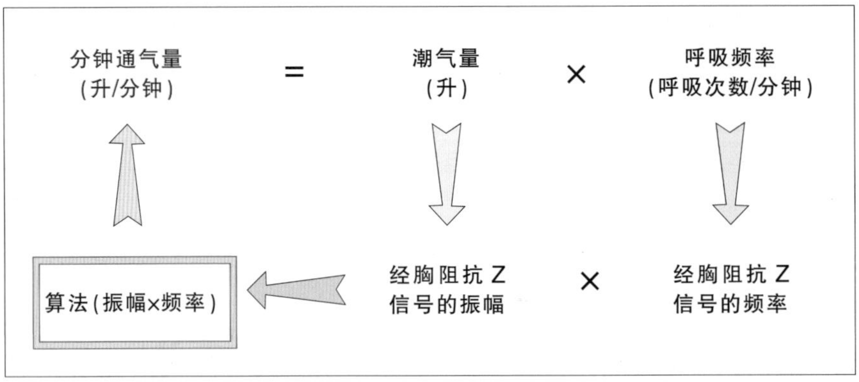

分钟通气量
(升/分钟)
=
潮气量
(升)
×
呼吸频率
(呼吸次数/分钟)
算法(振幅×频率)
经胸阻抗 Z
信号的振幅
×
经胸阻抗 Z
信号的频率

起搏器内特殊的电路可经胸发放非常短的阈下电流脉冲 I(已知振幅)。如下图所示,起搏器测量胸部 2 个电位的电压 V。这一电压与经胸阻抗 Z 成比例。

传感器回路

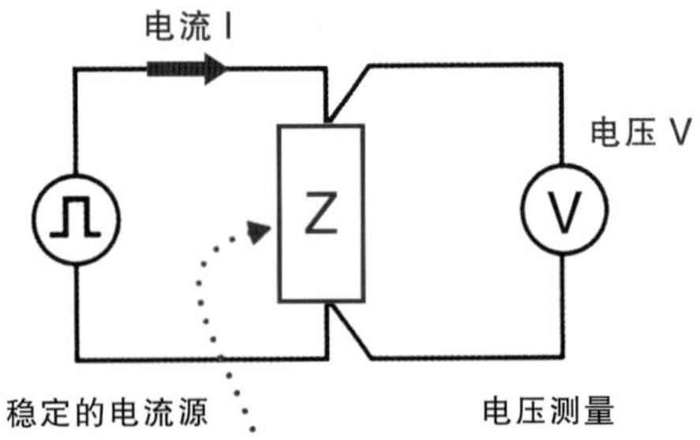

电流 I
Z
V
电压 V
稳定的电流源
电压测量

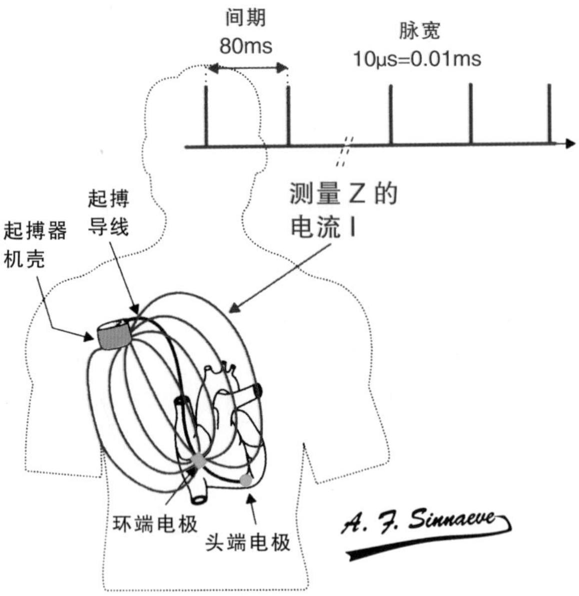

间期
80ms
脉宽
10μs=0.01ms
起搏
导线
起搏器
机壳
测量 Z 的
电流 I
环端电极
头端电极
A. F. Sinnaeve

胸部阻抗=V/I=Z

传感器功能

- I 是起搏器机壳和环状电极之间的电流。
- V 是起搏器机壳和顶端电极之间的电压。

活动手臂可能引起阻抗的变化和起搏频率的加快。

分钟通气量传感器——第 2 部分

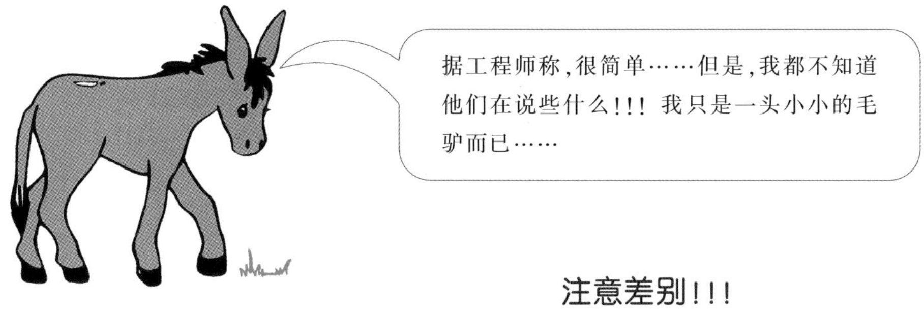
据工程师称，很简单……但是，我都不知道他们在说些什么！！！我只是一头小小的毛驴而已……

注意差别！！！
这里包含 2 个不同的电子回路

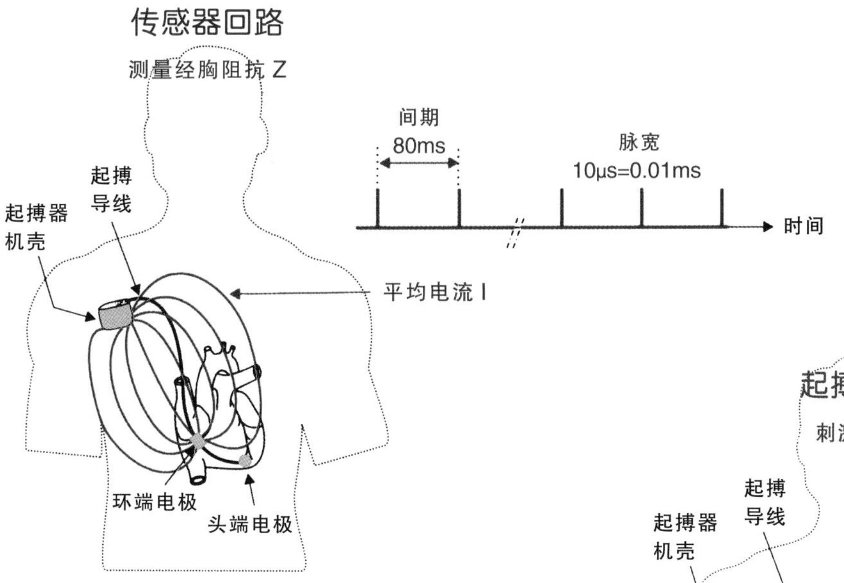
传感器回路
测量经胸阻抗 Z
间期
80ms
脉宽
10μs=0.01ms
时间
起搏器
机壳
起搏
导线
平均电流 I
环端电极
头端电极

A. F. Sinnaeve

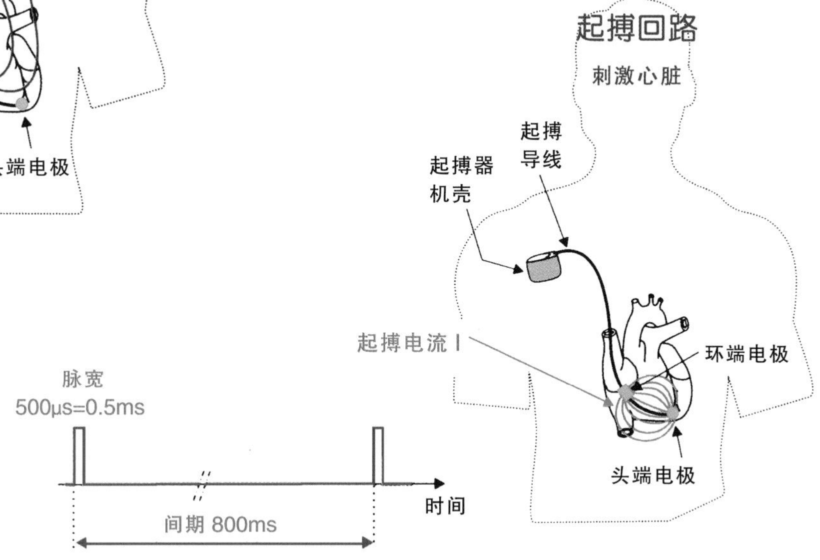
起搏回路
刺激心脏
起搏器
机壳
起搏
导线
起搏电流 I
环端电极
头端电极
脉宽
500μs=0.5ms
时间
间期 800ms

感知 QT 间期或刺激信号——T 波间期

定义：

刺激信号–T 波间期或诱发的 QT 间期

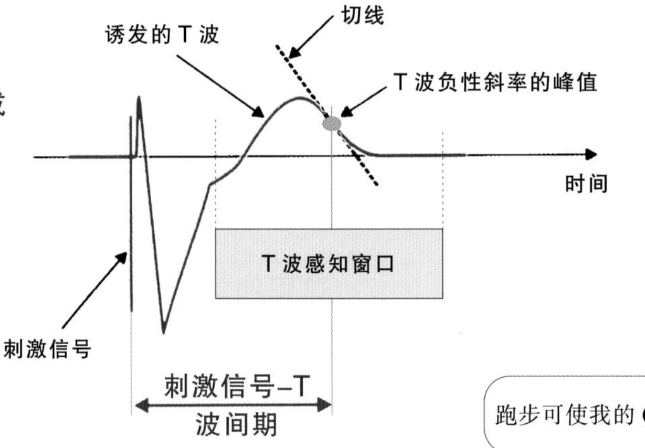

诱发的 T 波
切线
T 波负性斜率的峰值
时间
T 波感知窗口
刺激信号
刺激信号–T 波间期

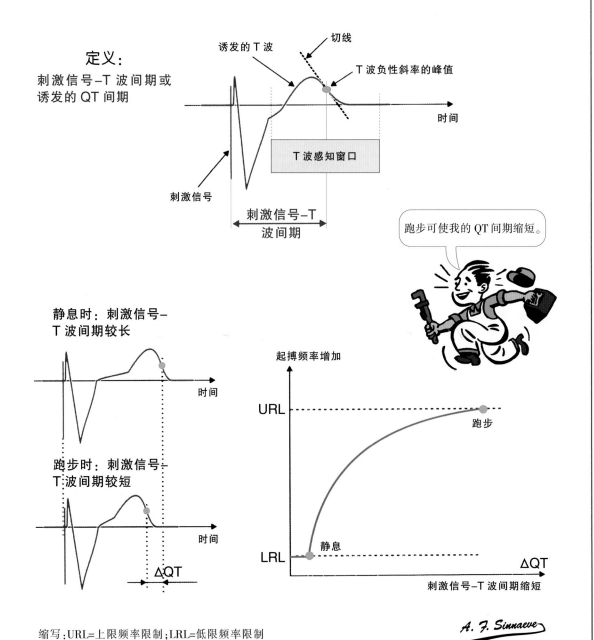

跑步可使我的 QT 间期缩短。

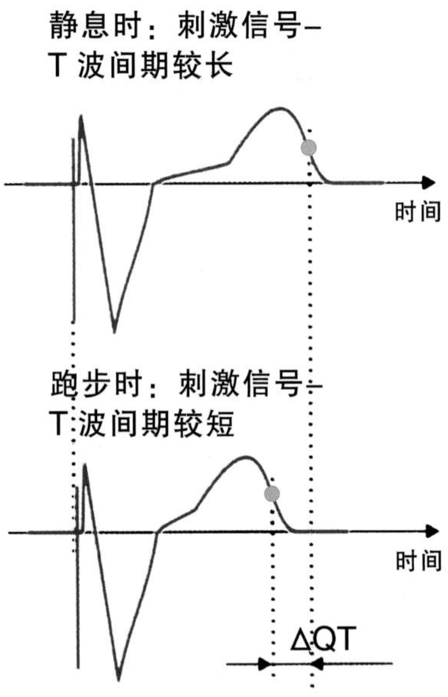

静息时：刺激信号–T 波间期较长
时间
跑步时：刺激信号–T 波间期较短
时间
ΔQT

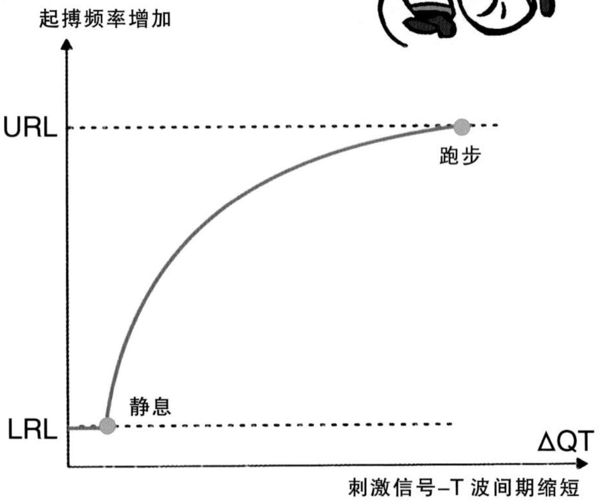

起搏频率增加
URL
跑步
静息
LRL
ΔQT
刺激信号–T 波间期缩短

缩写：URL=上限频率限制；LRL=低限频率限制

A. F. Sinnaeve

频率适应性起搏的定义

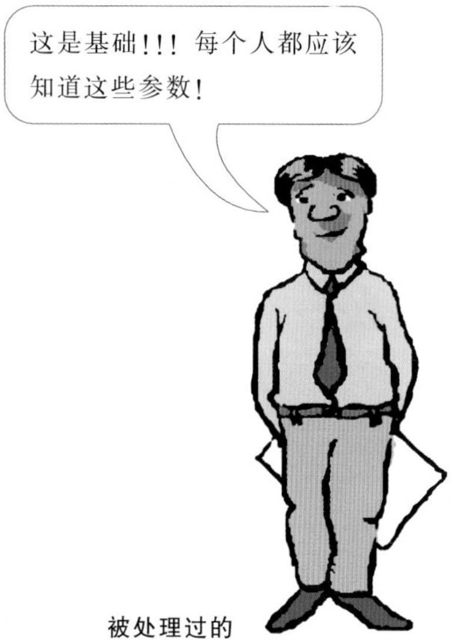
这是基础!!! 每个人都应该知道这些参数!

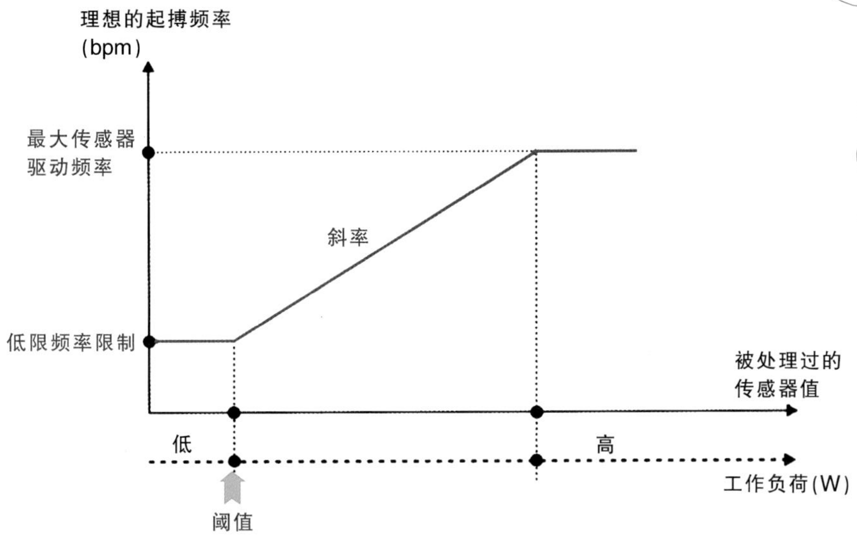
理想的起搏频率
(bpm)
最大传感器
驱动频率
斜率
低限频率限制
被处理过的
传感器值
低
高
工作负荷(W)
阈值

低限频率限制:患者最小的理想静息心率(平均为65bpm)。

阈值:最小的负荷量(或最小活动量),此时传感器驱动的起搏频率增加超过低限频率限制或静息频率。

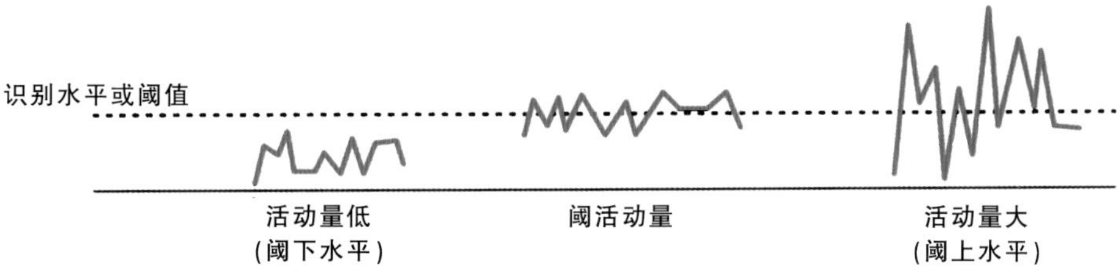
识别水平或阈值
活动量低
(阈下水平)
阈活动量
活动量大
(阈上水平)

最大传感器驱动频率(MSDR):传感器诱发的最大起搏频率。

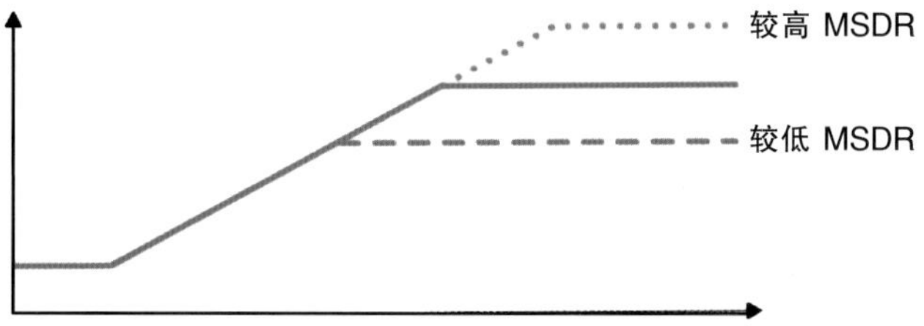
较高 MSDR
较低 MSDR

斜率:传感器驱动的起搏频率增加的速度,与负荷成正比,或与传感器输出信号成正比。

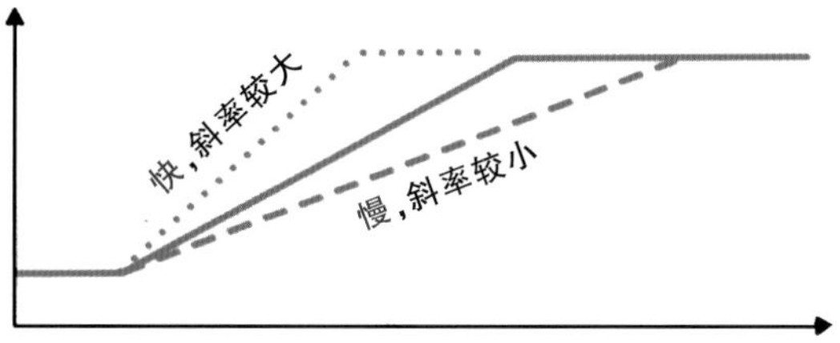
快,斜率较大
慢,斜率较小

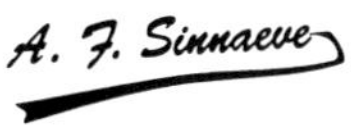
A. F. Sinnaeve

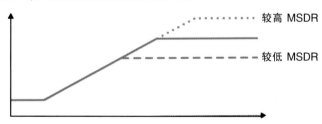

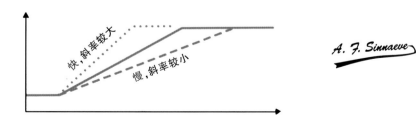

频率适应性起搏的算法
参数由操作者程控——第 1 部分

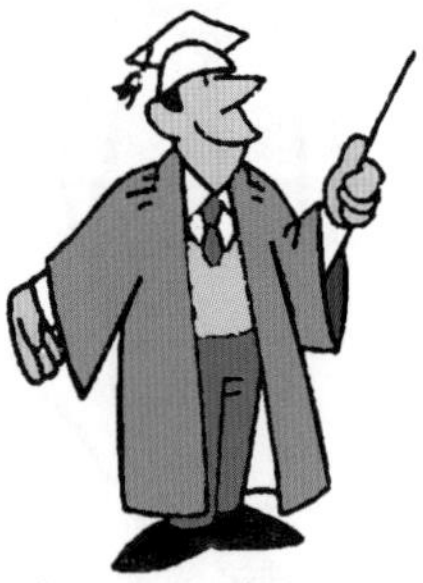

可能的起搏频率范围

必须程控低限频率(LRI)、上限频率(URL),或最大的传感器驱动的起搏频率(MSDR)。

频率反应斜率

起搏器对传感器信号(运动量、分钟通气量或 QT 间期)的频率反应都从快(F)到慢(S),程控不同的设置。

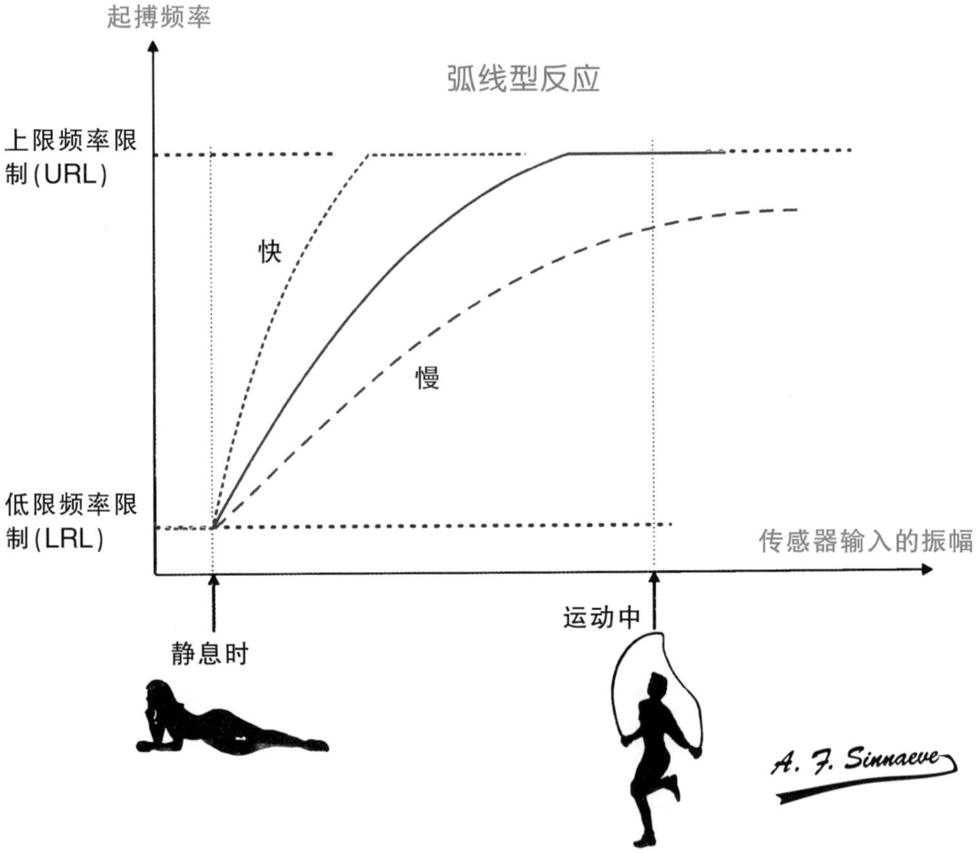
起搏频率
弧线型反应
上限频率限制(URL)
快
慢
低限频率限制(LRL)
传感器输入的振幅
静息时
运动中
A. F. Sinnaeve

频率适应性起搏的算法
参数由操作者程控——第2部分

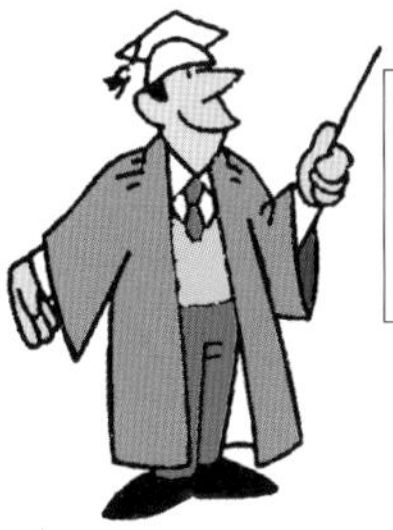

许多频率适应起搏器采用不同设置的运动后恢复曲线。这些减速曲线的斜率可由操作者程控。

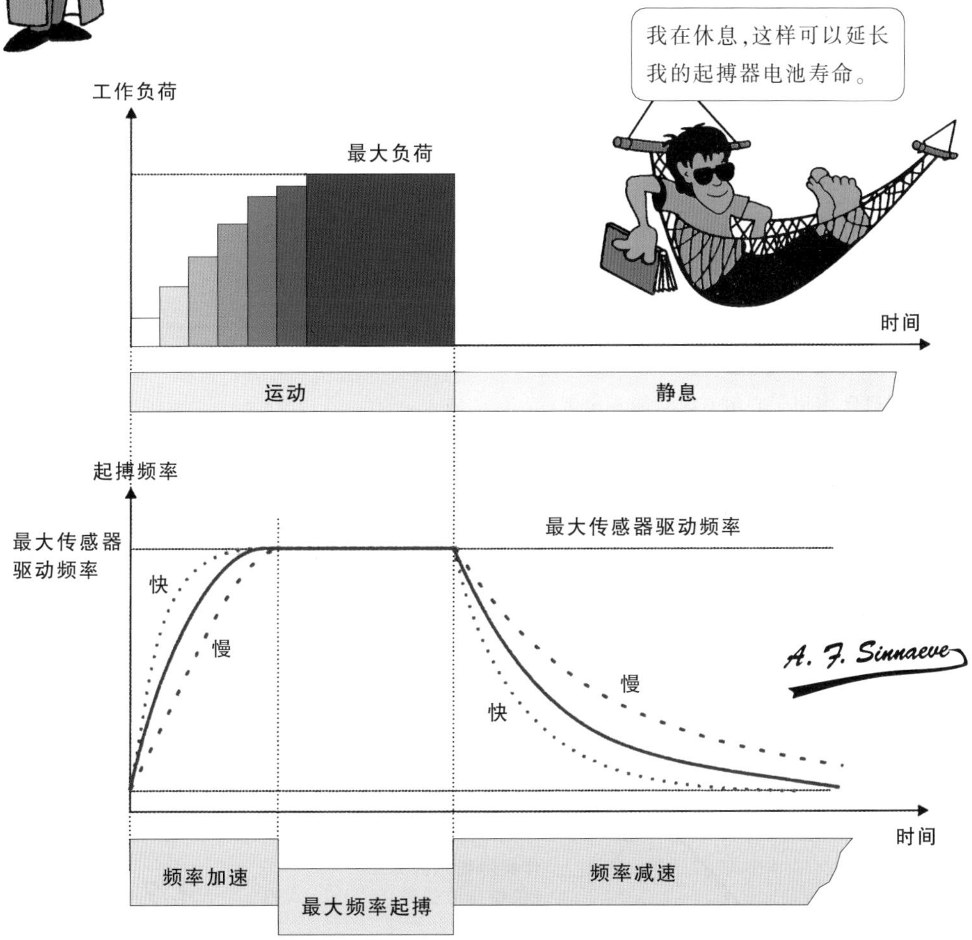

我在休息,这样可以延长我的起搏器电池寿命。
工作负荷
最大负荷
时间
运动
静息
起搏频率
最大传感器驱动频率
最大传感器驱动频率
快
慢
慢
快
A. F. Sinnaeve
时间
频率加速
最大频率起搏
频率减速

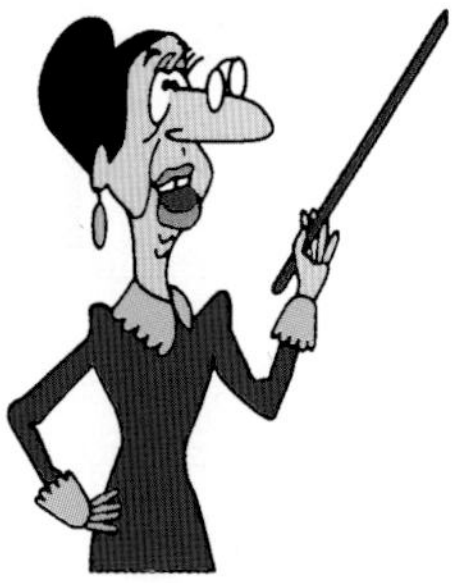

请注意！！！注意心房驱动的频率和传感器驱动的频率之间的差别

基于本身的心房活动（例如窦房结）	基于传感器信号（例如分钟通气量）
自身心房间期（SAI）	传感器驱动的间期（SDI）
自身心房频率（SAR）	传感器驱动的频率（SDR）
$SAR(bpm) = \frac{60\ 000}{SAI(ms)}$	$SDR(bpm) = \frac{60\ 000}{SDI(ms)}$
心房驱动的上限频率=最大跟踪频率（MTR）	传感器驱动的上限频率=最大传感器驱动频率（MSDR）

理论上可能有 3 种设置：

- MSDR>MTR 多用于心房变时功能不全者。
- MSDR=MTR 目的是频率平稳化，预防心房率较高时出现突然的停搏。
- MSDR<MTR 只在有限的情况下应用，如运动时窦性心率可能骤降（病态窦房结综合征）的患者，或某些植入带有体动传感器的起搏器患者易发生不自主的抖动（帕金森病、卡车驾驶员等）。

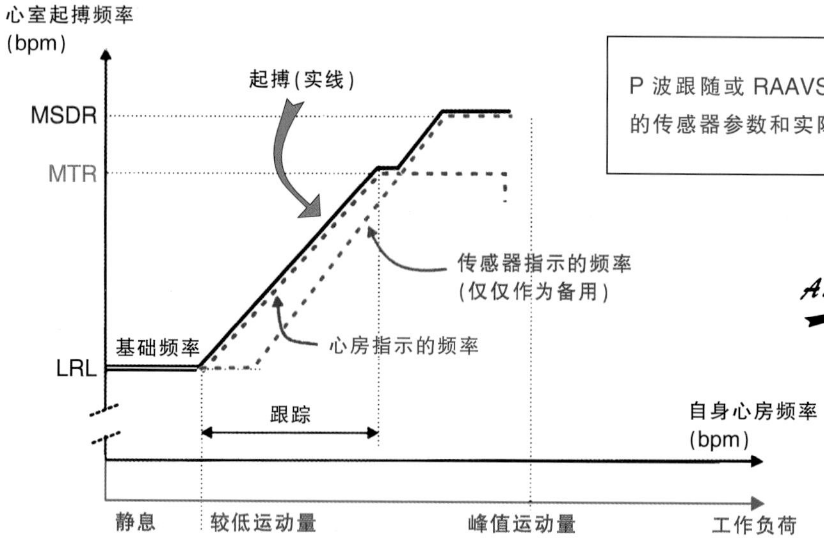
心室起搏频率
(bpm)
起搏（实线）
MSDR
MTR
传感器指示的频率
（仅仅作为备用）
心房指示的频率
基础频率
LRL
跟踪
自身心房频率
(bpm)
静息
较低运动量
峰值运动量
工作负荷

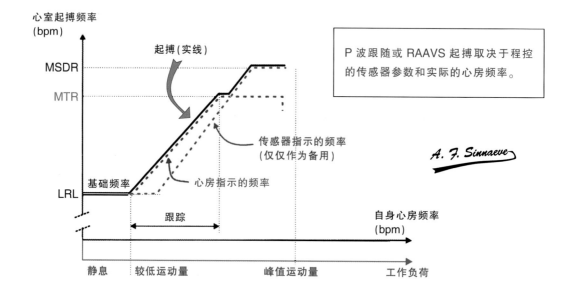

P 波跟随或 RAAVS 起搏取决于程控的传感器参数和实际的心房频率。

A. F. Sinnaeve

缩写：LRL=低限频率；MSDR=最大传感器驱动频率；MTR=最大跟踪频率；RAAVS=频率适应性 AV 顺序起搏；SAI=自身心房间期；SAR=自身心房频率；SDI=传感器驱动的间期；SDR=传感器驱动的频率

不期望的传感器反应——第1部分

1 体动传感器

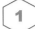

有体动传感器或加速度传感器的起搏器的起搏频率受活动类型的影响，与运动水平或运动负荷相关性不好，即身体震动与能量消耗的水平之间并不成比例。

(1)环境干扰可引起不期望的起搏频率增加(伴加速度传感器的起搏器，上述情况不明显)：

- 骑马。
- 在不平的山路上开车。
- 在不平的路上开摩托车。
- 乘坐小型飞机或直升机。
- 使用钻头(包括牙钻)。
- 非常响的摇滚乐(尤其是超低频的)。

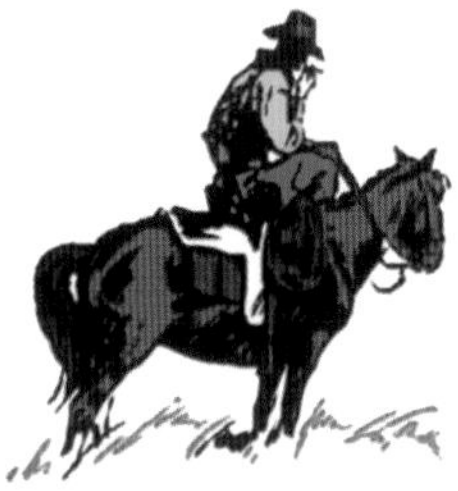

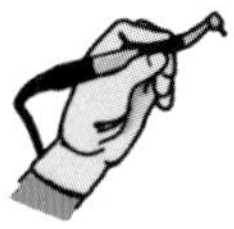

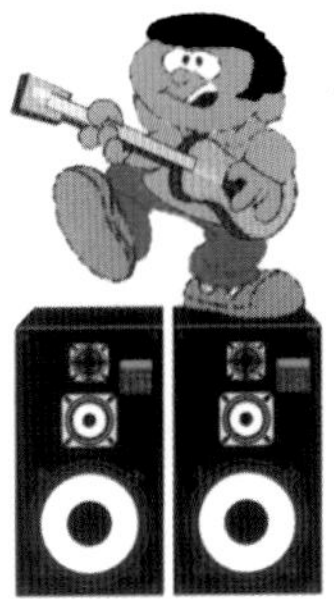

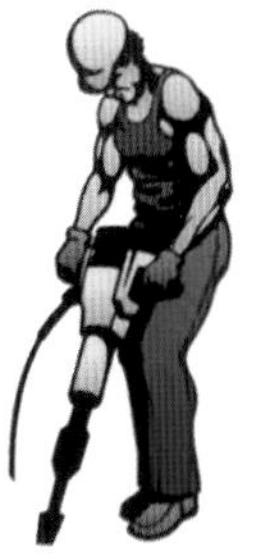

(2) 术后的颤抖和焦虑引发的颤抖可引起持续的起搏器介导的心动过速。

(3)癫痫发作和舞蹈病引起的肌张力反射可增加起搏器频率。

(4)骑自行车时路面的状况可过度影响频率反应，而下楼梯比上楼梯时的频率增加得更多。

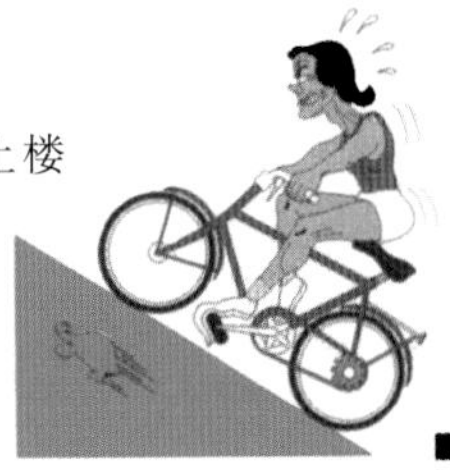

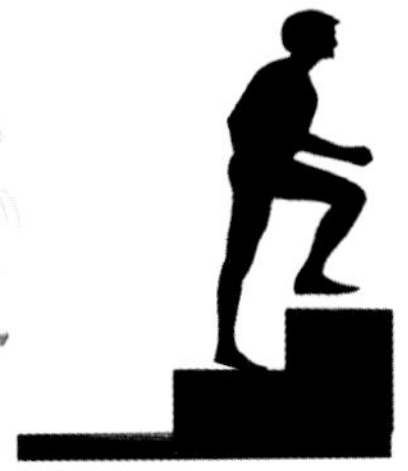

A. F. Sinnaeve

不期望的传感器反应——第 2 部分

2 分钟通气量传感器

带有分钟通气量传感器的起搏器是高度生理性的，因而有较高的特异性。偶尔，运动开始时的反应可能延迟，运动终止时的频率可能太快。

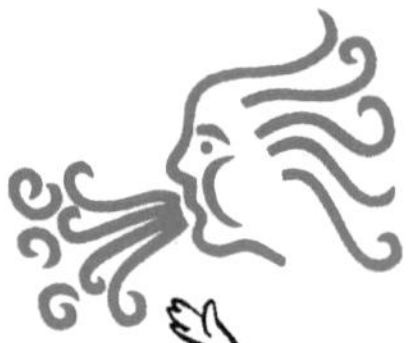

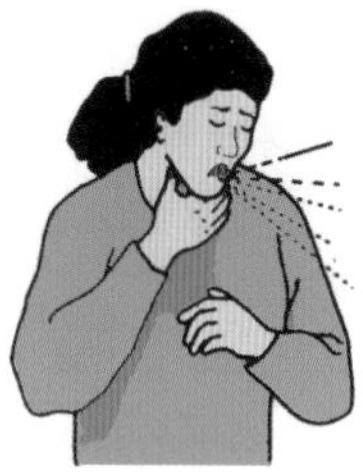

(1)由于肺部感染或充血性心力衰竭而引起的过度通气、咳嗽、呼吸急促可增加起搏频率(慢性阻塞性肺部疾病的患者禁忌)。

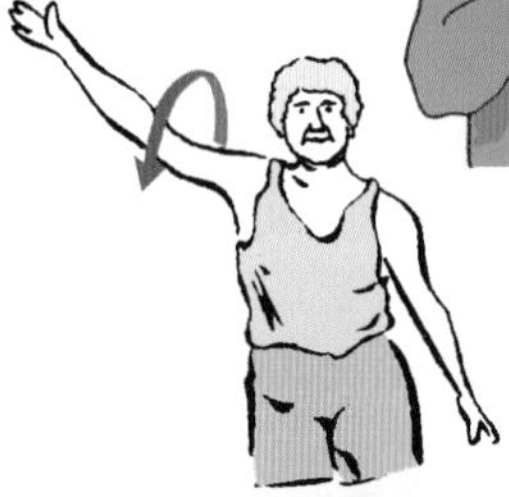

(2)脉冲发生器侧的胳膊摆动和旋转肩部等运动可增加起搏频率。

(3)全身麻醉的时候，增加通气量可明显增加起搏频率，引起低血压。

(4)电灼可改变阻抗，从而增加起搏频率至上限频率。

(5)CCU 内的某些系统可采用相似的阻抗技术来监测呼吸，也可能干扰起搏器频率。

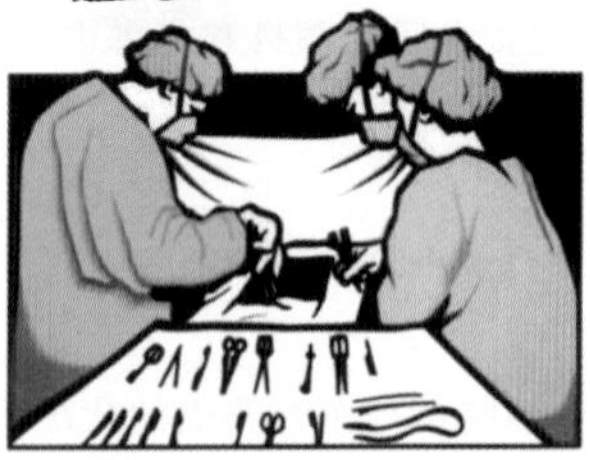

3 Q-T 传感器

刺激信号-T 波间期不仅受运动影响，也受情绪影响。然而，QT 间期反应相当慢。

(1)T 波识别可被频繁出现的室性期前收缩、室性融合波和显著的电极极化所干扰。
(2)QT 间期可受电解质紊乱、某些药物和心肌缺血或心肌梗死等的影响。

A. F. Sinnaeve

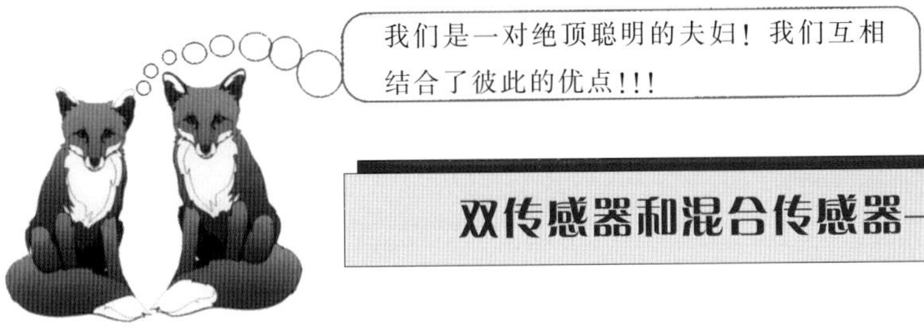
我们是一对绝顶聪明的夫妇！我们互相
结合了彼此的优点!!!

双传感器和混合传感器——第 1 部分

联合使用两种传感器的目的是提高不同运动形式下运动负荷的相关性，减少矛盾反应。

非生理性或机械性指示变量

传感器：体动传感器。
　　　　加速度计。
优点：反应快。
缺点：特异性低，即与真实运动不相关的假阳性反应发生率高。

生理性的或代谢方面的指示变量

传感器：分钟通气量传感器。
　　　　QT 间期。
缺点：反应慢。
优点：特异性高，即与真实运动不相关的假阳性反应发生率低。

联合使用生理性和非生理性传感器可产生接近正常窦性心律的频率反应，很大程度上排除了假阳性传感器信息。

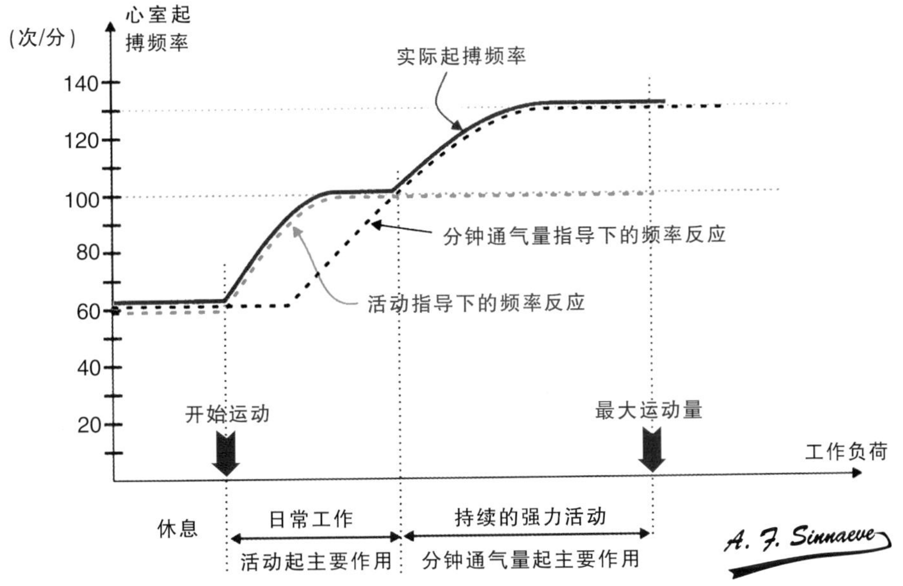
心室起
搏频率
(次/分)
140
120
100
80
60
40
20
实际起搏频率
分钟通气量指导下的频率反应
活动指导下的频率反应
开始运动
最大运动量
工作负荷
休息
日常工作
活动起主要作用
持续的强力活动
分钟通气量起主要作用
A. F. Sinnaeve

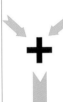

双传感器起搏——第 2 部分

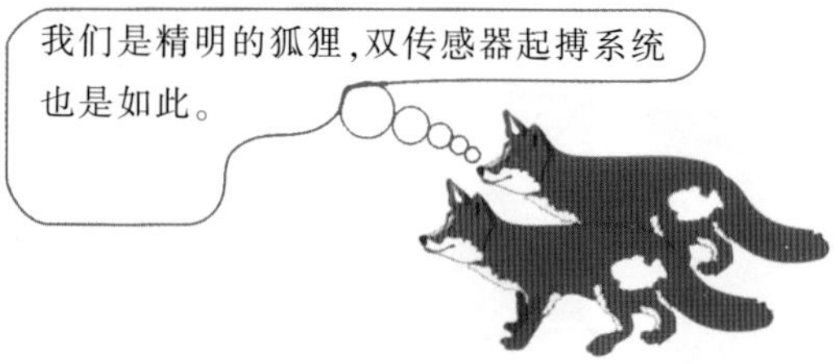
我们是精明的狐狸，双传感器起搏系统
也是如此。

传感器混合使用，相互协调，决定了每种传感器对起搏频率的相对影响。

由于规则系统的复杂性，传感器间的联合可采用固定步骤(0/100—30/70—50/50—70/30—100/0)程控，或每种传感器的相对贡献在整个频率反应范围内可自动变化。

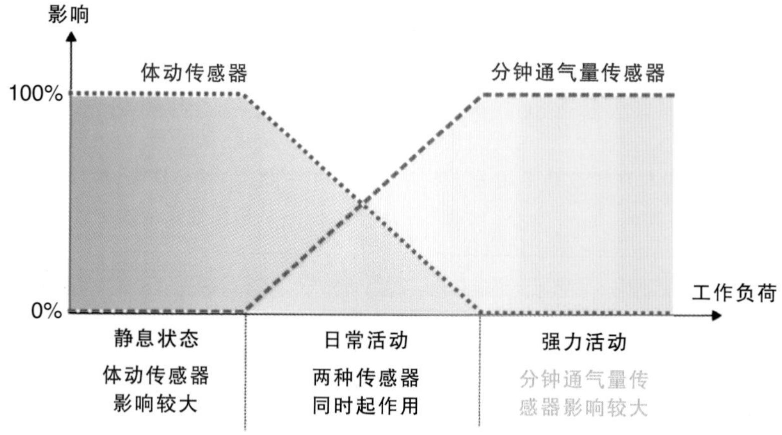
影响
体动传感器
分钟通气量传感器
100%
0%
工作负荷
静息状态
体动传感器
影响较大
日常活动
两种传感器
同时起作用
强力活动
分钟通气量传
感器影响较大

传感器交叉核对减少误反应

1 体动传感器指示较高频率，而分钟通气量传感器指示固定的低频率(如非生理性的颤动)：仅在短期内有限增加刺激频率。

2 体动传感器指示固定的低频率，而分钟通气量传感器需要较高频率(如由于发热或高通气)：刺激频率仅轻度增加。

3 体动传感器和分钟通气量传感器均指示高频率：刺激频率可正确增加。

4 体动和分钟通气量传感器均指示低频率：刺激频率将相应降低。

A. F. Sinnaeve

双传感器起搏——第3部分:传感器交叉检测

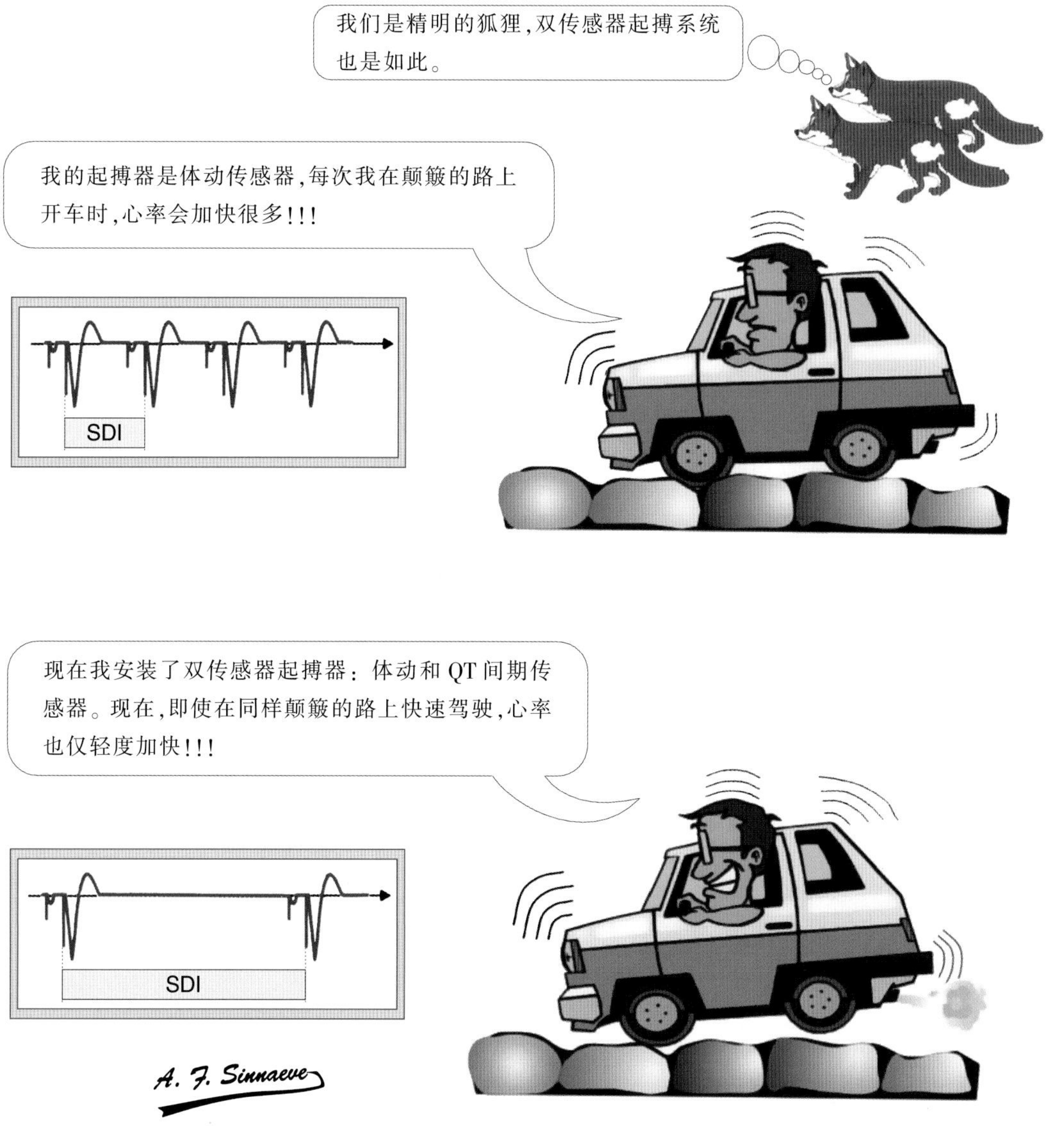
我们是精明的狐狸,双传感器起搏系统也是如此。
我的起搏器是体动传感器,每次我在颠簸的路上开车时,心率会加快很多!!!
SDI
现在我安装了双传感器起搏器:体动和QT间期传感器。现在,即使在同样颠簸的路上快速驾驶,心率也仅轻度加快!!!
SDI
A. F. Sinnaeve

缩写:SDI=传感器驱动间期

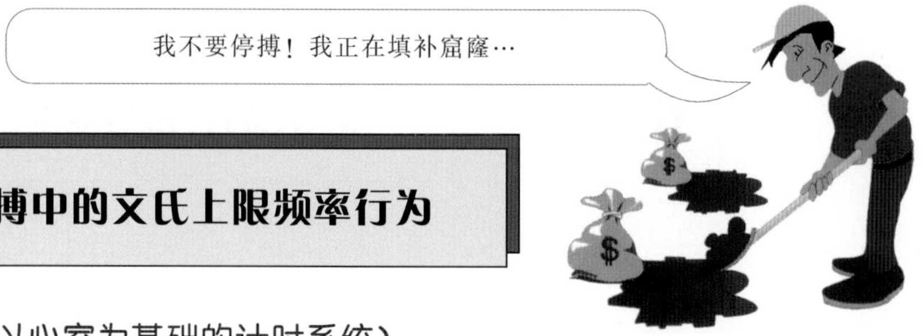
我不要停搏！我正在填补窟窿…
$
$

频率适应性起搏中的文氏上限频率行为

1. DDD 起搏(以心室为基础的计时系统)

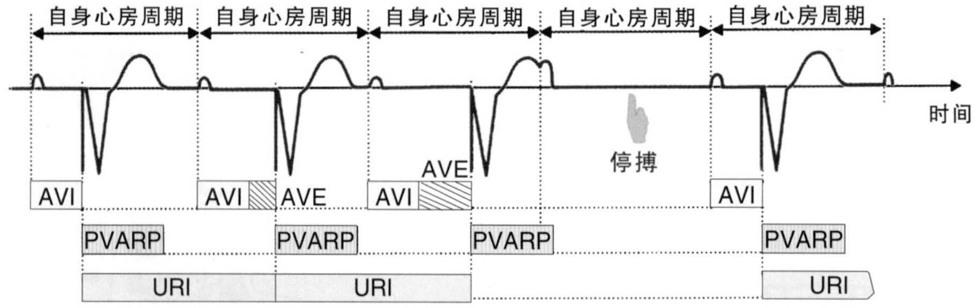
自身心房周期
自身心房周期
自身心房周期
自身心房周期
自身心房周期
时间
停搏
AVE
AVI
AVI
AVE
AVI
AVI
PVARP
PVARP
PVARP
PVARP
URI
URI
URI

2. 传感器驱动的频率平滑(DDDR 以心室为基础的计时系统)

当传感器驱动间期长于心房驱动的上限频率间期

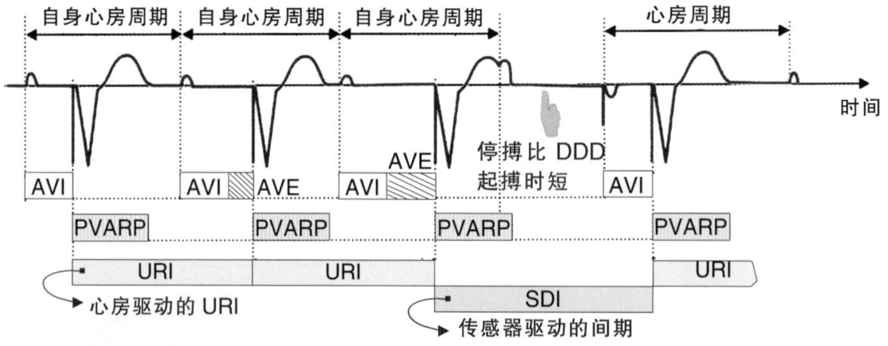
自身心房周期
自身心房周期
自身心房周期
心房周期
时间
停搏比 DDD
起搏时短
AVE
AVI
AVI
AVE
AVI
AVI
PVARP
PVARP
PVARP
PVARP
URI
URI
URI
心房驱动的 URI
SDI
传感器驱动的间期

当传感器驱动间期(等于传感器驱动的上限频率间期,SDURI)等于心房驱动的上限频率间期

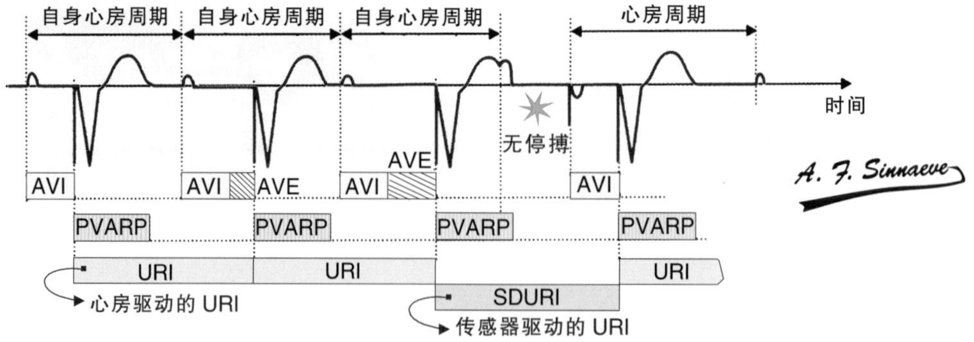
自身心房周期
自身心房周期
自身心房周期
心房周期
时间
无停搏
AVE
AVI
AVI
AVE
AVI
AVI
PVARP
PVARP
PVARP
PVARP
URI
URI
URI
心房驱动的 URI
SDURI
传感器驱动的 URI
A. F. Sinnaeve

缩写:AVI=程控的房室延迟;AVE=房室延长;PVARP=心室后心房不应期;URI=心房驱动的上限频率间期;SDI=传感器驱动间期;SDURI=传感器驱动的上限频率间期

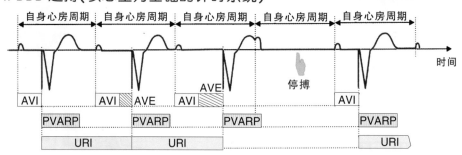

我讨厌窟窿和停搏!

频率适应性起搏时 2:1 阻滞的上限频率行为

1. DDD 起搏(以心室为基础的计时系统)

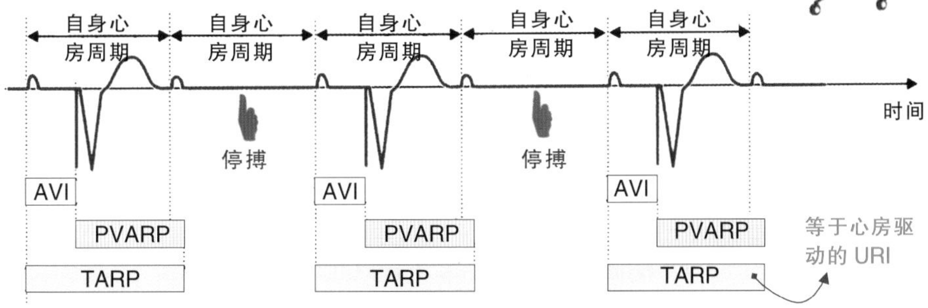
自身心房周期
自身心房周期
自身心房周期
自身心房周期
自身心房周期
时间
停搏
停搏
AVI
AVI
AVI
PVARP
PVARP
PVARP
TARP
TARP
TARP
等于心房驱动的 URI

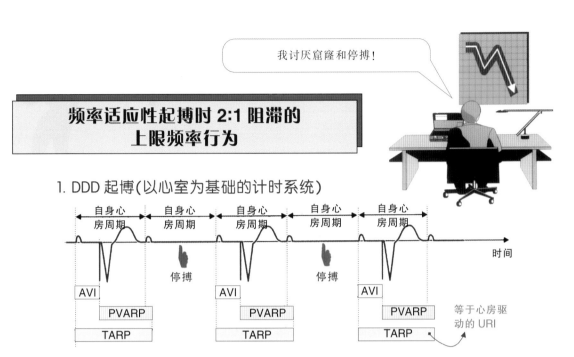

2. 传感器驱动频率的平稳化(DDDR 以心室为基础的计时系统)

当传感器驱动间期长于心房驱动的上限频率间期

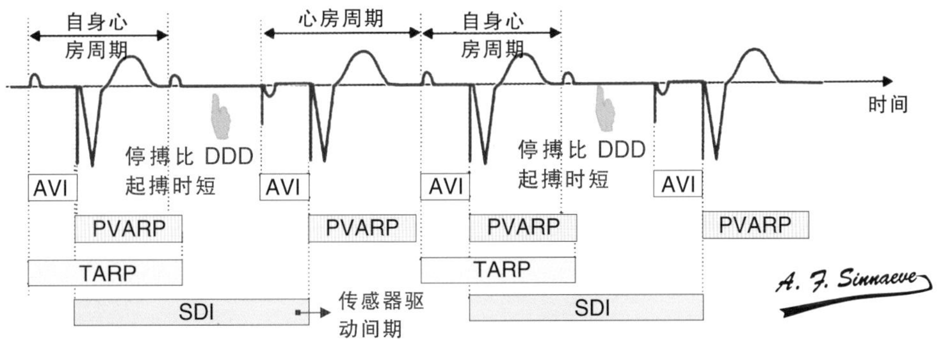
自身心房周期
心房周期
自身心房周期
时间
停搏比 DDD 起搏时短
停搏比 DDD 起搏时短
AVI
AVI
AVI
AVI
PVARP
PVARP
PVARP
PVARP
TARP
TARP
SDI
SDI
传感器驱动间期
A. F. Sinnaeve

当传感器驱动间期(等于传感器驱动的上限频率间期)等于心房驱动的上限频率间期

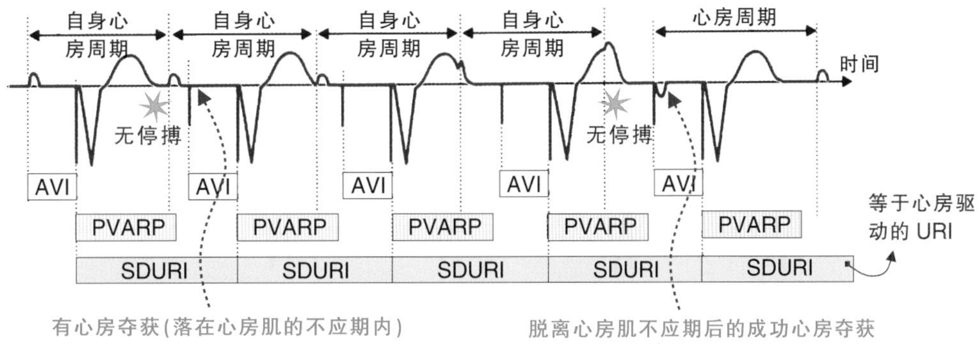
自身心房周期
自身心房周期
自身心房周期
自身心房周期
心房周期
时间
无停搏
无停搏
AVI
AVI
AVI
AVI
AVI
PVARP
PVARP
PVARP
PVARP
PVARP
SDURI
SDURI
SDURI
SDURI
SDURI
等于心房驱动的 URI
有心房夺获(落在心房肌的不应期内)
脱离心房肌不应期后的成功心房夺获

缩写:AVI=程控的房室延迟;PVARP=心室后心房不应期;URI=心房驱动的上限频率间期;SDI=传感器驱动间期;SDURI=传感器驱动的上限频率间期;TARP=总心房不应期

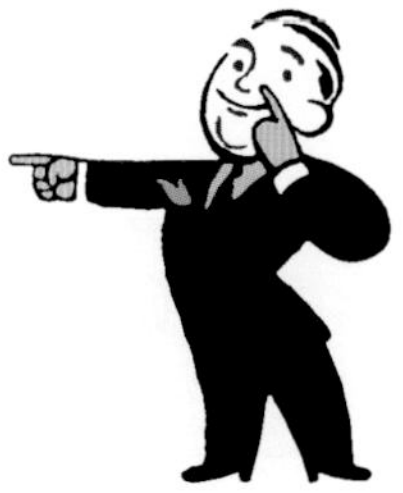

频率适应性 PVARP

- 心率慢时，PVARP 长。长 PVARP 可避免感知逆行 P 波及诱发无休止循环性心动过速。
- 在较高传感器指示频率下，PVARP 缩短（结合短频率适应性 sAVI）使 TARP 缩短，因此 2:1 阻滞时频率较高，可以 1:1 地跟随较快的心房率。

稍高于低限频率下的 DDDR 起搏

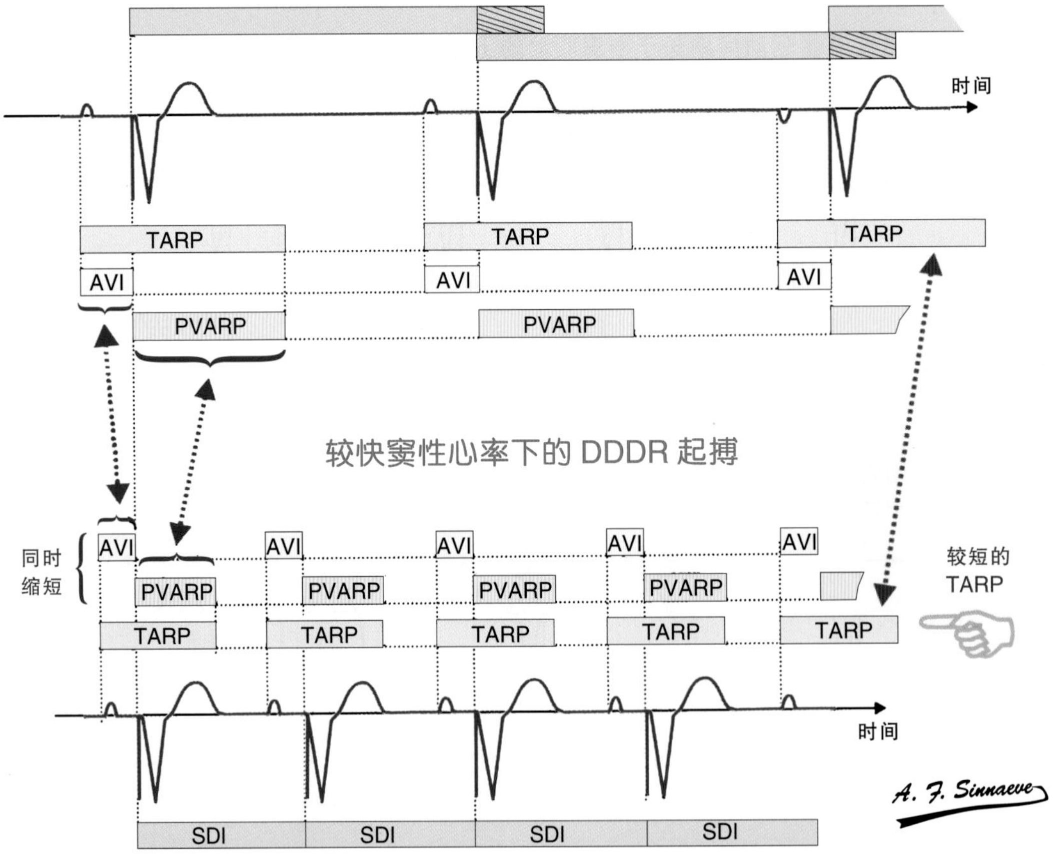

时间
TARP
AVI
PVARP
较快窦性心率下的 DDDR 起搏
同时
缩短
AVI
PVARP
TARP
较短的
TARP
时间
SDI
A. F. Sinnaeve

缩写：AVI=程控的房室延迟；PVARP=心室后心房不应期；SDI=传感器驱动间期；LRI=低限频率间期；TARP=总心房不应期

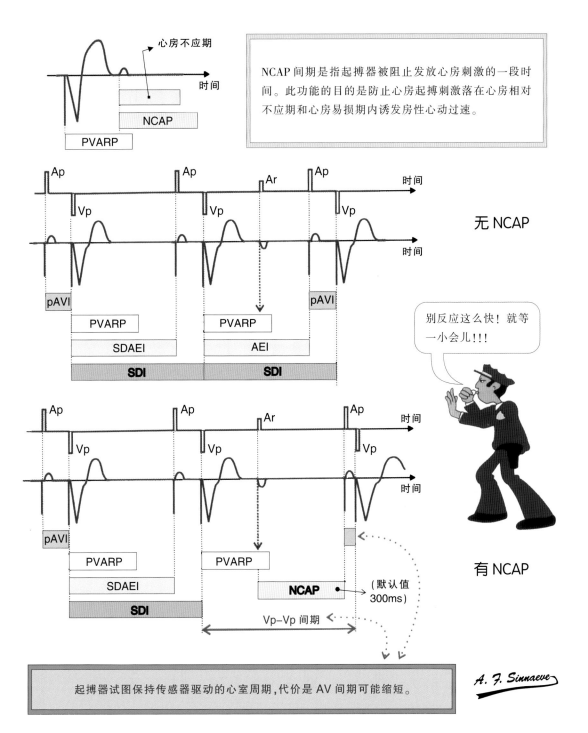

非竞争性心房起搏(NCAP)

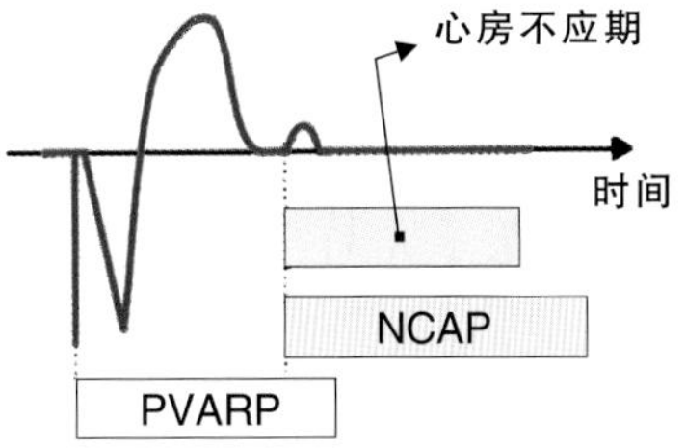
心房不应期
时间
NCAP
PVARP

NCAP 间期是指起搏器被阻止发放心房刺激的一段时间。此功能的目的是防止心房起搏刺激落在心房相对不应期和心房易损期内诱发房性心动过速。

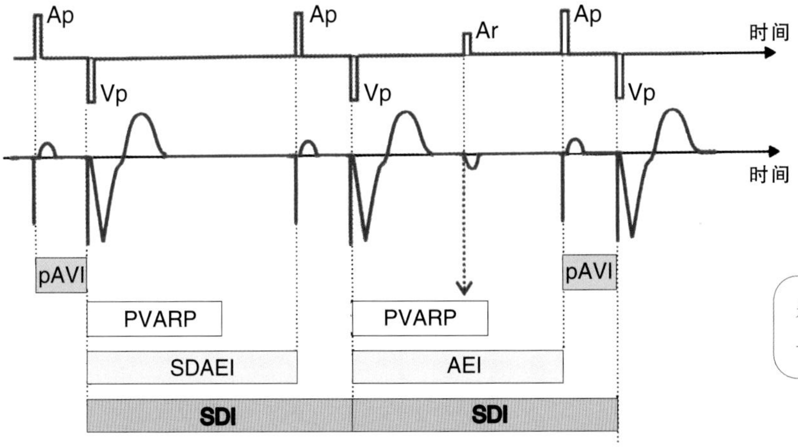
Ap
Ap
Ar
Ap
时间
Vp
Vp
Vp
时间
pAVI
pAVI
PVARP
PVARP
SDAEI
AEI
SDI
SDI

无 NCAP

别反应这么快！就等一小会儿!!!

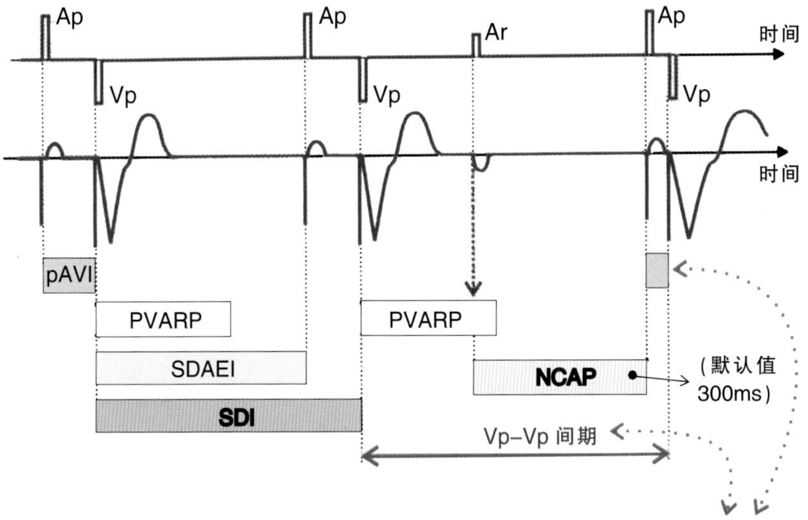
Ap
Ap
Ar
Ap
时间
Vp
Vp
Vp
时间
pAVI
PVARP
PVARP
SDAEI
NCAP
(默认值 300ms)
SDI
Vp-Vp 间期

有 NCAP

起搏器试图保持传感器驱动的心室周期，代价是 AV 间期可能缩短。

A. F. Sinnaeve

缩写：Ap=心房起搏事件；Ar=心房不应期感知事件；Vp=心室起搏事件；pAVI=起搏的房室间期；PVARP=心室后心房不应期；SDAEI=传感器驱动的心房逸搏间期；SDI=传感器驱动间期；NCAP=非竞争性心房起搏

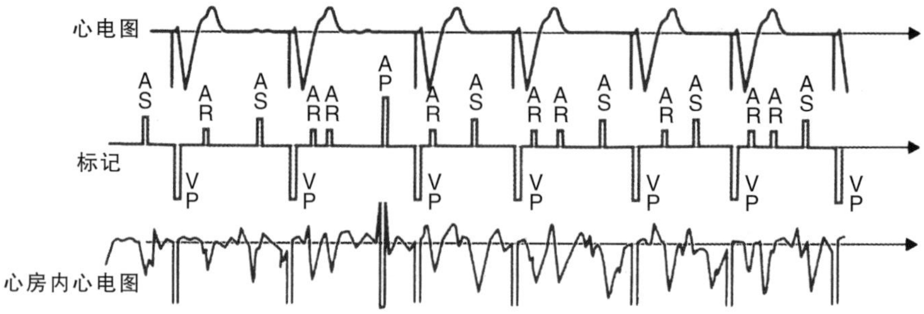
心电图
标记
心房内心电图
AS AR AS AR AR AP AR AS AR AR AS AR AS AR AR AS
VP VP VP VP VP VP VP

起搏器心动过速——第 1 部分

要点如下：

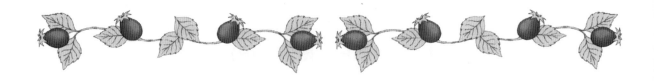

* DDD 起搏器和心房颤动——第 1 部分
* DDD 起搏器和心房颤动——第 2 部分
* 单极起搏时的肌电位过感知——第 1 部分
* 单极起搏时的肌电位过感知——第 2 部分
* 显示肌电位的常用方法

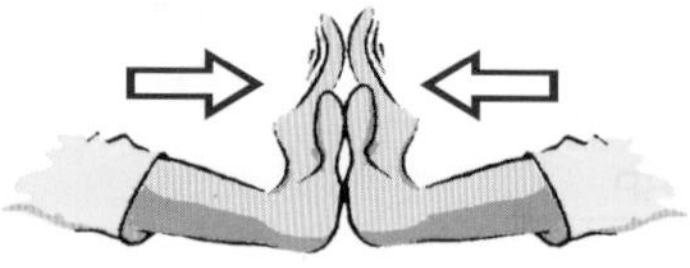

A. F. Sinnaeve

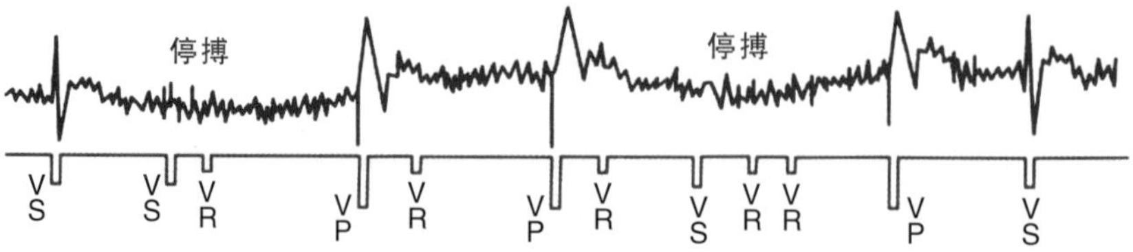
停搏
停搏
VS VS VR VP VR VP VR VS VR VR VP VS

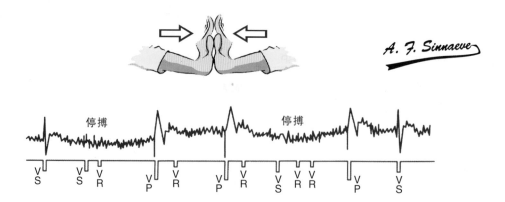

DDD 起搏器和心房颤动——第 1 部分

1 心房颤动可引起快速心室反应(规则或不规则)

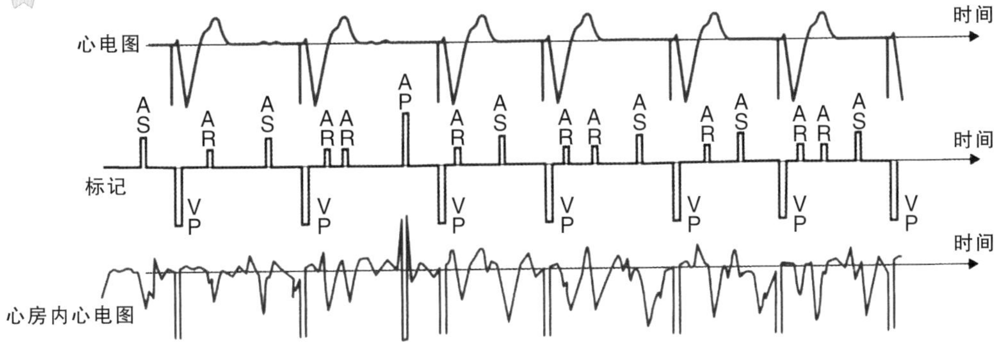
心电图
时间
标记
心房内心电图
AS
AR
AP
VP

警告
消除怀疑……
把它拒之门外

快速且不规则的起搏心动过速几乎都是房颤所致!!!

2 间断感知 f 波,混合反应

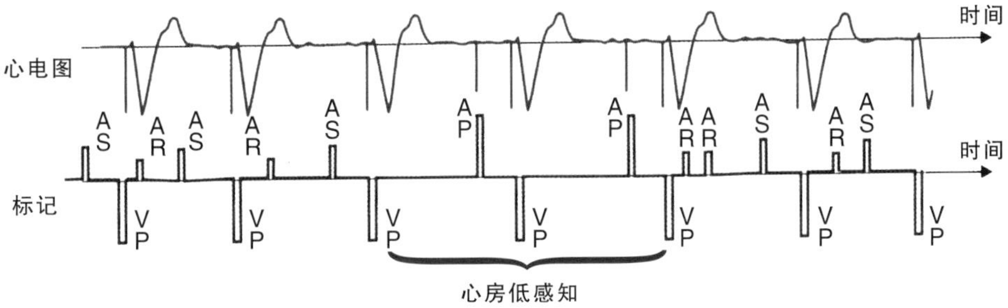
心电图
时间
标记
AS
AR
AP
VP
心房低感知

3 当 f 波未被感知时的心室安全起搏(当在 AP 波之后预期的 VP 之前出现自身的 QRS 波或电磁干扰信号时就会出现心室安全起搏)

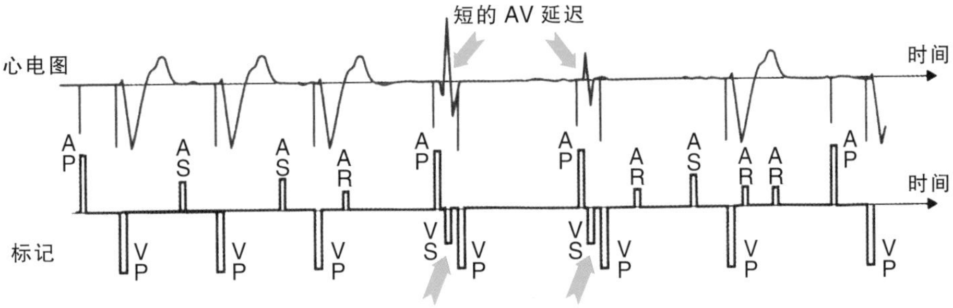
短的 AV 延迟
心电图
时间
标记
AP
AS
AR
VS
VP

缩写:AS=心房感知事件;AR=不应期内的心房感知;AP=心房起搏;VP=心室起搏;VS=心室感知

A. F. Sinnaeve

DDD 起搏器和心房颤动——第 2 部分

4 心房颤动会使人感到迷惑(心室安全起搏关闭时)

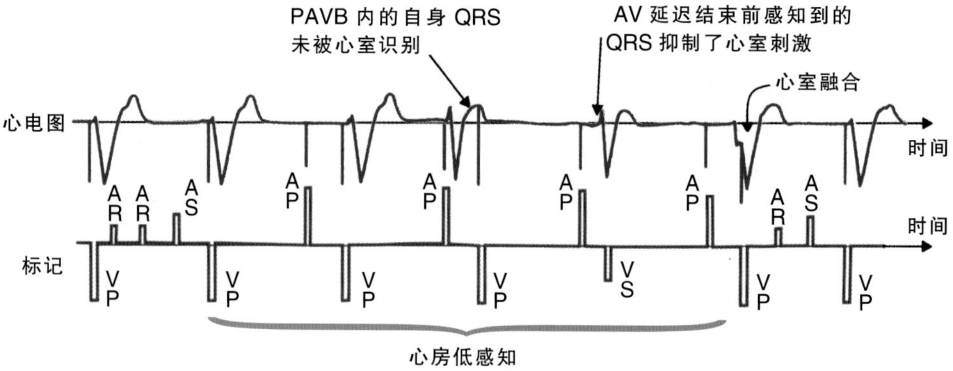
PAVB 内的自身 QRS
未被心室识别
AV 延迟结束前感知到的
QRS 抑制了心室刺激
心室融合
心电图
时间
AR AR AS AP AP AP AP AR AS
时间
标记
VP VP VP VP VS VP VP
心房低感知

5 心房颤动和自动模式转换

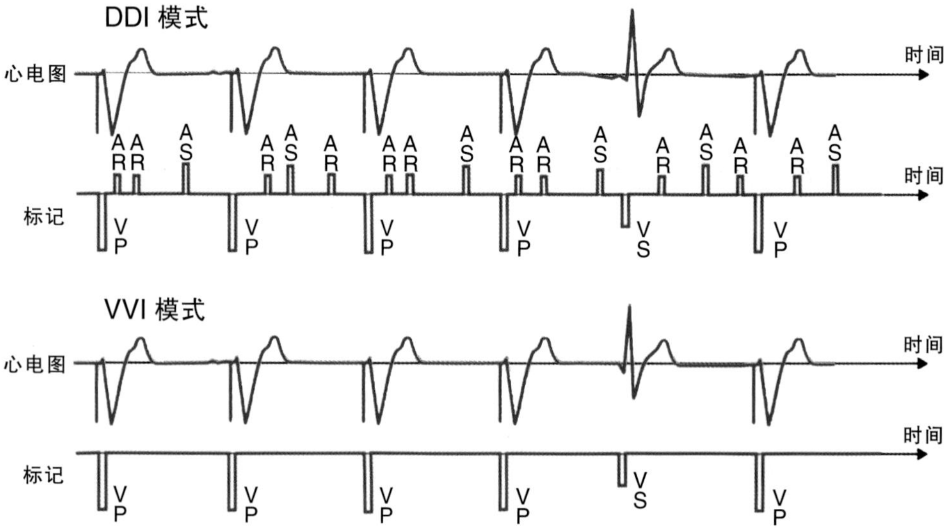
DDI 模式
心电图
时间
AR AR AS AR AS AR AR AR AS AR AR AS AR AS AR AR AS
时间
标记
VP VP VP VP VS VP
VVI 模式
心电图
时间
时间
标记
VP VP VP VP VS VP

保护

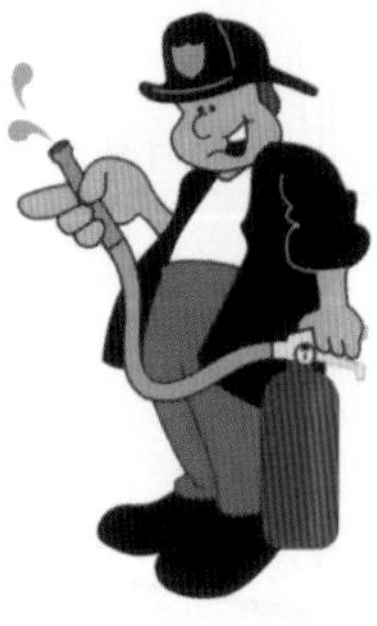

- AMS 通过转换成非心房跟踪模式而避免了跟随过快的心房频率。
- 根据程序设计,AMS 能从 DDD 或 DDD(R)转换成 VVI、VVI(R)、DDI 或 DDI(R)模式。
- DDI 模式在功能上等同于 VVI 模式。

缩写:AS=心房感知事件;AR=不应期内的心房感知;AP=心房起搏;VP=心室起搏;VS=心室感知;AMS=自动模式转换;PAVB=心房后心室空白期

A. F. Sinnaeve

单极 DDD 起搏时的肌电位感知——第 1 部分

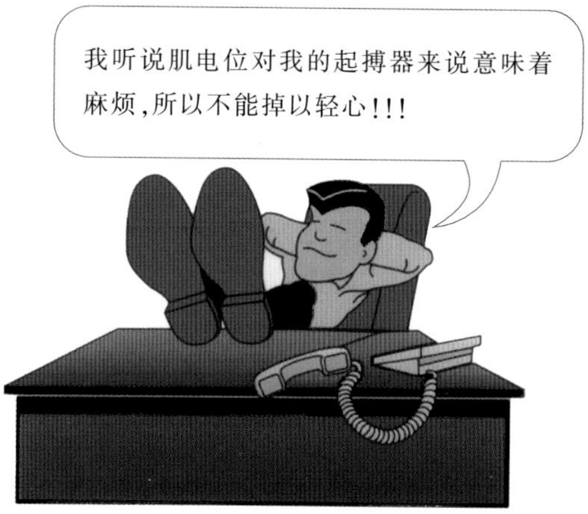
我听说肌电位对我的起搏器来说意味着麻烦，所以不能掉以轻心!!!

体表心电图的基线干扰是肌电位过感知的特征。

1 抑制心室通道

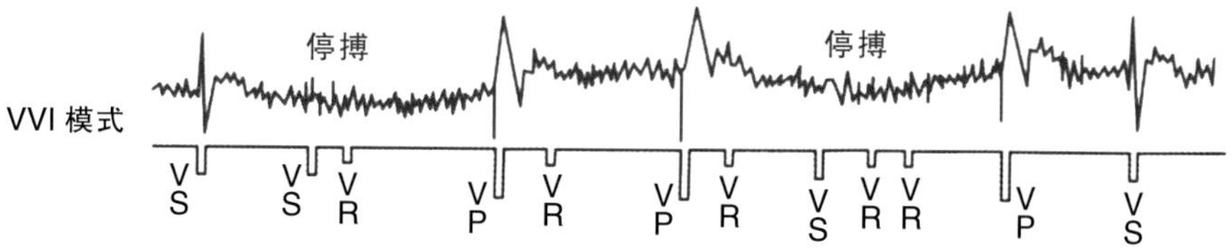
停搏
停搏
VVI 模式
VS VS VR VP VR VP VR VS VR VR VP VS

2 触发快速心室频率

被心房通道感知，随后触发心室起搏，心室起搏频率增快，心动过速引起心悸、心绞痛、呼吸困难等不适症状。

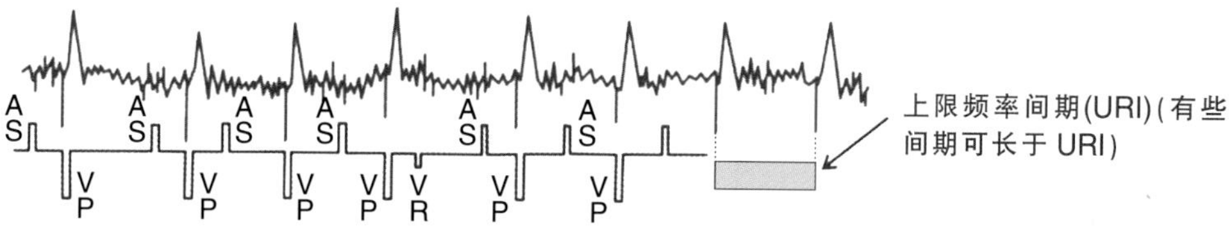
AS AS AS AS AS AS
VP VP VP VP VR VP VP
上限频率间期(URI)(有些间期可长于 URI)

3 同时有抑制和触发的混合反应

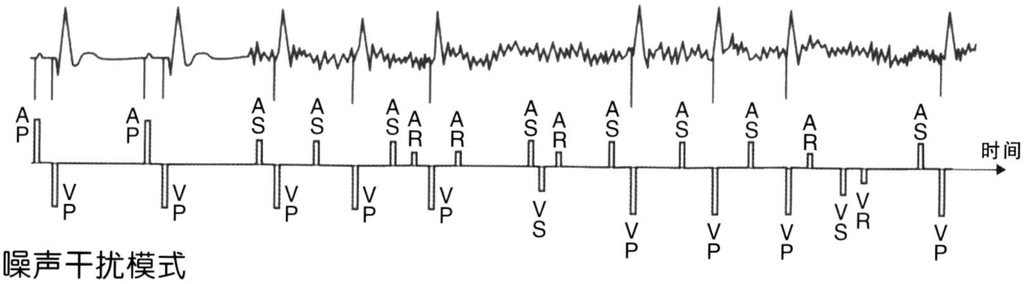
AP AP AS AS AS AR AR AS AR AS AS AS AR AS
时间
VP VP VP VP VP VS VP VP VP VS VR VP

4 噪声干扰模式

1 个或多个心动周期转化成非同步噪声干扰模式是可能的(频率通常与程控的低限频率相同)。

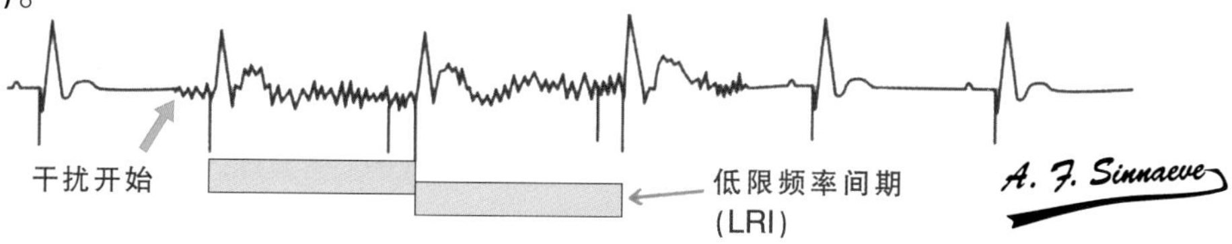
干扰开始
低限频率间期(LRI)
A. F. Sinnaeve

缩写：AP=心房起搏；AS=心房感知；AR=不应期内的心房感知；VP=心室起搏；VS=心室感知；VR=不应期内的心室感知；URI=上限频率间期

单极 DDD 起搏时的肌电位感知——第 2 部分

5 循环性心动过速的促发

心房通道感知肌电位可促发循环性心动过速。

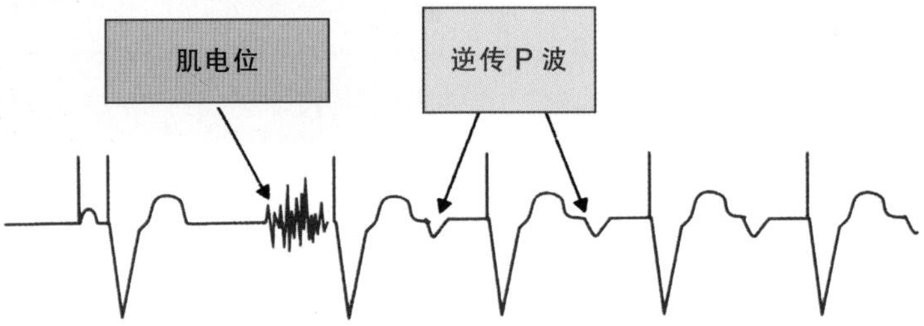
肌电位
逆传 P 波

6 继发于过感知后的感知不足

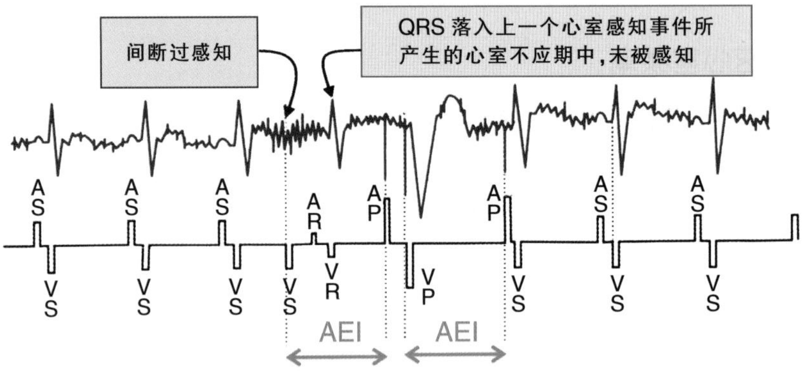
间断过感知
QRS 落入上一个心室感知事件所产生的心室不应期中，未被感知
AS
AR
AP
VS
VR
VP
AEI
AEI

7 伴有心室安全起搏的混合反应

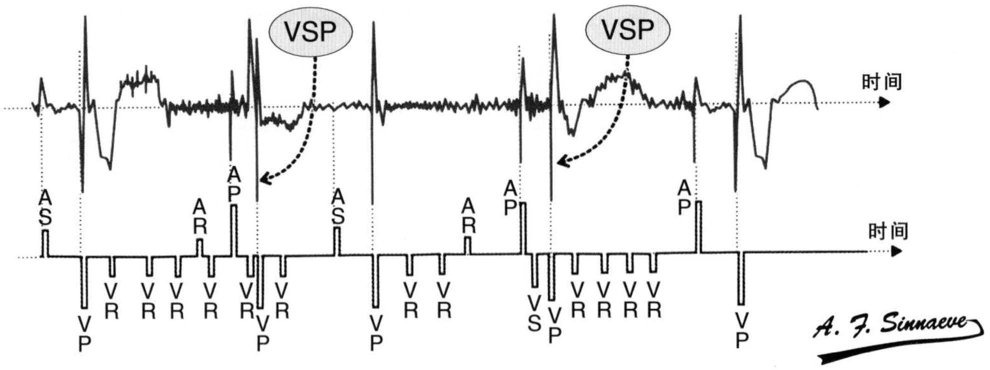
VSP
VSP
时间
时间
AS
AR
AP
VP
VR
VS
A. F. Sinnaeve

缩写：AP=心房起搏；AS=心房感知；AR=不应期内的心房感知；VP=心室起搏；VS=心室感知；VSP=心室安全起搏；AEI=心房逸搏间期

显示肌电位的常用方法

1

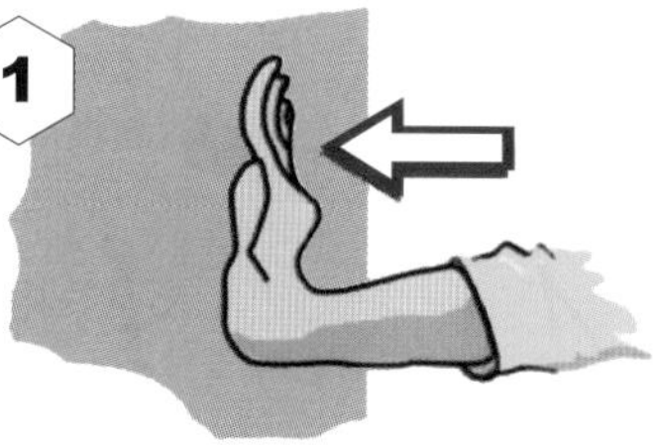

推墙动作

2

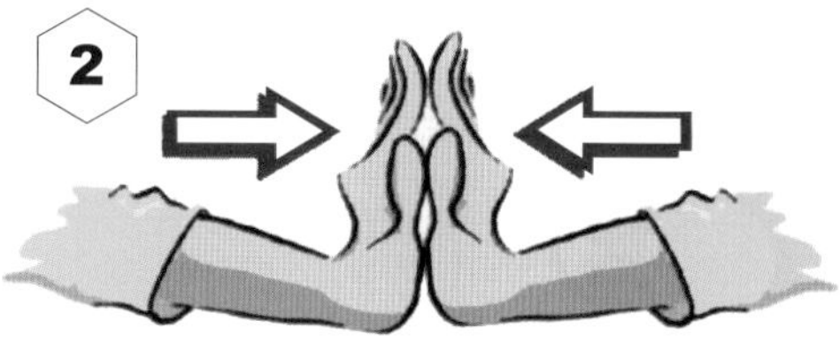

双手相抵

3

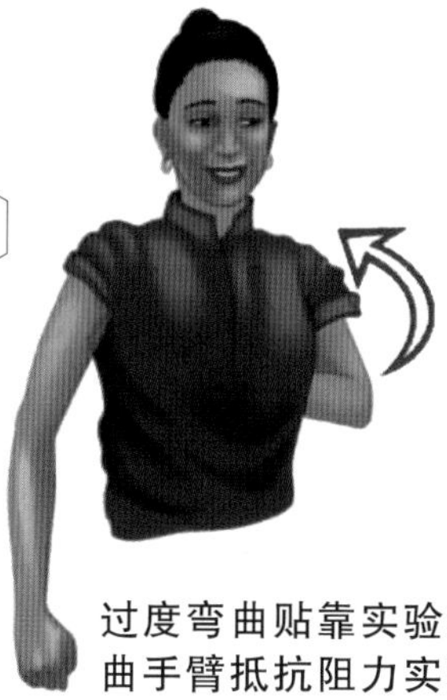

过度弯曲贴靠实验或弯曲手臂抵抗阻力实验

4

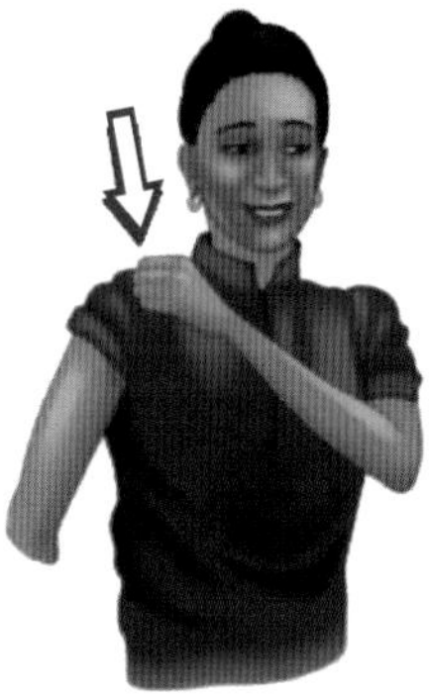

将手搭在对侧肩上持续下压

5

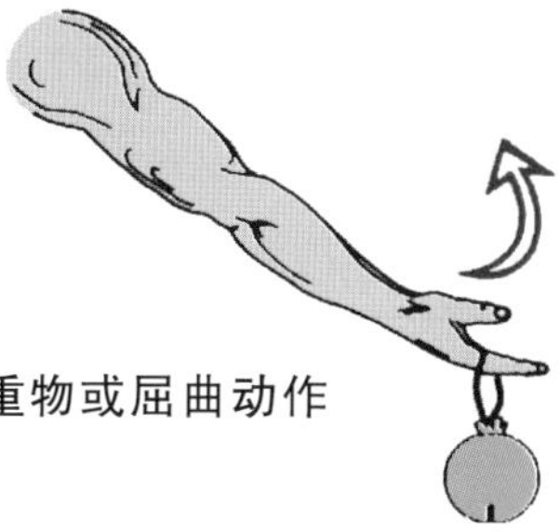

手提重物或屈曲动作

6

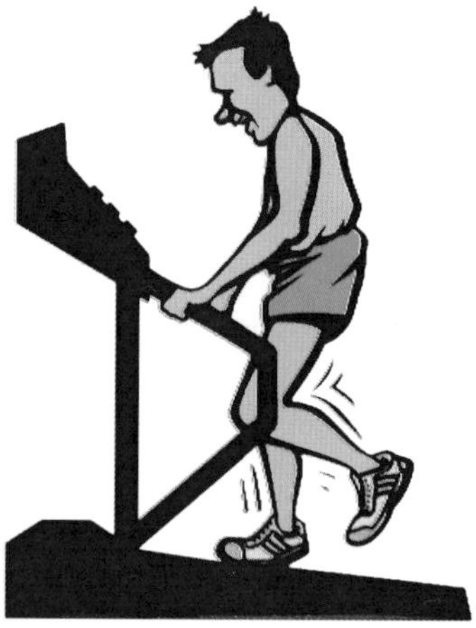

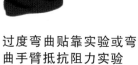

平板运动实验

7

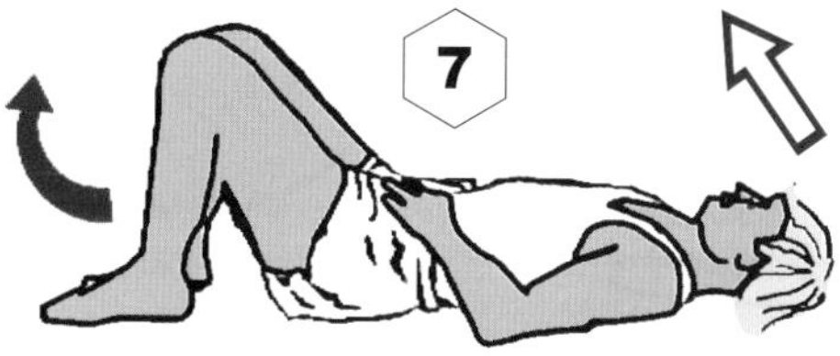

仰卧起坐或屈腿上抬动作

A. F. Sinnaeve

磁铁

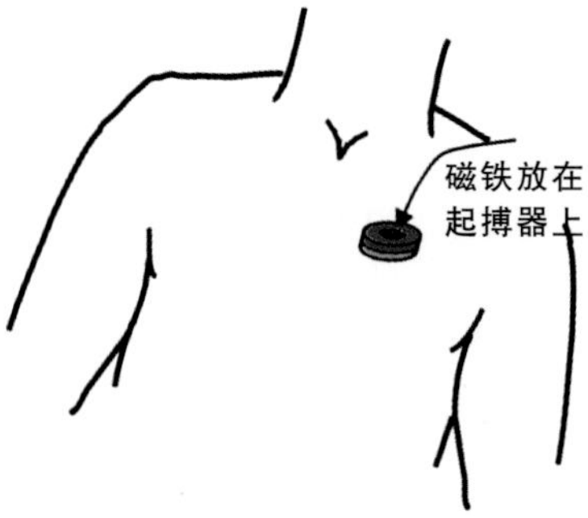
磁铁放在
起搏器上

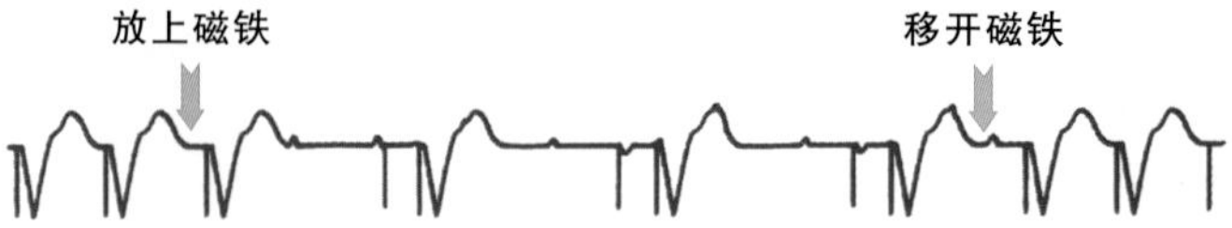
放上磁铁
移开磁铁

起搏器心动过速——第 2 部分

要点如下：

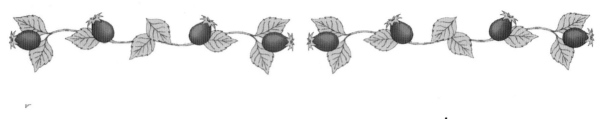

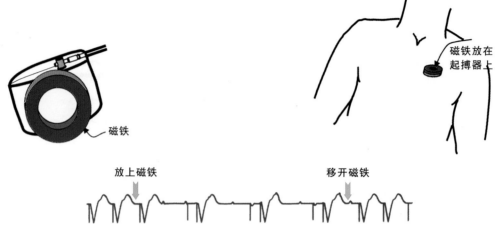

* 心动过速的鉴别诊断——第 1 部分
* 心动过速的鉴别诊断——第 2 部分
* 顺传型大折返起搏器心动过速

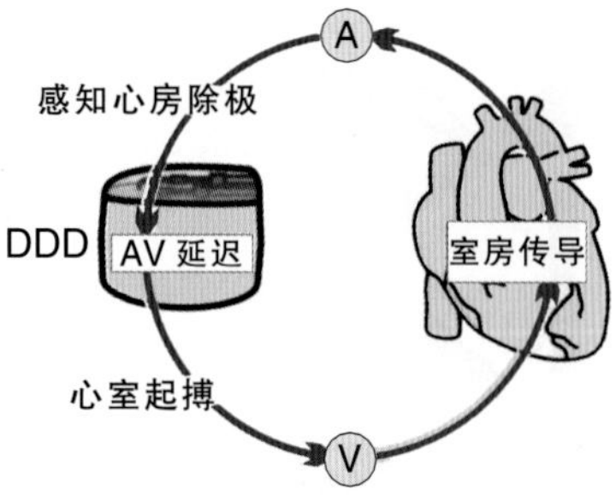
A
感知心房除极
DDD
AV 延迟
室房传导
心室起搏
V

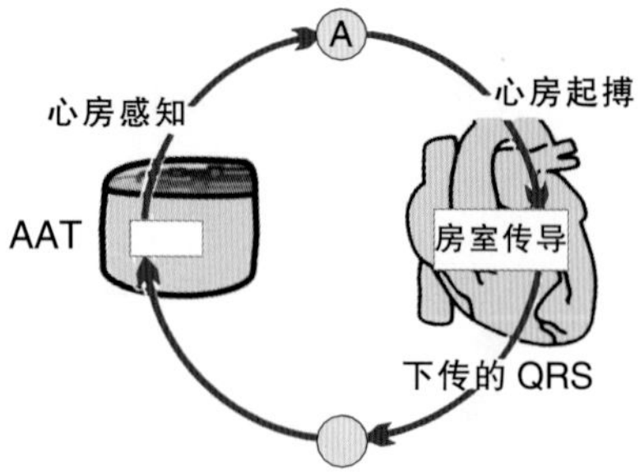
A
心房感知
心房起搏
AAT
房室传导
下传的 QRS

A. F. Sinnaeve

DDD(R)起搏时心动过速的鉴别诊断——第1部分

医生,我总是心悸,我再也无法忍受了!

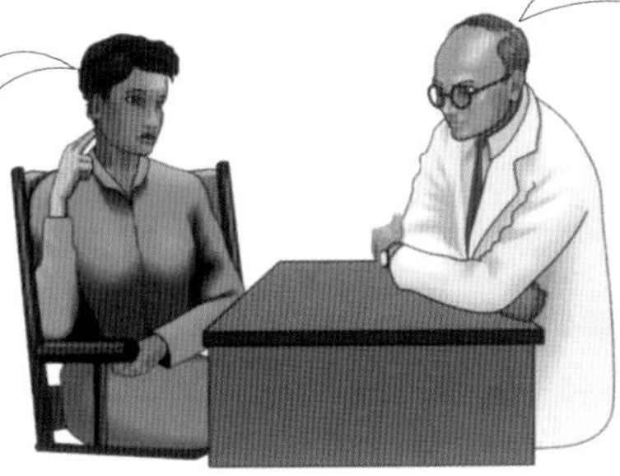

我知道了,心悸有很多原因,我们必须进行鉴别:

- 不伴有特殊心律失常的快速心室起搏心律,心房驱动或传感器驱动。
- 跟随房性心律失常导致的快速心室起搏。
- 循环性心动过速(或起搏器介导的心动过速)。
- 特殊传感器有关的心动过速。
- 肌电位触发。
- 电磁干扰(EMI)触发。
- 伴有室房逆传或 AV 分离的 VVI 或 VVIR 起搏(没有循环性心动过速)的敏感患者,可能是起搏器综合征?
- 原发的心律失常。

1 窦性心动过速

- 使用磁铁(缓慢的 DOO 模式)可显出 P 波,移开磁铁后心动过速恢复。

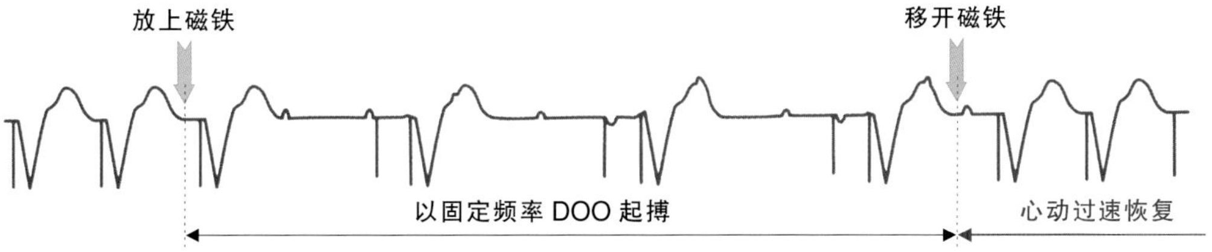

放上磁铁
移开磁铁
以固定频率 DOO 起搏
心动过速恢复

- 心房电图和标记也可提示规则的心房频率。
- 起搏器的文氏上限频率反应提示规则的频率快于程控的上限频率。这种情况下也可能是房性心动过速! 文氏频率反应有效排除了循环性心动过速的可能。

2 心房扑动和心房颤动

- 起搏的心室率快,可以是规则的,也可以是不规则的。
- 当心室起搏频率快且不规则时,提示是心房扑动或心房颤动,可通过遥测记录的心电图来确诊。

3 肌电位触发

- 起搏器心动过速可由单极感知起搏器的心房通道感知到的肌电位信号触发。
- 心动过速可以是规则的,也可以是不规则的,起搏器周长通常达到上限频率间期,心动过速不能持久,起搏器很快恢复基线频率。
- 诊断:通过标准方法引出肌电位,可复制出心动过速。降低心房感知灵敏度后,再重复上述方法一般就不会再出现心动过速。

A. F. Sinnaeve

缩写:EMI=电磁干扰;DOO=非同步双腔起搏器

DDD(R)起搏时心动过速的鉴别诊断——第 2 部分

4 循环性心动过速

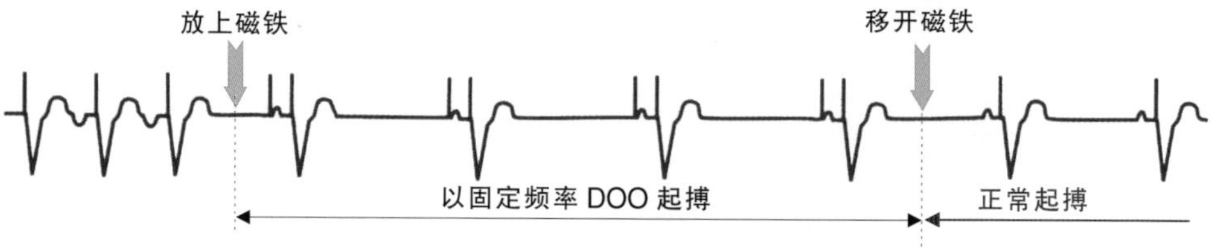
放上磁铁
移开磁铁
以固定频率 DOO 起搏
正常起搏

- 遥测标记显示出恒定的 VA(Vs-As)间期。
- 使用磁铁和程控较长的 PVARP 时消失。
- 有两种类型:近场和远场(少见)。

5 顺传型起搏器心动过速

- 与 ELT 相反,这种起搏器心动过速是心房起搏伴正常下传的 QRS 波(少见)。

6 与传感器相关的心动过速

- 由于传感器程控不当,传感器反应过强,对一些活动产生过度反应。
- 采用分钟通气量传感器的起搏器患者发生充血性心力衰竭,患者在外科手术时使用电烙。
- 心电监护仪等设备采用与起搏器分钟通气量传感器相同的高频低幅信号时,可使起搏器达到上限频率起搏。
- 过度颤抖或癫痫后状态的起搏器患者采用体动传感器。
- 在体动传感器驱动的起搏器上持续施压。

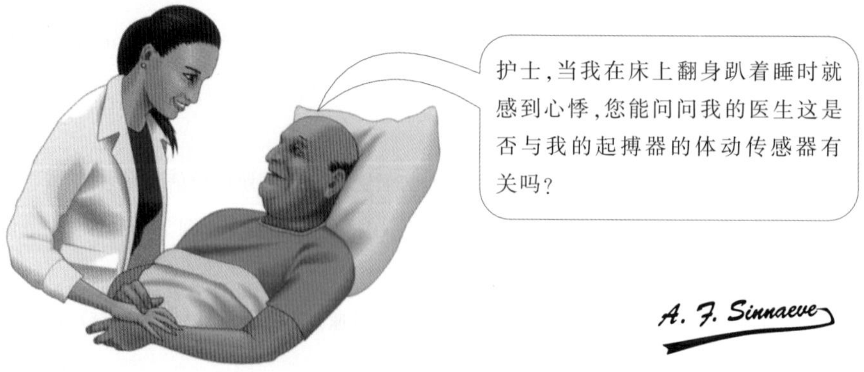
护士,当我在床上翻身趴着睡时就感到心悸,您能问问我的医生这是否与我的起搏器的体动传感器有关吗?
A. F. Sinnaeve

缩写:ELT=循环性心动过速;DOO=非同步双腔起搏器

顺传型大折返起搏器心动过速

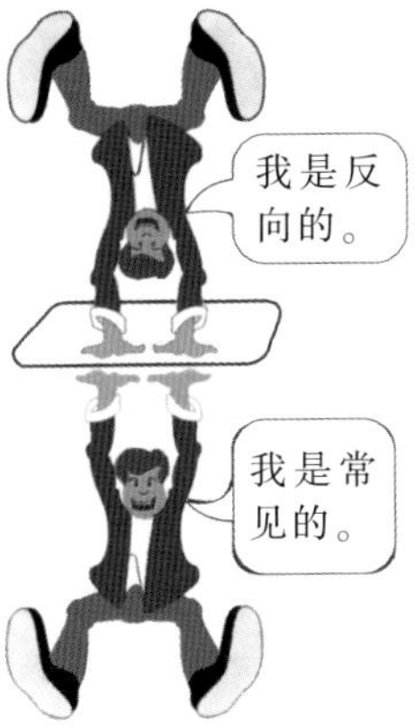
我是反
向的。
我是常
见的。

顺传型起搏器心动过速被称为“反向的循环性心动过速”，也就是心动过速通过房室交界区前传，QRS 波是下传而不是起搏产生的，与 ELT 相反，后者 QRS 波是心室起搏产生的，逆传径路是通过起搏器产生的心房起搏，与之相反，ELT 的逆传是心房感知。

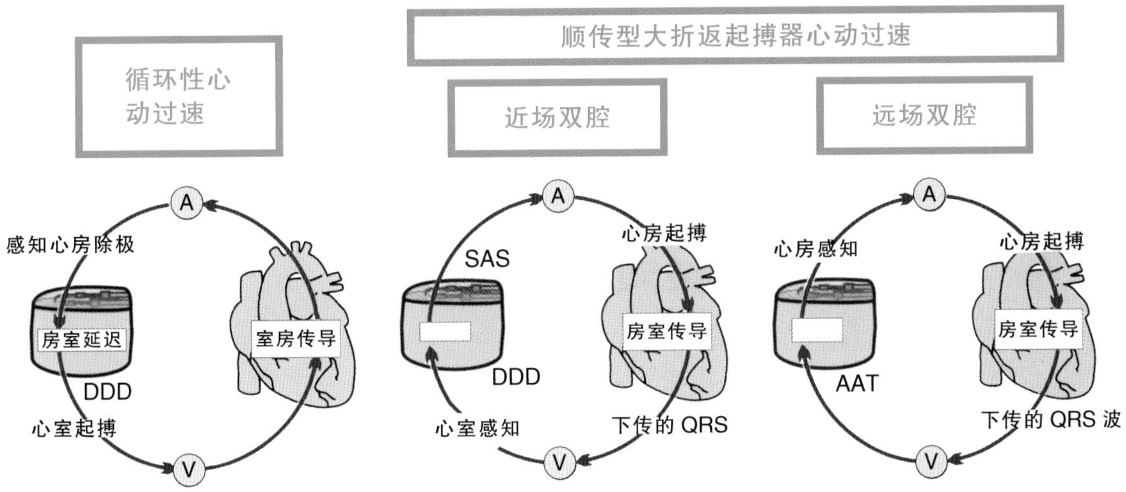
顺传型大折返起搏器心动过速
循环性心
动过速
近场双腔
远场双腔
A
感知心房除极
房室延迟
DDD
心室起搏
室房传导
V
SAS
心房起搏
房室传导
DDD
心室感知
下传的 QRS
心房感知
AAT
下传的 QRS 波

双腔顺传型起搏器心动过速

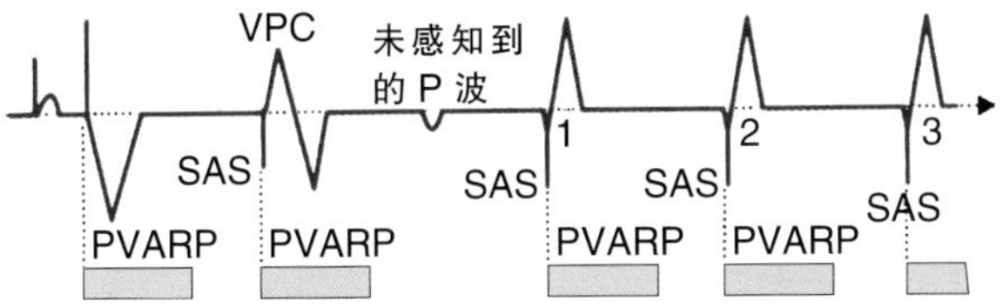
VPC
未感知到
的 P 波
SAS
SAS
SAS
SAS
1
2
3
PVARP
PVARP
PVARP
PVARP

以同步心房刺激程序预防 ELT 的 DDD 起搏产生顺传型起搏器心动过速的机制。当发现了一个室性期前收缩时（SAS 系统）释放一个心房刺激，这样，由室性期前收缩引起的室房逆传不能产生心房除极，因为 SAS 程序产生了一个心房不应期，心房被 SAS 抢先占领。而心室电极感受到一个室性期前收缩时，即触发 SAS，其后跟随着落在 PVARP 之外的一个未感知到的 P 波，这个未感知到的 P 波向下传导并产生第一个下传的 QRS 波（1），这个 QRS 波落在起搏器的心室不应期之外因此被感知，起搏器把这个下传的 QRS 波解释为一个室性期前收缩并释放 SAS。而 SAS 经过一个很长的 PR 间期再一次产生下传的 QRS 波（2），第二个 QRS 产生 SAS2，而 SAS2 产生 QRS3，

AAT 单腔顺传型起搏器心动过速

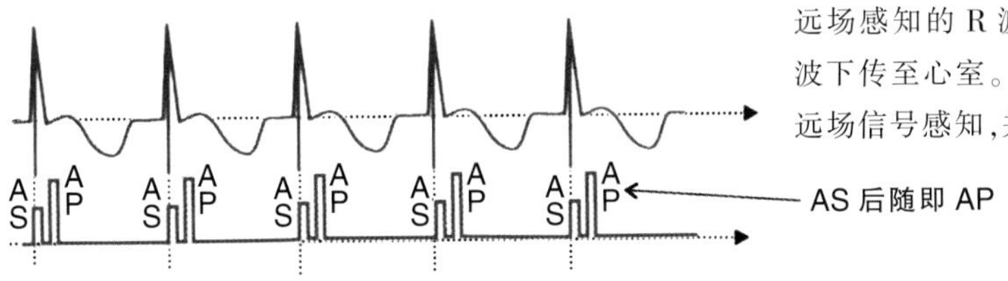
A
S
A
P
AS 后随即 AP

远场感知的 R 波触发心房刺激并夺获心房，这个 P 波下传至心室。下传的 QRS 波再次被心房电极作为远场信号感知，并使这个过程自行持续下去。

A. F. Sinnaeve

缩写：AAT=一旦发生心房感知立即释放心房刺激；ELT=循环性心动过速；SAS=同步化心房刺激；PVARP=心室后心房不应期；AS=心房感知事件；AP=心房起搏

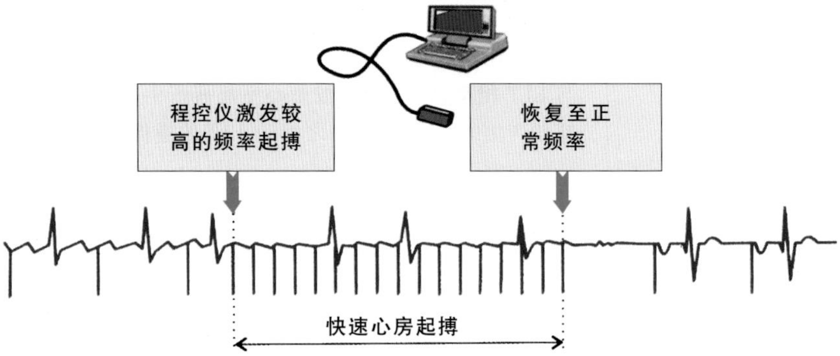

程控仪激发较
高的频率起搏
恢复至正
常频率
快速心房起搏

心动过速的治疗

要点如下：

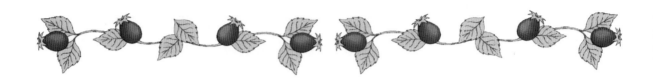

* 抗心动过速起搏——第 1 部分
* 抗心动过速起搏——第 2 部分
* 心房颤动的预防

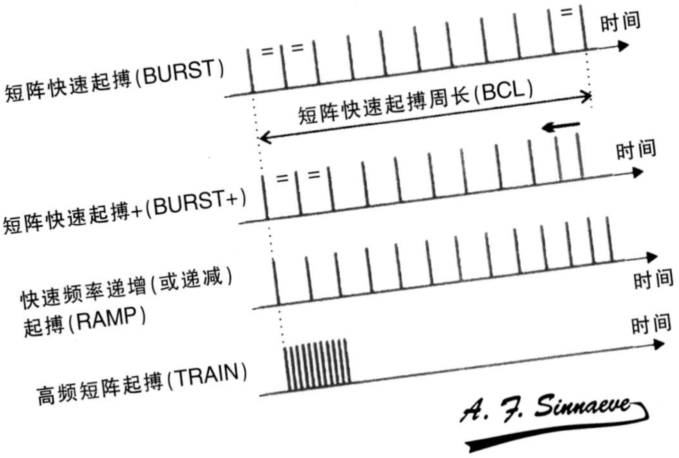

短阵快速起搏(BURST)
短阵快速起搏周长(BCL)
短阵快速起搏+(BURST+)
快速频率递增(或递减)
起搏(RAMP)
高频短阵起搏(TRAIN)
时间
A. F. Sinnaeve

抗心动过速起搏——第1部分

程控的方法:超速起搏

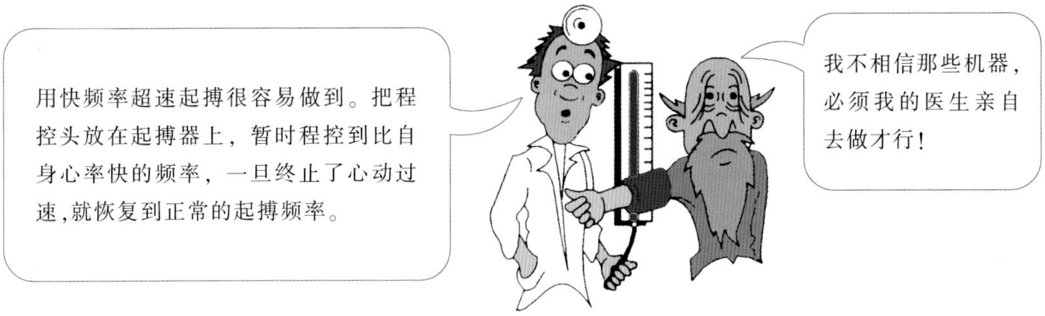
用快频率超速起搏很容易做到。把程控头放在起搏器上，暂时程控到比自身心率快的频率，一旦终止了心动过速,就恢复到正常的起搏频率。
我不相信那些机器，必须我的医生亲自去做才行!

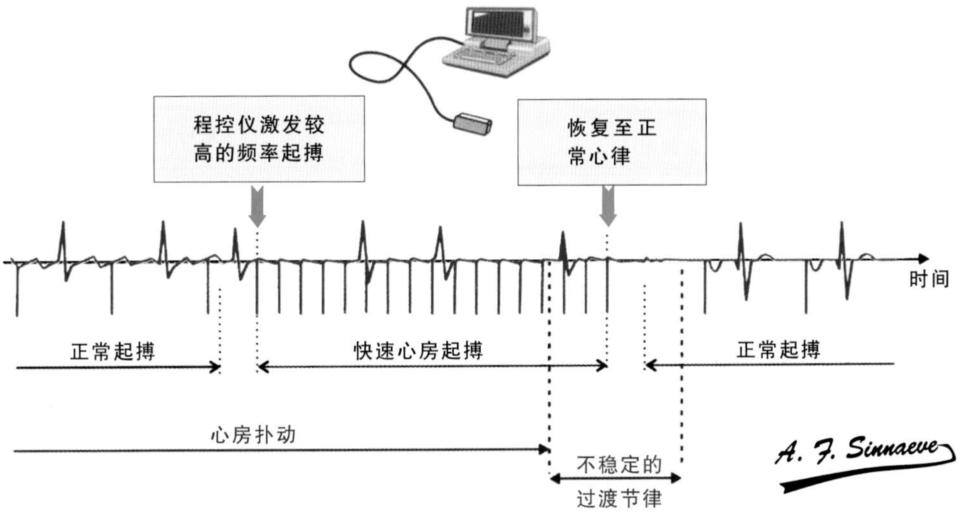
程控仪激发较高的频率起搏
恢复至正常心律
时间
正常起搏
快速心房起搏
正常起搏
心房扑动
不稳定的过渡节律
A. F. Sinnaeve

警 告

为以防万一,操作时需备用除颤器。

快频率的超速起搏对治疗折返性室上性快速心律失常，如心房扑动和其他规律的房速有重要意义,但对心房颤动无效。

抗心动过速起搏——第 2 部分

自动的:抗心动过速起搏(ATP)

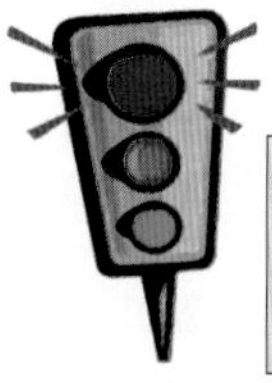

起搏器有通过心房起搏治疗室上性快速心律失常的功能，只有置入式心律转复除颤器(ICD)能对室性心动过速发放快速心室起搏,因为快速室性起搏过程中偶尔有可能会加速室性心动过速的频率,甚至会促发室颤,而室颤需要立即除颤。

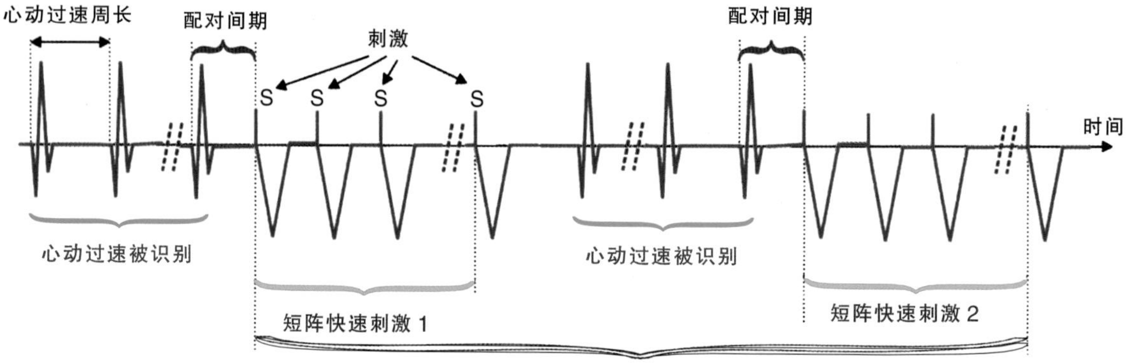

心动过速周长
配对间期
刺激
S
S
S
S
配对间期
时间
心动过速被识别
心动过速被识别
短阵快速刺激 1
短阵快速刺激 2

抗心动过速起搏(ATP)方案

一些基本的刺激方式

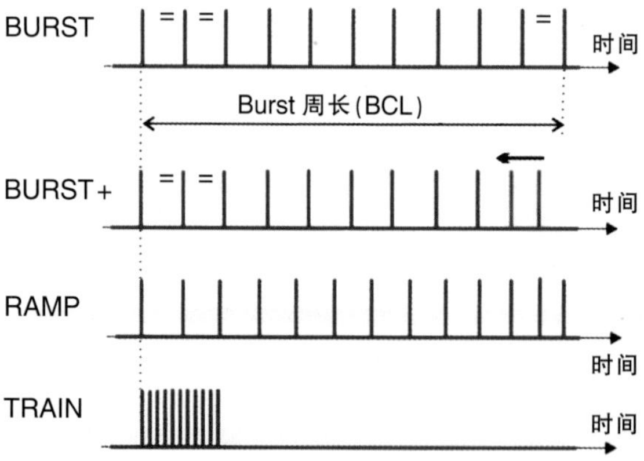

BURST
时间
Burst 周长(BCL)
BURST+
时间
RAMP
时间
TRAIN
时间

BURST：短阵快速起搏的起搏间期都相同。

BURST+：短阵快速刺激后紧随两个配对间期递减的刺激。

RAMP：短阵快速刺激的起搏间期是连续递减的(在某些起搏器是连续递增的)。

TRAIN：50Hz(3000 次/分),高频快速起搏 0.5~3s。

什么是能够程控的?

- 释放多少阵 BURST。
- 每一个 BURST 中的脉冲数。
- 配对间期占心动过速周长的百分比。
- BURST 的周长。
- 最短的起搏间期。

几种起搏方式联合使用是可能的，不同厂商使用不同的术语。

A. F. Sinnaeve

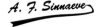

心房颤动的预防

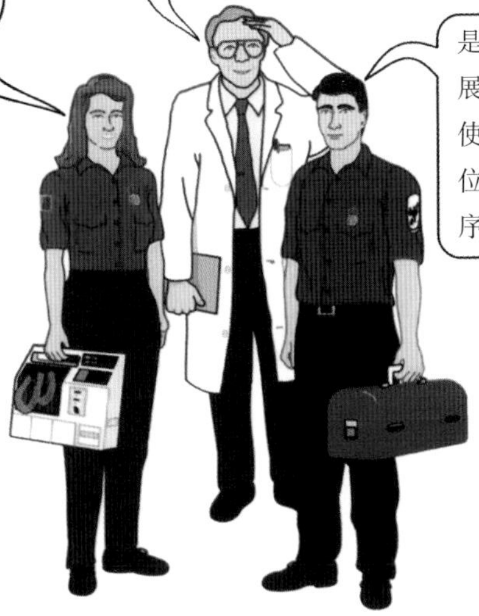

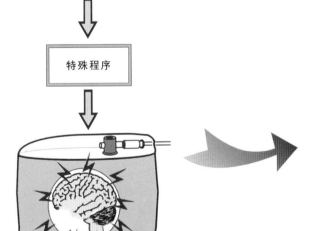
众所周知，传统的双腔起搏器对病窦综合征患者有预防房颤的作用。
很好，你们都对，但各个厂家生产的起搏器所具有的这些新程序是非常复杂的，特别是给一名特定患者使用不止一个程序时……
是的，但根据最新进展，我们现在可考虑使用新的心房起搏部位和(或)新的起搏程序来预防心房颤动。

- 以动态频率起搏超速抑制窦性心率，这样无需过度增加频率就可保证心房起搏。
- 预防期前收缩后的停搏，这样可预防短-长周期现象。
- 房性期前收缩后增加频率来超速起搏。
- 心房颤动终止后增加频率超速起搏，这样做是为了减少房颤即刻复发的可能性，这是一个常见的临床问题。

特殊程序

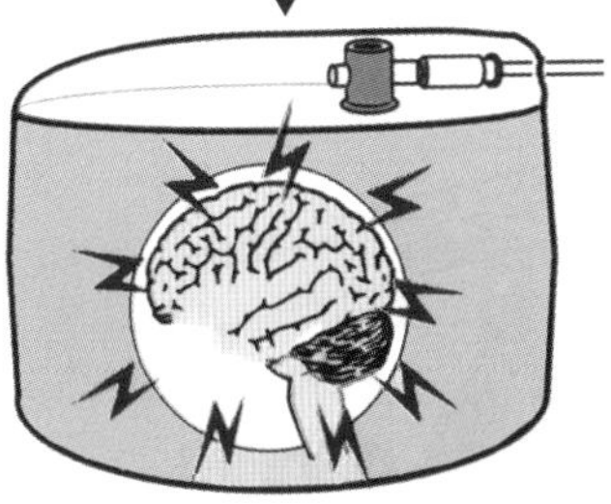

选择性起搏部位

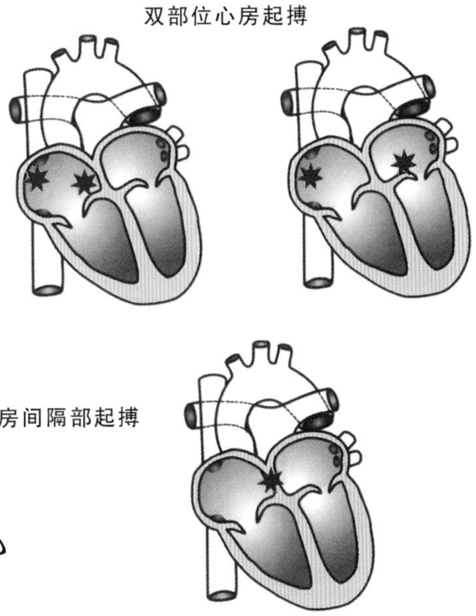
双部位心房起搏
房间隔部起搏

A. F. Sinnaeve

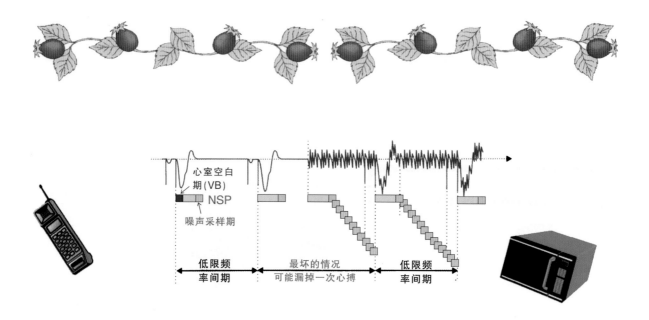

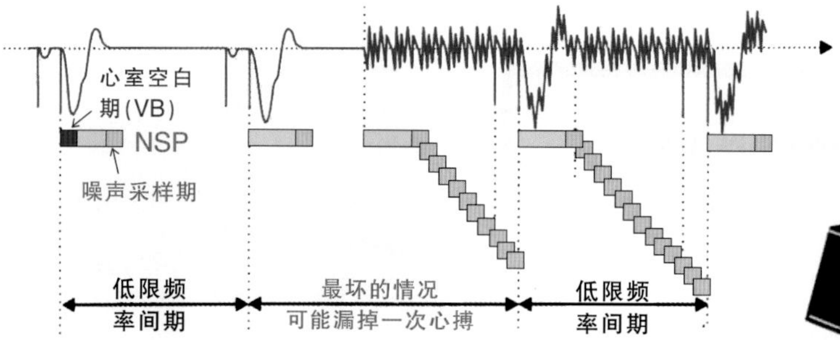
心室空白
期(VB)
NSP
噪声采样期
低限频
率间期
最坏的情况
可能漏掉一次心搏
低限频
率间期

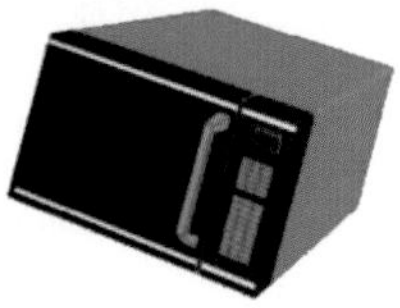

起搏器干扰

要点如下:

* 电磁干扰和噪声采样
* 一般的外科手术
* 体外心脏复律和除颤
* 医院内电磁干扰
* 医院外电磁干扰
* 起搏器重整

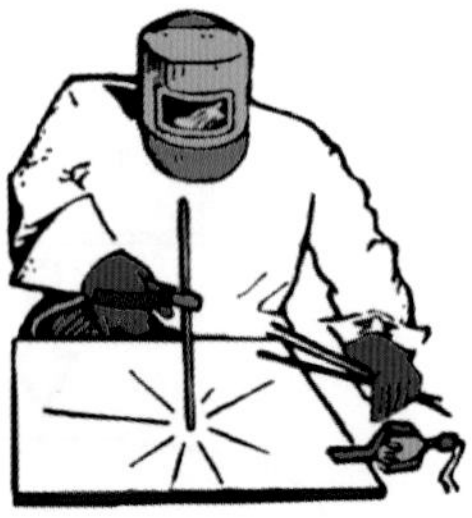

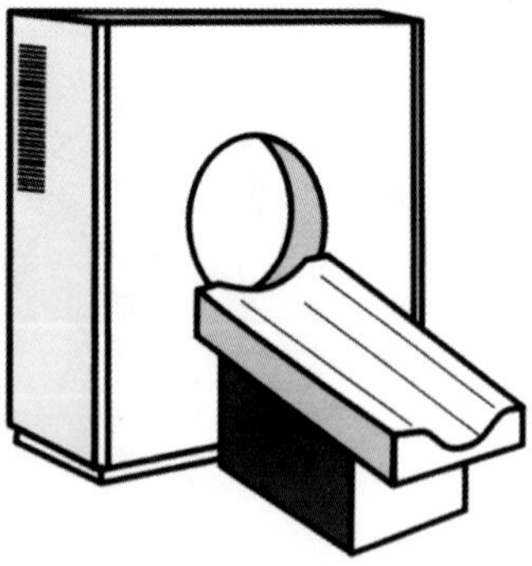

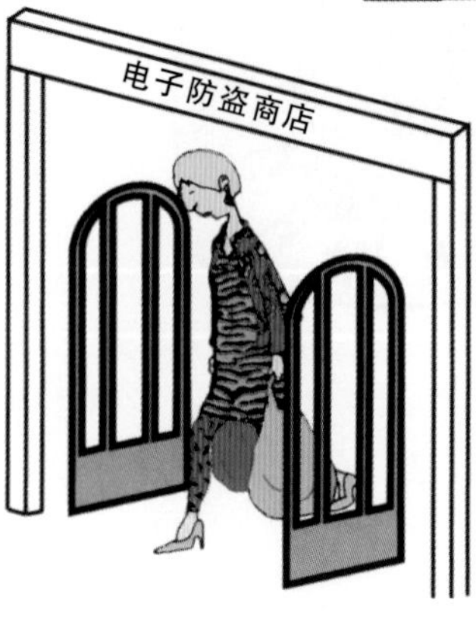
电子防盗商店

A. F. Sinnaeve

电磁干扰和噪声采样

1 再启动噪声采样期

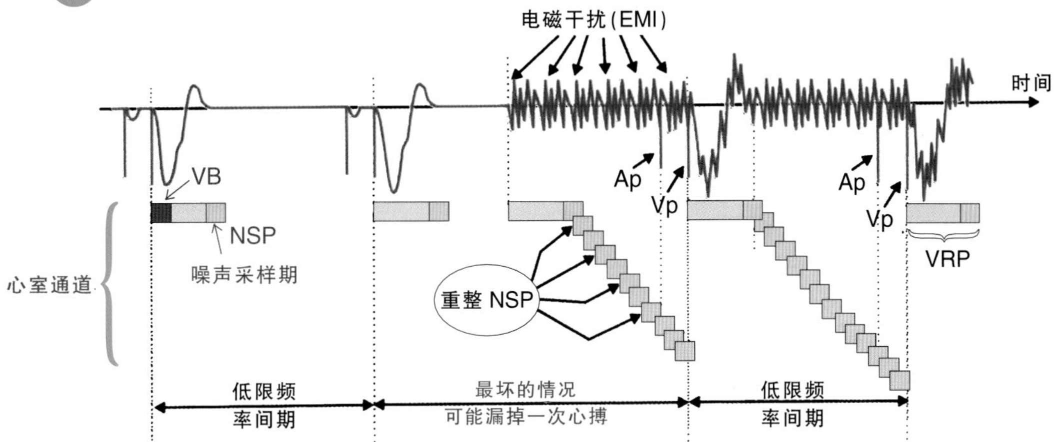
电磁干扰(EMI)
时间
VB
NSP
噪声采样期
Ap
Vp
Ap
Vp
VRP
心室通道
重整 NSP
低限频
率间期
最坏的情况
可能漏掉一次心搏
低限频
率间期

2 再启动总的不应期

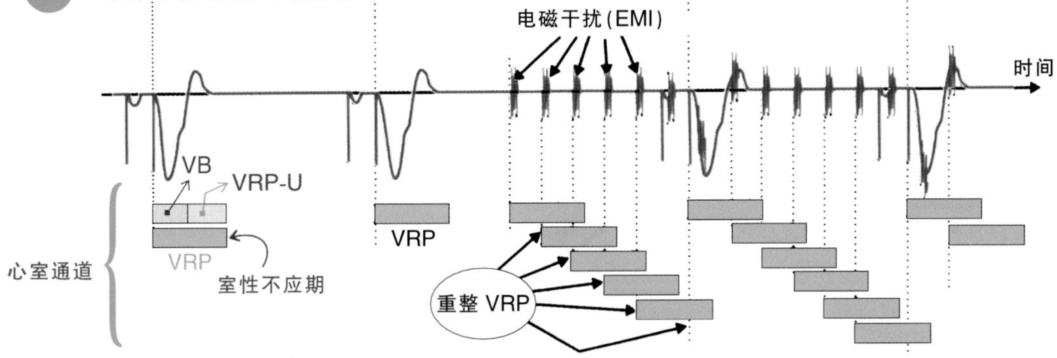
电磁干扰(EMI)
时间
VB
VRP-U
VRP
VRP
室性不应期
心室通道
重整 VRP

注意:反复低频率脉冲式电磁干扰的危险。

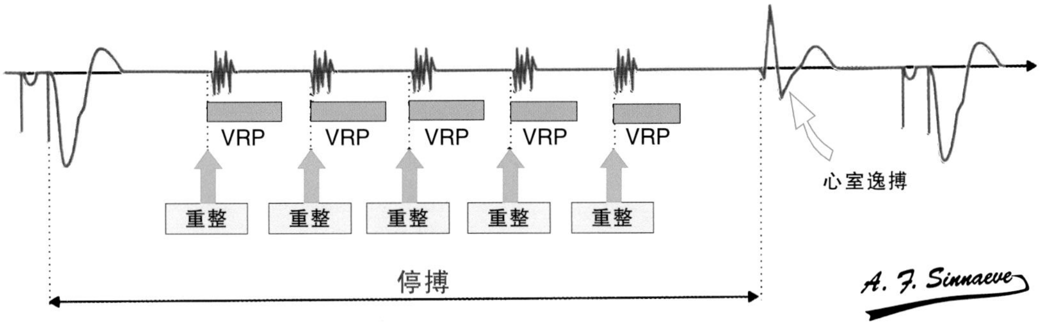
VRP
VRP
VRP
VRP
VRP
重整
重整
重整
重整
重整
心室逸搏
停搏
A. F. Sinnaeve

缩写:VB=心室空白期;VRP=心室不应期;VRP-U 非空白的心室不应期;NSP=噪声采样期;EMI=电磁干扰

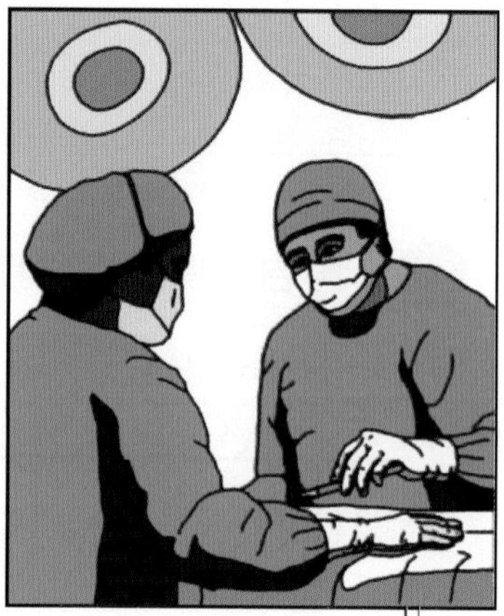
我们必须格外小心,这家伙装了起搏器！千万别损坏电极的绝缘层!!

一般的外科手术

预防措施

- 如有可能,尽量避免使用高频电刀。
- 距起搏器和起搏导线 10cm 之内禁用高频电刀。
- 回路电极板放在远离起搏器的部位。
- 手术前程控起搏器为 DOO 或 VOO 模式,在起搏器放置一块磁铁。
- 术后需仔细检查起搏器!!

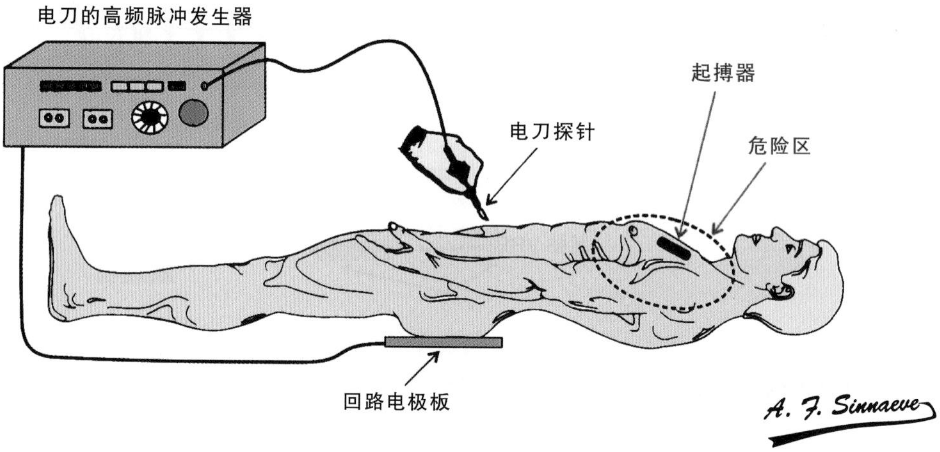
电刀的高频脉冲发生器
起搏器
电刀探针
危险区
回路电极板
A. F. Sinnaeve

起搏器或起搏导线附近使用高频电刀的可能后果

- 抑制起搏器。
- 重整或再程控起搏器参数。
- 损坏起搏器电路(最终导致起搏器失控)。
- 上限频率起搏(特别是以测量阻抗为基础的频率应答起搏器,如分钟通气量传感器)。
- 在起搏器导线内产生的电流可烧毁导线或使其变形,导致起搏阈值增高,甚至传出阻滞。

体外心脏复律和除颤

医生，如果我的患者安装了起搏器，我该把除颤电极板放在什么部位？

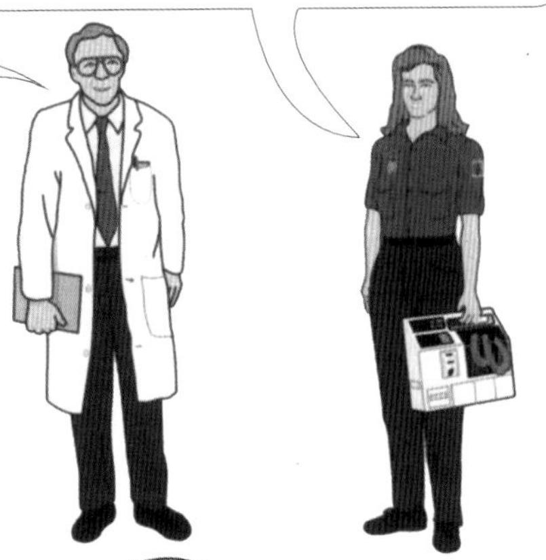

经胸体外除颤能损坏脉冲发生器和与起搏导线接触的心肌，损害程度与起搏器的距离相关。所以，除颤电极板应放在离脉冲方发生器尽量远的部位，至少 10cm 以外，除颤电极板还应与起搏导线轴向垂直，以最大限度减少除颤时在起搏导线内产生的电流，单极起搏器比双极起搏器更易受除颤电极的损伤。

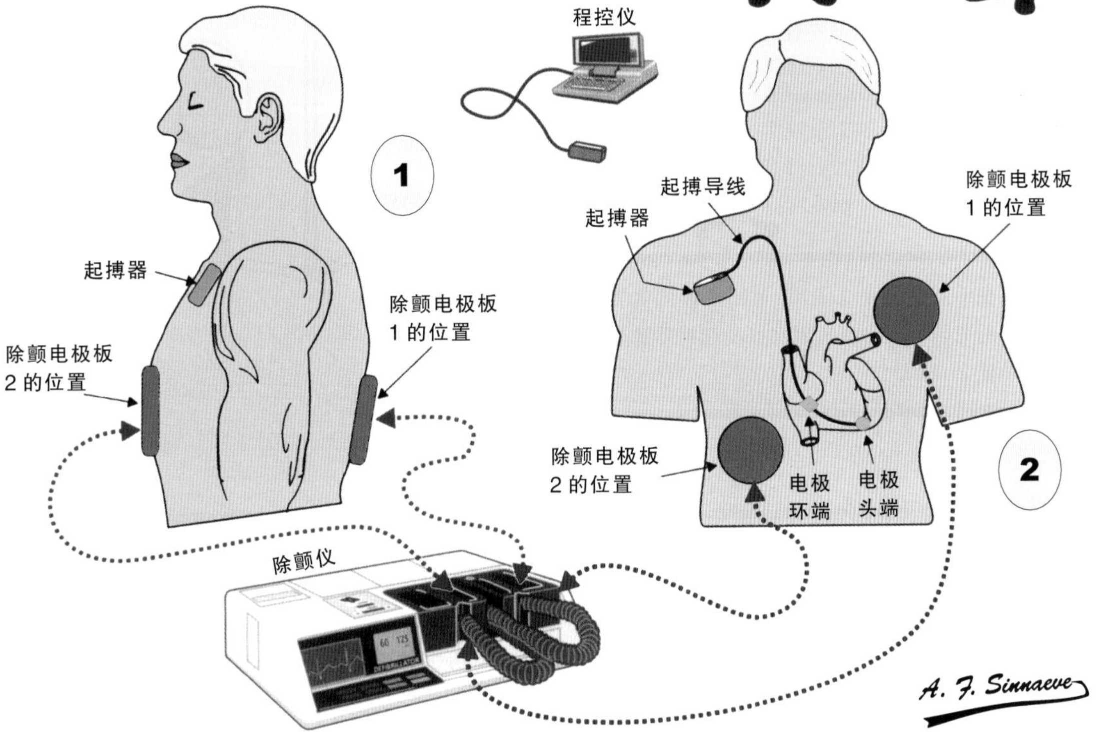

程控仪
1
起搏器
除颤电极板
1 的位置
除颤电极板
2 的位置
起搏导线
起搏器
除颤电极板
1 的位置
除颤电极板
2 的位置
电极
环端
电极
头端
2
除颤仪
A. F. Sinnaeve

- 重点：除颤后应对起搏器进行询问，并与除颤前的程控参数进行对比。
- 尽管所有起搏器都有除颤保护电路，但除颤电击的能量过高，仍能将其击毁，因此，明智的做法是附近备有经皮起搏器。
- 阈值的一过性上升可通过提高起搏器的输出（电压和脉宽）来治疗。心室阈值长时间明显升高极少见，一过性感知不良不是一个严重问题。
- 除颤电击还能抹去脉冲发生器内存中的程控设置。现代的起搏器安装有一种功能叫“启动再设置”的保护装置，它能自动地将起搏器再程控至一套安全数值（正常为 VVI 模式）。如果起搏器未受到损害，通过程控能从重整模式变为它通常的参数。

医院内电磁干扰

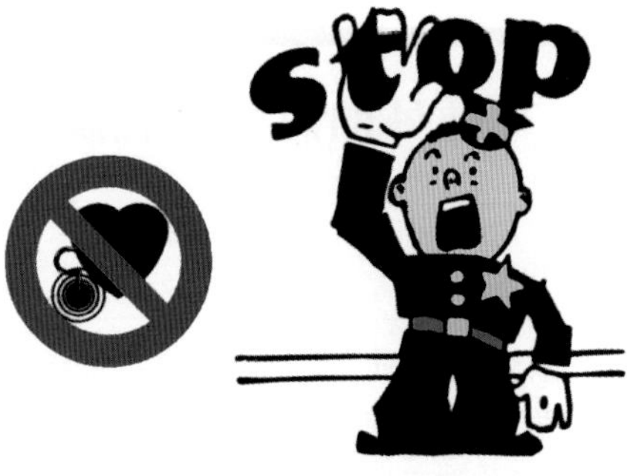
stop

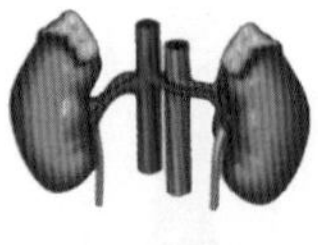

体外超声碎石术(ESWL)能产生室性期前收缩,它与 R 同步。起搏器应被程控到 VVI、VOO 或 DOO 模式。如果起搏器放置在体外超声碎石术作用的焦点上,体动驱动的起搏器的压电晶体会被击碎。因此,腹部安置起搏器患者应避免体外超声碎石术。

磁共振扫描、碎石术、放疗

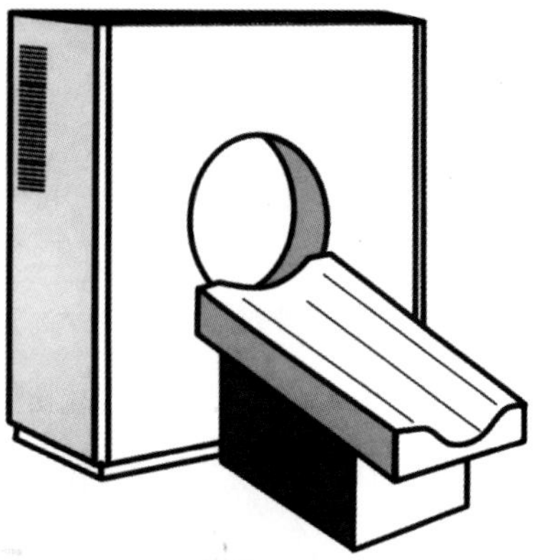

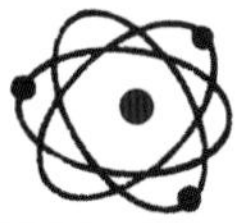

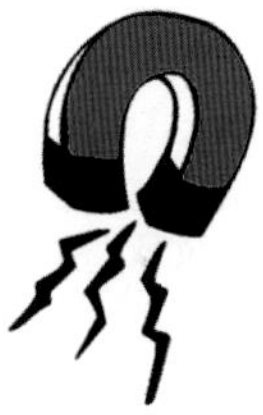

磁共振对起搏器是个灾星,对起搏器依赖者有致死的危险,现仍认为磁共振是起搏器患者的禁忌证。

警告
不要开门
放射线区

当放疗机器开或关时,能产生抑制、跟随和噪声反转等反应。离子型放射会对脉冲发生器(CMOS 结构)电路产生永久性损害,治疗时应尽量减少作用在起搏器上的总剂量,尽最大努力对起搏器进行屏蔽,或使起搏器远离放射术。每个疗程后都应检查起搏器功能,并定期随访数周。急性期后的任何起搏器功能不良都可能是起搏器由于某个部件存在严重故障造成的,需要更换起搏器。

A. F. Sinnaeve

医院外电磁干扰

如果起搏器依赖的患者在有强电磁干扰的工业环境中工作，就需要实地评估，并与起搏器厂商联系，对非起搏器依赖的患者，动态心电图和起搏器诊断功能就足够了。

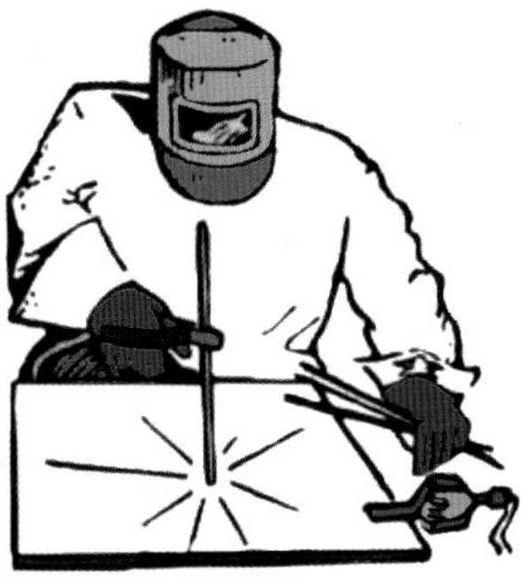

电弧焊

大多数常见的电磁干扰对起搏器基本无危害!

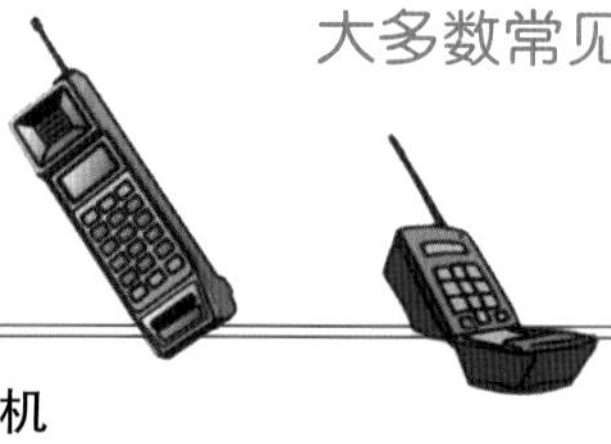

手机

当手机直接放在起搏器上时干扰的危险最大，放在耳部时很少有干扰，手机只要距离起搏器 8~10cm 就几乎没有干扰。

金属探测门

1~2 次非同步起搏或抑制而无任何不适感。

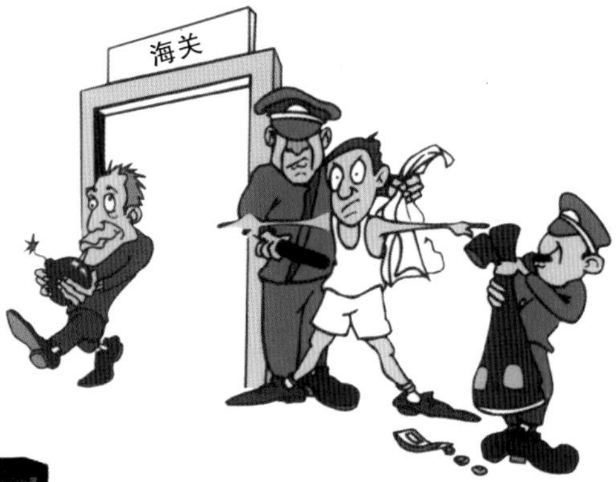
海关

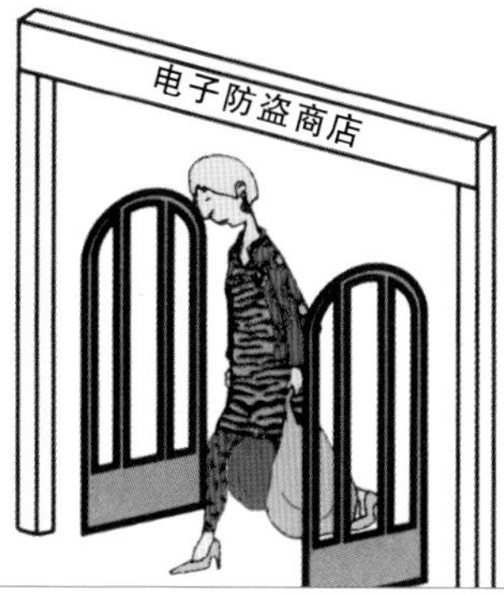

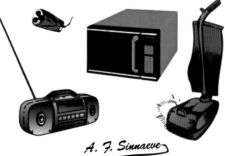
电子防盗商店

电子物品监视(防窃贼)：会出现 1~2 次非同步起搏器或抑制，但大多数情况下无不适感。极偶尔情况下可能出现起搏器重整。

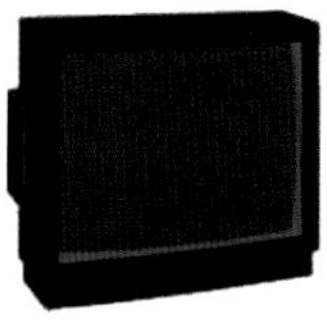

家用电器(微波炉、电视遥控等)一般对现代起搏器没有影响。

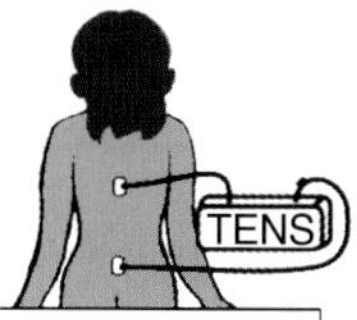
TENS

经皮电神经刺激会抑制起搏器，需要重新程控感知灵敏度。

A. F. Sinnaeve

起搏器重整

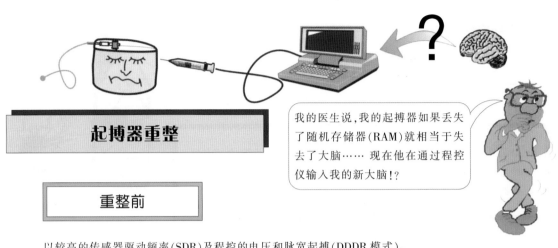

我的医生说，我的起搏器如果丢失了随机存储器(RAM)就相当于失去了大脑…… 现在他在通过程控仪输入我的新大脑！？

重整前

以较高的传感器驱动频率(SDR)及程控的电压和脉宽起搏(DDDR 模式)。

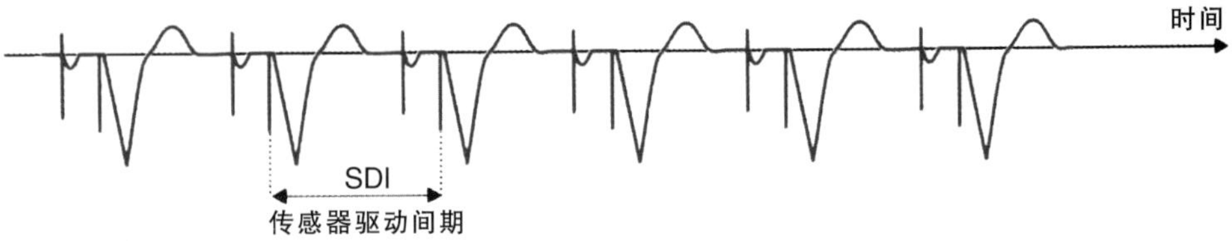
时间
SDI
传感器驱动间期

重整后

以厂商特定的固定低限频率和常定的电压与脉宽起搏(VVI 模式)。

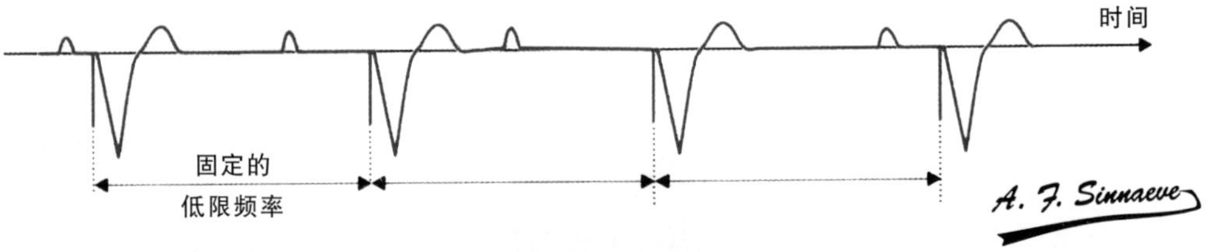
时间
固定的
低限频率
A. F. Sinnaeve

注意 对血流动力学上依赖房室同步的患者，重整可能难以耐受！！

- 重整通过程控可以恢复！对起搏器没有永久的损害。
- 起搏器重整可由放射治疗、高频电刀、强力电磁干扰和电除颤导致。
- 高强度的干扰可能抹去储存在随机存储器(RAM)中的起搏器程序，但不影响储存于只读存储器(ROM)中的程序安全。
- 重整必须与选择性更换时间(ERT)相鉴别(检查电池电压和阻抗)。

缩写：ERT=选择性更换时间（接近电池耗竭前）；RAM=随机存储器（可被程控仪改变）；ROM=只读存储器(固定的内容，只能由计算机内部的微处理器读取)

起搏器随访

要点如下：

* 起搏器的置入
* 起搏器随访的要求
* 心脏起搏时逆向传导的影响
* 心室后心房不应期(PVARP)的中心作用
* 电话传输随访
* 一般随访方法——第 1、2 部分
* 系统的起搏器随访
* 自动阈值测定——起始步骤
* 自动阈值测定——可激动相的终点
* AAI 起搏器的随访
* 触发式起搏模式的应用
* 起搏器寿命终点和选择性更换指征
* 遥测的总的概念
* 心室电图的遥测
* 实时读取的实例
* 远程询问
* 遥测电阻的测量
* 遥测记录数据
* 遥测测量数据
* 无法识别的起搏器
* 起搏器作为 Holter 记录器
* VVI 起搏器的记忆功能
* 起搏器诊断
* 存储训练
* 起搏状态的储存
* 存储的直方图
* P 波振幅直方图
* 起搏器诊断——感知阈值
* 心率和传感器指示直方图
* 注意存储资料
* 心律失常和自动模式转换——第 1、2、3 部分
* 存储的心房电图的临床应用——第 1、2 部分
* 存储的心内电图的临床应用实例——第 1、2、3 部分
* 自动夺获的确认——第 1、2 部分
* 非低极化电极的自动夺获的确认——第 1、2 部分
* 美敦力公司起搏器心房夺获的管理

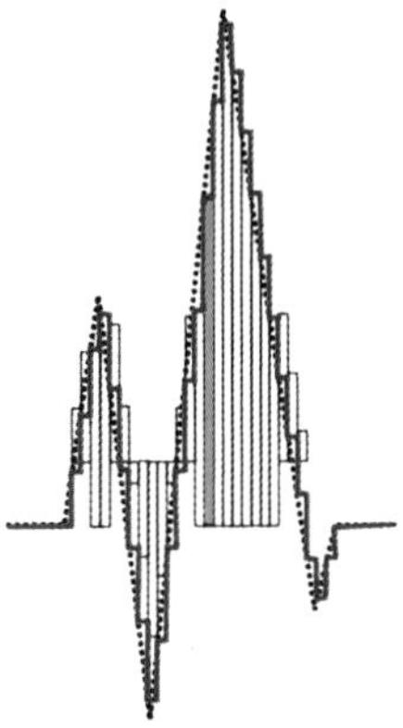

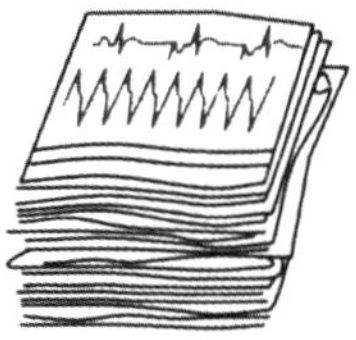

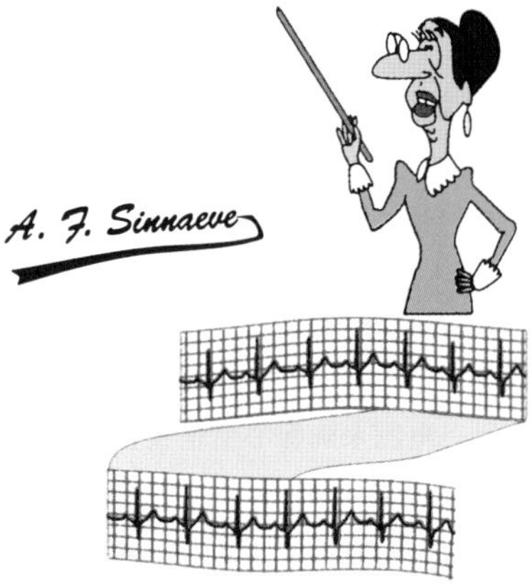
A. F. Sinnaeve

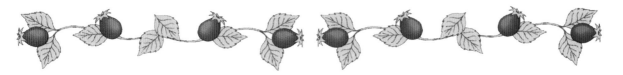

起搏器的置入

准备患者的病例资料卡

- 安装起搏器的指征
- 使用的药物
- 过敏史
- 实验室检查(INR、血常规……)
- 最近的 12 导联心电图和胸部 X 线片

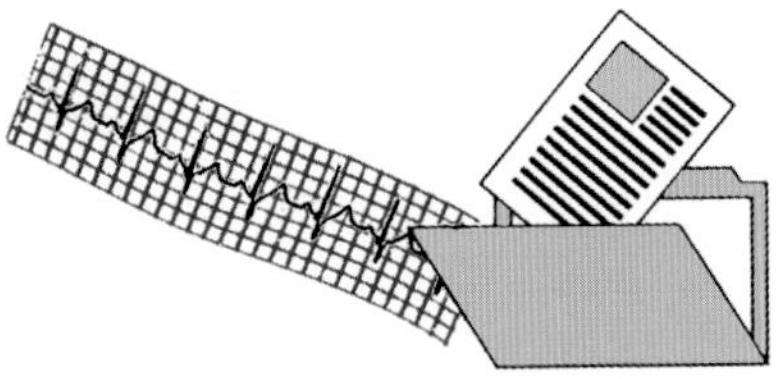

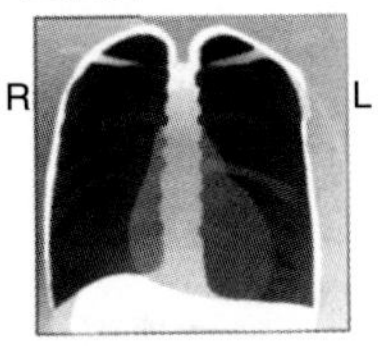
正位片
R
L

确保手边有合适的起搏器、起搏导线、操作手册和程控仪

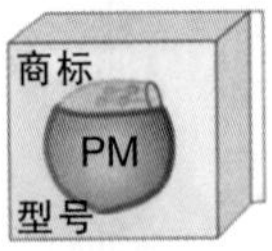
商标
PM
型号

无菌的起搏器

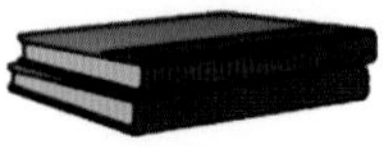

起搏器厂家提供的技术手册

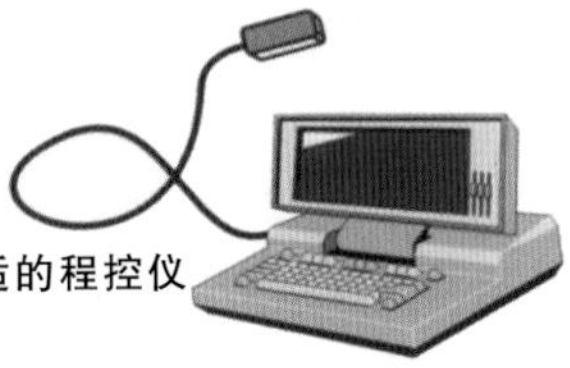

合适的程控仪

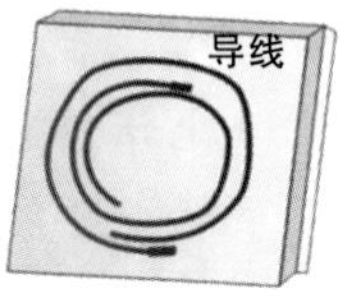
导线

无菌的导线

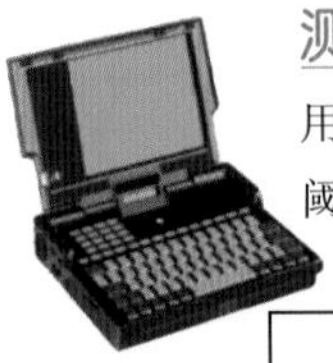

测试、确认和调整

用起搏系统分析仪(PSA)测量将要置入的起搏器的输出和感知灵敏度、所置入导线的阈值、R 波和 P 波振幅，PSA 还可以测量阻抗。

起搏器置入时可以接受的参数值	心房	心室
电压阈值(脉宽 0.5ms 时)	<1.5V	<0.5V
感知灵敏度(信号振幅)	>1.5mV	>5mV
起搏阻抗(在起搏电压 5V 及脉宽 0.5ms 时)°	<750Ω	<750Ω
斜率(仅在振幅很小时才测量)	>0.5V/s	0.5V/s

°特殊高阻抗导线将会注明有较高的阻抗(参考厂商的注释)。

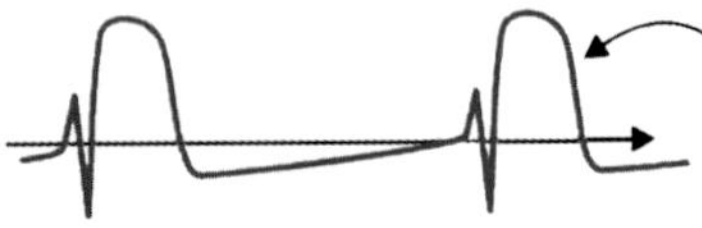

损伤电流产生的 ST 段改变标志着右心室内膜接触良好。它可以保证有较低的起搏阈值(从电极头端记录的单极电图)。

- 深吸气或咳嗽时用接近阈值的电压起搏，检查电极导线是否稳定。
- 采用侧位或接近侧位透视观察，确认右室电极导线和(或)右房电极导线(如果放置在右心耳)是否指向前面。
- 当起搏器置入皮下组织后，如仅有感知而无起搏信号，可用磁铁来确认心房和心室能否有效起搏。
- 采用 10V 电压起搏心房和心室来排除膈肌刺激的可能。
- 做 12 导联心电图来确保心室电极没有起搏左心室。
- 置入起搏器时或稍后(出院前)，检查是否有室房逆传。

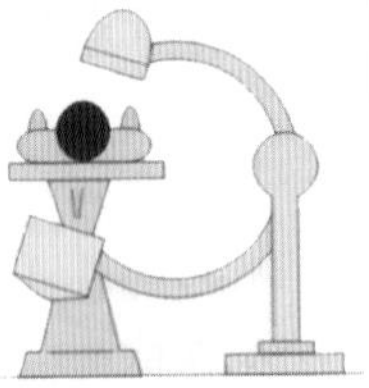

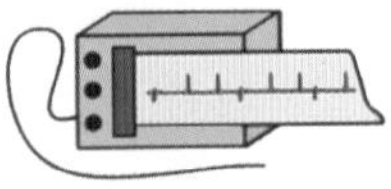

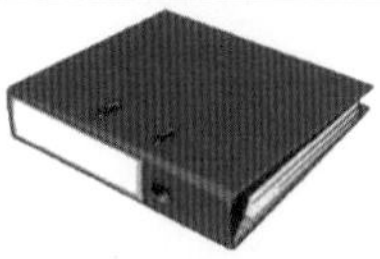

- 置入起搏器不久拍胸部 X 线片以证实电极导线的位置，并排除气胸。
- 程控起搏器，如需要，把患者资料打印出来放在患者病历中。
- 将置入时所有资料记录在患者卡片中。

A. F. Sinnaeve

系统的起搏器随访

必备条件

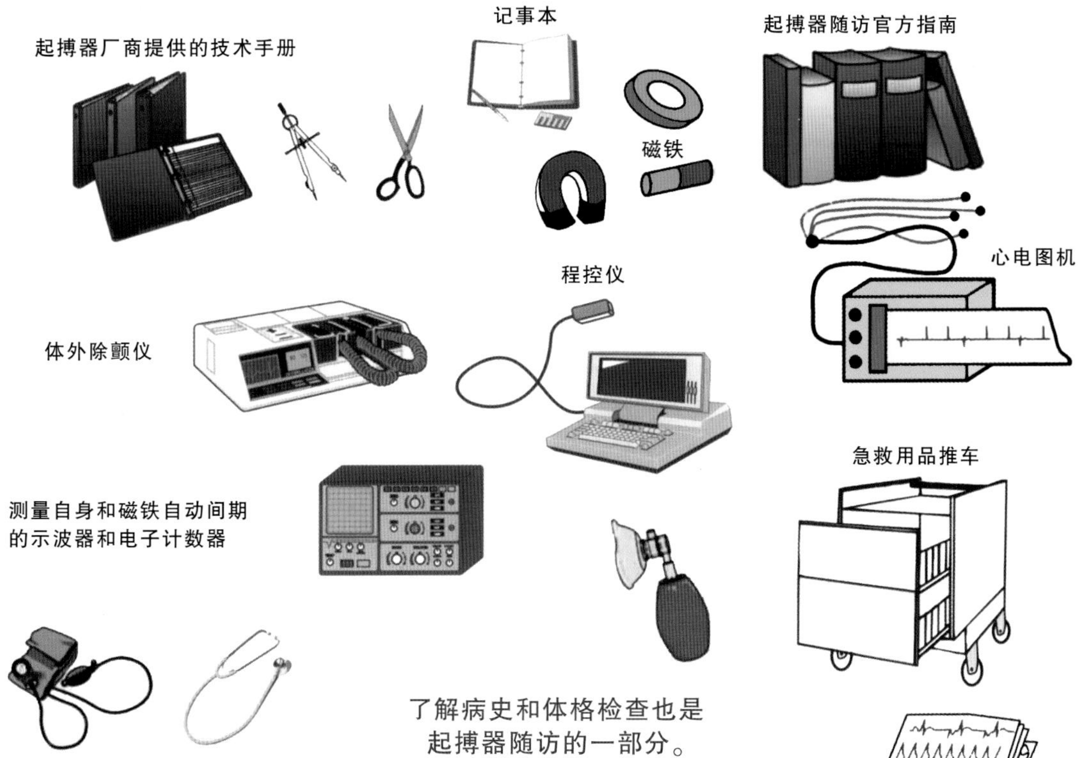

起搏器厂商提供的技术手册
记事本
起搏器随访官方指南
磁铁
心电图机
程控仪
体外除颤仪
急救用品推车
测量自身和磁铁自动间期
的示波器和电子计数器

了解病史和体格检查也是起搏器随访的一部分。

A. F. Sinnaeve

应该做较长的心律记录，这样可以得到更全面的信息！

使用和未使用磁铁时的 12 导联心电图

1. 确认使用和未使用磁铁时的自动间期。
2. 评估起搏器的依赖程度。
3. 确认恰当的除极顺序、夺获、感知、融合波和假性融合波情况。

起搏标记和心内电图

同步记录带标记的体表心电图和心内电图。

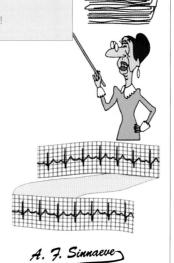

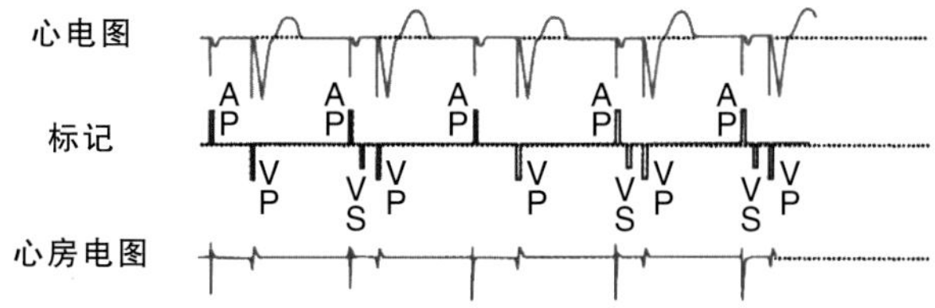

心电图
标记
心房电图
AP
VP
VS

心脏起搏时逆向传导的影响

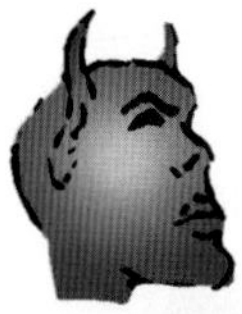

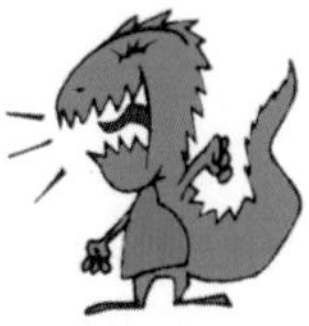

起搏器综合征

血流动力学上的缺点

无休止循环性心动过速(ELT)

反复性非折返性室房同步(RNRVAS)

这个恶魔

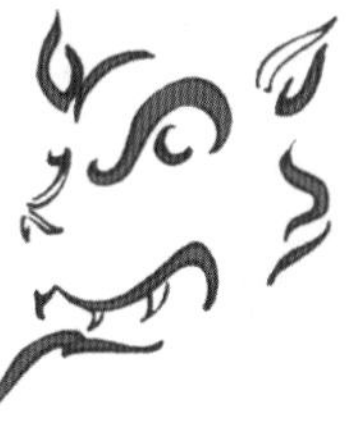

逆传 P 波

VA 传导 100~400ms,极少情况下更长一些。

受自主神经、药物等因素影响,可随心率的加快而延长,只发生于运动等少数情况下。

70%~80%的病态窦房结综合征(SSS)患者,35%的房室传导阻滞患者会发生。

持续 VA 传导的表现

- 规律的 1:1 VA 传导。
- 规律或不规律的 2:1、3:1 VA 传导。
- VA 传导的规律的文氏现象。

A. F. Sinnaeve

VVI 起搏时逆向 VA 传导的文氏现象

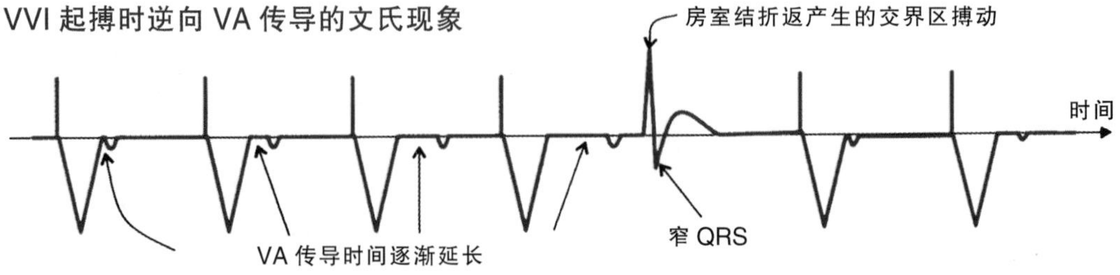
房室结折返产生的交界区搏动
时间
窄 QRS
VA 传导时间逐渐延长

缩写:VA=室房(逆向);SSS=病态窦房结综合征

双腔起搏中心室后心房不应期(PVARP)的中心作用

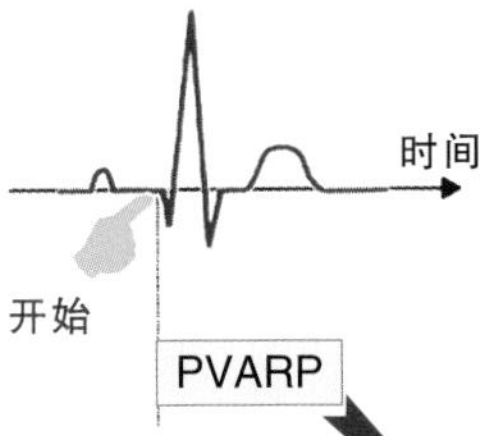
时间
开始
PVARP

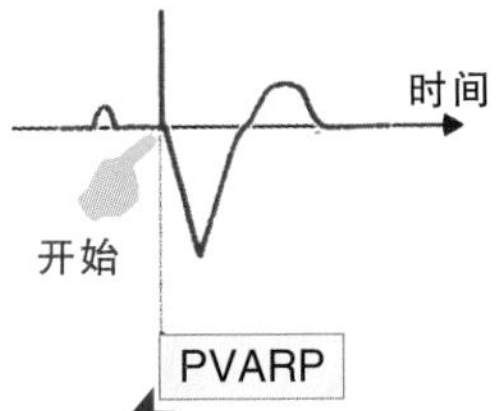
时间
开始
PVARP

PVARP

理想的心房感知

防止感知过早的心房事件，因此避免在 T 波上和心室不应期内发放心室刺激。

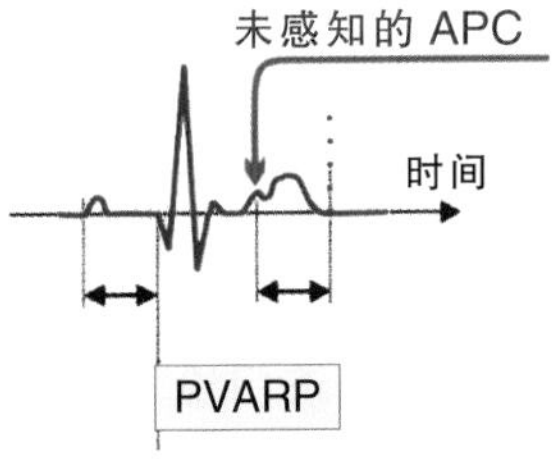
未感知的 APC
时间
PVARP

PVARP 不应短于心室不应期，以免心室事件被心房通道远场感知。

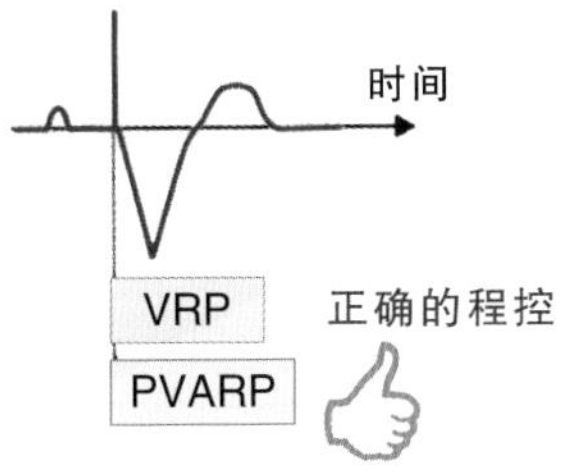
时间
VRP
正确的程控
PVARP

无休止循环性心动过速的预防

程控 PVARP 至=VACT+50ms
(VACT=VA 传导时间)
(不能预防 VA 逆传)

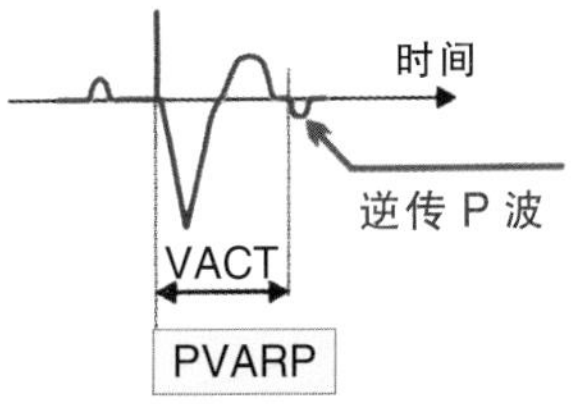
时间
逆传 P 波
VACT
PVARP

识别室性期前收缩(VPC)后 PVARP 自动延长。

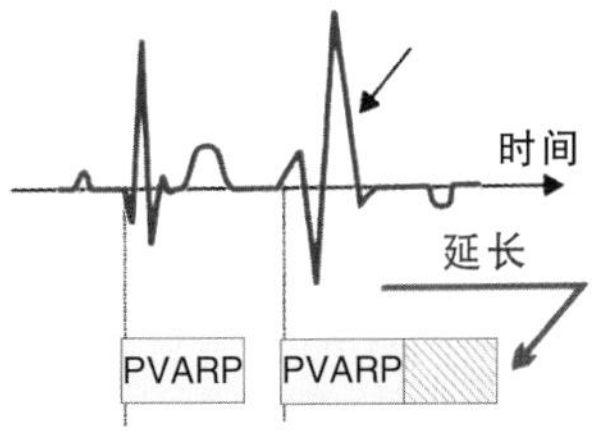
时间
延长
PVARP
PVARP

控制上限频率

TARP=AVI+PVARP

如果没有可以独立程控的上限频率，则
上限频率(bpm)=60 000/TARP(ms)
或者如果有可以独立程控的上限频率，则表现为 2:1 阻滞频率。

A. F. Sinnaeve

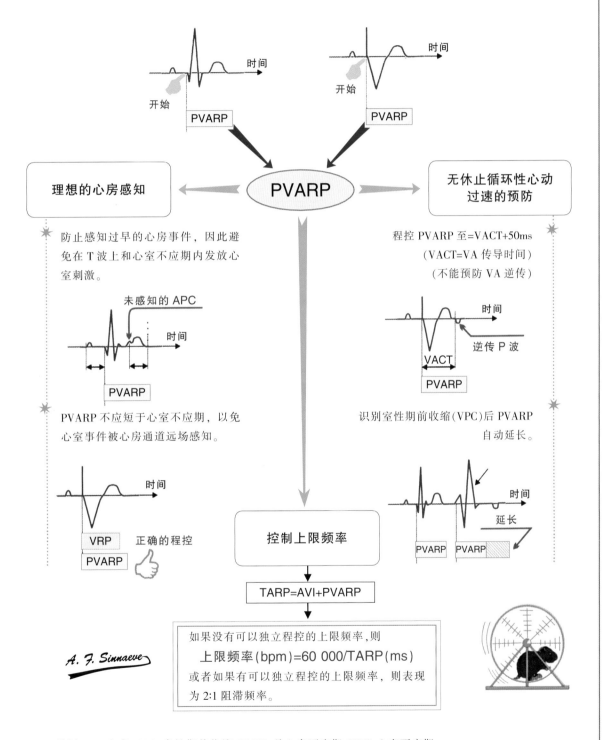

缩写：VA=室房；APC=房性期前收缩；TARP=总心房不应期；VRP=心室不应期

电话传输随访

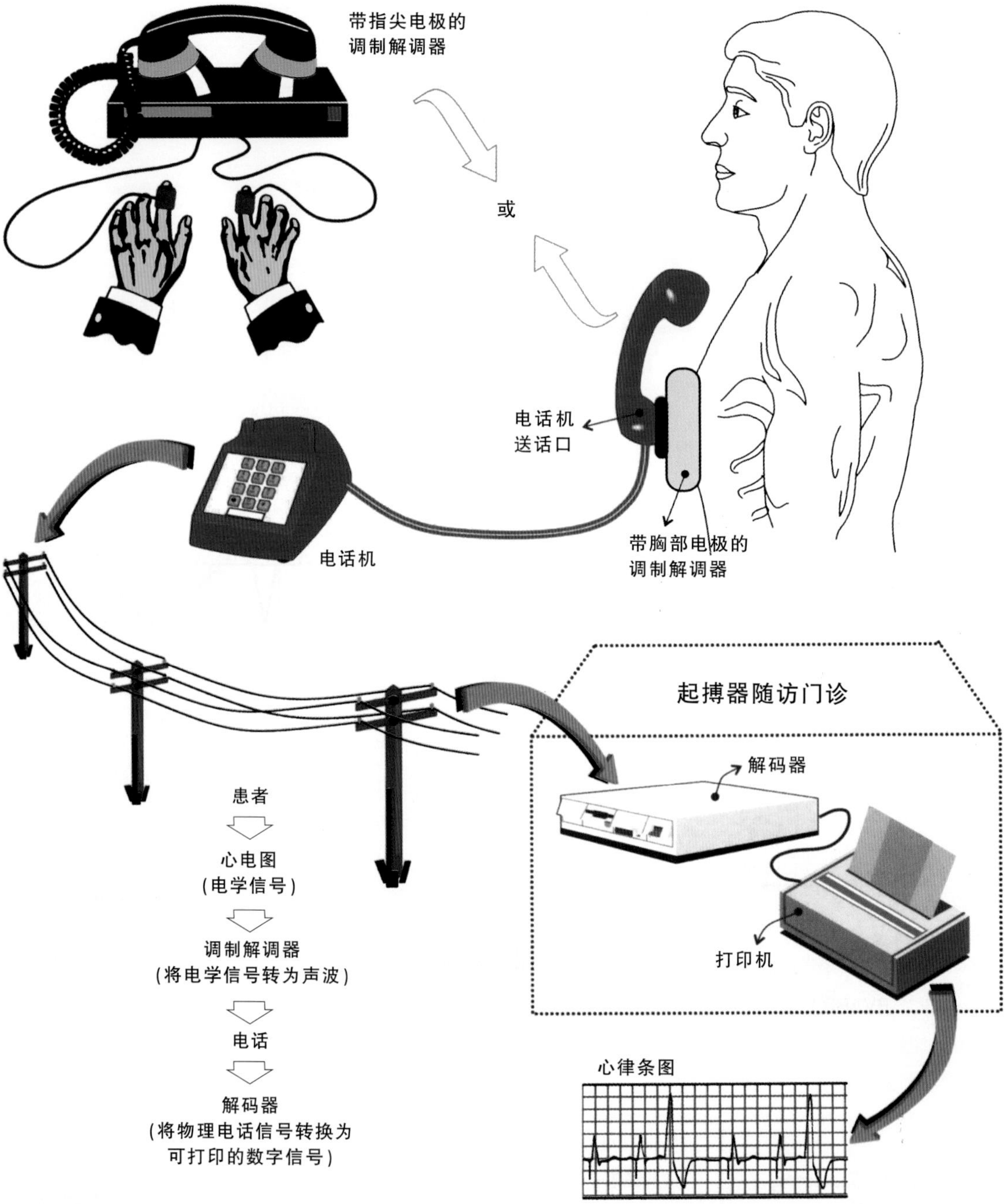
带指尖电极的
调制解调器
或
电话机
送话口
电话机
带胸部电极的
调制解调器
起搏器随访门诊
解码器
打印机
患者
心电图
(电学信号)
调制解调器
(将电学信号转为声波)
电话
解码器
(将物理电话信号转换为
可打印的数字信号)
心律条图

这种随访模式随着互联网的兴起已经逐步被淘汰了。

A. F. Sinnaeve

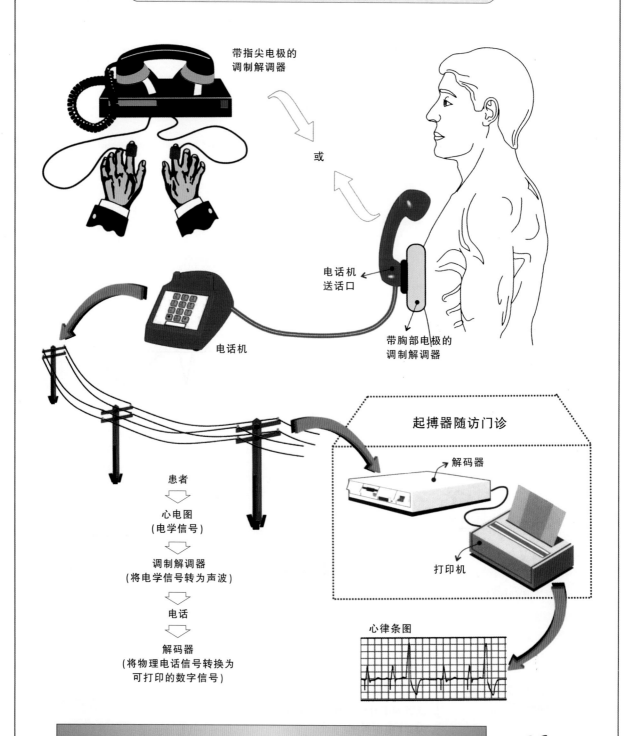

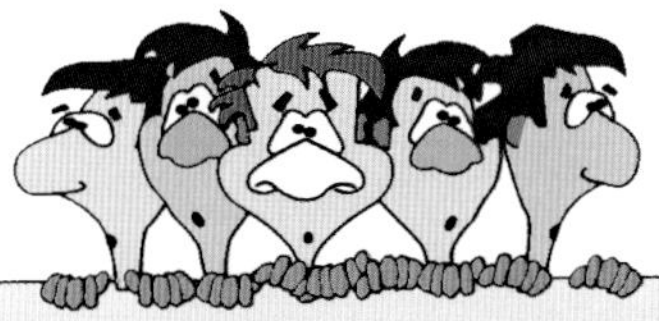

一般随访方法——第 1 部分

① 体格检查和询问病史

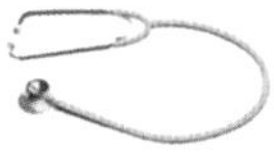

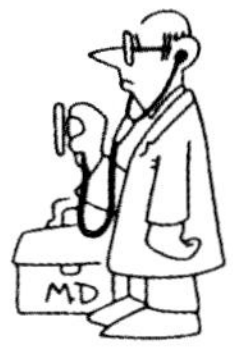
MD

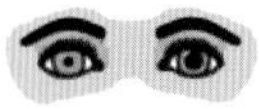

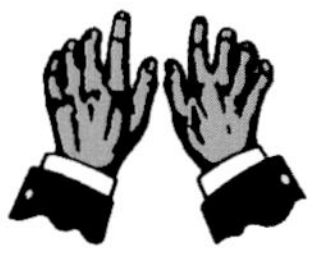

临床方法十分重要!

② 血压

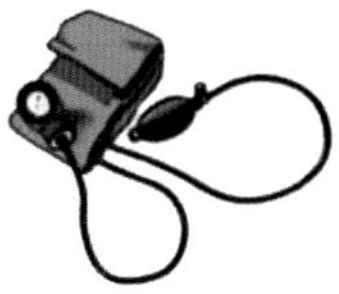

起搏器综合征会导致起搏时血压下降!

③ 磁铁的应用

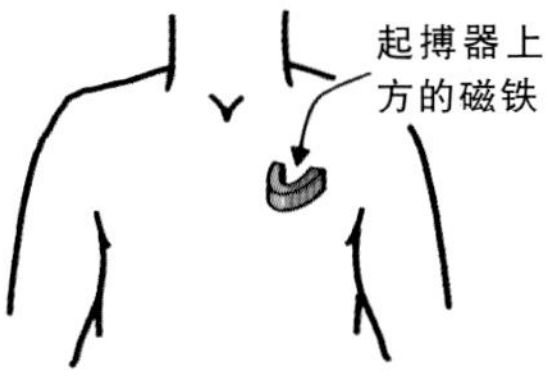
起搏器上
方的磁铁

1.磁铁频率时为非同步起搏。起搏频率和模式(双腔起搏器为 DOO 或 VOO 模式)因起搏器不同而异。
2.AV 间期通常会缩短。
3.磁铁频率(根据设计可与程控频率不同)可反映电池状态,并指示加强随访时期、ERT 和 EOL。
4.有些起搏器可程控开启或关闭磁铁反应。

④ 仔细确认心电图

永远不能忽视 12 导联心电图的诊断价值!看看能否证实存在肌电位或导线问题。

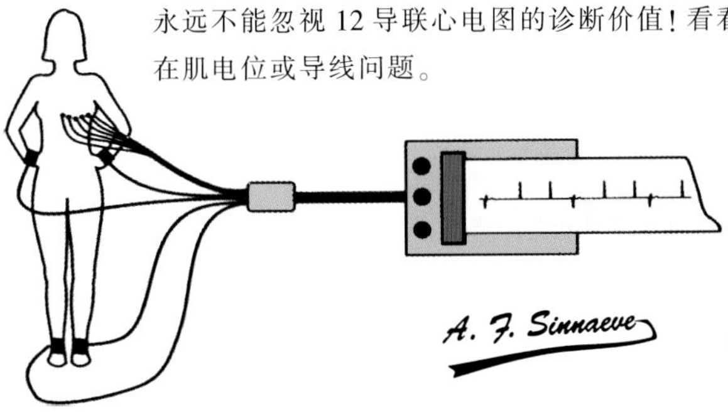
A. F. Sinnaeve

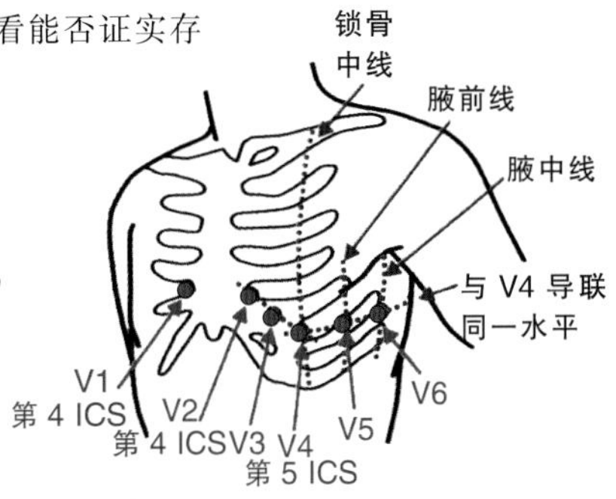
锁骨
中线
腋前线
腋中线
与 V4 导联
同一水平
V1
第 4 ICS
V2
第 4 ICS
V3
V4
第 5 ICS
V5
V6

缩写:DOO=双腔房室非同步起搏模式;VOO=心室非同步起搏模式;ERT=选择性更换时间;EOL=寿命终点;ICS=肋间隙

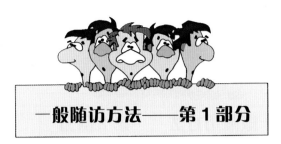

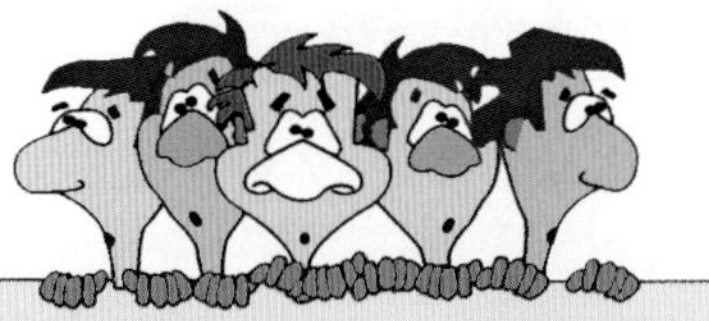

一般随访方法——第2部分

5 胸部X线检查

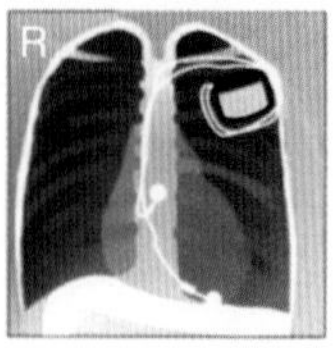
R

1.确认起搏器厂商和起搏方式(如果不知道)。
2.检查导线位置。
3.检查导线是否有断裂。
4.检查是否有左心衰竭。

6 使用程控仪

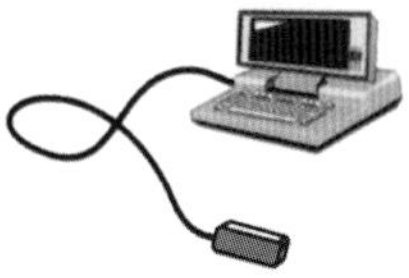

程控仪一定要与起搏器匹配!

7 超声心动图

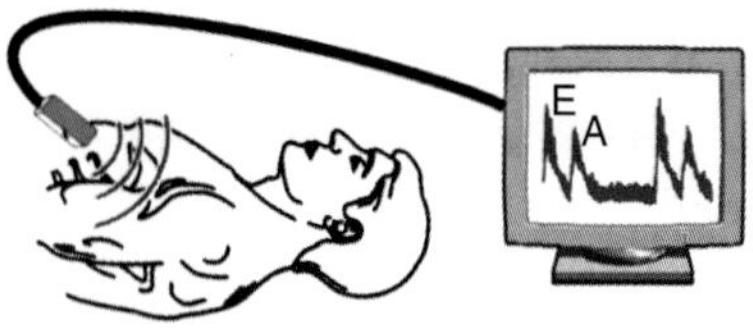
E
A

1.解剖方面
 a. 诊断不常用的导线位置,如在左室部位最好通过食管超声(TEE)证实。
 b. 心室导线穿孔(可能伴有心包积液)。
2.血流动力学方面
 a. 优化AV间期。
 b. 评价双心室起搏。

8 动态心电图监测

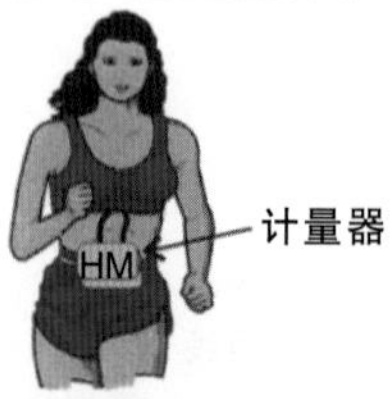
计量器
HM

对仍有症状的患者,作为起搏器存储资料的补充。

9 平板运动实验或步行测试

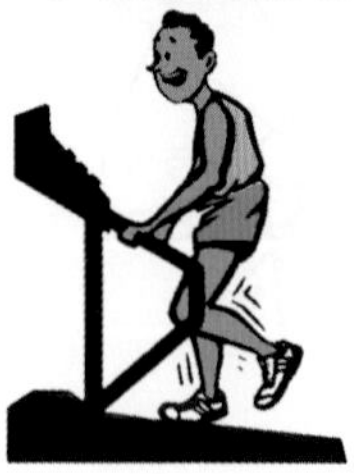

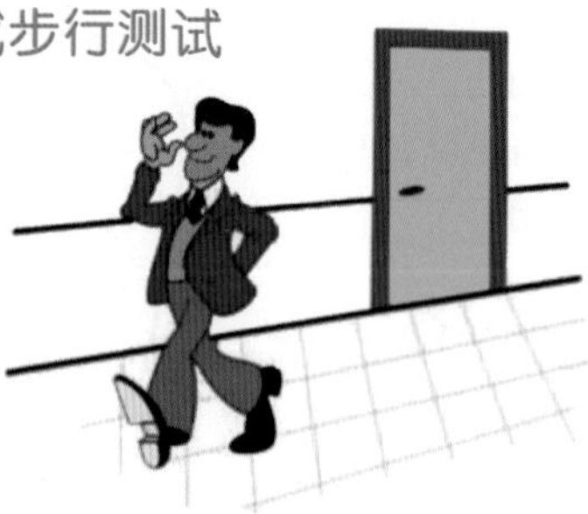

- 评价心房变时功能不全。
- 优化传感器程控。
- 评价运动时的特殊功能:双心室起搏、起搏治疗肥厚型心肌病等。

A. F. Sinnaeve

缩写:AV=房室

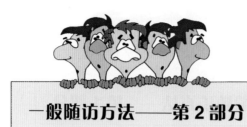

系统的起搏器随访

确保将程控探头很小心地放在了起搏器上方。

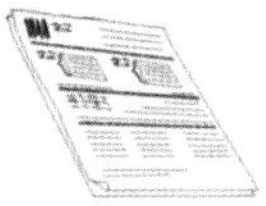

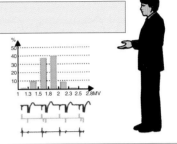

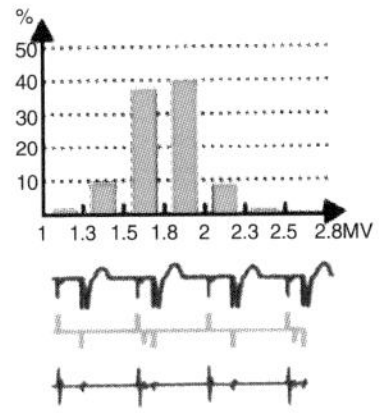
%
50
40
30
20
10
1 1.3 1.5 1.8 2 2.3 2.5 2.8MV

起搏器询问

1.确认管理资料。
2.核查程控资料。
3.检查测定的或实时的数据 { 输出？ 电池？ 导线？
4.检查存储的资料。

感知灵敏度越高意味着毫伏数越低！

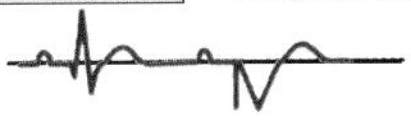

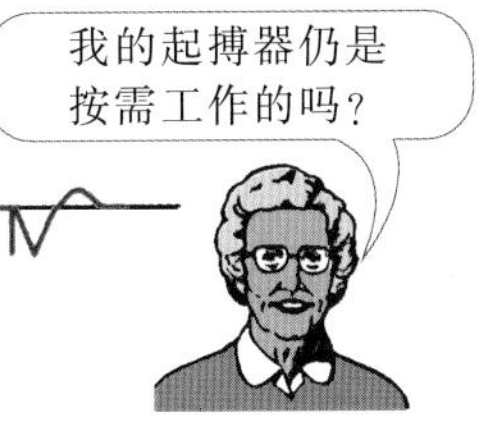
我的起搏器仍是
按需工作的吗？

测定感知阈值

1.如患者有几段自主心律，就需要自动或手动测定感知阈值。
2.如有必要，重新程控感知灵敏度。

确保有足够的安全区！

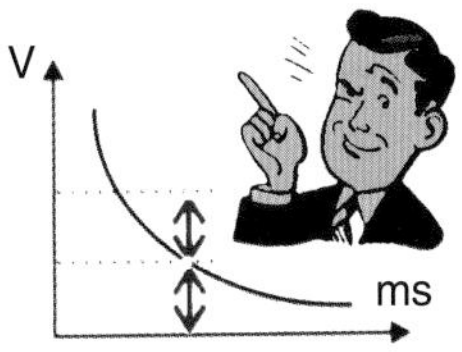
V
ms

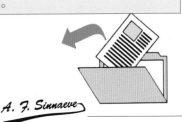

测定起搏阈值

1.自动和(或)手动测定起搏阈值。
2.如有必要，重新程控起搏器的电压或脉宽。

检查特殊功能

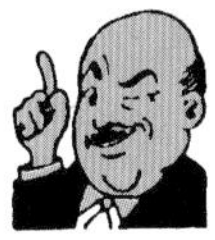

1.检查有无交叉感知。
2.评价室房逆传和产生无休止循环性心动过速的可能性。
3.查看单极起搏器最终产生肌电位干扰的可能性。
4.检查频率应答功能、睡眠频率、滞后功能、自动模式转换功能和直方图等。

如有必要，预约特殊检查：胸部X线片、动态心电图等。

准备报告结果

必须认真保管报告。

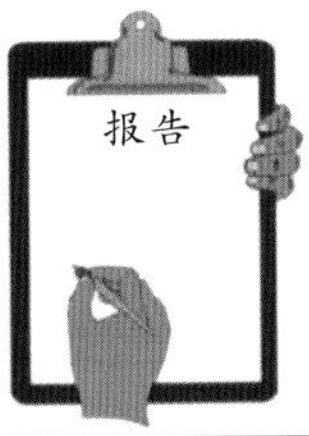
报告

1.整理出适当的存储资料。
2.打印最终报告。
3.将最终改变的参数与原来的参数进行比较。
4.给患者一份最终的打印报告结果。

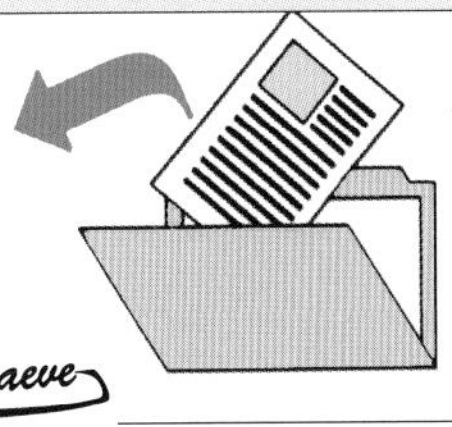

A. F. Sinnaeve

自动阈值测定——起始步骤

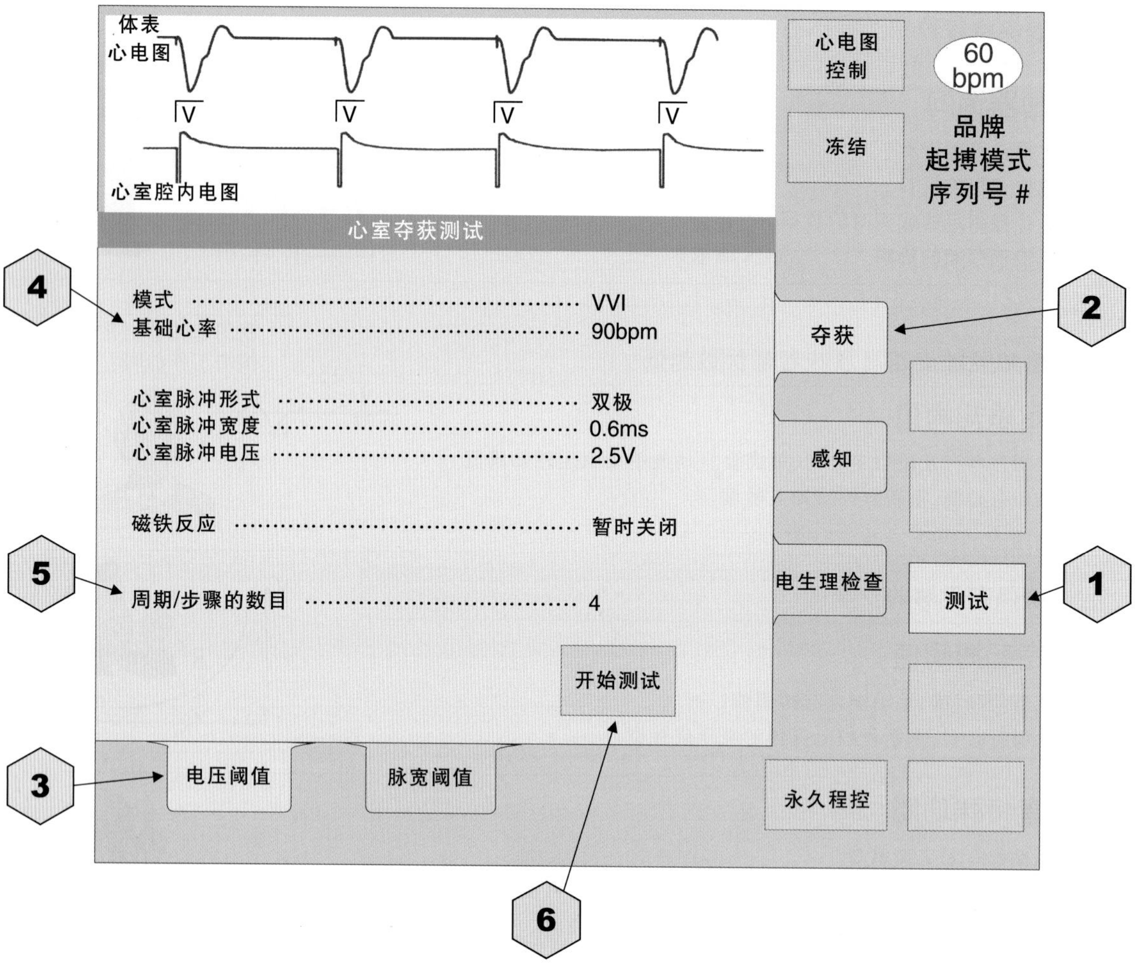

体表
心电图
V
V
V
V
心室腔内电图
心电图
控制
60
bpm
冻结
品牌
起搏模式
序列号 #
心室夺获测试
4
模式 VVI
基础心率 90bpm
2
夺获
心室脉冲形式 双极
心室脉冲宽度 0.6ms
心室脉冲电压 2.5V
感知
磁铁反应 暂时关闭
5
电生理检查
测试
1
周期/步骤的数目 4
开始测试
3
电压阈值
脉宽阈值
永久程控
6

- 开始步骤 4:将右上角用红色指示的实际“基础心率”(60)暂时程控为高于患者自身心率的较高数值(90),以确保起搏。

- 开始步骤 6:当触摸“开始测试”时,就会显示“测试正在进行中”等信息,同时出现“结束测试”和“停止测试”2 个选项。“停止测试”是个紧急按钮,触摸后立即恢复测试以前的程控参数。

- 当失去夺获时,触摸“结束测试”按钮以终止测试,并恢复到以前的程控参数(电压和脉宽),系统会在屏幕上显示“确认夺获测试”,并将测试结果储存在程控仪的内存中。

A. F. Sinnaeve

自动阈值测定——可激动相的终点

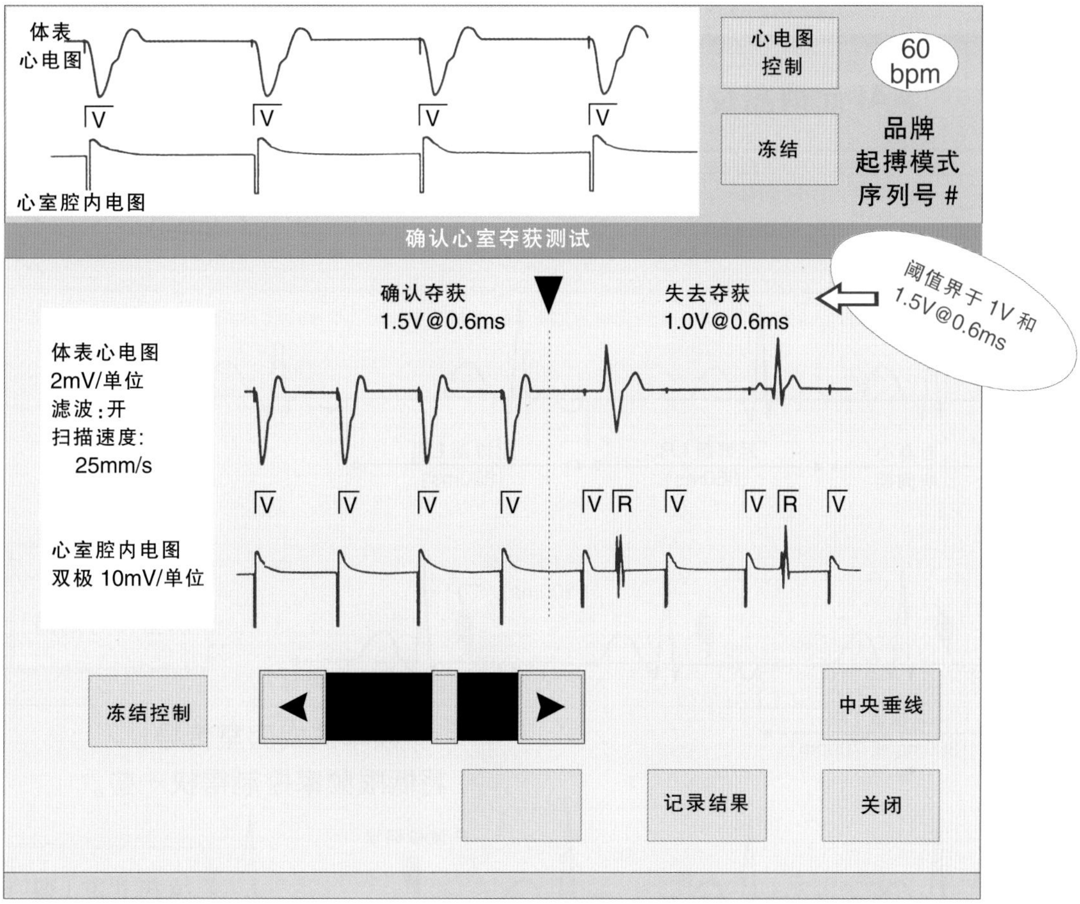

体表心电图
心室腔内电图
心电图控制
60 bpm
冻结
品牌
起搏模式
序列号 #
确认心室夺获测试
确认夺获
1.5V@0.6ms
失去夺获
1.0V@0.6ms
阈值界于 1V 和 1.5V@0.6ms
体表心电图
2mV/单位
滤波：开
扫描速度：
25mm/s
心室腔内电图
双极 10mV/单位
V
R
冻结控制
中央垂线
记录结果
关闭

- 测试中暂时的实际心率(90)在右上角用红色显示，测试结束时，恢复程控的"基础心率"(60)。

- 测试将从比常用数值低一格的数值(电压或脉宽)开始。每个程控的"周期/步骤的数目"之后，测试参数的数值会逐步下降。每一步都由心电图显示屏上的垂直线显示。

- 按压"结束测试"键后，不仅结束测试，并且恢复到以前的程控数值，如 2.5V-0.6ms-60 次/分，这些设置可从显示屏上部查实。

- 触摸"关闭"键后，应给起搏器程控一个合适的安全区间，以便可靠的长期起搏(用"永久程控"确认)。

A. F. Sinnaeve

大家知道，即使是经过仔细选择患者置入 AAI 和 AAIR 起搏器，随着时间流逝，总会有很小但肯定的Ⅱ度和Ⅲ度房室传导阻滞的危险。随访时必须仔细评估房室传导情况，以便尽早发现潜在的严重房室传导阻滞的风险，必要时尽早升级为双腔起搏器。

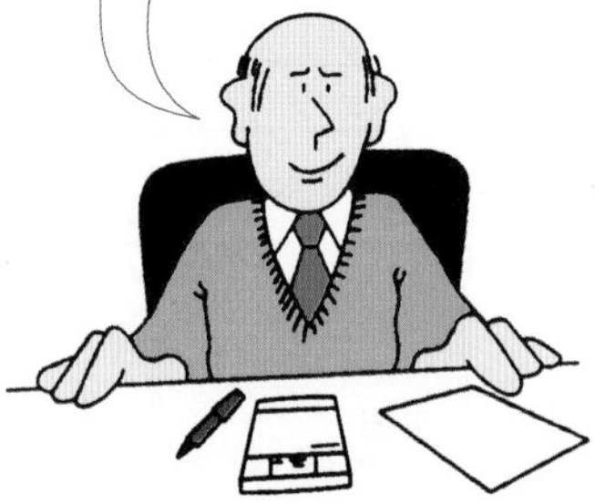

AAI 起搏器及随访

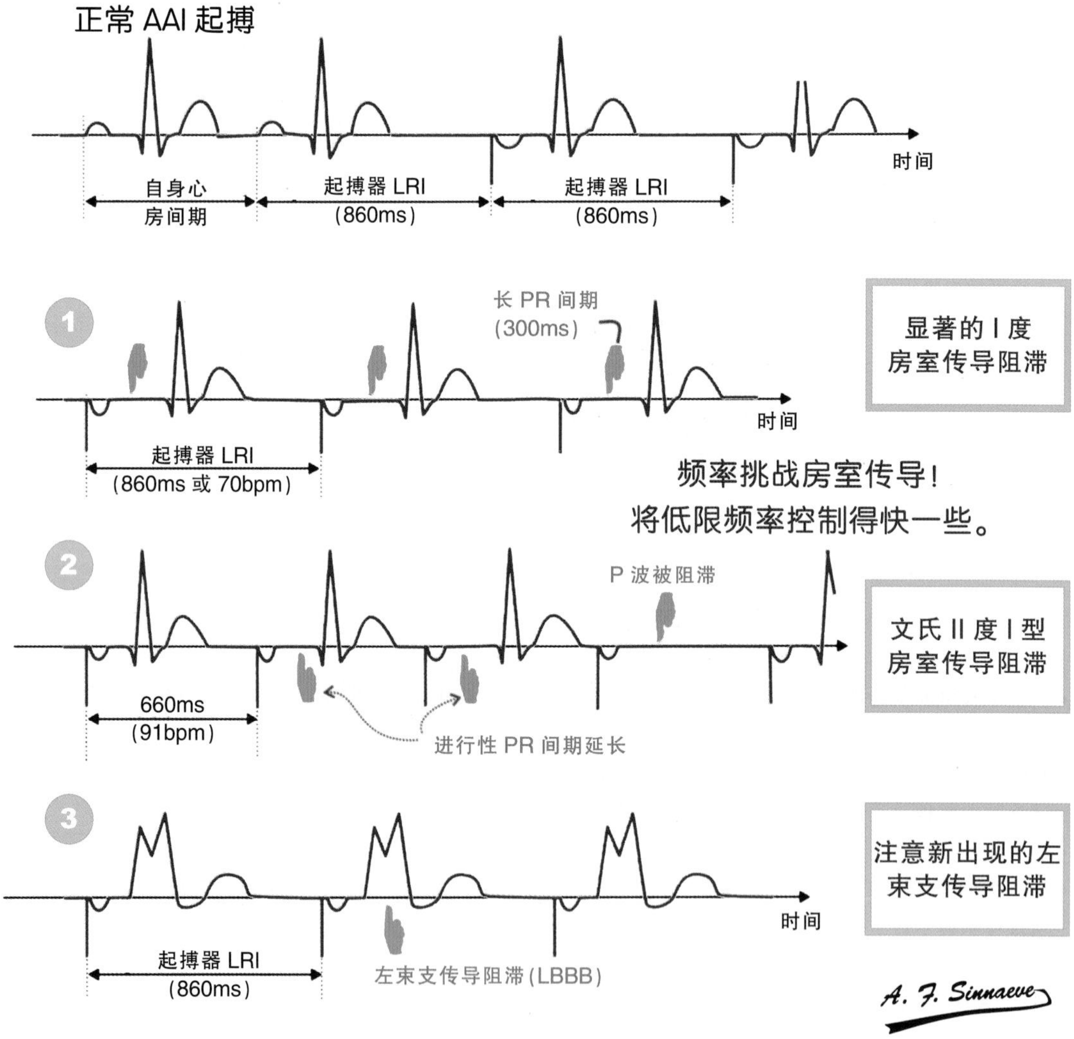
正常 AAI 起搏
时间
自身心房间期
起搏器 LRI (860ms)
起搏器 LRI (860ms)
1
长 PR 间期 (300ms)
时间
起搏器 LRI (860ms 或 70bpm)
显著的Ⅰ度房室传导阻滞
频率挑战房室传导！
将低限频率控制得快一些。
2
P 波被阻滞
660ms (91bpm)
进行性 PR 间期延长
文氏Ⅱ度Ⅰ型房室传导阻滞
3
时间
起搏器 LRI (860ms)
左束支传导阻滞(LBBB)
注意新出现的左束支传导阻滞
A. F. Sinnaeve

缩写：LRI=低限频率间期；AAI=心房按需起搏器；AAIR=频率应答心房按需起搏器

触发起搏模式的应用

记住 DDD 起搏器有一种心房触发模式功能，就是在心房感知心房活动后，经过一段与程控的房室间期同样的延迟后，触发心室输出。而 AAT 或 VVT 模式的触发在感知后立即发生，期间没有任何延迟，所以起搏器信号落在感知的事件之中，如 P 波或 QRS 波。

DDD 起搏器(基础或低限频率为 60 次/分)
心房通道是正常感知吗?

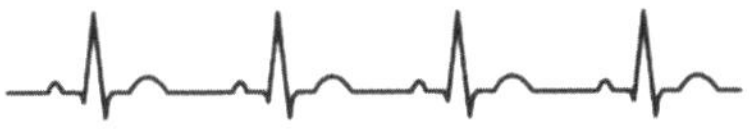

通过适当调整心房感知，以 AAT 模式(30 次/分)临时起搏。

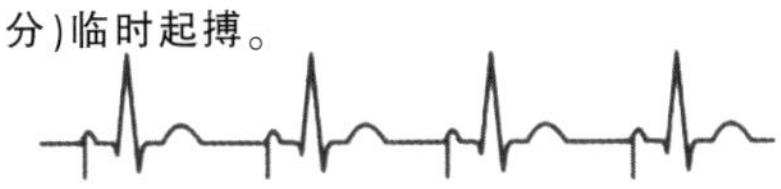

心房通道发生低感知时，以 AAT 模式(30 次/分)临时起搏。

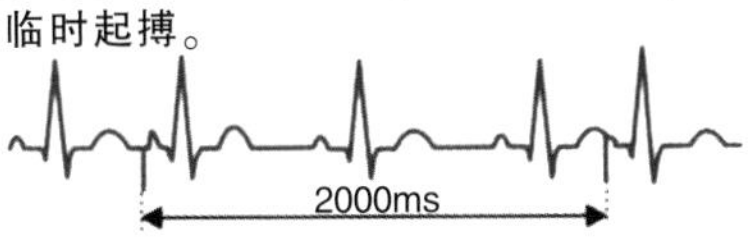
2000ms

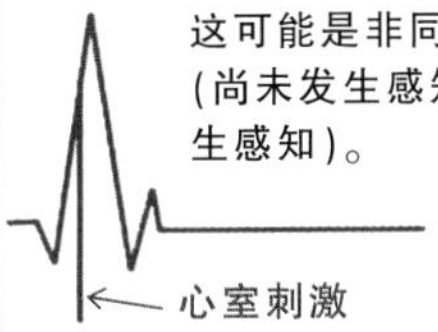
心室刺激

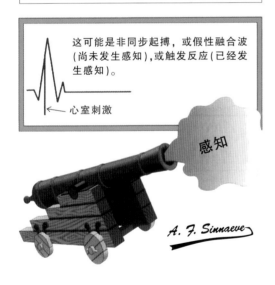

这可能是非同步起搏，或假性融合波(尚未发生感知)，或触发反应(已经发生感知)。

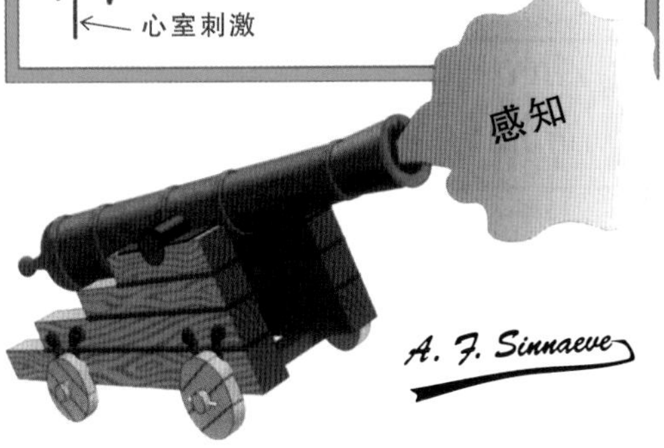
感知
A. F. Sinnaeve

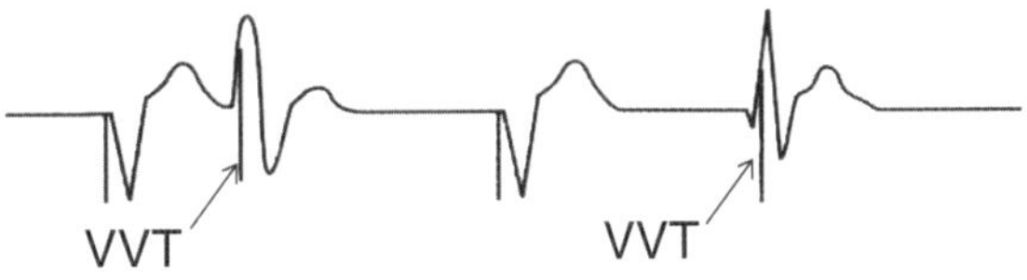
VVT
VVT

触发起搏模式主要用于起搏器的诊断

1.便于确认带有起搏信号的感知事件，如在高噪声环境中。
2.纠正对降低感知灵敏度没有反应的肌电位过感知(在有肌电感知时起搏器就会加快频率)。

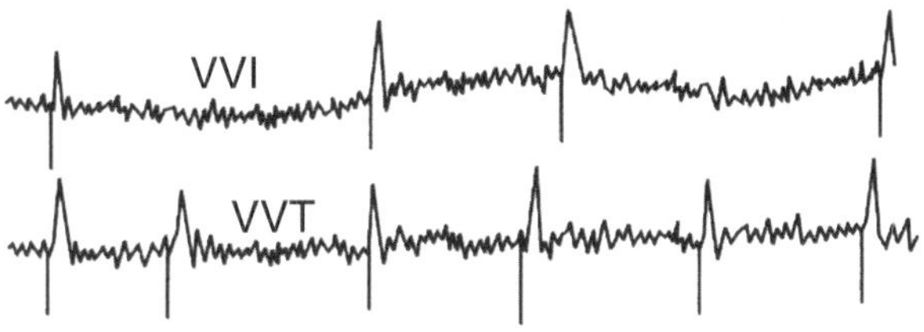
VVI
VVT

3.纠正对干扰导线的过感知，直到该导线被更换为止。
4.显示逆传的 P 波，并在 DDT 模式中测量感知的信号。

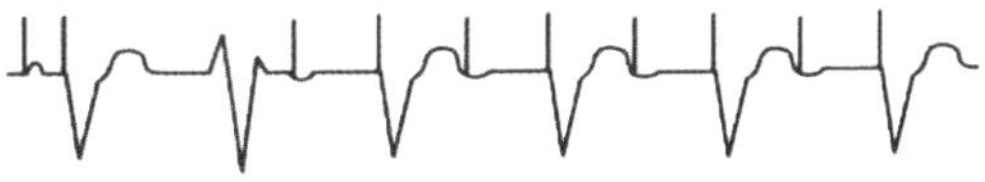

5. 如果起搏器本身没有这些功能，应经胸壁刺激(CWS)行电生理检查，并终止心动过速。

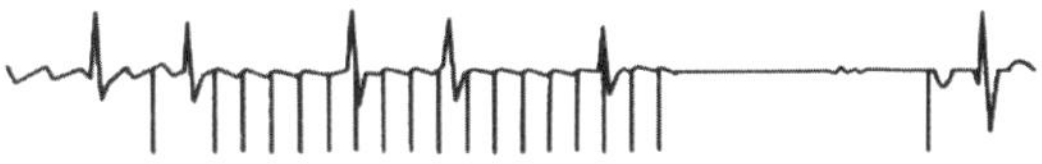

对疑有过感知但在起搏门诊无法通过遥测标记证实的患者，在 Holter 记录时可采用触发模式。触发脉冲可作为一种标记用于诊断过感知，代表发生信号感知的时间。

缩写：CWS=经胸壁刺激，采用体外起搏器向胸壁发放起搏器刺激(不能夺获心脏的无痛操作)，以便被置入体内的起搏器感知；DDT 模式=心房对心房感知发生触发反应以及心室对心室感知发生触发反应

起搏器寿命终点和选择性更换指征

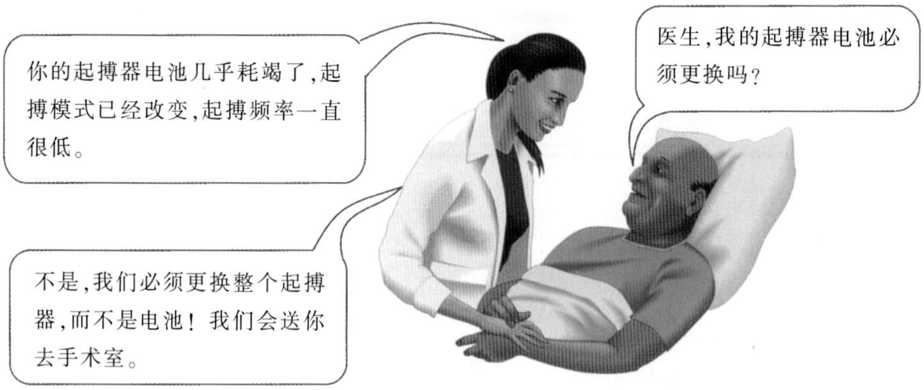
你的起搏器电池几乎耗竭了，起搏模式已经改变，起搏频率一直很低。
医生，我的起搏器电池必须更换吗？
不是，我们必须更换整个起搏器，而不是电池！我们会送你去手术室。

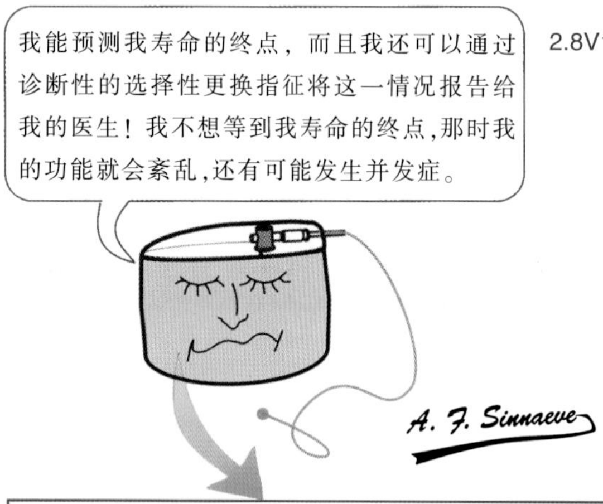
我能预测我寿命的终点，而且我还可以通过诊断性的选择性更换指征将这一情况报告给我的医生！我不想等到我寿命的终点，那时我的功能就会紊乱，还有可能发生并发症。
A. F. Sinnaeve

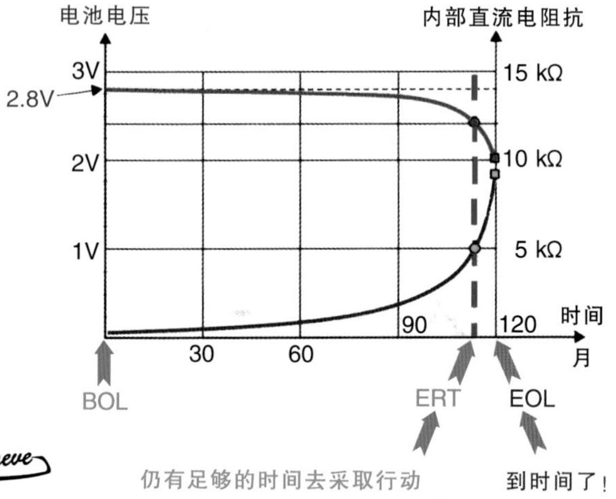
电池电压
内部直流电阻抗
3V
2.8V
2V
1V
15 kΩ
10 kΩ
5 kΩ
30
60
90
120
时间
月
BOL
ERT
EOL
仍有足够的时间去采取行动
到时间了！

诊断性的选择性更换指征

1.磁铁频率以一定的百分比，或呈固定下降；根据设计，起搏器自由运行的频率可能降低。

2.由于向心脏传输的电压较低，某些起搏器通过增加脉宽予以代偿。

3.改变为简单的起搏模式：由 DDDR 转变为 VVI，有 VVIR 转变为 VVI 或 VOO，降低电池电量消耗，延缓达到起搏器寿命终点的时间。

BOL=起搏器寿命开始：起搏器是新的，电池电压大约 2.8V，电池阻抗小于 1kΩ。

EOL=起搏器寿命终点：当电池耗尽时，不再支持基础起搏功能——电池电压低于大约 2.4V，电池阻抗高于 5kΩ。

ERT=选择性更换时间：电池电压降低，但还能支持基础的或全部起搏功能。此时，要认真考虑在起搏器达到寿命终点前更换脉冲发生器。

ERI=选择性更换指征：电池电压为 2.1~2.4V，电池阻抗为 5~10kΩ。

不同厂商之间的 EOL 和 ERI 的精确数值是不同的。

遥测的概念

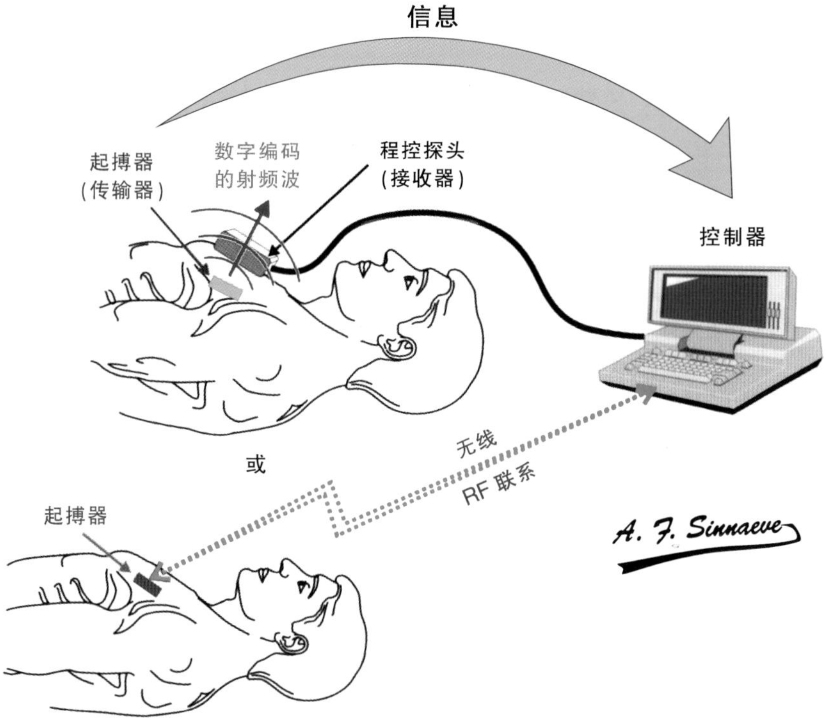
信息
起搏器
(传输器)
数字编码
的射频波
程控探头
(接收器)
控制器
或
无线
RF 联系
起搏器
A. F. Sinnaeve

通过遥测获得的资料

- **管理资料**(型号、序列号、患者的名字、置入日期、置入指征)。
- **程控的数据**(模式、频率、不应期、滞后作用开/关、脉冲振幅和宽度、感知灵敏度)。
- **测量的数据**(频率、脉冲电压、脉冲电流、脉冲能量、脉冲负荷、电极阻抗、电池阻抗、电池电压、电池电流耗竭)。
- **储存的资料**(Holter 功能、节律直方图……)。
- **标记信号**(用于心电图解释)。
- **心腔内电图**。

心室电图的遥测

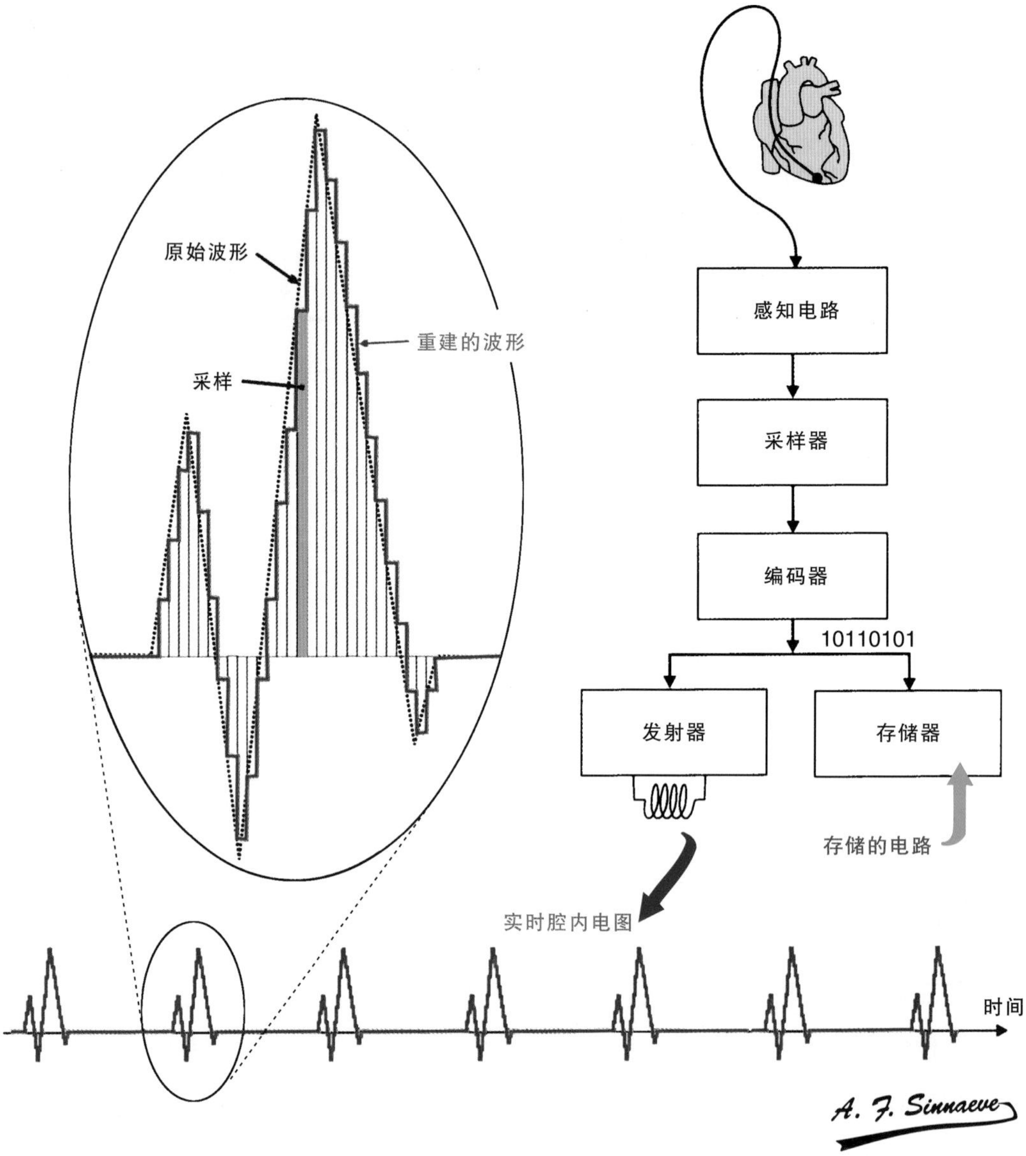
原始波形
重建的波形
采样
感知电路
采样器
编码器
10110101
发射器
存储器
存储的电路
实时腔内电图
时间
A. F. Sinnaeve

解读实时遥测的实例

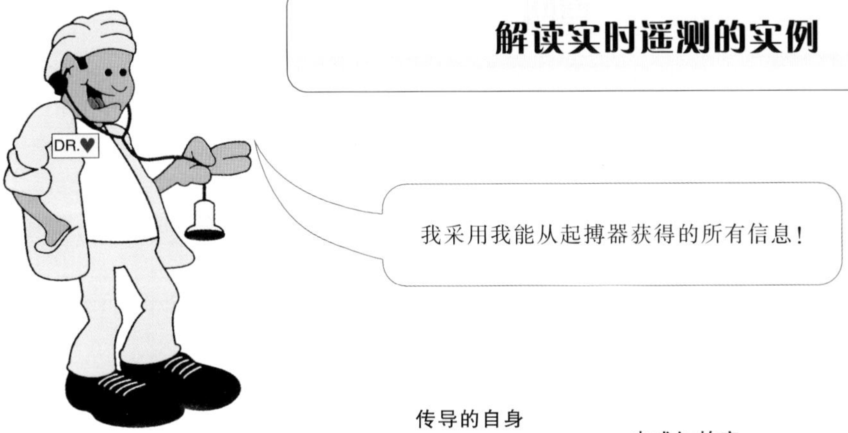
DR.♥
我采用我能从起搏器获得的所有信息!

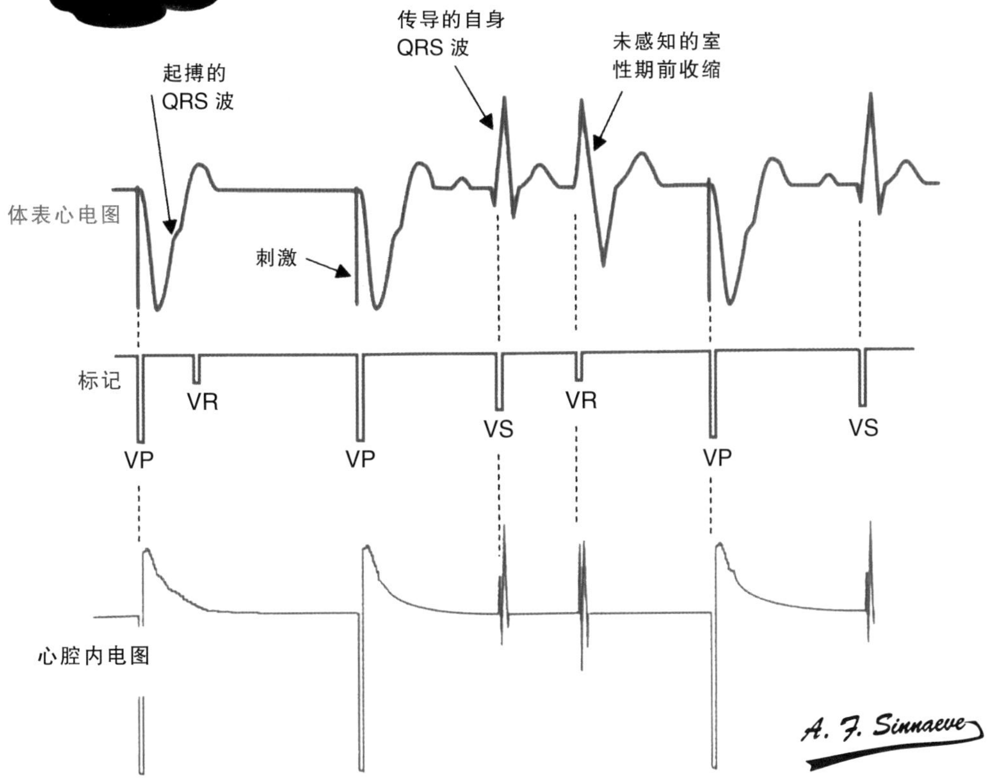
传导的自身
QRS 波
未感知的室
性期前收缩
起搏的
QRS 波
体表心电图
刺激
标记
VR
VR
VP
VP
VS
VP
VS
心腔内电图
A. F. Sinnaeve

缩写:VP=心室起搏;VS=心室感知;VR=不应期内的心室感知

询问

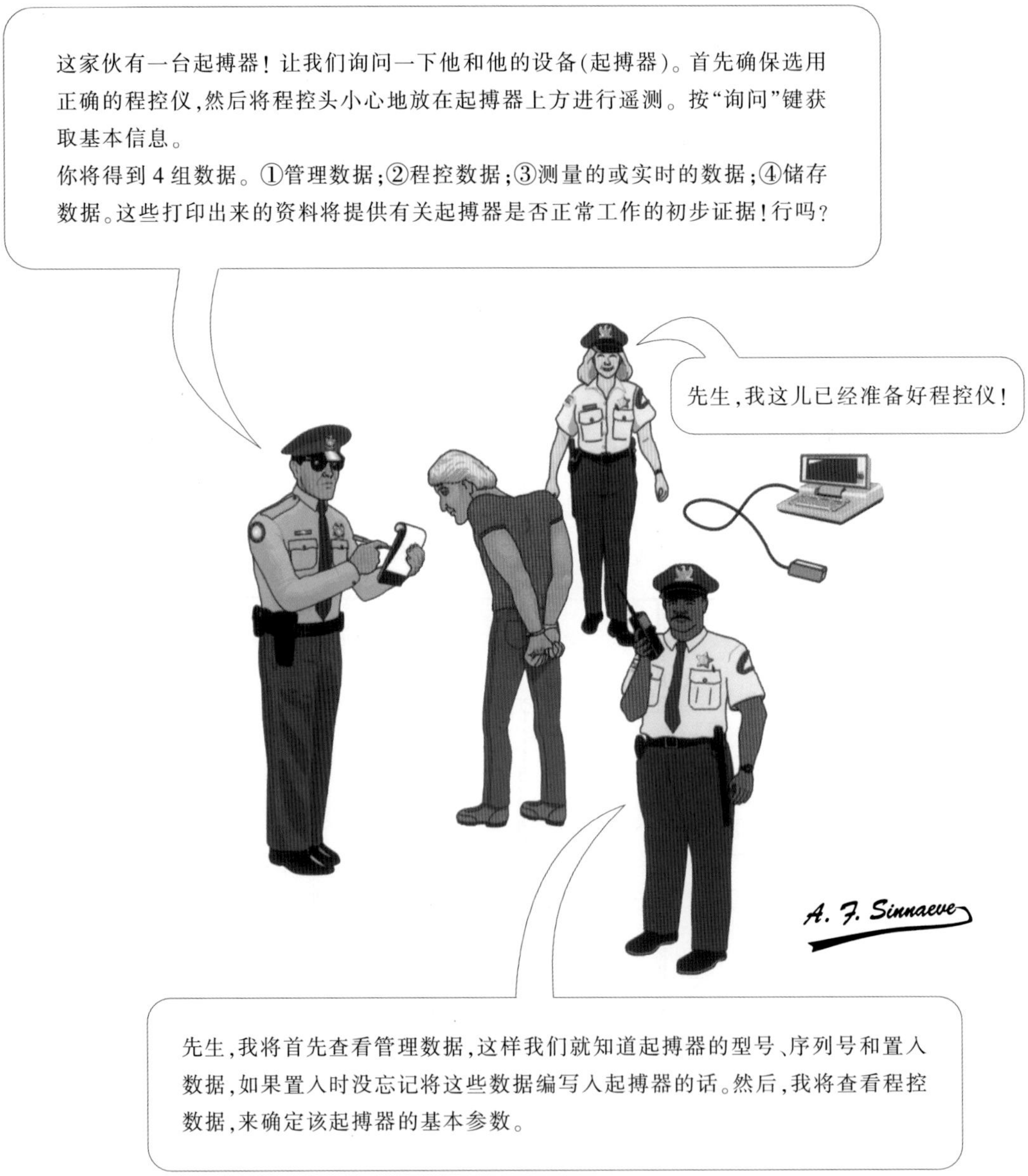
这家伙有一台起搏器！让我们询问一下他和他的设备(起搏器)。首先确保选用正确的程控仪，然后将程控头小心地放在起搏器上方进行遥测。按“询问”键获取基本信息。
你将得到4组数据。①管理数据；②程控数据；③测量的或实时的数据；④储存数据。这些打印出来的资料将提供有关起搏器是否正常工作的初步证据！行吗？
先生，我这儿已经准备好程控仪！
A. F. Sinnaeve
先生，我将首先查看管理数据，这样我们就知道起搏器的型号、序列号和置入数据，如果置入时没忘记将这些数据编写入起搏器的话。然后，我将查看程控数据，来确定该起搏器的基本参数。

遥测电阻和阻抗的测量

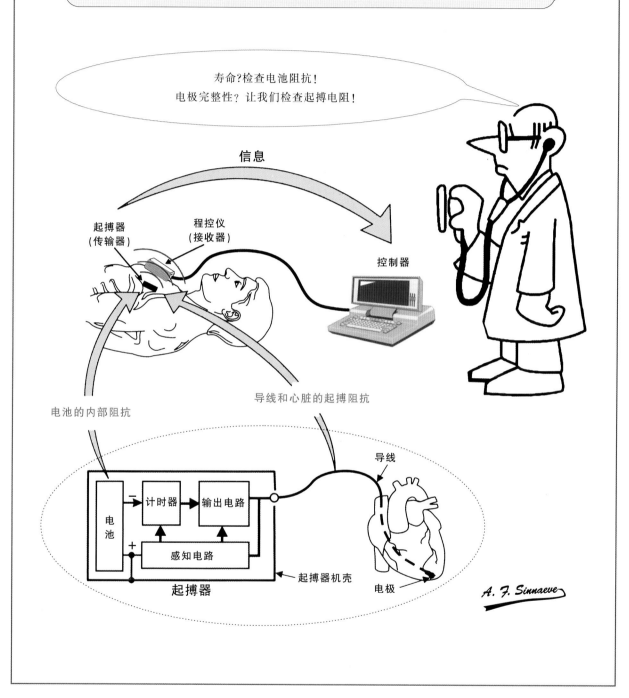

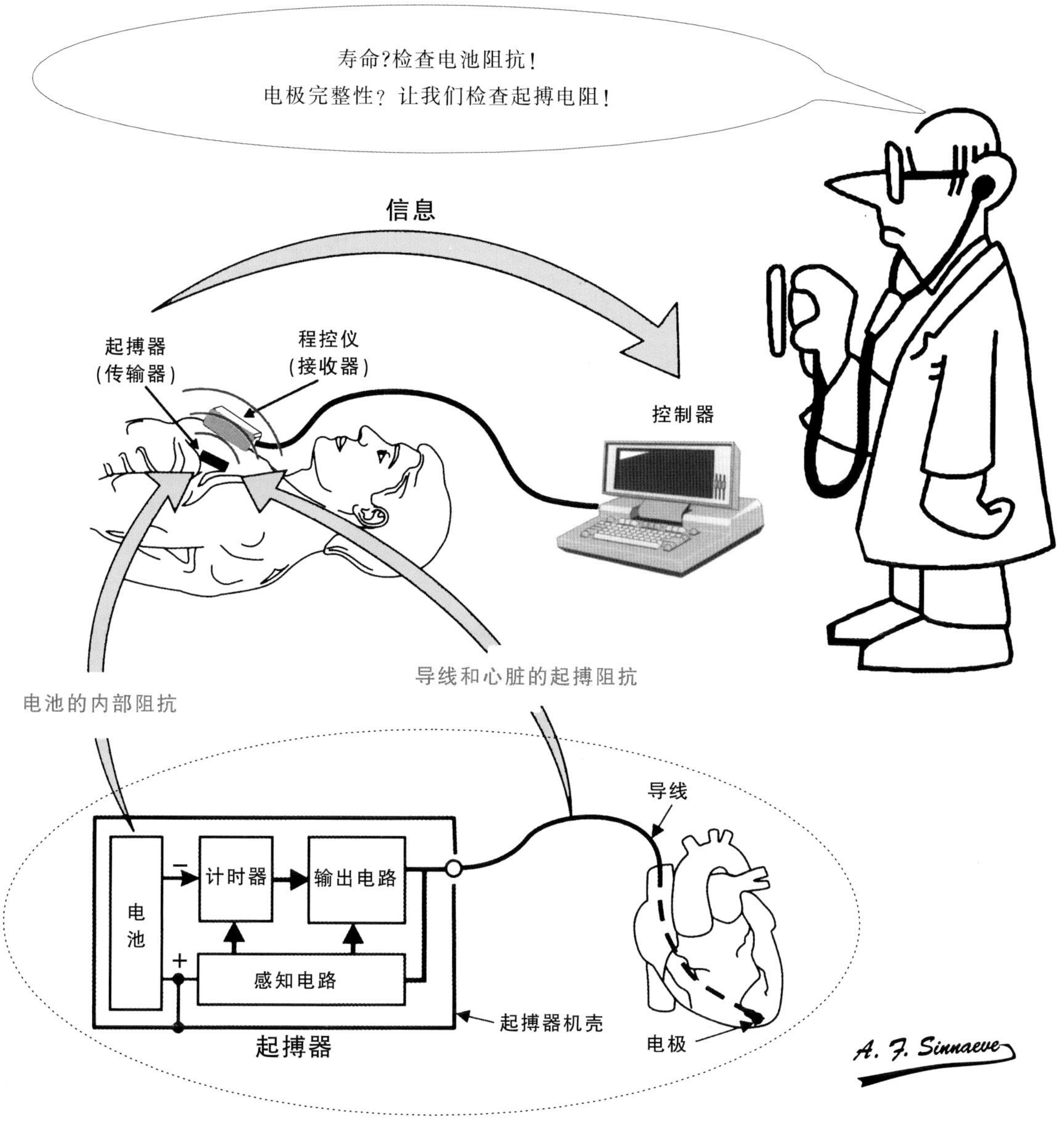
寿命?检查电池阻抗!
电极完整性？让我们检查起搏电阻!
信息
起搏器
(传输器)
程控仪
(接收器)
控制器
导线和心脏的起搏阻抗
电池的内部阻抗
导线
电
池
计时器
输出电路
感知电路
起搏器机壳
起搏器
电极
A. F. Sinnaeve

记录的数据

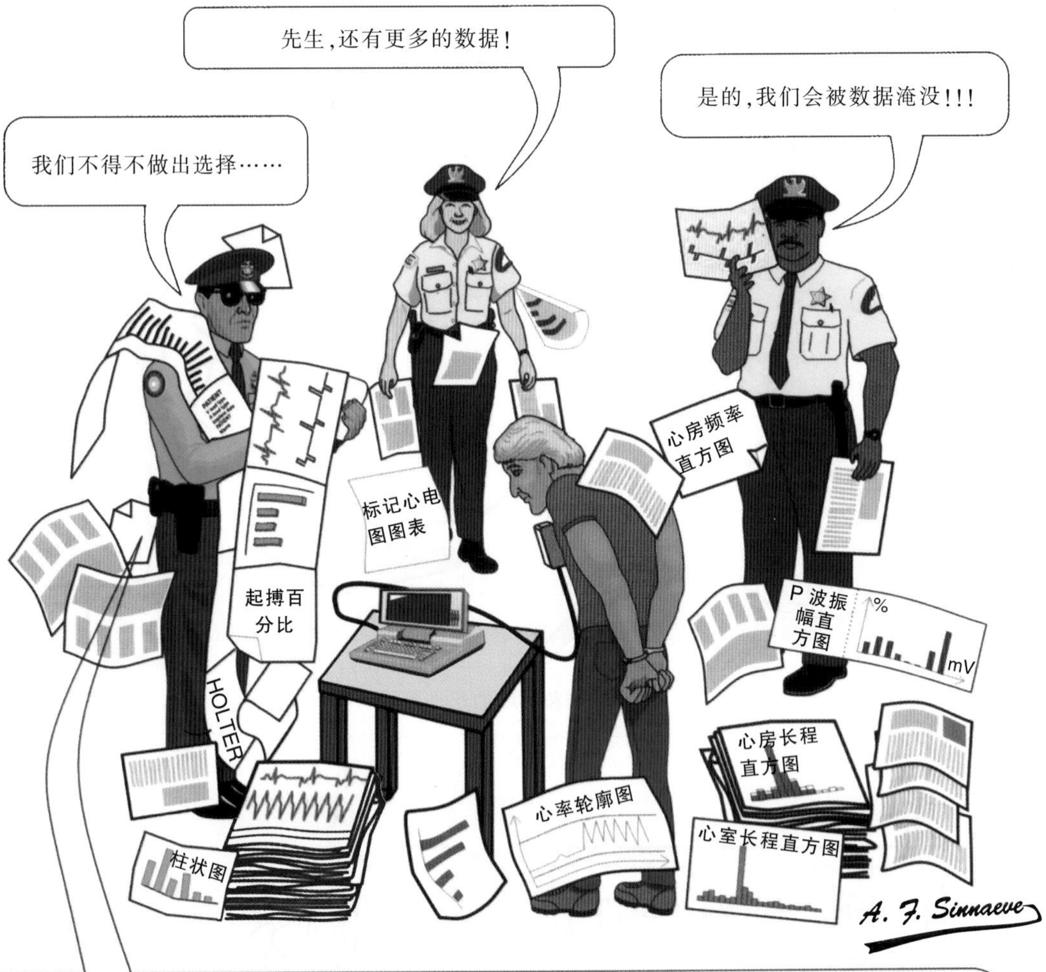
先生,还有更多的数据!
是的,我们会被数据淹没!!!
我们不得不做出选择……
心房频率直方图
标记心电图图表
起搏百分比
P波振幅直方图
%
mV
HOLTER
心房长程直方图
心率轮廓图
心室长程直方图
柱状图
A. F. Sinnaeve

起搏器技术的进步提高了起搏器的存储功能。

储存数据的数量令人吃惊。重要的存储功能包括:

1.每个心腔起搏和感知事件的百分比。

2.起搏器事件的百分比:As-Vs, As-Vp, Ap-Vs,Ap-Vp,VPC。

3.不同功能的直方图,包括传感器激动和非传感器激动的心率直方图,自动模式转换的时间或持续间期(和识别的心房频率)直方图。

4.趋势图:导线阻抗、心内P波和QRS波振幅定期自动记录的图示。

5.采用标记链和(或)储存的心房和心室电图诊断心律失常。该功能可自动激活,或由患者将激活器或磁铁放置在起搏器上激活。

缩写:Ap=心房起搏事件;As=心房感知事件;Vp=心室起搏事件;Vs=心室感知事件;VPC= 室性期前收缩

测量的数据

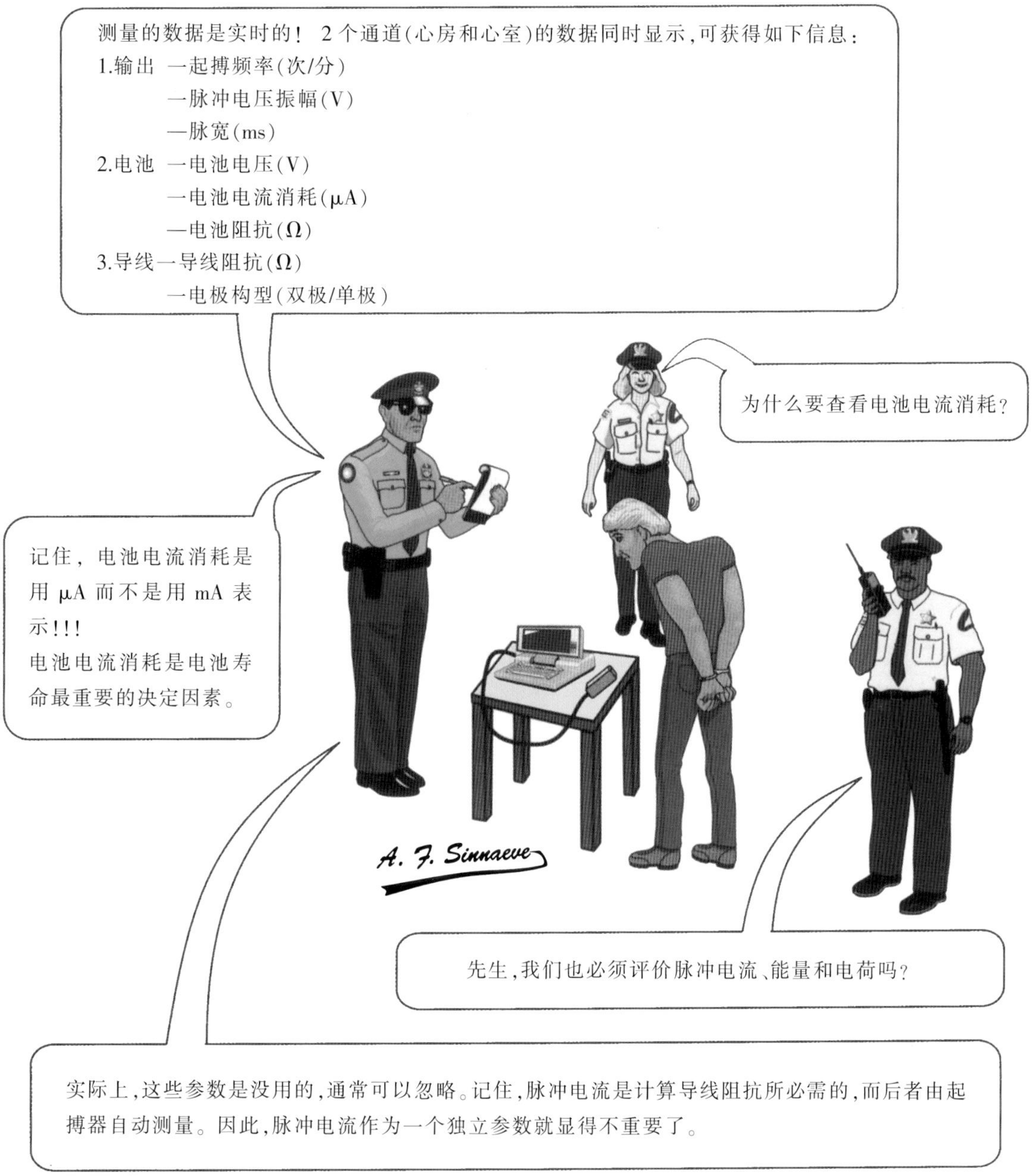
测量的数据是实时的！ 2个通道(心房和心室)的数据同时显示，可获得如下信息：
1.输出 一起搏频率(次/分)
一脉冲电压振幅(V)
—脉宽(ms)
2.电池 一电池电压(V)
一电池电流消耗(μA)
—电池阻抗(Ω)
3.导线一导线阻抗(Ω)
一电极构型(双极/单极)
为什么要查看电池电流消耗？
记住，电池电流消耗是用μA而不是用mA表示!!!
电池电流消耗是电池寿命最重要的决定因素。
A. F. Sinnaeve
先生，我们也必须评价脉冲电流、能量和电荷吗？
实际上，这些参数是没用的，通常可以忽略。记住，脉冲电流是计算导线阻抗所必需的，而后者由起搏器自动测量。因此，脉冲电流作为一个独立参数就显得不重要了。

无法识别的起搏器

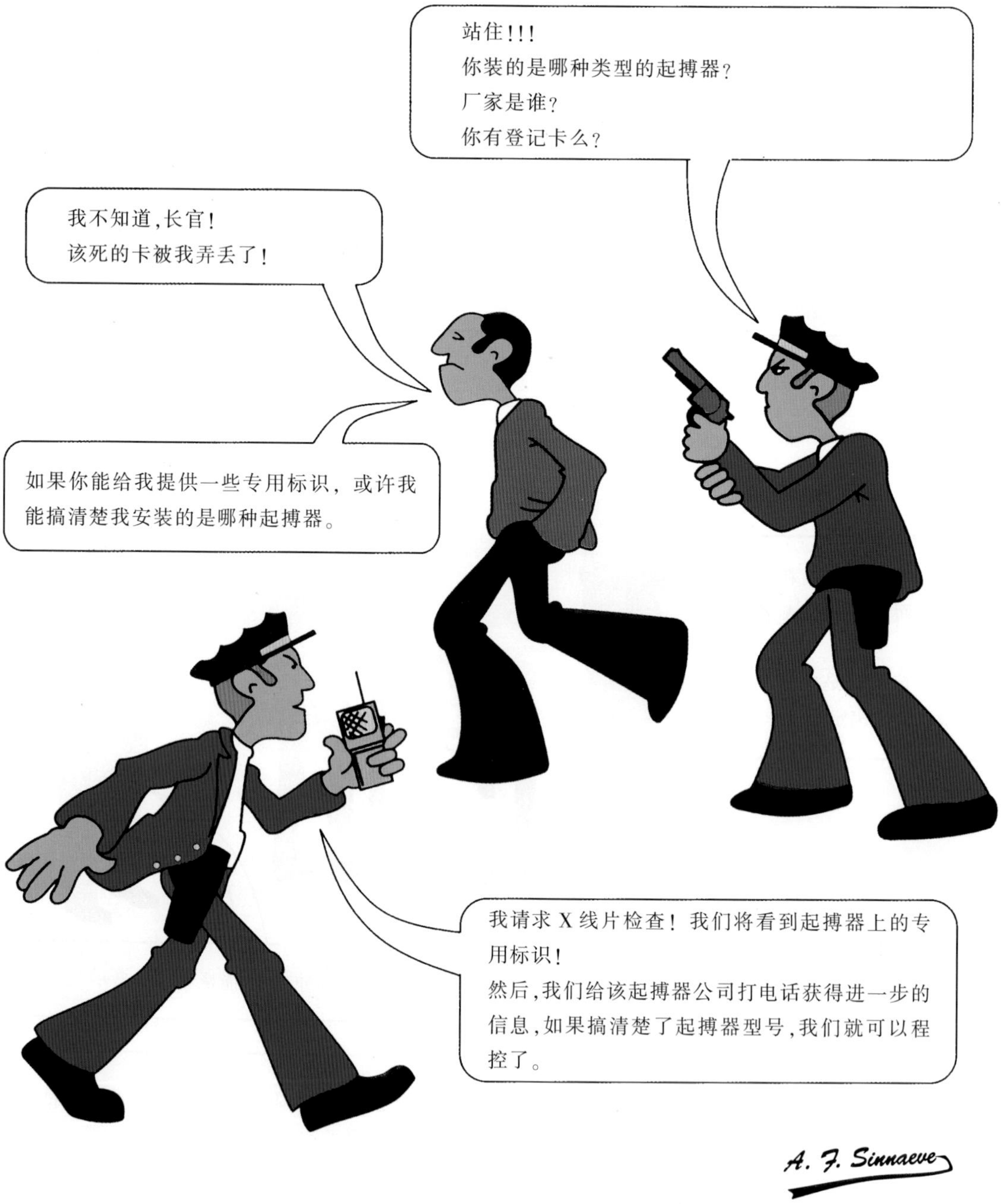
站住!!!
你装的是哪种类型的起搏器?
厂家是谁?
你有登记卡么?
我不知道,长官!
该死的卡被我弄丢了!
如果你能给我提供一些专用标识，或许我能搞清楚我安装的是哪种起搏器。
我请求 X 线片检查！我们将看到起搏器上的专用标识!
然后,我们给该起搏器公司打电话获得进一步的信息,如果搞清楚了起搏器型号,我们就可以程控了。
A. F. Sinnaeve

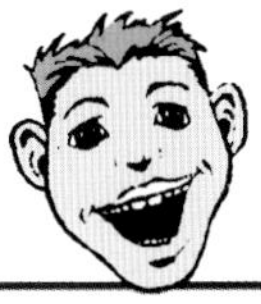

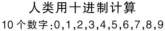

起搏器作为 Holter 记录器

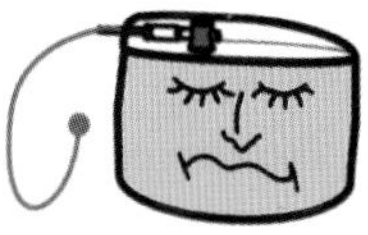

人类用十进制计算 10 个数字:0,1,2,3,4,5,6,7,8,9		机器用二进制计算 仅 2 个数字:0 和 1,称作"字符"
$14 = 1.10^1 + 4.10^0$ $= 10 + 4$	相等的 ⟷	$1110 = 1.2^3 + 1.2^2 + 1.2^1 + 0.2^0$ $= 8 + 4 + 2 + 0$

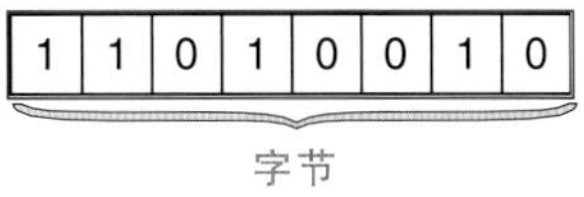

1 1 0 1 0 0 1 0
字节

八个相邻字符的系列形成一个字节。

当信息被起搏器读取并储存于其电子存储器之中时,是一个字节接一个字节的。存储器通常用"千字节"(kB)测量。1 千字节(kB)=1024 字节。

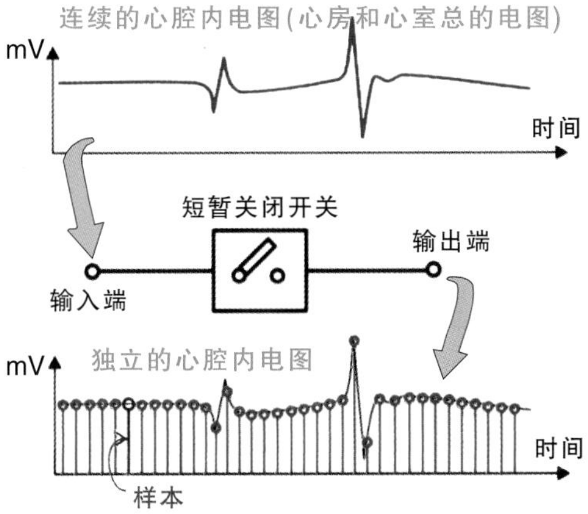

连续的心腔内电图(心房和心室总的电图)
mV
时间
短暂关闭开关
输入端
输出端
mV
独立的心腔内电图
时间
样本

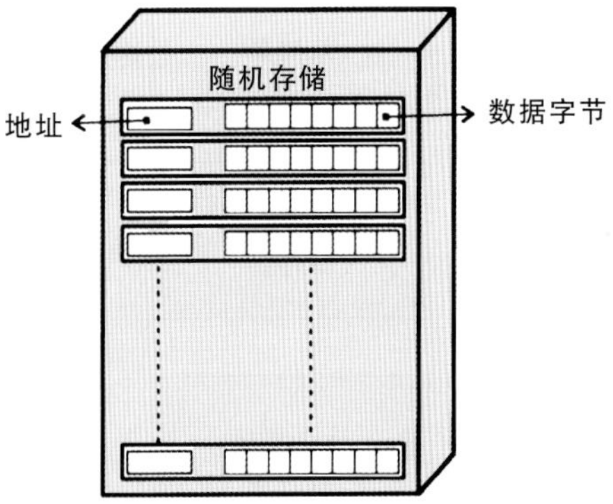

随机存储
地址
数据字节

微处理器无法处理连续的信号。因此,在非常短暂的瞬间,反复"采样"测量信号,产生一系列独立的数值或"样本"。通常每秒采集 128 或 256 个样本。

心腔内电图(IEGM)被立即存储于起搏器的随机存储器内。每个样本对应所存储资料的一个字节,每个字节被存储在最新一次刷新过的特殊存储地址中。一个 128kB 的随机存储器包括 128×1024=131 072 个字节,当每秒采集 256 个样本时,这个随机存储器足够存储 131 072/256=512 秒=8.5 分钟的心内电图。

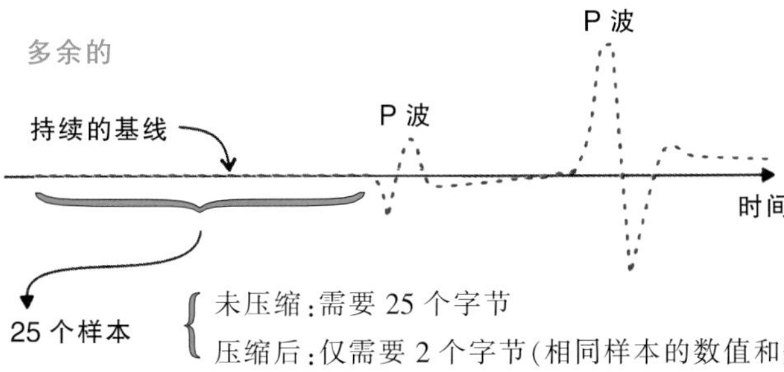

P 波
多余的
持续的基线
P 波
时间
25 个样本

{ 未压缩:需要 25 个字节
压缩后:仅需要 2 个字节(相同样本的数值和数量)

> 压缩运算法减少了字节数,并增加了起搏器随机存储器储存心内电图的总量。

> 24 小时记录心内电图的要求:
> 24 时/天×60 分/时×60 秒/分=86 400 秒/天
> 128 个样本/秒×1 字节/样本×86 400 秒/天=11 000 000 字节/天
> 每秒采集 128 个样本需要 11 000kB 的随机存储内存

未来,在 3~5 年内??

A. F. Sinnaeve

VVI 起搏器的记忆功能

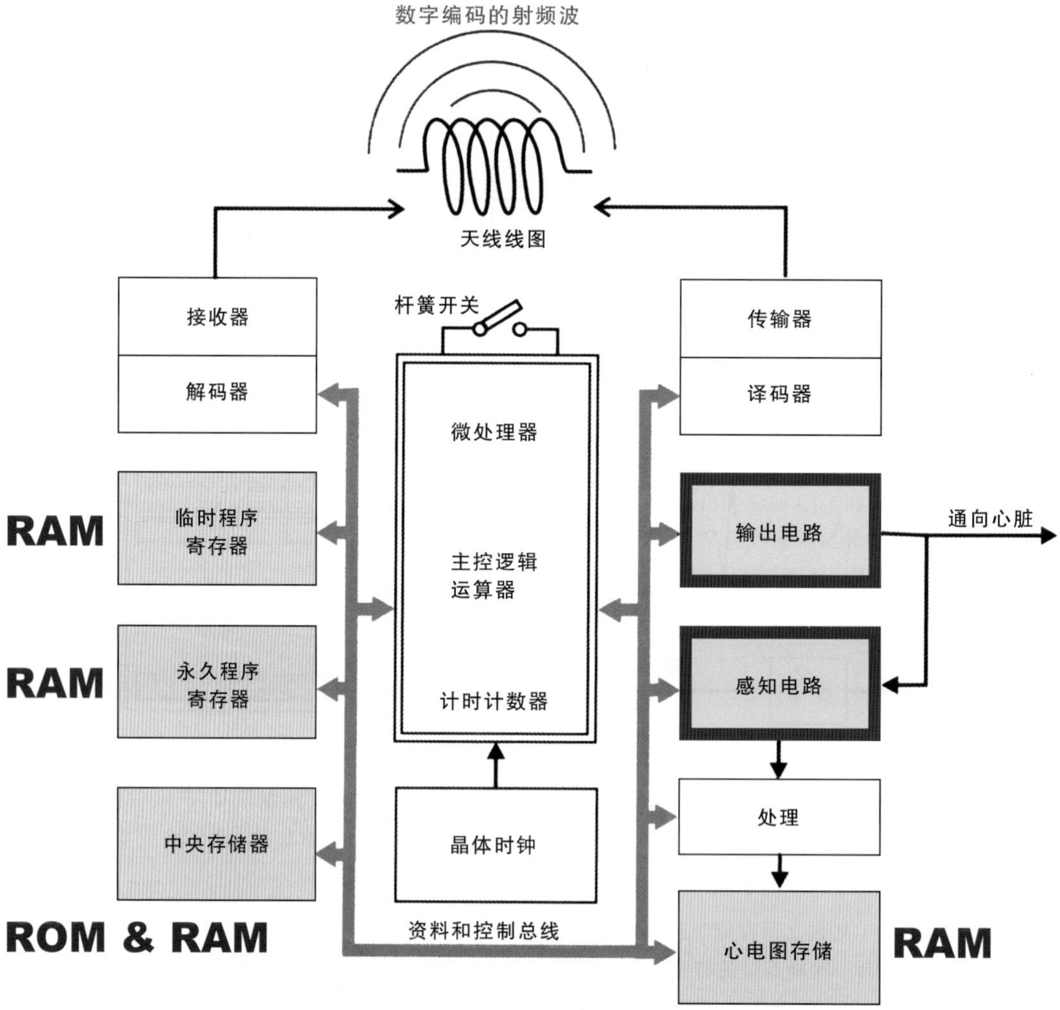

数字编码的射频波
天线线图
接收器
解码器
杆簧开关
微处理器
主控逻辑
运算器
计时计数器
传输器
译码器
RAM
临时程序
寄存器
RAM
永久程序
寄存器
中央存储器
ROM & RAM
晶体时钟
资料和控制总线
输出电路
通向心脏
感知电路
处理
心电图存储
RAM

ROM=只读存储器

(是厂家安装的,医生无法通过程控仪修改)

RAM=随机存储器

(读写存储器)(内容可以在测量起搏器时被改变,或被医生通过程控仪改变)

A. F. Sinnaeve

起搏器诊断

- 起搏器信息
- 起搏器–患者交互界面
- 患者信息

起搏器信息

起搏器参数设定。这些资料可以在这个屏幕显示出来。

起搏器识别/置入日期。非常重要，特别对那些随访不连续的患者。

起搏器寿命的图集可以显示在初始界面上，也可以显示在其他界面上(通过剩余电池电压、阻抗和起搏频率来估计)。

在屏幕上会自动出现“选择性更换指征”。

电极检测

振幅和脉宽。

灵敏度。

阻抗。

电极状态。

“快速询问”随访

自动测量的参数会显示在初始的界面

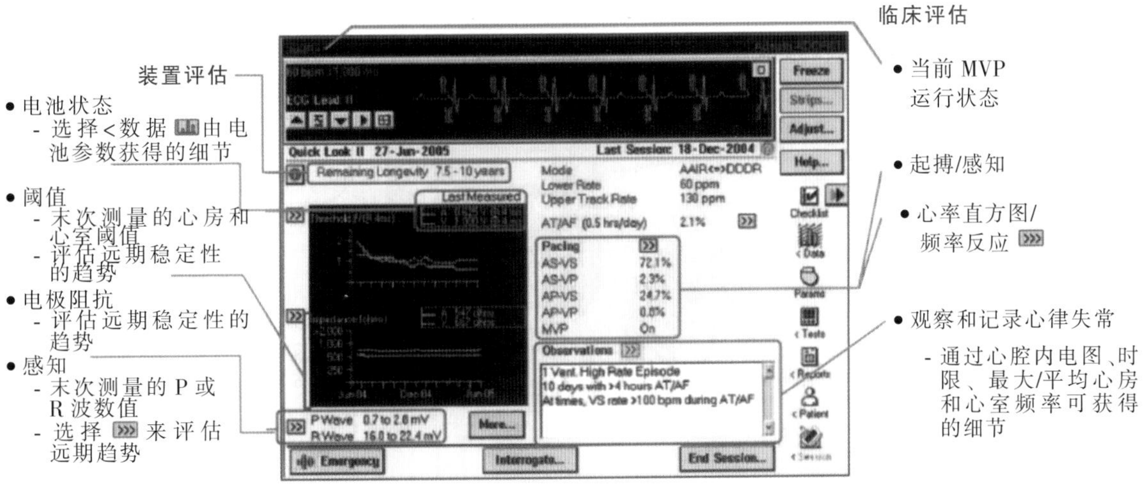

临床评估
装置评估
• 电池状态
- 选择<数据 由电池参数获得的细节
• 阈值
- 末次测量的心房和心室阈值
- 评估远期稳定性的趋势
• 电极阻抗
- 评估远期稳定性的趋势
• 感知
- 末次测量的P或R波数值
- 选择 来评估远期趋势
• 当前MVP运行状态
• 起搏/感知
• 心率直方图/频率反应
• 观察和记录心律失常
- 通过心腔内电图、时限、最大/平均心房和心室频率可获得的细节
Quick Look II 27-Jun-2005
Last Session: 18-Dec-2004
Remaining Longevity 7.5-10 years
Freeze
Adjust...
Help...
Emergency
Interrogate...
End Session...

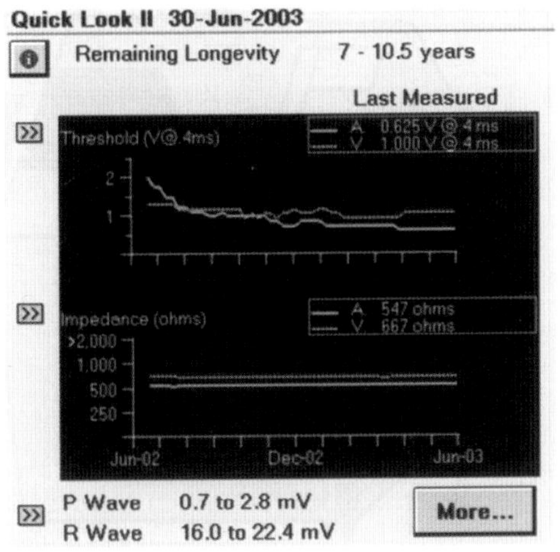

Quick Look II 30-Jun-2003
Remaining Longevity 7 - 10.5 years
Last Measured
Threshold (V@.4ms)
A 0.625 V @ 4 ms
V 1.000 V @ 4 ms
Impedence (ohms)
A 547 ohms
V 667 ohms
>2,000
1,000
500
250
Jun-02
Dec-02
Jun-03
P Wave 0.7 to 2.8 mV
R Wave 16.0 to 22.4 mV
More...

A. F. Sinnaeve

起搏器存储器——存储的数据

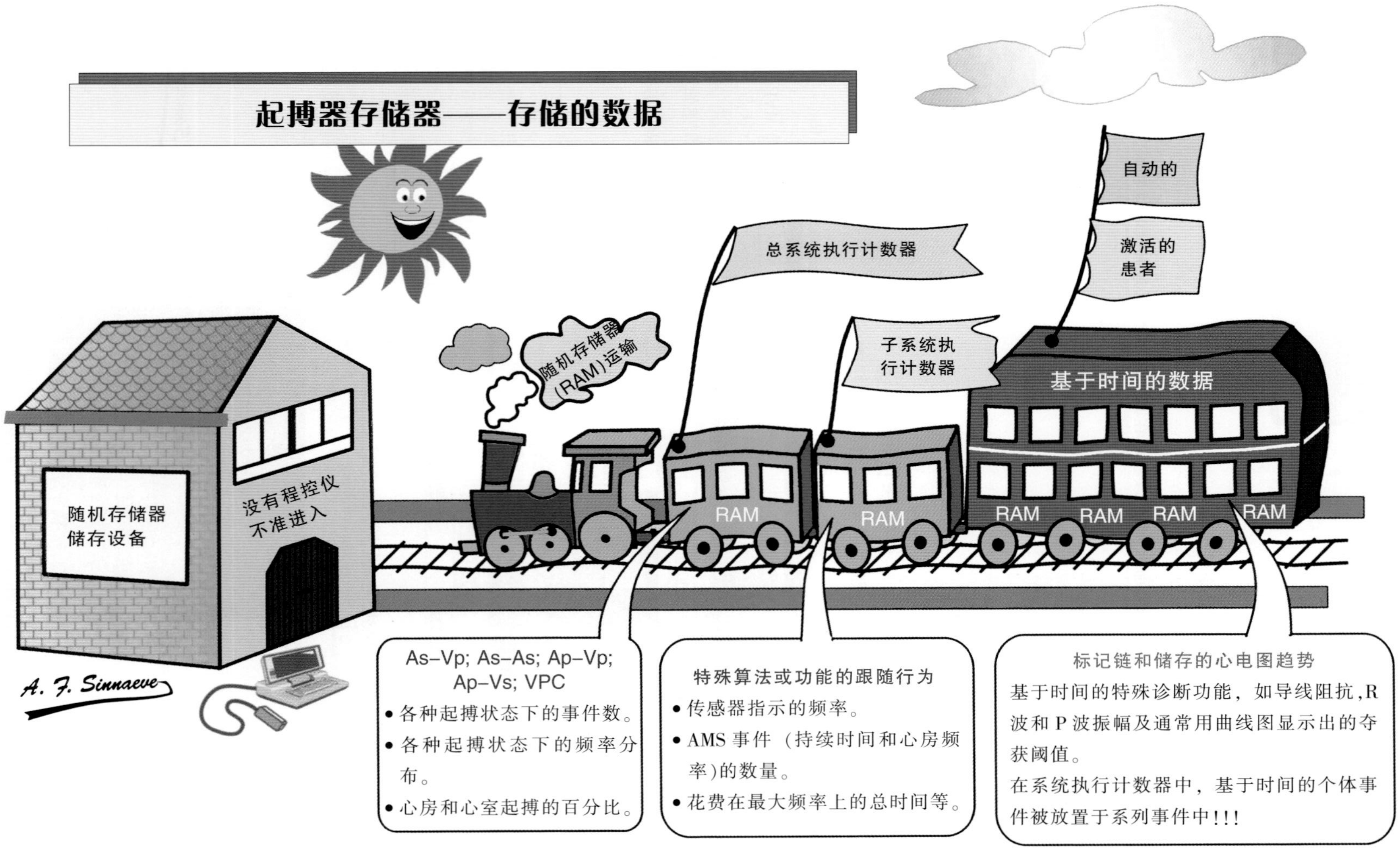
随机存储器
储存设备
没有程控仪
不准进入
随机存储器
(RAM)运输
总系统执行计数器
子系统执
行计数器
自动的
激活的
患者
基于时间的数据
RAM
RAM
RAM
RAM
RAM
RAM
A. F. Sinnaeve
As–Vp; As–As; Ap–Vp;
Ap–Vs; VPC
• 各种起搏状态下的事件数。
• 各种起搏状态下的频率分布。
• 心房和心室起搏的百分比。
特殊算法或功能的跟随行为
• 传感器指示的频率。
• AMS 事件（持续时间和心房频率）的数量。
• 花费在最大频率上的总时间等。
标记链和储存的心电图趋势
基于时间的特殊诊断功能，如导线阻抗，R 波和 P 波振幅及通常用曲线图显示出的夺获阈值。
在系统执行计数器中，基于时间的个体事件被放置于系列事件中!!!

缩写：As–Vp(=PV)=心房感知–心室起搏；As–Vs(=PR)=心房–心室均感知；Ap–Vp(=AV)=心房–心室均起搏；Ap–Vs(=AR)= 心房起搏–心室感知；VPC=室性期前收缩；RAM=随机存储器；AMS=自动模式转换

起搏状态的储存

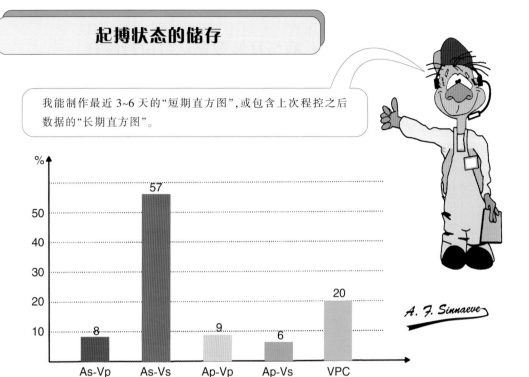

我能制作最近 3~6 天的“短期直方图”，或包含上次程控之后数据的“长期直方图”。

A. F. Sinnaeve

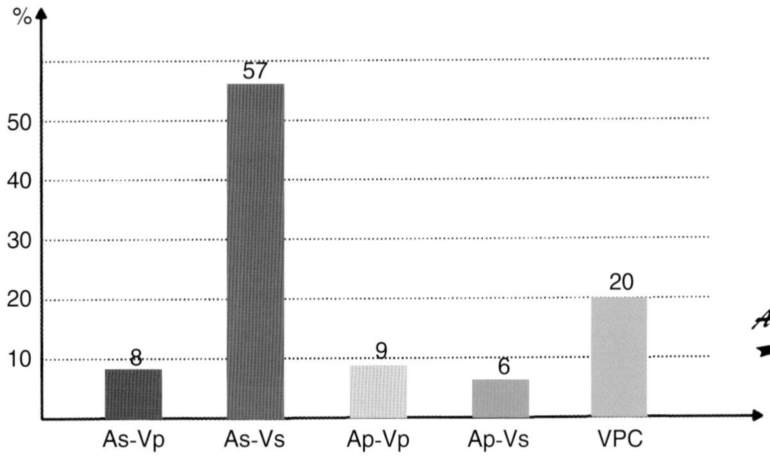
%
57
50
40
30
20
10
8
9
6
20
As-Vp
As-Vs
Ap-Vp
Ap-Vs
VPC

(Ap–Vp)+(Ap–Vs):总的心房起搏事件百分比

- 如果这个总数很大，说明在基础心率中有许多心房起搏。
- 如果这个总数很大，提示患病态窦房结综合征和心房变时功能不全。

(As–Vp)+(As–Vs):总的心房感知事件百分比

- 如果 As–Vp 事件总数很大，说明有房室传导阻滞或房室延迟(AVI)被程控得太短。
- 如果 As–Vs 事件总数很大，说明大部分时间起搏器处于备用状态。

(As–Vs)+(As–Vs):总的心室感知事件百分比

- 如果这个总数很大，说明有较好的自身房室传导功能。

(As–Vp)+(Ap–Vp):总的心室起搏事件百分比。

室性期前收缩：注意起搏器记录的室性期前收缩(VPC)不一定等于临床的室性期前收缩(PVC)。

缩写：As–Vp(=PV)=心房感知–心室起搏；As–Vs(=PR)=心房–心室均感知；Ap–Vp(=AV)=心房–心室均起搏；Ap–Vs(=AR)=心房起搏–心室感知；VPC=室性期前收缩(包括单纯心室起搏事件)；PVC=室性期前收缩

不要仅依靠直方图！应与其他数据结合进行解释

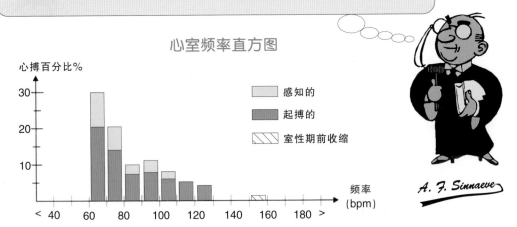

A. F. Sinnaeve

心室频率直方图

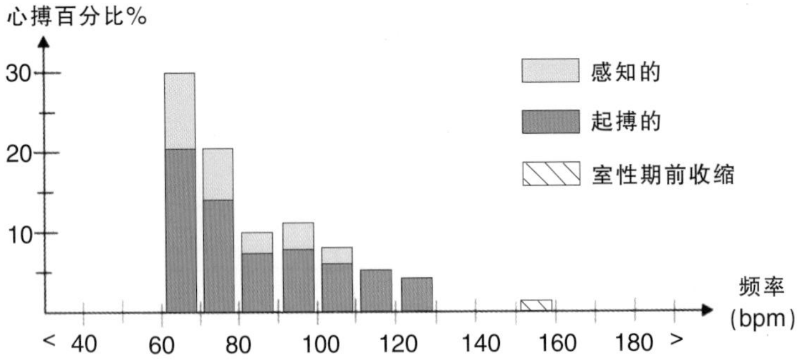
心搏百分比%
30
20
10
感知的
起搏的
室性期前收缩
< 40
60
80
100
120
140
160
180 >
频率
(bpm)

房室传导直方图(系统 1)

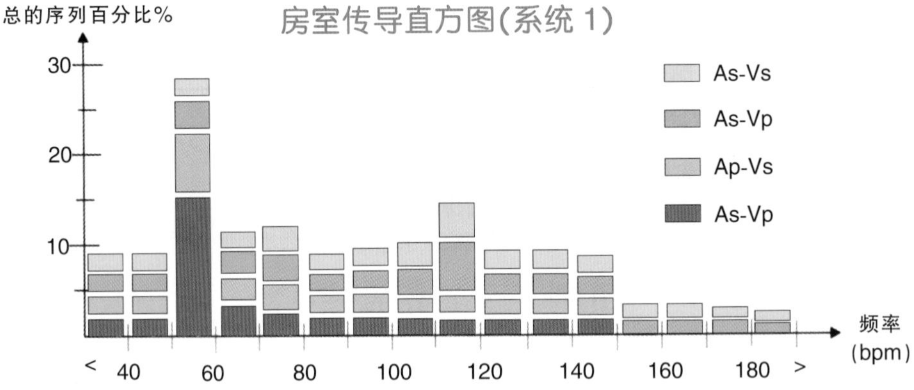
总的序列百分比%
30
20
10
As-Vs
As-Vp
Ap-Vs
As-Vp
< 40
60
80
100
120
140
160
180 >
频率
(bpm)

房室传导表格(系统 2)

频率(bpm)	As-Vp	As-Vs	Ap-Vp	Ap-Vs	VPC
30 - 54	45	0	9546	0	0
55 - 69	308 978	79	2 974 366	1322	0
70 - 89	298 459	1504	621 788	1908	6968
90 - 109	11 693	989	608	398	84 241
110 - 129	100	315	0	0	7173
130 - 149	0	152	0	0	447
150 - 179	0	409	0	0	2235
180 - 224	0	205	0	0	625
225 - 249	0	0	0	0	1
> 250	0	0	0	0	0
总计：	619 275	3653	3 606 308	3628	101 690

缩写：As-Vs (=PR)=心房-心室均感知；As-Vp (=PV)=心房感知-心室起搏；Ap-Vs (=AR)=心房起搏-心室感知；Ap-Vp (=AV)=心房-心室均起搏；bpm=每分钟搏动次数；VPC=室性期前收缩

P 波振幅直方图

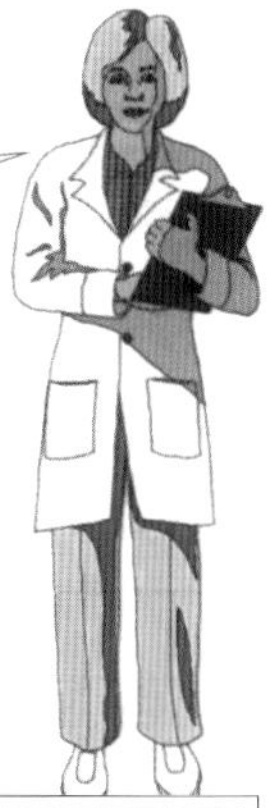

P 波振幅直方图有助于
- 评价心房感知的安全区间。
- 识别心房电极移位。
- 识别房性心律失常。
- 识别干扰。
- 识别近场和远场感知。

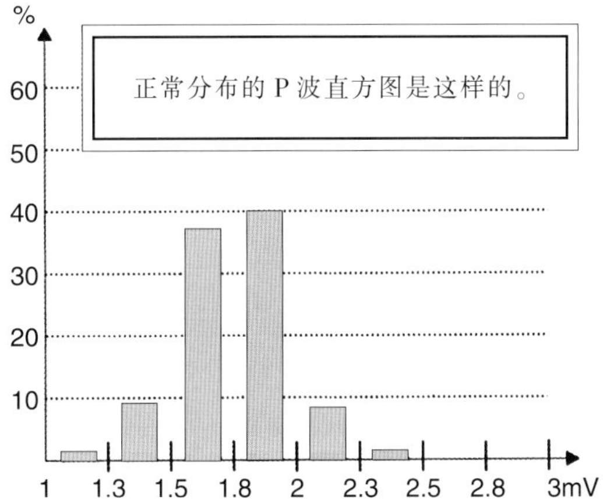

%
正常分布的 P 波直方图是这样的。
60
50
40
30
20
10
1
1.3
1.5
1.8
2
2.3
2.5
2.8
3mV

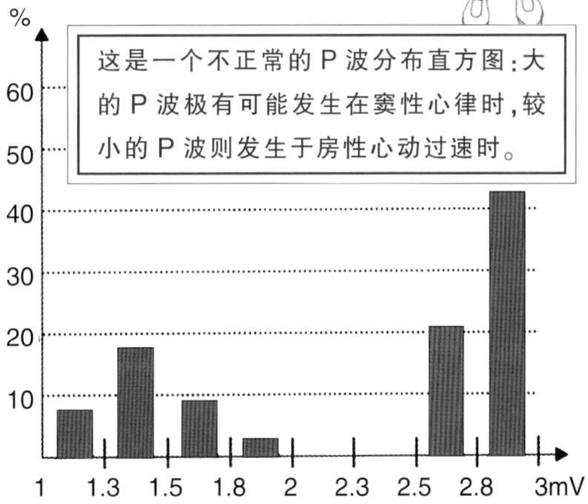

%
这是一个不正常的 P 波分布直方图:大的 P 波极有可能发生在窦性心律时,较小的 P 波则发生于房性心动过速时。
60
50
40
30
20
10
1
1.3
1.5
1.8
2
2.3
2.5
2.8
3mV

心房感知安全区间的评价。信号与程控的感知灵敏度。

由于所程控的感知灵敏度的限制,P 波振幅较低的直方图无法显示。因此,程控不同的感知灵敏度可以显露感知不足。

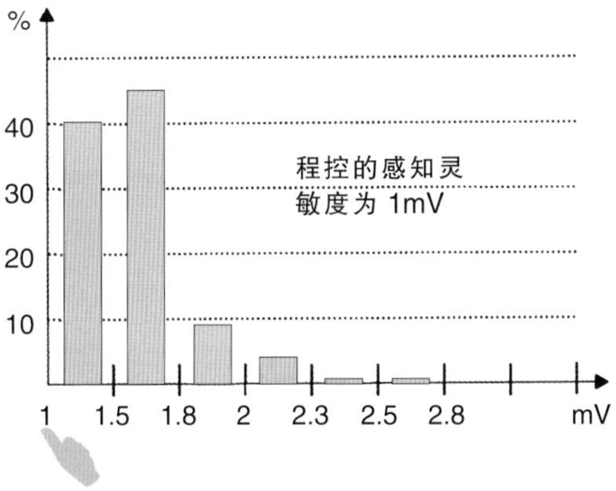

%
40
30
20
10
程控的感知灵敏度为 1mV
1
1.5
1.8
2
2.3
2.5
2.8
mV

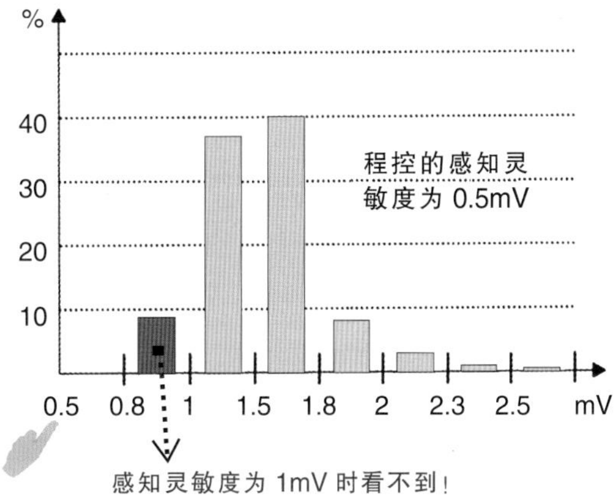

%
40
30
20
10
程控的感知灵敏度为 0.5mV
0.5
0.8
1
1.5
1.8
2
2.3
2.5
mV
感知灵敏度为 1mV 时看不到!

A. F. Sinnaeve

起搏器诊断——感知阈值

起搏器的感知可以在随访时进行评估，目前的起搏器可以在使用时自动调整适当的灵敏度。数据一般每7天记录一次，也可以设为每2天记录一次。诊断信息包括心房和心室的灵敏度。

起搏器有以下功能

- 测量自身的P波和R波。
- 根据安全范围自动设定感知灵敏度(3:1或4:1)。
- 自动测量安全感知范围。
- 当起搏模式转变时自动增加感知灵敏度。

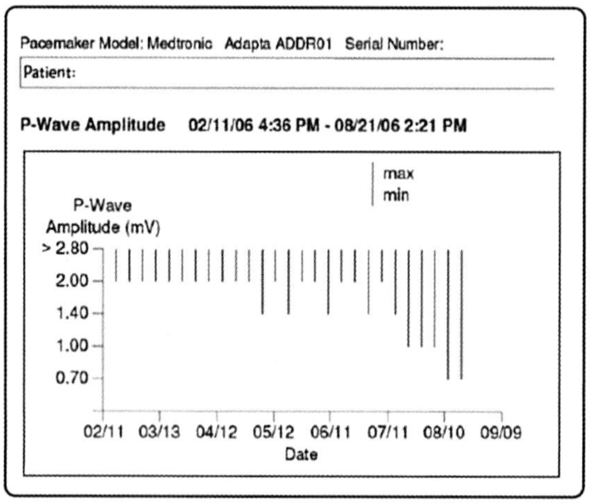
Pacemaker Model: Medtronic Adapta ADDR01 Serial Number:
Patient:
P-Wave Amplitude 02/11/06 4:36 PM - 08/21/06 2:21 PM
max
min
P-Wave
Amplitude (mV)
> 2.80
2.00
1.40
1.00
0.70
02/11 03/13 04/12 05/12 06/11 07/11 08/10 09/09
Date

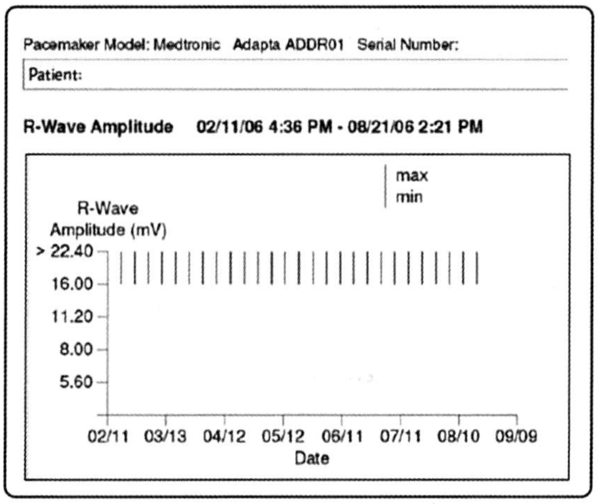
Pacemaker Model: Medtronic Adapta ADDR01 Serial Number:
Patient:
R-Wave Amplitude 02/11/06 4:36 PM - 08/21/06 2:21 PM
max
min
R-Wave
Amplitude (mV)
> 22.40
16.00
11.20
8.00
5.60
02/11 03/13 04/12 05/12 06/11 07/11 08/10 09/09
Date

双极心房感知灵敏度阈值在窦性心律和房性心律时是相关的，但在很多患者身上有变化。在术后，多根据窦性心律的感知安全阈值的4:1或5:1来设定房性心律失常的感知阈值以及在起搏器模式转换时的感知。对于电极的心房电极或心室电极，多按3:1或4:1来设定感知安全阈值。

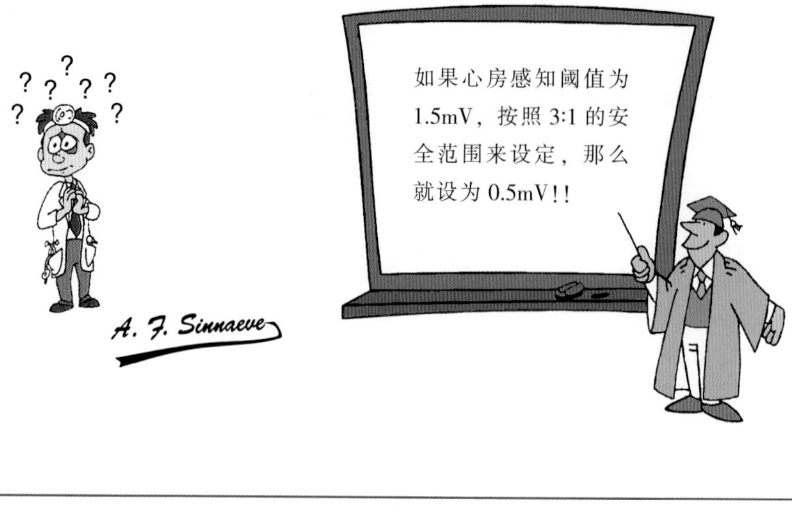
? ? ? ? ? ? ?
如果心房感知阈值为1.5mV，按照3:1的安全范围来设定，那么就设为0.5mV!!
A. F. Sinnaeve

起搏器自动收集资料！这些直方图在评估患者情况、起搏器感知及整体工作状态方面很重要。

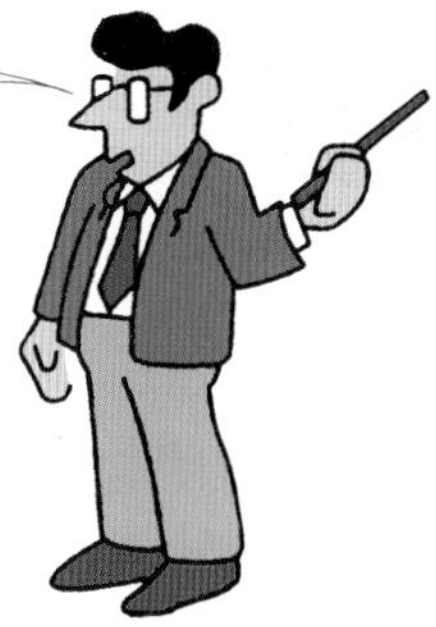

心率直方图

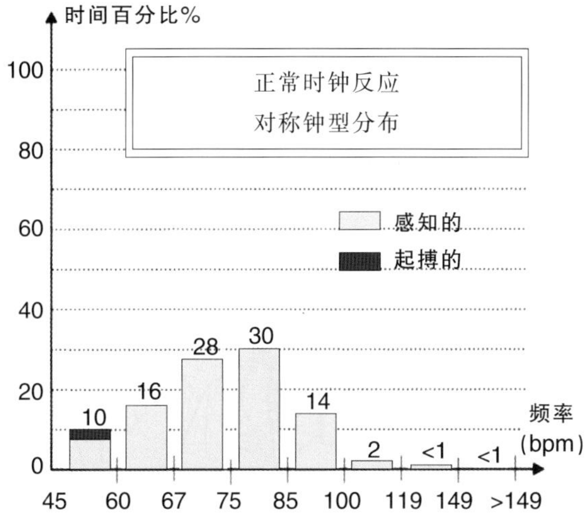

时间百分比%
正常时钟反应
对称钟型分布
感知的
起搏的
10
16
28
30
14
2
<1
<1
频率
(bpm)
0
20
40
60
80
100
45 60 67 75 85 100 119 149 >149

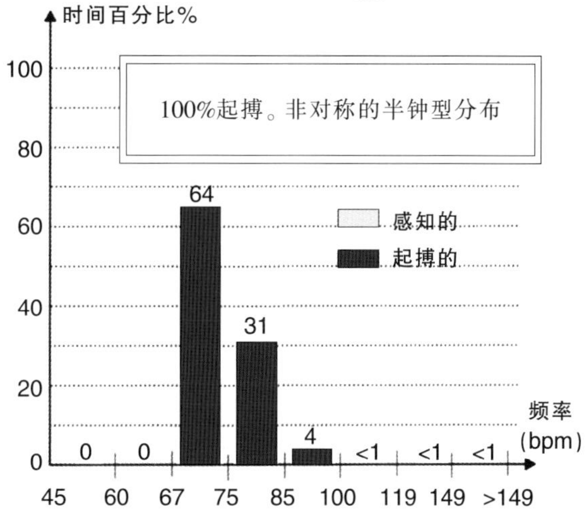

时间百分比%
100%起搏。非对称的半钟型分布
感知的
起搏的
0
0
64
31
4
<1
<1
<1
频率
(bpm)
0
20
40
60
80
100
45 60 67 75 85 100 119 149 >149

传感器指示频率直方图

这类直方图在确定传感器是否正常工作方面非常重要！这类直方图可以反映出患者需要100%起搏时的起搏频率。如果患者的自主心率比传感器设定的稍快，因而抑制了起搏器，这时表示低估了实际心率。

A. F. Sinnaeve

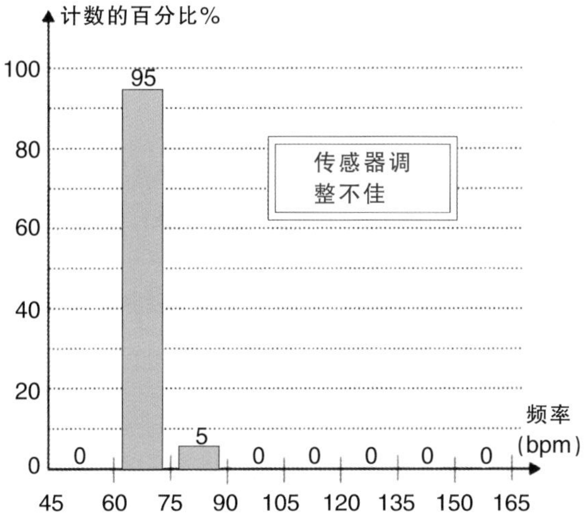

计数的百分比%
传感器调
整不佳
0
95
5
0
0
0
0
0
频率
(bpm)
0
20
40
60
80
100
45 60 75 90 105 120 135 150 165

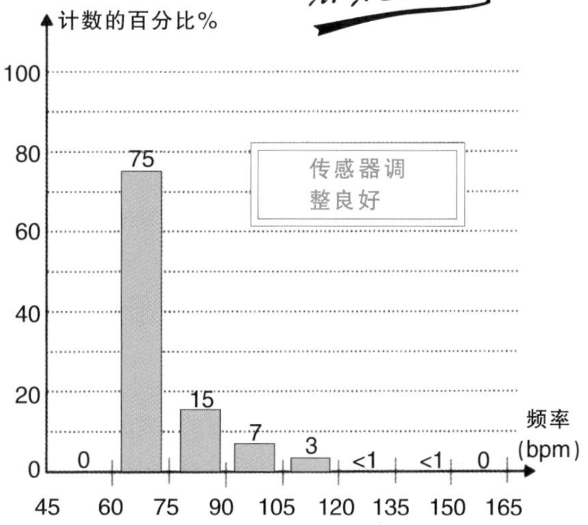

计数的百分比%
传感器调
整良好
0
75
15
7
3
<1
<1
0
频率
(bpm)
0
20
40
60
80
100
45 60 75 90 105 120 135 150 165

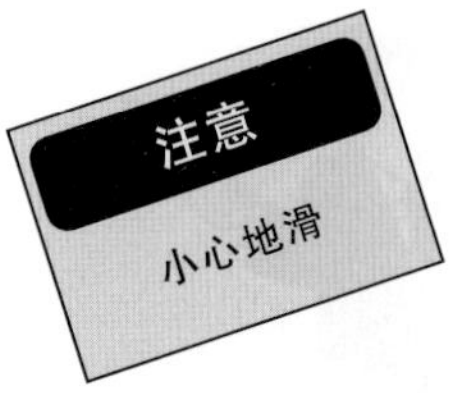
注意
小心地滑

注意在起搏器内存中存储的资料

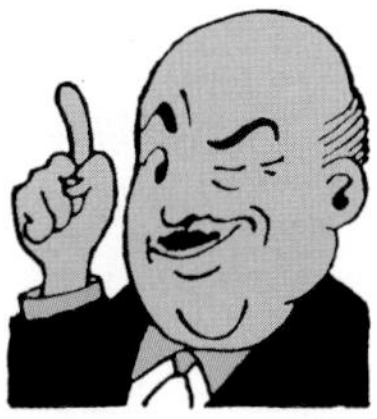

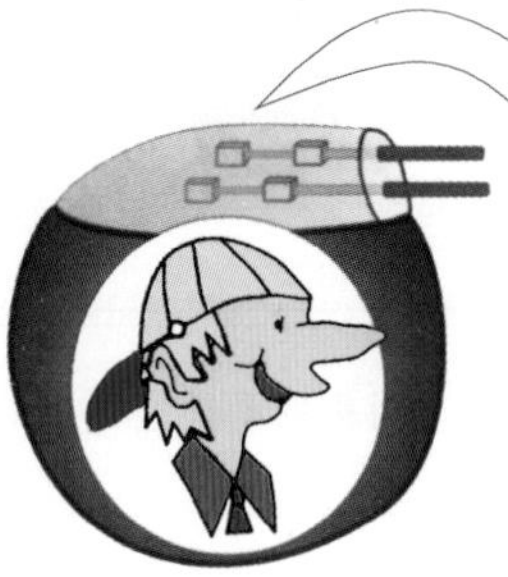

我是个聪明的起搏器，因为我可以准确地说出刺激是发放至心房还是心室。我也能够通过电极感知到来自心房或心室的自身心跳。我把这些信息传到起搏器的通道，以便可以在屏幕上看见。

但是，很遗憾，我还不够聪明，我不知道发放的电学刺激是否夺获了心脏，我也不知道我感知到的心跳是否是生理性的或是某些不需要的电位。

起搏器是对的！它需要医生来确定是否有心脏夺获和是否感知准确。我们知道，同步的起搏器程控电图和远程监控获得实时的起搏器工作心电图可以准确告诉我们感知的好坏。

但是，心腔内电图还是有局限的，因为它无法告诉我们是否发生心室夺获。

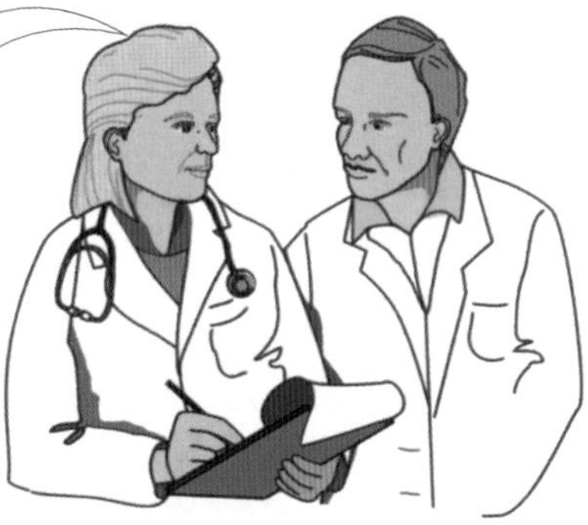

同步记录的心电图可以告知我们真实的过感知信号：损坏电极放出的假信号？肌电位？电磁干扰？

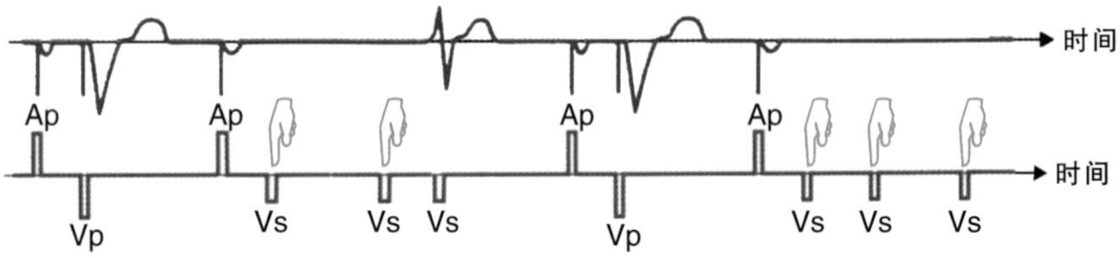
时间
Ap
Ap
Ap
Ap
时间
Vp
Vs
Vs
Vs
Vp
Vs
Vs
Vs

存储资料的局限性

- 很多低频率的室性期前收缩可能提示心房感知不足合并正常的房室传导。
- 较大百分比的心房感知–心室起搏提示可能存在房室传导阻滞，或在程控时房室间期调得过短。
- 绝大多数心房–心室均起搏或心房起搏–心室感知的波群无法得到心房变时性功能不全的诊断，因为我们不知道在每一个起搏状态下的真实心率。

如果我们仅看起搏器给我们提供的资料，我们可能会遗漏起搏器的真正问题。然而，计数器的资料在起搏器确实正常的情况下是有用的。

A. F. Sinnaeve

起搏内存：心律失常和自动起搏模式转换——第1部分

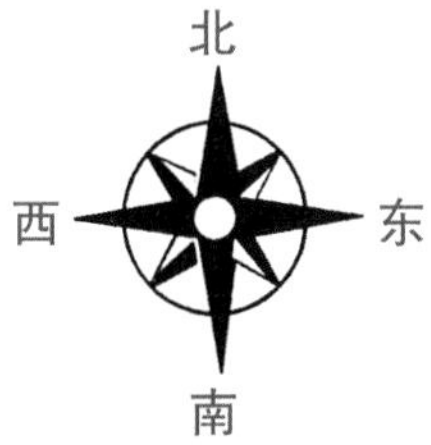
北
西
东
南

"美敦力起搏指南针"报告可以给我们提供长达14个月的有重要临床意义的房性心律失常(以小时或天为单位)、在房颤或房扑发作时的心室频率(最快及平均数)、心房和心室平均起搏的百分比、心室频率(白天和夜晚分开)、运动时起搏状况及心率变异性。下面仅以房性心律失常作示范：

遗漏的无症状房扑/房颤—心电图记录

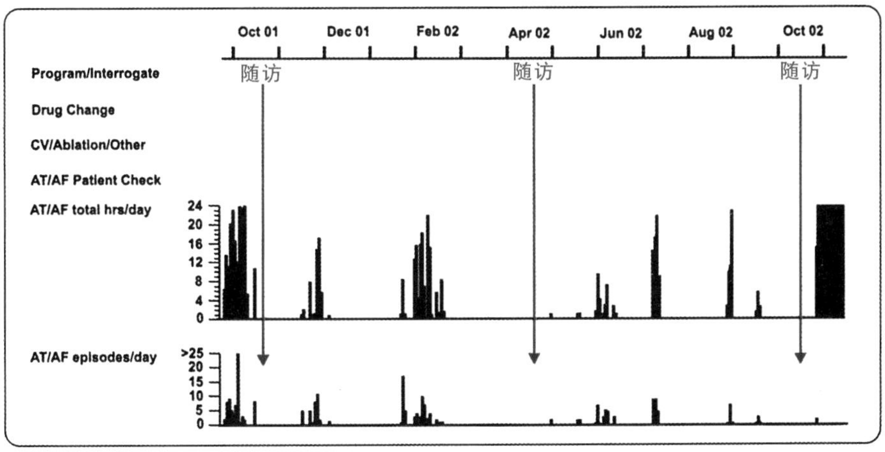
Oct 01
Dec 01
Feb 02
Apr 02
Jun 02
Aug 02
Oct 02
Program/Interrogate
随访
随访
随访
Drug Change
CV/Ablation/Other
AT/AF Patient Check
AT/AF total hrs/day
24
20
16
12
8
4
0
AT/AF episodes/day
>25
20
15
10
5
0

抗心律失常药物效果

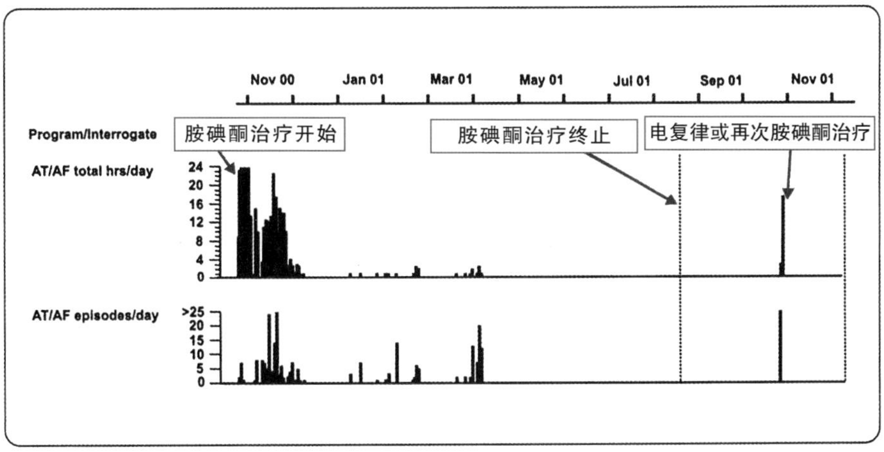
Nov 00
Jan 01
Mar 01
May 01
Jul 01
Sep 01
Nov 01
Program/Interrogate
胺碘酮治疗开始
胺碘酮治疗终止
电复律或再次胺碘酮治疗
AT/AF total hrs/day
24
20
16
12
8
4
0
AT/AF episodes/day
>25
20
15
10
5
0

A. F. Sinnaeve

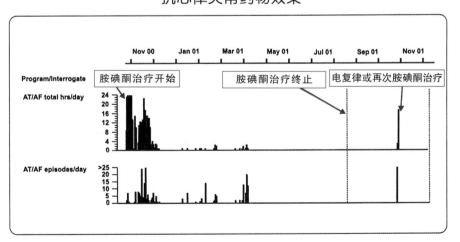

起搏内存：心律失常和自动起搏模式转换——第 2 部分

治疗房扑房颤峡部消融后的效果

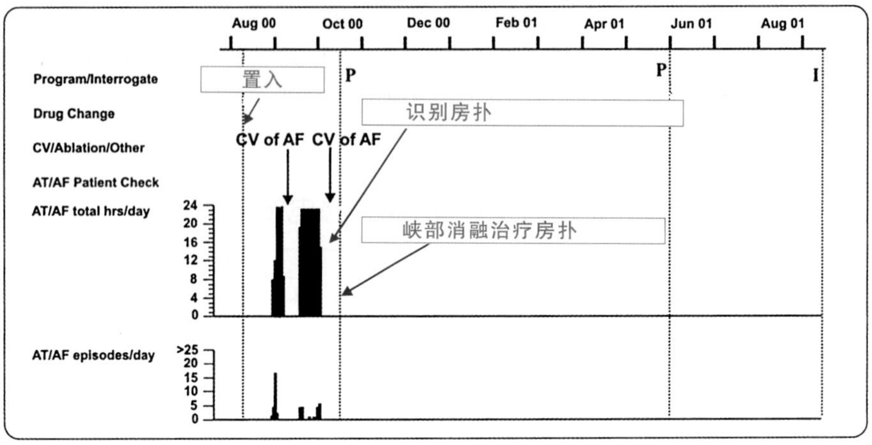
Aug 00
Oct 00
Dec 00
Feb 01
Apr 01
Jun 01
Aug 01
Program/Interrogate
Drug Change
CV/Ablation/Other
AT/AF Patient Check
AT/AF total hrs/day
AT/AF episodes/day
置入
P
P
I
识别房扑
CV of AF
CV of AF
峡部消融治疗房扑
24
20
16
12
8
4
0
>25
20
15
10
5
0

心房 ATP 成功

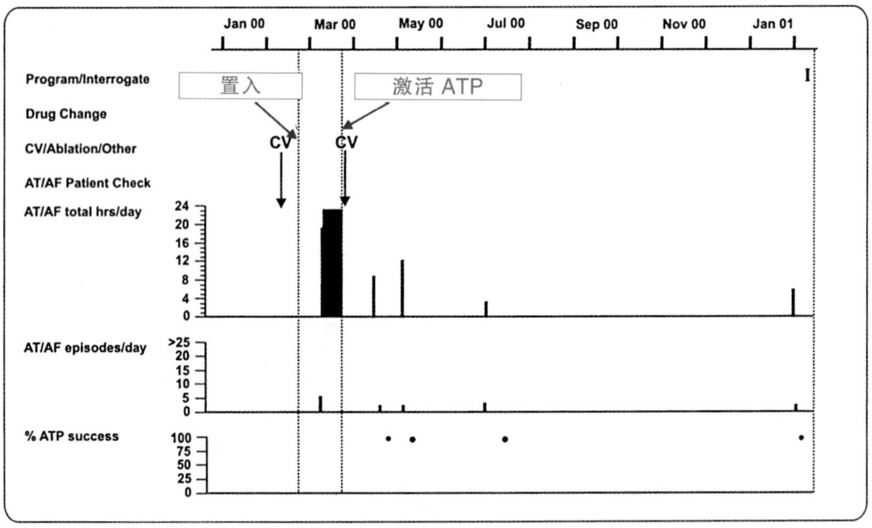
Jan 00
Mar 00
May 00
Jul 00
Sep 00
Nov 00
Jan 01
Program/Interrogate
Drug Change
CV/Ablation/Other
AT/AF Patient Check
AT/AF total hrs/day
AT/AF episodes/day
% ATP success
置入
激活 ATP
I
CV
CV
24
20
16
12
8
4
0
>25
20
15
10
5
0
100
75
50
25
0

缩写：AT/AF=房性心动过速/心房颤动；ATP=抗心动过速起搏；CV=电复律

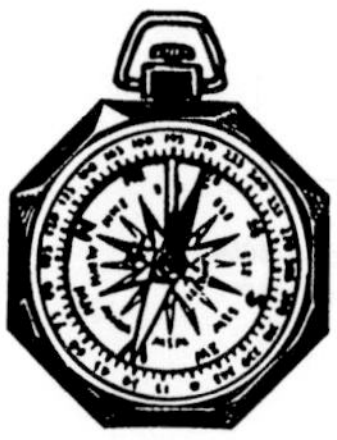

要远航，就需要好的指南针！

A. F. Sinnaeve

起搏内存：
心律失常和自动起搏模式转换——第 3 部分

美敦力心律失常报告

Arrhythmia Summary : 02/11/06 to 08/21/06

Mode Switch Count	251 (0.5 hrs/day - 2.1%)	VHR Episodes	1
AHR Episode Trigger	Mode Switch > 30 sec	VHR Detection	180 ppm for 5 beats
AHR Episodes	204	VHR Termination	180 ppm for 5 beats
AHR Detection	175 bpm - No Delay	SVT Filter	On

Type		Date/Time	Duration hh:mm:ss	Rates (bpm) : Max A	Max V	Avg V	Sensor	EGM
VHR	Longest	08/15/06 5:32 PM	:11	87	256	180	60	Yes
AHR	First	07/08/06 10:04 AM	:16:28	400	90	87	77	No
AHR	Longest	08/15/06 2:39 PM	6:11:38	>400	87	83	80	No
AHR	Fastest	08/18/06 11:48 AM	3:06:40	>400	98	88	64	No
AHR		08/21/06 3:26 AM	:11:42	380	83	82	60	Yes
AHR		08/21/06 7:18 AM	2:36:51	>400	84	81	84	Yes
AHR	Last	08/21/06 1:25 PM	:31:07	400	93	85	81	Yes

V. Rate during Atrial Arrhythmias

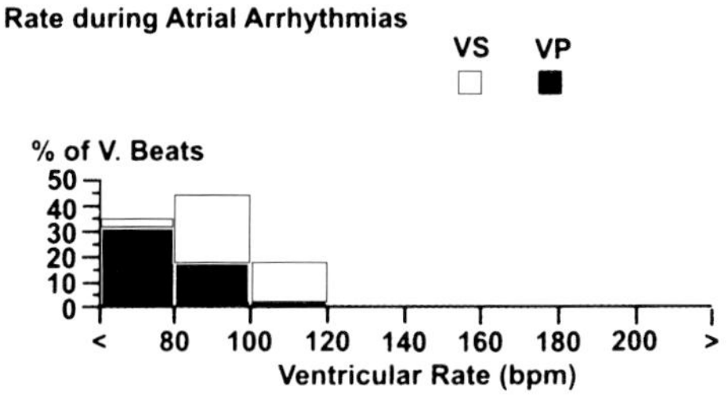

VS
VP
% of V. Beats
50
40
30
20
10
0
<
80
100
120
140
160
180
200
>
Ventricular Rate (bpm)

Atrial Arrhythmias

Duration	Count
=>72hr	0
24hr - <72hr	0
12hr - <24hr	0
4hr - <12hr	3
1hr - < 4hr	55
10min - < 1hr	84
1min - <10min	71
<1min	38
	251

自动模式转换的直方图(圣犹达公司)

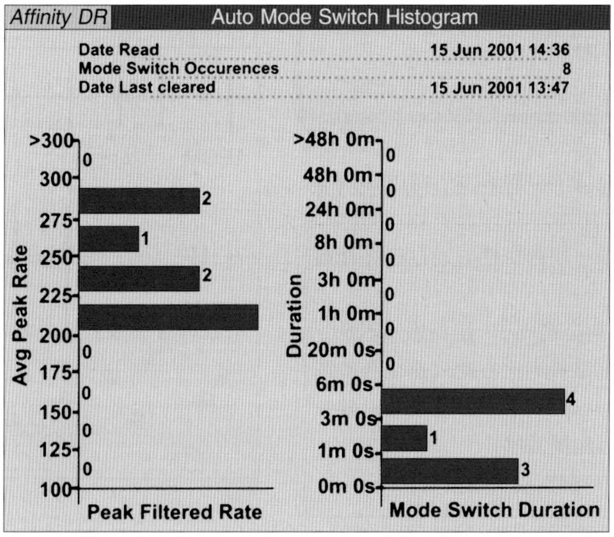

Affinity DR
Auto Mode Switch Histogram
Date Read 15 Jun 2001 14:36
Mode Switch Occurences 8
Date Last cleared 15 Jun 2001 13:47
Avg Peak Rate
>300
300
275
250
225
200
175
150
125
100
0
2
1
2
0
0
0
0
Peak Filtered Rate
Duration
>48h 0m
48h 0m
24h 0m
8h 0m
3h 0m
1h 0m
20m 0s
6m 0s
3m 0s
1m 0s
0m 0s
0
0
0
0
0
0
0
4
1
3
Mode Switch Duration

A. F. Sinnaeve

缩写:AHR=心房高频率;EGM=腔内电图;SVT=室上性心动过速;VHR=心室高频率;VP=心室起搏事件;VS=心室感知事件

存储的心房电图的临床应用——第1部分

- 起搏器功能评估。
- 心律失常机制的更透彻理解，以及心律失常发作的机制。
- 预防和终止心律失常。
- 患者触发记录。
- 治疗成功的评估(药物、消融、预防性及抗心律失常性起搏)。

人工确认心腔内电图和重要标记几乎100%可以纠正起搏器装置的错误判断！

激发前后存储的心腔内电图

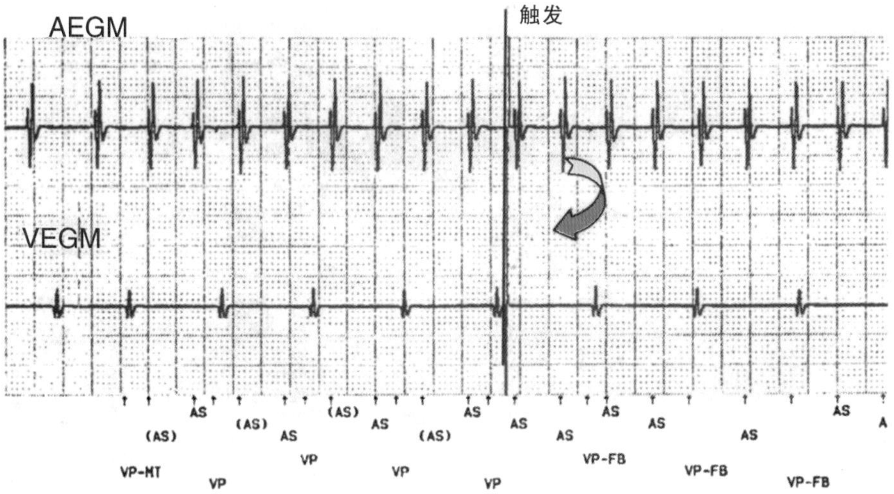
AEGM
触发
VEGM
AS
(AS)
VP-MT
VP
VP-FB

影响房性心动过速识别的因素

- 起搏器自身的识别公式。
- 信号和程控的灵敏度。
- 计时周期:空白期。

起搏装置对房性心律失常诊断的局限性

- 间断的心房感知:一段一段的房性心动过速存储起来。
- 长的心室后心房空白期会造成2:1房扑感知不足。
- 即使空白期较短,房室结折返性心动过速也会被漏掉，因为房波和室波太近了。在PR间期相对较长时,房性心动过速也可能被漏掉。
- 远场感知R波。更好的辨别模式很重要。

未识别的房室结折返性心动过速

心房腔内心电图在心室后心房空白期

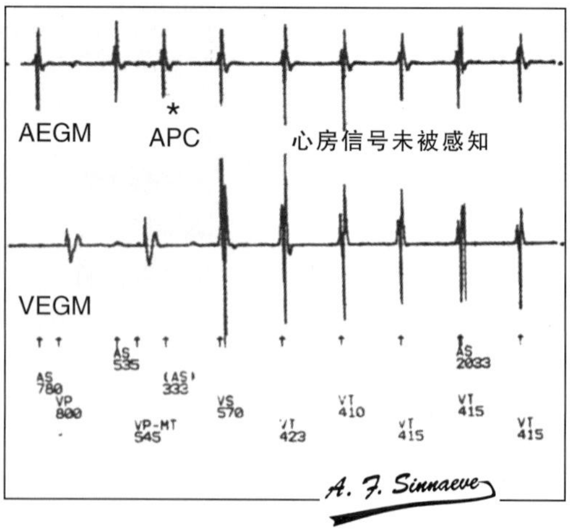
*
AEGM
APC
心房信号未被感知
VEGM
AS 780
VP 800
AS 535
(AS) 333
VP-MT 545
VS 570
VT 423
VT 410
VT 415
AS 2033
VT 415
VT 415
A. F. Sinnaeve

缩写:AEGM=心房腔内电图;APC=房性期前收缩;AS=心房感知事件;VEGM=心室腔内电图;VP=心室起搏事件

存储的心房电图的临床应用——第 2 部分

装置感知房性心动过速的鉴别诊断

正确的房性心动过速感知

不正确的房性心动过速感知

a)心室远场过感知。

b)肌电位过感知。

c)EMI 过感知和电极断裂。

d)P 波重复计算。

e)窦性心动过速。

f)房性期前收缩。

g)房性心动过速诊断程序错误。

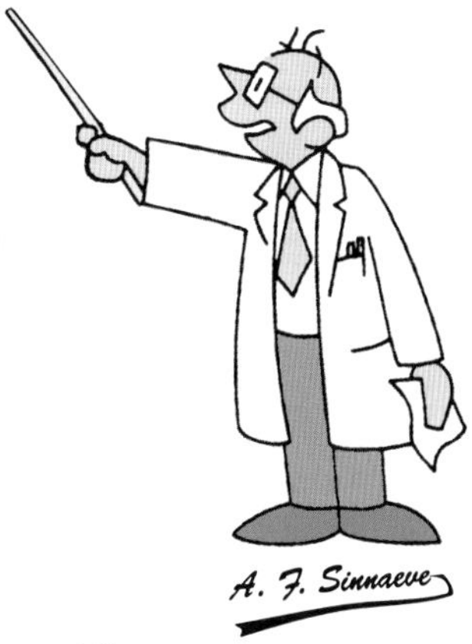
A. F. Sinnaeve

心房扑动合并不同程度的房室传导阻滞

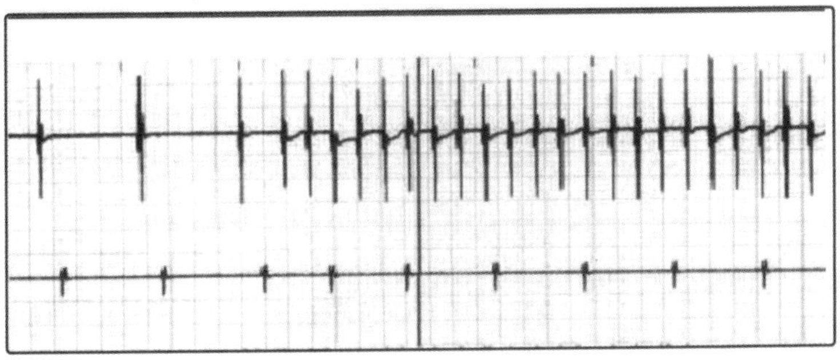

快速室性心动过速

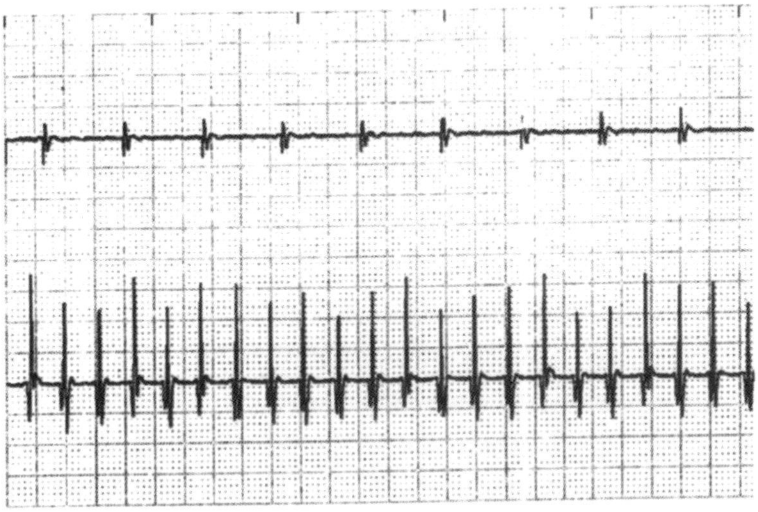

缩写:EMI=电磁干扰

存储的心内电图的临床应用实例——第 1 部分

反复发作的非折返性室房同步

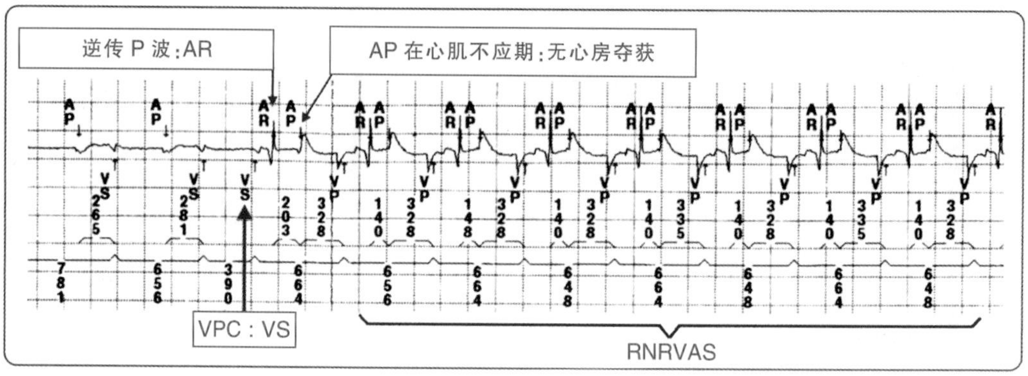
逆传 P 波:AR
AP 在心肌不应期:无心房夺获
VPC : VS
RNRVAS

一个室性期前收缩逆传后引起 P 波,落在 PVARP,被标识为 AR。跟着的心房刺激落在心房肌不应期内,和 AR 非常接近。这样,AP 不能夺获心房。AP 后跟着 VP,VP 导致逆传 P 波出现,其间的传导时间和第一个逆传 P 波的时间类似。AP 再次传导得很早,也不能夺获心房,因为它落在心房肌不应期内。这个过程接下来就不断地自我重复。

A. F. Sinnaeve

RNRVAS 的终止

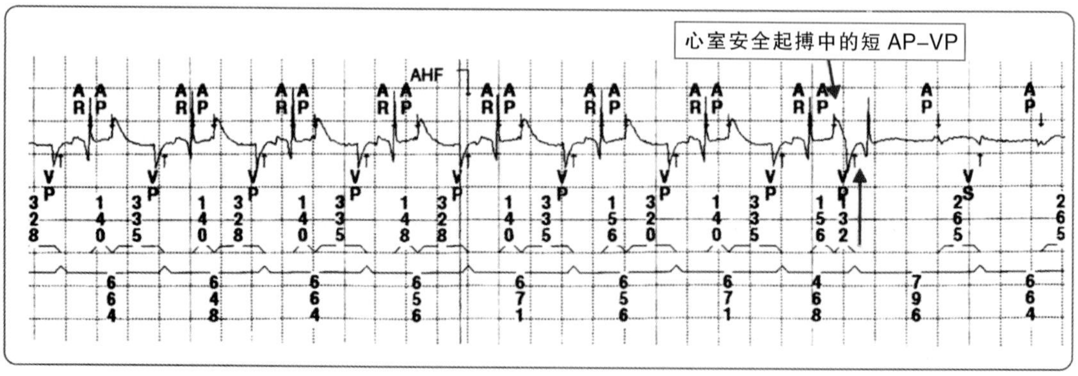
心室安全起搏中的短 AP–VP
AHF

缩短的 AP–VP 主要来自于心室的安全起搏,这会造成 VP 释放提前。这种早出现的 VP 也会引发逆行的 P 波。逆行的 P 波不会产生一个钉样标记物,似乎它落在了心室后心房空白期。逆行早期 P 波的出现使心房夺获,RNRVAS 终止。

缩写:AP=心房起搏事件;AR=在不应期非空白部分的心房事件;VS=心室感知事件;VP=心室起搏事件;RNRVAS=反复性非折返性室房同步;VPC=室性期前收缩

存储的心内电图的临床应用实例——第 2 部分

不恰当的模式转换造成的过感知识别

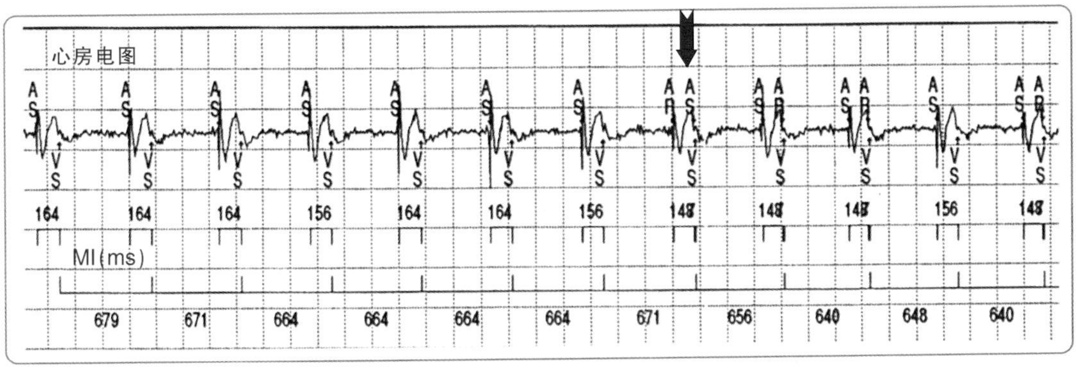
心房电图
AS
AR
VS
164
164
164
156
164
164
156
148
148
148
156
148
MI(ms)
679
671
664
664
664
664
671
656
640
648
640

不恰当的模式转换因 FFRW 过感知而引发，它由高心房感知灵敏度所触发。这是一个心房电极通道在心室前远场感知的一个例子。起搏器的模式会自动进行转换，根据它对 AMS 激活后长-短周长的反应来实现。注意，心房通道感知了远场的 R 波，这比心室通道感知到近场的 R 波要早。

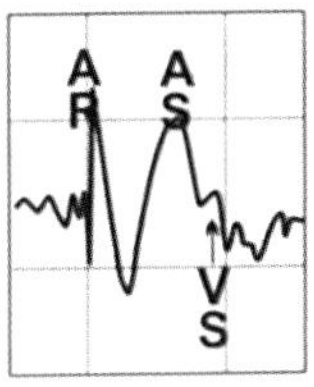
AR
AS
VS

在圣犹达公司起搏器中远场的过感知造成 AMS

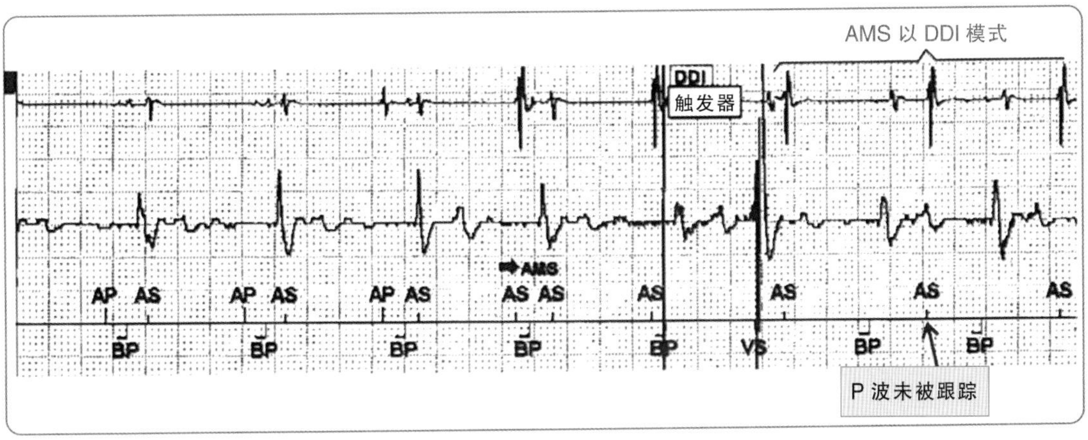
AMS 以 DDI 模式
DDI
触发器
AMS
AP AS
AP AS
AP AS
AS AS
AS
AS
AS
AS
BP
BP
BP
BP
BP
VS
BP
BP
P 波未被跟踪

在这个图示中，心房感知标记为 AS，心房通道感知到远场的 R 波。长短周期顺序在这个起搏器中包括 AMS。

A. F. Sinnaeve

缩写：AMS=自动模式转换；AP=心房起搏事件；AR=心房在房室延迟终末部分（非空白期）感知信号；AS=心房感知事件；BP=双心室起搏；FFRW=远场 R 波；VS=心室感知事件

存储的心内电图的临床应用实例——第 3 部分

成功的心房抗心动过速起搏

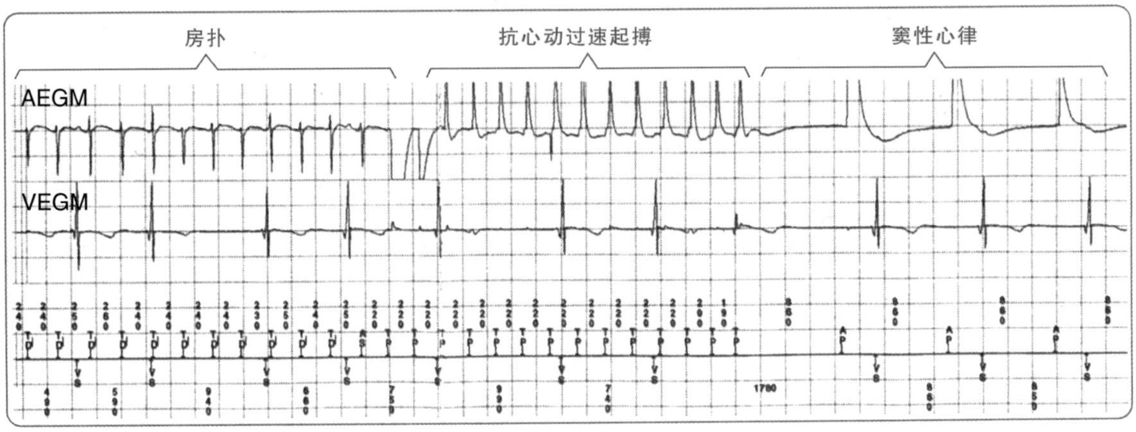
房扑
抗心动过速起搏
窦性心律
AEGM
VEGM
1780

心室过感知到肌电位引起的不恰当的室性心动过速识别

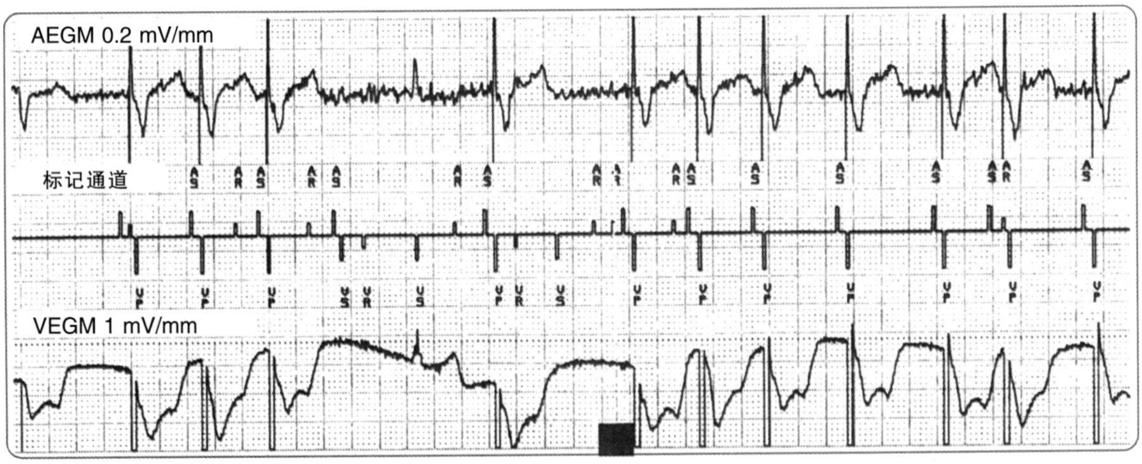
AEGM 0.2 mV/mm
标记通道
VEGM 1 mV/mm

A. F. Sinnaeve

缩写：AP=心房起搏事件；AR=在不应期非空白部分的心房事件；AS=心房感知事件；TD =心动过速识别；TP=心动过速起搏；VP=心室起搏事件；VS=心室感知事件

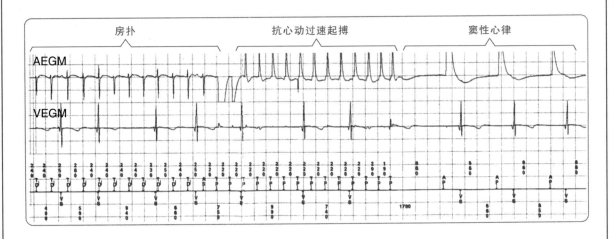

自动夺获的确认——第 1 部分

夺获确认系统提高了安全性,它在起搏阈值非预期突然增高时会提高起搏输出。

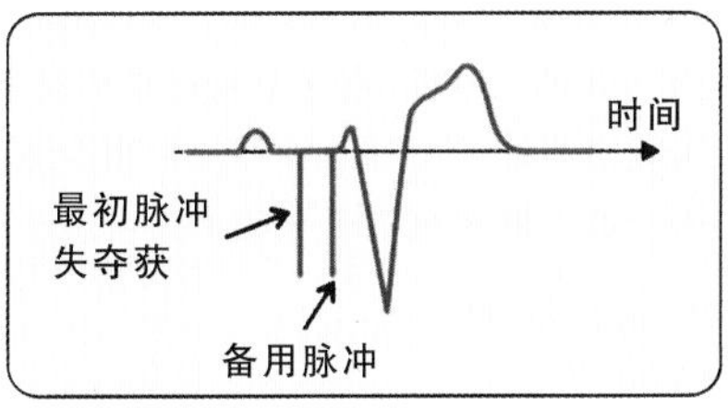
时间
最初脉冲
失夺获
备用脉冲

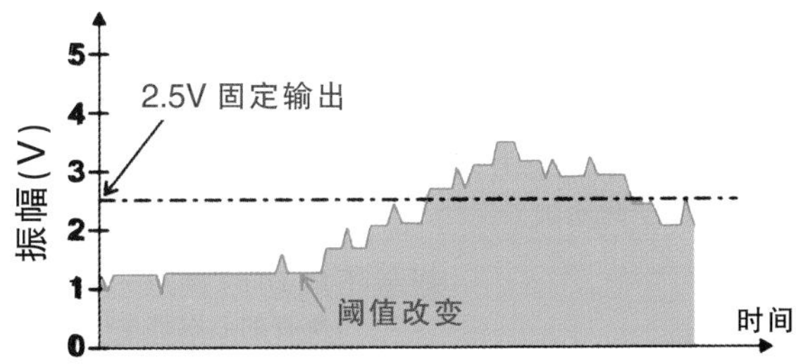
5
4
3
2
1
0
振幅(V)
2.5V 固定输出
阈值改变
时间

夺获的确认是通过识别起搏器电流的反应电位是否出现来实现的。这种系统可以提高安全性,降低电池电流,延长装置使用寿命。

识别激发电位提示夺获

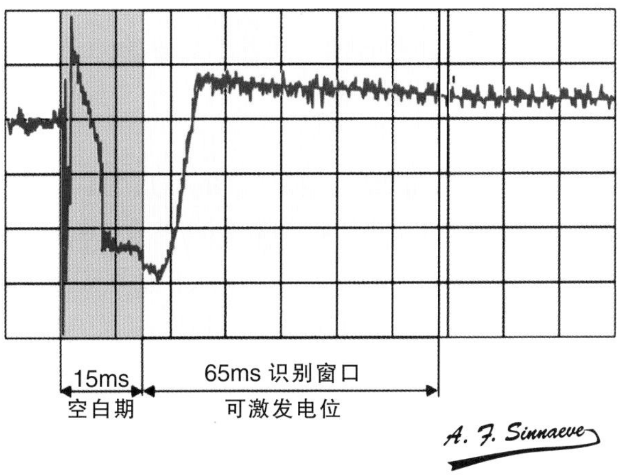
15ms
空白期
65ms 识别窗口
可激发电位
A. F. Sinnaeve

激发的反应性感知可被以下因素影响

1.电极–组织接触面(急性期或慢性期导线)。

2.电极极性,特别是"自动阈值夺获"功能的电极,这种电极是圣犹达公司商业化发布的第一个系统,采用低极化电极。

3.头端到环端的空间。

4.电极头端的设计。

5.其他因素。

如果夺获未被证实,备用的脉冲在感知窗结束阶段会发放出来

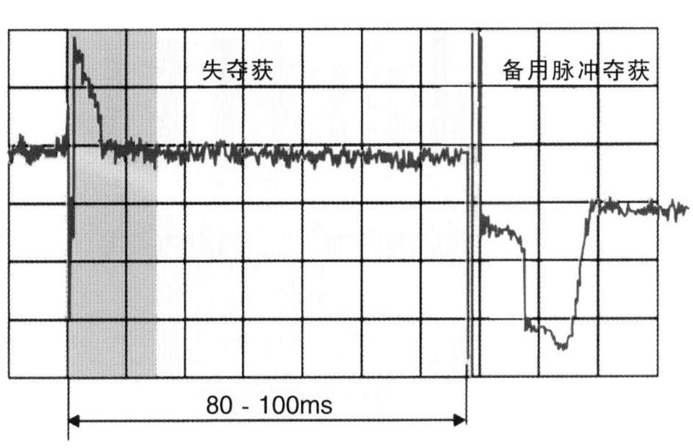
失夺获
备用脉冲夺获
80 - 100ms

圣犹达公司传统的自动阈值夺获功能

"自动阈值夺获"(AC) 最早是由圣犹达公司研发的,可以商业化应用于单心腔起搏器上。

它需要双极的低极化电极。

它的功能包括以下 4 种:

1.确认夺获。

2.在夺获失败时后备有高电压起搏脉冲。

3.阈值搜索和记录。

4.输出调整。

自动夺获的确认——第2部分

圣犹达公司自动阈值夺获(续)

夺获确认

夺获是靠识别到起搏电流引起的激发反应(ER)来证实的。在起搏刺激发放后,激发反应的感知放大器有14ms的空白期,这是为了略过刺激的遗留极化反应的,接下来15到62.5ms开放用来识别激发反应。极化信号和激发反应(来自于局限心肌夺获)必须准确地鉴别开来。最好能使用双极的低极化电极。起搏器起搏是单极模式,感知为双极模式。在最初,自动的激发反应灵敏度测试是为了更好地确定程序的感知灵敏度。采用合适的电极,自动阈值夺获系统可以在95%的患者身上应用。融合波和假性融合波有时候会带来一定干扰。

刺激不成功后紧跟一个成功夺获的后备刺激

(所有的心跳都是心房感知和心室起搏)

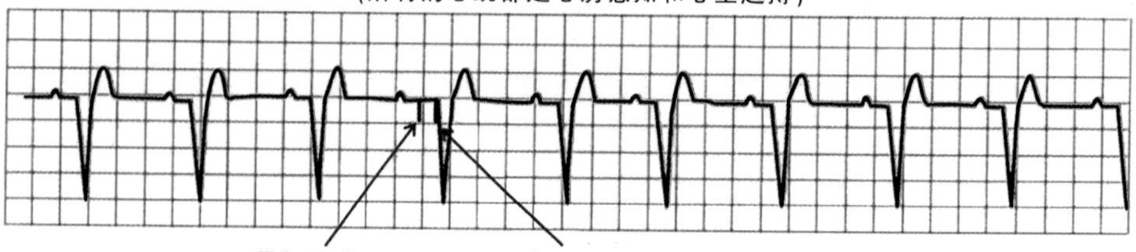
最初脉冲
备用安全脉冲

失夺获后的备用脉冲

起搏器在起搏刺激发放后的15~62.5ms识别窗进行识别,当它未能感知到激发反应时,它会在感知窗结束时发放4.5V/0.49ms的备用脉冲。

阈值搜索

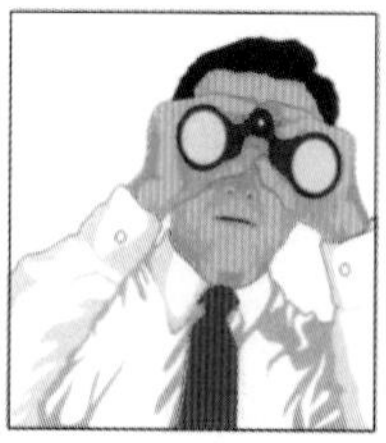

自动阈值搜索在以下三种情况下会启动:

a.只要起搏器感知到2次连续起搏未成功提示起搏阈值增高时。输出以0.25V为单位逐次减少直到失夺获发生,这时会发放备用脉中。接下来,输出以0.25V为单位逐次增加直到2次连续成功夺获。这时即为夺获阈值。

b.如果没有a情况出现,每8小时进行一次 。

c.使用程控仪或磁铁时。

融合波的处理:AV间期自动程控为50ms,感知的AV传导延迟为25ms,除了新的Zephyr系列起搏器,其参数可程控为50/25,100/70,120/100。在自动阈值搜索完成时这些设置会保存。

圣犹达公司自动阈值搜索算法的功能

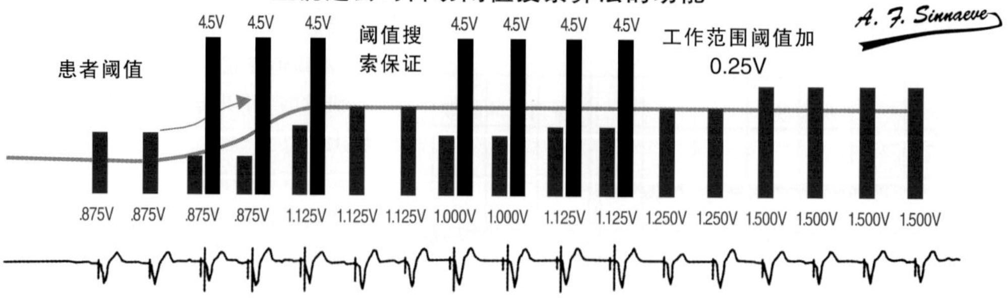
A. F. Sinnaeve
患者阈值
4.5V
4.5V
4.5V
阈值搜索保证
4.5V
4.5V
4.5V
4.5V
工作范围阈值加0.25V
.875V .875V .875V .875V 1.125V 1.125V 1.125V 1.000V 1.000V 1.125V 1.125V 1.250V 1.250V 1.500V 1.500V 1.500V 1.500V

输出调整

在确定好阈值后,起搏器会调整它的输出为阈值加0.25V。夺获在每次心跳中被确认,这期间后备刺激、阈值确定、输出调整会继续工作。

使用单极或双极的非低极化电极的自动夺获的确认 ——第 1 部分

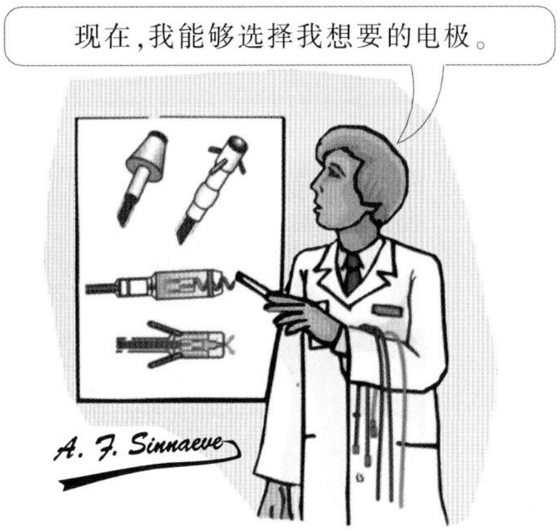
现在,我能够选择我想要的电极。
A. F. Sinnaeve

新的技术可以在非特殊电极的情况下允许心室识别自动阈值夺获确认时的诱发电位。

这一技术在美敦力公司、圣犹达公司和波士顿科学公司都可以得到。在圣犹达公司的起搏器中,提供了两种选择,一种是传统的自动阈值夺获系统(需要能可靠长程记录的特殊电极),一种是新的技术(无需特殊电极)。

波士顿科学公司和圣犹达公司的自动阈值夺获都是在每次心跳间工作,而美敦力公司的系统不是。

美敦力公司的夺获

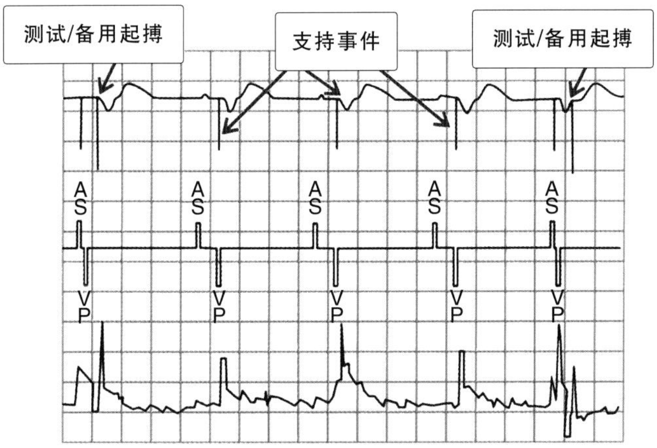
测试/备用起搏
支持事件
测试/备用起搏
AS
VP

测试脉冲与缩短的 AV 延迟是相关的。

A. F. Sinnaeve

> 美敦力公司的夺获确认系统不需要特别的电极和极性。它仅以周期性间期自动监测起搏阈值,例如每天一次。一旦阈值确认后,起搏器会基于可程控的安全范围确定一个目标输出(通常是 2:1 的电压值),以及可程控的最小电压。

- 支持周期是起搏周期,它是可控的振幅和脉宽,有可能不包括能起搏的心室刺激。起搏阈值的搜索由支持周期开始。
- 测试起搏紧跟每组支持周期,它以测试的电压或脉宽发放刺激。
- 后备起搏自动跟在每次测试起搏后, 不管测试起搏是否成功。它在测试起搏后 110ms 以程控的电压和 1.0ms 脉宽设定发放刺激。起搏器可能需要进行 1~3 次这样的测试来确定高于或低于患者刺激阈值的特定电压或脉宽。
- 当第一次出现连续 3 个测试起搏成功,或后 2 次测试起搏成功,说明是高于阈值的。
- 当 3 个测试起搏中 2 个提示失夺获,说明是低于阈值的。

使用单极或双极的非低极化电极的自动夺获的确认——第 2 部分

夺获管理趋势图:美敦力公司

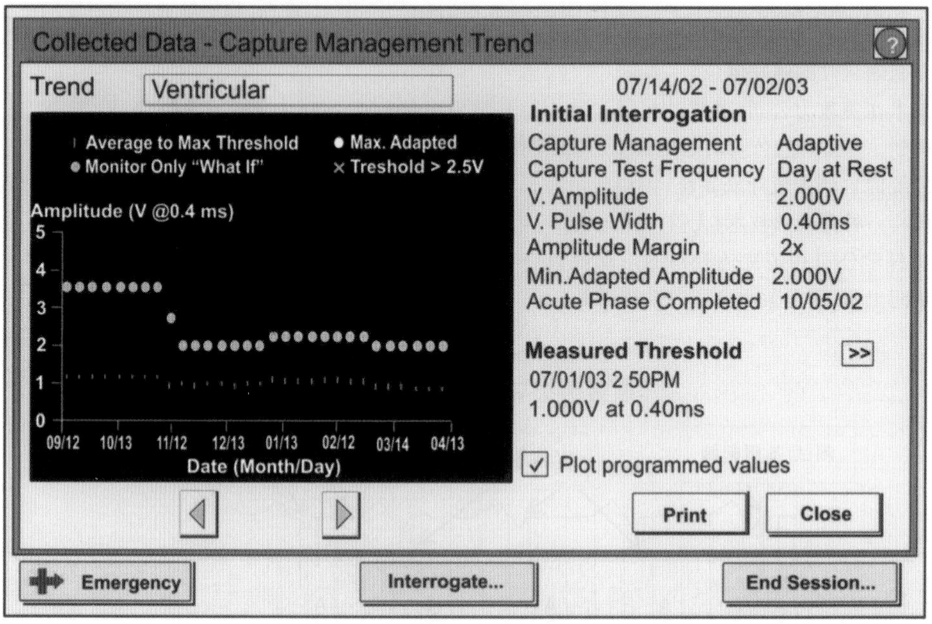

Collected Data - Capture Management Trend
Trend
Ventricular
07/14/02 - 07/02/03
Average to Max Threshold
Max. Adapted
Monitor Only "What If"
× Treshold > 2.5V
Amplitude (V @0.4 ms)
Date (Month/Day)
09/12 10/13 11/12 12/13 01/13 02/12 03/14 04/13
Initial Interrogation
Capture Management Adaptive
Capture Test Frequency Day at Rest
V. Amplitude 2.000V
V. Pulse Width 0.40ms
Amplitude Margin 2x
Min.Adapted Amplitude 2.000V
Acute Phase Completed 10/05/02
Measured Threshold
07/01/03 2 50PM
1.000V at 0.40ms
Plot programmed values
Print
Close
Emergency
Interrogate...
End Session...

起搏器在置入的最初几周,输出电压程控为较高的数值。

A. F. Sinnaeve

程控自动夺获管理:美敦力公司

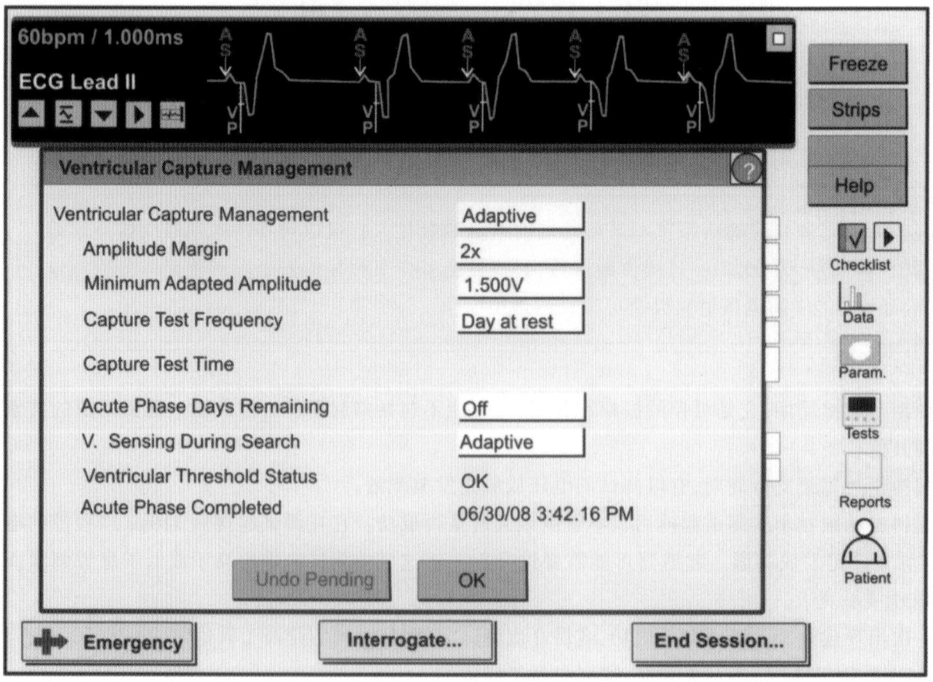

60bpm / 1.000ms
ECG Lead II
Freeze
Strips
Help
Ventricular Capture Management
Ventricular Capture Management Adaptive
Amplitude Margin 2x
Minimum Adapted Amplitude 1.500V
Capture Test Frequency Day at rest
Capture Test Time
Acute Phase Days Remaining Off
V. Sensing During Search Adaptive
Ventricular Threshold Status OK
Acute Phase Completed 06/30/08 3:42.16 PM
Undo Pending
OK
Checklist
Data
Param.
Tests
Reports
Patient
Emergency
Interrogate...
End Session...

心房夺获管理:美敦力公司

美敦力公司的心房夺获管理系统不是利用刺激反应来确认是否夺获。起搏器通过以下 2 种方式来确定阈值:
1.观察起搏测试夺获的心房是否对窦房结进行了重整,观察本身的窦性心律状态下的 PP 间期(心房重整)。
2.观察心室的反应是否是通过房室传导的(房室传导)。

心房重整

当窦房结被测试起搏重整时提示心房夺获成功。

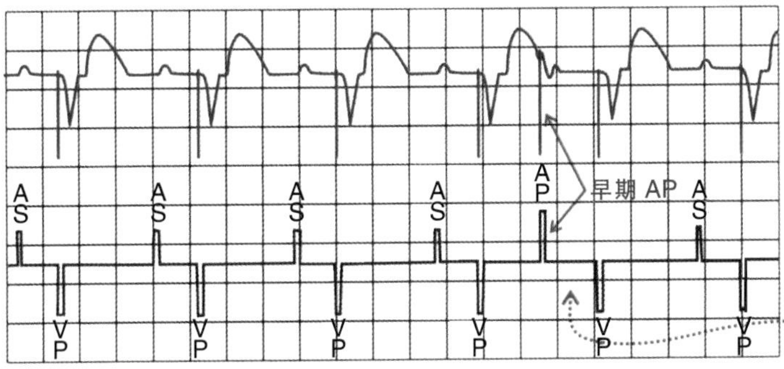

AS
AP
早期 AP
VP

在 AP-VP 之间没有 AR 发生,窦房结重整。这提示成功的心房夺获。

心房重整

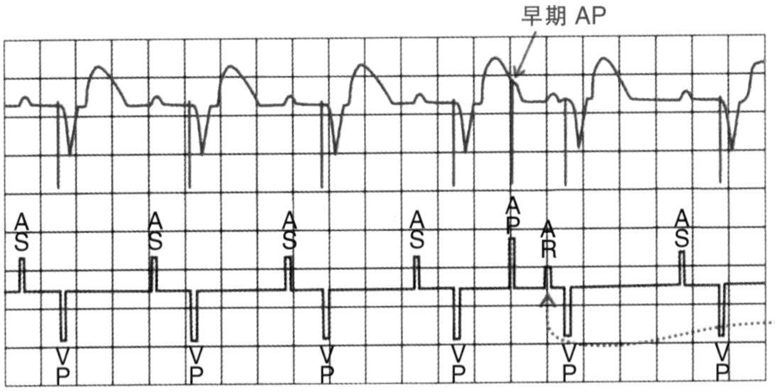

早期 AP
AS
AP
AR
VP

在 AP-VP 之间有 AR 发生,窦房结没有重整。这提示未成功的心房夺获。

心室传导

这种办法依赖于自身的传导。

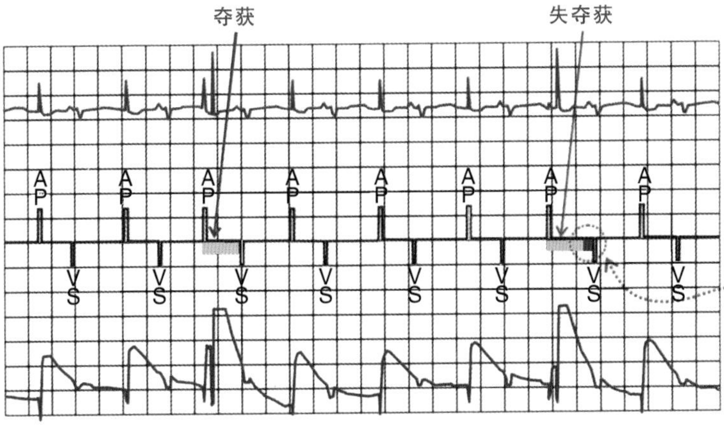

夺获
失夺获
AP
VS

延迟 70ms 提示失去夺获。

A. F. Sinnaeve

后备刺激在测试起搏 70ms 后发出。在右边,心房失去夺获,只有后备刺激是足够的,所以心室延迟了 70ms。而左边的心房成功夺获,所以 AP 至 VS 比右边少 70ms。

缩写:AP=心房起搏事件;AS=心房感知事件;AR=不应期内的心房感知事件;VS=心室感知事件;VP=心室起搏事件

远程起搏器监测

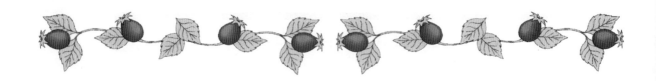

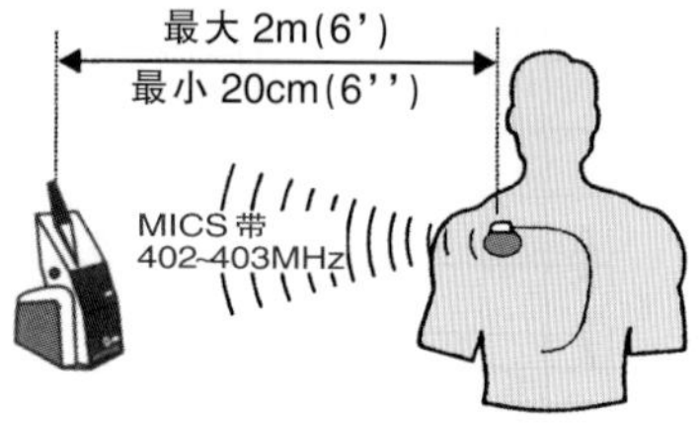
最大 2m(6')
最小 20cm(6'')
MICS 带
402-403MHz

要点如下：

* 无线程控
* 基于互联网的远程监测——第 1 部分
* 基于互联网的远程监测——第 2 部分
* 基于互联网的远程监测——第 3 部分
* 远程起搏器监测——第 1 部分
  以患者为中心的医疗福利
* 远程起搏器监测——第 2 部分
  组织模式和一些法律问题

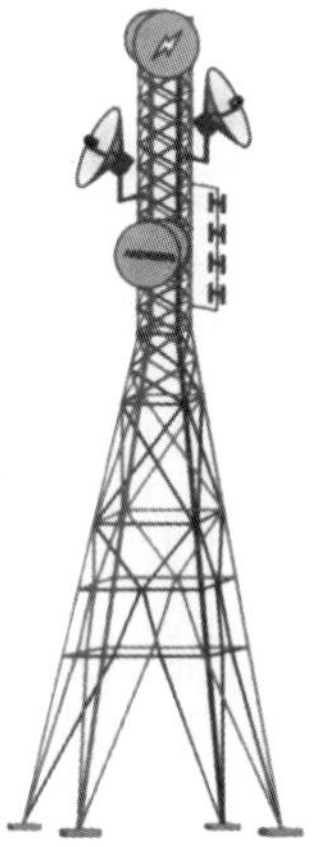

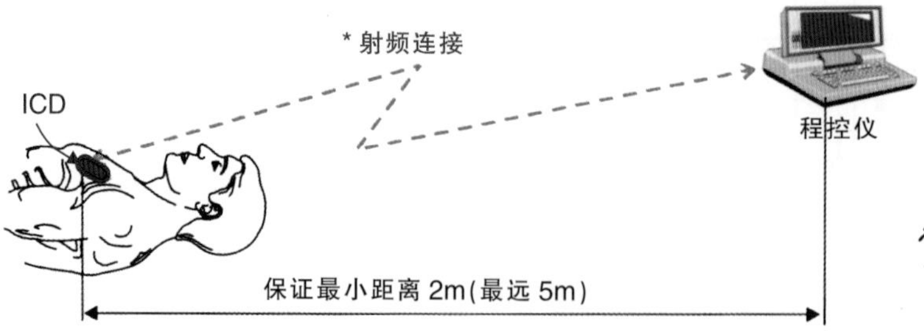
* 射频连接
ICD
程控仪
保证最小距离 2m(最远 5m)

A. F. Sinnaeve

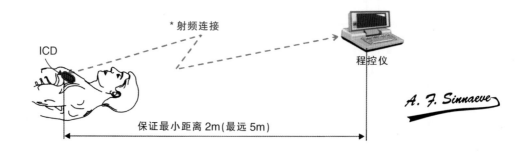

无线程控

无线程控仪易于操作且不复杂。它的速度更快且提高了保险性和安全性!

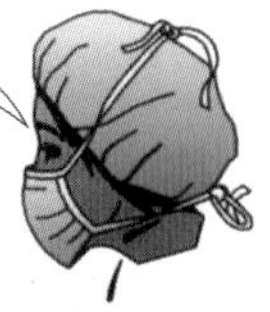

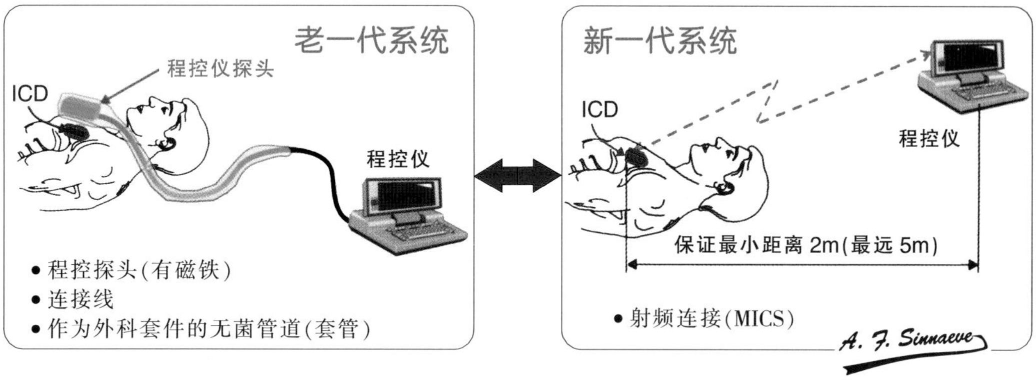

老一代系统
程控仪探头
ICD
程控仪
• 程控探头(有磁铁)
• 连接线
• 作为外科套件的无菌管道(套管)
新一代系统
ICD
程控仪
保证最小距离 2m(最远 5m)
• 射频连接(MICS)
A. F. Sinnaeve

优点: • 更方便(感染更少,不再需要无菌套管,当以一定距离程控装置时,医生可以靠近伤口)。

• 读取数据速度更快。

• 在随访时装置优化(平板试验等)。

MICS(医用置入通信系统)

★ FCC(Federal Communications Commission,联邦通信委员会)认可的特殊频率带;也被称为“医疗设备的无线电通讯服务”或“MedRadio”。

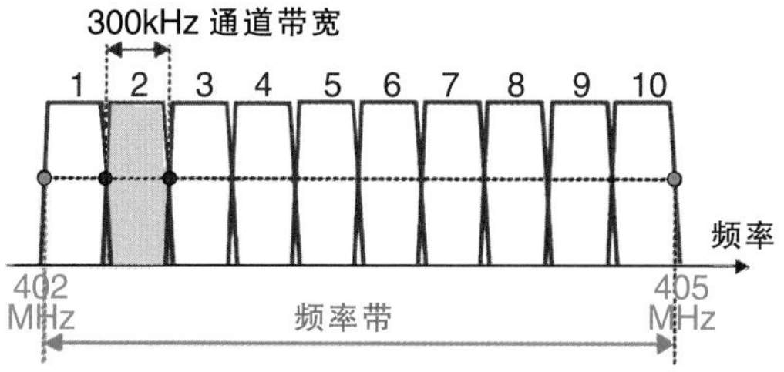

300kHz 通道带宽
1 2 3 4 5 6 7 8 9 10
频率
402 MHz
频率带
405 MHz

• MICS 频率带在 402MHz 到 405MHz 之间工作,具有传导性,对人体进行无线电信号传输。
• 有效的辐射能量最大为 25μW。
• 在最大带宽 300kHz 时,有 10 个通道可用。
• 不允许声音传输。
• 美敦力公司应用的 MICS 称作“Conexus 无线连接遥测(Conexus Wireless Telemetry)”,在最新的装置中工作。

★ 为了延长电池的工作寿命,应用了一种超低能量的 RF 收发器和工作唤醒模式。

• 在 ICD 内的收发器正常情况下是“休眠状态”,且从电池流出的电流极小(小于 1μA)。
• 一个手执激活器用于“唤醒”回路并且能够与程控仪通信。

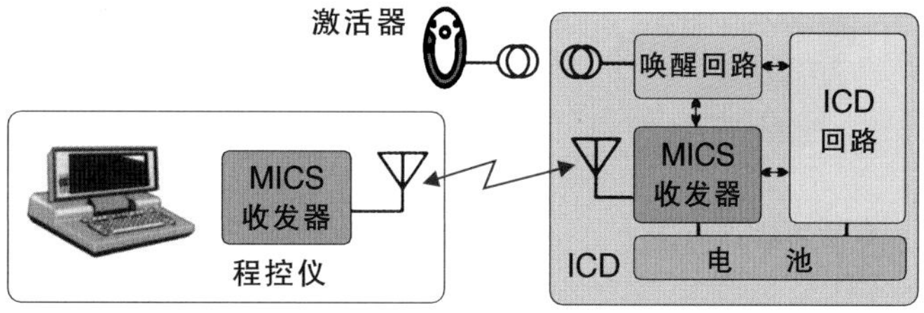

激活器
唤醒回路
ICD 回路
MICS 收发器
MICS 收发器
程控仪
ICD
电 池

★ 为了避免干扰,该系统在确立遥测前的 MICS 带上的所有 10 个通道进行扫描。最低周围信号水平的通道(即最少噪音的通道)或周围信号水平在一定阈值以下的第一条通道将选择用于遥测(LBT=Listen Before Talk,先听后说)。
美敦力公司采用“智能广播(Smart Radio)”,这是“Conexus 无线连接遥测”选择最小干扰通道的一个方案。这一方案允许同时收集多种程控部分而无干扰。

注意

1. 程控探头最初的信息交换需要激活遥测。
2. “Invisi-Link”无线遥测(圣犹达公司)也采用 402~405MHz 频率带。
3. 波士顿科学公司(Guidant)有一个相似的系统称为“ZIP 无线遥测(ZIP wandless telemetry)”,在 914MHz(美国)或 869.85MHz(欧洲)的 ISM 带工作(ISM:工业的-科学的-医学的)。

基于互联网的 ICD 远程监测——第 1 部分

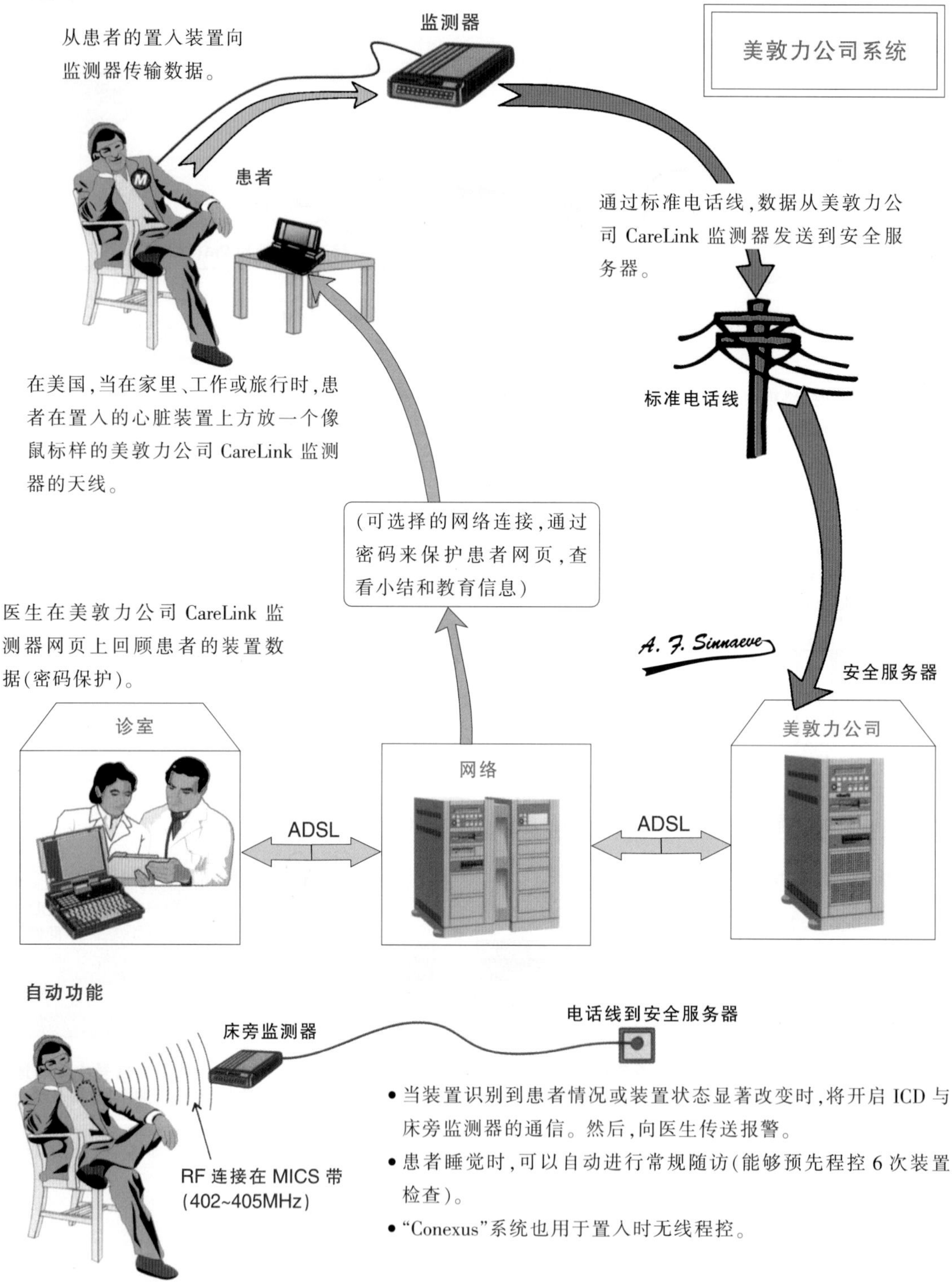
监测器
美敦力公司系统
从患者的置入装置向监测器传输数据。
患者
通过标准电话线，数据从美敦力公司 CareLink 监测器发送到安全服务器。
在美国，当在家里、工作或旅行时，患者在置入的心脏装置上方放一个像鼠标样的美敦力公司 CareLink 监测器的天线。
标准电话线
(可选择的网络连接，通过密码来保护患者网页，查看小结和教育信息)
医生在美敦力公司 CareLink 监测器网页上回顾患者的装置数据(密码保护)。
A. F. Sinnaeve
安全服务器
诊室
网络
美敦力公司
ADSL
ADSL
自动功能
床旁监测器
电话线到安全服务器
RF 连接在 MICS 带
(402~405MHz)
• 当装置识别到患者情况或装置状态显著改变时，将开启 ICD 与床旁监测器的通信。然后，向医生传送报警。
• 患者睡觉时，可以自动进行常规随访(能够预先程控 6 次装置检查)。
• “Conexus”系统也用于置入时无线程控。

缩写：MICS=医用置入通信系统；ADSL=非对称式数据用户线

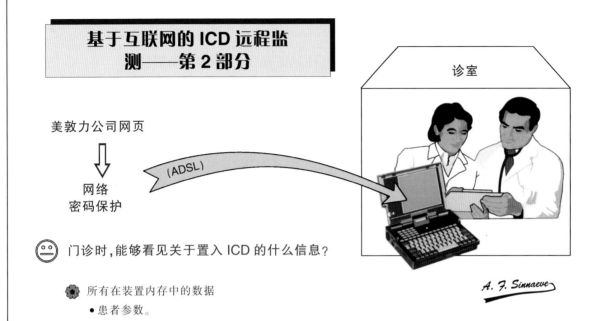

基于互联网的ICD远程监测——第2部分

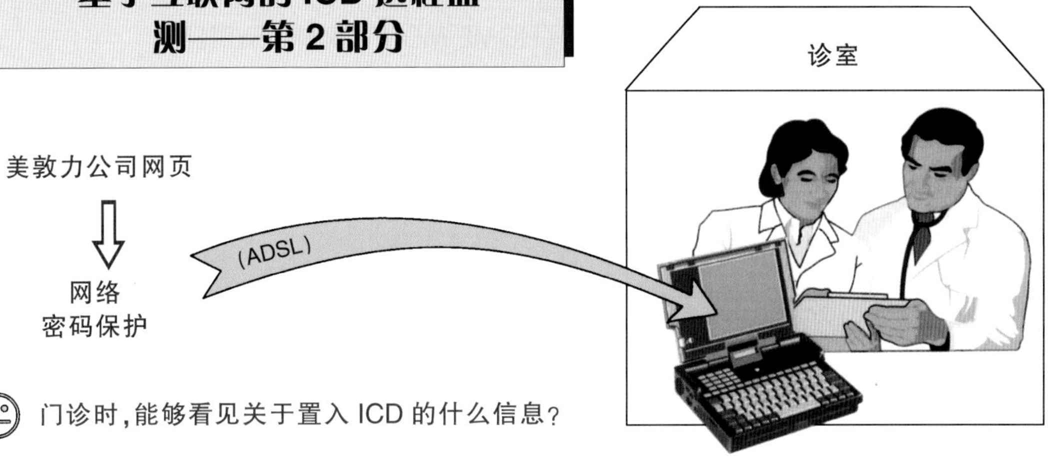
美敦力公司网页
网络
密码保护
(ADSL)
诊室

A. F. Sinnaeve

门诊时,能够看见关于置入ICD的什么信息?

- 所有在装置内存中的数据
  - 患者参数。
  - 装置参数(ICD状态、导线信息...)。
  - 存储的事件(VF–FVT–VT–SVT–NST–模式转换–%起搏–...)。
- 所有诊断
  - 存储的腔内心内电图。
  - 10s当前节律的实时心电图。

通过远程监测做不了什么?

- 与ICD之间通信和询问是不可能的。
- 通过电话传输重新程控装置在目前还无法实现。

优点是什么?

- 远程随访易于应用,并且由于它可减少临床回访频次,为患者提供了方便。
- 远程随访向临床医生提供了在过去诊室随访时,用于评估装置治疗和操作合理性的相同信息。
- 以网络为基础的随访可作为分流工具,以确定哪些患者需要进一步医疗关注。
- 置入装置收集的大量生理数据资源对发现未记录和无症状心律失常、新发疾病进程和慢性疾病管理,包括药物起始和滴定等方面也很重要。
- 远程随访为拥挤和不堪重负的诊室提供了另一种选择。

基于互联网的 ICD 远程监测——第 3 部分

BIOTRONIK 家庭监测系统(HOME MONITORING SYSTEM)

数据传输的标准完全由临床医生程控,根据每个患者的需要允许个体化的报告。

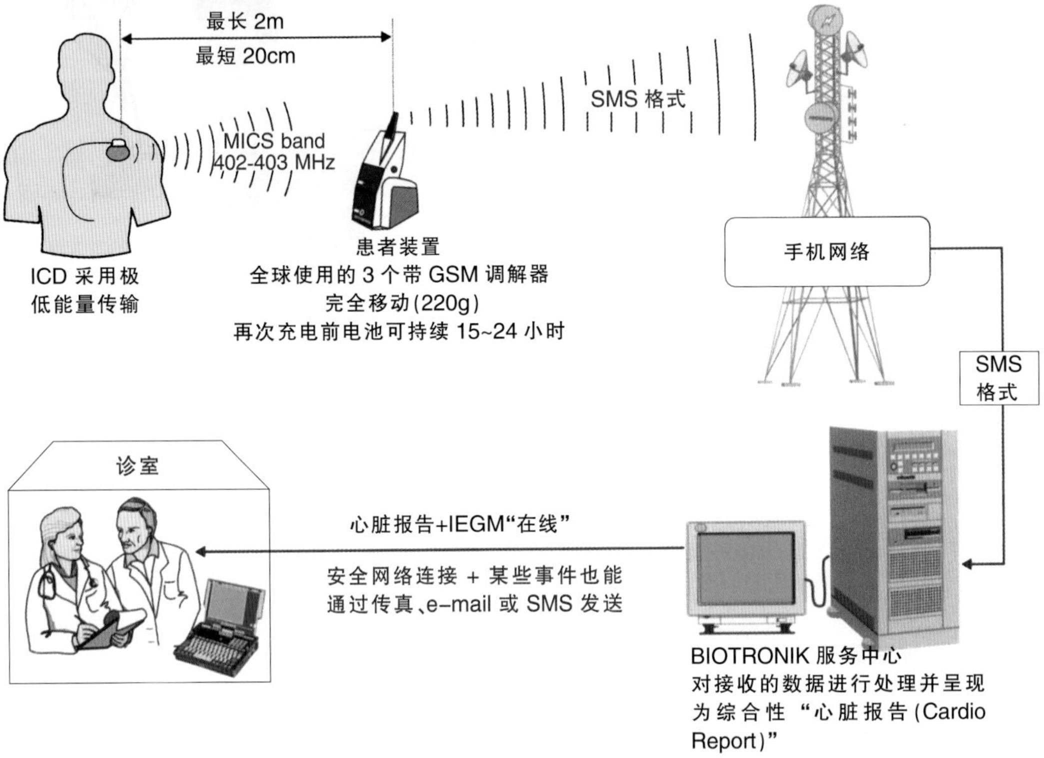
最长 2m
最短 20cm
MICS band
402-403 MHz
SMS 格式
ICD 采用极
低能量传输
患者装置
全球使用的 3 个带 GSM 调解器
完全移动(220g)
再次充电前电池可持续 15~24 小时
手机网络
SMS
格式
诊室
心脏报告+IEGM“在线”
安全网络连接 + 某些事件也能
通过传真、e-mail 或 SMS 发送
BIOTRONIK 服务中心
对接收的数据进行处理并呈现
为综合性 “心脏报告(Cardio
Report)”

应用每日“家庭监测”通信最多可缩短电池寿命 2 个月[保守估计,假定通过“心脏信使(Cardio Messenger)”每日传输、偶然事件报告和每年 12 次 IEGM]

趋势报告

- 控制传输时间(0:00~23:50 之间的任何时间)
  (推荐 0:00~4:00,此时患者处于睡眠中)。
- 监测间期:1 天。
- 数据以图和表形式呈现。当在网络上查看报告时,心脏报告能够为每一名患者个体化设定。

事件报告

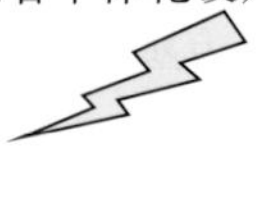

- 当识别终止时,发送事件控制信息。
- 当超过测量范围时,也发送事件触发信息。

家庭监测范围的功能

- 监测系统完整性
  - –电池状态、电池电压
  - –识别和治疗活动
- 监测导线完整性
  - –心房和心室起搏导线阻抗
  - –电击阻抗
- 心动过缓 & 心动过速节律和治疗监测
  - –感知/起搏计数
  - –识别的事件
  - –SVT 频次
  - –发放的治疗
  - –成功的 ATP & 电击

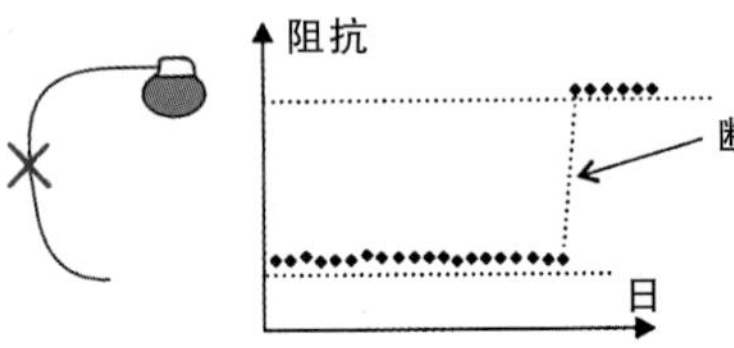
阻抗
断裂?
日

A. F. Sinnaeve

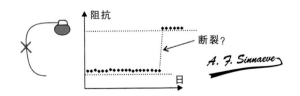

缩写:ATP=抗心动过速起搏;GSM=移动通信全球系统;IEGM=内部电图;MICS=医用置入通信系统;SMS=短讯服务;SVT=室上性心动过速

远程起搏器监测——第1部分

医疗系统正在转变为以患者为中心

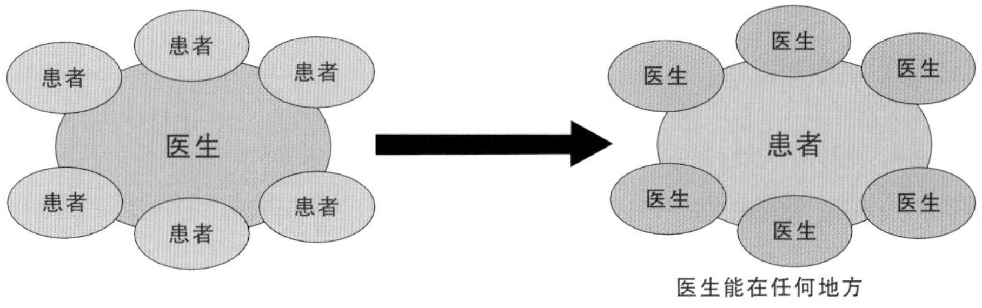
患者
患者
患者
医生
患者
患者
患者
医生
医生
医生
患者
医生
医生
医生
医生能在任何地方

远程监测系统和身体感知器网络将是驱动以患者为中心的医疗系统的关键。

为什么起搏器的远程监测系统如此重要?

- 大量的及越来越多的患者将无需在门诊等待。
- 以更低的成本提供更好的和更有效的患者医疗。

远程起搏器监测的益处

- 对于异常事件早期诊断(和治疗)的能力。
- 提高安全性。
- 节省费用。
- 降低随访费用(节约路费,特别是家到医院距离>约 120km 的)。
- 患者对更便捷及更简单的远程监测的高度认可。
- 急诊室的患者:数据能被传送到远程心脏中心或电生理专家处。
- 积极的起搏器和药物治疗:这消除了到急诊室和起搏器门诊就诊进行不必要随访的需要,此外由于及时缓解了患者的担忧,减轻了患者的焦虑。

远程起搏器监测的其他益处

- 频繁就医可能会影响患者的工作、假期,甚至是陪伴家人的时间。
- 便携的远程服务可节约时间,从而提高了患者的生活质量,提供了更多的选择且更加灵活。
- 平和的心态来源于知道与专家的护理只是一个“电话”的距离。然而,有些系统运行只需要一根地线。

起搏器远程监测
患者接受度非常高!

对患者来说,这是一个双赢
的方式(和医疗服务供应商)。

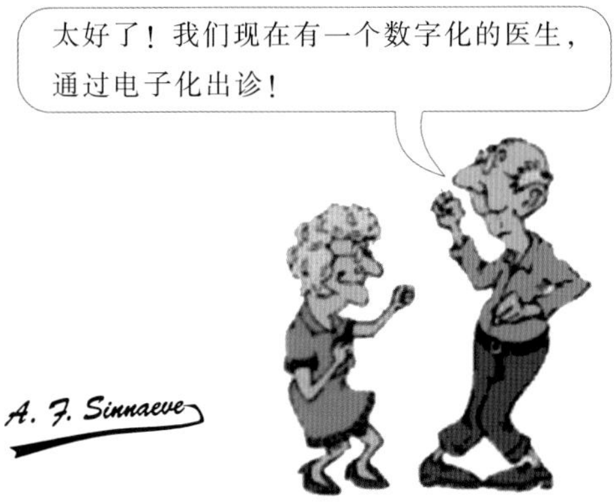
太好了!我们现在有一个数字化的医生,
通过电子化出诊!
A. F. Sinnaeve

远程起搏器监测——第2部分

远程监测的质量保证和医学法律问题

- 谁有权限访问数据？
- 仅有电生理医生允许访问数据吗，心脏病学专家，其他医生、技术人员或专门的护士呢？
- 谁来负责，尤其是当观察到的事件有延迟，这个事件可能导致不利后果时？
- 数据如何保护？数据是否具有安全性和隐私性？
- 应一直告知患者远程监测的可用性！

远程监测的质量保证和医学法律问题

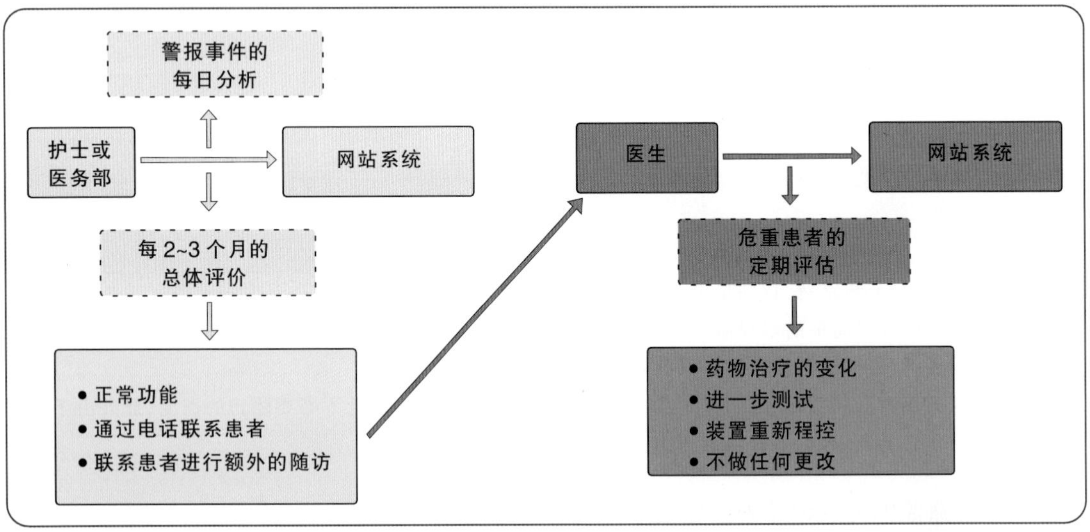
警报事件的
每日分析
护士或
医务部
网站系统
每2~3个月的
总体评价
• 正常功能
• 通过电话联系患者
• 联系患者进行额外的随访
医生
网站系统
危重患者的
定期评估
• 药物治疗的变化
• 进一步测试
• 装置重新程控
• 不做任何更改

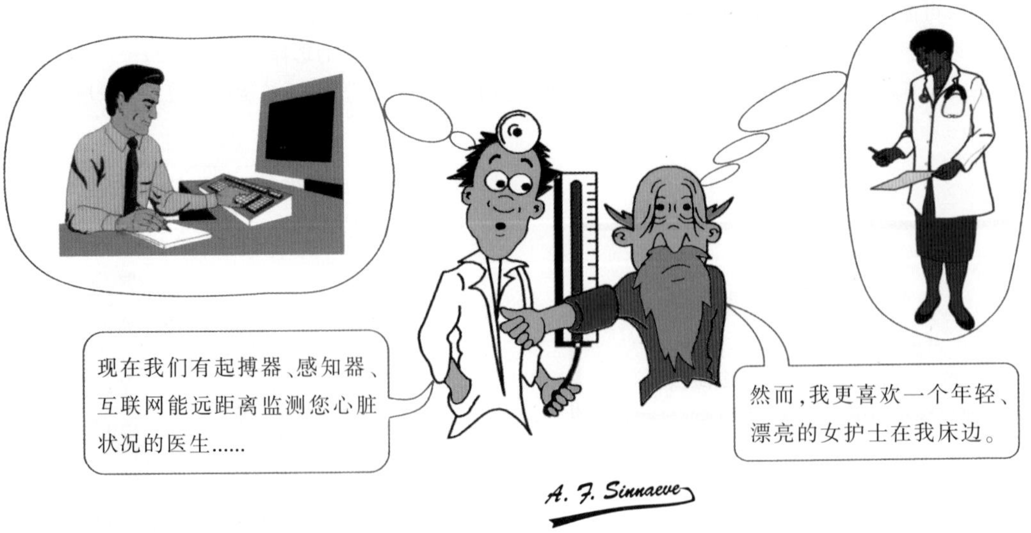
现在我们有起搏器、感知器、互联网能远距离监测您心脏状况的医生……
然而，我更喜欢一个年轻、漂亮的女护士在我床边。
A. F. Sinnaeve

特殊功能

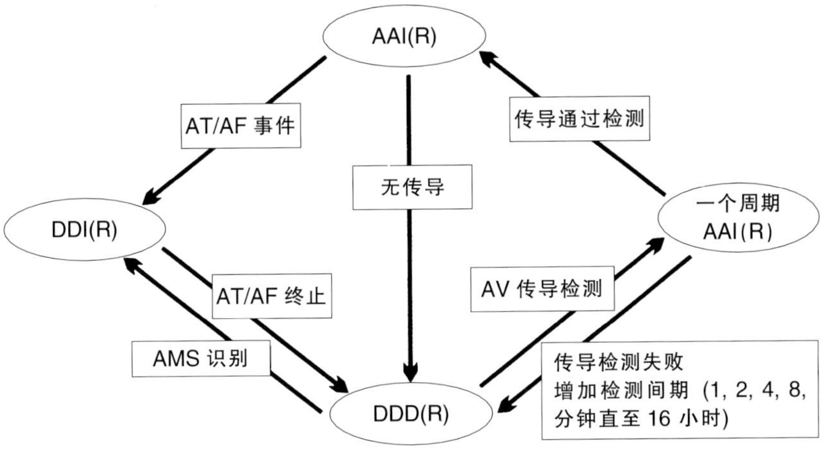
AAI(R)
AT/AF 事件
传导通过检测
无传导
DDI(R)
一个周期
AAI(R)
AT/AF 终止
AV 传导检测
AMS 识别
DDD(R)
传导检测失败
增加检测间期 (1, 2, 4, 8,
分钟直至 16 小时)

要点如下：

* 心室起搏管理——第 1 部分

  基本原则

* 心室起搏管理——第 2 部分

  AAI(R)模式及心室后备起搏

* 心室起搏管理——第 3 部分

  A-V 传导检查及 DDD(R)转换

* 频率骤降反应

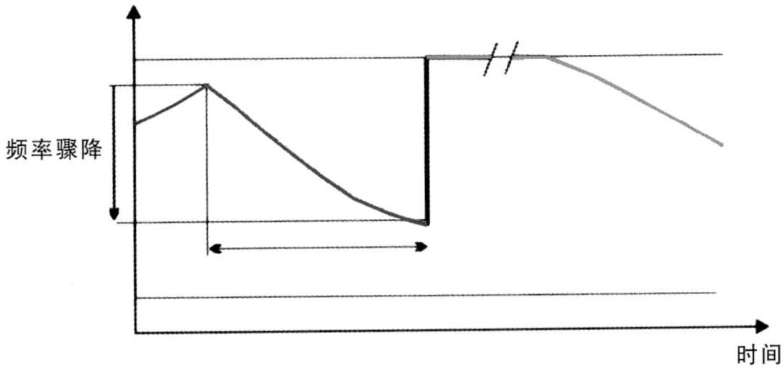
频率骤降
时间

A. F. Sinnaeve

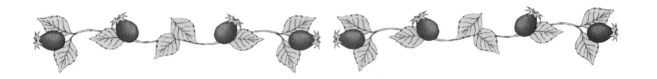

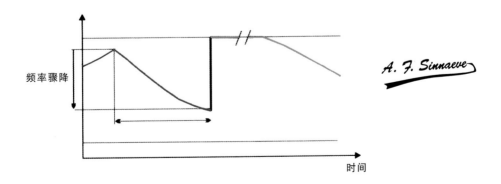

心室起搏管理——第 1 部分

右心室起搏(VP)的不利影响与累积的 VP 百分比(VP%总和)直接相关。心室起搏管理(MVP)功能通过减少心室对心房的跟踪起搏，从而使不必要的 VP 最小化。

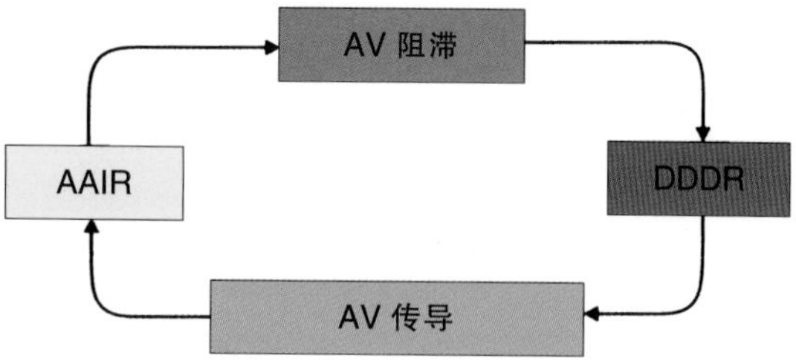
AV 阻滞
AAIR
DDDR
AV 传导

- MVP 模式提供以心房为基础的起搏(AAI/R),伴心室后备起搏。
- 心室起搏仅仅发生在一个非不应期内感知的或起搏的心房事件未能下传时(最多允许出现两次停搏,停搏间期表现为低限频率间期加 80ms)。这种算法有时可能容易被误认为起搏器功能障碍。
- 如果“4 个之中有 2 个”心房至心房的除极间期中出现 AV 传导失败,则起搏器自动转换为 DDD/R 模式。
- 执行周期性传导检测，如果 AV 传导恢复，起搏器自动转换回 AAI/R 模式。当患者处于房性心律失常时(AT/AF)时,起搏器拥有标准的模式转换功能,可转换为非跟踪模式(DDI/R)。
- 在 AAI/R 模式时,心房不应期为频率依赖性。
- 可程控的起搏与感知的 AV 间期在无 AV 传导时并不起作用。在 AAI/R 模式时,没有 AV 间期的限制,也没有强加的最大 AV 间期。

安全性

- MVP 是安全的，但是有导致停搏依赖性 VT 所导致的心室促心律失常的潜在风险，尤其是在低血钾或长 QT 间期的情况下。
- 显著的一度 AV 传导阻滞的患者可能进展为起搏器综合征。
- MVP 功能不适用于慢性固定的 AV 阻滞患者。

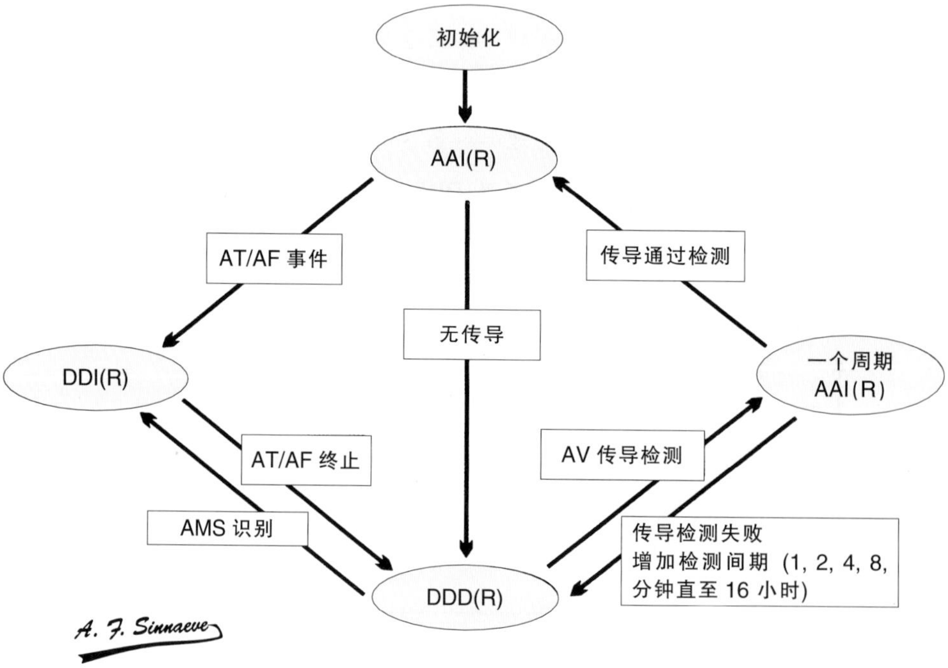
初始化
AAI(R)
AT/AF 事件
无传导
传导通过检测
DDI(R)
一个周期
AAI(R)
AT/AF 终止
AV 传导检测
AMS 识别
传导检测失败
增加检测间期 (1, 2, 4, 8, 分钟直至 16 小时)
DDD(R)
A. F. Sinnaeve

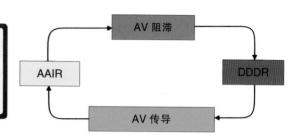

心室起搏管理——第 2 部分

- 减少不必要的 RV 起搏。
- 促进自身 AV 传导。
- 提供备用双腔起搏。
- 当系统检测到 AV 传导时,提供 AAI–AAIR 起搏。
- 减少累积的 RV 起搏%,从而减少房颤的发生风险。

AAI(R)模式

以心房为基础的起搏,允许自身 AV 传导。

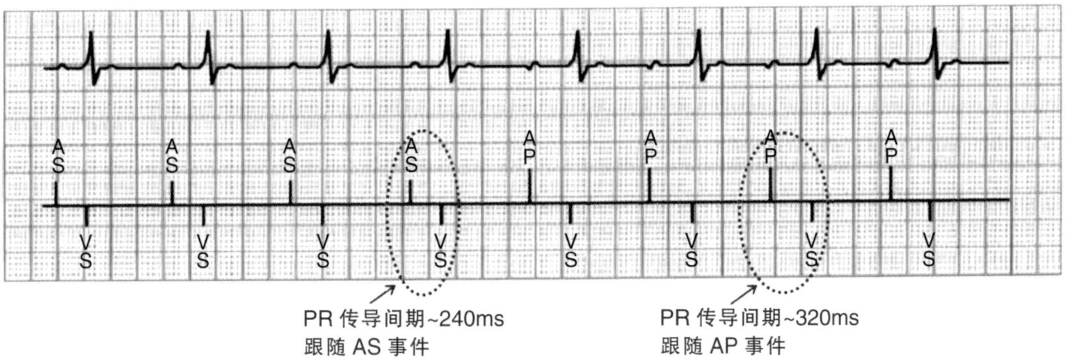
AS
VS
AP
PR 传导间期~240ms
跟随 AS 事件
PR 传导间期~320ms
跟随 AP 事件

PR 间期仅受基础心房频率或感知器频率的限制;VS 事件只需先于下一个 AS 或 AP 发生。

心室备用起搏

仅在暂时失去 AV 传导情况下需要心室起搏。

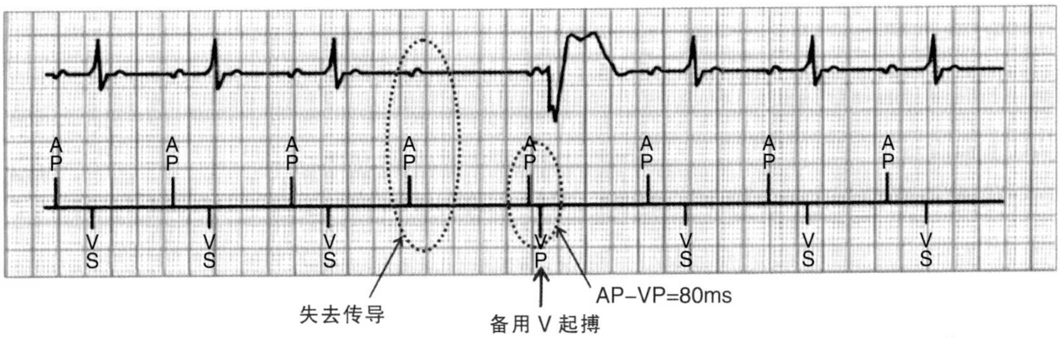
AP
VS
VP
失去传导
备用 V 起搏
AP–VP=80ms

A. F. Sinnaeve

心室起搏管理——第 3 部分

DDD(R)转换

如果 AV 传导持续丧失,需要心室支持。

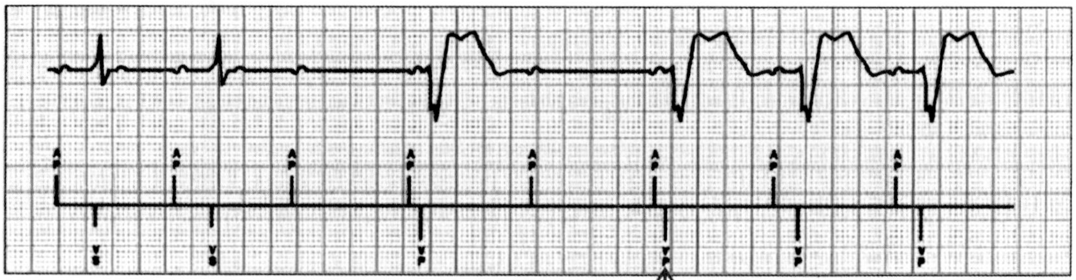
AP
VS
VP

备用 VP 起搏后,转换为 DDD(R);在这个操作模式时,应用程控的 PAV/SAV

DDD(R)转换至 AAI(R):AV 传导检测(1 跳)

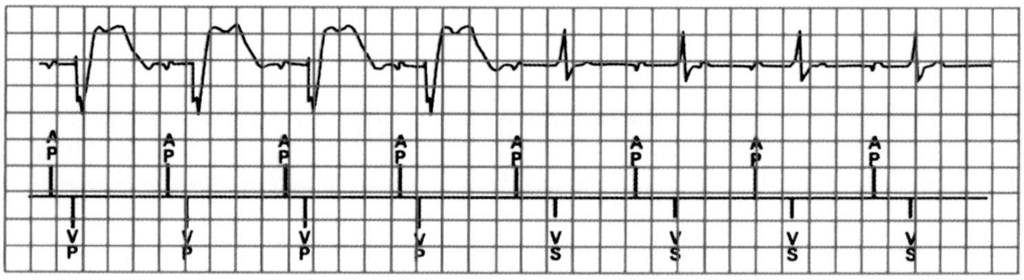
AP
VP
VS

- 在暂时转变为 DDD(R)后,按照设定每 1, 2, 4, 8 分钟. . . 直至 16 小时启动。
- 临时性应用 AAI(R) 计时间期去监测在一个 A-A 间期中的 VS 传导。
- 如果出现 VS,传导检测通过。
- 起搏模式由 DDD(R)转换为 AAI(R)。

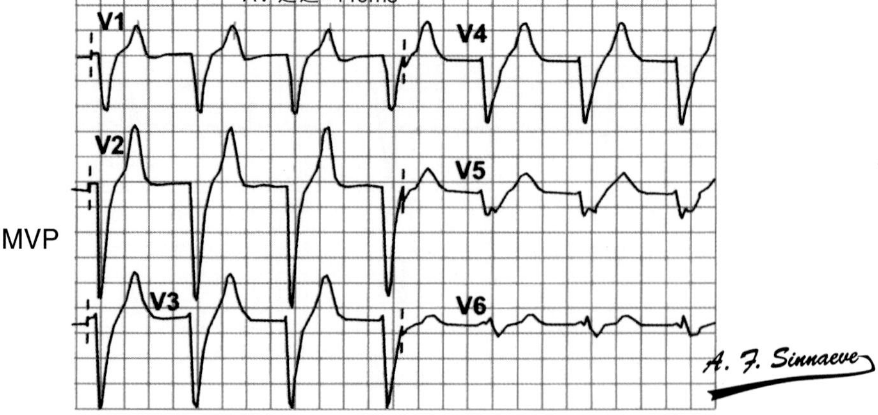
AV 延迟=440ms
V1
V4
V2
V5
MVP
V3
V6
A. F. Sinnaeve

无 AV 间期(以 VS 结束):在长 PR 间期(AS-VS 或 AP-VS)后,无心室起搏发生。持续显著的一度 AV 阻滞可能会引起起搏器综合征。

频率骤降反应

下图所示为偶尔经历心率显著骤降事件（如因心脏抑制和伴颈动脉窦综合征混合形式引起的晕厥）患者美敦力公司起搏器(在 DDD 和 DDDR 模式中)的频率骤降反应(RDR),提供备用起搏并预防相关症状。当识别到频率骤降事件时,在一个短暂的时间内起搏器会干预心率的提升。当“干预的持续时间”达到时,起搏器以每分钟约 5ppm 的步长缓慢降低起搏频率,直到感知到自身心率或达到“低限频率”时,无论哪个较高。

在 DDD 模式中的骤降识别

当心率在程控的持续时长(识别窗)骤降 25bpm(程控的骤降幅度)到等于程控的骤降频率(并非低限频率!)的数值时,起搏开始。识别窗是诊断下降幅度的最长时间。骤降幅度和骤降频率必须同时满足。在下面的实例中,高频率起搏介入(100ppm)在一个给定的持续时长内是可程控的。

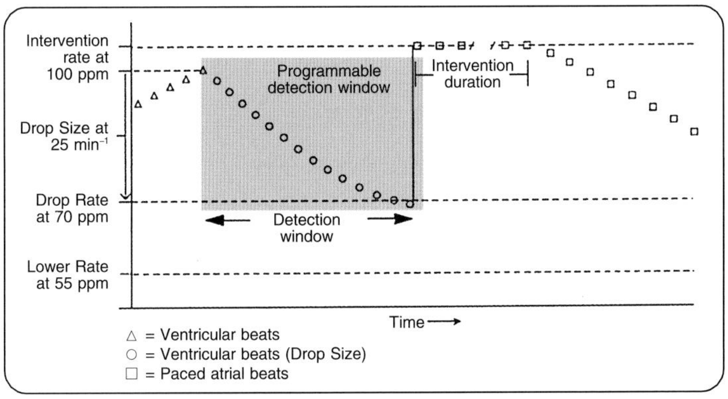

Intervention rate at 100 ppm
Drop Size at 25 min⁻¹
Drop Rate at 70 ppm
Lower Rate at 55 ppm
Programmable detection window
Intervention duration
Detection window
Time
△ = Ventricular beats
○ = Ventricular beats (Drop Size)
□ = Paced atrial beats

低限频率识别

当心率骤降至低限频率,心房或心室在低限频率以识别搏动连续数目起搏时,起搏器定义的 RDR 事件在低限频率时发生。为了确认低限频率事件,必须程控识别起搏搏动(在低限频率)的数目(1,2 或 3)。

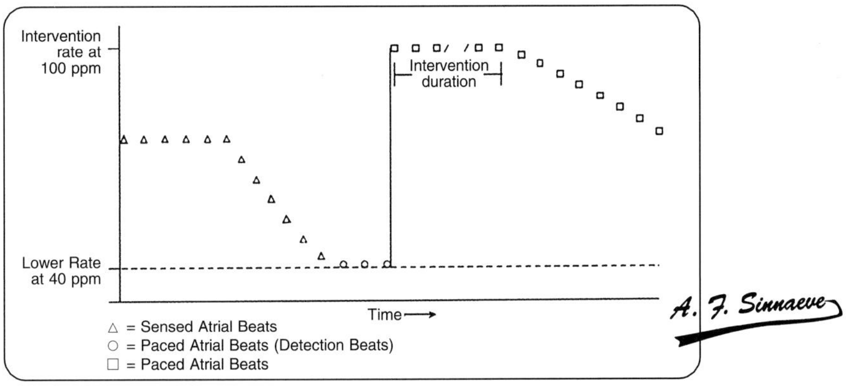

Intervention rate at 100 ppm
Lower Rate at 40 ppm
Intervention duration
Time
△ = Sensed Atrial Beats
○ = Paced Atrial Beats (Detection Beats)
□ = Paced Atrial Beats
A. F. Sinnaeve

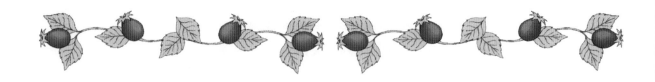

双心室起搏和心脏再同步化

要点如下：

* 左心室收缩失同步
* BiV 起搏的导线和电极
* BiV 起搏——心室导线极性
* 单心室和双心室起搏时的额面电轴
* BiV 起搏器患者进行单腔 LV 起搏
* BiV 起搏器患者伴 RV 导线位于心尖部的心电图
* BiV 起搏器患者伴 RV 导线位于右室流出道(RVOT)的心电图
* BiV 起搏时 V1 导联缺乏主导 R 波
* BiV 起搏和与自身 QRS 波的室性融合波
* BiV 起搏系统和 RV 阳极刺激的影响
* 单 LV 起搏时 RV 阳极夺获——第 1、2 部分
* CRT 上限频率限制——第 1、2 部分
* 如何程控 CRT 装置——10 个重要的学习点
* 有效的 AV 延迟——不同装置制造商之间的差异
* 房间传导延迟(IACD)——第 1、2 部分
* 心房感知晚和右 IACD——对 CRT 的影响，第 1、2、3 部分
* CRT 时 PVARP 锁定
* BiV 起搏器电学失同步化
* P 波跟踪和心室失同步化
* 心房跟踪恢复：美敦力公司算法
* CRT 时 PVARP 锁定的处理
* 左心室起搏时的延迟——第 1、2 部分
* LV 延迟和缓慢传导的图解表示
* 膈神经刺激
* CRT 临床反应欠佳的原因
* 肺部液体的装置监测

A. F. Sinnaeve

左心室收缩失同步和 CRT 反应性

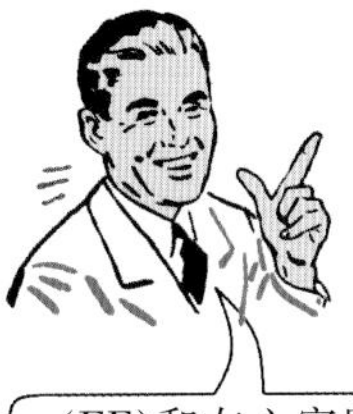

CRT(心脏再同步化治疗)已经被越来越多地接受为是一种心力衰竭(HF)、低射血分数(EF)和左心室壁收缩失同步患者的治疗方式。然而很明显,还有超过 30%的患者对 CRT 无反应。因此在置入 ICD 之前,识别可能的 CRT 有反应者非常重要!

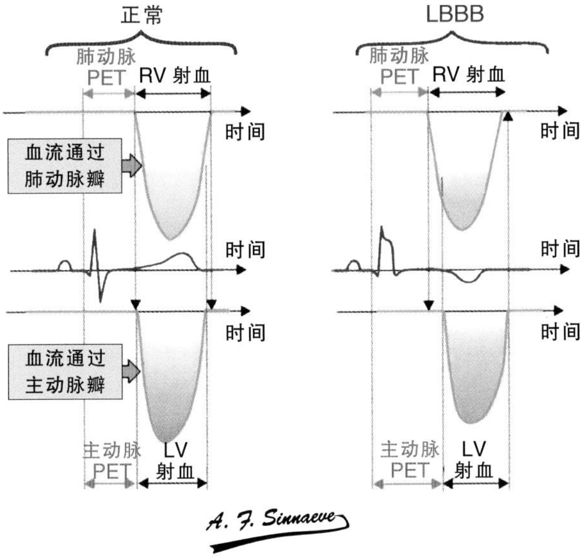

正常
LBBB
肺动脉
PET
RV 射血
时间
血流通过
肺动脉瓣
时间
时间
血流通过
主动脉瓣
主动脉
PET
LV
射血
A. F. Sinnaeve

心室间失同步源于左束支传导阻滞(LBBB)。左心室比右心室延迟。

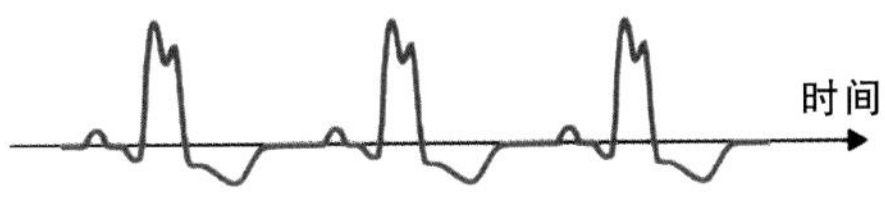

时间

正常时，肺动脉和主动脉的射血前时间(PET)几乎相同。在完全性 LBBB 时,主动脉射血前时间显著延迟。

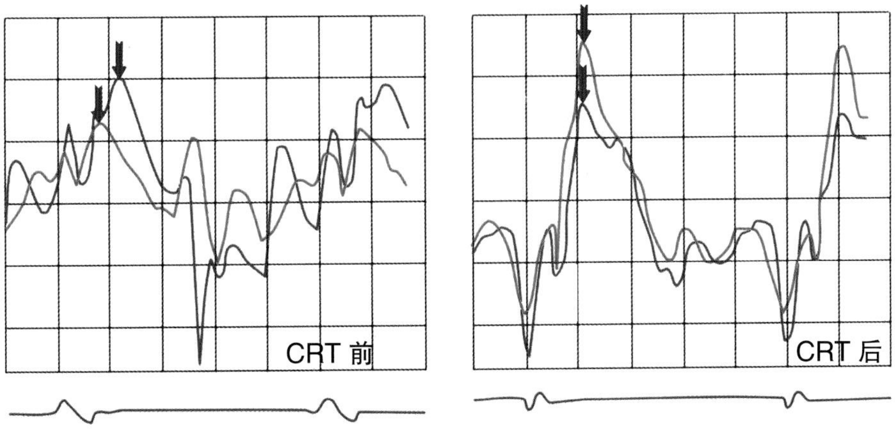

CRT 前
CRT 后

心室内或 LV 机械性失同步:在这个案例中,组织多普勒成像(TDI)显示患者后基底壁较基底前间隔延迟 90ms;而 CRT 后这种延迟完全消失。其各自射血相收缩速度峰值由箭头表示。

研究显示,广泛 LV 失同步的患者对 CRT 的反应好。

双心室起搏的导线和电极

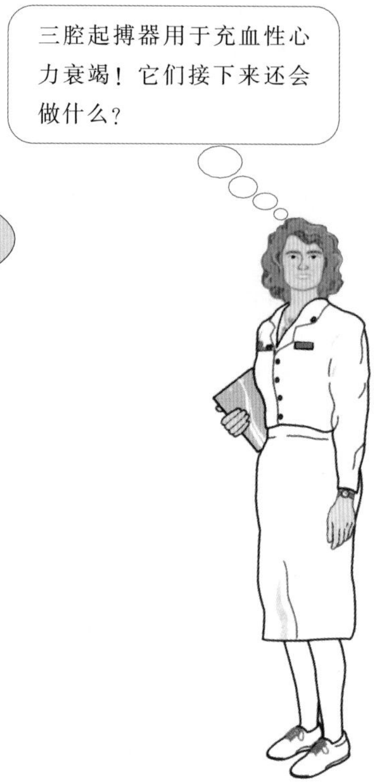
三腔起搏器用于充血性心力衰竭！它们接下来还会做什么？

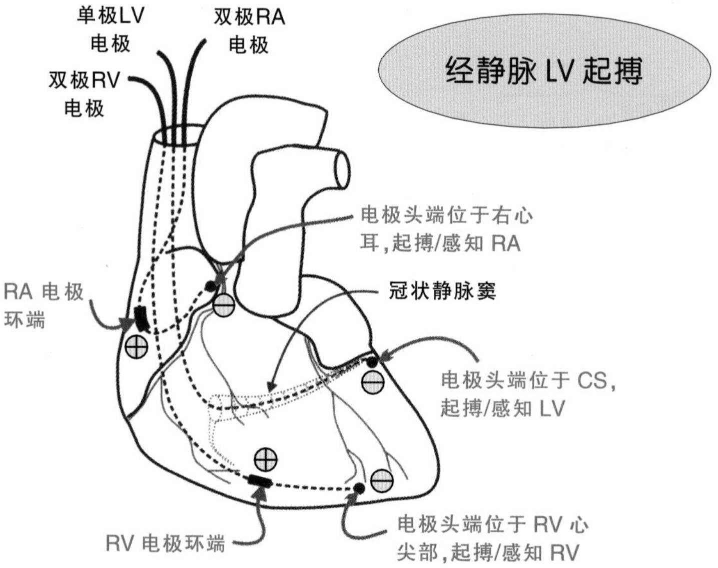
单极LV
电极
双极RA
电极
双极RV
电极
经静脉 LV 起搏
电极头端位于右心耳,起搏/感知 RA
RA 电极环端
冠状静脉窦
电极头端位于 CS,起搏/感知 LV
RV 电极环端
电极头端位于 RV 心尖部,起搏/感知 RV

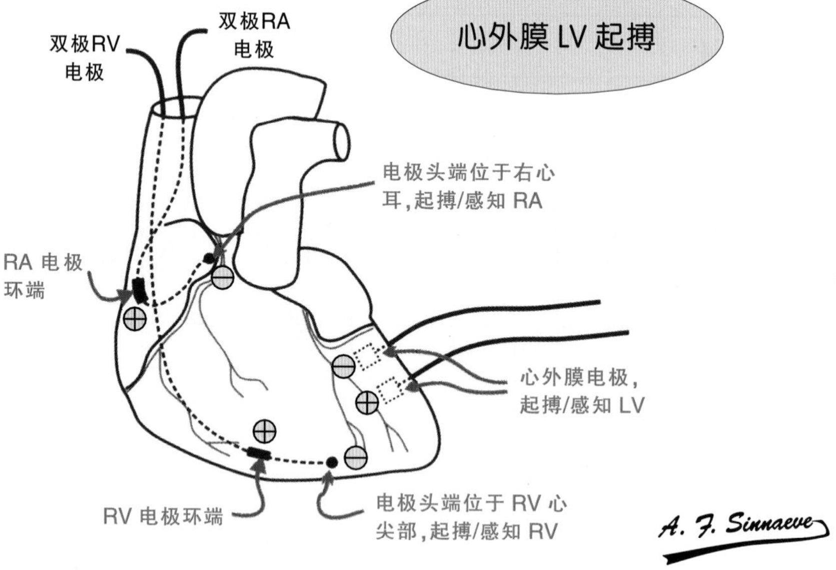
双极RV
电极
双极RA
电极
心外膜 LV 起搏
电极头端位于右心耳,起搏/感知 RA
RA 电极
环端
心外膜电极,起搏/感知 LV
RV 电极环端
电极头端位于 RV 心尖部,起搏/感知 RV
A. F. Sinnaeve

缩写：CS=冠状窦；LV=左心室；RA=右心房；RV=右心室

双心室起搏系统
心室导线极性

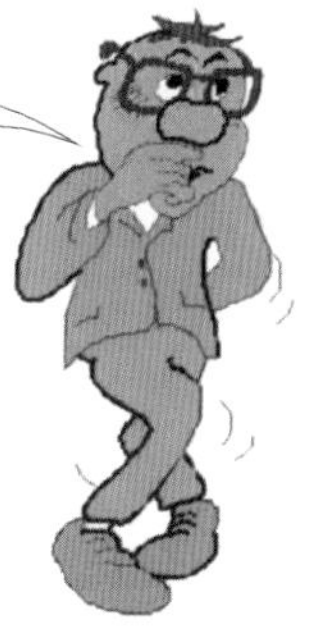

在 BiV 起搏系统中，RV 和 LV 导线既可以是单极也可以是双极的！而且，单极系统可使用机壳或分享通用的环端！这简直太混乱了！?
那么在 BiV 系统里，何时可能进行 RV 阳极刺激？

双心室双极

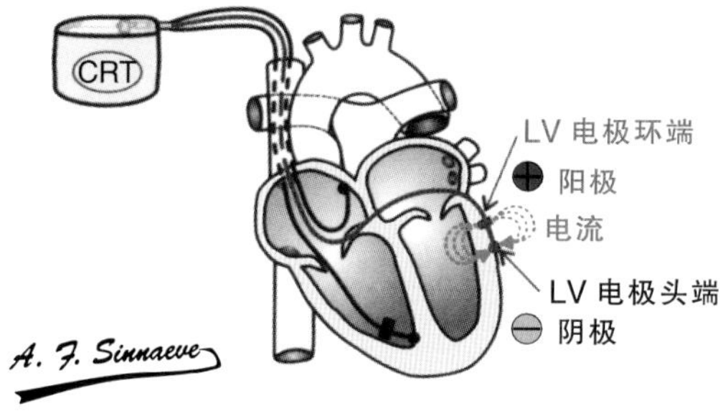

CRT
LV 电极环端
阳极
电流
LV 电极头端
阴极
A. F. Sinnaeve

- 两根导线均为双极。
- LV 起搏时，在 LV 电极头端和 LV 电极环端之间存在电流。
- 没有 RV 阳极夺获的可能。

分享通用的环端双极

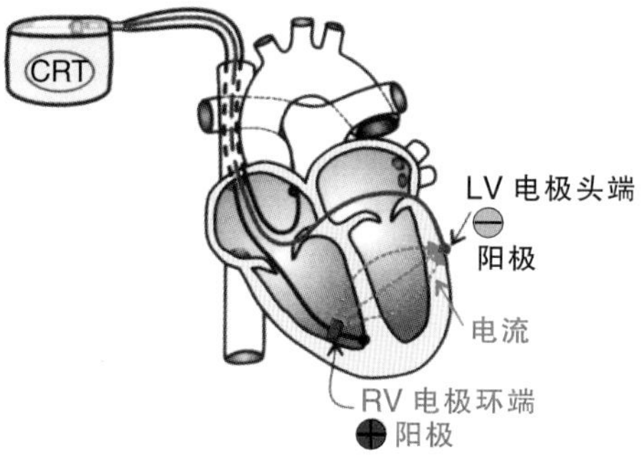

CRT
LV 电极头端
阳极
电流
RV 电极环端
阳极

- LV 导线为单极；RV 导线为双极，RV 环端是共享的。
- LV 起搏时，在 LV 电极头端和共享的 RV 电极环端之间存在电流。
- 若 LV 脉冲振幅足够大，可能有 RV 阳极夺获。

注意

1. 正常 RV 阈值低于 LV 阈值（由于更好的接触）。
2. 阳极夺获在 RV 阳极由 LV 高输出形成的高电流密度所产生。RV 阳极刺激的阈值是可变的，它可能比 LV 阈值高或低。

增加一根 RV 导线的三部位 CRT

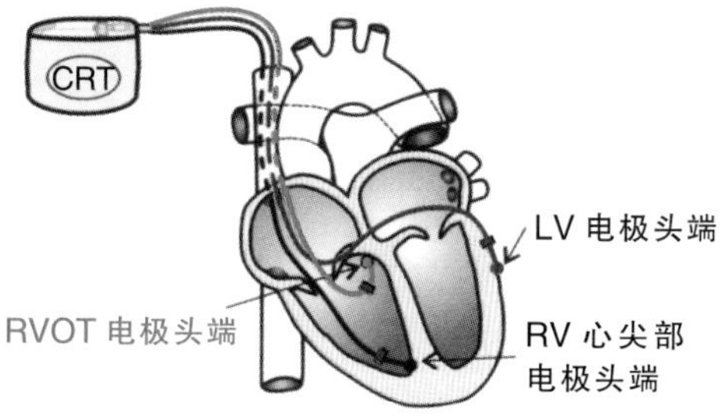

CRT
LV 电极头端
RVOT 电极头端
RV 心尖部
电极头端

三根心室电极（两根 RV，一根 LV）。
这种排列对于传统慢性 CRT 难治的患者很有用。

两根导线位于不同的有一些距离的 LV 静脉里

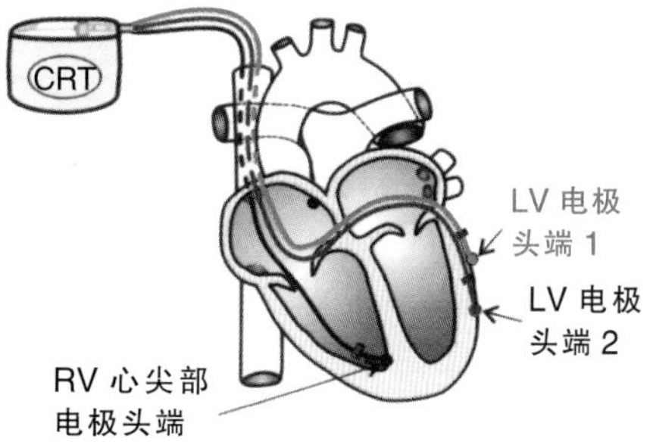

CRT
LV 电极
头端 1
LV 电极
头端 2
RV 心尖部
电极头端

这种排列的价值有待明确。

缩写：CRT=心脏再同步化治疗；BiV=双心室；LV=左心室；RV=右心室；RVOT=右室流出道

单心室和双心室起搏时的额面电轴

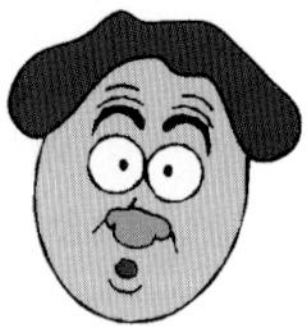

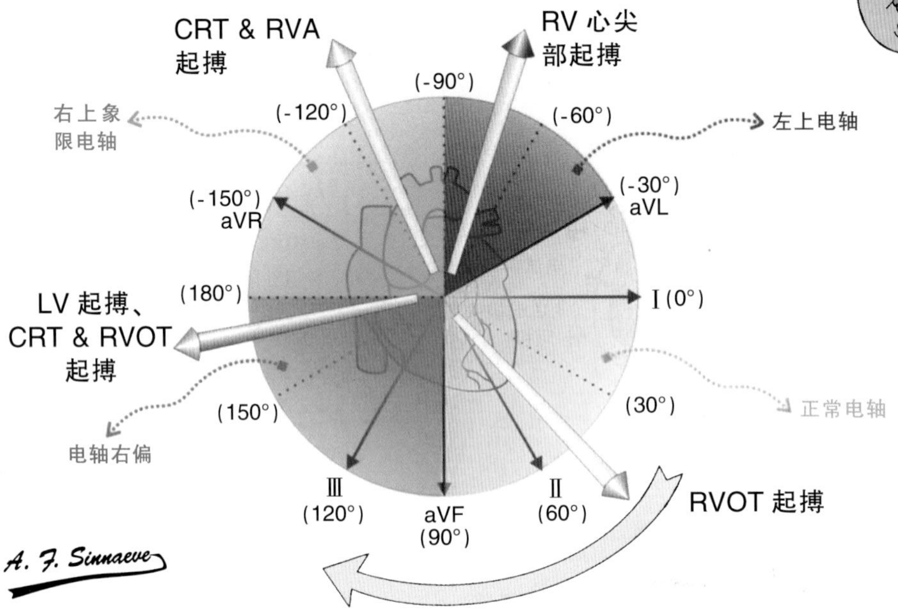
CRT & RVA
起搏
RV 心尖
部起搏
(-90°)
(-120°)
(-60°)
右上象
限电轴
左上电轴
(-150°)
aVR
(-30°)
aVL
LV 起搏、
CRT & RVOT
起搏
(180°)
Ⅰ(0°)
(150°)
(30°)
正常电轴
电轴右偏
Ⅲ
(120°)
aVF
(90°)
Ⅱ
(60°)
RVOT 起搏
A. F. Sinnaeve

❶ 单腔 RV 起搏

在 RV 流出道/间隔起搏时，电轴可能位于"正常的"左下象限位置，当刺激位置向上移至肺静脉瓣时，电轴移至右下象限(电轴右偏)。

❷ 单腔 LV 起搏靶点来自冠状静脉系统

电轴指向右下象限(电轴右偏)，不常出现在右上象限。偶尔，电轴可指向左下或左上象限。这些不常见电轴位置的原因不清楚。

❸ 双心室起搏(冠状静脉系统)伴 RV 心尖部刺激

电轴通常向上逆钟位从左(单腔 RV 心尖部起搏)移向右上象限(双心室起搏)。当单纯双心室起搏时，电轴可偶尔位于左上象限而非右上象限。

❹ 双心室起搏(冠状静脉系统)伴 RV 流出道/间隔刺激

电轴经常指向右下象限(电轴右偏)。

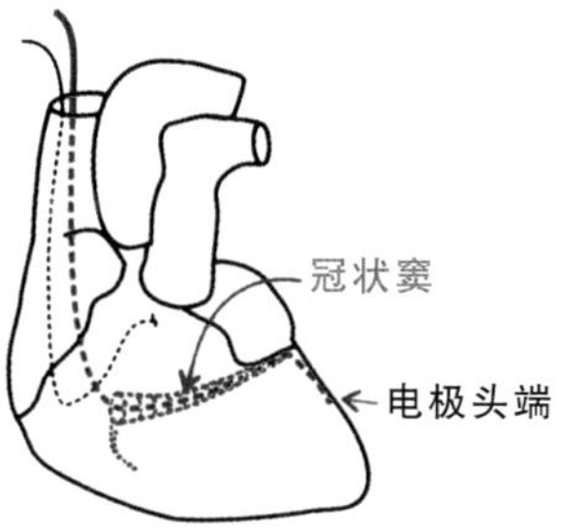
冠状窦
电极头端

BiV 起搏器患者进行单 LV 起搏

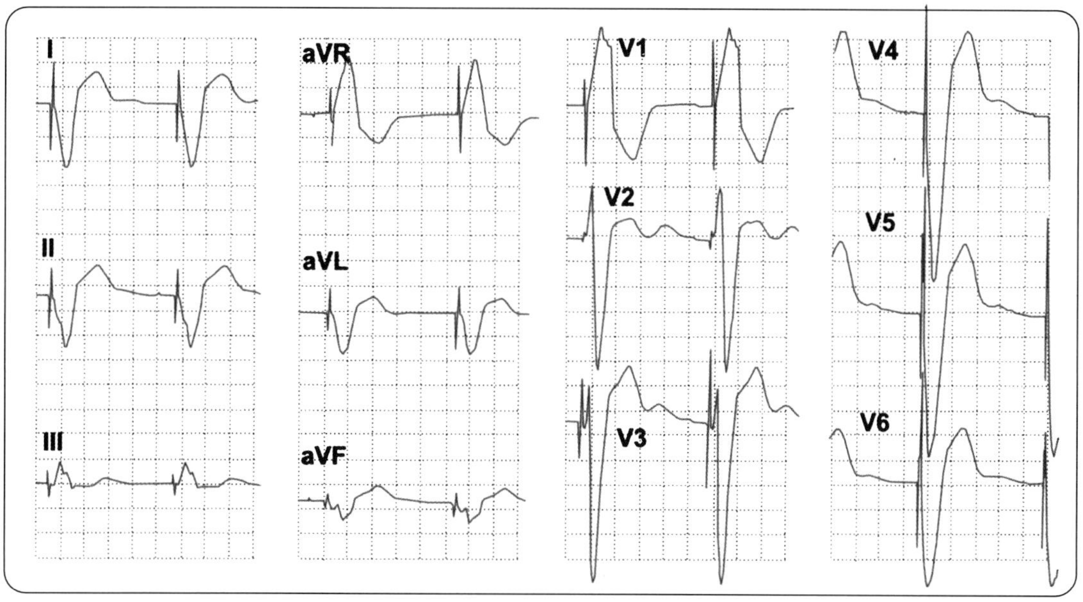
I
aVR
V1
V4
V2
V5
II
aVL
III
aVF
V3
V6

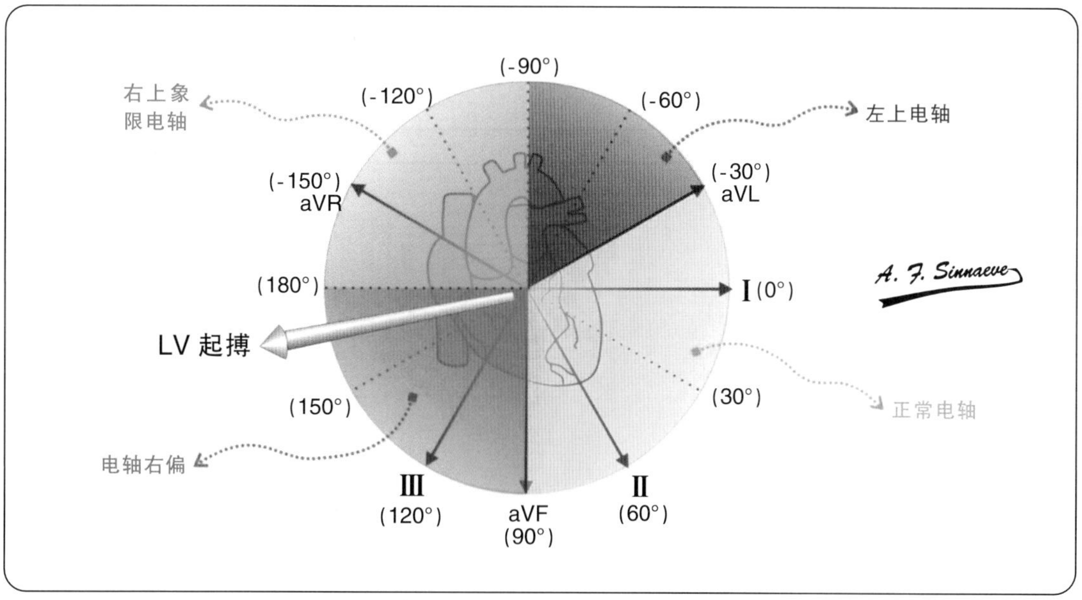
(-90°)
(-120°)
(-60°)
右上象
限电轴
左上电轴
(-150°)
aVR
(-30°)
aVL
(180°)
I (0°)
LV 起搏
(150°)
(30°)
正常电轴
电轴右偏
III
(120°)
aVF
(90°)
II
(60°)
A. F. Sinnaeve

缩写：BiV=双心室；LV=左心室

双心室起搏器患者伴 RV 导线位于心尖部的心电图

单 RV 心
尖部起搏

QRS 时限=243ms

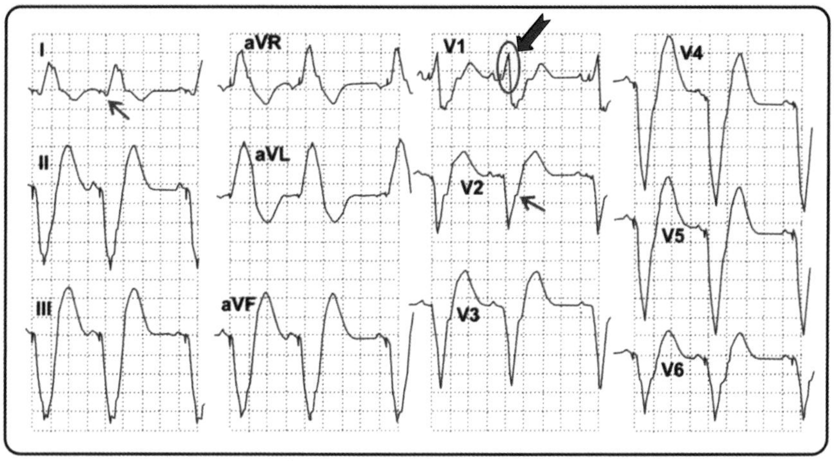
I
aVR
V1
V4
II
aVL
V2
V5
III
aVF
V3
V6

单 LV 起搏

QRS 时限=240ms

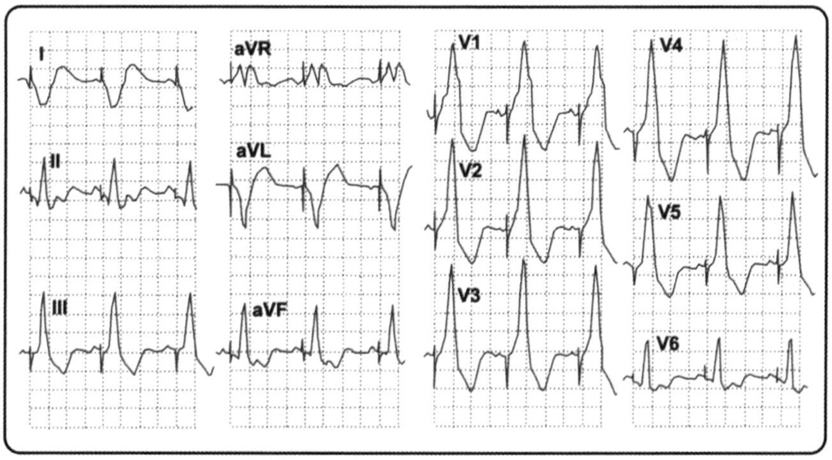
I
aVR
V1
V4
II
aVL
V2
V5
III
aVF
V3
V6

BiV 起搏
LV & RV 心尖部

QRS 时限=170ms

若 RV 起搏位于心尖部，V1 导联常以 R 波为主波。
典型为右上电轴；偶尔可能是左上电轴。

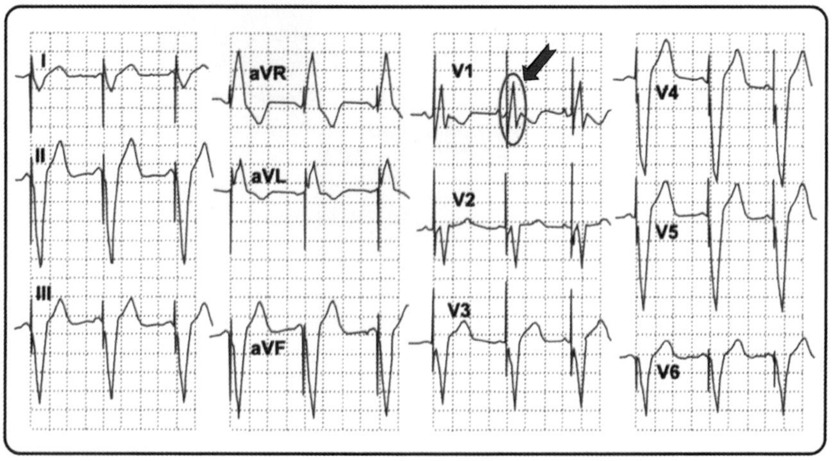
I
aVR
V1
V4
II
aVL
V2
V5
III
aVF
V3
V6

A. F. Sinnaeve

缩写：BiV=双心室；LV=左心室；RV=右心室

双心室起搏器患者伴 RV 导线位于右室流出道(RVOT)的心电图

单腔 RVOT 起搏

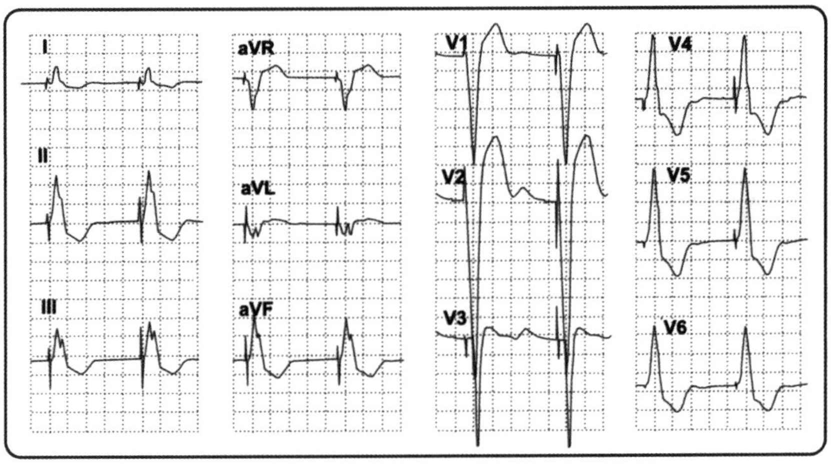
I
aVR
V1
V4
II
aVL
V2
V5
III
aVF
V3
V6

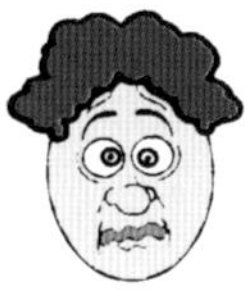

单腔 LV 起搏
(RVOT 关闭)

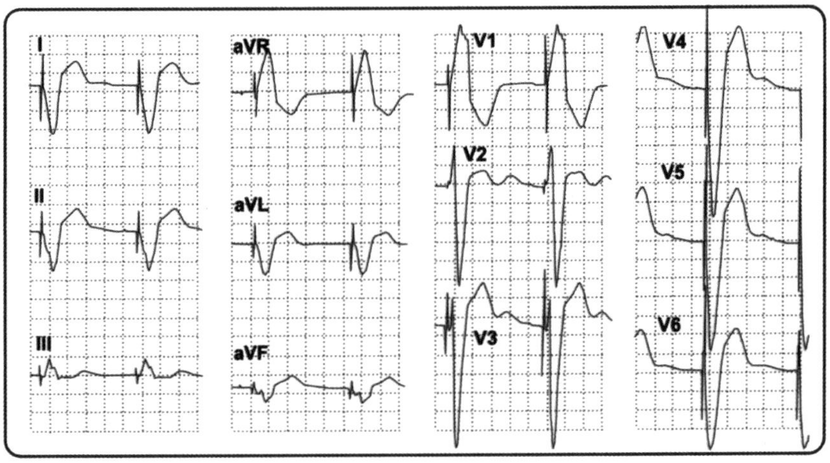
I
aVR
V1
V4
II
aVL
V2
V5
III
aVF
V3
V6

双心室起搏
LV & RVOT

注意
额面电轴右偏,
V1 导联为
LBBB 形态。

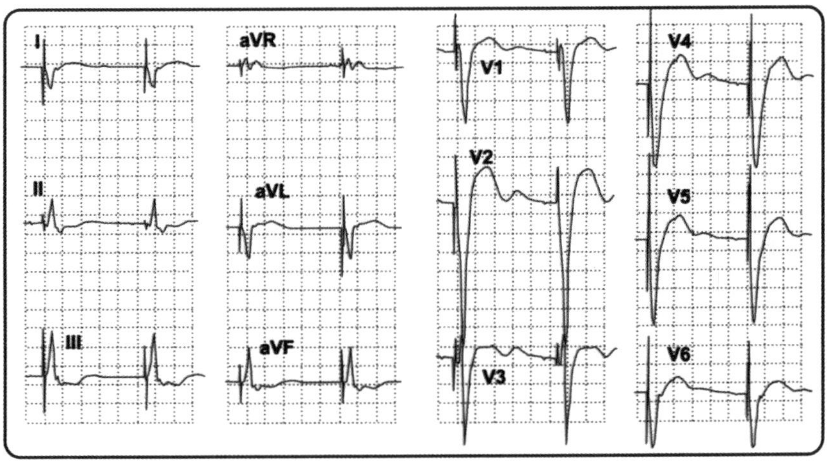
I
aVR
V1
V4
II
aVL
V2
V5
III
aVF
V3
V6

A. F. Sinnaeve

缩写：BiV=双心室；LBBB=左束支传导阻滞；LV=左心室；RV=右心室；RVOT=右室流出道

BiV 起搏时 V1 导联缺乏主导 R 波

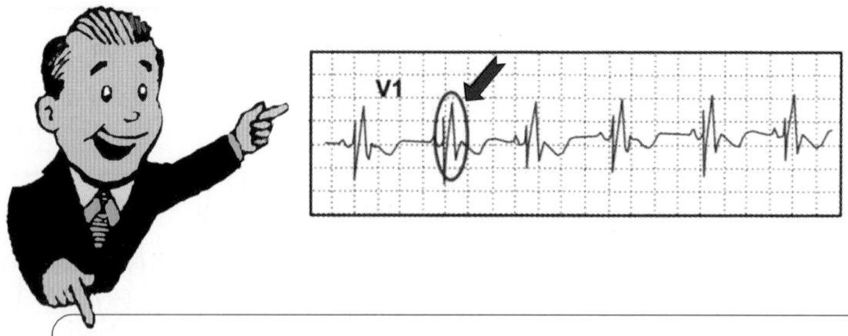
V1

若 RV 起搏位于心尖部，则双心室(BiV)起搏时 V1 导联常以 R 波为主波。然而，在通过 RV 心尖部刺激的单纯 BiV 起搏时，V1 导联不以 R 波为主波也可能是正常的！

这可能由于异质双心室基质(缺血、瘢痕、希氏-浦肯野纤维参与自身 LBBB 时 LV 激动的各种模式等)的不同激活引起的。

但是必须排除下面的情况

1. RVOT & LV 起搏。
2. V1 导联位置不正确(在胸部位置太高)。
3. LV 失夺获。
4. LV 导线移位。
5. 显著的 LV 延迟(来自 LV 刺激部位的出口阻滞或延迟)。
6. 与自身传导的 QRS 波形成室性融合波。
7. 经心中静脉或前室间静脉起搏。
8. 在 RV 内的 2 根导线的无意放置。

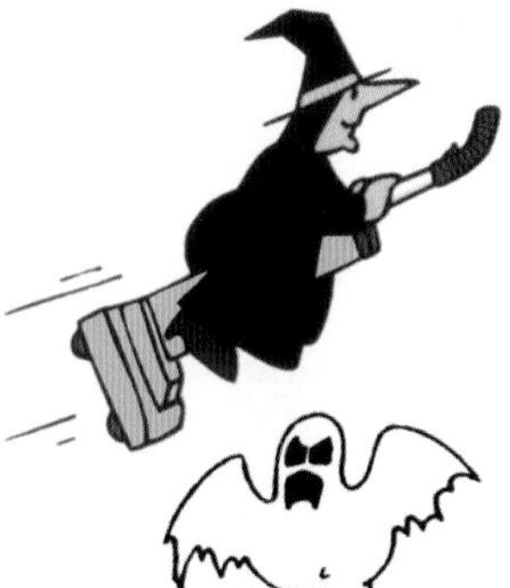

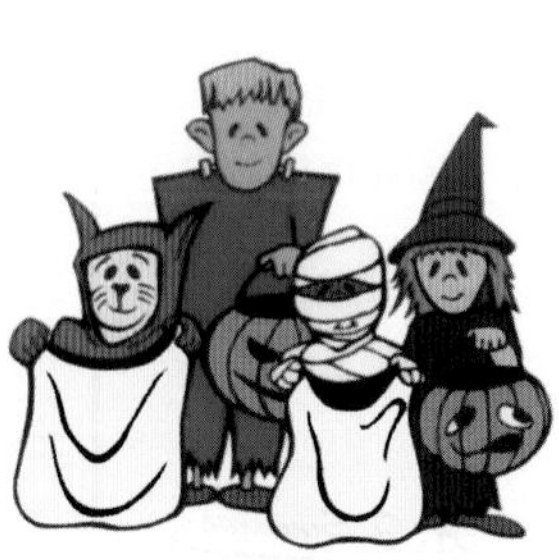

A. F. Sinnaeve

缩写：BiV=双心室；LBBB=左束支传导阻滞；LV=左心室；RV=右心室；RVOT=右室流出道

BiV 起搏和与自身 QRS 波的室性融合波

BiV 起搏伴融合波
初始心电图；As–Vp=100ms
QRS 波窄得难以置信。

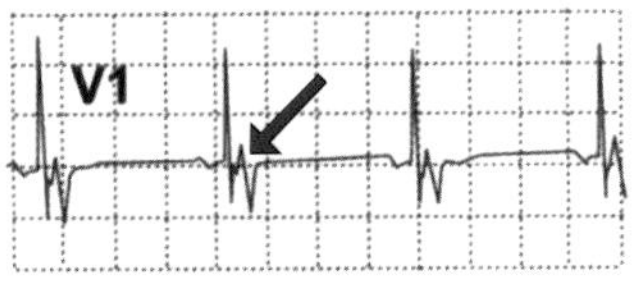
V1

BiV 起搏；As–Vp=100ms
一段时间记录的
现在是一个高 R 波。

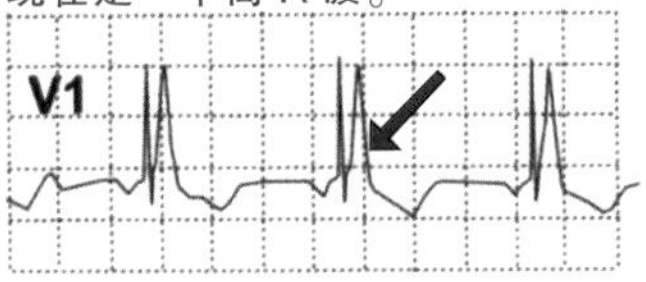
V1

BiV 起搏；As–Vp=130ms
又融合了！

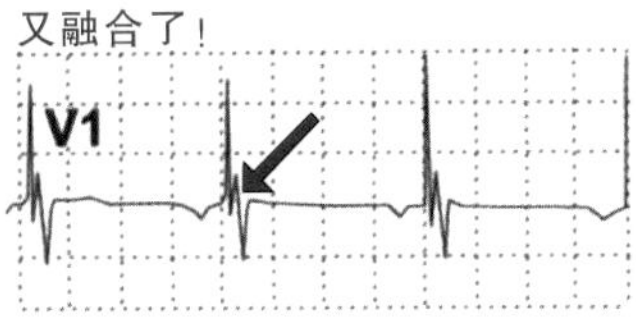
V1

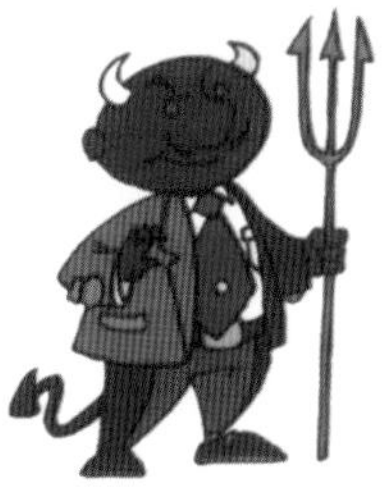

- 在窦性节律和相对短 PR 间期的患者中，室性融合波现象可能导致心电图的错误解释。
  这是 BiV 起搏在相对短的 PR 间期和更窄的起搏 QRS 波形态存在时经常发生的陷阱。

- 室性融合波可能是间歇的或只在与 AV 传导增加相关（儿茶酚胺升高）的情况时出现！

A. F. Sinnaeve

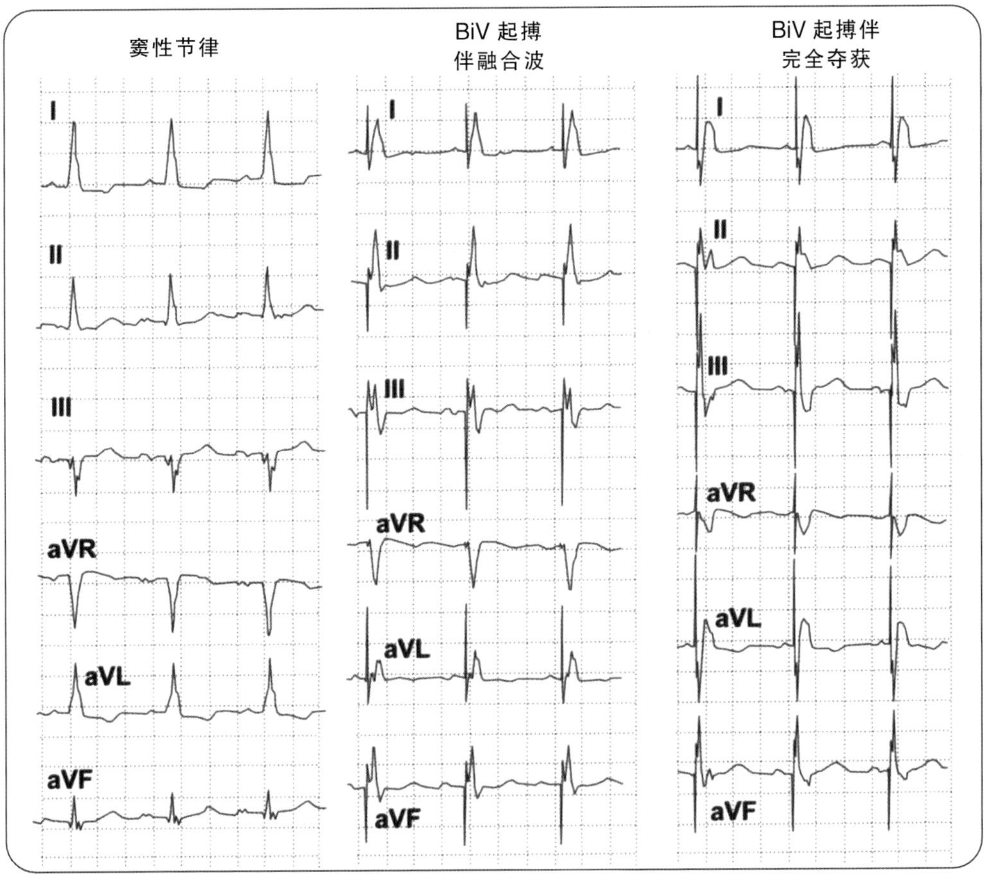
窦性节律
BiV 起搏
伴融合波
BiV 起搏伴
完全夺获
I
II
III
aVR
aVL
aVF

缩写：BiV=双心室；As=心房感知；Vp=心室起搏

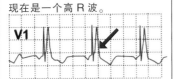

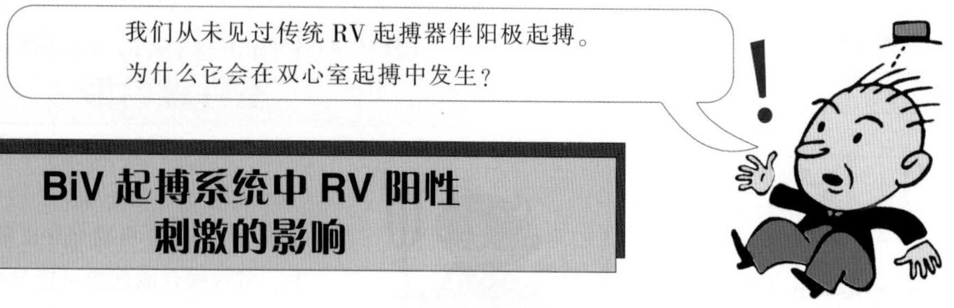
我们从未见过传统 RV 起搏器伴阳极起搏。
为什么它会在双心室起搏中发生？

BiV 起搏系统中 RV 阳性刺激的影响

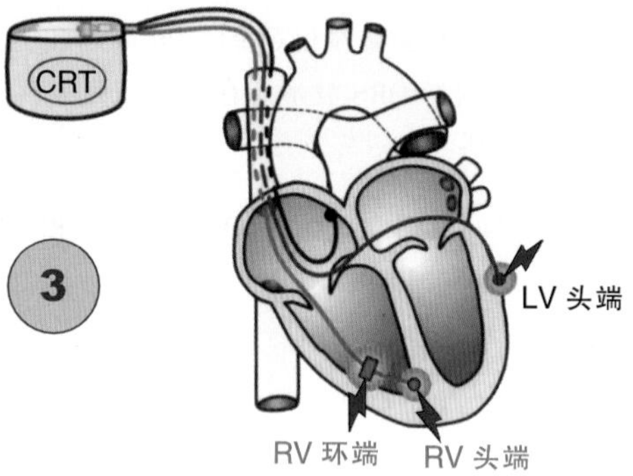
CRT
3
LV 头端
RV 环端
RV 头端

三部位心室起搏

- 从 LV 和 RV 头端加 RV 环端同时刺激心室夺获(在环端 RV 阳极夺获)。
- 三部位起搏与无阳极夺获的单纯两部位起搏在 12 导联心电图形态上有轻微不同。

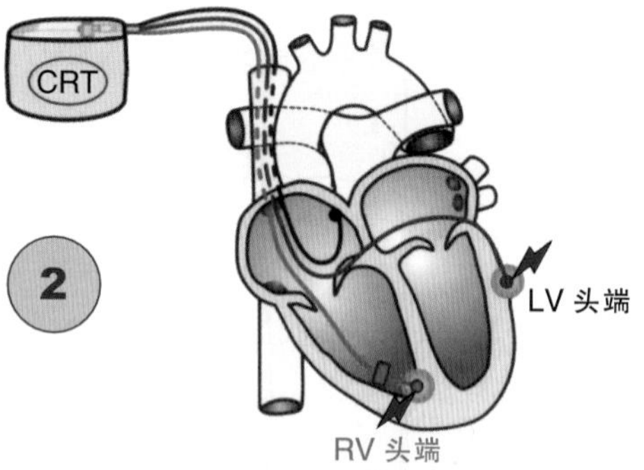
CRT
2
LV 头端
RV 头端

两部位心室起搏

- 当 LV 输出降低时,RV 阳极夺获通常消失。
- 在两部位起搏中,RV 阳极不可能夺获,12 导联心电图形态上可识别出以起搏器为阳极的单纯单极 RV 与单极 LV 起搏。

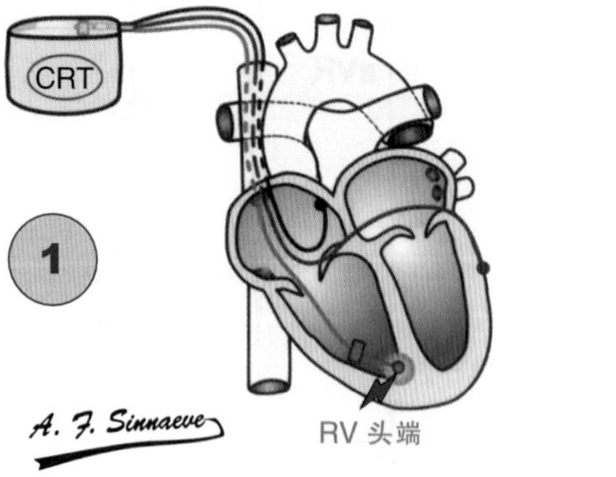
CRT
1
A. F. Sinnaeve
RV 头端

单部位心室起搏

- 由于 LV 起搏阈值往往高于 RV, 降低心室输出几乎总会引起 LV 失夺获而 RV 夺获仍保留。

缩写：LV=左心室;RV=右心室

单 LV 起搏时 RV 阳极夺获——第 1 部分

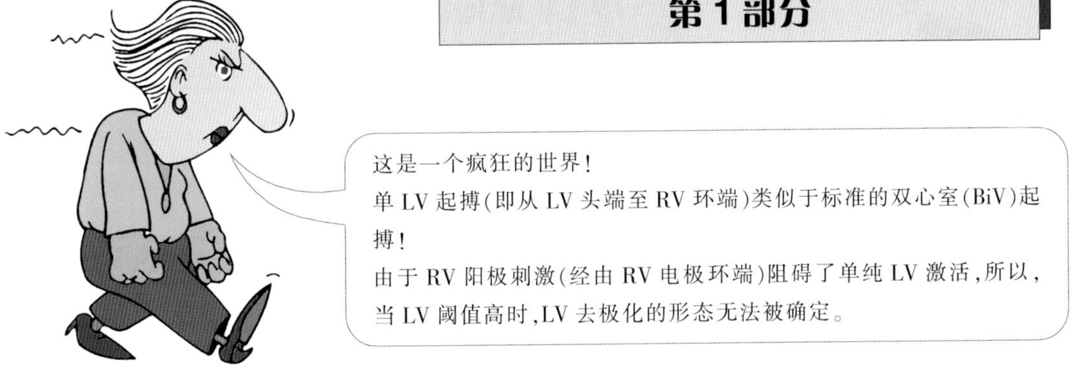
这是一个疯狂的世界！
单 LV 起搏(即从 LV 头端至 RV 环端)类似于标准的双心室(BiV)起搏！
由于 RV 阳极刺激(经由 RV 电极环端)阻碍了单纯 LV 激活，所以，当 LV 阈值高时，LV 去极化的形态无法被确定。

BiV 起搏

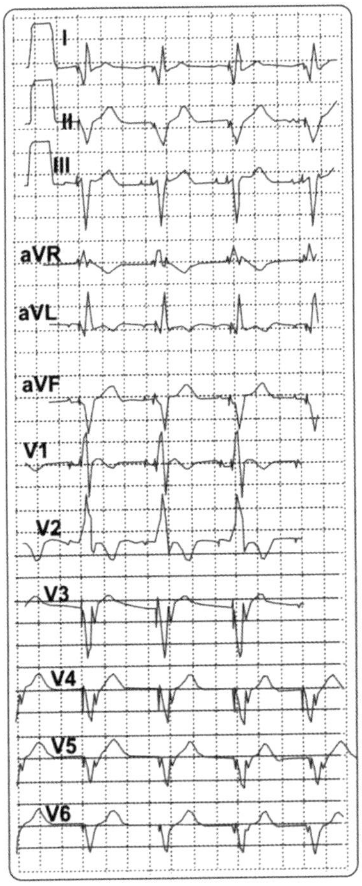
I
II
III
aVR
aVL
aVF
V1
V2
V3
V4
V5
V6

高输出单腔 LV 起搏时（RV 输出关闭）RV 阳极夺获，AV=90ms

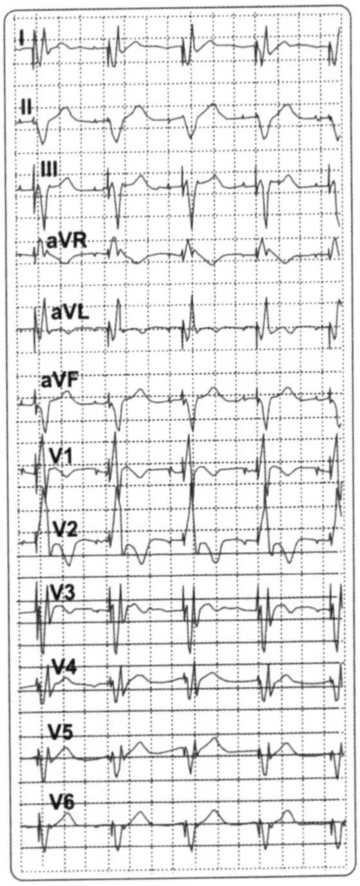
I
II
III
aVR
aVL
aVF
V1
V2
V3
V4
V5
V6

A. F. Sinnaeve

缩写：AV=房室传导；BiV=双心室；LV=左心室；RV=右心室

单 LV 起搏时 RV 阳极夺获——第 2 部分

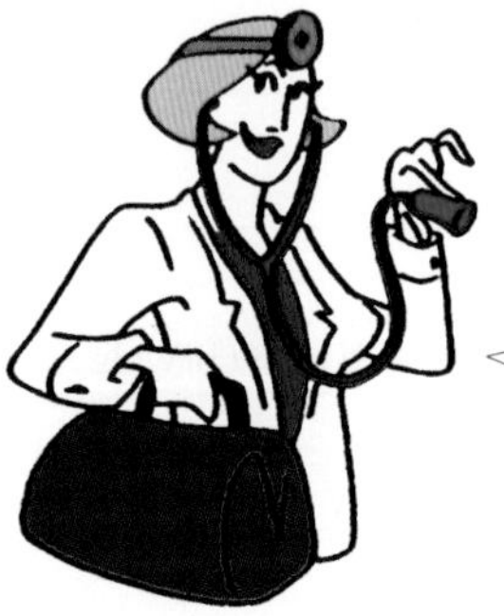

- 通过降低 LV 输出可确定 RV 阳极阈值。
- 从 LV 到机壳的起搏能显示出单纯的 LV 激活，但 BiV ICDs 未提供该功能。

高输出单 LV 起搏(RV 输出关闭)
RV 阳极夺获，AV=90ms

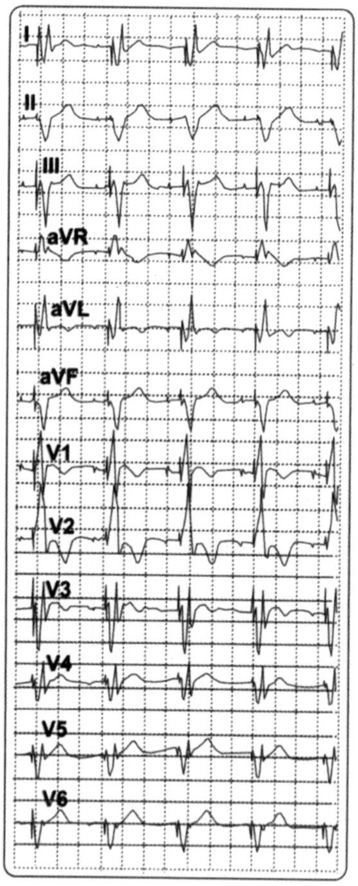
I
II
III
aVR
aVL
aVF
V1
V2
V3
V4
V5
V6

LV 输出 3.5V(RV 输出关闭)
2:1RV 阳极刺激
间歇性 RV 夺获

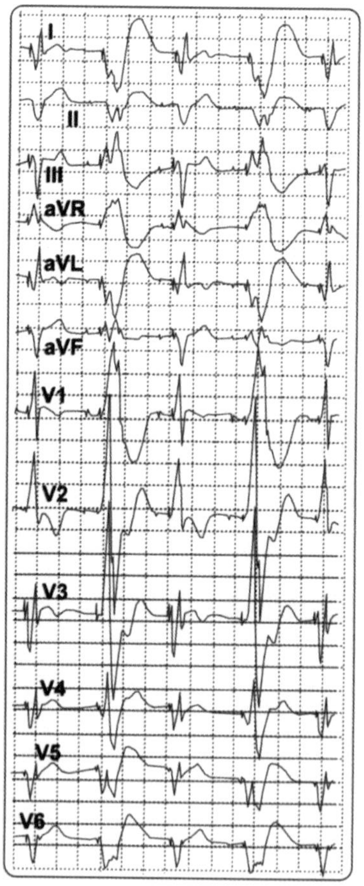
I
II
III
aVR
aVL
aVF
V1
V2
V3
V4
V5
V6

LV 输出 2.8V(RV 输出关闭)
单纯 LV 起搏
仅有 LV 刺激

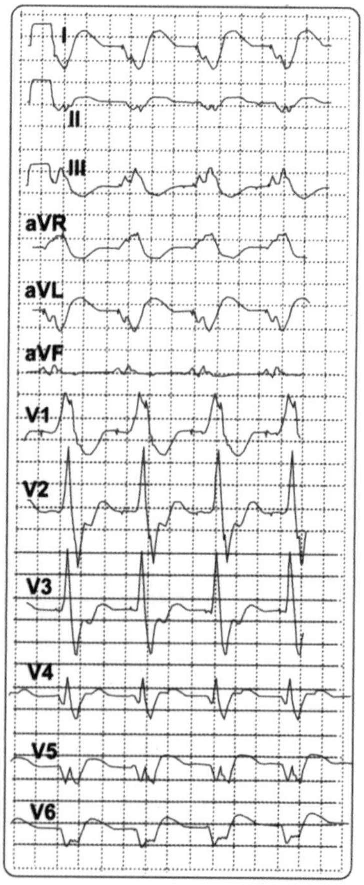
I
II
III
aVR
aVL
aVF
V1
V2
V3
V4
V5
V6

A. F. Sinnaeve

缩写：AV=房室传导；BiV=双心室；LV=左心室；RV=右心室

CRT 上限频率限制——第 1 部分

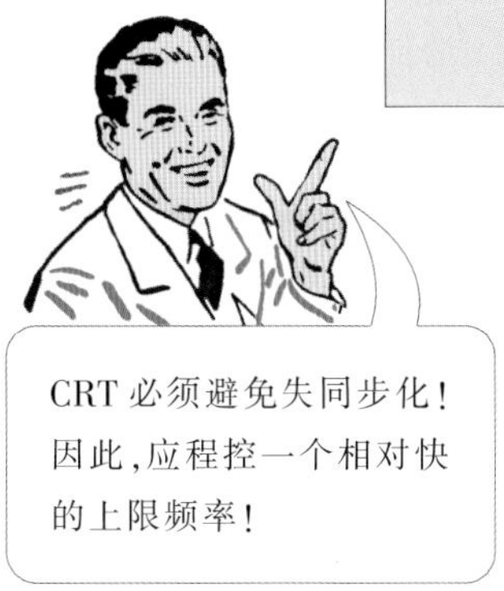
CRT 必须避免失同步化！
因此，应程控一个相对快
的上限频率！

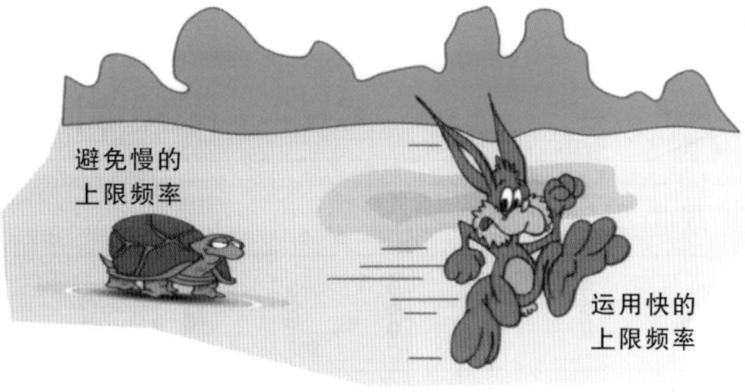
避免慢的
上限频率
运用快的
上限频率

正常的文氏上限频率反应

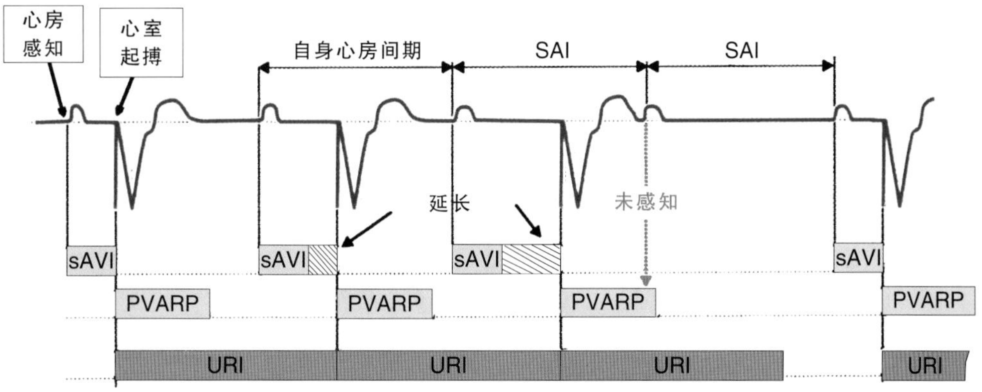
心房
感知
心室
起搏
自身心房间期
SAI
SAI
延长
未感知
sAVI
sAVI
sAVI
sAVI
PVARP
PVARP
PVARP
PVARP
URI
URI
URI
URI

短 sAVI 时文氏行为被抢先占领

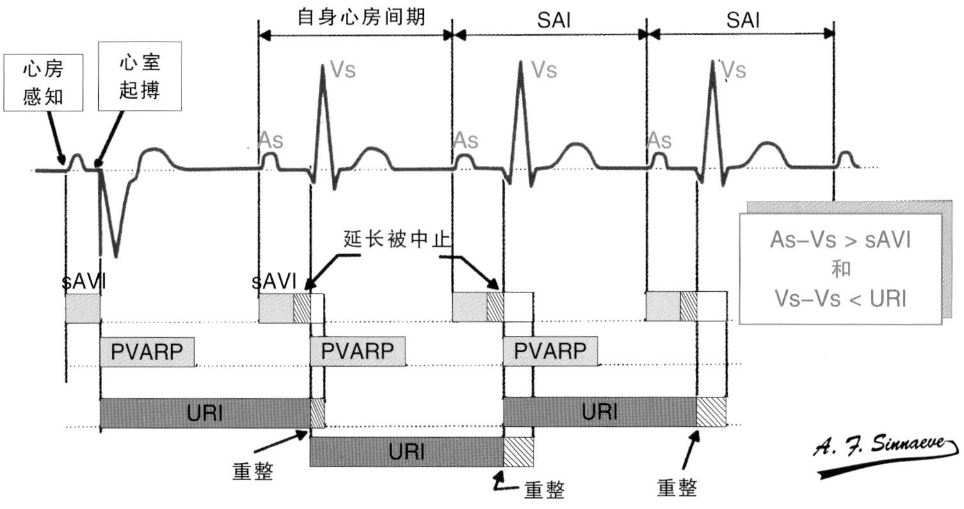
自身心房间期
SAI
SAI
心房
感知
心室
起搏
Vs
Vs
Vs
As
As
As
延长被中止
sAVI
sAVI
PVARP
PVARP
PVARP
URI
URI
URI
重整
重整
重整
As–Vs > sAVI
和
Vs–Vs < URI
A. F. Sinnaeve

缩写：As=心房感知；Vs=心室感知；CRT=心脏再同步化治疗；sAVI=感知后的房室延迟；PVARP=心室后心房不应期；URI=上限频率间期；SAI=自身心房间期

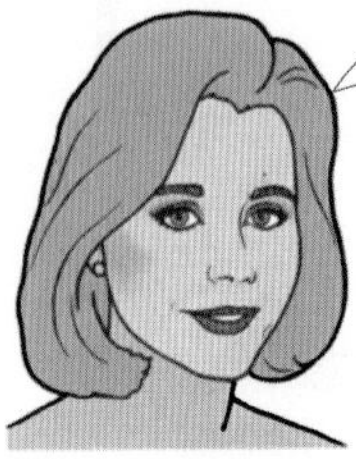

CRT 装置存储心室感知片段以及收集之前的事件，方便了起搏器上限频率行为的诊断。CRT 装置的长期储存数据在诊断上的价值远远优于传统的 24 小时 Holter 记录！

CRT 上限频率限制——第 2 部分

正常双心室起搏：AS–BV

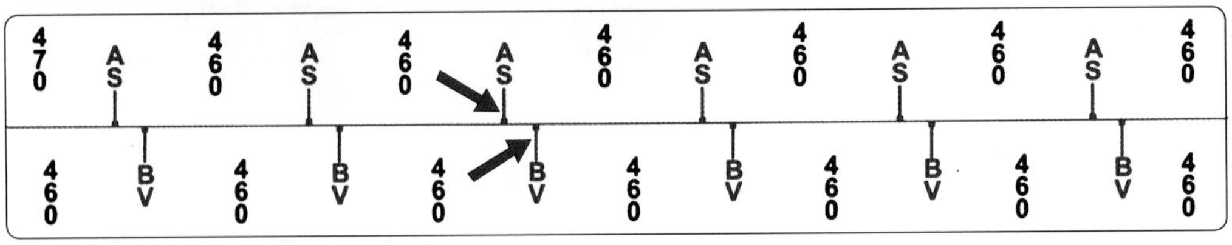
470 AS 460 AS 460 AS 460 AS 460 AS 460 AS 460
460 BV 460 BV 460 BV 460 BV 460 BV 460 BV 460

文氏上限频率反应被抢先占领：AS–VS

程控的上限频率= 130ppm：
VS – VS < 上限频率间期 460ms

AS 超出了 PVARP

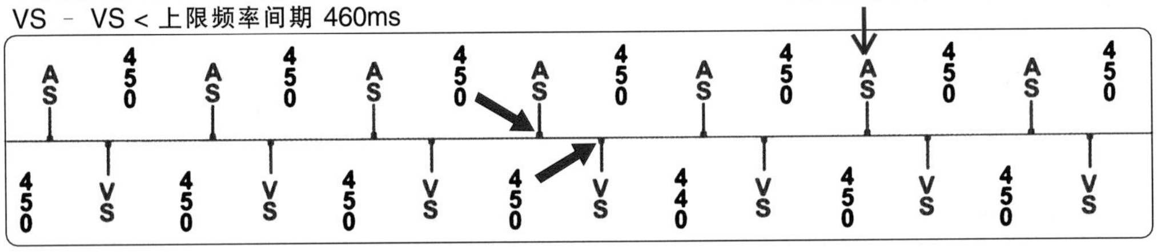
AS 450 AS 450 AS 450 AS 450 AS 450 AS 450 AS 450
450 VS 450 VS 450 VS 450 VS 440 VS 450 VS 450 VS

心脏再同步化治疗：文氏上限频率反应

当每一个 P 波均落入 PVARP 中时，标准的文氏上限频率反应中止于统一的 AR–VS 序列。值得注意的是，当自身 AR–AR 或 VS–VS 间期短于 TARP 时(见下图中类似的反应)，AR–VS 组合序列发生。在这种情况下，由于 AV 传导正常，所以与传统固定比例的上限频率反应不同，P 波没有以 2:1 形式阻滞或未被感知。所有的 P 波均落入 PVARP 并全部传导至心室(VS)。

AS–VP 延长
P 波落入 PVARP

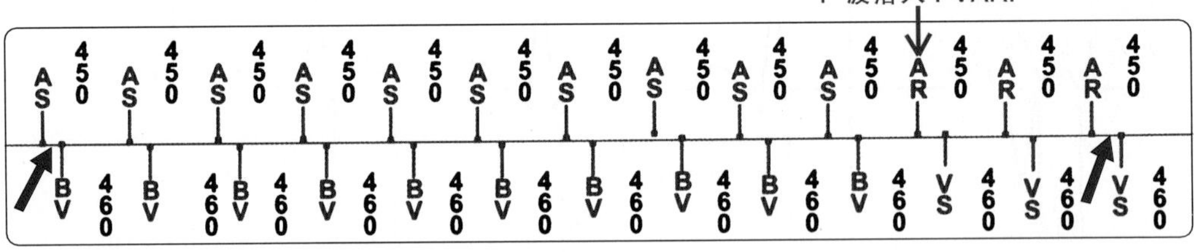
AS 450 AS 450 AS 450 AS 450 AS 450 AS 450 AS 450 AS 450 AS 450 AS 450 AR 450 AR 450 AR 450
BV 460 BV 460 BV 460 BV 460 BV 460 BV 460 BV 460 BV 460 BV 460 BV 460 VS 460 VS 460 VS 460

P 波落入 PVARP

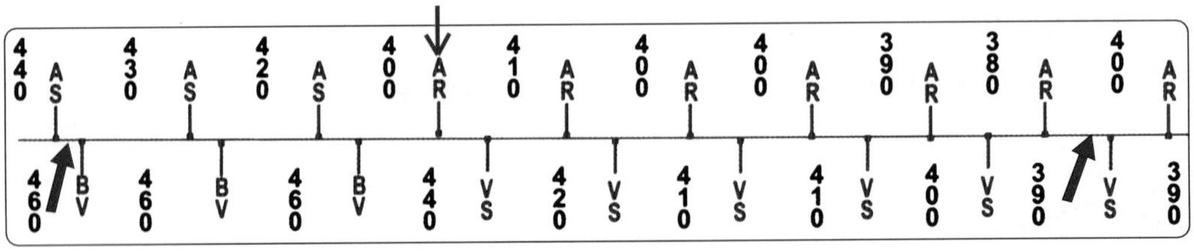
440 AS 430 AS 420 AS 400 AR 410 AR 400 AR 400 AR 390 AR 380 AR 400 AR
460 BV 460 BV 460 BV 440 VS 420 VS 410 VS 410 VS 400 VS 390 VS 390

缩写：AS=心房感知；AR=不应期内的心房感知；BV=双心室起搏；PVARP=心室后心房不应期；VS=心室感知；TARP=总心房不应期

A. F. Sinnaeve

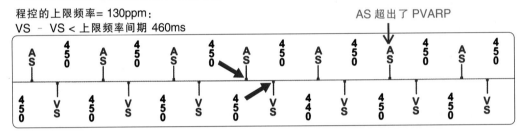

如何程控 CRT 装置

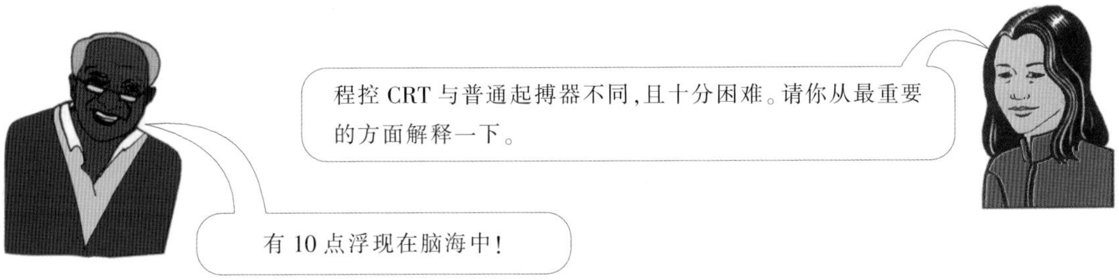
程控 CRT 与普通起搏器不同,且十分困难。请你从最重要的方面解释一下。
有 10 点浮现在脑海中!

重要的学习点

1. 由于心房起搏会带来较少的血流动力学获益且容易引起心房纤颤，CRT 的下限频率应程控为允许心房感知。上限频率应程控得相对高一些(≥140ppm),以防窦性心动过速和运动时心房失去心室同步跟踪产生抑制作用。

2. 心室后心房不应期(PVARP)应相对短一点(≤250ms)。如果设置了起搏器定义的室性期前收缩(PVC)后反应或自动延长 PVARP 算法,以终止起搏器介导的心动过速(PMT)功能,那么关闭 PVARP 延长很重要。由于 CRT 患者中无休止循环性心动过速很罕见，因此,短 PVARP 很安全。

3. 电学失同步不仅会在上限频率反应时发生,在自身心房频率低于测控的上限频率时也会发生,这时 P 波持续存在于 PVARP 中。设置相对低的下限频率、长 PVARP、长 PR 间期时容易出现这种情况。起搏器的一种特殊功能能够发现于上限频率以下的这种电学失同步,并能够通过一个周期自动缩短 PVARP 而恢复 P 波跟踪。

4. 对于某些患者,左室输出可以程控为相同脉宽下 1.5 倍的阈值电压,以延长电池寿命,因为 CRT 装置需要从电池得到比普通起搏器更高的电流消耗。

5. 应积极处理房颤或房速,甚至进行 AV 结消融。对于采用保守治疗的患者,应通过 Holter 检查和运动实验确认 CRT 的表现。

6. 在采用双极左室电极时,通过 2 根导线可以在每个心室腔形成多种组合,从而使某些起搏器实现“电学复位”。这种功能对于消除膈神经刺激和降低 LV 起搏输出很有用。

A. F. Sinnaeve

如何程控 CRT 装置

7. 程控时做 12 导联心电图很重要!

8. 即使无法对所有患者,但也应该对绝大部分患者优化 AV 间期。随着时间的进展,最佳 AV 间期也会变化。优化的方法不尽相同,没有金标准。如果没有血流动力学的恶化,与右室自身激动有一定程度的融合对于某些患者是可以接受的。

9. 心房间/内传导延迟会使 AV 间期优化更复杂，有时甚至需要 AV 结消融以提高 CRT 的反应性。在置入 CRT 前就应该注意到房间的传导延迟,这样可以将心房电极安置在房间隔以减少程控时的困难。

10. V-V 间期的优化仅对某些 CRT 反应不理想的患者有获益。通常,心肌瘢痕部位室间传导减慢、LV 延迟或左室电极安置不满意的患者能从 V-V 间期优化中获益。最常见的是 LV 提前激动。阳极刺激完全抵消了 V-V 延迟。

A.F. SINNAEVE

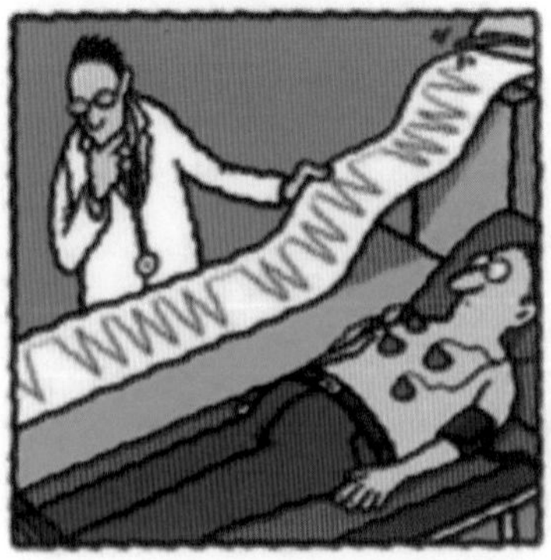

A. F. Sinnaeve

V–V 间期程控对 AV 延迟优化的影响：不同装置制造商之间的差异

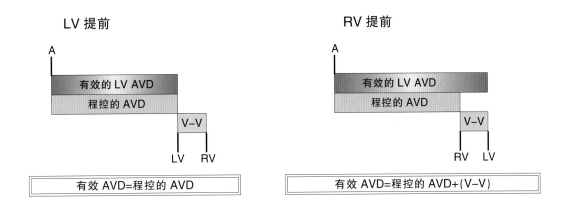

LV 提前

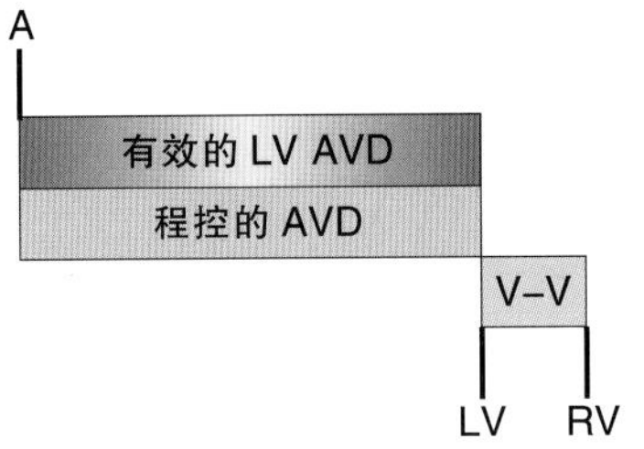
A
有效的 LV AVD
程控的 AVD
V–V
LV
RV

有效 AVD=程控的 AVD

RV 提前

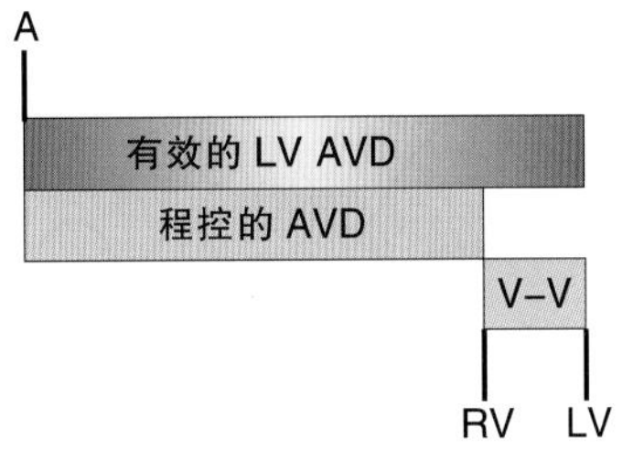
A
有效的 LV AVD
程控的 AVD
V–V
RV
LV

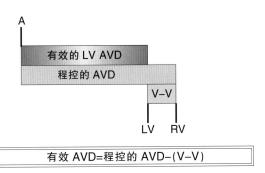

有效 AVD=程控的 AVD+(V–V)

LV 提前(波士顿科学公司)

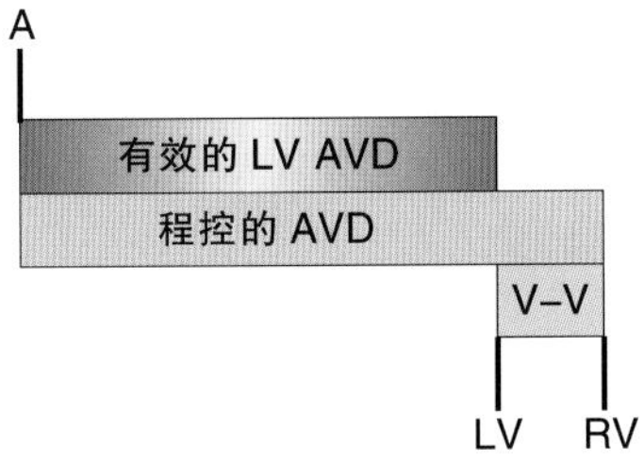
A
有效的 LV AVD
程控的 AVD
V–V
LV
RV

有效 AVD=程控的 AVD–(V–V)

A. F. Sinnaeve

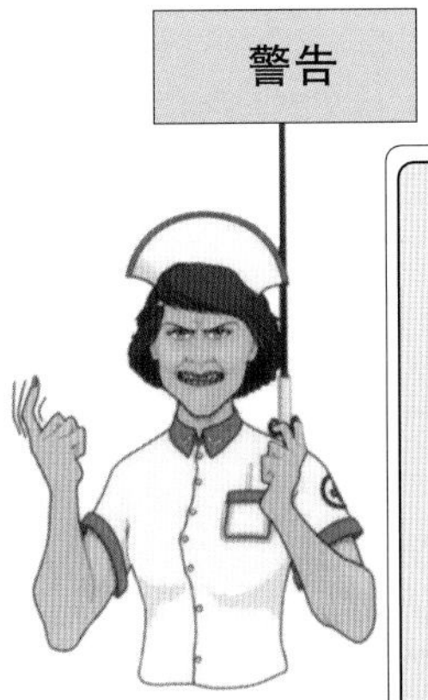
警告

有效的 V–V 间期程控允许我们分别程控 RV 和 LV 的 AV 延迟。根据装置制造商的不同，V–V 间期程控对有效 AV 延迟的影响不同，理解这些不同非常关键。

在绝大多数装置(所有制造商，除了 Guidant)中，提前 V–V 间期的程控通道，位于程控的 PV/AV 延迟时。

Guidant 装置的 PV/AV 是根据 RV 通道计时(基于 RV)，因此当 LV 通过程控 V–V 间期使 LV 激动提前时，LV 的 AV 延迟可通过 PV/AV 延迟减去 V–V 间期计算。在 Guidant 装置中，RV 不能提前。

缩写：AVD=房室延迟；LV=左心室；RV=右心室；PV=心室起搏事件

房间传导延迟(IACD)——第1部分

IACD 的心电图特点是 P 波宽大伴切迹(>120ms),通常在Ⅱ导联,伴 V1 导联宽大的终末负向波。

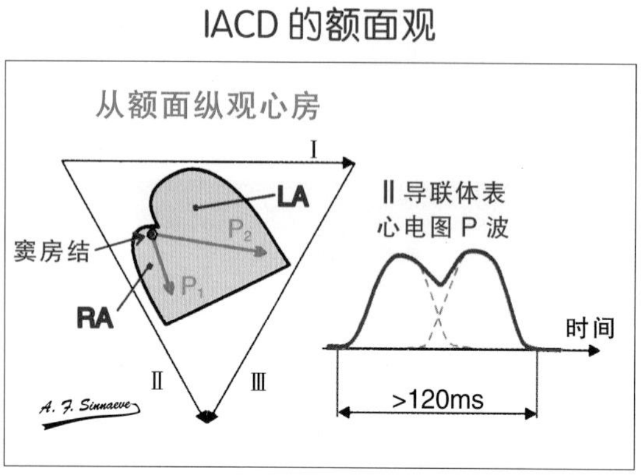
IACD 的额面观
从额面纵观心房
I
LA
P2
窦房结
P1
RA
Ⅱ
Ⅲ
Ⅱ导联体表
心电图 P 波
时间
>120ms
A. F. Sinnaeve

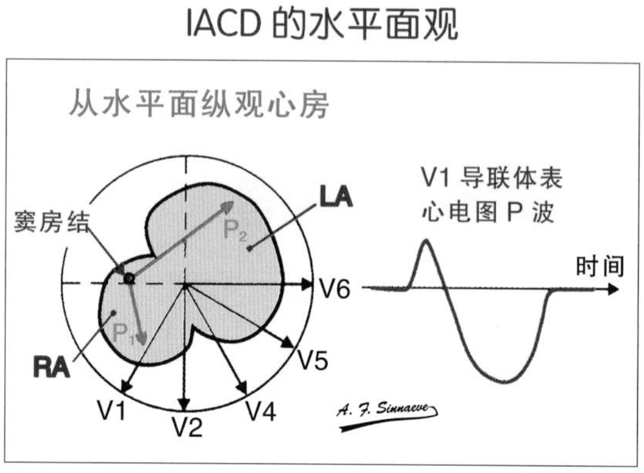
IACD 的水平面观
从水平面纵观心房
LA
窦房结
P2
P1
RA
V6
V5
V1
V2
V4
V1 导联体表
心电图 P 波
时间
A. F. Sinnaeve

- 如果心电图提示 IACD,在置入时需确认心腔内记录。

- 存在心房间内传导延迟时,心房电极需要安置在高位或中位房间隔,或接近冠状窦口的位置。在这些部位,起搏能使双房的激动更加同步,通过 P 波时长可以判断总心房激动时间的缩短。在存在长期右心耳起搏时,在冠状窦近端另外置入一根电极(左房起搏)证实双心房起搏产生的效果与单根心房电极起搏相同。

- 对于心脏再同步化治疗(CRT):IACD 需要程控一个相对长的 AV 延迟,以便校正左房的收缩延迟,但这样会妨碍 CRT,因为会出现竞争性自身 AV 传导。

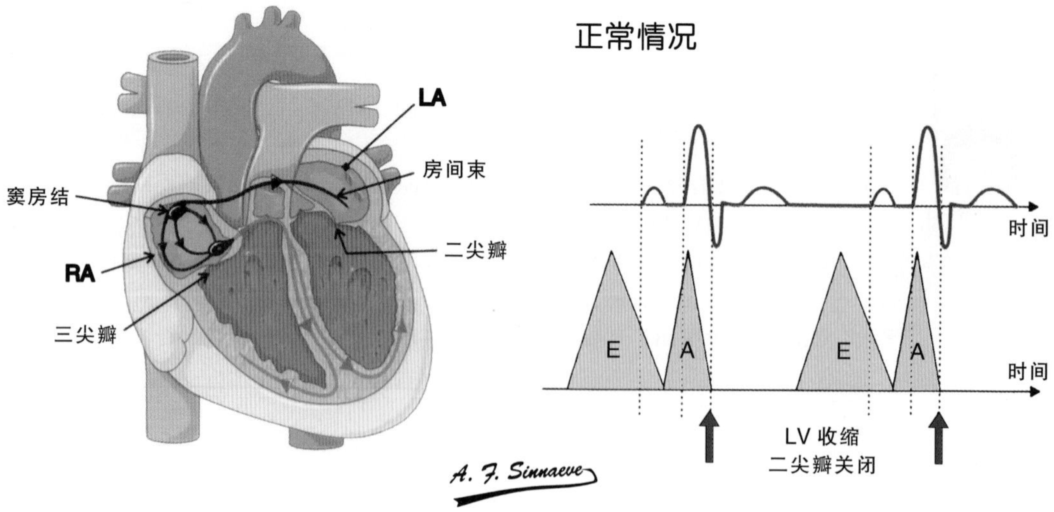
正常情况
LA
房间束
窦房结
二尖瓣
RA
三尖瓣
时间
E
A
E
A
时间
LV 收缩
二尖瓣关闭
A. F. Sinnaeve

房间传导延迟(IACD)——第 2 部分

IACD 是对从 P 波开始（或在 RA 识别的第一个转折）到 CS 远端记录到的心房转折进行测量，通常>120ms。

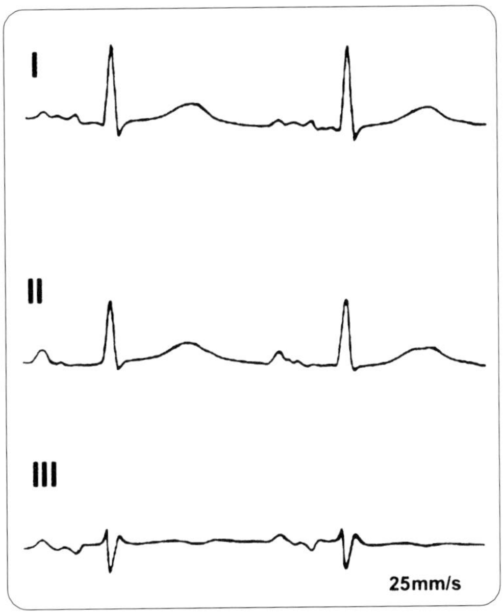
I
II
III
25mm/s

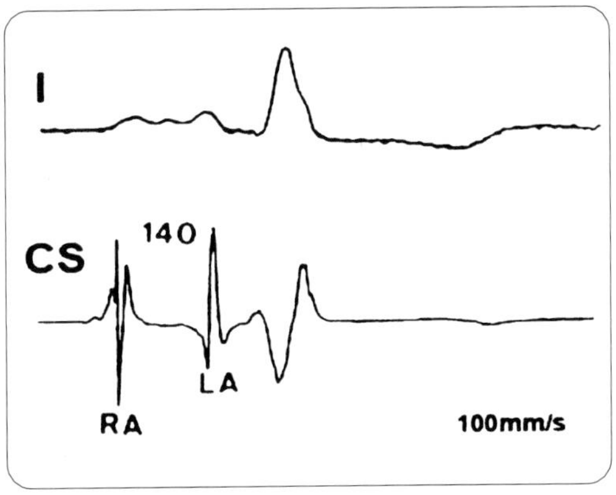
I
CS
140
LA
RA
100mm/s

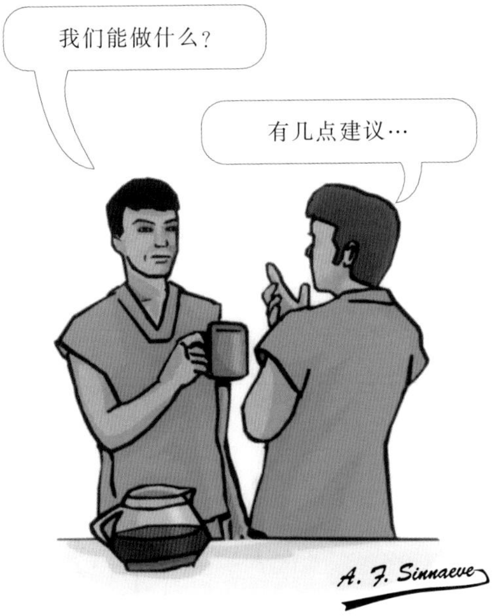
我们能做什么？
有几点建议…
A. F. Sinnaeve

解决办法

- AV 延迟需延长。
- 彩色多普勒下个体化 AV 间期优化。
- AV 传导阻滞药物。
- 心房电极放置在中位房间隔或冠状窦近端或冠状窦口附近。
- 双心房或右房双部位起搏(如果心房已经有一根电极在右心耳,那么可以采用双部位起搏)。
- AV 结消融,尤其是置入 CRT 时。

由于右心房内传导延迟引起的心房感知延迟对心脏同步化的影响——第1部分

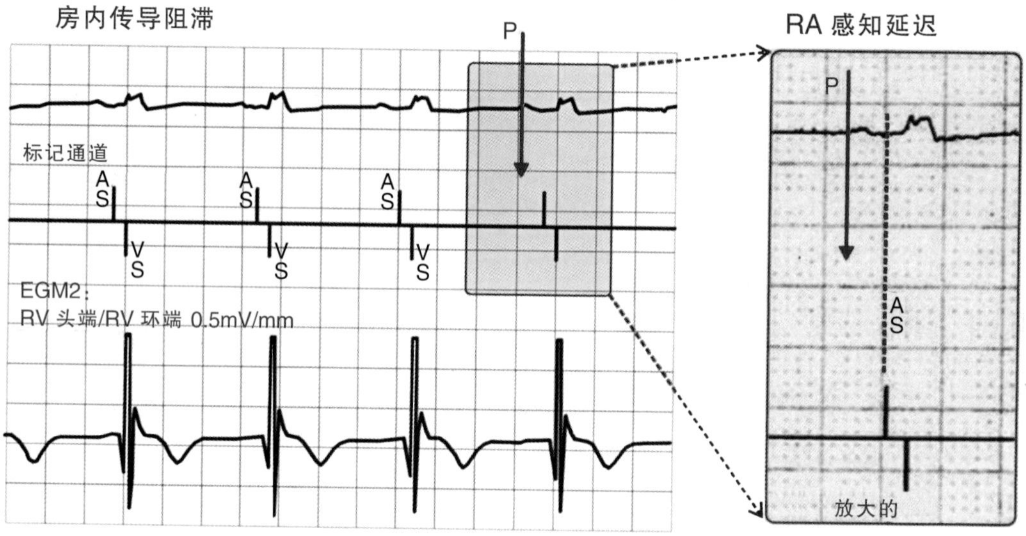
房内传导阻滞
P
RA 感知延迟
P
标记通道
A
S
V
S
EGM2:
RV 头端/RV 环端 0.5mV/mm
A
S
放大的

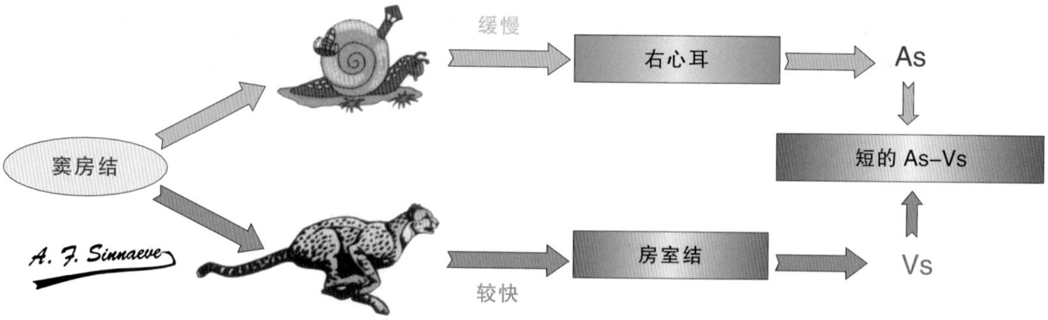
缓慢
右心耳
As
短的 As–Vs
窦房结
A. F. Sinnaeve
房室结
Vs
较快

某些右心房内传导延迟的患者，从窦房结到右心耳(RA)(产生起搏器心房感知的部位)存在传导延迟，伴或不伴到左房(LA)传导的显著延迟。LA 激动可能发生或当装置感知到 RA 腔内心电图时完成。这很难或者不可能程控一个无下传 QRS 融合波的最佳 AV 延迟。

心房感知延迟的处理

1. RV 感知后触发的模式(BiV)。
2. 程控多种不同的感知的和起搏的 AV 延迟。
3. AV 结消融。

缩写：As=心房感知事件；BiV=双心室；EGM=腔内电图；LA=左心房；RA=右心房；Vs=心室感知事件

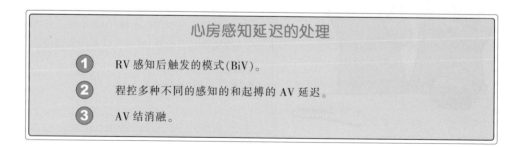

由于右心房内传导延迟引起的心房感知延迟对心脏同步化的影响——第 2 部分

触发的双室起搏

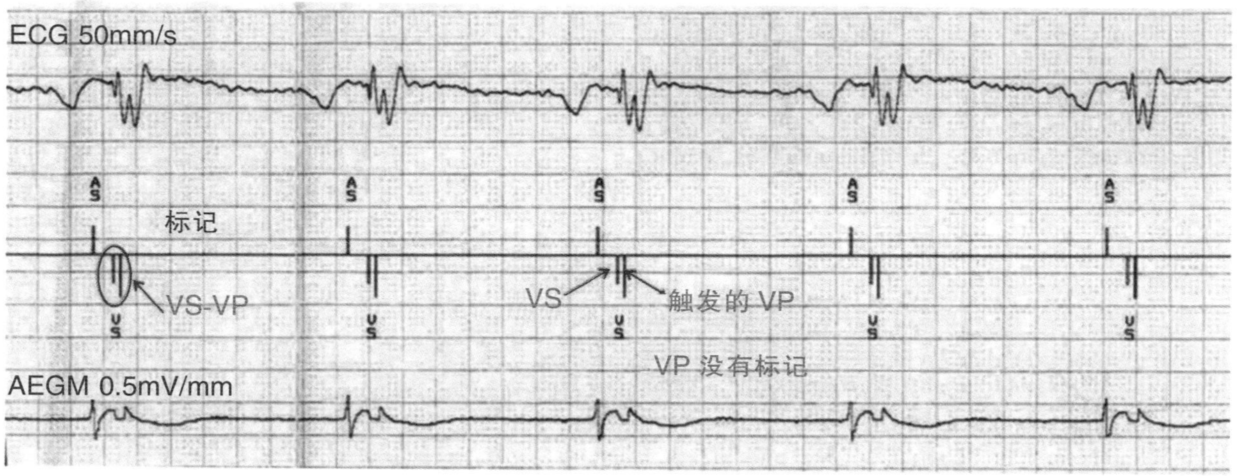
ECG 50mm/s
AS
标记
VS-VP
VS
VS
触发的 VP
VP 没有标记
AEGM 0.5mV/mm

心室触发 CRT 尝试，是通过在程控的 AV 延迟之前，装置感知到 QRS 波(RV 通道)或是感知到装置定义的室性期前收缩时立即触发双室输出。通过这种方式触发的刺激可能发生得太晚，以致于不能产生有效的电学同步。有关这方面有效性的数据很少，另外的问题在于起搏是否真正引起 LV 除极，如果引起，那 LV 除极的程度又是多少。如果有积极作用，应采用彩色多普勒评估。

A. F. Sinnaeve

由于右心房内传导延迟引起的心房感知延迟对心脏同步化的影响——第 3 部分

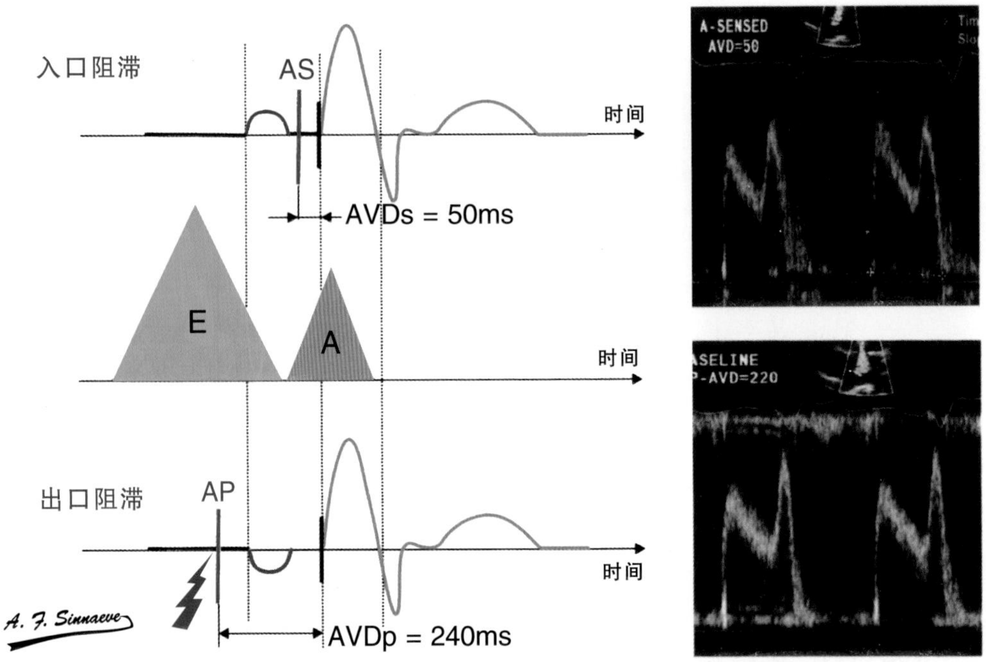

入口阻滞
AS
时间
AVDs = 50ms
E
A
时间
出口阻滞
AP
时间
AVDp = 240ms
A. F. Sinnaeve
A-SENSED
AVD=50

窦性心律时，感知 AV 间期短(感知延迟)。心房起搏时，有延长的心房延迟间期和心房内传导延迟(下图)。如右图所示，短的感知 AV 间期和长的起搏 AV 间期产生的血流动力学效果相似。

显著的心房感知延迟

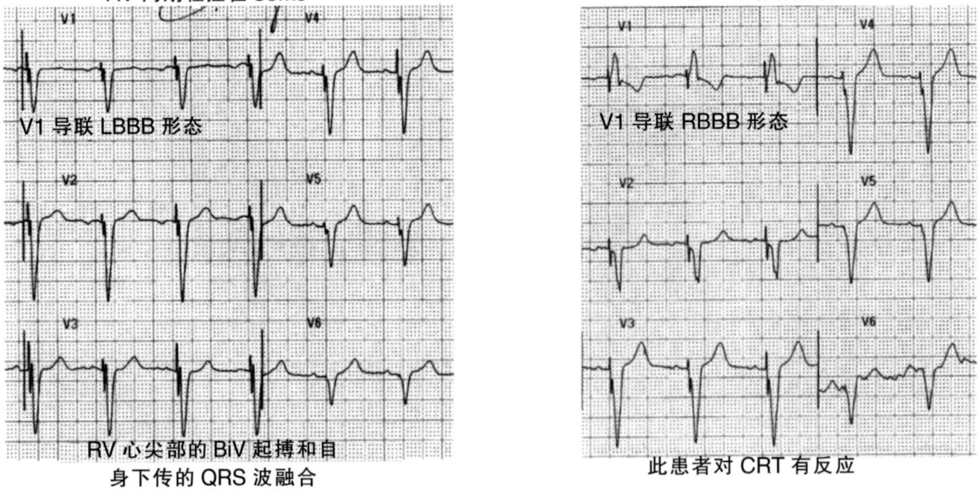

AV 间期程控在 30ms
V1
V4
V1 导联 LBBB 形态
V2
V5
V3
V6
RV 心尖部的 BiV 起搏和自身下传的 QRS 波融合
AV 结消融后
V1
V4
V1 导联 RBBB 形态
V2
V5
V3
V6
此患者对 CRT 有反应

缩写：AP=心房起搏；AS=心房感知；AVDs=感知房室间期；AVDp=起搏房室间期；CRT=心脏再同步化治疗；LBBB=左束支传导阻滞；RBBB=右束支传导阻滞

CRT 时 PVARP 锁定

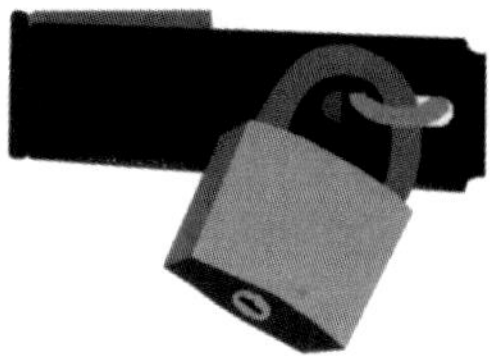

小心：失去 CRT！

低于上限频率时，P 波锁定在 PVARP 内

（如下图 150 次/分或 400ms 间期）。

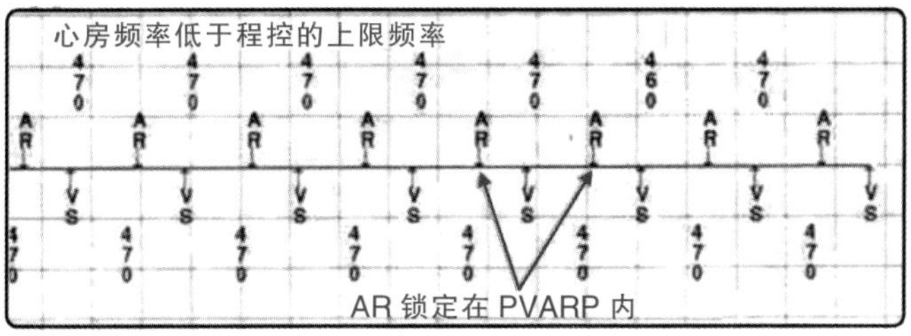

心房频率低于程控的上限频率
AR 锁定在 PVARP 内

- 程控每周期缩短 PVARP 的算法。但如果 P 波在心室后心房空白期内，这种算法不起作用。
- 缩短 PVARP。
- 药物减慢窦性心率。
- 难治性患者进行 AV 结消融，这些患者通常伴长 PR 间期。

低于程控的上限频率，失去心脏同步化

- 自身 PR 间期（AR–VS）必须长于程控的感知 AV 间期（AS–VP）。
- 总心房不应期（TARP）=AV 间期+PVARP。
- 由于 AR–AS>AS–VP，所以当 PVARP 不变时，AR–AS 间期决定的 TARP 必须延长。当 P–P 间期>（AR–VS）+PVARP 或特殊算法缩短 PVARP 时，心脏同步化将恢复。

T 波感知导致失去同步化

低于上限频率 P 波在 PVARP 内，伴失去 CRT。

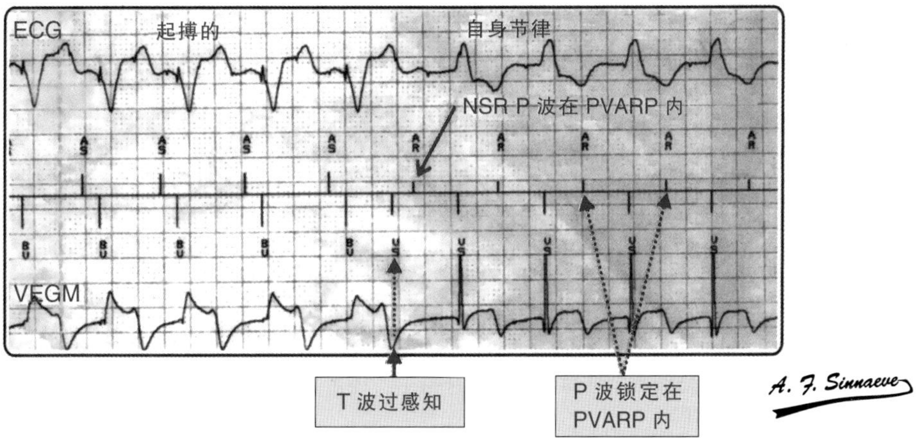

ECG
起搏的
自身节律
NSR P 波在 PVARP 内
VEGM
T 波过感知
P 波锁定在
PVARP 内
A. F. Sinnaeve

单个 VPC 能够产生相同作用。

缩写：AR=心房不应期感知事件；AS=感知的心房事件；CRT=心脏再同步化治疗；PVARP=心室后心房不应期；VP=起搏的心室事件；VS=感知的心室事件

双室起搏器电学失同步化

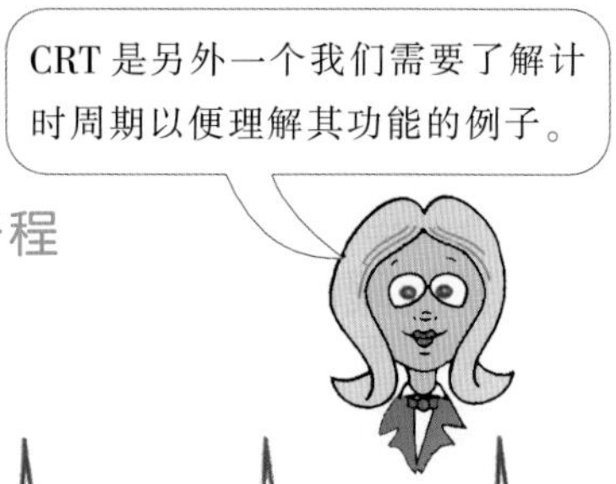
CRT 是另外一个我们需要了解计时周期以便理解其功能的例子。

1.长 P–R 间期导致 P 波锁定在 PVARP 内，从而会低于程控的上限频率而失去同步化

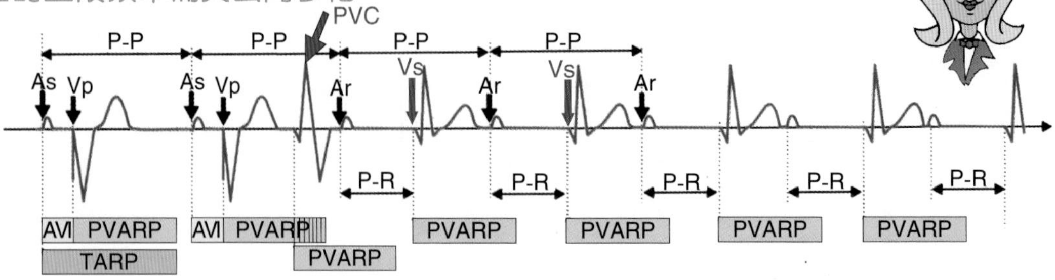
PVC
P-P
As
Vp
Ar
Vs
P-R
AVI
PVARP
TARP

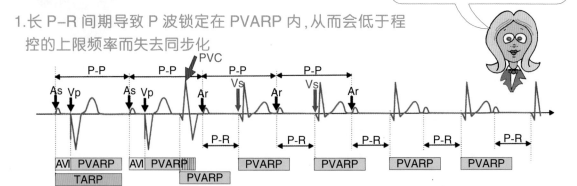

注意：T 波过感知同样会导致 P 波锁定在 PVARP 内。

2.如果 P–R 更短，则 P 波就不会锁定在 PVARP 内

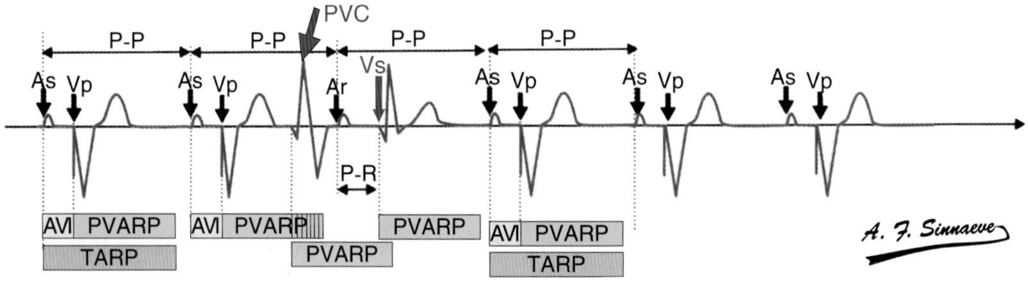
PVC
P-P
As
Vp
Ar
Vs
P-R
AVI
PVARP
TARP
A. F. Sinnaeve

3.当 P–R 间期相对短时，窦性心动过速也可以引起失同步化

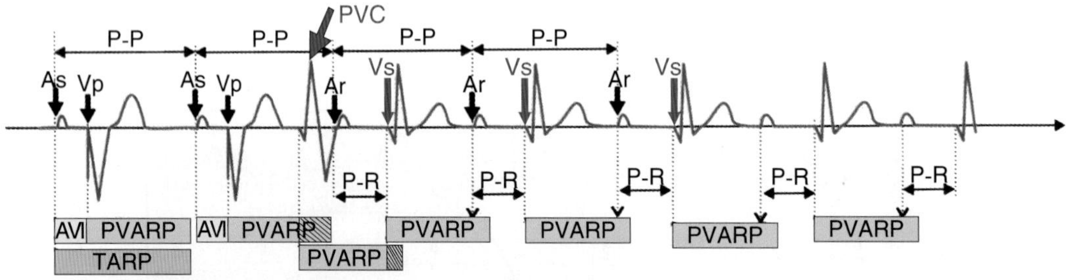
PVC
P-P
As
Vp
Ar
Vs
P-R
AVI
PVARP
TARP

以下内容有助于电学失同步化

- 相对快的窦性心律。
- Ⅰ度房室传导阻滞(长 P–R 间期)。
- 程控相对长的 PVARP。

有助于预防 P 波“锁定”

- 消除启动机制(如降低心室感知灵敏度来避免 T 波感知)。
- 程控较短的 PVARP。
- 采用药物减慢窦性心率。
- 难治性患者(显著Ⅰ度房室传导阻滞)可通过房室结消融治疗。

缩写：AVI=程控的房室间期；As=感知的心房事件；Ar=不应期内的感知心房事件；P–P=两个连续 P 波之间的间期；P–R=P 波和其后的 R 波之间的间期；PVARP=心室后心房不应期；PVC=室性期前收缩；TARP=总心房不应期；Vs=感知的心室事件

P 波跟踪和心室失同步化

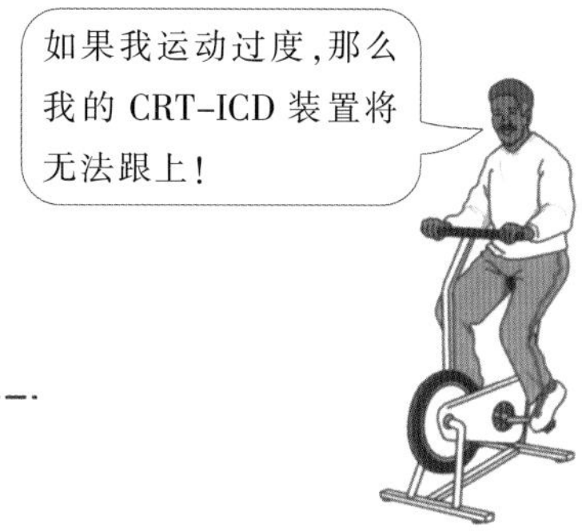
如果我运动过度,那么
我的 CRT-ICD 装置将
无法跟上!

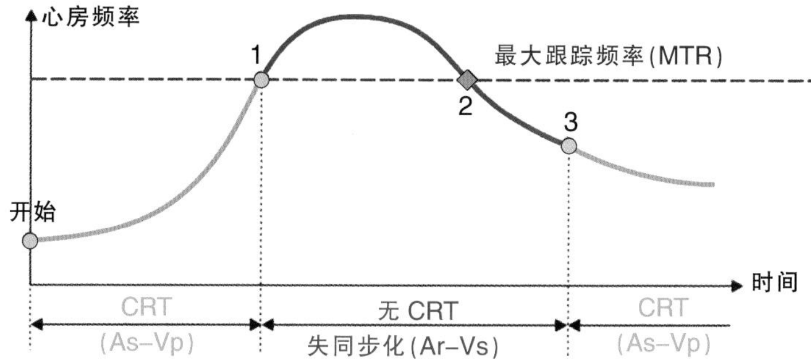
心房频率
1
最大跟踪频率(MTR)
2
3
开始
时间
CRT
(As–Vp)
无 CRT
失同步化(Ar–Vs)
CRT
(As–Vp)

总心房不应期

TARP=AVI+PVARP

最大跟踪频率

MTR=60 000/TARP

从点 1 开始:As–Vp 序列

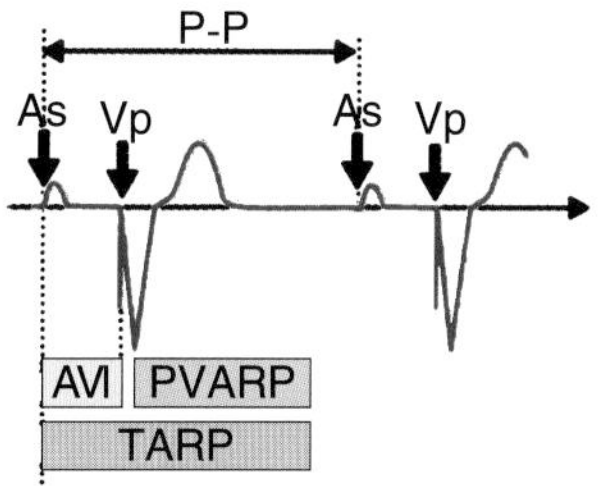
P-P
As
Vp
As
Vp
AVI
PVARP
TARP

P–P>TARP→心房频率<MTR

自身心房频率慢于最大跟踪频率。由于双心室都在起搏,所以 CRT 充分发放。

从点 1 到点 2:Ar–Vs 序列

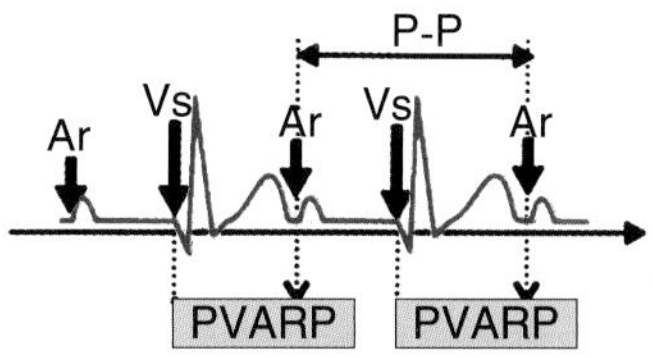
P-P
Ar
Vs
Ar
Vs
Ar
PVARP
PVARP

P–P<TARP→心房频率>MTR

只要心房频率超过 MTR,则 P 波就落入 PVARP 内,心室失去同步化。

注意:(Ar–Vs)>AVI(=As–Vp)。

从点 2 到点 3:Ar–Vs 序列

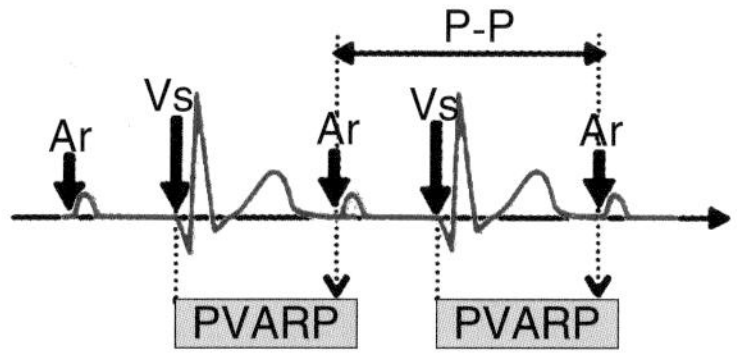
P-P
Ar
Vs
Ar
Vs
Ar
PVARP
PVARP

P–P>TARP→心房频率<MTR

只要 P–P<[(Ar–Vs)+PVARP],则装置的计时周期就使 Ar–Vs 序列持续。

在点 3 时,心房频率下降至 P–P=[(Ar–Vs)+PVARP]。

从点 3 到结束,As–Vp 序列

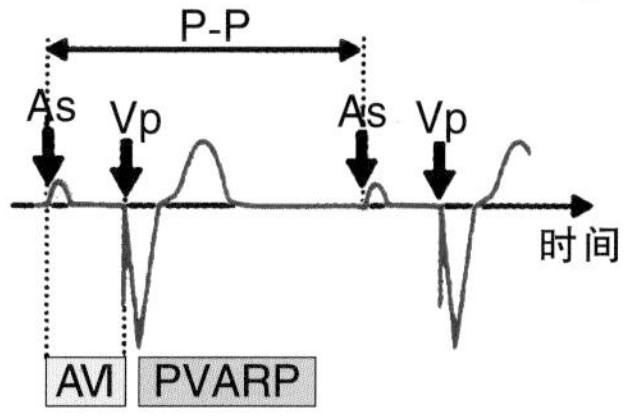
P-P
As
Vp
As
Vp
时间
AVI
PVARP

P–P>[(Ar–Vs)+PVARP],同时心室同步化起搏重新开始。

P–P>TARP→心房频率<MTR。

在点 1 和点 2 之间,心电图相同。

A. F. Sinnaeve

注意:由 Ar–Vs 序列产生的实际“总心房不应期”长于程控的 TARP,这是因为 Ar–Vs>程控的 As–Vp (=AVI)!

缩写:As=心房感知事件;Ar=心房不应期内的感知事件,此时无法跟踪;AVI=程控的房室间期;CRT=心脏再同步化治疗;MTR=最大跟踪频率;P–P=两个连续 P 波之间的间期;PVARP=心室后心房不应期;TARP=总心房不应期;Vp=心室起搏事件;Vs=心室感知事件

心房跟踪恢复：美敦力公司算法

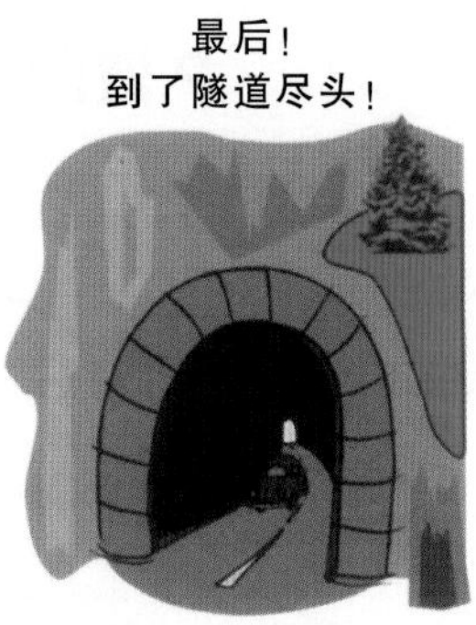
最后！
到了隧道尽头！

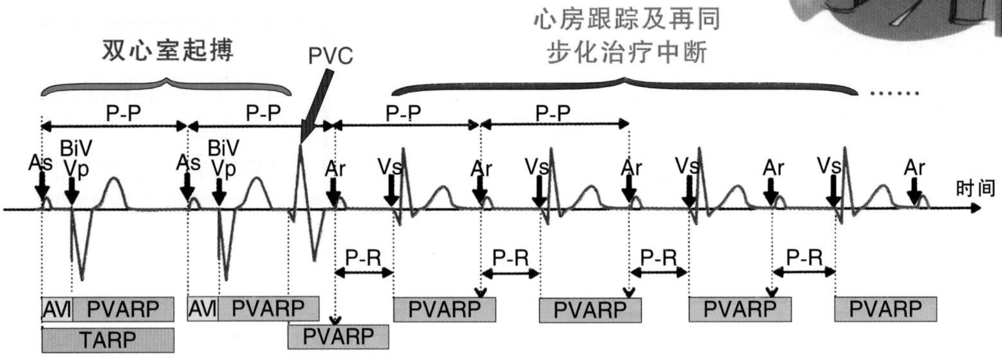
双心室起搏
PVC
心房跟踪及再同步化治疗中断
P-P
As
BiV Vp
Ar
Vs
时间
P-R
AVI
PVARP
TARP

- ☑ 只有当 Vs–Vs 间期长于程控的上限频率间期时，这种算法才能识别 Vs–Ar 序列。
- ☑ 心房事件必须发生在 PVARP 内。
- ☑ 在 8 个 Ar–Vs 序列后，装置通过缩短 PVARP 进行干预。
- ☑ 如果尝试失败，则程序持续直到 As–BiV Vp 间期恢复到其程控值。

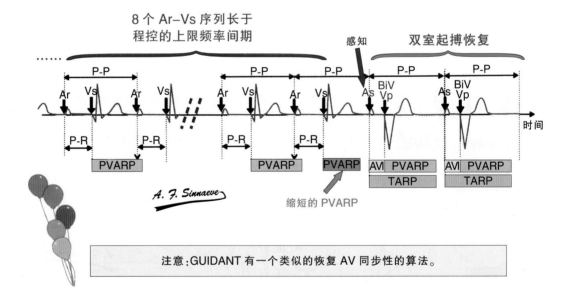

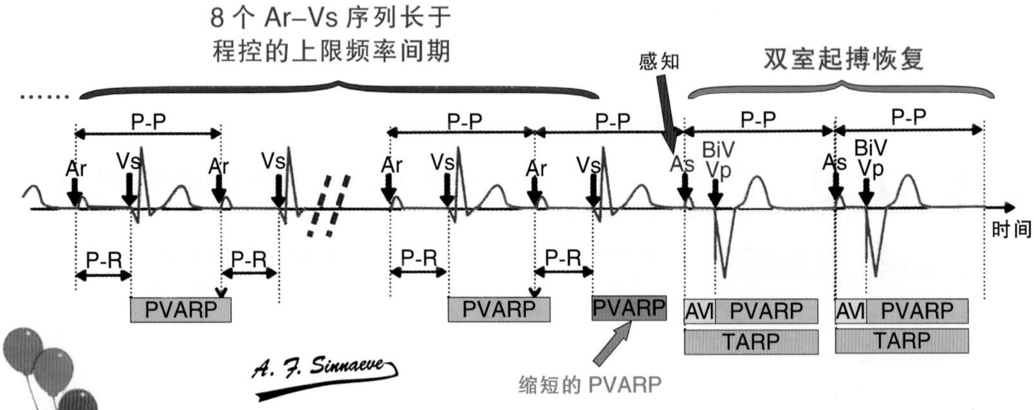
8 个 Ar–Vs 序列长于程控的上限频率间期
感知
双室起搏恢复
P-P
Ar
Vs
As
BiV Vp
时间
P-R
PVARP
AVI
TARP
缩短的 PVARP
A. F. Sinnaeve

注意：GUIDANT 有一个类似的恢复 AV 同步性的算法。

缩写：AVI=程控的房室间期；As=心房感知事件；Ar=不应期内的感知心房事件；P–P=两个连续 P 波之间的间期；P–R=P 波和其后的 R 波之间的间期；PVARP=心室后心房不应期；PVC=室性期前收缩；TARP=总心房不应期；BiV Vp=双心室起搏事件；Vs=感知的心室事件

CRT 时 PVARP 锁定的处理

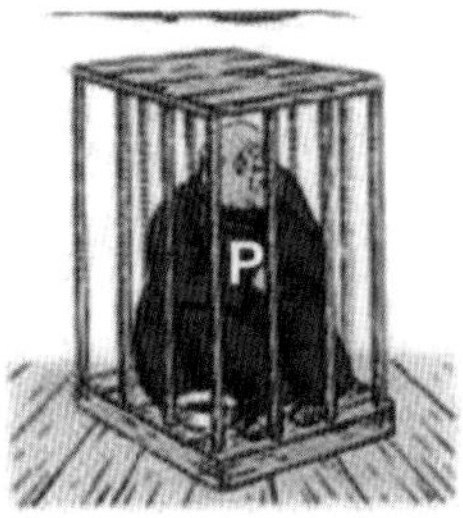
P

解救被困在 PVARP 内的 P 波。

CRT 自动化

没有 CRT 能在 P 波被困 PVARP 内的情况下工作!

通过每个周期缩短 PVARP 自动恢复 CRT

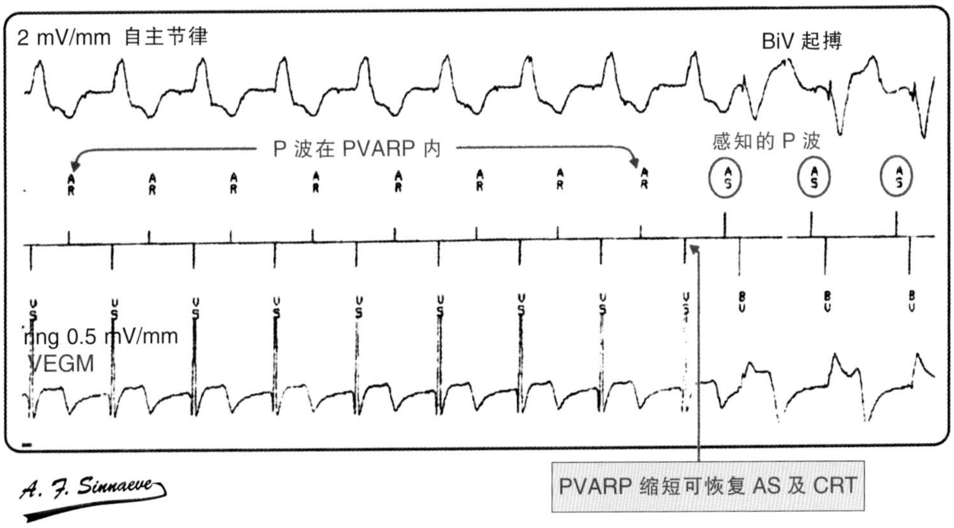
2 mV/mm 自主节律
BiV 起搏
P 波在 PVARP 内
感知的 P 波
AR
AS
VS
BV
ring 0.5 mV/mm
VEGM
A. F. Sinnaeve
PVARP 缩短可恢复 AS 及 CRT

CRT 和 PVARP 的可程控性

- 若可能的话,尽可能保持短的 PVARP。
- 对绝大多数患者不要采用延长 PVARP 终止 PMT 的算法。
- 对绝大多数患者不要采用 VPC 后+PVARP。
- 记住程控高的上限频率(需要短 PVARP)! CRT 患者极少出现 PMT。

回家记住

短 PVARP ⟷ 高的上限频率

缩写:AR=心房不应期感知;AS=感知的心房事件;CRT=心脏再同步化治疗;PVARP=心室后心房不应期;PMT=起搏器介导性心动过速;VPC=室性期前收缩;VS=感知的心室事件

左心室起搏时的延迟——第1部分

电学延迟：从起搏器刺激到出现起搏 QRS 波之间的间期。

在 RV 起搏时，生理性频率下的这种延迟不常见，其更常见于 LV 起搏时，这是因为左室病理上存在瘢痕。RV 起搏时这个间期通常<40ms。LV 起搏的正常值则尚未确定。

双室同步起搏时左室的延迟导致左室除极延长，形成以 RV 起搏为主的心电图形态。

这种延迟可能与从起搏部位传出的激动的非均一性、电极附近传导阻滞或不应期延长等有关。这通常是频率和输出依赖性的。

传统的体表心电图无法区分激动失败与电极周围心肌扩步延迟。

LV 延迟显著增加。RV 和 BiV 起搏产生完全相同的心电图形态

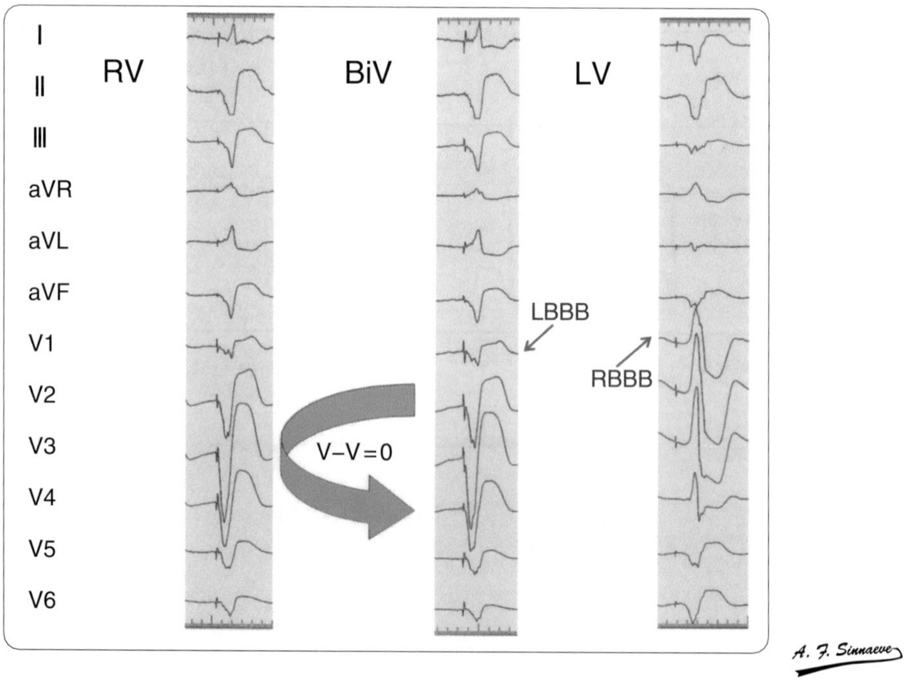
I
II
III
aVR
aVL
aVF
V1
V2
V3
V4
V5
V6
RV
BiV
LV
LBBB
RBBB
V-V=0
A. F. Sinnaeve

LV 延迟间期延长对 ECG 的影响

下页的图显示了 LV 起搏时延迟的间期。上面的记录是在 VVI 模式下，80 次/分，RV、BiV、LV 起搏时 12 导联体表心电图 QRS 波形态的比较。这名患者心房颤动合并完全性 AV 传导阻滞（排除与自身 QRS 波的融合）。RV 和 LV 输出均是各自阈值的两倍。BiV 起搏（V-V 间期=0）时，QRS 波形态和 RV 起搏形态是一致的！

缩写：BiV=双心室；LV=左心室；RV=右心室；V-V=左、右室刺激之间的室间间期

左心室起搏时的延迟—— 第 2 部分

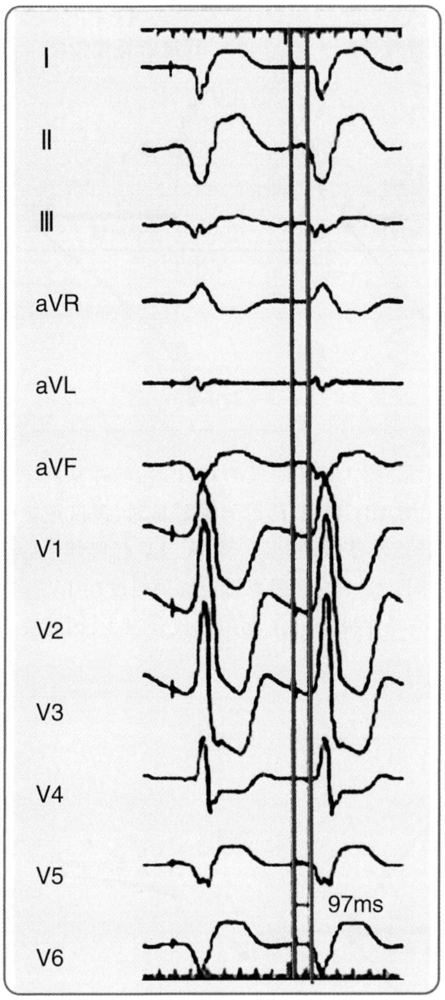
I
II
III
aVR
aVL
aVF
V1
V2
V3
V4
V5
V6
97ms

延迟间期。
与前图是同一名患者计相同的 LV 输出设定。LV 起搏时，刺激到 QRS 波延迟的间期测量为 97ms。

一个或仅有几个导联的 QRS 波等电位起始处能模拟这种延迟。因此，为了证实延迟，需要 12 导联体表心电图加快走纸速度以用于诊断。

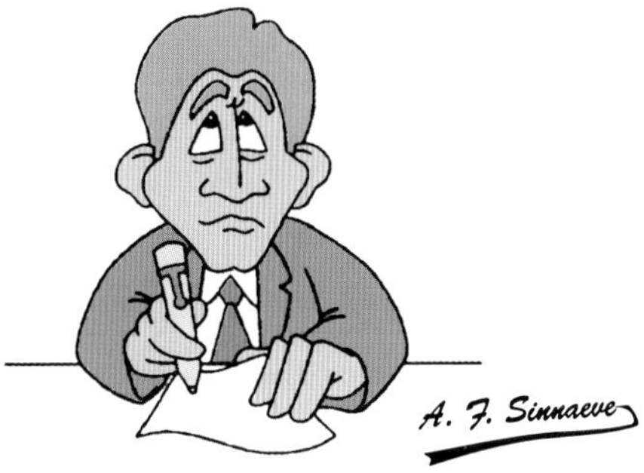
A. F. Sinnaeve

LV 激动延迟的校正

对于采用 RV 心尖部双室起搏系统以及 LV 延迟异常的患者，增加左室到右室 V-V 间期的程控可使 V1 导联显露出主导的 R 波。
当最大的间期延迟也不足够时(>80ms)，需要关闭 RV 通道以便得到更佳的血流动力学。
当尝试通过程控 V-V 间期来得到更好的心电图电学同步时，意识到 V1 导联起搏 R 波的存在和(或)振幅之间的关系十分重要，这还未与患者个体化最佳的机械或血流动力学反应相关。

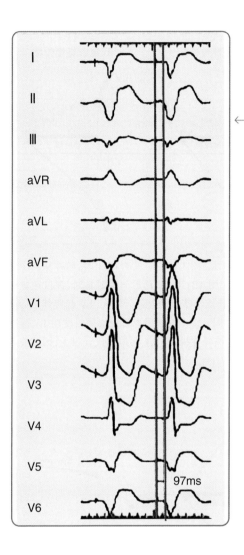

LV 延迟和缓慢传导的图解表示

图 1

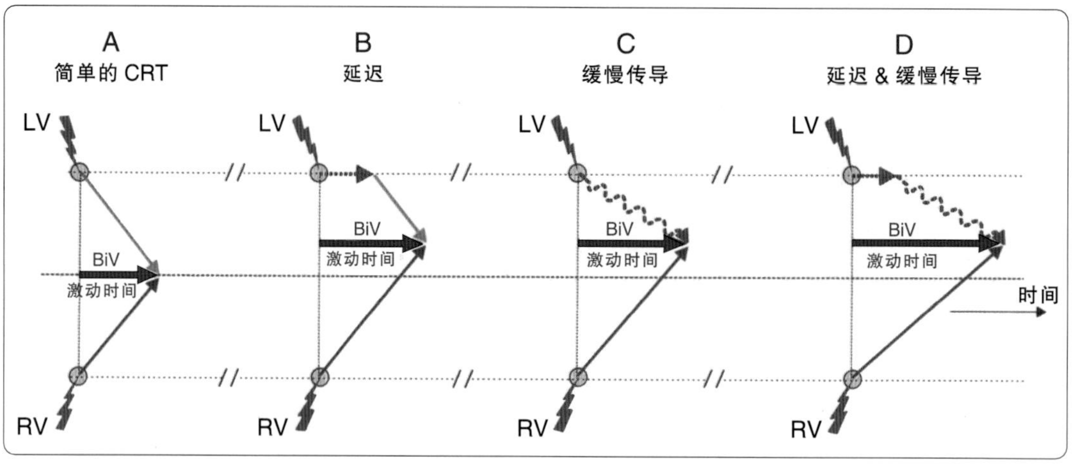
A
简单的 CRT
B
延迟
C
缓慢传导
D
延迟 & 缓慢传导
LV
RV
BiV
激动时间
时间

图解表示在双心室同步起搏时 LV 延迟以及缓慢传导的重要性。图 1A:在简单的 CRT 时,脉冲从两个起搏部位不受干扰地扩步,产生 RV 和 LV 波峰的平衡的融合波。图 1B:当 LV 延迟间期延长时(深红色虚线箭头),LV 激动发生晚,同时 RV 波峰使更多心肌除极,产生更长的双室激动时间。图 1C:LV 起搏部位近端缓慢传导(由于瘢痕阻滞或心肌纤维化)产生的影响与图 1B 相同。图 1D:有些患者可能同时发生 LV 延迟间期延长和 LV 起搏部位近端缓慢传导。LV 大部分是通过 RV 波峰除极,而 LV 起搏的成分很少,因此使双室激动时间延长。

图 2

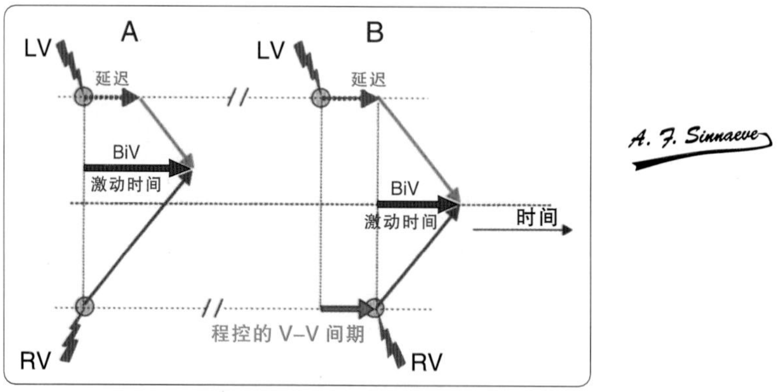
A
B
LV
延迟
BiV
激动时间
时间
程控的 V–V 间期
RV
A. F. Sinnaeve

图 2:LV 延迟的代偿程控。图 2A:双心室同时激动(左图),产生的左室激动晚,更多的心肌是由 RV 波峰除极。图 2B:V–V 间期程控允许 LV 提前激动,以代偿延长的 LV 延迟间期。双心室同步激动从而产生较短的双室激动时间。

依赖于程控的 AV 间期,仅 LV 起搏可能与右侧自身下传发生一定程度上的融合。对于 LV 延迟间期显著延长的患者,这种方法可能产生满意的血流动力学效果。

缩写:BiV=双心室;CRT=心脏再同步化治疗;V–V=左心室和右心室起搏之间的时间间期

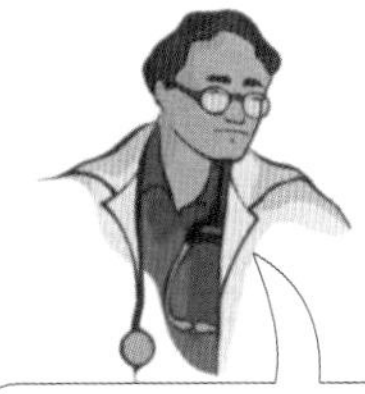

膈神经刺激

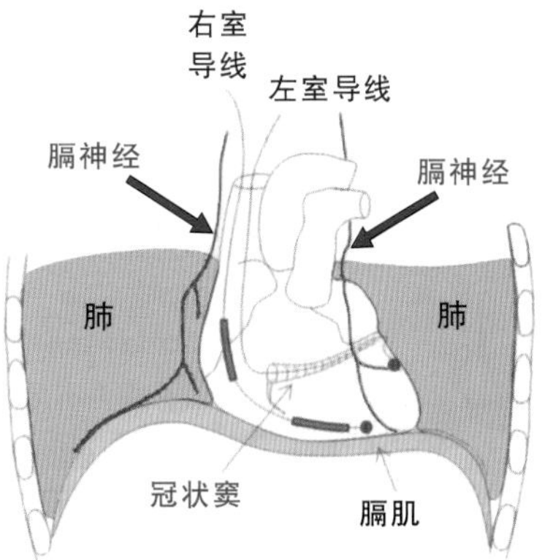
右室
导线
左室导线
膈神经
膈神经
肺
肺
冠状窦
膈肌

左室起搏膈神经刺激并不常见(5%~10%的患者),这是由于:
- 当 LV 导线置入在心后或心后侧的冠状静脉时,心外膜冠状静脉导线临近左侧膈神经。这也可能是由电极脱位引起的。
- 受限于冠状静脉的解剖。

如何避免膈肌刺激

1. 需要寻找另一个部位来避免膈刺激(但 LV 起搏阈值可能较高!)。
2. 如果左、右室输出可以分开程控,那么降低 LV 输出。
3. 改变为“电学复位”,也就是从广义的双极(单极)变为专用的双极 LV 电极:

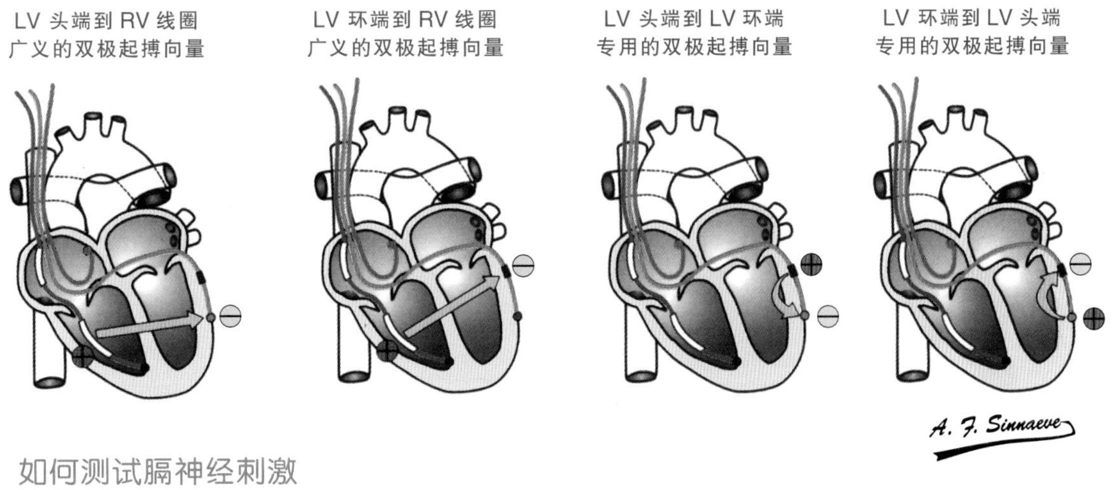
LV 头端到 RV 线圈
广义的双极起搏向量
LV 环端到 RV 线圈
广义的双极起搏向量
LV 头端到 LV 环端
专用的双极起搏向量
LV 环端到 LV 头端
专用的双极起搏向量
A. F. Sinnaeve

如何测试膈神经刺激

1 置入时

置入时,通过深呼吸以及 10V 高电压输出进行膈神经刺激的评估。

2 置入后

膈神经刺激发生在 LV 导线置入后早期,可能是由于 LV 导线移位,甚至是胸部 X 线也不明显。

如果 LV 阈值明显低于膈神经刺激阈值,简单地降低 LV 起搏电压(伏特)至膈神经刺激阈值以下就可以解决这个问题。这一方法有 LV 失夺获的风险,因此通常需要重置导线。为了保持 LV 夺获,在低电压输出时增加脉宽的方法很少有作用。

最近,某些双极起搏的 LV 电极和装置允许 LV 导线起搏结构的再程控,这可能减少膈刺激而不需要侵入性的校正方法。

缩写:LV=左心室;RV=右心室

CRT 临床反应欠佳的原因

我的有些患者对 CRT 无反应！有很多可能的因素，因此对患者和系统进行仔细检查很必要！

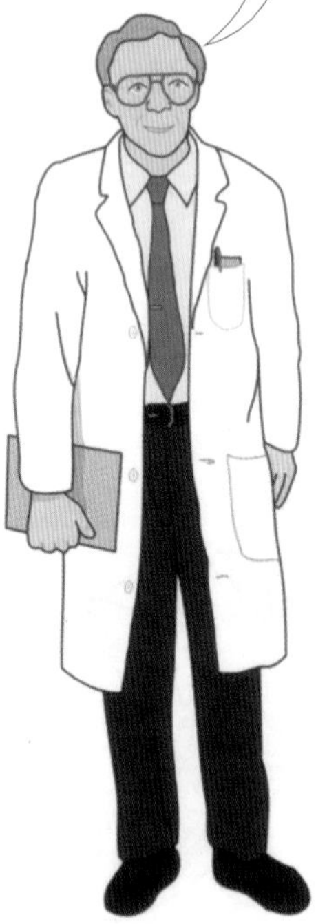

- LV 导线脱位或高阈值。
- LV 导线位于心前静脉或心中静脉。
- LV 导线位于非存活心肌。
- 尽管有宽 QRS 波，但没有 LV 失同步。
- 不可逆的二尖瓣反流。
- 长 AV 间期。
- 欠佳的 AV 间期和（或）VV 间期。
- 房性心动过速伴快心室频率。
- 频发室性期前收缩。
- ??? 心肌功能严重受损。
- 并发症。
- 延迟的 LV 激动：LV 延迟增加或严重的局部心肌内传导延迟或两者都有。
- 对 CRT 有反应的标准过于严格。

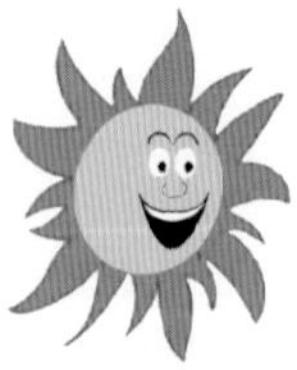

对比增强 MRI 有望识别瘢痕以及潜在可激动的组织！

A. F. Sinnaeve

缩写：CRT=心脏再同步化治疗；LV=左心室；MRI=磁共振成像；VV 间期=心室间延迟

肺部液体的装置监测

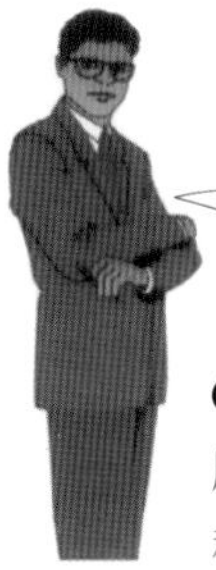

容量负荷过重是中-重度心衰患者的主要并发症以及常见的住院原因。

OptiVol 液体状态监测功能(美敦力公司)采用每天测量多次经胸阻抗发挥作用。一个很小的阈值下脉冲从 RV 线圈到 ICD 机壳,通过欧姆定律计算经胸阻抗。由于体液是良好导体,所以当体液在肺部积聚时,经胸阻抗会下降。

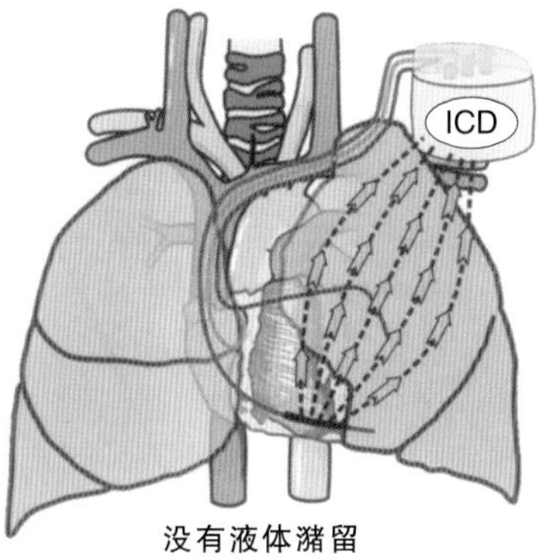
ICD

没有液体潴留
高阻抗

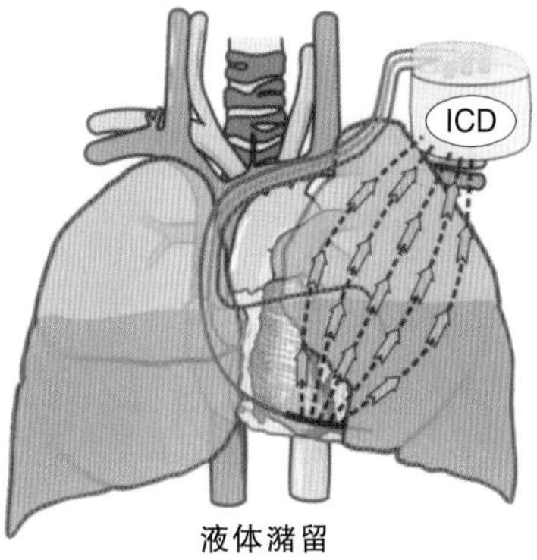
ICD

液体潴留
低阻抗

"经胸阻抗趋势"是每日平均阻抗值的散点图。可以存储最近 14 个月的数据,在程控报告里能看到。

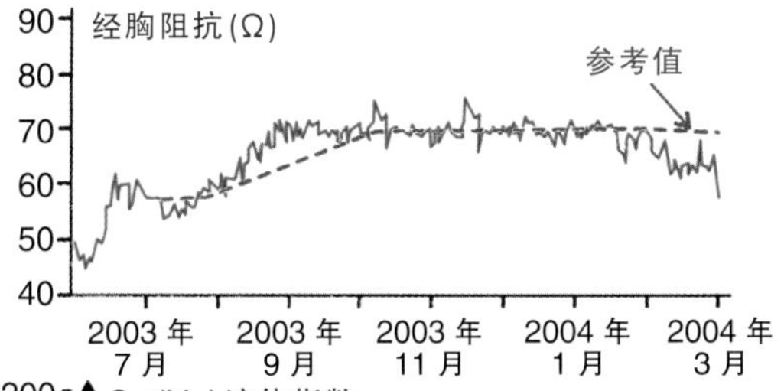
经胸阻抗(Ω)
参考值
90
80
70
60
50
40
2003 年 7 月
2003 年 9 月
2003 年 11 月
2004 年 1 月
2004 年 3 月

"OptiVol 液体指数"是以经胸阻抗为基础来进行计算。当液体在肺部积聚时,阻抗降低至参考值以下,同时液体指数增加。如果这种状况无法改善,且液体指数超过阈值时,则会触发监测。当液体积聚状况改善,且每日阻抗值增加至或高于参考值时,则液体指数将恢复到零。

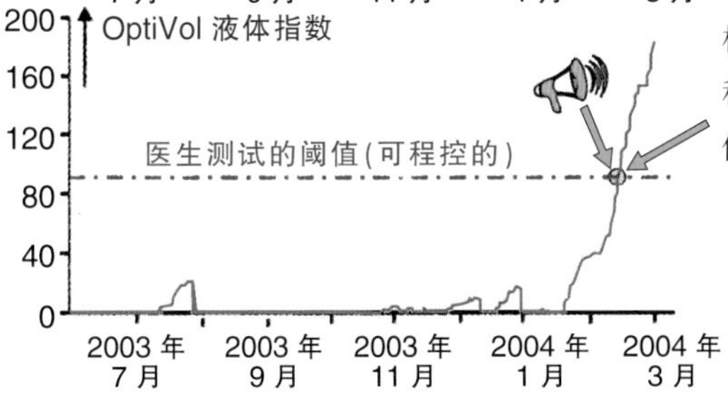
OptiVol 液体指数
医生测试的阈值(可程控的)
200
160
120
80
40
0
2003 年 7 月
2003 年 9 月
2003 年 11 月
2004 年 1 月
2004 年 3 月

根据医生的设置,装置的声音报警每天一次,一次 30 秒。声音报警每天都会持续,直到液体指数降低至阈值以下(声音是可以关闭的)。

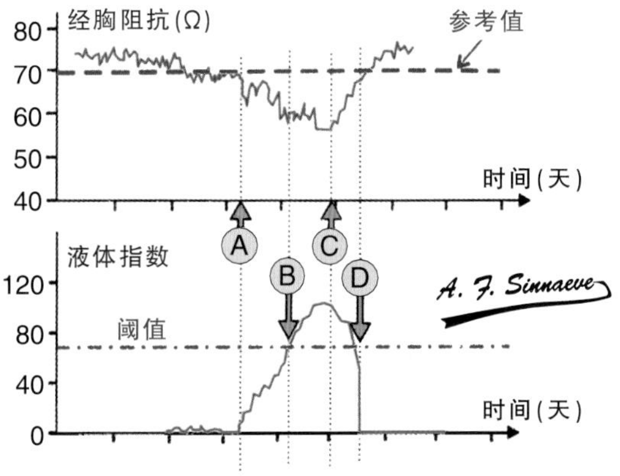
经胸阻抗(Ω)
参考值
80
70
60
50
40
时间(天)
A
B
C
D
液体指数
120
80
40
0
阈值
时间(天)
A. F. Sinnaeve

- A ➡ 液体增加;阻抗降低到参考值以下;液体指数增加。
- B ➡ 液体指数达到阈值;患者警报开始。
- C ➡ 开始治疗。
- D ➡ 问题解决。

缩写:RV=右心室

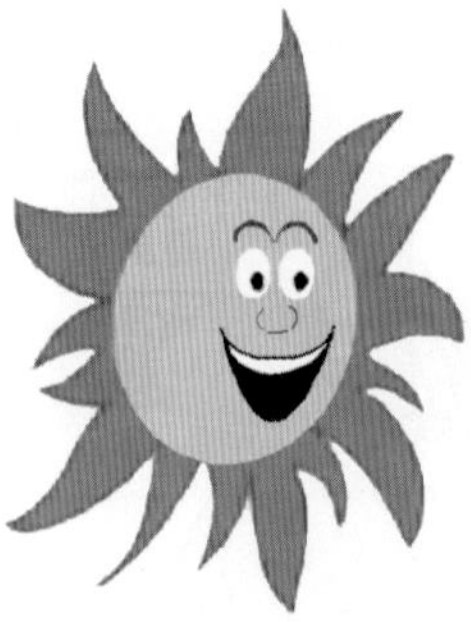

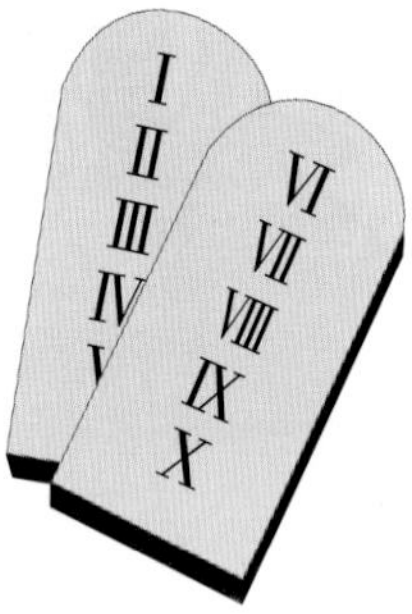

结论

要点如下:

* 成功秘籍

* 起搏器的十点注意事项

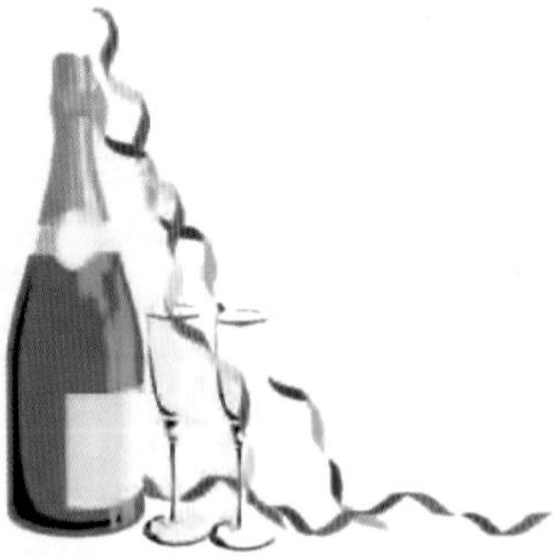

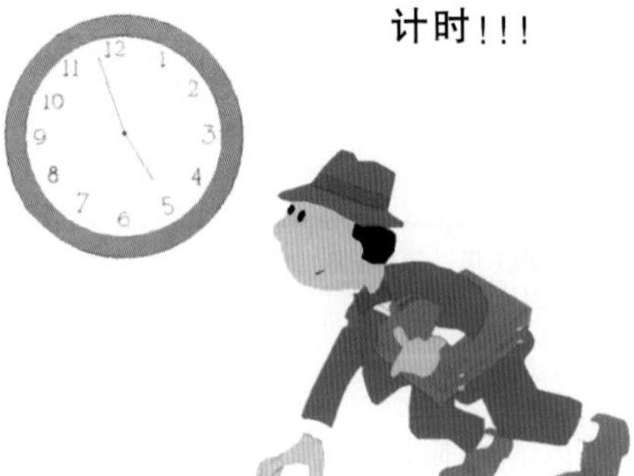
计时!!!

A. F. Sinnaeve

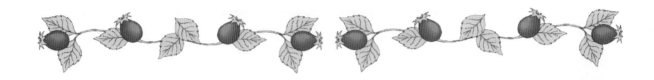

成功秘籍

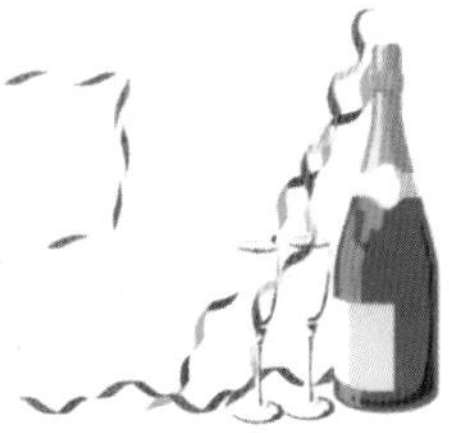

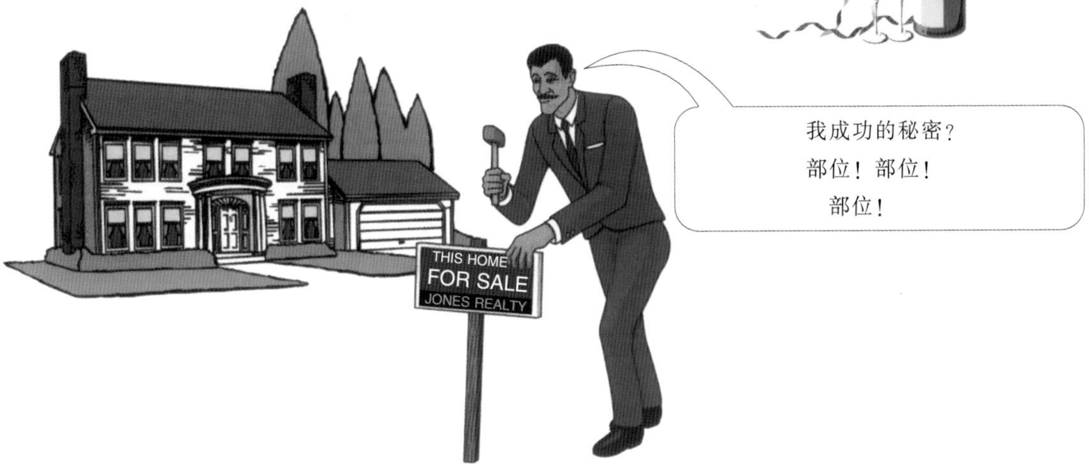
THIS HOME
FOR SALE
JONES REALTY
我成功的秘密？
部位！部位！
部位！

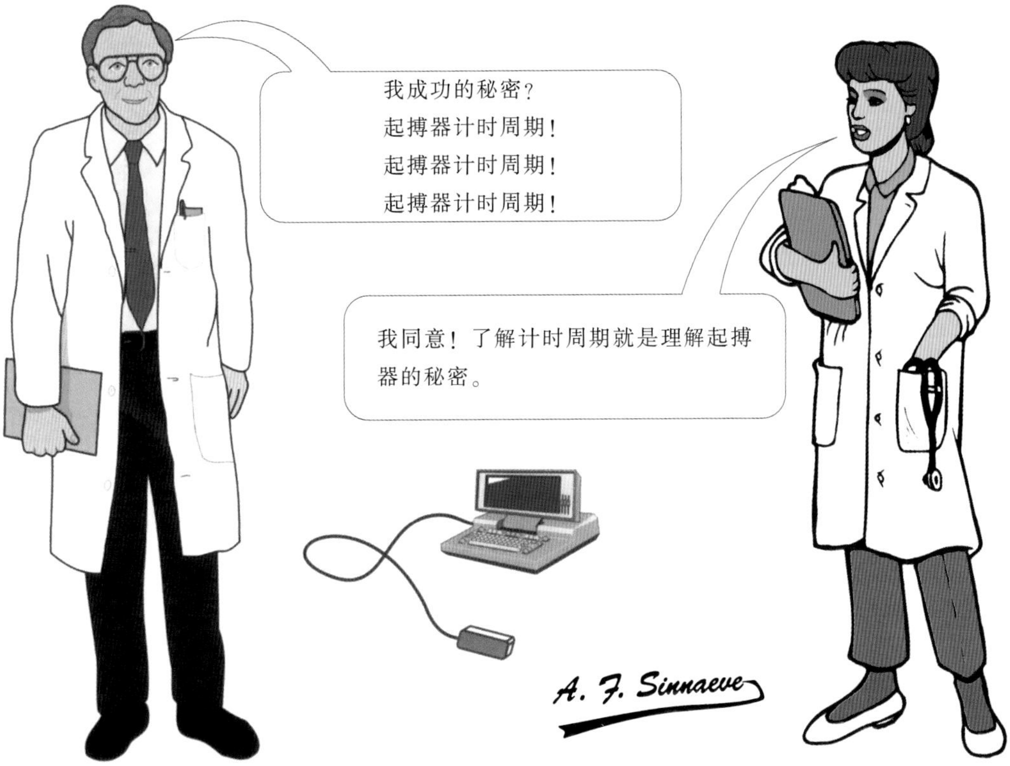
我成功的秘密？
起搏器计时周期！
起搏器计时周期！
起搏器计时周期！
我同意！了解计时周期就是理解起搏器的秘密。
A. F. Sinnaeve

“对起搏器的所有心电图理解都取决于对起搏器计时周期的认识。”
(SEYMOUR FURMAN 博士，心脏起搏的先驱者)

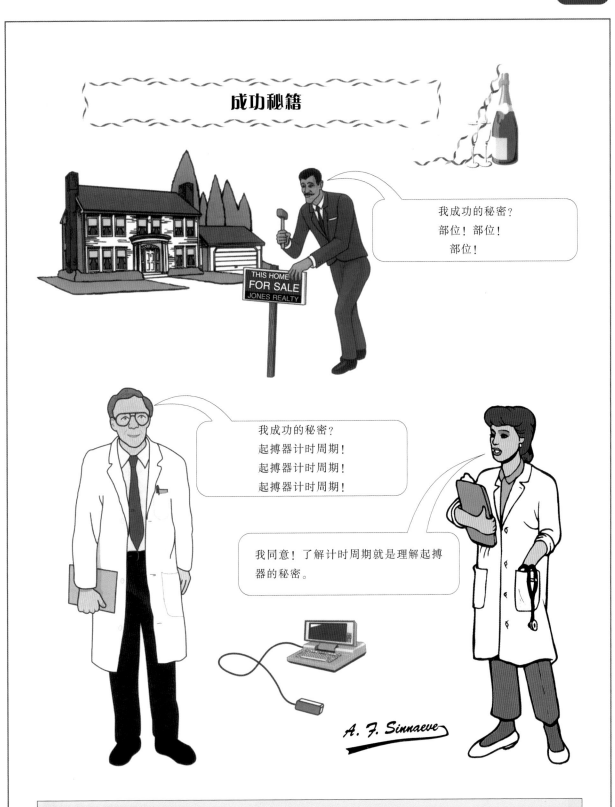

起搏器的十点注意事项

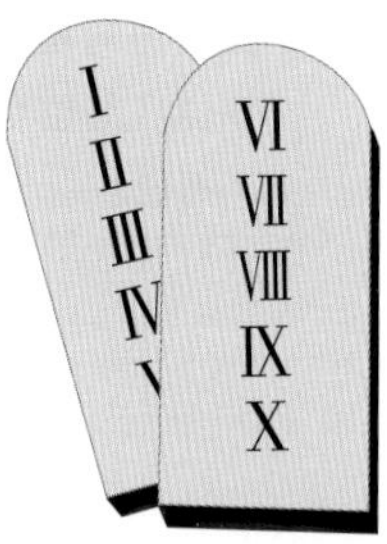
I
II
III
IV
V
VI
VII
VIII
IX
X

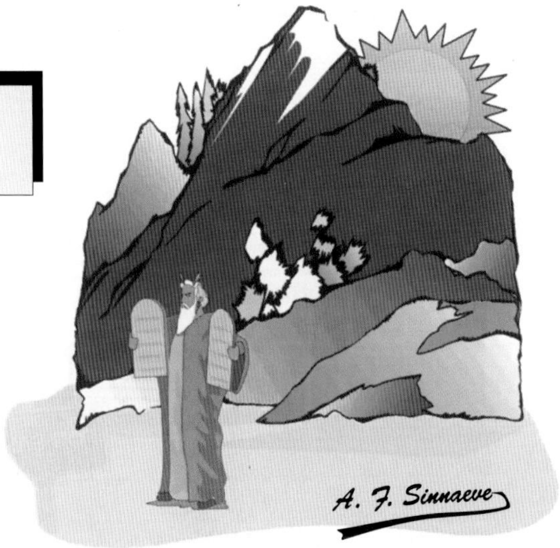
A. F. Sinnaeve

1.必须做同时有标记和心电图的长导联条带才能得出正确的诊断。

2.忽略 12 导联起搏心电图将给自己带来危险。

3.了解计时周期才能了解起搏器。

4.抗心动过缓起搏的目的不只是简单的治疗心动过缓,而是恢复生活质量。

5.在你排除可逆性因素如起搏器综合征之前,不要把患者的症状归因于年龄大。

6.让装置保持出厂默认参数而不进行程控是不对的！与药物治疗相同,应个体化处理并随病情而改变。

7.尽最大努力来延长电池寿命,通过仔细程控输出电压和脉宽得到一个合理的安全范围。

8.每个人的最佳 AV 间期都无法预测。

9.如果患者未测试室房逆向传导并相应地程控起搏器,那么他将生活在危险之中。

10.如果你未对起搏器随访进行细致的记录,那么你将永远被放逐于荒野。

心脏起搏

置入

起搏器(也称脉冲发生器),是一种通过与心脏接触的起搏导线来传输电刺激的装置,其电能由封闭在钛合金机壳内的锂－碘电池通过化学反应提供。起搏器就像一个微型计算机,其顶部的环氧聚合物树脂连接器插槽将起搏导线与起搏器连接起来。导线是一种绝缘电线,有双极和单极两种类型:双极导线的两个电极都在心脏内,单极导线的一个电极在心脏内,另一个电极是起搏器机壳,二者在临床上都有广泛应用。事实上,在两类型导线中,位于导线头端的电极总是负极或阴极。几乎所有的起搏导线都是在局麻下通过分离头静脉或穿刺锁骨下静脉置入心脏的。导线在X线影像(透视)引导下送入右心。近年来,在冠状静脉分支(位于左心室表面的静脉)内置入左心室电极用于治疗心力衰竭。起搏器囊袋一般在锁骨下的胸大肌筋膜之上。置入心外膜导线需要开胸手术,一般仅在没有静脉通路的情况下使用。

基本功能

起搏导线就像一条“双向行驶的马路”,一方面将电能输送给心脏用于起搏,另一方面又将来自心脏自身的电活动传回起搏器以被感知。起搏器置入技术和术中测试相对比较简单明了,但对起搏电生理的技术知识的理解和对起搏患者的随访就困难得多,而后者关系到起搏器重要的可程控功能是否能得到最好的利用。已置入的起搏器可以通过专用的电脑即程控仪改变其功能参数。目前的起搏器可以工作7～10年,当电池耗尽时,需要更换整个起搏器(电极除外)。

电源

锂－碘电池是起搏器电源的金标准,也是目前唯一用于起搏器的电源。这种电池寿命长,还能被密封以便保护起搏器电路元件。在锂－碘电池中,锂是阳极,碘是阴极。当释放电能时,电池的内部阻抗缓慢升高,其值可通过遥测获得。电池阻抗升高能引起电池电压近似线性下降,表现为起搏频率的逐渐下降,因而起搏频率可以反映电池状态。电池在90%的使用寿命内能保持满意的电压。电池容量以安培·小时表示,其数值反映出电池的寿命。通常起搏器有0.8～2.5Ah(安培·小时)的电容量。电池输出的电流(用μA表示)被用于发放电刺激并满足各种感知、识别和电路“维护”的目的。新电池输出电压是2.8伏(V),当电池电压下降到2.2～2.4V(择期更换指征)时就需要更换。通常通过测量磁铁频率或由程控仪遥测电池的电压和阻抗来决定起搏器更换的时机 。

提示:起搏器(或起搏)刺激也称为起搏钉(spike)、电信号或输出脉冲。

警告:不要将阴极和阳极混淆!电池末端和电负荷之间阳极和阴极两个术语具有不同意义。对电池而言,阳极是负极,此处电子离开锂原子而产生锂离子;阴极是正极,在此游离的电子重新回到碘上,使碘带上负电子。对电负荷而言,阴极是负极,阳极是正极。电池和电路的连接很简单:正极接正极,负极接负极。记住:电池或电负荷的阳极就是电子离开的极,而电池和电负荷的阴极就是电子进入的极,就这么简单!所有关于电学或电子学的教科书上通常都是这么定义的。有人说电池的阳极和阴极按惯例是颠倒的,这种说法不正确。唯一的惯例是,电流从正极到负极。

频率或间期?

对于起搏器,工程师和医务人员在“思考”问题时习惯用“间期”这一术语而不是“频率”。在定义时间周期时,不应该使用频率。在连续的起搏或抑制过程中,频率是相对简单的名称,但是当起搏和感知交替出现时，频率没有价值，且容易造成混乱。然而，为了方便程控，厂商表示参数时仍使用频率而不是间期。当与患者或起搏知识极少的人沟通时，使用频率可能更容易被接受。bpm 指每分钟的自身心率，ppm 指起搏频率。但这些术语常常交替使用。

警告：当心电图机走纸和 Holter 记录速度异常时可以产生特殊的节律。Holter 记录时，间歇的速度减慢会引起假的心动过速。这时和正常速度记录时相比，QRS 波和 T 波过于狭窄的诊断是显而易见的。相反，更快的速度会导致假的心动过缓，以及过长的 AV 间期或 PR 间期以及增宽的 QRS 波群。

单腔起搏器

VOO 模式

心室非同步起搏（VOO 模式）也称固定频率起搏，产生与自身节律无关的刺激。VOO 模式被称为“固定频率”或者非同步的起搏，只有当竞争性刺激落在自身心搏后的心室绝对不应期之外时，才能夺获心室。VOO 模式现在已经不用了，仅在起搏器上放置磁铁进行起搏器测试时使用。如果竞争性起搏刺激落在心室的易损期上（R-on-T 现象），会诱发心室纤颤，但这种情况非常罕见，除非患者存在心肌缺血或心肌梗死、电解质异常或自主神经张力不平衡。实际上，将磁铁放在起搏器上经电话传输心电图是十分安全的。

VVI 模式

心室抑制型起搏（VVI）也称按需型心室起搏，它可感知心腔内的心室除极或腔内电图，后者是通过测量两个起搏电极（阳极和阴极）之间的电势差（电压）记录到的电活动。VVI 起搏器有一个内部时钟或低限频率计时周期，它由一个心室起搏事件（VP）或心室感知事件（VS）开始，计时周期的起始部分（在 VP 或 VS 后）由心室不应期（VRP，通常为 200～350ms）构成，期间起搏器不能感知任何信号。更明确地讲，在心室不应期内的任何信号都不能启动一个新的低限频率间期（LRI）。在 VRP 之后，如果出现一个心室感知事件，则抑制起搏器，并重整低限频率间期，定时时钟重新置零，如此一个新的起搏周期又开始了；如果没有事件被感知，计时周期则依据 LRI 的长短以心室刺激发放结束。感知功能防止了如 VOO 起搏时所见的起搏器与自身节律的竞争。所以，旧术语中将 VVI 起搏器称为“按需型起搏器”，意思是当自身心率低于起搏器低限频率时才发放起搏刺激。

警告：

1. 当患者心电图上无起搏脉冲时，可采用磁铁来测试起搏器功能，磁铁可将任何类型起搏器转换成固定频率或非同步（VVI 改为 VOO）起搏方式。应避免颈动脉窦按摩（迷走反射可导致窦房结心率变慢或房室传导阻滞），因为这样可能加重心动过缓。虽然心动过缓时可以导致起搏器发放刺激，但此时还不知道起搏器能否夺获心室。所以先用磁铁确认起搏是否有效更为安全。

2. 刺激至刺激的间期（自动间期）通常等于逸搏间期，它是通过电子测量的从心腔内感知到其后心室刺激的时间。实际工作中，逸搏间期的测量是从心电图上感知的 QRS 波群开始的，以这种方式测得的逸搏间期肯定要长于电子逸搏间期，因为在体表心电图 QRS 波群开始一段时间后才发生心脏内感知。因此，如果 QRS 波群宽大，而腔内感知发生在体表心电图开始后的 90ms，则用分规测得的逸搏间期将比程控的自动间期长 90ms。

频率滞后

发生频率滞后时，电子逸搏间期长于自动间期。其目的是为了在自主心率（如 50bpm）低于起搏器的自动频率（如 70ppm）时，还能尽可能地维持窦性节律和房室同步。当自主心率下降至 50bpm 以下时，起搏器将以 70ppm 工作，并且保持 70ppm 频率工作，直至自主心率超过起搏器的自动频率，如在 857ms 的自动间期内出现自身 QRS 波时。

如果搜索滞后功能被启用，起搏器将定期程序化地减慢几个周期起搏频率以发现自身低于设置的起搏或感知频率。在检测期间，滞后功能将保持激活状态。如果在搜索过程中没有发现自身心律，起搏器将按照起搏设置的低限频率或感知的频率起搏。

警告：不要将滞后误解为是过感知引起的停搏。

起搏器事件的表示符号及基本测量

AS(P)为心房感知事件;

AP(A)为心房起搏事件;

VS(R)为心室感知事件;

VP(V)为心室起搏事件;

AR 为起搏器不应期内的心房感知事件;

VR 为起搏器心室不应期内的心室感知事件。

有些起搏器将室性期前收缩描述为 VPC 或 PVC。不应期的概念在后面定义。两个事件之间的间期由电子测径器测量。

时间周期用毫秒(ms)表示:

1s = 1000ms。

60 000 法则在频率与间期中的换算是非常有用的,如:

60 000/心率 = 间期(ms)

60 000/间期(ms) = 心率

起搏频率 70ppm 相当于间期 857ms。

bpm = 每分钟搏动次数,指的自身心跳的频率。ppm = 每分钟起搏次数,指的是心脏起搏器的频率。这两个名称经常互换使用。

其他单腔起搏器

与心室抑制型起搏(VVI)模式相反,心室触发型起搏(VVT)是在感知自身心室激动后立即释放心室刺激。VVT 方式需要三个定时间期:除类似于 VVI 方式的 LRI 和 VRP 外,还需要一个上限频率间期,以便限制对快速电活动发生心室感知时的最大起搏心室率。当感知一个 QRS 波群时,起搏器立即发放一个落在心室肌的绝对不应期内的刺激脉冲(在 QRS 波内)。不论何时,只要起搏器感知到 QRS 波的信号,VVT 方式即确保起搏器发放刺激而不是抑制。现在,触发模式很少用来作为主要的起搏模式,但在早期的 VVI 起搏器对外界干扰高度敏感时,VVT 方式可防止起搏抑制,所以是非常有用的。

心房抑制型起搏器(AAI)与 VVI 方式一样,所不同的是起搏及感知都在心房内。由于心房电图小于心室电图,所以 AAI 起搏器需要更高的感知灵敏度。起搏器不应期(在此期间不能开始 LRI)应当大于 400ms,以防止把下传的 QRS 波群作为心房电图的远场事件感知。远场 QRS 波被 AAI 起搏器(尤其是较敏感的单极系统)感知将导致起搏频率减慢,因为感知事件(虽然不是来源于心房本身)重整了 LRI。AAI 起搏器可以考虑用于病态窦房结综合征但房室传导功能正常的患者。经仔细选择的患者随后房室传导阻滞的年发生率小于 2%。AAI 起搏器的优点是具有正常的心室除极顺序和较好的成本效益。这一点与 VVI 起搏引起的心室除极相反,后者由于右室起搏的累积效应,有可能引起远期的左心室功能不全。

提示:

1. 在 AAI 模式时,许多室性期前收缩作为远场信号不被心房导线感知。

2. AOO 和 AAT 模式在心房中的工作和功能上类似于他们对应的心室。

电学基础

电子从电环路的阴极端流向阳极端。早期,电子流动的概念未被真正理解,以至于科学家们随意确定导体中的电流方向是从阳极端流向阴极端的。直到今天,还沿用这种方向显示电流(与电子流动的方向相反),这样做使一些人产生混乱。电流是单位时间内通过电路流动的电荷量(电子的或其他带电的粒子),其单位是安培(A)。水的流动与电流相似,因为有水压,水才在水管中流动。电压是控制电子在电路中流动的电位差,电流从高电位流向低电位处。电势和电压的基本单位是伏特(V)。起搏器电路中的电子来源于电池。因此,电压是电子的推动力,电流是用每单位时间内流动的电子数来计算的。电阻或阻抗是指电子流动的阻力,在一特定的电压下,电阻限制了电流在电路中的流动。电阻的单位是欧姆(Ω)。电流(I)、电压(V)及电阻(R)的关系用欧姆定律表达:

$$V = I \times R$$

根据欧姆定律,假如电阻恒定,电压增加必然引起电流增加;当电压恒定,电阻增加,电流减少。

电池提供电压,从而使电流在有特定负荷或电阻的电路中流动。电池容量表示“提供 1 安培电流时电池能用多久”。它用安培小时(Ah)测量。因此容量为 1 000mAh 的电池在 1 安培的电路中可用1小时(1000mAh是1安培1小时)。锂－碘电池的电容量为2Ah,起搏器电路的电流消耗为25μA(=0.000025A),因而电池可以用2Ah/0.000025A=80 000小时,或接近3333天(大约9年)。

慢性起搏阈值和安全范围

起搏阈值是指在心肌不应期外能连续稳定起搏心脏的最小“电活动”。在实践中,起搏阈值由电压及脉宽决定。起搏器最初的阈值决定了最终的慢性阈值,即长期安全起搏所需电压和脉宽的大小,因此在起搏器置入时应尽最大努力获得尽可能低的起搏阈值。局部激素洗脱能减轻电极老化过程中起搏阈值的升高,使随访期间起搏阈值保持在较低水平。激素洗脱的表面积只有$1.2mm^2$,其使得高效起搏电极的置入成为可能。激素洗脱电极通过其对电极－心肌交界面和组织反应的影响而显著降低起搏阈值。电极置入后约8周,起搏阈值通常已稳定并且达到慢性值。此时,应程控起搏器输出电压及脉宽,在留有足够安全范围的前提下,保持起搏器持续长期夺获,同时最大程度保存电池的容量。夺获阈值在一天中不同时间是不一样的,并受代谢及药物因素的影响。因此,应提供一个起搏器输出的安全范围,以保证不因阈值的波动而影响起搏器工作,这一点非常重要。

实际工作中,安全范围是根据电压而不是脉宽来确定的。通常建议的电压安全范围为2倍(或100%)。在相同脉宽情况下,起搏器输出电压应当2倍于其慢性电压阈值。脉宽相同,电压的安全范围=输出电压/阈值电压=2∶1。在没有自动输出调整的起搏器中,这个值是可以接受的。然而,随着能自动确定起搏阈值并调整输出脉冲系统的出现,2∶1安全范围的概念受到挑战。经验表明,少数患者2∶1安全范围可能不够。确实,部分医生给起搏器依赖患者程控更大的安全范围。

电压与脉宽的关系在阈值点及随后任何时间,都不是线性关系,其关系可通过强度－脉宽曲线来表现。脉宽越短,需要的电压越高,以达到起搏阈值。脉宽短时,强度－脉宽曲线是陡峭的,当脉宽>2ms时,曲线变得比较平坦,这一点称为基强度。达到慢性起搏阈值时曲线向右偏移。虽然基强度和时值(电压大于基强度1倍时引起心肌收缩的最短时间)常用来描述强度－脉宽曲线,但两者在起搏器患者常规随访中很少用。

重要提示:

1.电压固定时,脉宽从0.1ms增加到0.2ms,不一定产生2倍或100%的电压安全范围,尽管由于脉宽较短,强度－脉宽曲线(左半部分)比较陡峭。

2.电压固定时,根据强度－脉宽曲线形状,3倍脉宽(开始不超过0.2ms)能提供足够的电压安全范围。因此,阈值为2.5V×0.2ms时,为了获得2倍的电压安全范围,可允许程控“慢性”输出为2.5 V×0.6ms,这样可达到2倍安全系数。

3.当脉宽≥0.3ms时,电压恒定,3倍脉宽不能提供2倍的电压安全范围,这是因为脉宽较长时,强度－脉宽曲线的形状不太陡峭,最后变成水平状(在右侧)。

4.脉宽在0.5~1.5ms之间时,强度－脉宽曲线形状相对平坦,在这个范围内(保持电压固定)增加脉宽肯定不能提供2倍安全范围 。

5.尝试以低于传统的5V输出电压起搏,既有效又省电。

与T波后半部分相对应的一个短间期为超常期,超常期的起搏阈值最低。如果这段时间内能持续夺获心室,而在其他时间内不能夺获,则提示起搏器的输出电压接近阈值。

有关起搏阈值的考虑

让我们看一些实例:

a.阈值2.5V×0.1ms:程控为2.5V×0.3ms。

b.阈值2.5V×0.2ms:程控为2.5V×0.6ms。

c.阈值2.5V×0.3ms:程控为5V×0.3ms。

d.阈值0.5V×0.2ms:该起搏阈值非常低,可将起搏器程控为0.5V×0.6ms,但许多医生更愿意进一步程控为1V×0.4ms或0.5ms,这样设置仍可最大限度地保存电池。

e.阈值5.0V×0.3ms。当电压固定在5V时,增加脉宽不一定能保证足够的安全范围。如果起搏器有更高的电压输出,应将电压增加至5V以上。如果没有,应密切监护患者的心动过缓及心脏停搏，并决定是否要重新更换起搏导线，或置入一个能提供10V输出电压的高输出脉冲发生器。

提示：置入激素洗脱电极的患者，95%以上慢性起搏阈值小于2.5V×0.5ms。与置入非激素洗脱电极的患者相比，使用激素洗脱电极的患者很少发生明显的起搏阈值升高。因此，用出厂的输出(电压和脉宽)是没有意义的。恰当程控起搏器输出有利于延长电池寿命。此外，因为锂-碘电池电压是2.8V，用接近它的电压(如2.5V)起搏更有效。

警告：

1. 测试起搏阈值时，嘱患者深呼吸或咳嗽，以检查电极是否稳定。

2. 存在左束支传导阻滞时，QRS波群类似于心室起搏波，当起搏刺激频率非常接近自身心率时，刺激信号刚好落在自身QRS波之前，可以出现假性夺获。这种现象类似于含有一个隐伏期(从起搏刺激至心室激动之间的延迟)的夺获。此时，需要延长心电图记录，当心室刺激离开QRS波，即可明确诊断。

3. 小心别将等电位起搏QRS波误认为没有夺获。找到T波便能明确诊断，因为复极存在，除极肯定存在。

自动确定起搏阈值

有些起搏器运用算法系统来周期性地自动测量心室夺获阈值。起搏器可以识别是否存在夺获，假如失夺获，则提供更强的备用脉冲，然后自动调节输出为高于起搏阈值的某一值。这种周期性的阈值测量能被起搏器记录下来，并绘制成阈值图，在下次随访时通过起搏器询问提取。自动阈值夺获增加了患者的安全性，但是否能延长电池寿命还不清楚。

有些程控仪设计有自动测试起搏阈值的功能，同时能把测试过程打印出来并归档入起搏器随访表。

感知

起搏器能感知用于起搏的2个电极(阳极和阴极)间的电势差。双极系统感知心脏内两个极之间的电势差，需要记录双极电图以便判断感知信号的特征。最后的双极电图由在两个电极处记录的电图及除极在两个电极间运行的时间决定。置入起搏器时很容易用心电图机(心电图导联与双下肢相连)记录到双极电图，将起搏电极远端和近端分别与右上肢和左上肢电极相连，然后，用心电图机上的I导联就能记录到双极电图。这是因为I导联记录的是双上肢之间的电势差，所以心腔内两个极间的电势差也能被记录到。

对于单极系统(一个电极在心脏内，另一个电极在起搏器机壳上)而言，来自头端电极的单极电图非常接近于感知的电压，而起搏器外壳金属板的作用极其微小以至于可以忽略不计。将心电图的胸前导联与起搏器的电极远端相连，而其他导联按常规方式与四肢连接，即很容易记录到单极电图。为了可靠地感知，腔内电图的振幅及斜率必须超过起搏器的感知灵敏度。心室信号通常的测量值在6~15mV，这个数值超过了通常被程控为2~3mV的心室感知灵敏度。偶尔，起搏器能正常感知传导下来的QRS波群，但不能识别某些室性期前收缩，因为后者的电图(起源于不同部位)非常小，在这种情况下，重新程控心室感知灵敏度并不都能解决问题。这种起搏器感知功能上的局限性是可以接受的。心房信号较小，但最好超过2mV。

一个缓慢上升的信号比快速上升的信号更难被感知。假如一个信号振幅足够大，其斜率通常也是足够的，不需要测量。当信号低或处于临界值(心室振幅3~5mV)时，测量斜率极为有用。从长远来看，信号只是轻微变小，但斜率会明显变小。就感知而言，这些变化在临床上通常没有太大意义，除非信号较小 。

感知线路包含一个选带滤波器，其作用是使某些频率信号比其他频率更容易传输。设计起搏器滤波器的目的是让所有有用的信号通过，而振幅的丢失可以忽略不计，同时减弱不需要的信号，如T波或体外干扰。典型的选带滤波器优先传导20~80Hz频率范围的信号，其目的是感知较大范围的QRS波，同时减弱这一频率范围外的信号如T波。

警告：VVI起搏器的逸搏间期从体表心电图上QRS波的起始部开始测量。在电子逸搏间期与自动间期相等的起搏器中,逸搏间期测量值肯定长于自动间期,超过的范围从数毫秒至整个 QRS 波("延迟"感知)不等,这依赖于腔内电图与体表心电图的关系。不要把这种情况与频率滞后混淆。

感知灵敏度

感知灵敏度的可程控性非常重要,因为目前还没有理想的感知电极。感知灵敏度是抑制起搏器发放脉冲所需要的起搏器两极间的最小电位差。感知灵敏度的数值越高,起搏器感知到的越少。因此,感知灵敏度设定为 6mV 时仅能感知到 6mV 或 6mV 以上的信号,而不能感知到 6mV 以下的信号。相反,1mV 这种较"高"的感知灵敏度将能感知所有大于等于 1mV 的信号。将起搏频率程控至低于自身心率,同时逐渐减小感知灵敏度(mV 值增大)直至失去感知,通过这种方法可以测得感知阈值。感知阈值是能有效感知的最大感知灵敏度数值。通常,感知灵敏度数值至少应程控为低于所测得阈值的一半,例如:感知阈值 8mV,程控感知灵敏度为 4mV。过感知时需要降低感知灵敏度(增加数值)。随访时,大多数起搏器能自动测量信号振幅。所测得的数值来自于感知放大器,它们代表经过处理后的信号振幅。

警告:

1. 为测量合适的感知,尤其是心房感知,通常让患者深呼吸以去除呼吸带来的信号波动。

2. 因为感知线路对感知信号进行了滤波和处理,所以,从心内电图测得的信号绝对振幅仅仅是用于感知的信号的近似值。

极性:单极电极与双极电极的起搏和感知

新的导线技术和设计使原来单极导线的优势逐渐丧失。实践中,单极和双极系统的长期使用结果相似。双极导线有较高的信噪比(对外来干扰提供较大保护),因而可以采用较高的感知灵敏度。高感知灵敏度对心房感知尤为有用,而后者对具有室上性心动过速诊断功能的现代双腔起搏器非常重要。诊断室上性心动过速后起搏器可自动转换起搏模式从而避免快速心室起搏。双极导线还可减少双腔起搏器的交叉感知(心室感知了心房刺激)。双极导线对外来干扰(肌电位等)的敏感性低于单极系统。许多起搏器设置既可程控为单极也可程控为双极模式(如果有双极电极),以便矫正某些起搏器问题。某些起搏器中,当电路检测到因一个电极线路的断裂而导致的高阻抗(电阻力)时,起搏器能自动从双极起搏方式变为单极起搏(使用未坏电极)。

提示:

1. 因为阴极起搏阈值较低,所以头端电极几乎总是阴极。双极系统中近端电极(环端电极)为阳极,单极系统中,起搏器机壳上的金属板变成阳极。

2. 现代起搏器允许每个通道以不同方式来程控单极或双极功能:仅起搏,仅感知,或两者兼有。将顶端电极或环状电极作为唯一的腔内电极用于起搏和(或)感知时,双极导线可以变为单极 。

室性融合和假性融合搏动

当自身激动与起搏器诱发的激动同时除极心室时,即产生室性融合搏动。室性融合波形状表现各异,由两个激动对心肌除极的相对作用大小决定。室性融合搏动通常比单纯的心室起搏搏动更窄。所以心脏本身发生了融合。

室性假性融合搏动指在体表 QRS 波群上叠加有无效的心室刺激,QRS 波来源于心脏本身的激动,是 VVI 起搏的正常表现。显而易见,VVI 起搏器没有感知体表 QRS 波,相反,起搏器所感知的是两个起搏电极间所记录到的腔内心室电图,在腔内电图产生足够大的电压(根据程控感知灵敏度)抑制 VVI 起搏器的心室通道之前,体表心电图已经描记到很大部分的 QRS 波。当除极抵达记录位点时起搏器可感知右心室内产生的"延迟"电图,但在此之前,VVI 起搏器可在自身 QRS 波群内发放刺激。此时,刺激落在心室肌的绝对不应期内,不能使任何心室肌发生除极,也就不能产生真正的融合。"融合"只是表现在心电图记录上,而心脏本身并未真正的融合。但通常需要长时间的心电图记录来排除真正的感知障碍。落在体表心电图 QRS 波群外的起搏刺激通常提示感知低下。假性 - 假性融合搏动（后面讨论）是另一种形式的假性融合搏动，见于安置双腔起搏器患者。

简单 DDD 起搏器的工作特征

心室通道

与标准的 VVI 起搏器一样，DDD 起搏器的心室通道需要两个基础计时周期：低限频率间期（对应于程控的低限频率）和心室不应期。

DDD 起搏器的低限频率间期（LRI）是指：没有感知 P 波介入时，两个连续心室刺激之间，或从感知的心室事件至随后心室刺激之间最长的周期。

心室不应期（VRP）的传统定义指起搏器对任何进入的信号不发生感知的间期。DDD 起搏器中的心室不应期功能与 VVI 起搏器相似。然而，现在许多起搏器实际上在不应期的某些部分能发生感知，以便执行起搏器的某些功能（并影响某些计时周期），但不改变低限频率间期。现在，起搏器 VRP 仅对低限频率间期产生影响，落在不应期内的心室信号不能重整或重新启动低限频率间期。VRP 既可从感知的心室事件开始，也可从起搏的心室事件开始，起搏和感知后的不应期通常是相同的。许多 DDD 起搏器的低限频率（间期）是以心室为基础的，也就是说其计时周期由起搏的或感知的心室事件所启动。以心房为基础的低限频率间期更复杂，将在下文讨论。

DDD 起搏或有心房通道的 VVI 起搏

现在，起搏器具有房室间期（AVI）及上限频率间期（URI）。

房室间期（AVI）是一种类似于 PR 间期的电子间期，是为保持心房 - 心室同步而设计的。房室间期开始于心房刺激并延续至随后的心室刺激，或者开始于感知的 P 波结束于心室刺激发放之时。“心房跟随”是用于描述双腔起搏器对感知心房事件发生反应从而导致发放心室输出脉冲的术语。目前假定，在简单的 DDD 起搏器中，心房感知后的 AV 间期等同于心房起搏后的 AV 间期，虽然在更复杂的起搏器中它们是不同的。

上限频率间期（URI）是控制心室通道对感知心房活动反应的频率限制。例如：假如上限频率间期为 500ms（上限频率 = 120ppm），在前面一个心房事件后 500ms 内提前出现的 P 波（心房率大于 120ppm）将不触发心室刺激的发放。这种设置允许在上低限频率之间感知心房并维持 1∶1 的房室同步。所以 DDD 起搏器的上限频率间期指的都是心室间期，其定义为：感知心房事件后保持 1∶1 房室同步时，两个连续的心室刺激之间或从感知的心室事件到随后的心室刺激之间的最短间期。在简单的 DDD 起搏器，上限频率间期与心房通道的电子不应期密切相关，这个内容以后讨论。

衍生的计时周期

如上所述，简单的 DDD 起搏器中包含四个基本的计时周期：低限频率间期（LRI），心室不应期（VRP），AV 间期（AVI）和上限频率间期（URI）。附加的计时周期来自于这 4 个基本间期。假设简单 DDD 起搏器的低限频率是以心室为基础的，心房逸搏间期（AEI）是 LRI 减去 AVI，有时也被称为 VA 间期。心房逸搏间期开始于起搏的或感知的心室事件，结束于心房刺激发放之时。心房逸搏间期虽来源于其他两个间期，但它在 DDD 起搏器功能分析中至关重要，因为它决定了起搏器在感知或起搏的心室事件后何时发放下一个心房刺激。在以心室为基础对低限频率定时的 DDD 起搏器中，在程控了低限频率间期和 AV 延迟后，心房逸搏间期总是保持恒定的。

从这一点上看，简单的 DDD 起搏器有四个基本间期和一个衍生间期。随着 DDD 起搏器的日益复杂化，将会发现用总心房不应期（TARP）来理解上限频率间期是最好的，而不像在简单 DDD 起搏器结构中，为简单化而设计一个真正的基本间期。这一衍生的间期将在后面讨论。

一个心腔的事件对另一个心腔的影响

DDD 起搏器两个通道的运行紧密相连，其中一个通道上检测到的事件会影响另一个通道。

心房通道：像正常心脏一样，一个心房事件经一定延迟后总会跟随一个心室事件。一个感知的心房事件通过两种途径改变起搏器功能:①如果在AVI内心室通道未感知到信号,它触发一个心室刺激(在等同于AVI的延迟后);②它抑制本应在心房逸搏间期结束时发放的心房刺激。换句话说,它中止了心房逸搏间期,使心房逸搏间期不完整。这一点是显而易见的,因为心房周期由感知的P波开始,在自身心房事件后不需要立即起搏心房。因此,心房通道同时以触发(发放心室刺激保持AV同步传导)和抑制两种方式工作,后者在感知P波后防止心房刺激的竞争性发放。因此,在标准起搏器编码的第3个位置上以“TI”表示。因为心室通道功能仅以抑制方式工作,DDD起搏器可以被编码为DDTI/I,这种命名尽管比较复杂,但比传统DDD命名更准确。

心室通道:在AV延迟外感知的心室事件如室性期前收缩(或室性早搏)将抑制心房和心室通道,此时,心房逸搏间期立即中止并且抑制心房刺激的发放。感知的心室事件也抑制心室通道并且开始一个新的心房逸搏间期。因此,心房和心室通道同时被抑制。当在AV延迟内感知到心室事件,在AV延迟结束时起搏器没有必要发放心室刺激,因为自主心室活动已经存在。所以,由于感知了心室事件,起搏器中止了AV延迟。AV延迟因此被缩短,而感知的心室事件立即启动一个新的心房逸搏间期。

心房不应期(ARP)

很明显,DDD起搏器的心房通道在AV延迟期间必须是关闭的,目的是防止在此间期又启动新的AV延迟。

心室后心房不应期(PVARP)开始于心室事件发生后的即刻,心室刺激或感知的心室信号后的PVARP是相同的。落入PVARP期间的心房信号不能启动程控的AV延迟。设计PVARP是为了防止心房通道感知到心室刺激信号、远场QRS波(可被心房通道感知到的心室电压)、很提前的房性期间收缩和逆传的P波。由于房室结的传导是双向的,因此在正常人的心脏中可以存在室房(VA)逆传,孤立的心室事件后偶尔会有逆传的P波。尽管这是一个生理现象,但逆传P波持续存在可能会对血流动力学产生不利影响。应程控PVARP长于逆传的VA传导间期,以便有效地预防心房通道感知逆传P波。

总心房不应期(TARP)等于AVI加上PVARP之和,TARP的长短决定了最短上限频率间期(URI)和最快心室起搏频率。在简单的DDD起搏器中,AVI、PVARP和URI是互相关联的,没有单独可程控的URI。在这类系统中,URI完全由TARP的长短通过如下公式来控制:上限频率(ppm)=60 000/TARP(ms)。到目前为止,在通过很少几个计时周期来构建的简单DDD起搏器中,TARP就等于上限频率间期。

在不应期内发生感知是真的吗?

任何一个不应期的开始部分都是由空白期组成的,此时起搏器完全不能感知。在不应期的第二部分允许起搏器发生感知,但是每个被识别的事件常被冠以“不应期感知标记”符号。在心房不应期内感知的心房事件不能启动AV延迟,在心室内它们不能启动心房逸搏间期或低限频率间期。有一种命名分别用AR和VR表示心房和心室不应期感知事件。心房颤动时,如果快速无规律的心房搏动被心房通道所感知,则在空白期(由心房感知或起搏触发)后的AV延迟中,会标记上很多AR事件,同样,在最早的心室后心房空白期(PABP)(由心室起搏或感知触发)之后的PVARP中,也会记录到多重AR事件。

上限频率间期与作为基本间期的PVRAP对比

现在PVARP的功能清楚了,把其作为控制上限频率的基本间期是有意义的。通过这种方式,上限频率间期就降级为衍生间期。这样一来,上限频率间期或TARP(AVI+PVARP)就变成目前高级DDD起搏器的衍生功能。

简单DDD起搏器的六个间期

根据上述概念,现在知道一个DDD起搏器可以通过四个基本间期(LRI、VRP、AVI和PVARP)和两个衍生的间期(AEI和TARP=URI)工作。如果不发生心房刺激对心室通道功能的干扰,这样的双腔起搏器就可以很好地工作。如果发生这种干扰,就叫做交叉感知,因为心房刺激如果被心室通道感知,将会引起心室抑制。

第5个基本计时周期

必须防止发生交叉感知,这就需要增加一个与心房刺激同时开始的短暂心室空白期(VBP),它被称为心房后心室空白期(PAVB)。空白期内没有任何信号能被识别,在这个短暂的空白期后心室通道再"开放",因此在AV延迟的剩余部分可以发生心室感知(同时重整心房逸搏间期和低限频率间期)。很明显,长的PAVB往往容易产生心室感知不足。增加了这个重要的空白间期后,DDD起搏器工作时有五个基本计时周期和两个衍生的计时周期。这种间期设置是在临床使用和接受的第一代DDD起搏器的基础工作原理。即使是更为复杂的现代DDD起搏器,只要有这七个间期,如果程控得当,仍可满意地工作。其他增加的计时周期只不过是使DDD起搏器工作得更加精细,但并非必不可少。

在更高级的DDD起搏器中是否需要多于7个的计时周期?

更精细化的DDD起搏器功能引入了两个新的计时周期:

1. 心室安全起搏(VSP):在处理交叉感知方面可以弥补空白期的不足,这种功能并不能防止发生交叉感知,而仅仅是抵消它所带来的后果。

2. 不依赖TARP独立程控的上限频率间期:其目的是使上限频率反应更为平滑,防止仅使用TRAP这一间期来控制上限频率(间期)时所产生的频率骤降。

不应期

在DDD起搏器中,某个通道的事件是如何影响到其他通道的不应期的?应想到四种可能事件:AP、AS、VS和VP。

1. VS和VP都启动VRP和PVARP,后二者是同时开始的。

2. AP启动AV延迟和心房不应期,后者覆盖整个AV延迟期。这样的话,AV延迟就是TRAP的第一部分,第二部分则是PVARP。AP的发放同时启动了一个重要的间期,即心房后心室空白期(PVAB),其目的是防止发生交叉感知。交叉感知是心室通道感知到心房刺激而产生的起搏器干扰(后面讨论)。

3. 与AP一样,AS也在AV延迟中产生一个心房不应期,但是AS的释放不触发心房后心室空白期,因为AS不会引起交叉感知(这一点以后讨论)。

DDD起搏的表现方式

一个以心室为基础对低限频率计时的DDD起搏器能处理4种事件(AP、AS、VS和VP),它们通常以下述4种方式之一进行工作,通过检测从VS起始的单个周期及周期终止的形式可以判断是哪一种方式。

1. DVI:VS－AP－VP

2. AAI:QRS－AP－QRS

3. VDD:VS－AS－VP

4. 起搏器完全被抑制的"方式",没有刺激信号。

在起搏器被抑制的情况下,RR间期(VS－VS)比低限频率间期短,PR间期比程控的AV延迟短。被抑制并不总是表示起搏器既感知到心室又感知到心房信号。事实上,在存在心房感知不足的情况下,如果起搏器因为RR间期短于心房逸搏间期而不发放刺激(但实际上它是以DVI模式运行),体表心电图也可能显示出抑制。

心室假性－假性融合搏动

要知道,在DDD起搏器中,一个感知的心室事件能同时抑制心房和心室通道。在自身搏动的心腔内心室电图的振幅尚未达到足够大而被感知之前,一个心室刺激信号落在自身QRS波群中就形成心室假性融合波。同样的情况,在自身QRS波的心内电图尚未达到足够大的振幅而被感知之前,心房刺激也可以落在自身的QRS波群中。在这种情况下,心房刺激信号使QRS波变形,被称为心室假性－假性融合波。这是为了强调这个过程有两个心腔参与,而不是像心室假性融合波那样只有一个心腔参与。

警告:

在心房和心室感知正常的情况下,一个起搏信号落在QRS波群中,这个信号可能是心房的(假性－假性融合波)也可能是心室的(假性融合波)。在以心室为基础的低限频率起搏器中,如果刺激能终止心房逸搏间期，那它是心房刺激，因为心房逸搏间期通常是恒定的。在以心房为基础的低限频率起搏系统中（心房事件控制低限频率），如果刺激终止了房间间期（等于低限频率间期），那它也是心房刺激。

交叉感知和交叉感知间期

对没有自身基本心脏节律的患者，交叉感知对心室通道抑制的后果可能是灾难性的。心房后心室空白期（PAVB）始于心房刺激，通常被程控为10～60ms。再次提醒：心房感知后没有任何有效的空白期。有些起搏器专门设计了一个附加的安全机制，当心房后心室空白期无效时，可以抵消交叉感知的抑制作用。这个特殊的“安全期”其实是一个交叉感知识别窗，在起搏器的专业说明书中，对它的描述是始于心房刺激。但是实际上，在PVAB结束之前，它不能开启。然而，AV延迟常被描述由两个部分组成。第一部分是心室安全起搏（VSP）窗，它从AV延迟的起始部开始，共持续约100～110ms。在VSP间期，一个感知的心室信号不能抑制DDD起搏器。反而在VSP间期结束时，立即触发一个提前出现的心室刺激，产生特征性的短缩的起搏AVI（AP－VP）。如果QRS波在VSP期间被感知到，也会触发一个提前的心室刺激，但这一触发的心室刺激落在QRS波上，处于心肌绝对不应期中，因而是无害的。而在AV延迟的第二部分，即VSP结束后的AV延迟中，感知的心室信号和通常一样，对起搏器产生抑制。

交叉感知的表现

1. 在有VSP间期的起搏器中，交叉感知会导致起搏的AV延迟（AP－VP）缩短。在以心室为基础对低限频率定时的起搏器中，起搏频率将增加，这是因为连续的心房逸搏间期和缩短的AV延迟之和小于低限频率间期。在以心房为基础对低限频率定时的起搏器中，起搏间期保持不变，因为它由两个连续的心房刺激所决定，而这两个连续的心房刺激总是等于程控的低限频率间期。

2. 在没有VSP功能的起搏器中，交叉感知时心电图将表现为：①心房刺激和随后下传的QRS波群之间的间期延长，超过程控的AV延迟；②如果没有房室传导，就会发生心室停搏。③心房起搏频率间期比低限频率间期短，也就是说心房起搏频率快于低限频率，这是因为两个心房刺激之间的间期等于心房逸搏间期（AEI）和短的PVAB之和，因为只有在PVAB结束后才能发生心房刺激的感知。

3. 交叉感知性心动过速。在有VSP功能和以心室为基础的低限频率定时功能的起搏器中，一个80ppm的低限频率（LRI＝700ms），如果AV延迟设定为300ms，则产生一个450ms的心房逸搏间期。当发生连续的交叉感知时，起搏AV延迟（AP－VP）缩短为100ms，起搏间期变成450＋100＝550ms，相当于109ppm的频率。

警告：由于体表心电图没有标记，VSP的心电图表现可能让人迷惑。当心房刺激落在QRS波群中在体表心电图上看不见时，单个可辨别的心室刺激将落在QRS波群之外，出现这种情况一定不能解释为心室感知不足。要想获得一个正确的诊断，回到上一个心室事件，将分规移至心房逸搏间期的尾部（此处应出现过心房刺激），然后再加上VSP间期，看其终点是否和那个可疑的刺激吻合，如果是，说明该刺激是心室性的，起搏器工作正常。如果没有发生VSP而是因为QRS波群落在心房后心室空白期，那么与刺激信号相吻合的应是心房逸搏间期（按指示测量）加上AV延迟而不是加上VSP间期。

提示：

1. 如果自身QRS波群中频繁发生VSP，应该马上联想到心房感知不足的可能。

2. 与房室（AV）交叉感知相反的是室房（VA）交叉感知，它是指心房通道感知到心室的激动。在有自动模式转换功能（后面讨论）的起搏器中，VA交叉感知很重要。

3. 在以心房为基础对低限频率计时的起搏器中，当AV交叉感知时心房起搏频率保持对以心房为基础低限频率的间期不变，而AEI将为适应心房起搏频率的持续性而改变。

增加复杂性：简单的DDD起搏发展到有9个间期的起搏器

许多起搏器有9个计时周期，5个与心室通道有关,4 个与心房通道有关。一个心室起搏或感知事件能触发如下计时周期:低限频率间期(LRI)、上限频率间期(URI;独立于 TARP)、PVARP、心室不应期(VRP)和心房逸搏间期(AEI)。一个心房起搏或感知事件能触发如下计时周期:AV 间期(AVI)、TARP(由 AVI 与 PVARP 的和计算出)。一个心房起搏事件能触发心房后心室空白期(PAVB)和 VSP 间期。

如果一个起搏器能够不依赖 TARP 来程控较长的上限频率间期,就能提供两种水平的上限频率反应。第一种水平决定何时开始文氏上限频率反应,它发生在 P - P 间期短于上限频率间期但长于 TARP 之时。第二种水平采用 TARP 自身来决定何时产生阻滞,发生在 P - P 间期短于 TARP 时。

DDD 起搏器的上限频率反应

DDD 起搏器的最大起搏心室率由 TARP 的长短或控制心室通道的一个单独的定时电路来决定。一般来讲,单靠 TARP 控制上限频率(就像早期的 DDD 起搏器)不太合适,因为它会产生一个突然的固定比例的阻滞,比如 2∶1 或 3∶1 阻滞。相反,文氏上限频率反应的心率变化较平缓,但它需要一个单独的 URI 定时间期,并且这个间期要长于 TARP。

固定比例的阻滞

在一个只由 TARP(AVI + PVARP)来控制上限频率的系统中,当心房率增加,任何落在 PVARP 中的 P 波都不能被感知,也就是说被阻滞了。而 AV 延迟通常保持恒定。如果程控的上限频率是 120ppm(TARP = 500ms),低限频率是 60ppm,当心房率达到 140ppm 时,会发生 2∶1 阻滞。一个 P 波被阻滞(或未被感知)后,下一个 P 波则启动一个 AV 延迟并触发一次心室反应。但是如果低限频率是 70ppm 时,情况就不是数学计算那么简单了,因为心室率不可能降得比低限频率还低。固定比例阻滞的上限频率反应不太适合于年轻人或是体力活动者,因为在活动时心室率的突然下降是难以耐受的。

文氏上限频率反应

文氏上限频率反应需要一个可单独程控的上限频率间期(URI),其目的是在频率较快时防止起搏心室率突然下降(这种情况在固定比例阻滞中常常发生)并保持一定程度的房室同步。URI 必须长于 TARP。在文氏上限频率反应中,起搏器将心室刺激与感知的心房活动同步。起搏器不能干扰 URI,因此在发生心房感知时,起搏器也必须等到 URI 结束后才能释放心室刺激信号。因为这个原因,AV 延迟(由心房感知触发)必须延长到 URI 结束时才能发放心室刺激。整个文氏反应中,感知 AV 延迟逐渐延长,而心室起搏频率保持在程控的上限频率不变。文氏反应过程中,AV 延迟在数值上必须逐渐延长,原因很简单,因为 URI 不可能受干扰,心房频率间期或 P - P 间期短于 URI,但长于 TARP。最后当一个 P 波落在 PVARP 之中,不能随之产生一个心室刺激,就导致一次停顿。换句话说,文氏上限频率反应以延长 AV 延迟(AS–VP)为代价来维持一个相对恒定的上限频率间期。

1. AVI 的最大延长等于 URI 与 TARP 之间的差。

2. 随着 P–P 间期的不断缩短,当 P–P 间期短于 TARP 时,文氏上限频率反应最终转化为 2∶1 的固定比例阻滞。

3. 在文氏上限频率反应期间只有两种心室起搏间期:①未发生阻滞时,心室反复以上限频率间期起搏;②当 P 波落入 PVARP 未被感知时,其前后 2 个连续的心室搏动之间较长的间期(停搏)。依据不同情况,该心室停搏可能被 AS 或 AP 所终止,心室事件有可能是 VP 或 VS。有些患者可能在文氏上限频率反应结束时感到有停搏等不适感,这种停搏可以通过对 DDDR 起搏器的传感器功能进行适当程控而减轻甚至消除。这一过程被称为传感器驱动的心率平滑。

4. 两个临床实例:

(a)一个 DDD 起搏器被程控如下:上限频率 = 100ppm(URI = 600ms),AV 延迟 = 150ms,PVARP = 250ms。那么 TARP = 250 + 150 = 400ms。

因而,起搏器对大于100ppm的心房频率产生文氏上限频率反应,AVI最多可延长200ms(URI减TARP)。因此AV延迟从最初程控的150ms到其最大值350ms之间变化。当P-P间期短于TARP(400ms)或心房率大于150bpm时,产生固定比例的房室阻滞。

(b)当同样的DDD起搏器被程控为:AV延迟=200ms,PVARP=250ms,上限频率=125ppm(URI=480ms),则很难发生文氏上限频率反应。AVI最大的延长是30ms(URI减去TARP),因此最长的AVI为230ms。在这种情况下,只有心房率在125~133bpm之间时,才发生文氏上限频率反应,而当心房率大于133bpm时(P-P间期短于450ms),产生固定比例的房室阻滞。

记住三个重要的变量:URI、TARP和P-P间期(心房率)

1. URI短于或等于TARP时:

- 不可能发生文氏反应。

2. URI>TARP时:

- P-P间期>URI,当P-P间期长于URI,起搏器保持1∶1房室同步。
- P-P间期<URI,当P-P间期短于URI但是长于TARP,即URI>P-P>TARP时,起搏器表现为文氏上限频率反应。
- P-P<TARP,当P-P间期短于TARP,起搏器只表现为固定比例的上限频率限制。

AV延迟的长度和上限频率的可程控性

由AS启动的感知AVI(sAVI)而不是由AP启动的起搏AVI(pAVI)决定固定比例阻滞的发生点,也就是P-P间期<TARP或(AS-VP)+PVARP时。在许多起搏器中,sAVI(AS-VP)能被程控得比pAVI(AP-VP)短,从而缩短感知时的TARP。而且运动时,根据感知的心房率和(或)传感器的活动,sAVI甚至可以进一步缩短。这种在运动时的缩短模仿了PR间期的生理性改变,提供了血流动力学上的益处和更为有利的较短TARP。(某些起搏器能通过频率适应性的PVARP使TARP更短。)而TARP较短时,亦可以将URI(可以单独程控的)程控得短一些,这样就可以在更快的心房率时发生文氏上限频率反应。

双腔起搏器的低限频率计时

传统DDD起搏器的低限频率计时是以心室为基础设计的。在这种系统中,心室起搏(VP)或心室感知(VS)事件启动低限频率间期(LRI)和心房逸搏间期。心房逸搏间期通常保持不变,LRI是在没有心房和心室感知事件干扰时的最长VP-VP或VS-VP间期。在以心房为基础的低限频率计时系统中,LRI是由心房感知或起搏事件而不是心室事件启动和控制的,LRI是最长的AP-AP或AS-AP间期。此时,心房逸搏间期是可变的,通过它的调整来保持一个等于LRL的恒定AP-AP或AS-AP间期。心房逸搏间期的长短可通过LRI减去紧靠该心房逸搏间期之前的AVI来计算。依据设计,在以心房为基础的低限频率计时系统中,室性期前收缩可启动基本的心房逸搏间期(就像以心室为基础的低限频率计时系统一样)或一个完整的LRI。

警告:在滞后中,感知后的心房逸搏间期比起搏器自动间期长。

幻影程控

这是一个非故意的、偶然的或神秘的起搏器再程控。可能是操作者已经做了程控但没有在患者的随访表格中记录下来,也可能是患者未察觉的电磁干扰所致。

低限频率的可程控性

冠心病心绞痛的患者倾向于将起搏器调至较低频率以避免心绞痛(胸痛)的发作。在VVI起搏器中这样做可能是正确的,但是在VDD、DDD、频率应答DDD(DDDR)和频率应答VVI(VVIR)起搏器中,因为在运动时患者心脏的反应良好,所以患者能很好地耐受频率的变化。当然,程控上限频率时必须谨慎。病态窦房结综合征合并房性快速性心律失常的患者可能从超速抑制中获益,将起搏频率提高到80bpm,有可能减少或消除快速房性心律失常(见表1)。

表 1 多种基本的可程控参数

心率	增加	①优化心排血量;②超速抑制或终止心动过速;③适应儿科患者的需要;④在 AAI 起搏器中测试 AV 传导;⑤通过观察同步增加的心室率来确认 AAI 方式起搏时心房是否夺获;⑥频率骤降反应治疗血管迷走性晕厥,自身心率突然下降导致一段时间的高频率(高于较低的基础起搏频率)起搏;⑦预防难治性室上性心动过速 AV 结消融术后的多形性室性心动过速
	降低	①评估自身节律和起搏器依赖的程度;②调整频率至心绞痛频率阈值以下;③允许出现窦性节律并保存心房传输功能;④测试感知功能;⑤在预期的睡眠时间内采用睡眠模式,提供较低的心率。有些起搏器采用体动传感器,静息时自动调低心率
输出功率	增加	根据起搏阈值调整
	降低	①调试起搏阈值;②根据慢性阈值程控起搏器,以延长电池寿命;③减少心脏外如胸壁肌肉和膈肌的刺激(一般由电压而不是脉宽决定);④评估自身的节律和起搏器依赖的程度
感知灵敏度	增加	感知到低振幅的 P 或 QRS 电图
	降低	①测试感知阈值;②防止 T 波或后电位被心室通道所感知;③避免心外信号如肌电位被误感知
不应期	延长	①心房:减少 AAI 起搏时对远场 QRS 波的感知;②心室:减少 T 波或后电位被心室通道所感知
	缩短	①最大化 QRS 波的感知;②识别较早出现的室性期前收缩
滞后		在 VVI 方式起搏时,延迟心室起搏的出现时间,保存心房的传导功能
极性	转为单极方式	①当双极电图的信号太小时,增大信号以利于感知;②当另一个电极有问题时作为暂时补救措施
	转为双极方式	①降低电磁或肌电干扰;②评价过感知;③消除心外的阳极刺激
AV 间期(AVI)	延长或缩短以便优化左室功能	①区别性:允许起搏心房事件后的 AVI 长于感知心房事件后的 AVI;②频率适应性:AV 延迟随着心率增加而缩短
心室后心房不应期(PVARP)	增加	避免感知逆传 P 波
VPC 后 PVARP 延长	开/关	避免感知室性期前收缩(VPC)后的逆传 P 波
心室后心房空白期(PVAB)	增加	防止 VA 交叉感知
心房后心室空白期(PAVB)	增加	防止 AV 交叉感知
心室安全起搏(VSP)	开/关	当存在交叉感知时,保证有心室刺激
可单独程控的上限频率	URI > TARP	提供较平滑的(文氏)的上限频率反应,避免 URI = TARP 时的心室率骤降

无休止循环性心动过速

无休止循环性心动过速(ELT),有时也被称为起搏器介导性心动过速(PMT),是 DDD、DDDR 和 VDD 起搏的常见并发症。它代表着某种形式的室房(VA)同步或房室同步的反转。对存在 VA 逆传的患者来说,任何导致 AV 分离(P 波与自身或起搏的 QRS 波分离)的情况,都有可能触发 ELT。ELT 最常见的触发机制是室性期前收缩(VPC)伴

VA 逆传(表 2)。

当心房通道感知到一个逆传 P 波时,在 AV 延迟结束时发放一个心室刺激脉冲,该 AV 延迟有可能要延长以便和 URI 一致。此时起搏器便提供了一个前传径路,与许多自发性快速心律失常的折返机制类似。而心室刺激后的室房(VA)逆传相当于折返环的逆传径路。当起搏器的心房通道再次感知到逆传 P 波时,即可使这一过程得以持续。ELT 的周长通常等于 URI,但是如果 VA 逆传减慢,ELT 的周长也可能长于 URI。当心动过速的频率比程控的上限频率慢时,被称为平衡的 ELT,此时 ELT 中所见的是实际程控的 AV 延迟,因为 AV 间期(AVI)没有延长。而当 ELT 的频率达到上限频率时,AV 延迟被延长,以便 ELT 与上限频率间期一致。

无休止循环性心动过速的诊断和预防

应尽可能弄明白是否存在 VA 逆传并确定其传导时间(表 3)。

ELT 的启动会不停地反复出现,直到适当地程控起搏器以防止诱导心动过速。一般 PVARP 应程控得比的 VA 传导时间长至少 50ms。300ms 的 PVARP 能够为大多数逆向传导的患者提供对 ELT 的保护(表 4)。

提示:在起搏器上方使用磁铁可以立即终止 ELT,成功率 100%,因为磁铁抑制了感知。

表 2　无休止循环性心动过速的启动机制

1. 室性期前收缩(最常见原因)
2. 阈值下心房刺激
3. 房性期前收缩伴 AV 延迟延长,使 ELT 符合程控的上限频率,程控的上限频率间期大于总的心房不应期
4. 使用和移开磁铁
5. 心房感知灵敏度下降:对前传 P 波的感知不足,但对逆传 P 波仍有感知
6. 常被心房通道感知的肌电位
7. 仅被心房通道感知的程控仪电磁干扰
8. 过长的 AV 延迟
9. 当窦性心律的频率低于程控的低限频率时,程控为 VDD 模式
10. 平板运动试验(很少)及窦性频率增加时,伴有文氏上限频率反应和 AV 延迟延长
11. 心房电极感知到远场信号,通常是远场 R 波

警告:

1. ELT 的频率并不总等于程控的上限频率。在 DDI 模式下,反复 VA 逆传形成的无休止环路可发生在低限频率时(不可能有心动过速)。

2. 程控一个较长的 PVARP 将限制上限频率。这可能对于剧烈运动或年轻患者很重要。

ELT 在过去算是个并发症,因为它一般可以通过程控包含逆行 P 波的 PVARP 来防止。当 VA 传导时间很长且长 PVARP 限制上限频率的可程控性时问题将出现。在这种情况下,起搏器利用特殊的自动性心动过速终止算法。

表 3　评估 VA 逆传的条件

1. 程控为 VVI 模式
2. 在 DDD 模式下,程控心房输出至阈值以下水平
3. 使用和移开磁铁
4. Holter 监测
5. 平板运动试验(很少)

表 4　防止循环性心动过速的可控选项

1. 程控 PVARP
2. PVC 后自动延长 PVARP
3. 适应性的 PVARP
4. 可程控的感知灵敏度:6% ~75% 的前传 P 波比逆传 P 波至少大 0.5mV
5. 缩短 AV 延迟
6. 程控为非跟踪模式如 DDI,但是现在已不主张使用

反复性非折返性室房同步:类似无休止循环性心动过速

ELT 只是反复性 VA 同步的一种形式,如上所述,它是一种折返性或环形运动性心动过速。反复性 VA 同步可以发生在 VVI 或 VVIR 伴连续 VA 逆传时,此时它会造成血流动力学的损害,引起起搏器综合征。反复性 VA 同步也可发生于 DDD 和 DDDR 起搏,此时起搏的心室搏动可引起 VA 逆传,但逆传 P 波落在 PVARP 中未被感知(与 ELT 不同)。在特定的环境下,当起搏器在前面逆传 P

波所产生的心房不应期内连续发放无效的心房刺激(尽管在正常情况下其强度超过起搏阈值)时，这种形式的室房同步即可自身维持下去。与 ELT 不同,这种潜在的折返并未形成闭合环路,因此这种心律失常常被称为非折返性。ELT 和反复性非折返性室房同步都建立在室房逆传的基础之上,所以在生理学上是相似的,二者拥有相同的启动和终止机制。反复性非折返性室房同步依赖于短的心房逸搏间期[相对快的低限频率和(或)长的 AV 延迟]和相对长的室房逆传时间,所以在传感器驱动的快速起搏期间, 这种情况更容易发生。因此,当为了促进自身 AV 传导和正常心室激动而程控一个很长的 AV 延迟时,就会发生这种情况。偶尔,在 ELT 发作时,在起搏器上方应用磁铁可以造成一个类似于反复性非折返性室房同步的锁定排列(保留 VA 同步),因此这时移开磁铁会重新触发 ELT。

双腔起搏器的类型

DDD 模式通过去除某些间期并均衡其他间期,很容易派生出简单的起搏方式。所有的模式都会留有 LRI、心室不应期、心房起搏触发的 AV 延迟(DOO 没有,它只有 AV 延迟和 LRI)。

DVI 模式

房室顺序(DVI)模式可被认为是 PVARP 覆盖了整个心房逸搏间期的 DDD 模式。因为在 DDI 起搏器中,AV 延迟通常总是心房不应的,所以事实上 TARP 覆盖了整个 LRI。因为心房不可能感知,所以同样没有 URI。LRI、TARP 和 URI 都是一样的。交叉感知期被保留了。DVI 模式被认为是过时的初级起搏模式,现已很少使用。“约定式”或其类似术语是对 DVI 模式的过时描述。

DDI 模式

DDI 模式被认为是 URI 等于 LRI 的 DDD 模式。这一概念有利于了解这种模式下产生的复杂节律,虽然某些专家不提倡这种提法,但这容易记忆和应用。记住 DDD 模式是基于 DDTI/I 设计的,DDI 模式仅仅是将心房通道的 T 去除而形成的,因而心房感知发生后没有“T”(触发)功能。换句话说,一个感知 P 波不能触发一个心室刺激以及一个程控的 AVI 不能在心房感知后发生。程控的 AV 延迟只能以 AP-VP 的形式存在,这就意味着不能发生心房跟随。因而,DDI 模式一直表现为一个恒定的与 LRI 相同频率的心室起搏,没有 URI(或者说 URI = LRI)。因为存在心房感知,所以它保留了 PVARP,交叉感知期也被保留。在早期的 DDD 起搏中,DDI 模式在房室阻滞伴阵发性房性快速心律失常的患者中是有用的,因为它能防止心动过速时的快速心室反应。而现在,解决这个问题的替代方案不是持续性的 DDI 起搏,而是 DDD 起搏器在检测到房性快速心房率时自动转换为 DDI 模式,当心动过速终止后, 再自动反转换为 DDD 模式。

房颤伴有房室传导阻滞的患者以 DDI 模式起搏时,在心房不应期内(AV 延迟加 PVARP)可见许多 AR 标记(心房不应期感知事件),在心房不应期外可见 AS 标记。AS 不能启动一个 AV 延迟。AR 标记可显示潜在的节律而有助于诊断,同时还有助于了解起搏器是如何激活自动模式转换功能的。

VDD 模式

最初的心房同步起搏器是 VAT 模式,没有心室感知,后来加入了心室感知(VAT + VVI = DDD)。除心房输出被关闭外,VDD 模式的功能与 DDD 模式一样,它需要的计时周期包括 LRI、URI、AVI 和 PVARP。被省略的心房刺激开始了一个暗含的 AV 延迟,依据传统设计,在该间期中心房通道处于不应期。VDD 模式保存了 DDD 模式的所有基本参数,只是少了心房输出,因而当缺乏心房激动时,VDD 模式持续以 VVI 模式有效起搏(按 DDD 本身的 LRI 频率)。而这是 VDD 模式的主要缺陷,因为窦性心动过缓患者中,只以 VVI 模式起搏,患者可能不能耐受,还有可能会导致起搏器综合征。在 VDD 模式中,因为没有心房刺激,所以不需要交叉感知期。

提示:对 DDD 起搏器的所有计时周期有全面了解后,能很容易地掌握所有双腔起搏器的功能和计时周期。

警告:根据设计,在 VDD 模式下,对感知 P 波有两种反应:

1. 一个落在暗含 AV 延迟中的 P 波是不被感知的,LRI 通常保持恒定。

2. 在某些起搏器中,一个落在暗含 AV 延迟中的 P 波可以被感知,并重新启动一个新的完整的 AV 延迟,以至于 VS -VP 或 VP -VP 间期比程控的 LRI(以心室为基础的)更长,这就形成了某种形式的滞后,LRI 的最大延长可等于 AS-VP 间期。

超速抑制和基础节律

连续的起搏可能会抑制自身基础节律,这个现象被称为超速抑制。因而,突然中断起搏可能会引起长时间的心脏停搏,因为休眠的节律需要一定的时间"苏醒"。通过将起搏器程控为 VVI 模式,逐渐调低频率(有时可低至 30ppm),可以判断出患者的基本节律。通常情况下,缓慢的节律会逐渐"苏醒"并最终出现。大多数患者能耐受这么低的起搏频率,基本节律不好的患者常被标以"起搏器依赖",这是一个模糊的术语,从未有过清楚的定义。它可能指的是在电极功能障碍、电池耗竭和电磁干扰情况下,不能有效起搏可能会导致严重的或是危及生命的症状。突然完全将起搏器抑制也可检测是否有起搏器依赖,但这样做可能很危险。

将起搏器频率逐渐调低至 30ppm 的过程中出现了基本节律,并不意味着患者不是起搏器依赖。一旦确认患者是起搏器依赖,应该在其起搏器登记表的封面上清楚地标示出来。

警告:为防止诱发严重心动过缓或停搏时程控仪出现故障,应常在手边备两个起搏器程控仪。

起搏器血流动力学

早期的起搏器只考虑了很少一点电学方面的问题,完全没有考虑血流动力学方面的影响。VVI 起搏基本上是非生理性的,完全忽视了心房的功能,所以起搏器综合征相对常见。DDD 起搏器的出现获得一致好评,被认为是全功能的起搏模式。然而,心房变时功能不良的病窦综合征患者,安装了 DDD 起搏器后仍常诉乏力、不能进行事他们自认为合适的活动,因为在运动时其心率不能增加。后来出现的频率适应性起搏器(在自身 P 波传感器的基础上加其他人工传感器)能在运动时增加心率,类似于正常心脏的反应。这种起搏器能增加心动过缓患者静息和活动时的运动耐量。许多年龄较大者不能通过增加左心室收缩力来增加心排血量,从而也不能增加每搏输出量(每次心跳搏出的血量),而增加心率是其在活动时增加心排血量的唯一途径,在运动时单靠提高心率可以使心排血量增加 300%。遗憾的是,除非患者出现症状或医生对这项技术有特殊兴趣,一般频率适应性起搏器的参数往往还停留在出厂时的设置上(出厂时频率应答功能未开启)。

房室同步

在左室收缩功能正常的人群中,静息时心房对心排血量(心脏每分钟输出的血量,以升/分钟为单位)的贡献占总心排血量的 15% ~30%。虽然在运动时心房的贡献很小(这时候心排血量基本取决于心室率),但在休息时房室同步是非常重要的,它可以预防起搏器综合征和房性快速性心律失常的发生。对于左心收缩功能正常而心室僵硬、顺应性差的舒张功能不全患者,如高血压引起的心室肥厚,这种房室同步的丧失尤其有害。另外,心衰的患者也常常不能耐受房室同步的丧失。

提示:房室同步的丧失或不适当的房室同步是起搏器综合征的原因。对具体患者,最佳的 AV 延迟不可预测,但能通过超声心动图予以评估。

心室激动的顺序

随着 AV 延迟和频率应答成为起搏器的基本组成,心室激动顺序的作用也正在为人们所认识。在房室传导正常的病窦综合征患者中,使用 AAI 或 AAIR 起搏(即便是严格筛选的患者,将来也可能有一小部分人有发生房室阻滞的危险)可以获得最好的血流动力学效应,因为它保留了正常的心室激动顺序。长期右心室起搏必定会导致左室激动的异常(类似左束支传导阻滞),可能会造成左心室功能的远期恶化,或在原本左心功能就较差的患者中引起充血性心力衰竭。这种心功能障碍的严重程度取决于右心室累积起搏时间的长短。因此应程控 AV 延迟,尽可能地保证正常的房室传导,这样正常心室除极带来的益处可以抵消心室起搏对左心室功能的负面影响。对于房室传导相对正常,很少需要起搏,或只需支持性起搏的患者,可采用较低的低限频率(比如 40 ~ 50ppm)起搏,尽可能多地保持自身节律,从而避免心功能的远期恶化。如果患者的 PR 间期长达0.28s以上,就需要心室起搏来获得最佳的血流动力学效果,因为较短的 AV 延迟能抵消起搏引起的左室异常除极对心功能的负面影响。因此,是 DDD 还是 DDDR 起搏应该权衡参与持续右心室起搏长期不利的风险。因为这个原因,双心室起搏可能是一个更好的选择。

双心室起搏器被用于治疗那些伴有左束支阻滞和左心功能不全的患者,因为左束支阻滞可引起不正常的左心室除极和收缩,导致左心室收缩功能不全。双心室起搏通过提供更符合生理的除极方式和更有效的左心室收缩而实现心脏的"再同步"。

警告:程控一个长的 AV 延迟来促进自身的房室传导可能会增加无休止循环性心动过速和反复性非折返型 VA 同步的风险,这是因为它增加了 VA 逆传的机会。

频率适应性起搏器

传感器根据活动量监测患者对较快频率起搏的需求情况,并不依赖自身心房活动独立调节起搏频率。伴有频率适应功能的 VVI 起搏器被编码为 VVIR。DDDR 指的是有频率适应或频率调节功能的 DDD 起搏器。而 VDDR 是一个错误的命名,因为这种起搏器平时用 VDD 模式工作,除非它在传感器驱动下,而此时它以 VVIR 方式工作。表 5 显示了起搏器有和没有频率适应性"R"功能的特性。

传感器驱动的起搏器可程控五项基本参数:传感器阈值、低限频率、上限传感器频率、上限跟随频率(或心房驱动频率)和传感器斜率。不幸的是,许多置入频率适应性起搏器的患者,其起搏参数仍是出厂的设置(在盒子外面)而未做调整,而这种设置对有些患者并不是最好的。

传感器阈值是指触发心率加快所需要的最小传感器激活度。换句话说,它设定了一个传感器激活的最低水平,高于此水平则被计数并被用于频率控制。阈值的设定可以用数字来量化,也可用程度来描述。久坐的患者可能要求更灵敏的设置。传感器斜率决定了传感器激活后心率变化的速率,增加斜率将导致相同活动量时心率增加得更多。窦房结正常的患者,运动时心率呈线性增加。然而,不同的运动量斜率不同。有些厂家设计出有自动反应性斜率和阈值的起搏器,这种起搏器可以根据患者的活动适当地调整设置。这种自动化系统虽然不够完美,但比仅根据经验来程控频率适应参数或未开启频率适应功能要好。

恰当地程控 DDDR 起搏器可以减轻甚至消除文氏上限频率反应中的停搏现象,这一过程被称为传感器驱动的心率平滑。

DDDR 起搏器中的传感器除了影响 LRI 外还能影响其他间期,包括:

1. AV 延迟:AV 延迟随运动而缩短,以模仿 PR 间期的生理性缩短。

2. PVARP:运动时 PVARP 的缩短加上 AVI 的频率适应性缩短可导致总心房不应期的明显缩短,这样就可以程控更快的上限频率。频率适应性的 PVARP 调节功能允许在休息时程控一个相对长的 PVARP,因为此时有可能发生无休止循环性心动过速。而运动时心房驱动快速的心室起搏,很难发生无休止循环性心动过速,此时较短的 PVARP 是安全的。

程控起搏器

程控传感器驱动反应的一个简单方法是让患者快走和慢走,并据此进行相应的调整。避免对频率适应阈值做过度调整,因为这样做可能会产生 过快的起搏心率,患者无法耐受。

警告:起搏器置入后,囊袋中的液体可能会使振动减轻,从而降低了频率适应型起搏器对活动的反应能力。如果在这段时间过早地设定频率适应性阈值,那么在液体被吸收后的数周,频率反应可能会过强。明智的做法是,在起搏器置入后早期将体动驱使的频率适应功能关闭,以避免在患者睡觉翻身等情况下起搏频率不断发生改变。这种频率的波动有时会让患者的监护人员迷惑。

表 5 通用起搏模式的特点

特点	VVI	VVIR	AAI	AAIR	DDD	DDI	DDDR	DDIR
简单性	+ + +	+ + +	+ +	+ +	+	+	−	−
房室同步	−	−	+	+	+	+[a]	+	+[a]
起搏器综合征的可能性	+	+	−	−	−	−	−	−
正常左室激动	−	−	+	+	−[b]	−[b]	−[b]	−[b]
发生无休止循环性心动过速的倾向	−	−	−	−	+	+[c]	+	+[c]
跟随室上性心动过速	−	−	−	−	+	−	+	−
房室阻滞患者禁用	−	−	+	+	−	−	−	−
心房变时性功能不全时增加起搏频率	−	+	−	+	−[d]	−	+	+
花费	−	+	−	+	+ +	+ +	+ + +	+ + +

[a] 在 DDI 模式下如果正常窦性心律快于程控的起搏频率以及在 DDIR 模式下如果正常窦性心律快于传感器驱动的频率，则房室阻滞的患者常出现 AV 分离引起的血流动力学损害。

[b] 除非 AV 延迟被延长以允许心房激动沿正常房室结前传。

[c] 以低限频率或传感器驱动的频率呈无休止的环形激动，但没有心动过速。

[d] 如果在运动时窦性频率不增加，那么心室起搏频率也不增加。

起搏器刺激

现代的数字化心电图记录仪使起搏器的刺激信号变形，所以刺激信号的振幅和极性变化很大。由于取样过于模式化，数字记录仪往往会丢失一些起搏刺激信号。只有用模拟心电图机才能对起搏信号进行诊断性评估，很多带有喷墨打印功能的记录仪和心电图机都是这类记录设备。使用这类记录仪，依据起搏刺激信号的方向和振幅，可能会得到一些有关导线移位或破损等有价值的信息。双极导线绝缘层破裂在心电图上可能显示出巨大的起搏刺激信号（单极 - 双极现象），但起搏功能正常。相反，双极导线完整时在心电图上只表现为微小的曲折。

警告：

1. 静电干扰也许会产生类似起搏刺激信号的曲折。仔细观察通常能发现这些曲折不是起搏信号。如果还有疑问，测量可疑曲线前后的计时周期，观察它们与起搏器功能之间有无联系。

2. 从刺激信号到心脏除极化开始的间期叫做潜伏期。正常时不超过 40ms。如果从刺激信号到 QRS 波或 P 波间有一个相对长的等电位（0 电位）间期，最常见的原因是有疑问的心电图导联上显示的是等电位除极化。要想证实这一点，就需要同时记录几个心电图导联来确认心脏除极化的真实起始部位。高钾血症是潜伏期延长的常见原因，其他原因还有严重的代谢紊乱、右室心肌梗死和临终状态。

磁铁模式

磁铁模式指将磁铁放置在起搏器上方时起搏器所产生的反应。当磁铁将脉冲发生器内的特殊杆簧开关关闭时，就使起搏器以磁频率非同步起搏。磁铁模式的行为和磁铁频率随不同制造商而异。磁铁模式可用于评估起搏器功能和电池耗竭等情况。某些起搏器可以将磁铁模式设定为关闭状态。

右心室起搏的正常 QRS 形态

自右心室（RV）起搏，无论任何部位，几乎总是在胸前导联产生左束支传导阻滞（LBBB）形态（定义为在第四或第五肋间记录的心电图 V1 导联没有正向波）。右室心尖部起搏时因为激动来源于心脏下部并由下壁导联向上传导，所以在下壁导联（Ⅱ、Ⅲ、aVF 导联）产生负向 QRS 波群。平均 QRS 额面电轴总是向上，无论是常见的左侧还是少见的右上象限。

右室流出道起搏

右室流出道（RVOT）或间隔的初始导联放置，或者导联从右心室心尖移位至 RVOT 使额面 QRS 电轴转向左下象限，这里是正常的自发性 QRS 波群出现的地方。下壁导联 QRS 波变为正向。当心室起搏电极靠近肺动脉瓣时，起搏电轴进一步移向右（下）象限。如上所述，在右室流出道起搏时，下壁导联心电图以 R 波为主，而Ⅰ、aVL 导联可以产生 qR、QR 或 Qr 波形。偶尔起搏电极从右室心尖部稍移向右室流出道时，Ⅰ、aVL 导联即记录到 qR 波，同时下壁导联还是表现为典型的负向波形。不要把这种 qR 波形误解为心肌梗死的心电图表现。

下壁和胸导联 qR 和 Qr 波形

无论从右心室的什么部位起搏，在 V_5 和 V_6 上都不会有 qR 波。在无心室融合波的情况下，无论胸前导联还是下壁导联，只要出现 qR（Qr）波都是不正常的。相反，q 波在侧壁导联很常见（Ⅰ、aVL、V_5 和 V_6）不应该被解释为心肌梗死或右室心尖部电极 RVOT 移位。单纯右室起搏可能（很少）在 I 导联显示一个 qR 波。

传统的 RV 心尖部起搏过程中 V_1 导联起搏 QRS 波群呈主导 R 波

右心室起搏时，V_1 导联以 R 波为主被称为右束支阻滞型的除极化（RBBB）。但这个术语常造成误解，因为 V_1 导联以 R 波为主并不总是与右室激动延迟相关。以我们的经验，接近 8%～10% 的正常右室心尖部起搏的患者，右胸导联（V_1～V_2 导联放置于第 4 肋间）上的起搏 QRS 波以 R 波为主。正常右室心尖部起搏时，有时在第 2 或第 3 肋间水平能记录到以 R 波为主的波形，因而需要检查 V_1、V_2 导联的位置。如果向下一个肋间比如在第 5 肋间记录时，V_1 和 V_2 导联呈负向的 QRS 波，几乎可以肯定起搏电极在右心室（心尖部或间隔远端部位）。然而，如果右心室从中位间隔部位进行起搏，占主导地位的 R 波可能并非总是在第 5 肋间隙消失。而且，在正常情况下，心室导线位于右室，由右室起搏部位产生右束支阻滞型除极可引起在胸前 V_3 导联向量改变（从正向波到负向波）。因此，V_3 和 V_4 导联有高大的 R 波表明起搏电极有极大可能不在右心室，除非它与自身 AV 传导产生的 QRS 波发生室性融合。然而，左心室（LV）起搏在 V_1 导联产生正向波，不一定在 V_2 和 V_3 导联也伴随产生正向波。真正的后位 RV 电极起搏时 V_1 导联高大 R 波心电图形态的原因还没有被系统研究过。

在简单的 RV 流出道起搏时，在 V_1 导联我们从未见过所谓的“右束支阻滞”形态，目前它从未被报道过。心室起搏额面电轴右偏伴 I 导联、aVL 导联深 S 波，如果不看 V_1 导联，不构成右束支阻滞图形。

简单右心室起搏时 V_1 导联小 r 波的重要性

一个早期的小 r 波（有时宽）可能偶尔会出现在简单 RV 心尖或流出道起搏时的 V_1 导联中。目前没有证据表明这个 r 波代表在 RV 出口部位传导异常。此外，双心室起搏时初始的 r 波不代表初始的 LV 激动。

传统的右心室起搏时起搏 QRS 时限

宽的起搏 QRS 时限是窦房结功能障碍和房室传导阻滞的心衰患者住院的一个显著的独立预测因素。在此基础上，QRS 时限的连续测定可能对于评估 LV 功能和心衰进展有临床作用。

左心室心内膜起搏

将 RV 起搏电极置入 LV 的通道有房间隔缺损（卵圆孔未闭），或者不太常见的锁骨下动脉。误置入 LV 心内膜的情况在单导联心电图中容易漏诊。如果 X 线片上电极错位不明显或者没有投射到足够的角度时，可能出现这样的问题。12 导联起搏心电图显示 RBBB 形式的起搏心室除极，常用在右胸导联 QRS 波为正向，或者至少在 V_1 导联是这样。当 V_1 和 V_2 导联下移一个肋间记录时，正向 QRS 波不变。LV 起搏时的额面电轴可以提示 LV 起搏的部位，但通常额面电轴的 RBBB 形态不能准确区分 LV 电极是在冠状静脉系统中还是 LV 心内膜。通过经食管超声心动图(TEE)很容易得出心内膜 LV 电极的诊断。在通常情况下,它会显示电极穿过房间隔,然后通过二尖瓣进入 LV。

心内膜 LV 电极是脑梗死的潜在来源。绝大多数有神经系统表现的患者没有起搏导线血栓的超声心动图证据。有症状的患者,经过一段时间的抗凝后应考虑拔除导线。无症状或年老体弱的长期 LV 电极的患者有时最好选择长期抗凝治疗。

从 Medline 检索 2000 ~ 2010 年的文献,发现大量因疏忽置入心内膜 LV 电极的报道(起搏和 ICD 电极)。这种问题的真实发病率还不清楚,但 Medline 数据表明,可能还有许多未报道的情况。令人不安的是,这一严重但可避免的并发症(通过在置入时观察 12 导联心电图就可避免)仍是到后期随访时才发现,这时电极拔除可能会是个问题。

起搏心律时心肌梗死的表现

前壁心肌梗死

刺激 qR 模式

因为 RV 起搏的 QRS 波群(除了初始向量)酷似自身左束支传导阻滞(LBBB),所以许多心肌梗死(MI)在 LBBB 时的诊断标准也适用于右心室起搏时 MI。RV 起搏时,如 LBBB 一样,接近刺激电极的广泛前间壁心肌梗死将改变 QRS 的最初向量,向量指向右边,因为 RV 激动不反向。这将导致 Ⅰ、aVL、V_5 和 V_6 导联(初始)q 波,产生 St-qR 形态。异常 q 波通常为 30ms 以上,但是较窄的也可以诊断。根据分析数据的方法不同,St-qR 形态的灵敏度变化从 10% 到 50% 不等,特异性几乎为 100%。

S 波升支晚期切迹(Cabrera 征)

如同在左束支阻滞,RV 起搏期间的广泛前壁 MI 可能产生胸前导联 S 波升支的切迹,通常 V_3 和 V_4(Cabrera 征)≥30ms,在两个导联出现。轻微模糊(有快速上升的转折:dV/dt 或斜率)的 S 波升支不构成 Cabrera 征。Cabrera 征可能与前壁 MI 时 St-qR 形态同时出现。灵敏度根据 MI 的范围从 25% 至 50% 不等,如果切迹定义恰当,则特异性接近 100%。

下壁心肌梗死

起搏 QRS 波往往不显露。RV 起搏伴下壁 MI,诊断性 Qr、QR 或 qR 波有 15% 的敏感性和 100% 的特异性。Ⅲ和 aVF 导联同时的 Cabrera 征是非常特异的,但没有对应前壁 MI 的特异性高。

表 6　心室起搏时诊断心肌梗死的困难

1. 大的单极刺激波可能使初始向量模糊不清,产生假 Q 波和伪 ST 段损伤电流
2. 融合波可以导致伪心肌梗死图形(qR/Qr 波形或在 S 波的上升支产生切迹)
3. QRS 波异常:敏感性低(许多假阴性),但特异性高(假阳性少见)。它们包括 qR 或 Qr 波形和对应导联的 Cabrera 征
4. 逆向 P 波也能模拟 Cabrera 征
5. 急性心梗的诊断:
- QRS 波群的形态对急性心梗诊断无用
- 观察基本节律:心脏记忆现象。自身心律中复极 ST - T 异常(大多是 T 波倒置)可能由右室起搏本身引起,与缺血和非 Q 波心肌梗死无关
- 可能无法鉴别心梗与缺血
- T 波改变通常提示是一急性过程,如果陈旧性心梗伴有明显的慢性 T 波改变,不太可能鉴别出是急性心梗还是陈旧性或不确定期心梗
- 心室起搏过程中 ST 段异常有助于急性心梗的诊断:在负向波为优势的起搏 QRS 波群中 ST 段抬高≥5mm 是最佳诊断依据;V_1、V_2 和 V_3 导联上 ST 段压低≥1mm,同时与 QRS 曲折一致(同方向)的导联上 ST 段抬高≥1mm 时可诊断心梗。T 波与 QRS 波同向的导联上出现所谓原发 T 波异常,在心梗诊断中无临床意义

右心室起搏时急性心肌梗死诊断

心肌缺血或梗死的诊断应根据新发的 ST 段抬高，这是因为 RV 起搏时 $V_1 \sim V_3$ 导联有时在没有心肌缺血或梗死时显示显著的 ST 段抬高。一项研究报道了心室起搏时 ST 段异常对于急性心肌梗死诊断的价值以及特异性。负向 QRS 波为主的导联 ST 段抬高≥5mm 是最好的标志，其灵敏性 53%，特异性 88%，这是他们的研究中唯一有统计学显著性差异的标准。其他相对不那么重要的高特异性的 ST 段改变包括 V_1、V_2、V_3 导联 ST 压低≥1mm（敏感性 29%，特异性 82%），和与 QRS 波极性一致的 ST 段抬高≥1mm。简单的右心室起搏过程中 ST 段压低与 QRS 波同向可以出现在 $V_3 \sim V_6$ 导联 。

右心室起搏过程中心肌缺血的诊断

RV 起搏期间显著不一致的 ST 段抬高（>5mm）是急性 MI 的诊断标志，也可用于诊断严重可逆透壁性心肌缺血的诊断。V_1 和 V_2 导联 ST 段压低很少是正常的，应该视为异常，并表示前壁或下壁 MI 或缺血。右室起搏时，如果不伴有显著的 T 波异常的话，原发性 ST 段异常（不和谐）没有诊断价值。

心脏记忆

心脏记忆是指一段时间心室异常激动后出现正常心室起搏模式的 T 波异常，比如心室起搏一过性 LBBB、室性心律失常或预激综合征。起搏诱导的 T 波倒置通常定位于前壁或下壁导联。窦性心律时记忆效应的 T 波方向通常和异常脉冲的 QRS 波向量方向相同。在生理频率 RV 心内膜起搏时这种显著的复极异常在一周内达到一个稳定状态。当正常的去极化恢复后记忆相关的复极异常仍然持续，他们会在一个月内完全消失。这些变化及其持续时间与复杂的生化异常相关，并且它们在一定程度上和心室起搏量是成比例的。

一份报道指出，RV 起搏诱导的心脏记忆效应产生一个独特的不涉及冠状动脉的 T 波向量形态，可以和缺血性前壁导联 T 波倒置相鉴别。这份报道比较了心脏记忆和缺血患者窦性心律期间 12 导联心电图的 T 波电轴、极性和振幅。联合① aVL 导联正向 T 波；② Ⅰ 导联正向或等电位 T 波，以及③胸前导联最大 T 波倒置 > Ⅲ 导联 T 波倒置的情况下，对心脏记忆的敏感性是 92%，特异性 100%，以便和缺血性前壁导联 T 波倒置相鉴别，无论是否涉及冠状动脉。

起搏器交替

起搏器 QRS 交替的特征在于起搏 QRS 波形态的交替变化。原因包括呼吸起伏、心包积液、不同的去极化导致电交替产生的机械性交替脉，以及来自室间起搏部位交替的真正的 QRS 波交替。只有通过改变起搏频率排除室早二联律或交替融合心律后才能诊断交替。真正的交替代表一种出口阻滞形式（在一定范围的频率内持续），只出现在严重心肌疾病的情况下，这时也会导致起搏部位延迟和二度文氏传出阻滞。

起搏器并发症

置入起搏器可产生两大类并发症：①非电学并发症，包括起搏器置入时的急性并发症，比如气胸及放置电极和制作囊袋产生的并发症；②电学并发症。

非电学并发症

表 7 列出了主要非电学/心律失常并发症。

静脉通路并发症

锁骨下静脉穿刺技术相关并发症的风险取决于操作者的技术和患者解剖结构决定的锁骨下静脉穿刺的难度。头静脉切开技术的使用几乎消除了这些并发症的发生。使用腋静脉穿刺比锁骨下静脉穿刺更安全。头静脉或腋静脉途径气胸的发生率几乎为零。

气胸：在锁骨下穿刺不常见，但有可能发生于肺气肿或解剖异常的患者。气胸可无症状，并在常规随访胸部 X 线片时发现，或者可能与疼痛性胸膜炎、呼吸困难、低血压有关。气胸 <10% 是良性的，可以自愈。气胸 >10% 或张力性气胸需要立即安置胸腔引流管。

表7 非电学/心律失常并发症

静脉通道	气胸,皮下气肿
	血胸
	空气栓塞
	臂丛神经损伤
	胸导管损伤
	锁骨下动脉损伤,罕见动静脉瘘(锁骨下静脉或无名静脉)
	心房电极引起主动脉穿孔
	损伤乳内动脉
	血肿
起搏器囊袋	感染,败血症等。保守治疗往往无效,必要时需移除整个置入装置
	血肿/水肿
	破溃
	起搏器移位
	扭摆(Twiddler)综合征
	功能正常的单极系统被快速弹击,或囊袋处导线绝缘层破损而导致的肌肉刺激
	脉冲发生器皮下放置位置不对导致的慢性疼痛
血管内	锁骨下静脉或无名静脉栓塞
	上腔静脉栓塞
	置入左室导线时冠状窦撕裂或穿孔
	大的右房血栓
	心内膜炎伴赘生物
	大面积肺栓塞(少见)
	心脏穿孔
	心脏压塞
	电极缠绕在三尖瓣和断裂的腱索处
	三尖瓣关闭不全
	心包摩擦
	心包切除后综合征
	乳头肌的异常去极化引起的二尖瓣重度关闭不全及心衰
	不同步引起晚期左室功能下降及心力衰竭的进展
电极问题	移位
	冠状静脉系统内位置不对
	右室电极通过未闭卵圆孔或锁骨下动脉误入左心室(或经房间隔或室间隔缺损)。电极可能导致二尖瓣穿孔
	右室穿孔或室间隔线穿孔
	右房电极穿孔肺穿破风险,右侧气胸和(或)心包积气
	膈肌起搏:无论有无右心室穿孔都可出现左侧膈肌刺激和右心房起搏刺激膈神经导致右侧膈肌刺激
	肋间肌刺激系右室穿孔所致
	心包切开术后综合征(心包炎等),伴或不伴电极穿孔
	拔除废弃电极过程中导致的心脏破裂

咯血：如果肺部被刺破，可能会出现咯血，并可以和气胸相关，咯血通常是自限性的。

血胸：血胸锁骨是一种罕见的并发症。它可以通过锁骨下动脉的裂伤或无意中将较大的扩张器或鞘置入动脉而引起。它不是由肺的外伤引起。当不存在气胸时，出血通常可以由肺压力来控制。然而，如果同侧肺也塌陷了，血液可自由流到胸膜腔（血气胸），这可能会导致大量出血相关的低血压和血流动力学变化而需要引流。

空气栓塞：空气栓塞是锁骨下静脉穿刺的一种罕见的并发症，大多因为生理负压的存在通过导引鞘管引起。这种并发症通过送导引鞘管或电极时取头低脚高位，撤回套管针时夹持鞘管，或使用具有止血阀的鞘管可以避免。在透视下空气栓塞的诊断很明显。患者大多对这种并发症是可以耐受的。但是，大栓子时可以出现呼吸困难、低血压和动脉血氧饱和度下降。治疗包括 100% O_2 吸入作为正性肌力支持。通常是不需要治疗的，因为空气最终被肺吸收。

静脉血栓：静脉血栓形成或锁骨下和无名静脉闭塞是常见的，但通常无症状。急性血栓形成是比较少见的，并可能导致单侧手臂肿胀，通常在置入后几个星期出现。上腔静脉综合征较为严重，但比较罕见，可引起面部水肿、发绀以及胸部侧支静脉形成。症状性血栓形成表现为手臂肿胀，可以用手臂抬高进行保守治疗，使用肝素与口服抗凝药，或者更积极地使用溶栓药物。上腔静脉综合征需要对可能的手术矫正（来源于闭塞）进行血管方面的咨询。慢性病例中有约 30% 出现锁骨下静脉闭塞。

肺栓塞：很少发生，但发病率可能被低估，因为它通常是无法识别的。在置入装置的患者出现肺栓塞症状（可能危及生命）时应该怀疑起搏或 ICD 电极来源的栓子。

臂丛神经损伤：可能在针头插入锁骨下/腋静脉附近的臂丛神经时出现。术后如果患者抱怨疼痛或上肢感觉异常时应该怀疑这种并发症。这通常能完全恢复，但神经损伤也可能造成永久性的肌肉萎缩和肩部运动障碍。

电极相关的并发症

电极错位：经静脉电极放置过程中可能出现电极错位。有房间隔缺损或大的卵圆孔未闭的患者，心室导线可能无意中进入左心室。手术过程中因为受前后位投影的限制，会发生这种并发症，LV 的位置可能类似于 RV 的位置。透视下电极头端在后位且起搏心电图是 RBBB 形态时，应怀疑电极安置到左室。

电极移位：通常发生在置入后前几天，或者最晚出现在最初置入后 3 个月。RV 导线移位发生率为 1%，但心房导线移位是比较常见的。电极移位可能是由于初始的电极位置不当，电极固定不佳，或手术后不久过度的肩臂部活动。电极移位可能引起失夺获和感知不足。通过程控装置显示置入时感知和起搏阈值数据的变化以及较大移位时胸部 X 线片可以明确诊断。立即重新置入电极是必需的。

电极损坏：可能在置入过程中发生。在没有保护套时意外放置缝合线，袖套缝合过紧，或手术过程中的意外切割，可能导致绝缘层破损。

囊袋相关并发症

囊袋积液：是由于流体聚集，当不伴有感染征象时通常是良性的。更换脉冲发生器后，当新脉冲发生器比前一个更小的时候较为常见。不主张抽吸，因为有通过污染引起感染的风险。

囊袋血肿：是比较常见的。血肿一般采取保守治疗，除非它的体积扩大、张力增高和疼痛，于是评估成为必须，需要再次手术来明确和控制出血的部位。应当避免囊袋抽吸。肝素比华法林术后出血的危险更高。

破溃：以置入脉冲发生器上方或者朝向或穿过皮肤的电极活动表面组织的退变为特征。危险因素包括囊袋过小、表面组织张力高，成年人太瘦或儿童脉冲发生器置入得太表浅或靠外侧。当破溃在早期阶段发现，皮肤发红和变薄，可以考虑择期重新将脉冲发生器移到一个肌肉下的部位。如果脉冲发生器或电极的任何部分通过皮肤完全破溃，则应当考虑该部位感染。

感染：在初次置入者的发生率约 1% ~2%，但在装置更换后更常见。如果电极和脉冲发生器不移除，死亡率是非常高的。感染表现从局部反应（发红、压痛、肿胀、装置周围脓肿）到罕见的危及生命的血培养阳性的全身性败血症。早期的感染通常是由金黄色葡萄球菌引起。后期感染通常是由表皮葡萄球菌引起,更惰性一些,并且可能会在置入后数月或数年出现,有时只在起搏器位置有疼痛。赘生物可产生于右房、右室和三尖瓣处。经食管超声是检测赘生物的最佳方法。出现感染时要求电极和装置全部拔除后使用抗生素。部分移除与高复发率相关。

穿孔

心脏穿孔是一种罕见但是潜在风险大,且易被忽视的并发症。它可能在置入时发生,并因心包填塞引起低血压。如果撤回电极重新定位,穿孔通常不会导致填塞,因为穿孔常常可以自闭。

据报道,置入后有症状性穿孔的发生率约为1%。穿孔的真实发病率不为人所知,因为穿孔可能是亚临床或者无症状的。事实上,普通起搏患者CT扫描显示RV穿孔发病率为5%,心房导联穿孔发病率10%。危险因素包括女性、年龄的增长以及使用硬钢丝。电极置入前7天口服类固醇易发生穿孔。

置入后,RV游离壁穿孔可能表现为心包疼痛、腹痛、呼吸困难、晕厥、心包摩擦音、窦性心动过速、心室起搏阈值增加、感知差、膈肌刺激、肋间肌肉刺激、心包积液和左侧血胸。少数情况下,通过室间隔进入LV会发生穿孔。如果电极起搏左心室(通常从心包外膜部位),会呈现右束支阻滞图形。胸部X线片可显示电极超出心影。应进行超声心动图和CT扫描以记录电极位置。对于电极全貌的显示,经食管超声优于经胸超声心动图。当超声心动图模棱两可时,CT扫描特别有帮助。多层计算机断层扫描是一种新兴的诊断心房和心室导线穿孔的成像方式。小直径的主动固定起搏电极和置入式心律转复除颤器(ICD)电极的进展可能与延迟RV穿孔的风险增加有关。亚急性RV穿孔(置入后几天或几个星期发生,偶尔更晚)是一种罕见但严重的并发症。现在的临床表现已经改变,因而穿孔通常最多在置入后60天内发生,很少发生在几个月后。后期发现可能会产生严重的诊断问题,如果无法识别,这一情况可能会导致灾难性的结果。

如果没有早期发现,这些并发症可能会导致死亡。对于绝大多数患者,电极可以在手术室透视引导和腔内电图(EGM)监测下确认诊断并安全拔除,同时需要手术后备支持以及TEE。简单电极拔除的成功率是80%。如果起搏和感知都令人满意,稳定且无症状的穿孔可以保留。如果参数不令人满意,稳定且无症状的穿孔可以留在原位,并置入一根新的电极。

单极腔内电图可能会显示一个直立的波,在胸部正侧位片看起来像一个标准的心前区导联。当电极逐步退出通过心室壁时,可能出现一些室性期前收缩。这时会出现明显的ST段抬高(损伤电流)。当脱离心内膜的接触时这一现象会消失。腔内电图通常显示深S波,其幅度逐步降低,当电极进一步撤回时,P波最终会出现。

从RV近端电极记录到典型的单极心室电图,而从RV远端电极记录到非典型单极心室电图时,应怀疑电极穿孔,如同近端电极ST段抬高而远端电极没有抬高一样。

右心房导线可穿破心包和胸膜,导致右侧气胸、积气,以及少见的主动脉裂伤。

起搏器导线置入后,出现心包和胸腔积液伴感染标志物的无穿孔患者应考虑复发性心肌损伤综合征。

电学并发症

辅助呼吸肌刺激

辅助呼吸肌的刺激可能发生在以下几种情况:

1. 膈肌收缩。伴或不伴RV电极穿孔的传统起搏可能出现起搏器刺激引起的膈肌刺激。当观察到膈肌起搏时必须总是要排除穿孔。迟发膈肌起搏提示起搏导线绝缘层破损。双室起搏治疗心衰时,冠状静脉内放置LV起搏电极(没有穿孔)是引起膈肌刺激最为重要的原因,也是很麻烦的。右心房电极置入部位不理想可导致右侧膈肌收缩。

2. 毫无疑问,左侧肋间肌肉收缩是由于心室导线穿孔所致。

3. 胸大肌刺激(痉挛)可见于:①血管外导线绝缘层破损。如果是双极起搏,出现胸大肌刺激总是提示绝缘层故障;②单极起搏器在较大囊袋中发生翻转以致阳极面向骨骼肌。③功能正常无其他问题的单极起搏器。目前的起搏器设计精良,因而很少发现这种情况,但输出电压过高时有可能发生。

在保留足够安全范围的情况下,降低输出电压通常可以最大限度地减少或消除附带的肌肉刺激。只降低脉宽通常无效。

发生器相关并发症

起搏系统的正常工作取决于导线和起搏器之间的正确连接。应当注意避免错误的导线连接。由于固定螺丝松动会生成虚假信号,所以常常会导致过感知、间歇性起搏故障,或起搏阈值和电极阻抗的增加。

有关心脏起搏器刺激的异常

表 8 和表 9 列出了有起搏器刺激信号而失夺获的原因和无起搏器刺激信号的原因。

感知不足

表 10 列出了感知不足的原因。

提示:偶尔双极信号小引起感知不足时可通过程控为单极感知而得以纠正。但别期望起搏器通过程控能感知到所有类型的室性期前收缩,因为它们各自所对应的腔内电图不同,其中有些因为振幅偏低和(或)斜率较小而无法被感知。任何想通过提高感知灵敏度去感知所有室性期前收缩的努力都有可能导致过感知。

过感知

过感知并非不常见。表 11 列出了过感知的重要原因。

后电位

起搏器阴极刺激在电极–组织交接面产生一个较高的电压即极化电压。极化电压随后开始扩散,经过一个相对长的时间后达到电中和。后电位(低振幅,反极性,但比输出刺激宽)衰减产生一个不断变化的电压,该电压在起搏器不应期过后能被起搏器所感知(类似于不断变化的自身心内信号),并重整低限频率间期。当两个连续的起搏器刺激信号之间的间期延长到几乎等于低限频率间期和起搏器不应期总和的时候,应怀疑是感知了后电位。这种形式的过感知现在较少,其通过延长不应期、降低输出或感知灵敏度能很容易控制。

表 8　有起搏器刺激信号而失夺获

1. 正常情况:刺激位于心肌不应期
2. 电极 – 组织界面
    - 起搏导线的早期移位或位置不稳定(最常见的原因)。微脱位(排除性诊断)导致失夺获使阈值显著升高,但在胸部 X 线片上移位并不明显
    - 起搏阈值升高而无明显的导线移位(出口阻滞):在电极 – 组织界面的急性或慢性反应
    - 皮下气肿(见表 7)
    - 扭摆综合征导致晚期移位
    - 心肌梗死或缺血,缺氧
    - 甲状腺功能减退症
    - 除颤或电复律后起搏阈值升高。这通常是短暂的,几分钟或更短
    - 电解质紊乱,通常为高钾血症、严重酸中毒
    - 药物作用:治疗剂量的氟卡尼和普罗帕酮能够使起搏阈值增加
3. 电极:断裂、短路或绝缘层破损
4. 脉冲发生器
    - 起搏器正常但参数程控不恰当
    - 起搏器故障:电池耗竭或元件故障
    - 医源性原因:电除颤后元件故障、电刀或治疗性辐射

表9　无起搏器刺激信号

1. 正常情况:当自身心率大于预先设定的起搏频率时,起搏器处于完全被抑制状态
2. 正常起搏器的频率滞后功能:心室感知后的逸搏间期长于起搏的自动间期
3. 假性故障:忽略了心电图中微小的双极刺激信号
4. 脉冲发生器正常但阳极接触不良:
   - 锁骨下静脉穿刺后,发生皮下气肿妨碍单极起搏器的阳极与组织的接触。这种情况常发生于锁骨下静脉穿刺后不久
   - 囊袋内包裹的空气妨碍单极起搏器的阳极(机壳)与组织的接触。这种情况常发生于将新的体积较小的起搏器放入原本较大的囊袋之中的起搏器更换术后
5. 导线故障:折断、连接松动或起搏器自身螺丝固定问题
6. 脉冲发生器异常:
   - 电池完全耗竭
   - 元件故障
   - 簧片开关粘连(磁铁应用无反应)
7. 强电磁干扰
8. 对起源于脉冲发生器本身的或外部的信号过感知
9. 心电图记录仪的滤波设置掩盖了起搏信号
10. 心电图放大器饱和

表10　感知不足的原因

正常情况	室性期前收缩有时具有较小的心腔内电图,与感知下传的搏动不同
	心脏搏动落于空白期或不应期内
	过感知可能会引起感知不足,因为一个过感知信号会产生一个不应期,使随后发生的正常信号落入不应期而无法被感知
	注意:室性假性融合波不应被误认为是感知不足
异常情况	导线位置不佳以致心腔内电图低振幅
	导线脱位:低振幅心腔内电图
	导线功能障碍:绝缘层破损或部分断裂
	高钾血症、严重的代谢紊乱和抗心律失常药物的毒性作用
	心脏电复律或除颤后短暂的低感知
	电极周围慢性纤维化和瘢痕形成
	信号随时间逐步衰减
	产生新的束支阻滞
	电极周围的心肌梗死
	电子元件故障(极少)
	电磁簧片开关受挤压伤(极少)
	干扰后转换为噪声反转非同步频率
	心脏信号在进入心脏起搏系统时发生衰减
	输入和电源阻抗之间不匹配[例如,表面积较大的电极与低输入阻抗脉冲发生器之间的结合(现代起搏器极少)]

表 11 体内电压过感知的原因

心室过感知	T 波 后电位 P 波(极少) 交叉感知:感知心房刺激 肌电位 伪信号 单极装置中的摩擦电信号(静电噪声)
心房过感知	远场 R 波(室房交叉感知) 肌电位 伪信号 心室 T 波(极少) 单极装置中的摩擦电信号(静电噪声)

伪信号(瞬时电压)

起搏系统内电阻的突然变化可以在起搏的两极之间产生大的电压变化,这类信号被称为伪信号。伪信号在体表心电图上通常看不见,只有用遥测心室腔内电图才能显示它们,所以在遥测提取心内电图之前,是否有这类信号只能是一种假设。当连接松动、两端并联的电线发生断裂、绝缘层破损、短路、主动固定导线设计较差,或心脏内并排靠在一起而且断断续续地互相接触的两根导线(一根是有效导线,另一根是故障导线)相互作用等原因引起起搏器电路间断发生紊乱时,就可产生这类"通 - 断"信号。破损导线带来的伪信号被过感知后会导致起搏器功能的不稳定并产生长短不等的停顿。伪信号是随机发生的,遥测心室电图能证明这一点,其心内电图是一种大而不规则的电压曲折。

需要注意的是过感知可能与感知不足相关,因为感知伪信号所产生的心室不应期可能覆盖自身的 QRS 波。这种混合性的紊乱和不断变化的停顿常常造成起搏图形的混乱,这是典型的导线问题,不应被错误地识别为起搏器元件故障。伪信号的这种特征性图形常可用于排除 P 波过感知(极少)、T 波过感知和(或)后电位过感知,因为它们表现得更有规律。当伪信号过感知(有产生严重后果的可能性)类似于 T 波感知(后果不是很严重,因为它只导致心动过缓)时,遥测心室电图具有诊断意义。

提示:如果怀疑伪信号引起了过感知,应采用在囊袋内移动起搏器、深呼吸、活动胳膊和改变体位等方法来暴露血管外间歇性导线断裂等的问题。如果导线断裂是间歇性的,那么导线阻抗可能正常。

肌电位

肌电位代表骨骼肌产生的电活动。单极心室起搏器可感知这类肌电位并引起心室抑制。在 DDD 起搏器中,仅被心房通道感知的肌电位可能被跟踪,并导致心室起搏频率增快。随访评估时为了将这种干扰显示出来,可采用不同的方法。通过降低感知灵敏度,或将起搏器程控为双极模式(如果可能的话)通常可以控制这种干扰。

警告:为诱发肌电位过感知而进行激发试验的过程中,如果没有心室起搏,其原因有可能是肌电位抑制(过感知),但有时也可能是间歇性导线断裂所致,而后者在测试过程中很容易发现。

起搏器对过感知干扰的反应

起搏器能被低频干扰所抑制,但这种情况并不常见。起搏器主要是设计用于对较快(高频)的外部信号发生反应,当发生高频事件时,将起搏方式暂时转变为保护性的非同步模式(干扰模式),此时起搏器通常以程控的低限频率工作。当心室不应期(VRP)的非空白时段或其中某一段(具体称为噪声采样期)感知某一信号时,可以分别再启动一个 VRP 或噪声采样期。每次识别到信号后该过程即自行重复一次,以致这种特殊时间周期产生的"重叠"效应阻止了低限频率间期的启动,因为这时整个起搏周期完全由 VRP 或噪声采样期组成。这种反复的再启动或重叠效应导致了以干扰频率发放的起搏器刺激。当噪声消失时,起搏器回到正常的工作模式。

起搏器频率改变

起搏器频率改变(表 12)可能令人费解。了解程控的参数,诊断则应相对简单。

导线故障

导线是起搏系统中最薄弱的环节。导线故障的表现形式可能多种多样，也许是明显的，也许十分微小以致难以被识别。表 13 和表 14 列出了导线断裂和绝缘层破损的表现。

表 12　起搏频率改变的原因

正常功能	应用磁铁
	心电图机走纸速度不准确
	特殊情况下的明显故障，如滞后功能、睡眠频率等
	如果噪声反转频率与程控的低限频率不一致，则电磁干扰时转换为干扰频率
异常功能	电池耗竭时频率变慢
	起搏器失控
	组成元件故障
	电烙术、放射性治疗或除颤后起搏模式发生临时性或永久性改变
	幻影再程控(已做过程控，但未留下任何资料)或错误程控
	过感知(例如 T 波感知)
	交叉感知导致心室安全起搏，引起起搏频率加快

表 13　导线断裂的表现

- 电路断开因此没有刺激(标记可能显示刺激正常发放)
- 有刺激但未夺获
- 伪信号的过感知：伪信号在普通心电图中不明显，但可通过遥测的事件标记和心内电图而证实。某些装置将非生理性的 V-V 间期(<140ms)的记录和计数存储在起搏器的内存中：大量异常的短 V-V 间期(提示伪信号)高度提示导线功能障碍
- 过感知可引起感知不足；偶尔，感知的信号本身可能衰减
- 遥测显示导线阻抗异常升高，但如果导线断裂是间歇性的或伴随绝缘层破损，其阻抗值也可能是正常的；固定螺钉松动也可导致高阻抗
- 做动作：如果怀疑导线断裂，那么应沿导线皮下部分施予压力，伸展起搏器置入侧的手臂，将手臂放在背后，同时肩部后转，以便显露因锁骨第一肋骨挤压而产生的挤压伤
- X 线影像可能发现导线断裂，也有可能发现不了

表 14　绝缘层破损的表现

- 如果绝缘层破损部分在血管外，将会产生心脏外肌肉刺激(抽搐)
- 当大量电流从电极分流时，起搏可存在但没有夺获；绝缘层破损加速电池耗竭
- 因信号衰减而产生感知不足
- 伪信号过感知；过感知可导致感知不足
- 伪信号在心电图上不明显，但带有注释标记的遥测能在腔内电图上证实伪信号(程控为 AAT 或 VVT 模式可能也有帮助)。大量异常的短 V-V 间期(提示伪信号)高度提示绝缘层破损或导线断裂
- 双极导线单极化
- 遥测显示异常的导线低阻抗，但如果绝缘层破损是间歇性的，其值可能是正常的
- 绝缘层在放射线下不显影，所以绝缘层异常不能通过 X 线影像识别

心房起搏与感知困难

心房问题的诊断需要完整的起搏器时间间期的知识,特别是当心电图显示只有一个心房或心室的刺激时。在这方面,表 15 列出了在 DDD 或 DDDR 起搏时,存在心房刺激而没有心室刺激时的鉴别诊断,同时,表 16 列出了在 DDD 或 DDDR 起搏时,存在心室刺激而没有心房刺激时的鉴别诊断。

不要忽略双腔起搏器心房夺获的测定

有心房刺激并不意味着心房夺获。意料之外的房颤是导致心房失夺获的常见原因。遥测的起搏 AP 标记仅表示发放了心房起搏脉冲,但并不能代表有效的心房夺获(表 17)。

双腔起搏中明显的心房感知不足(功能性心房感知不足)

心房感知不足是该 AS-VS 间期超过了程控的 AV 间期的一个真正的重要原因。除了低电压心房电图引起的真正的心房感知不足外,其他原因还包括以下几种:

1. 在 AV 延迟中发生心室过感知。

2. 过长或延长的 PVARP。心房电图或者 P 波(有足够的信号用于感知)可能会落入过长的 PVARP 中,有时是因为起搏器定义的 VPC 触发 PVARP 自动延长。如果患者的 PR 间期非常长,同时自身心率相对较快,那么 P 波极有可能落在与前面的 QRS 较近的位置,因而处在 PVARP 之中,此时 PVARP 不需要太长就可以导致"功能性"心房感知不足。

3. 上限频率反应(被抢先占领的文氏上限频率反应)。如果在 AVI 结束时 URI 尚未结束,则无法发放心室刺激,这样就会导致 AS-VS 间期延长。在这种情况下,两个连续的 QRS 波的间期一定长于脉冲发生器的 URI。

4. 短的但是被再次启动的 PVARP。如果心室通道感知到 QRS 波以外的信号(例如 T 波),则这个过感知的信号会再次启动 PVARP,同时 P 波也可能落入这个新的 PVARP 之中。在这种情况下,通过降低心室通道的感知灵敏度可能恢复 P 波感知。

提示:当有足够大的心房信号来源时,那些貌似心房感知不足的现象可能是功能性的。

表 15　DDD 或 DDDR 起搏时有心房刺激却没有心室刺激

1. 心房起搏后,在 AV 延迟结束前出现下传的 QRS 波:应用磁铁进行诊断
2. 等电位或微小的心室刺激:心电图机采用双倍标准电压
3. 心室刺激隐匿在 QRS 波之中(假性融合):采用标记通道证实诊断
4. 导线断裂后心室环路连接中断,这会导致明显的 AAI 起搏:重新程控为 VVI 模式,于是在 VVI 和 VOO(磁铁)模式时看不见刺激信号
5. 起搏器出现无心室安全起搏的交叉感知:应用磁铁证实诊断
6. AV 延迟过程中的过感知:应用磁铁,或采用遥测显示心内电图和注释标记

表 16　DDD 或 DDDR 起搏中有心室刺激却没有心房刺激

1. 在某些起搏器中,应用磁铁导致 VOO 起搏
2. 心房环路断开:在 DDD 模式中为 VVI 起搏,而 AAI 和 AOO 模式中没有刺激
3. 等电位或微小的心房刺激:心电图机采用双倍标准电压
4. 心房刺激隐匿在 QRS 波内(假性融合):采用标记通道进行诊断
5. 当心房通道被持续抑制时,为 DDI 模式:应用磁铁进行诊断
6. 明显的 VVI 起搏:心房刺激(偶尔因为心房感知不足)与左束支阻滞图形的自身 QRS 波群同时出现

表 17 如何测试心房夺获

1. 如果起搏的 P 波在 12 导联心电图上看不清,采用 2 倍标准电压记录心电图,以便显示出 P 波和微小的双极刺激。加快走纸速度可能有帮助
2. 当房室传导相对正常时,程控为 AAI 或 AOO 模式。用不同起搏频率来证实心房刺激和随后自身下传的 QRS 波的一致性关系
3. 在房室传导阻滞的患者中,将起搏频率逐渐下调至 30ppm,此时患者常能很好地耐受。接着采用 AAI 或 AOO 模式,以不同的快频率起搏心房,观察与起搏频率一致的 P 波形态,来辨明有无心房夺获
4. 如 AV 延迟太短,则很难看见起搏的 P 波。通过将 AV 延迟拉长,相对晚的 P 波就能够显现出来。心房刺激后 P 波出现"较晚"常提示存在房内传导延迟,存在 P 波发放太迟以致不能提供恰当的房室同步的风险。换句话说,如果 P 波太靠近起搏的 QRS 波,心房起搏产生的心房"传输"功能在很大程度上被浪费了。在严重情况下,起搏的 P 波会落在起搏的 QRS 波中。这类患者需要在超声辅助下仔细程控 AV 延迟,并评估是否有起搏器综合征
5. 缩短 AV 延迟。如果起搏的 QRS 波形态发生改变,就意味着在 AV 延迟较长时,心室起搏与自身下传的 QRS 波形成了室性融合波,因此心房夺获产生 AV 传导
6. 在窦性节律较快的患者中,程控为 DVI 模式,后者在心房心肌不应期外产生竞争性心房起搏

提示:那些貌似心房感知不足的现象,可能是功能性的,与心房信号足够大能被感知有关。

自动模式转换

在过去,阵发性房性心律失常是双腔起搏器的禁忌证之一,现代起搏器技术的进展使得这类患者能安全地使用双腔起搏器。目前具有自动模式转换(AMS)功能的双腔起搏器,能够在室上性心动过速(SVT)时以非心房跟随模式(VVI、VVIR、DDI、DDIR)自动地工作,从而使患者避免快速的心室起搏。AMS 要求起搏器在计时周期的运行上有重要改变,以便能最大限度地识别高于程控上限频率的 SVT。虽然许多起搏器的 AMS 算法因制造商而异,是装置特异性的,但识别 SVT 计时周期基本上是独立于 AMS 算法之外的。为了恰当地识别 SVT,心房信号必须有足够大的振幅及必需的空白期(当感知放大器暂时关闭时),应仅限于起搏周期的一小部分。空白期不能被完全消除,这是因为它们可以防止过感知不期望的信号,而这些信号是所有起搏系统所固有的。

恰当的 AMS 取决于几个参数:

(a)程控的识别频率;

(b)心房感知和心律失常的特点;

(c)AMS 算法的特点。

如果心房腔内电图的振幅间歇性或持续性太小以致无法感知,或者如果一个心房信号系统性出现在心房空白期时,那么 AMS 可能出现失败。

AMS 算法也提供了关于 SVT 的重要数据:发作、AMS 反应和同步化。由于 AMS 算法也提供 AMS 事件的发作时间和持续时间的数据,所以 AMS 数据可能是 SVT 复发的标志。存储腔内电图提高了 AMS 识别 SVT 的准确性。心房颤动(AF)的总持续时间是由 AMS 的总时间来正确表述的,这可被认为是一个可靠的总 AF 持续时间的测量。自动模式转换算法,可提供 AMS 事件发作时间和持续时间的数据,允许一个 AF 患者处于 AF 时更为精确的测量,并引出了"AF 负担"的概念。AMS 对于 AF 极高的敏感性和特异性,在临床上用于评估抗凝的需要和(或)抗心律失常治疗的必要性和疗效十分有用。

复发性 AF 的患病率,特别是无症状发作,很容易被低估。无症状性 AF 比症状性 AF 更为常见。这对于抗凝治疗有重要的意义。此外,甚至是在无症状的患者中,AMS 的事件也可作为一个有价值的工具来研究 SVT 的自然史和负担。

自动模式转换相关的计时周期

AV 间期的非空白部分(由起搏或感知的心房事件启动)是设计用于在 AV 间期内的强化 AF 感知,以便于 AMS。一个心室起搏或感知的事件启动一个心室后心房不应期(PVARP),其中第一段是心室后心房空白期(PVAB)。PVARP 的第二段是非空白期(PVARP-U),但此间的感知不能启动AV延迟。心室起搏或感知所启动的PVARP几乎是相等的。通过程控降低心房感知灵敏度或延长PVAB值,能够纠正PVARP内的远场R波感知。PVAB的可程控性是起搏器的一个相对新的特征。PVAB太长容易导致SVT的心房感知不足,而这是激活自动模式转换的关键。因此,在非空白不应期内(AVI-U和PVARP-U)感知SVT并产生AMS是可能的,如同在没有心房不应期的周期时一样,后一种情况下心房感知可启动一个AV延迟。

VA交叉感知

心房通道不能感知与心室刺激有关的信号,这是因为在心室刺激后恰巧开始的一个相对较长的PVAB,它使心房通道变成盲目的或空白的。VA交叉感知或逆向交叉感知指的是远场感知,即心房通道感知了心房腔内电图的心室信号,它发生于PVAB(感知到起搏的QRS波)外的PVARP之中,或AV延迟的非空白期的终末部分(感知到自身的QRS波)。VA交叉感知之所以发生,是因为在SVT时心房电图较小,要求程控一个比正常心律时更高的心房感知灵敏度。VA交叉感知常能够通过降低心房感知灵敏度消除,但这样做带来SVT时心房感知不足的风险。远场心房感知可以通过应用双极感知及改进脉冲发生器和导线技术而减少。

警告:识别房性快速心律失常时较小的心房信号需要较高的心房感知灵敏度,但这样容易导致VA交叉感知。

VA交叉感知的测试

在心室起搏时,应测试在PVARP期内产生VA交叉感知的可能性。将AS-VP间期缩短以便持续夺获心室。然后,将起搏器的心房感知灵敏度程控至最高,将心室输出(电压和脉宽)调至最大。应在多种起搏频率下对这些设置进行评估,起搏频率至少应达到110~120ppm,这是因为较快的心室起搏频率可以影响电极-心肌交界处的后电位或极化电压的消散。这些参数增加了后电位,从而在起搏的QRS波尾部产生了一个重叠的电压。这两处的结合电压有可能被心房通道感知为远场信号。假定在SVT时较低的感知灵敏度能感知心房信号,则通过降低心房感知灵敏度能消除VA交叉感知。在PVAB可程控的起搏器中,如果存在VA交叉感知,可在不同的PVAB时长下进行测试,直至VA交叉感知被消除为止。通过程控较低的低限频率和较长的AVI,来评价在AVI内的VA交叉感知,以便鼓励自身窦性节律和AV传导。

模式转换算法

"频率截点"标准常用于激活AMS,以感知的心房频率快于程控值的形式(以定义的期间或周期数目)。通过增加/减少计数器或连续快速心房事件计数器来持续监测心房频率。当短的心房周期计数超过程控的截点标准时,AMS被激活。许多美敦力公司的起搏器,在识别到4/7个心房间期短于心动过速间期时,会激活AMS。在一个系统(波士顿科学公司)中,超过心动过速识别频率的心房事件会增加识别的计数器,而低于心动过速识别频率的事件则会减少计数器。当计数器达到某一固定值时,会识别到房性快速心律失常。然后,当超过程控时间在1到5分钟之间时,AMS发生。另一个算法采用"平均运行"频率作为标准,向AMS移动(早期的美敦力公司和现在的圣犹达公司起搏器)。这个机制("平均、过滤或匹配的心房频率")是一个基于移动的价值,与当前的感知心房周期的时长相关。当"滤过的"间期缩短至心动过速识别间期时,将发生AMS。在快于窦性心动过缓的静息窦性心率的背景下,当房性心动过速启动时,滤过的心房间期到达心动过速识别间期会更快。

双腔起搏器对房扑的识别

阵发性心房扑动患者是对AMS算法的一个挑战。在心房扑动时,当交替扑动波巧遇PVAB时(锁定现象),可能发生AMS失败。有些起搏器提供额外的算法来揭露"空白的"心房扑动的存在,从而激活AMS。在一些设计中,如果心房周期与心房通道的感知不匹配,那么空白期会干扰起搏器对房扑的识别。换句话说,PVAB的时长给房扑的识别增加了数学上的限制。如果AVI间期+PVAB>心房周期(P-P或f-f间期),起搏器将表现对心房扑动的2:1感知(2:1锁定)。如果AVI+PVARP<2个心房周期,则发生交替的心房信号的

感知。如果未发生 R 波的远场感知,则缩短 PVAB 可解决这个问题。如果 PVAB 不可程控,那么要想恢复 1:1 心房感知就要将 AV 间期程控得很短,如 50ms。如果在无 SVT 存在且 AVI 一直保持短的状态时,通过缩短 AVI 至避开固定的 PVAB,可恢复 AMS 功能,长期起搏会产生不利的血流动力学影响。

通过缩短空白的 AV 间期,可以改善对心房信号的识别。因此,如果某种设计只在感知到心房频率增快时才明显缩短 AS-VP 间期,就可以优化房扑感知,并在休息和轻微活动时保持生理性 AVI。在 SVT 时,当(AS-VP 间期)+ PVAB = 30 + 150 = 180ms 时,这种联合能感知周期达 180ms(330bpm)的房扑。另一种算法,特别为房扑感知而设计,无论何时只要起搏器识别到心房周期小于 2 倍的(AVI + PVAB)和心房率大于心动过速识别频率的一半(或心房间期小于 2 倍的心动过速识别间期)时,它就自动延长一个周期中的 PVARP。如果在延长的 PVARP 内感知到一个心房事件时,AMS 发生,进而显示真的心房周长。

警告:自动模式转换的故障排除,要求算法、空白期、窦性节律时心房信号及心房感知灵敏度等方面的知识。

可重复触发的心房不应期

有些起搏器的心房不应期可被反复激发或重整,在感知到快速心房频率后转换为 DVI 或 DVIR 模式。在这种系统中,当在最初的 PVAB 之外的 PVARP 中识别到一个心房信号时,不会开始一个 AV 间期,但可再启动一个新的总心房不应期(TRAP)或 AVI + PVARP 之和。这个过程可自行重复,以至于在 SVT 的频率超过程控的上限频率时(即 P-P 间期小于 TARP 时),自动将心房通道转换为非同步模式,而起搏器亦根据设计或可程控性的不同,在低限频率时可转换为 DVI 或 DVIR 模式。

提示:在起搏器的心室通道中,不应期叠加的概念很重要,它可以防止由于反复快速的外源信号干扰对心室起搏的持续性抑制作用。

最小化右心室起搏

在过去 10 年中,许多的研究表明长期 RV 心尖部起搏可能产生实质性的左心室功能障碍和心衰。在这个时刻,无法预测个体化患者的这种风险,即使某些因素导致易患这种并发症,如在置入时的 LV 功能障碍(表 18)。

表 18　最小化 RV(心尖部)起搏的起搏方法

方法	注释
如果非必要,不要起搏	采用伴长 AV 延迟的 DDD(R)或 DDI(R)模式,并根据自身心律行为减慢低限频率
除了 RV 心尖部的不同部位起搏	1. RV 间隔和 RVOT 起搏 2. 直接希氏束和希氏束旁起搏 3. 双室或有 LV 导线的单腔心室起搏:这种方法考虑用于 LVEF≤35%(即使无 HF),特别是二尖瓣反流和预期累计心室起搏百分比较高(例如,完全性 AV 阻滞)的特定患者 4. 两点 RV 起搏(RV 的 2 个部位):比采用双心室的 CRT 患者产生的心脏同步的幅度要小,但对于 LV 功能欠佳和窄 QRS 波的特定患者可能有用。其中一个部位可以是希氏束旁
程控操作(功能性 AAIR 起搏)	1. 在 AV 传导正常的患者中,采用以固定的长 AV 延迟(250 ~ 300ms)的 DDDR(或 DDIR)模式的价值有限 2. 在 DDDR 模式中,AV 滞后搜索(自动内在的传导搜索,搜索 AV +)
AAI 和 AAIR 模式	根据定义,AAI(R)起搏消除了 RV 起搏的可能性,但带来了较小的 AV 阻滞的风险
新的起搏模式	特殊的算法维持 AAI 或 AAIR 起搏。通过周期性 AV 检测可实现从 DDDR 恢复至 AAIR。偶尔地,在 AAIR 模式中二度 AV 阻滞通常耐受良好。显著的一度 AV 阻滞可能引起起搏器综合征。这些新的起搏模式在最小化 RV 起搏方面很有效,但对于 LV 功能的长期效果还不清楚。这种起搏模式能减少 AF

如果非必要，不要起搏

大多数病窦综合征采用起搏器治疗的患者，包括那些伴扩张性心肌病、左室射血分数（LVEF）降低和充血性心衰的患者，有正常的心室激动顺序表现为基线心电图 QRS 波时限 < 120 ms，因此不需要连续的心室起搏。此外，绝大多数患者有可靠的 AV 传导，随着时间的推移仍保持稳定。

对于无窦性或 AV 结功能障碍的 ICD 患者，避免 RV 起搏尤为重要，此时以 40ppm 的 VVI 或 DDI 起搏模式（伴随长的 AV 延迟）可能对于许多不能提供自动最小化心室起搏功能配备的 ICD 患者是恰当的。

不同部位的心室起搏

这包括 RV 间隔部和 RV 流出道。直接希氏束起搏可防止 RV 心尖部起搏的负面影响。然而，这是一个复杂的技术，并不能在所有患者中实现，这与高起搏阈值和置入时间过长有关。与之相反，希氏束旁起搏，可产生与直接希氏束起搏相类似的生理性心室激动，但是比直接希氏束起搏更容易实施和更可靠。初步数据表明在保护左心室功能方面，希氏束旁起搏优于 RV 心尖部起搏。

AAI 和 AAIR 起搏

这些起搏模式对于一些患者带来了较小的 AV 阻滞的风险（每年 1% ~2%）。在美国，出于对诉讼的担忧，很少应用这些起搏模式。在欧洲，AAI 和 AAIR 模式对于仔细筛选的无束支传导阻滞和 AV 传导延迟的病窦综合征患者，被认为是可行和可接受的。

最小化 RV 起搏的算法

近期的众多证据显示慢性 RV 起搏（主要是心尖部）对 LV 功能的有害影响。最小化 RV 起搏可减少细胞结构的慢性改变、LV 构型的改变（会导致血流动力学效能受损、二尖瓣关闭不全、左心房直径增加），以减少心房颤动、充血性心衰和死亡的风险为目的。在此基础上，最小化 RV 起搏的策略很重要，尤其是对于病态窦房结综合征的患者，连续性 RV 起搏对他们可能并非必要。

长的固定的 AV 延迟

在正常 AV 传导的患者中，采用 DDDR（或 DDIR）模式伴固定的长 AV 延迟（250 ~ 300ms），对于预防 RV 起搏的价值是有限的。在 AV 阻滞时，程控长的 AV 延迟，起搏必然发生。一个长的心房不应期可引起心房感知不足，并限制了可程控的上限频率。长的 AV 延迟会促进无休止性循环性心动过速或反复非折返性 VA 同步伴功能性心房失夺获和起搏器综合征。

动态的 AV 延迟（AV 搜索滞后，内在传导的自动搜索，搜索 AV +）

在 DDDR 模式中，只要 AV 传导保持完好，这些算法通过允许功能性 AV 延迟长于程控的 AV 延迟，能促进自主 AV 传导功能。在 AV 阻滞时，相较于以固定的长 AV 延迟（例如，200ms 对比 300ms）工作的起搏器，生理性 AV 延迟更短和更适合。在该算法中，起搏器周期性延长 AV（AP-V 和 AS-V）延迟（逐渐地或突然地）至可程控的数值，用于寻找 AV 传导。在这个延长的 AV 延迟内，如果感知到一个下传的心室事件，则起搏器抑制心室输出并以这样一个延长的 AV 延迟继续工作（在功能性 AAI 或 AAIR 模式中），直到无心室事件被感知。如果在延长的 AV 延迟内，有一个周期没有自身心室事件，则取消 AV 延长，同时起搏器会在下一个周期恢复至程控的（未延长的）AV 延迟。到时候，起搏器将等待，直到下一个用于寻找自身 AV 传导再现的搜索功能（在一段可程控的时间后）被激活。该功能对于那些原本适合永久性 AAI 或 AAIR 起搏的患者特别有价值。

新起搏模式的算法维持 AAI 或 AAIR 起搏（自动模式转换 DDDR→AAIR→DDDR）

在起搏器监测下传的心室感知事件时，可通过周期性 AV 传导检测实现从 DDDR 到 AAIR 的转换。一度和二度 AV 阻滞在 AAIR 模式中耐受，直到达到预先设定的可程控的限制。二度 AV 阻滞允许的周期很短，但偶尔有患者可能会有症状。室上性心动过速激活自动模式转换至 DDIR 模式（AAIR→DDIR 或 DDDR→DDIR）。

根据 AV 传导，伴自动模式转换（DDDR→AAIR→DDDR）的起搏器能有效最小化 RV 起搏，特别是在 ICD 患者中，这些患者并不需要频率支持，但是临床获益和远期的结果（包括对房颤的影响）目前还不知道。

在这方面，美敦力公司的心室起搏管理（MVP）功能中没有 AV 间期（以 VS 结束），所以在长的 PR(AS-VS 或 AP-VS)间期后,没有心室起搏。在血流动力学上,持续的显著一度 AV 阻滞可能很重要,并且可能有症状,就如同逆向 VA 传导。

药物和电解质失衡的影响

IA 类药物(普鲁卡因胺、丙吡胺)仅在中毒或药物过量时会升高起搏阈值。IB 类药物是安全的。IC 类药物(氟卡尼、普罗帕酮)在治疗剂量时可引起起搏阈值的显著升高。β-受体阻滞剂一般不增加阈值。尽管宣称索他洛尔可升高阈值,但该药物在临床上的表现是安全的。目前也没有令人信服的证据表明,胺碘酮会升高起搏阈值。糖皮质激素、肾上腺素和异丙肾上腺素会降低起搏阈值。

高钾血症

在应用起搏器的患者中,高钾血症会引起两个重要的临床异常:

1. 在延迟的心肌传导基础上,起搏的 QRS 波(和起搏的 P 波)增宽。起搏 QRS 波增宽的常见原因包括胺碘酮治疗和严重心肌疾病。

2. 心房和心室起搏阈值升高。

起搏阈值

导致起搏阈值改变的高钾血症的水平因患者而异。当血钾 >7mEq/L 时,几乎全都引起起搏阈值升高。血钾水平的适度提高(例如,6.5mEq/L)可引起心房和(或)心室夺获失败,这提示其他代谢因素可能影响心脏组织对高钾血症的敏感性。这些因素包括其他类型的电解质失衡、酸碱异常、氧饱和度、血钾水平的变化率、细胞内-细胞外梯度,以及心脏疾病的病因和严重程度。因此,在临床上高钾血症的心脏表现常常发生在比实验性钾输注时所测得的低得多的血钾水平。

滞后间期

高钾血症可引起滞后间期的延长,也被称为起搏器一度传出阻滞。滞后间期是指从起搏刺激至心电图上心房或心室除极开始之间的延迟。RV 的正常值是 <40ms。一度心室起搏器传出阻滞能进展为二度文氏(Ⅰ型)传导阻滞,并以起搏器刺激至起搏的 QRS 波起始处逐渐延长为特征,最终出现无效刺激。然后起搏障碍可能进展为2:1、3:1传出阻滞等,并且最终到完全性传出阻滞伴全面失夺获。已有报道说,血钾水平只有6.6mEq/L时,对心室刺激全部无反应。

高钾血症引起的心室起搏传出阻滞(药物毒性相关并非罕见,尤其是 IA 类抗心律失常药物)可能是可逆的,不像其他延长 RV 滞后间期的原因,这主要发生在严重或终末期心肌病。在实验室中,通过高浓度抗心律失常药物和钾来灌注心肌,可试验性产生文氏传出阻滞,这种效应通常是可逆的。这种现象是频率和输出依赖性的。因此,伴一度传出阻滞或延长的滞后间期时起搏频率的增加会导致滞后间期的时间延长。刺激的振幅增加可能会缩短滞后间期的时间,并将二度Ⅰ型阻滞转变为一度传出阻滞。

心房与心室肌的效果差异

在双腔起搏器中,高钾血症可导致心房夺获失败,而心室起搏正常。这种对心房和心室兴奋性(起搏)的作用差异与众所周知的临床和实验观察是一致的,即心房肌比心室肌对高钾血症更敏感。特别是严重心衰住院的患者突然出现失代偿性低血压和更宽的起搏 QRS 波时,更应该要怀疑这种情况。在这种情况下,延长 AV 间期至可程控的最大值以排除滞后间期的延长,并将心电图标准翻倍来确认是否有心房活动的缺失,可以通过这样的方法来证实引起失代偿的心房失夺获。

磁铁的应用

目前,磁铁应用已越来越少,这是因为遥测技术提供了更为敏感的电池状态的参数。磁铁应用在过感知的评价中很重要,它可通过消除起搏器的感知功能来实现;同时可用于评估当自身节律快于起搏器低限频率时夺获的存在(表 19)。

提示:磁铁放在 ICD 上方可消除其抗心律失常功能,但并不将其转化为非同步化起搏。

夺获确认算法

置入式起搏器的寿命决定于电池的容量、化学成分和电流的消耗。自动夺获确认的目的是减少电池消耗,同时保持安全性。根据生理条件、疾病条件和导线 - 组织交界面的融合情况,起搏阈值可能发生改变。这导致了传统习惯中程控的起搏输出电压至少大于两倍所测得的起搏

表 19　起搏器的磁铁应用
1. 转换为非同步模式：VOO 或 DOO 模式评估夺获，此时自身心率高于起搏器的低限频率
2. 在非同步起搏时，评估夺获
3. 择期的更换指征
4. 提供所需的簧片开关激活，以便某些程控仪正常工作
5. 消除感知：在电烙术时很有用；提供过感知的诊断
6. 在症状发作时，患者能触发腔内电图存储
7. 终止无休止循环性心动过速
8. 通过竞争性的减速起搏以终止某些折返性心动过速
9. 可能有助于识别一些有特殊磁铁反应功能的装置

阈值（即所谓的安全范围），以便确保起搏的连续夺获。这个相对高的输出电压意味潜在的电池容量的浪费。

起搏脉冲引发的心脏除极（或诱发电反应，ER）的识别与评估是心肌收缩的可靠替代指标。ER 必须区别于极化，极化是在电极–组织界面上，跟在输出脉冲后的残余电荷。这个电压开始于输出脉冲发放时，在标准空白期内正常而未被感知。由于心室后输出后空白期的存在，因此需要一个特别的识别电路来进行 ER 识别。通常来说，各式各样的夺获确认系统在 >90% 的患者中工作（表 20）。

圣犹达公司系统

“传统”的圣犹达公司心室自动阈值夺获功能或 DMax 严格依赖于导线的类型（低极化）和构型。诱发电极头端到起搏器机身的心室刺激，以及实现电极头端到环端的 ER 识别（需要双极导线），这是强制性的。因此，起搏构型必须用原先的方法来程控为单极。

来自圣犹达公司新的增强型心室自动阈值夺获系统（PDI）不论是单极还是双极导线均可以使用，同时，当置入双极导线时，起搏器也可以被程控为单极或者双极起搏构型。原先的自动夺获和新的增强型自动夺获功能都是基于 ER 的分析，但是测量 ER 的方法有些不同。两种不同的分析方法的实用性解释了为何心室增强型自动夺获功能能够用于不同的导线和程控的构型，而原先的方法则不能应用。尽管 PDI 应取代 DMax，这可能在未来将发生，在有足够的使用 PDI 的经验之前，保持 DMax 的可用是明智的。这两种系统都可以周期性地进行阈值搜索。心室自动夺获的两种版本保持起搏输出高于系统测定的阈值 0.25V。另外，每当逐跳夺获确认分析识别到夺获失败时，会触发阈值搜索。每当起搏器识别到原发心室起搏脉冲夺获失败时，会释放备用脉冲。

美敦力公司的夺获管理和波士顿科学公司的自动夺获算法是各自装置中的默认算法：不需要特别设置，在脉冲发生器刚置入时即会开始工作。与之相反，圣犹达公司起搏器的自动夺获算法不是默认的。圣犹达公司的系统必须先进行评估，然后才能使用。只有在起搏器置入完成后才能对患者进行评估，来决定自动获取功能是采用 DMax 或者 PDI。对于心室增强型自动获取功能，系统会基于导线类型和程控的起搏构型在这两种评估方法之间自动进行选择。不论是原先的还是新的自动获取系统，都必须运行自动阈值夺获设置测试功能，这个功能可自动确定诱发电位与极化电位的比率是否足够，以便建议激活自动获取功能。因此，应用自动获取功能的能力跟每个患者的具体情况相关，而与导线本身的类型无关。虽然设置自动获取功能需要几个步骤，即所谓的自动阈值夺获设置测试，这些初始步骤将识别 ER 信号振幅和极化信号振幅是否足够允许启动自动夺获功能。

圣犹达公司心房自动夺获确认系统

最近，圣犹达公司的 Zephyr 系列起搏器推出了一种新的心房夺获确认系统（心房自动夺获）。它要求低极化的双极电极。该系统是通过识别心房诱发反应来工作，但它不像心室那样基于逐次心跳来工作。心房阈值每 8 ~ 24 小时测量一次。这个系统能够调整输出，但是比真正的自动夺获算法中的 0.25V 安全范围更高的范围，这是因为在两次评估法的间期，该系统不监控夺获，且不能提供更高输出的备用起搏，备用起搏仅在进行周期性评估时可用。阈值测试时，起搏器在心房夺获失败时才会发放备用脉冲。安全范围不可程控。在阈值确定后，起搏器根据发布的表格增加电压。最后的心房输出电压对应约为 1.7∶1 的安全范围。

表 20　不同夺获确认系统的比较

制造商	逐跳 ER 识别	用于 ER 识别的专用电极	用于 ER 识别的构型	融合波处理
右心室				
圣犹达公司 DMax[a] 系列	是	低极化	双极	是
圣犹达公司 PDI 系列 (Zephyr)[b]	是	否	任一	是
波士顿科学公司	是	否	任一	是
美敦力公司	否	否	任一	否
心房				
美敦力公司[c]	否	否	否/任一	否
圣犹达公司	否	低极化	双极	否

[a] 传统的自动夺获系统命名为 DMax。

[b] Zephyr 起搏器允许选择 DMax 或新系统(命名为 PDI)用于自动夺获。

[c] 仅有的未包含 ER 识别的系统。所有其他表上列出的系统应用 ER 识别时,要么以逐跳为基础,要么仅严格用于周期性阈值测试时。

保存好记录

好的记录必不可少,它们应该包括代表性的数据打印、节律条图及存储的腔内电图,还应该包括 12 - 导联心电图(表 21)。

影响起搏器寿命的因素

电池电流消耗(以 μA 表示)是电池寿命的最重要的决定因素。起搏比感知需要更多的电流(表 22)。

起搏器的寿命能通过仔细的程控而延长,并通过选择小半径头端(小的刺激表面积)的类固醇洗脱导线来实现,后者可提供低阈值和足够高的阻抗(超过 1000Ω)。高阻抗是指在电极-心肌组织水平,刺激的电极头端能够得到最大的电压。根据欧姆定律,高的阻抗会减少电池的电流消耗。因此,理想的电极应该是小接触面积、覆盖类固醇激素、有孔的电极。有孔的头端产生一个复杂的接触面,这会增加用于感知的有效面积,提高感知的效率。

提示:在起搏器脉冲发放的电极-心肌的交界面,不要混淆电池电流损耗和电流输出(mA)的概念。当尝试延长电池寿命时,就需要在程控不同参数时监测电池电流损耗。

择期更换指征(ERI)与重置状态:运行模式相同时的不同鉴别诊断

重置模式,通常是 VVI 模式或者 VOO 模式,代表着一种对高强度电磁干扰的正常保护反应。重置的起搏器不代表功能障碍,它能够很容易地程控回之前的模式。当采用低电池电压激活时,作为减少电池的电流需求的机制,某些 DDD 起搏器的备用起搏环路能产生相类似的状态。

1. 在 ERI(或推荐的更换时间,RRT)时,电池电压低,电池阻抗高。ERI 点是由制造商确定的。注意:当双腔起搏器的电压达到 ERI 时,起搏器会自动转换为 VVI 模式,增加电池电压至比指定 ERI 点更高的水平。在重置时,电池电压高,但电池阻抗还未达到 ERI 点。

2. 电池负荷测试:将起搏器程控为相对快的频率和高的输出的双腔模式,并观察一段时间。如果起搏器继续正常工作,则诊断为重置(从 EMI)。如果它转换回 VVI 模式,那么诊断为 ERI。

提示:从 ERI 点开始,起搏器将有 3 个月时间到达寿命终点(EOL)或者服务终点(EOS)。在 EOL 时,起搏会变得不可控和不可靠,且整个系统都可能失灵。

表 21　起搏器表格或者电子化文档所需的数据

患者数据	姓名、年龄、地址、电话号码等
起搏器数据	置入的日期
	导线的类型和序号
	脉冲发生器的类型和序号
置入时数据	起搏阈值
	感知阈值
	心内腔内电图
	电极阻抗
	VA 逆向传导的状态
	5V 和 10V 状态下膈肌和其他肌肉刺激的存在
特殊技术	磁铁模式下的起搏器行为
	择期的起搏器更换指征的记录：磁铁和（或）自由工作频率、模式转换、遥测的电池状态（阻抗和电压）
起搏器门诊的数据	置入时和近期修改的程控参数
	12 导联心电图和长的心电图条图提示起搏和起搏抑制，用于评估基础节律
	应用磁铁时的 12 导联心电图
	特殊的监视器所测量的电子频率间期和脉宽
	询问并打印遥测数据（通常打印开始询问时和测量的数据）
起搏系统的	心房和心室的起搏和感知阈值
系统性评估	VA 逆向传导和引起无休止循环性心动过速的可能性
	对交叉感知的评估
	肌电位干扰（记录再现异常的最佳方法）
	特殊功能：自动模式转换参数、心室安全起搏、非竞争性心房起搏等
	采用运动方案、直方图和其他数据评估传感器功能，显示在频率适应性模式下的心率反应
	在评估结束时的最终打印和资料：通过刻意对比起搏器初始询问时与最终的参数，来核对参数的任何改变；在记录中的任何差异必须合理。
辅助资料	症状和潜在的起搏器故障
	在表格中加入的伴事件标记的心电图和腔内电图
	在应用磁铁时 VOO 起搏不耐受

表 22　导致电池电流消耗增加的原因

1. 起搏比率越高，电池寿命越短
2. 起搏频率增加（周长）
3. 输出电压增加
4. 脉宽增加
5. 从单腔变为双腔模式
6. 应用非心房传感器的频率适应性功能
7. 电极阻抗降低（电极阻抗是不能程控的，但在置入时通过选择高阻抗电极来控制）
8. 程控、远程监测和存储诊断资料

起搏器随访

随访的频率和方式取决于电池的寿命、类型、模式、起搏器的程控、起搏和感知的稳定性、程控改变参数的必要性、基础心律（起搏器依赖）、旅行计划、第三方保险的类型，以及可选用的随访方式，如经互联网远程随访等。大多数中心依照医疗指南进行起搏器随访（单腔起搏器：置入后 6 个月内随访 2 次，以后每 12 个月 1 次；双腔起搏器：置入后 6 个月内随访 2 次，以后每 6 个月 1 次）。

远程监测

远程监测被认为是一个复杂但性价比高的患者管理项目的一部分。应告知患者远程监测的实用性。若未告知患者，万一起搏器故障在晚期发现，那么最终将引起医学法律问题。此外，当数据要通过第三方传递时，建议应取得患者同意。如今，远程随访系统允许临床医生在起搏器门诊或医院外监测其起搏器患者。远程的随访需要特殊的设备，经由患者的电话线去询问和上传数据至安全网页。这些系统传输起搏器的诊断信息（来自询问）、存储的腔内电图和目前的心律情况。通过这种方式，它们可以提供在诊所随访时相同的资料。在某些情况下，远程询问补充，甚至可替代起搏器的诊所随访。远程随访是用来作为到起搏器中心定期随访的补充，但是不应替代全面性随访。然而，一些医生在随访期间采用远程监测和门诊就诊交替进行。

远程监测还可以发现未记录的和无症状性心律失常、识别间歇性导线故障，以及有助于优化装置参数及药物治疗的数据。远程监测应成为一种强化的随访形式，尤其是在建议仔细随访的患者中。起搏器的远程再程控目前还不可行。这种随访方式目前也写入了起搏器指南。

主要方法

对每名患者来说，正确地评估和程控患者的起搏器通常不止一种方法。采用系统的方法确保没有忘记重要步骤，也不会无意中错过检查。在第一次随访时，检查起搏器和导线的手术部位有没有血肿、皮肤温度升高或提示可能早期感染的红斑。

在近期或长期置入起搏器的患者中，置入侧手臂水肿或者有过多的浅静脉侧支，可能提示有大的静脉血栓形成，并可能需要抗凝治疗或者溶栓治疗。

评估最少应包括电池电压的测量、起搏阈值、阻抗和感知功能。起搏器的依赖程度也应要评估。这个过程开始于用程控仪探头或者无线进行起搏器问询时。然后，要分析测量和诊断的数据。这些能力包括以下这些功能：如实时起搏、电极阻抗、电池寿命指标、心房和心室信号的振幅、实时和存储的 EGM。

电极脱位通常发生在置入的最初几天，但直到置入后的前 3 个月也有可能发生。RV 电极脱位的发生率通常为 1%～2%，由于初始电极位置不当、电极固定不好，或者术后不久过度的手臂-肩部运动，都可能导致电极移位。电极脱位可能引起夺获失败和感知不足。诊断确认是通过比较起搏器问询时感知和起搏阈值与置入时的变化，以及起搏器自身存储的定期自动阈值测量的相对长的记录来实现的。胸部 X 线片可以确诊。及时的电极复位是很有必要的。

实时 EGM 与体表 ECG，以及提供宝贵信息的注释标记同时被记录。标记通道描述的是装置实际上是如何识别心脏活动的。根据制造商不同，标记通道采用的注释有所不同，但通常在程控仪屏幕上或附赠的产品手册中有主要图例或描述。

存储 EGM 可及时冻结记录，并存储在装置内存中，以便随后回顾和分析。在特定的触发事件、典型心律失常识别、诊断和治疗结果之后，起搏器会记录这些 EGM。可程控紧临在触发事件之前的触发前间期；越长的触发前间期，记录快速性心律失常起始事件的可能性越大。“触发前”间期是可程控的。起搏器具有有限的存储容量，并采用覆盖最旧信息的策略，这意味着其仅能回顾最新数据（先进，先出）。显然，用有限内存容量、单通道 EGM 记录能够比双通道记录存储更多的事件，因为后者会消耗更多的内存。重要的存储 EGM 的典型条带应打印，并放入患者的病历中。

电极阻抗的随访

电极是起搏器系统里最薄弱的部分，机械的张力是造成电极断裂和绝缘层问题的主要原因。主要的电极并发症包括绝缘层破损、电极断裂、心室失夺获、电极阻抗异常和感知失败。

电极阻抗往往在置入后最初 2 周降低，然后进入平台期，并逐渐保持相对稳定，大约比置入时的值高约 15%。起搏器通过定期测量，随时间推移监测电极阻抗。通过规范的起搏器询问，能检索趋势数据。然而，这样的变化在无症状的患者中，提示需要更密切的随访。

心室电极评估用于起搏阻抗、R 波振幅、起搏阈值和心室 EGM 的实时记录。测量的电极阻抗需要与长期的基线数值作比较。如果阻抗下降30%或者更多,或者起搏阻抗下降至200~250Ω以下,提示可能为绝缘层故障。起搏阻抗突然和显著的增加提示电极断裂。心房电极也采用同样的方法来评估。

在程控前,总是打印出诊断数据。治疗总结显示了上次随访以来的心律失常事件,以及起搏器对其的反应。这些计数器应在每次随访后清除,以便在以后的随访中混淆。诊断性资料提供了关于装置和导线功能状态的宝贵信息。装置本身以规律间期测量心房和心室的感知数据和导线阻抗。程控仪周期性测量心房和心室EGM的振幅(起搏器所测量),并存储自动获得的数值。另外,通过测量来自远程的EGM的高峰值至低峰值,可直接确定信号。预定范围的显著测量异常或与以前测量值的偏差通常在装置询问时会突出显示在程控仪上。

事件计数器

心率直方图显示了所有记录的与心率和其他频率信息相关的起搏和感知事件,包括从上次随访以来的所有记录。每个直条代表在特定心率范围内自身或者起搏心率的时间百分比。每个直条被分为不同节段,提示起搏或感知的部分。直方图可以通过将心率分为不同区来评价所程控传感器的反应。仔细分析应包括当前频率传感器设置的恰当性分析。如果传感器的参数是程控为“打开”或者“被动的”,那么直条图显示了起搏事件的百分比,这将显示是否频率完全由活动传感器反应(100%起搏)决定。如果心房直方图显示高频率事件,那么应该怀疑阵发性心房颤动。如果自身心率超过了传感器指示频率,将抑制起搏器,此时直方图将低估真正的心率。

计数器信息将显示心房和心室早搏的数目、房性/室性心动过速,也将表明和显示某些特定算法被激活的次数,如模式转换、心率下降反应等。

像心率直方图一样,AV传导直方图提示了自上次随访以来心跳计数的总数目。这也可能在频率组中显示。按照AV传导的顺序分成以下4类:

AS-VS:心房感知-心室感知;

AS-VP:心房感知-心室起搏;

AP-VS:心房起搏-心室感知;

AP-VP:心房起搏-心室起搏。

许多事件的解读需要对整个系统起搏和感知知识的完整理解。许多系统也报告了心室期前收缩的数目。并非所有VPC提示起搏器代表的真正VPC,这是因为起搏器定义的VPC是感知的心室事件,它们的前面无识别的心房事件。心房感知不足可能错误提示高百分比的VPC。心房和心室起搏失败不能由这些事件来确定。直方图可能增强对AV间期的可程控性。心室起搏的程度对预防LV功能不全显得很重要。通过记录心脏活动的事件直方图来进行评估。这些数据可能用于为减少右室起搏的重新程控。

起搏器作为置入式Holter系统:腔内电图存储

在起搏器内存中单独储存的注释标记在评估心律失常事件的发作次数和持续时间方面是否有用还是个问题。起搏器可以储存腔内电图并可通过起搏器提取相关信息,这些进展为自身心律失常和起搏故障的诊断增添了新的空间。起搏器可根据识别算法自动储存数据,或在患者有症状时将磁铁或一个特殊激活器放在起搏器上方通过患者激活的系统储存资料。通过观察有注释的高质量腔内电图,可以对100%的事件提供可靠的评估。当然,由医生对提取资料进行回顾分析而得出的最终诊断,可能与起搏器通过识别算法自动分析的结果不同。

EGM必须以最小频率成分的2倍采样,以获得其中所包含的全部信息。256帧/s的采样频率具有良好的可重复性,最小128帧/s的采样频率是提供高质量腔内电图诊断所必需的。每个样本需要一个字节的存储空间。假设一个起搏器有8kB的内存专用于EGM记录,采样频率为128帧/s,那么单通道内EGM记录的时间(未被压缩时)为8kB×1024字节/s(128字节/s),即64s。压缩算法可进一步增加储存时间,这是因为重复的序列,例如基线等,可用更少的内存空间来存储。因此,用平均5:1的压缩率,可以使先前的64sEGM存储时间延长至320s。

目前,起搏技术对腔内电图的储存具有如下特征:

1. 存储心房和心室EGM不同通道,两者均有足够的分辨率和储存时间。

2. 发作和终止的数据:心律失常发作前("触发前 EGM")可程控数目的心脏周期和心律失常终止后几个周期。

3. 同步注释标记是必需的。注释标记和间期有利于理解起搏器为何及如何识别和分类事件的。当满足心律失常标准时,这一刻应采用额外的注释标记(例如箭头、线)表示。

现代起搏器的储存功能会提高我们对多种电生理机制的理解,从而提高对房性和室性心律失常的诊断处理能力。储存功能对于日渐复杂的装置的优化程控特别有用。

大多数起搏器可以程控记录某些事件,如伴存储 EGM 的高频率心房和心室事件,也可以在起搏器内存未被充分利用时存储其他情况。即使没有腔内电图,记录的异常状况的发生也可用于检索。存储的 > 220 次/分钟的搏动和持续时间 > 5 分钟,与心房颤动(AF)和心房扑高度相关。AF 伴持续时间延长或快速心室反应的多次事件可能需要抗凝和频率控制。有新的证据表明,基于远程起搏器监测的阵发性 AF 的早期诊断和治疗,可以预防中风。房性心动过速(AT)在普通起搏器人群中很常见。有 AT 病史的患者显示较高的心律失常负担,即使在那些没有任何房性心律失常病史的患者中,随后的发病率也相当高。大多数的 AT 在这部分患者中是无症状的,同时症状在大多数患者中并不对应于实际的心律失常发作。可能的室性心动过速发作也可以被记录。存储的腔内电图能够提示感知故障,以及由于制造商不同所产生的其他情况。这些数据有助于优化起搏器的程控和患者的管理。激活代表性腔内电图记录的触发因素包括自动模式转换、高心房频率、高心室频率、在某些情况下的室性期前收缩、起搏器介导性心动过速和磁铁放置。最后,存储腔内电图也有助于确定起搏器患者所经历的症状是否是由于心律失常。

起搏器的特殊功能

现代起搏器是具有多样性功能的复杂装置,其中有许多是制造商特定的(表 23)。必须熟悉这些装置的改进,同时对起搏器患者小心应用,另外,必须理解他们对于故障排除的行为,即那些看起来会很古怪的起搏器行为,或根据起搏器设计不同,起搏器功能障碍的表现。

表 23 起搏器的特殊功能

功能	目的	具体细节
非竞争性心房起搏(NCAP)(美敦力公司)	用于防止心房肌相对不应期内的心房刺激引发房性快速性心律失常	在非空白的 PVARP 期内的心房感知事件开启一个 300ms 的 NCAP 间期,在这个时期结束时起搏器发放心房刺激。由此产生的计时间期可能会改变
自动的自身传导搜索(圣犹达公司);AV 搜索滞后(波士顿科学公司);搜索 AV +(美敦力公司)	确定起搏器周期性延长起搏/感知 AV 间期的时间,以便搜索自身传导	该算法周期性地延长了起搏/感知 AV 间期
心室自身节律优先(VIP)(圣犹达公司)	升级自动的自身传导搜索,如上所述	如上所述
休息频率	用于减慢睡眠时的起搏频率	手动程控睡眠时间或者通过传感器活动来自动识别睡眠
频率平滑(波士顿科学公司)	可程控的功能,设计用于防止起搏周期的间期突然较大的变化	防止起搏频率发生程控百分比以外的一个周期到下一个周期的变化。起搏器存储最近的 R-R 间期,无论是自身或起搏节律。基于此 R-R 间期、频率平滑值或百分比,起搏器确定包含心房和心室的下一个起搏周期的持续时长

(待续)

表 23　起搏器的特殊功能(续表)

功能	目的	具体细节
心室率稳定(VRS)(美敦力公司)	当VRS 启用时,它作为一个恒定的速率平滑算法起作用。当频率对应 R－R 平均间期(最后 12 个测量的心室间期)小于或等于 85bpm 的固定频率时,VRS 运行。其目的是作为对室性期前收缩的反应	在每个心室事件,起搏器会通过前一个心室间期加上 VRS 程控的间期增量值的总和,计算出一个新的心室间期(或之前预定的最小间期,如果该心室间期大于这个总和)。这个最小间期由程控的最大 VRS 频率来确定
频率下降滞后(美敦力公司);突然的 Brady 反应(波士顿科学公司)	血管迷走性晕厥的治疗。自身心房频率突然降低的反应,应用较高频率的双腔起搏	有些双腔起搏器的可程控功能。在识别到自身心率突然下降时,双腔起搏频率自动加速(例如,100 ppm)持续数分钟
预防心房颤动的算法	抗心动过缓起搏器的整合算法,用于控制心房起搏频率或心房起搏周期的持续时长	比基础窦性心律稍快的动态心房超速起搏,导致了起搏时间的增加,并产生"易激惹"心房的持续心房激动序列。房性期前收缩反应(APC):(1)APC 后反应防止短－长序列响应(一种频率平滑的形式);(2)APC 抑制通过增加基础起搏频率来抑制 APC。运动后频率控制,用于预防运动后频率突然下降。在模式转换事件后,开启一过性超速抑制起搏
窦性优先(美敦力公司)	搜索功能,即起搏器寻找的窦性频率略低于传感器指示频率	在可程控的低于传感器指示频率区间内,促进窦性跟踪(自身 P 波的 AV 同步)
感知保证(美敦力公司);自动感知(波士顿科学公司)	自动调节在定义范围内的心房和心室的敏感度	心脏起搏器监测到感知信号的峰值幅度。起搏器自动增加或降低灵敏度,以便相对于患者的感知 P 波和 R 波,可保持足够的感知范围
传导的 AF 反应(美敦力公司);心室率调整(波士顿科学公司)	心室起搏反应是设计用于调整在 AF 时心室反应不规律患者的心室率。频率平滑的一种衍生	以等于或略高于平均自身心室频率的频率来逐跳调整起搏频率。长的停搏和较短的周期被抑制,从而减少了心室率的不规律
突然的 Brady 反应(波士顿科学公司)	设计用于对自身心房率骤降的反应,应用较高频率的双腔起搏	
感知完整性计数器(美敦力公司)	储存患者两次随访期间大量短阵非生理性心室间期记录的诊断性计数	大量的短间期数据可能表明,心室感知电极损坏,并产生伪信号。这也可能代表过感知、固定螺丝松动或 VPC
安全开关 自动的导线构型(波士顿科学公司);导线监测(美敦力公司)	安全开关功能允许起搏器监测导线完整性,如果阻抗标准提示非常高或低导线阻抗时,导线的起搏和感知构型将从双极变为单极。如果应用非常高阻抗的导线,应关闭这个功能	在起搏事件时,起搏器会监测导线阻抗。如果任何日常测量的阻抗变化超出一定的范围(如 200～2500Ω),起搏与感知双极构型均将永久自动转换至单极
MRI 安全起搏	特别设计用于对 MRI 检查的防护。大约有 50% 的起搏器患者最终需要 MRI 检查	在程控 MRI 安全功能前,有许多情况必须处理

心脏再同步化治疗(CRT)

CRT 血流动力学

双部位或双心室(RV 和 LV)起搏作为一种有效的治疗,用于扩张性心肌病(缺血性或非缺血性严重左心室收缩功能不全)和充血性心力衰竭(CHF)患者,这类患者 NYHA 心功能分级往往为Ⅲ或Ⅳ级,并大多有左侧心室内传导延迟,比如左束支传导阻滞。心室内传导延迟导致左心室激动模式无效率的失同步或不协调,此时 LV 节段在不同的时间收缩。LV 不规律的收缩导致舒张期缩短和(或)收缩期/舒张期部分重叠,并加重了功能性二尖瓣反流。双心室起搏通过降低电机械不一致的程度起作用。LV 失同步通常由于电学延迟而导致室间隔和左室侧壁机械延迟。因此,电学活动的顺序改善(被认为是再同步化过程)转化成了获益的急性和长期的血流动力学效益,使 LV 收缩更加协调和有效率,同时功能性二尖瓣反流减少。LV 起搏的靶点包括心侧和心后侧冠状静脉。在心脏再同步化治疗(CRT)时,有关右室流出道与 RV 心尖部起搏的作用还没有实际上的数据。实际上,CRT 的血流动力学是否产生获益(伴随额外的长期 LV 逆重构)主要来源于心室恢复同步性而非 AV 延迟的最优化。

CRT 患者的选择首先要符合心电图标准。然而,LV 机械收缩不同步的严重程控是更好的 CRT 反应性的预测指标。超声心动图提供了接受 CRT 治疗的患者室壁再同步化运动的直接证据。在很多研究中,通过不同的超声心动图测量定义了心室失同步的存在并预测了对 CRT 的反应性,即收缩功能的改善程度与心室失同步的程度相关。尽管许多学者已对识别 LV 失同步的最佳超声指数进行了研究,以便于更好地在置入 CRT 装置前预测 CRT 反应性,但这个问题仍值得商榷。正是因为这个原因,美国和欧洲的 CRT 指南均未要求 LV 机械失同步的超声证据。

绝大多数大型 CRT 试验的入选标准包括:①最佳药物治疗后 NYHA 心功能分级仍为Ⅲ级或Ⅳ级的 CHF 患者;②LVEF < 35%;③LV 舒张末期直径 > 55mm;④QRS 波时限 > 120ms 或特定情况下 < 150ms。大量试验显示 QRS ≥ 120ms 的患者获益。美国的双心室起搏指南包括难治性 NYHA 心功能分级为Ⅲ级或Ⅳ级的扩张性心肌病或缺血性心肌病患者。除了要求 LV 扩大的证据外,欧洲的指南与美国的指南相似。大量 CRT 患者(几乎都在美国)也接受 ICD 装置(CRT-D)置入。欧洲指南(2007 年)推荐单纯应用 CRT 而不应用 ICD 基于以下两点:①患者的预期寿命少于 1 年;②医疗后勤限制和价格考虑。

CRT 伴单腔左心室起搏

单腔 LV 起搏的最初调查显示,在急性期 CRT 研究中,LV 或双心室起搏有着相似的血流动力学获益,在一些患者中 LV 刺激甚至比双心室起搏表现出更好的血流动力学获效。一个前瞻性、多中心、随机、单盲、平行、对照试验比较了双心室起搏和单腔 LV 起搏,显示单腔 LV 起搏组 LV 射血分数(LVEF)显著升高,这与双心室起搏组的显著改善结果相类似。两组在死亡率和发病率上也类似。

CRT 伴单腔左心室起搏的指征

CRT 单导线左心室起搏的支持者认为,置入技术可以减少挑战性和花费。在这方面,由于 CRT 患者运用 ICD 来进行猝死的一级预防,因此单腔 LV 起搏适应范围受到了限制。临床可能应用的范围包括了 CHF 患者合并远期预后不良的重大并发症。因此,目前单导线 LV 起搏的作用很小。在挑选的 LVEF > 35% 的患者中,如果 CRT 对 LV 失同步或心力衰竭的一级预防有价值,那么,不带 ICD 的单导线 LV 起搏在未来可能变得重要。

CRT 右心室导线的优势

尽管在大多数 CRT 患者中 RV 起搏对血流动力学改善帮助不大，但增加的 RV 导线有下面的重要优势：

1. 多数患者（几乎都在美国）都接受 CRT-D 装置。

2. LV 和 RV 之间刺激的心室间（V-V）间期的可程控性，将有助于改善血流动力学。

3. 仅有 LV 导线感知，有导线向左心房移位时左心房感知的风险。如果该部位有 ICD，这将引起心室抑制或不恰当的 ICD 放电。

4. 抗心律失常起搏（ATP）采用 RV + LV ATP（伴 ICD）较医生管理的 LV ATP（无 ICD）更为有效，这是因为缺血性心肌病患者的室性心律失常往往来源于室间隔。

5. 需要抗心动过缓起搏的患者最好采用双心室系统，因为 LV 导线的脱位率远远高于 RV 导线。

6. 理论上，双心室起搏较单纯 LV 起搏有较少的致心律失常性作用，因为它有着更少的复极时间离散度。最后，在少部分患者中记得关闭右心室起搏很重要，这些患者对双心室起搏无效，他们的 LV 刺激显著延迟，让程控的 V-V 间期也不能充分地在 RV 输出之前使 LV 的输出提前。

NYHA 心功能分级为Ⅰ级和Ⅱ级的患者伴 LBBB 和左心室功能下降

最近的研究显示，NYHA 心功能分级为Ⅰ级和Ⅱ级伴 QRS≥120ms 和 LVEF ≤35% 的患者，在极少或无症状改变的情况下，CRT 对长期的左心室功能有明显的改善。REVERSE（收缩期左心室功能不全再同步逆转重构）试验纳入了无症状或轻度症状合并 QRS 波时限≥120ms 和 LVEF≤40% 的患者，随访 24 个月，LVEF 平均基线为 28.0%。在 CRT 置入后 24 个月，与对照组相比，患者临床结果和 LV 功能改善而 LV 直径减少。这些发现提示针对无症状或轻度症状 LV 功能不全的患者 CRT 可防止疾病进展。MADIT Ⅲ 研究纳入了 LVEF≤30%、QRS≥130ms 和 NYHA 心功能分级为Ⅰ级或Ⅱ级有症状的患者，但死亡率没有变化。CRT 与 LV 容积明显降低及 LVEF 改善有关。CRT 联合 ICD 降低了心力衰竭事件的风险。这些发现最终将影响指南的制定。

右束支传导阻滞（RBBB）

LV 失同步的发生率在 RBBB 患者中远远低于 LBBB 患者。尽管有一些患者可能获益，但 CRT 在 RBBB 患者中应用普遍令人失望。部分专家认为 CRT 不应用于 RBBB 患者。如果 RBBB 患者考虑置入 CRT，那么在置入之前必须明确其存在显著的 LV 不同步。

窄 QRS 波患者的 CRT 应用

小型的非对照研究提示窄 QRS 波（ <120ms）伴 LV 不同步证据的心力衰竭患者可能从 CRT 中获益。然而，最近的一项研究显示并无获益。尽管越来越多的证据支持超声诊断标准对于 LV 机械不同步性的评估可能可靠，但 CRT 在窄 QRS 波患者中的应用仍充满争议，并且未被常规推荐。

CRT 的影响

CRT 改善电活动顺序并不能产生正性肌力作用，但可通过恢复大致正常的 LV 收缩模式来改善心功能。通过更协调和更有效的 LV 收缩和功能，产生急性的和长期有益的血流动力学效应。长期血流动力学的改善表现在逆转 LV 重构，引起 LVEF 增加（常在随机试验中上升达6%）和左室收缩及舒张容积降低。这些逐步的改善发生，可能要花 3 ~6 个月或更长时间（ >1 年）。CRT 还可以减少功能性二尖瓣反流，产生急性期获益和长期基于叠加 LV 逆重构作用而达到的进一步改善。心输出量增加，然而 LV 充盈压降低，且不伴心肌氧耗增加。

CRT 改善 NYHA 心功能分级（在随机试验中改善 0.5 ~0.8）、运动耐量（在随机试验中 6 分钟步行试验平均增加 20% 的距离）、生活质量和发病率。当联合最佳药物治疗时，衰竭 LV 心肌的长期逆重构作用将降低 CHF 患者的再住院率和死亡率，且这些作用独立于除颤器治疗之外。CRT 还可降低交感/副交感神经失平衡性，减弱心力衰竭时慢性交感神经的激活和因收缩压升高而引起的神经介质的激活，并改善 LV 充盈时间。CRT 的获益近似于 ACEI 和 β 受体阻滞剂的作用，并可与药物治疗的获益相叠加。尽管存在 LV 逆重构，中断 CRT 将导致 LV 功能的恶化和失同步。

将严重心力衰竭并持续 RV 起搏的患者升级为双心室系统，长期的随访显示其可显著逆转 LV 重构，并带来 LV 功能的同步性总体改善。该类患者死亡率和发病率的长期风险与新置入 CRT 的患者相近。症状的改善和逆重构的程度也相似。

双心室起搏比例

我们必须确保 100% 的时间均发生双心室起搏。必须非常仔细地从装置的存储数据中查看双心室起搏和心室感知的比例。远程家庭监测对于这种评估尤其有帮助。为了避免“电学”去同步化，装置必须非常仔细地程控。再同步化缺失的故障排除可能很困难，并且需要程控医师对双心室起搏器的功能、计时周期和复杂算法具备全面的知识。

CRT 无获益

经静脉置入的成功率约为 90%~95%。但 30% 的患者对 CRT 无反应。许多因素可能导致 CRT 无反应。两个主要原因是 LV 导线置入非最佳部位和以心电图为基础的患者选择标准。在1/3 伴 LBBB 或左心室内传导延迟的心力衰竭患者中，心电图形态并未与显著的 LV 机械失同步相关。这一发现与临床试验中的 CRT 无反应发生率相关。既然 CRT 的首要目标是重新实现再协调 LV 收缩，因此，CRT 不太可能对缺乏机械不同步的宽 QRS 波患者产生获益，当然这也并非完全不可能。超声心动图组织多普勒成像技术（TDI）可探查心肌收缩和舒张的方向及速度。TDI 是一项重复性好的技术，通过在许多心肌节段测量射血时的收缩速率峰值时间来探查局部心肌功能和事件计时。TDI 是一个提高 CRT 患者选择性的有用工具。

最近的研究（与通常的看法相反）提示一些 LV 导线位于 LV 前壁的而非侧壁或后壁的患者，不一定产生不良影响或没有效果。在考虑进行导线位置校正前，应进行血流动力学测量。

瘢痕负荷

夺获阈值不充分和 CRT 无反应（虽然存在 LV 不同步）均可能与 LV 起搏的靶点存在大量瘢痕组织相关。因此，在缺血性心肌病和既往有心肌梗死病史的患者中，CRT 置入前应评估瘢痕组织的范围。

左心室起搏的备选途径

冠状静脉解剖的限制、膈肌起搏和 LV 导线迟发性脱位均要求 LV 起搏有备选途径。外科学技术包括最小化侵入性的外科途径（小切口开胸术、影像辅助下的胸腔镜手术和机器人辅助下的 LV 导线放置），以及最小化侵入性的剑突下心外膜途径。

仅有部分 CRT 患者接受了经穿间隔途径的心内膜 LV 导线置入。在双心室系统中，LV 心内膜起搏提供了更均匀的再同步化，比心外膜（通过冠状静脉系统）双心室起搏有更佳的血流动力学获益。鉴于经验较少，这种方法的风险和获益均还不清楚。主要的关注点包括血栓栓塞和二尖瓣损坏。

RV 双部位起搏包括两根 RV 导线的置入：一根导线放在 RV 心尖部，另一根导线置于 RV 流出道。这种方法已被用于 LV 导线置入失败时。它产生的 CRT 作用的程度小于双心室起搏。RV 双部位起搏绝不能成为一线的治疗方案，也不能在 LV 起搏时因为技术因素不成功而代替心脏外科手术，除非患者不能耐受或拒绝经胸外科手术置入 LV 导线。

三心室起搏（两根 RV 导线和一根 LV 导线）可能在最初对双心室起搏有反应但最终长期心衰恶化的患者中产生重要的血流动力学改善。问题是，三心室起搏（RV 双部位起搏和 LV 起搏的结合）能否最终比最初 CRT 的常规双心室起搏更有用，而非目前被认为的仅是一种补救措施。与之相反，两根 LV 导线和一根 RV 导线并未表现出有用价值。

什么是 CRT 有反应者？

无反应者目前还没有标准的定义。采用 LV

逆重构还是临床状态来作为 CRT 反应性评估的终点指标还没有一致性共识。更为复杂的是发现 CRT 置入者可能有临床改善,却没有超声心动图的改善,反之亦然。NYHA 心功能分级改善、6 分钟步行距离增加,或心衰相关生活质量的提高被一些学者认为是反应性充分,但这些参数会受自身情况改变和(或)安慰剂效应的影响。另一些学者将充分有反应定义为运动时无氧阈值下的耗氧量改变或伴随 NYHA 心功能分级改善的 LV 收缩和舒张期容积缩小。收缩功能的改善采用 LVEF 和 LV 收缩期末容积(LVESV)来评估,这是 LV 逆重构的常用参数。CRT 术后 6 个月 LVESV 改变(LVESV 减少 >15%)是长期预后良好的最佳的独立预测指标,伴较低的长期死亡率和心衰事件,也较少受安慰剂效应的影响。有些患者在急性期以各种方式评估均提示无反应或最小的反应性,但却在几个月后逐渐表现出迟发的改善。一般来说,无心肌逆重构的患者症状会明显,有明确的证据显示逆转心肌重构可转化为发病率和死亡率的降低。

CRT 置入的并发症

左心室导线脱位

LV 导线脱位率(2%~5%)比心房或 RV 导线脱位率高,并常发生在置入后不久。微脱位可导致起搏阈值升高。

冠状静脉导线并发症

短期并发症(位置移动、高阈值、膈神经刺激)发生率约为 5%。在 1 年时,另有 5% 的导线功能故障发生。导线故障在 1 年以后极少发生。从长远看,LV 导线的起搏阈值、R 波振幅和阻抗不会显著地改变而产生临床问题。

感染

初次置入的感染率在 0.5%~1%,但 CRT 置入过程时间较长增加了感染的风险。

冠状窦夹层和穿孔

冠状静脉窦(CS)夹层可因过于用力地推进指引导管或注射造影剂时造影导管顶端贴在了血管壁上而发生。冠状窦夹层发生率在 2%~5%。CS 夹层通常可愈合良好,CS 穿孔则很罕见。有些学者认为如果夹层发生在冠状窦末端就应该放弃导线放置,因为几周后 LV 导线的置入部位可能发生穿孔。通过寻找冠状窦真腔作为 LV 导线的理想通道,导线通常可以穿过冠状窦的近端夹层。为了排除心包积液,应进行超声心动图检查。

膈神经刺激和膈肌起搏

膈神经刺激是常见问题,并在麻醉且仰卧的患者置入过程中很难被发现。仅当患者活动或改变体位时膈神经刺激才变得明显起来。这个并发症与 LV 起搏部位临近左侧膈神经解剖部位有关,尤其是当 LV 导线置入在心后的或心后侧的冠状静脉时。它也与 LV 导线脱位相关。偶尔地,在置入后,当膈神经的刺激阈值较 LV 夺获高很多时,可通过降低 LV 电压(保持夺获)来控制膈神经刺激。双极 LV 导线的特殊程控选项既允许功能性程控为真正双极 LV 起搏,也允许程控为采用 RV 环端作为阳极而 LV 头端或环端作为阴极的起搏。后一个程控选项可以在具有 ICD 功能的 CRT 中提供。若没有 ICD 功能,则真正的单极起搏也可从一个或另一个 LV 电极到机壳(作为阳极)来实现。这些操作非侵入性地改变了起搏向量(电学复位)。该功能能够更为灵活地克服 LV 起搏高阈值和膈神经刺激的问题。

并发症的影响

在 CRT 置入后,慢性肾衰竭、糖尿病和心房颤动病史都是死亡有力的独立预测因素。

CRT 装置的程控

随机试验中部分 CRT 失败可能归结于不恰当的患者选择、非最优化的 LV 导线位置、不充分的药物治疗和不恰当的装置程控。

总的原则

任何程控行为之前均应该进行 12 导联心电图检查。CRT 程控的目的是确保实际上的心室再同步化达到 100%,并优化 AV 间期和心室间(V-V)

间期。由于心衰患者临床表现各不相同，因此 CRT 装置的最佳表现仅在个体化差异基础上进行量身定做程控时才能得以实现（表 24）。评估患者和装置一样重要。我们应该评估患者的 NYHA 心功能分级、体力活动、目前的药物、心率直方图、心房和心室起搏比例及一些特殊的问题，比如膈神经刺激和潜在的心房及心室节律异常。测试还包括与肺内液体状态（CRT-D 患者）相关的经胸阻抗数据的评估，以及选择患者进行运动试验来筛查某些异常，比如心房感知不足或在静息时不明显的阈值问题。CRT 程控要求仔细关注患者血流动力学问题、CRT 装置技术的知识、装置正常及异常功能的心电图表现。

12 导联心电图

基础心电图

12 导联心电图对于 CRT 评估是必需的。起搏器程控仪器的单导联心律条图是不合适的。在 CRT 装置评估时，12 导联心电图可对有或无自身传导 QRS 波的融合波、RV 和 LV 之间激动的平衡性及单极 LV 导线患者 RV 阳极夺获的表现提供重要信息。完整的评估需要对照自身传导时、单腔 RV 起搏时、单腔 LV 起搏时和双心室起搏时的 QRS 波形态。

右心室心尖部起搏时的 QRS 波形态

不管部位在哪里，RV 起搏实际上总是在胸前导联产生左束支传导阻滞（LBBB）形态。RV 心尖部起搏在下壁导联（Ⅱ、Ⅲ和 aVF）产生负向的起搏 QRS 波，这是因为从心脏下壁开始除极并背离下壁导联向上传导。平均 QRS 额面电轴总是朝上，通常在左侧，或在右上象限不太常见。RV 流出道或间隔部起搏使额面起搏 QRS 波电轴变为指向朝下的象限。下壁导联变为正向。

表 24　双心室起搏器的优化程控

AV 间期	1. 不应设置过长的 AV 间期
	2. 优化 AS-VP 间期，并避免与自身下传的 QRS 波发生室性融合。促进心房感知（VDD 模式），这是因为心房起搏会产生不利的血流动力学
	3. 只有在非融合状态引起 CRT 疗效不理想时，才考虑尝试促进 LV 起搏与自身 RBB 激动相融合（短 AV 间期）
	4. 在临时起搏测试时，程控频率适应性（动态的）AV 间期关闭（VDD 模式，慢于窦性频率以便感知心房活动）
	5. 为了长期起搏，程控频率适应性 AV 间期是有争议的
V-V 间期	对于 CRT 反应不理想者程控 V-V 间期可能很重要
心房感知和 PVARP	1. 短 PVARP（目标 250ms）；可能需要使用自动终止无休止循环性心动过速的算法
	2. 关闭室性期前收缩后 PVARP 延长，以及基于一个周期 PVARP 延长的起搏器介导性心动过速的终止算法
	3. 关闭装置中由模式转换算法允许的相对长的 PVARP 的自动模式转换功能
	4. 程控 PVAB 以便消除来自心房通道的远场 R 波感知
上限频率	相对高的上限频率，所以患者不会在他们的活动范围出现心室感知"突破"。在没有心肌缺血时，初始上限频率≥140ppm，以这个频率起搏常常是合适的
AV 传导	1. 使用药物影响 AV 间期
	2. 在长 PR 间期或心房内、心房间传导延迟伴难以处理的患者中，可考虑房室结消融

通过冠状静脉系统进行左室起搏的 QRS 波形态

经心后或侧后冠状静脉（传统 CRT 左室电极置入部位）单部位 LV 起搏，会在正确放置的 V_1 导联形成右束支传导阻滞（RBBB）形态（R 波为主）。V_2 和 V_3 可能正向或负向。如果电极位于心尖部，那么心电图 V_4-V_6 导联通常是负向波。如果电极位于心底部，那么 V_4-V_6 导联通常是正向波，类似于预激综合征左侧旁路显性预激中一致的正向 R

波。经心中或心大(心前)静脉起搏(非 CRT 的理想部位)产生 LBBB 的除极波形。

因此,当 LV 起搏时 V_1 导联为负向 QRS 波,应考虑 ECG 电极位置不正确,电极可能在心中或心大(心前)静脉,或者少数情况下出现机制不明的、与潜在瘢痕相关的心肌内传导严重异常的状况。LV 侧壁和下侧壁起搏额面电轴通常指向右下象限(电轴右偏),少数情况下在右上象限,偶尔电轴可能指向左下或左上象限。

双心室起搏时 QRS 波形态

RV 电极位于心尖部的双心室起搏。双心室起搏经常逆时针方向将额面向量转向右上象限(类似于 RV 起搏一样),尽管如此,在复杂的双心室起搏过程中额面电轴可能偶尔停留在左上象限。在 RV 起搏位于心尖部时,双心室起搏的 QRS 波在 V_1 导联通常正向。单纯 RV 心尖部双心室起搏 V_1 导联可能出现负向 QRS 波,但它的出现一定要进行仔细检查,以便排除以下几种情况:V_1 导联位置不正确(在胸壁位置过高)、LV 失夺获、LV 导线脱位、显著 LV 延迟(传出阻滞)、LV 瘢痕部位起搏明显延迟、与传导的 QRS 波形成室性融合、经心中静脉(心前静脉同样如此)起搏,甚或意外地将两根电极均置入 RV(表 25)。简单的双心室起搏时 QRS 波在 V_1 导联是负向,可能反映出异质的双心室基质(比如在自发 LBBB 左室激动时缺血、瘢痕、希氏 - 浦肯野等从不同的形式参与左室激动)产生的不同的激动,并且不一定表明来自 LV 刺激的贡献小(电学的或机械的)。

表 25 右室心尖部双心室起搏时 V_1 导联主导 R 波缺失

- 正常情况
- 右室流出道或 LV 起搏
- V_1 导联位置不正常(在胸壁位置太高)
- LV 失夺获
- LV 电极移位
- 显著 LV 延迟(传出阻滞、有或无瘢痕的情况下 LV 刺激部位延迟)
- 与自身 QRS 波室性融合
- 经心中静脉或前室间静脉起搏
- 无意中将两根电极均置入 RV
- RV 和 LV 电极接反

RV 电极位于流出道的双心室起搏。RV 电极在流出道的双心室起搏时,起搏 QRS 波在 V_1 导联通常是负向,同时起搏 QRS 波额面电轴通常指向右下象限(电轴右偏)。

QRS 波时限

随访时测量 QRS 波时限对于分析恰当的双心室夺获及与自身下传 QRS 波的融合很有作用。长期研究已经证实,起搏 QRS 波变窄的程度是 CRT 的机械反应性的一个较差的预测指标。在这种情况下,有趣的是 QRS 波更宽的单腔 LV 起搏产生的再同步化效果与双心室起搏是相同的。一个心室失夺获将导致 12 导联心电图上的起搏 QRS 波形态和时限的变化,类似于单腔 RV 或 LV 起搏。由于双心室起搏 QRS 波通常比单腔 RV 或 LV 起搏 QRS 波窄,因此起搏 QRS 波的增宽可能提示任何一个心腔失夺获,而只有另一个心腔夺获。

起搏 QRS 波时限和心室机械再同步化状态

双心室起搏时起搏 QRS 波通常比单腔 RV 或单腔 LV 起搏时窄。因此,随访时测量 QRS 波时限对于分析恰当的双心室夺获及与自身 QRS 波的融合很有作用。如果双室起搏 ECG 和记录的单腔 RV 或单腔 LV 起搏的 ECG 相似而又找不到其他原因时,在没有进行起搏系统的详细评估前,我们不能得出其中一根电极未对双室除极做出贡献的结论。

长期的研究已经显示,起搏 QRS 波变窄的程度对于心脏机械再同步化的预测价值不高。换句话说，QRS 波未变窄或者变窄的程度与双心室起搏的长期血流动力学获益不相关，这是因为起搏 QRS 波并不能反应心室机械同步化的潜在程度。在这一方面，有些患者单腔 LV 起搏的 QRS 波很宽，却显示出与双心室起搏相同或更好的机械再同步化。

长期 ECG 变化

许多研究表明，只要 LV 起搏未从其初始部位移位，那么起搏的 QRS 波时限将不随时间而变化。但是，由于 LV 导线可能移位至冠状窦侧支，所以应定期监测体表 ECG。LV 导线脱位可能导致 LV 失夺获，ECG 显示 RV 起搏 QRS 波图形及 QRS 时限增宽和电轴上偏。随着时间的变化，如果 QRS 波时限与心脏彩超显示的心室重构相关，那么它会起着一个决定性的作用。最后，应定期显露潜在的自身 QRS 波，以便确认 LBBB 形态的心室间传导异常的存在。在这个方面，关闭起搏器可能潜在地改善那些经左室重构后其室间传导延迟或阻滞已消失患者的 LV 功能和心衰。换句话说，自身下传的窄 QRS 波优于双心室起搏。

I 导联 Q、q 和 QS 波

I 导联 q 波在简单双心室起搏中很常见。在简单 RV 心尖部起搏时，I 导联 q 波很罕见。双心室起搏过程中 I 导联 q 波消失百分之百提示 LV 失夺获。因此，I 导联 Q/q 波或 QS 波的分析可能是评估双心室起搏时 LV 夺获的可靠方法。

与自身下传的心室波融合

在某些患者中，与自身下传 QRS 波的室性融合可能降低 CRT 的有效性，然而短 PR 间期的患者则可能从中获益。每个患者的融合波对临床和血流动力学的影响只能通过实践来证实。QRS 波显著变窄应怀疑心室融合，尤其对于 PR 间期短的患者。应通过逐步缩短 VDD 模式下 AS-VP（心房感知 - 心室起搏）间期或 DDD 模式下 AP-VP（心房起搏 - 心室起搏）间期时起搏 QRS 波的形态来排除室性融合。

对于窦性心律且 PR 间期相对短的患者，在双室起搏时完全自身下传的心室融合波可能会导致 ECG 的误读，这是起搏器随访时的一个常见问题。应程控 AS-VP 间期（伴频率适应性功能），以便确保在可能引起 PR 间期缩短的情况下单纯的双心室起搏，比如增加循环中的儿茶酚胺。很窄的起搏 QRS 波可能提示与自身下传 QRS 波的融合（与欠佳的血流动力学反应相关），而不是代表几近完美的心室电学再同步化，记住这点很重要。在这个方面，三心室起搏（RV 双部位 + LV）时起搏 QRS 波显著变窄，已推荐用于传统双室起搏无效的心衰患者。

上限频率反应

CRT 装置的上限频率反应与传统起搏器不同，这是因为大部分 CRT 患者窦房结和 AV 传导相对正常。当心房频率超过程控的上限频率时，双心室起搏器根据 P 波在起搏器周期中的位置有两种形式的上限频率反应。

1. 被掩盖的文氏上限频率反应。

在设置相对短的心室后心房不应期（PVARP）时，当自身心室周期短于程控的上限频率间期，每个起搏器周期的 AV 间期会部分或不完全延长（> 程控的 AS-VP 间期），产生文氏上限频率反应。此时没有起搏刺激，这是因为 P 波和自身 QRS 波均被起搏器感知。这种形式的上限频率反应是基于窦性心率快于程控的（心房驱动的）上限频率，这种情况在相对正常的 AV 传导、短的程控 AV 间期、短的 PVARP 及程控的（心房驱动的）上限频率相对低时容易出现。

2. P 波在 PVARP 内上限频率限制。

在双室起搏 P-P 间期变得短于总心房不应期（TARP）（窦房结功能相对正常）时，自身 P 波落入 PVARP 中，P 波不能被跟踪。与前一个 P 波（在 PVARP 内）有关的下传 QRS 波（VS）会开启一个 PVARP，它将包括后续的 P 波。此顺序确保了在双室起搏缺失下保持功能性心房感知不足。在这种情况下，当前的 AV 延迟（或自身 PR 间期或 AR-VS）长于程控的 AS-VP。没有明显的停搏和起搏器刺激。这种形式的上限频率反应与普通起搏器的 2∶1 阻滞有极大区别，这是因为所有的 P 波均在 PVARP 内。

程控上限频率

因为心衰患者对心动过缓不耐受（尤其是心衰恶化期合并交感张力增高），程控一个相对高的上限频率很重要，以避免因上限频率反应而出现自身

QRS 波下传。对于窦房结和 AV 结功能正常的患者,双心室起搏装置跟踪快速心房频率的风险不是一个重要问题。因此,将上限频率程控到≥140bpm 是合理的。如果必要的话,使用大剂量 β 阻滞剂可能会减弱这种窦性心动过速的趋势,这对于 ICD 患者或慢室速(VT)的患者是很重要的考虑,在这种情况下 VT 识别频率必须快于程控的上限频率。

在程控的上限频率以下失去再同步化和最佳的 PVARP 程控

失同步化的快速 AR-VS 序列时,P 波被困在或锁在 PVARP 里,可能出现于上限频率反应,在某些情况下也可能出现在程控的上限频率以下。在程控的上限频率以下出现电学失同步的原因很多,尤其是 PVARP 相对长时(表 26)。比如,在窦性节律时(低于上限频率),感知的室性期前收缩(或 T 波过感知)将开启一个规律的 PVARP。这个事件改变了起搏器的计时周期,以便下一个未被干扰的窦性 P 波落入 PVARP。这个在 PVARP 内不应期感知的 P 波传导到心室,产生自身下传的 QRS 波并被起搏器感知。这样只要 P-P 间期短于 TARP[相当于(AR-VS)+PVARP],窦性 P 波就将被持续困在 PVARP 里。因此,双心室起搏将会一直被抑制,直到出现非不应期心房除极感知(当 P-P 间期长于 TARP)或者在 TARP 外出现心房起搏脉冲。

同样的,当快速心房频率(快于程控的上限频率)逐渐下降至低于程控的上限频率时,根据上面的 TARP 公式,双室起搏将被持续抑制一段时间。基于这些考虑,需要程控一个 250ms 或者更短的 PVARP。应关闭"室性期前收缩后 PVARP 延长"功能,并关闭基于一个周期 PVARP 延长的起搏器介导性心动过速的终止算法。短的 PVARP 是安全的,这是因为无休止循环性心动过速在没有传导系统疾病的 CRT 患者中很罕见,除了 LBBB 或其类似情况。

有些装置可以提供记录心室感知事件的可程控的选项。这些记录在 CRT 重新程控时很有用。许多这样的事件是由于 AF 或非持续性慢 VT 引起。后者很常见,并且通常没有重要的临床意义。这些心室感知记录可能为电学失同步的机制提供线索,比如一个意料之外的上限频率反应,这需要重新程控更快的上限频率。

表 26　DDD 或 DDDR 双心室起搏模式下失去心脏再同步化

(A)内因	1. 低心房振幅电位时心房感知不足 2. T 波过感知和其他形式的心室过感知,比如膈肌电位 3. 长 PR 间期 4. 促使 P 波进入 PVARP 的情况,比如交界性或室性自主心律 5. 新出现的心律失常,比如快室率房颤 6. 短阵的非持续性室性心动过速,往往相对缓慢;这种心律失常很常见并且常常没有症状 7. 第一代具有共同感知通道的装置:心室双计数和远场心房活动感知
(B)外因	1. AV 间期的不恰当程控或任何延长 AV 间期的功能,例如频率平滑、AV 搜索滞后等 2. 最大跟踪频率低 3. 退出上限频率行为时,心房频率减慢 4. 低于程控的上限频率时功能性心房感知不足:(a)由房性期前收缩或室性期前收缩引起;(b)长 PVARP,包括 VPC 后 PVARP 自动延长或者与无休止循环性心动过速自动终止算法相关的单次 PVARP 延长 5. 在周期性窦性停搏的患者中,不恰当地减慢程控的低限频率,允许交界性逸搏发生(周长 < 低限频率间期) 6. 房内传导阻滞,右心耳 AS 感知延迟:一个短的 AS-VP 间期可能无法实现双心室起搏

程控 P 波自动从 PVARP 解锁

当自身长 PR 间期、长 PVARP 及程控相对低的上限频率时容易出现 P 波锁在 PVARP 内。当频率低于程控的上限频率时,如果 P 波被锁在 PVARP 里内,这时可程控特殊的算法来恢复 1:1

心房跟踪。装置能识别 AR-VS 序列，即理解为心室电学失同步，这时 PVARP 暂时缩短（一个周期），以允许装置感知到 PVARP 以外的窦性 P 波，这促进了心房跟踪和心室再同步化。在心房频率快于程控的上限频率或自动模式转换时，这种算法不起作用。这些算法对于 P 波被持续锁在 PVARP 内的窦性心动过速以及一度 AV 阻滞的患者尤其有用。

程控低限频率

CRT 患者的最佳低限频率尚不明确，并且根据心衰出现的时间和严重程度可能呈现出巨大的差异性。我们始终应该以心房感知为目标，心房感知的血流动力学优于心房起搏。现在有证据显示，心房起搏可能增加 AF 风险。因此，程控低限频率应确保维持窦性节律。偶尔有患者会有加速性室性节律或交界区节律与双心室起搏竞争，这时需要增加低限频率以便超速抑制和限制这些干扰节律。

远场 R 波过感知

心房通道的 R 波远场过感知会影响双腔 SVT/VT 的鉴别诊断，但如果心室频率慢于窦性区间的频率，也不会引起 VT 的不恰当识别（经由 ICD）。远场 R 波感知会引起不恰当的模式转换以及 DDI 模式下的电学失同步。远场 R 波过感知通常表现为短和长心房周长交替的情况，这是因为代表过感知 R 波的标记很靠近心室腔内电图。以下多种方法能够实现远场 R 波感知的控制：

1. 延长心室后心房空白期，这也会带来 AF 感知不足的风险。

2. 降低心房感知灵敏度，同样也会对 AF 感知带来危害。

3. 采用识别心房和心室事件的特殊形式的抑制算法。

4. 程控在心室事件后自动降低心房感知灵敏度。这个功能和在 ICD 装置中心室动态感知灵敏度相类似。

左室起搏输出的程控

通常推荐 2 倍阈值安全范围的 LV 输出。电池寿命是 CRT 装置的重要考虑，因为 CRT 双心室都持续起搏，LV 起搏可能需要高输出，LV 起搏阈值一般都是 RV 起搏的两倍。因此，在不增加心脏停搏风险的情况下，1.5 倍 LV 阈值的安全范围可能是合理的。这样的低安全范围的设置必须个体化。电池寿命可能通过 LV 自动阈值测试改善，并且在降低输出时帮助维持 LV 夺获。

左心室自动阈值夺获确认

LV 失夺获和膈神经刺激（需要较低的 LV 输出来消除）是 CRT 受干扰的两个重要因素。为了保持最小输出时 LV 的有效夺获，夺获确认的自动算法可能有用。举个例子，美敦力公司的左室阈值管理（LVCM）算法通过一跳测试测量从心房刺激到 RV 感知事件的时间作为自身 AV 间期（如 200ms）。之后装置在下一个测试周期测量从 LV 起搏到 RV 感知事件的间期。只有当 V-V 间期（至少 80ms）明显短于自身 AV 间期时，该算法才能确认 LV 夺获。采用这种算法，可程控 LV 输出（以安全电压范围 <2∶1）以便降低电池电流消耗，并减少膈神经刺激。

双心室起搏阳极刺激

尽管传统 RV 双极电极高输出时可能出现阳极夺获，但这种现象通常无法通过心电图识别。使用 LV 单极电极起搏的双心室起搏系统经冠状静脉起搏时可能产生 RV 阳极起搏。LV 电极头端作为阴极，RV 双极电极的近端作为 LV 起搏的阳极。这种排列产生了 RV 和 LV 起搏共用一个阳极。双心室起搏时，在共用阳极的高电流密度（来自两个来源）可引起阳极夺获，表现为起搏 QRS 波与源自单纯双心室起搏的形态，在一定程度上结构不同。

可分别程控两个心室输出的现代双心室起搏器同样也可能出现包括双极 RV 电极近端在内的另一种形式的阳极夺获。在相对高输出的单腔 LV 起搏时，RV 阳极夺获产生的 QRS 波与双心室起搏的 QRS 是相同的。偶尔，如果 LV 起搏阈值高于 RV 阳极刺激，那么这种形式的阳极夺获将掩盖呈现单纯 LV 起搏的心电图。这种阳极刺激可能使阈值测试复杂化，不能错误地理解为起搏器功能异常。此外，如果 LV 阈值不是太高，那么大多数患者可通过恰当程控 LV 输出来消除阳极夺获。

阳极夺获时通过程控 V-V 间期使 LV 激动提前是不可能的，知道这一点很重要，这是因为此时有效的 V-V 间期仍然为零。使用 LV 真性双极电极能消除各种形式的 RV 阳极刺激。

触发的心室起搏

有些装置有触发的心室起搏模式，这是一个可程控的选项，当 CRT 装置感知到程控的 AV 间期内的自身 QRS 波，或感知到一个起搏器定义的室性期前收缩时，可通过立即触发双心室输出实现再同步化。由于现代 CRT 装置只有 RV 通道存在心室感知功能，所以只有来源于 RV 的节律才能足够早地被感知并通过刺激 LV 起搏实现同步化。距离 RV 电极较远的异位节律将相对晚地被感知，因此，发放的触发刺激可能出现太晚而无法产生有效的电学同步。这种关于触发的双心室起搏的血流动力学数据很少。以前的研究显示，这个过程对于某些患者主动脉 VTI 的改善有帮助。

通过运动试验确认程控

目前无线遥测装置的出现使 CRT 患者的运动试验在技术上没有那么难了。运动试验对于全面评价 CRT 有价值，尤其是对于 CRT 反应不佳的患者，这些患者在静息状态无法找到明显的 CRT 反应不佳的原因。运动试验可能发现失夺获、心房感知不足、各种各样的心律失常以及由于 PR 缩短或上限频率限制而出现的自身 AV 传导进展。对于后者，应重新程控上限频率，以便努力保证持续双心室夺获。运动试验对于持续房颤还未进行 AV 结消融的 CRT 患者很重要。

在有严重功能不全[定义为不能达到 85% 的年龄预测心率，(220 减去患者年龄)]的 CRT 患者中，频率适应性 DDDR 模式起搏能带来运动耐量增加的获益。运动试验能促进频率适应性模式及其相关参数的程控。

心室间计时对双心室起搏心电图的影响

现代双心室装置允许通过心室间间期的程控在一定程度上调控血流动力学，通常采用多种不同步骤，LV 优先 RV 或 RV 优先 LV。在不产生阳极刺激的情况下，将 V-V 间期从 0ms 到 80ms 逐渐增加(左室领先)，这样将逐步增加起搏 QRS 波的时限，改变 QRS 波的形态，R 波在 V_1 导联较大提示更多的 LV 除极。在 V_1 导联不同的 QRS 波形态和 V-V 间期可能引起不同的血流动力学效应，但是这还未被证实。

双室起搏过程中 RV 阳极刺激会干扰以优化心脏再同步化为目的的 V-V 间期(通常程控为 LV 优先 RV)的程控，这是因为 RV 阳极夺获使 RV 和 LV 同时激动(此时 V-V 间期变为零)。当存在阳极刺激时，心电图 QRS 波的时限和形态不会随着程控的 80ms、60ms 或 40ms 的 V-V 间期(LV 领先 RV)的变化而发生改变。延迟的 RV 阴极输出(80ms、60ms、40ms)然后落在前面的阳极刺激开启的心肌不应期内。在 V-V 间期≤20ms 时，起搏 QRS 波可能会变化，这是因为短 LV-RV 间期使阴极部位产生的不应期及时阻止了来自 RV 阳极夺获部位激动的扩散。因此，阴极仍然会夺获 RV，并对 RV 的除极有帮助，这时除极来自两个部位：RV 阳极和 RV 阴极。

最佳 AV 间期程控

房室(AV)顺序起搏时的 AV 间期通过控制前负荷而影响 LV 收缩功能。合适 LV 起搏位置的作用看起来比 AV 间期的影响更重要。CRT 急性期和远期获益取决于程控的 AV 间期。然而，左侧 AV 间期的程控对于 CRT 患者来说很重要。恰当的 AV 间期计时可使 CRT 的获益最大化，如果程控得不好则可能潜在地抵消 CRT 的获益。优化将无法使无反应者(根据严格的定义)变为有反应者，但可以使低反应者的情况改善。

不同 CRT 患者的最佳 AV 间期不同，这表明经验性设置的 AV 间期对于许多人并不是最佳 AV 间期。因此，不推荐经验性地程控 AV 间期。我们应总是以心房感知为目标，认为心房感知的血流动力学比心房起搏好。因此，低限频率通常设置为一个较低的数值。AV 间期的设置通过左房为左室充盈、最大的每搏输出量、缩短的等容收缩期以及不伴二尖瓣收缩期反流的最长舒张期充盈(对于长 PR 间期的患者)实现最佳的 AV 同步。

在临床实践中，有许多优化 AV 间期的方法，且在应用上有很大差异。这些技术包括侵入性的(LV 或主动脉最大 dP/dt)和非侵入性的(大多为心脏彩超）。DDD(R)起搏器的AV间期优化传统上一直采用非侵入式多普勒超声心动图实现，多普勒超声心动图作为CRT患者急性期和长期血流动力学的评估仍然被广泛应用。然而，通过超声心动图优化CRT患者AV间期的方法各不相同，包括应用传统脉冲和连续波多普勒技术分析二尖瓣、LV流出道和主动脉血流流速成像，以及通过连续多普勒频谱确定二尖瓣反流的dP/dt。非超声心动图技术包括放射性核素造影、心阻抗、体积描记法，以及来自整合到起搏导线里的心内加速度峰值传感器的数据。

AV（和V-V）优化的超声技术需要有经验的人员且耗时。此外，超声心动图CRT的优化对于观察者间和观察者自身的变异很敏感。就准确性、成本、快速、便捷以及全自动方面，测量或评估AV间期疗效的最佳程控仍然需要明确，但是最近开发的半自动化方式带来了巨大希望（稍后讨论）。

AV间期的长期评估

AV间期的优化随访和长期程控是不确定的。有证据表明，CRT患者最佳的AV和V-V间期随时间而改变。双心室起搏可逆转LV重塑，LV舒张末期及收缩末期容积和压力随时间而变化。这个动态的过程还包括自主的变化，这可能需要几个月的时间达到新的LV功能最大改善的稳定状态。因此，应定期评估最佳AV间期。需要进一步的研究，以确定AV间期需要每隔多久来进行优化。

房内和房间传导延迟

房内和房间传导延迟目前被认为是CRT置入适应证的心衰患者的重要异常。有广泛的心房肌疾病、无心房电活动或低腔内电图振幅以及接受了外科手术，如二尖瓣置换和迷宫手术的患者，应怀疑存在这些传导异常。

房间传导延迟

房间传导延迟的特征是一个宽和有切迹的P波（>120ms），多在心电图Ⅱ导联，以及V_1导联具有广泛的负向终末向量。后者通常被认为有左心房扩大，然而这提示左心房传导疾病。房间传导时间的测量指激动从高位右心房或P波起始传到冠状静脉窦远端的时间（60～85ms）。当存在晚期左心房激活传导延迟时，左心房收缩延迟，甚至在LV收缩末期发生。因此，需要程控较长的AV间期以适应左房收缩的延迟，然而这时竞争性自身AV传导的出现就会阻碍心室的再同步化。CRT适应证患者的房间传导延迟的发生率尚不清楚。当ECG提示有房间传导延迟时，明智的做法是在置入CRT时通过显示从右房到左房的传导时间长于从右房到心室的传导时间（QRS波起始），以便发现左房激动的延迟。

当存在房间传导延迟时，应考虑将心房电极放置在高位房间隔（Brachmann束）或低位房间隔或冠状静脉窦近端，这时起搏同时激动两个心房，将会使总心房激动时间缩短，这可以通过P波持续时间的减少来判断。当CRT的心房电极已经放置于右心耳时，需要通过置入第二根心房导线进行双心房起搏，以便恢复左侧AV机械同步，或在冠状静脉窦附近的冠状静脉窦近端或低位心房，以便提前引起左心房的收缩。AV结消融允许AV延迟的控制，从而促进左侧AV的机械同步。

房内传导延迟（心房晚感知）

在有些右心房房内传导延迟的患者中，从窦房结到右心耳（心房感知的部位）的传导是延迟的，但不伴有显著的窦房结到AV结或到左心房的传导延迟。这部分患者的临床发生率及其与房间传导延迟的关系尚不清楚。在这种情况下，装置感知到右心房腔内电图的同时左心房开始或甚至已经完成了激动。AS-VS间期（AS＝心房感知事件，VS＝心室感知事件）变得很短，这是因为此时AS感知延迟但VS感知正常。因此，在CRT患者中，由于竞争性自身传导的出现，程控一个不被比较早的VS事件干扰的最佳AV间期也许是不可能的。在这种情况下，VS产生潜在的有害室性融合或不完全心脏再同步化。因此，我们经常被迫程控非生理性的短的感知AV间期以及尽可能长的起搏AV间期，以便适应与一度起搏器传出阻滞相关的延迟。在某些困难情况下，消融AV结快径或完全消融AV结可以得到令人满意的结果。这种方法类似于对肥厚型梗阻性心肌病和短PR间期患者实施起搏治疗，对于后者来说，AV结消融是保证完全由起搏器触发心室除极的唯一方法。

与自身下传 QRS 波融合:这重要吗?

一项研究证实 LV 起搏时 LV 最大的 dP/dt 比双室起搏时高,假设 LV 起搏与通过右束支下传的自身激动产生的室性融合有关。这项研究的临床意义尚不清楚。由于与自主神经相关的内在传导的干扰,目前无法获得融合程度稳定的持续的 LV 刺激。目前,最好的 AV 间期程控是尽量减少和自身心室活动产生室性融和,除非有更多的证据 ,一个可靠的方法是找到与右束支活动同步或在未起搏的 RV 感知事件的同时给予 LV 刺激。室性融合的血流动力学影响尚无法预测。这一方法对于某些短 PR 间期的患者是有好处并无法避免的,但这也可能带来心室不能完全同步的风险。事实上,有些患者消除融合波对于血流动力学有好处。对于短 PR 间期的患者,AV 间期的优化可能是其次的,或者不可能在短 AV 间期时不发生融合。因此,对于 CRT 反应不理想的患者可以试验性程控一个存在融合的相对长的 AV 间期(可能对血流动力学更有利)。

V-V 间期程控

鉴于最近两个研究显示程控 V-V 间期没有获益,因此 AV 间期的程控是有争议的。尽管最近这些研究的结果是阴性的,但 V-V 间期优化可能对 CRT 反应非最佳的心衰患者有好处。对大多数患者而言,V-V 间期优化对 LV 功能和(或)每搏输出量的改善是有限的,但对个别患者来说可能有显著获益。V-V 区间的优化应减少 LV 不同步性,提供更多的 LV 同步激活及更快的 LV 排空和更长的舒张期灌注,因此可能增加 LV 射血分数,并减轻某些患者的二尖瓣关闭不全。V-V 的可程控性也可能通过调整室间间期,部分弥补 LV 电极的非最佳位置,它可能能纠正个别 LV 功能不全和心衰患者中常见的心室非同步激活。V-V 间期优化可被视为左、右心室 AV 间期的个体化调整,其获益是对 AV 间期优化的补充。

V-V 间期优化技术和 AV 间期优化相同。V-V 间期程控后,其余 LV 不同步范围的确定需要更高级的超声心动图技术,如组织多普勒成像。现代双心室 ICD 装置允许 V-V 间期的程控通常为 0 至 +80ms(LV 领先)以及 0 至 +80ms(RV 领先),以便优化 LV 血流动力学。LV 和 RV 同时起搏时 V-V 间期为零。程控 V-V 间期主要是基于有证据表明,CRT 左、右室顺序起搏而非同步起搏能产生最佳的机械效率。

V-V 间期的优化在不同患者间表现出极大的变异性,并且大多数患者通常无法通过临床情况来判断。因此,V-V 间期的调整同 AV 间期相同,必须个体化。最佳的 V-V 间期范围相对较窄,最常见的是 LV 提前激动 20ms。RV 提前激动应慎重使用,这是因为 RV 提前激活可能导致 LV 功能下降。因此,只要有血流动力学获益的证据,RV 提前激动应用于室间隔及下段 LV 不同步的患者。缺血性心肌病患者(存在传导较慢的瘢痕)会比特发性扩张型心肌病患者需要更多的提前激动。V-V的程控对于既往有心肌梗死的患者尤为有效。

进行 V-V 间期优化前,应考虑到起搏导线的构型、阳极夺获的存在(这迫使 V-V 间期为 0)以及制造商相关的 V-V 间期的差异性。此外,仔细分析 RV、LV 和双心室起搏的 12 导联心电图至关重要。

V-V 间期程控对 AV 间期有效性的影响:装置制造商的差异

V-V 间期的程控允许单独程控 RV 和 LV 的 AV 间期。在绝大多数装置中(除了波士顿科学公司/Guidant 以外的所有美国制造商),由 V-V 间期提前的心室通道都将在程控的 AS/AP 间期后起搏。在波士顿科学公司(Guidant)的起搏器中,程控仪上显示的程控的 AS/AP 计时应用在 RV 通道,如果 LV 激动由 V-V 间期提前,那么 LV/AV 间期可通过 AS/AP 间期减去 V-V 间期来计算。

滞后间期和延迟的心室内及心室间传导

某些没有血流动力学改善的 CRT 患者可能是由于电学兴奋和脉冲传播的变化相关的 RV 和 LV 之间电激动的不平衡,如电学延迟、导线附近(由于瘢痕)脉冲的缓慢扩步,或更广泛的心室内和心室间传导延迟。

12 导联心电图中从起搏器脉冲刺激到起搏 QRS 波的起始之间的间期称为滞后间期,在 RV 起搏时这个间期正常 <40ms。

来自心外膜冠状静脉内的起搏器刺激到 LV

滞后间期的延长，可能是由于插入的静脉组织和心外膜脂肪阻碍了电极和 LV 心肌之间的直接接触和(或)其上覆盖瘢痕。下侧壁运动减弱或严重运动功能减退可能与涉及 LV 电极置入部位区域的 LV 滞后间期延长有关。这与最近报道的超声心动图和增强磁共振成像显示的 LV 不同步和后侧壁瘢痕的 CRT 患者反应率低是一致的。在双心室同时起搏时(V-V = 0ms)，与滞后间期相关的 LV 除极延迟产生 RV 激动为主导的 ECG 图形。通过可程控的 V-V 间期使 LV 激动提前，或程控装置为单腔 LV 起搏，可能引起即刻血流动力学及症状的改善。在双心室起搏系统中，增加的 LV 心室刺激输出可降低患者心室间的传导时间。应尽可能增加输出强度，通过创造一个较大的虚拟电极使更多的心肌除极，这可能对病变心肌的起搏尤为重要。

利用心电图优化 V-V 间期

在 50 ~ 100mm/s 的走纸速度下测定心电图上的 RV 和 LV 滞后间期，并使用 LV 和 RV 滞后间期之间的差值作为程控的 V-V 间期。对于 LV 滞后间期长的患者，在双心室起搏时逐步增加从左到右心室(V-V)的间期，能够显露出 V_1 导联的主导 R 波，这可以指导 V-V 间期的选择以便产生左、右心室的均衡除极。这种通过心电图优化 V-V 间期方法的准确性和有效性还需要进一步研究。

最近提出了一种简单的 ECG 方法，该方法比较 LV 起搏(T_1)及 RV 起搏(T_2)时，V_1、V_2 导联从起搏脉冲信号到 QRS 波快速转折开始的时间间期之间的差值。$T_2 - T_1$ 间期的差值被认为是最佳的室间延迟的测量，定义为最佳 V-V 间期，并在三维超声心动图下，将其与 V-V 间期设置为 -30ms、0 和 +30ms 时进行 LV 同步性的比较。超声结果与 ECG 方法有 83% 的一致性($r = 0.81, P < 0.001$)。研究者认为，RV 和 LV 激动在体表 ECG 表现出来的快速心室除极的时间差值，与超声心动图的V-V 间期优化显示出良好的相关性。

AV 和 V-V 间期的半自动优化

QuickOpt 计时间期优化(圣犹达公司)通过心脏内 EGM 测量程序，在 90s 内自动显示出最佳的 AV 和 V-V 间期。该系统采用独特的算法来计算最佳时间数值，然后手动程控这些数值到 CRT 装置中。QuickOpt 优化和传统超声心动图确定最佳 AV 和 V-V 间期的方法被认为是一致的。另一个最近由波士顿科学公司(Guidant)推出的系统(SmartAVDelay™)也允许基于程控仪的 AV 间期的快速确定。该算法也采用了基于准确预测与最大左心室 dP/dt 相关的 AV 间期的心腔内电图的公式。该装置测量感知的和起搏的 AV 间期(AS-VS 和 AP-VS)。它还能在 LV 双极电极的情况下测量 RV 和 LV 腔内电图之间的心室间传导间期，在这里，系统会自动提供最佳的 AV 延迟。如果 LV 电极时单极，则采用体表 QRS 波时限的半自动化功能。如果 LV 电极不在正确部位，则需要进一步程控调整。这个系统不评估必须在确定最佳 AV 间期之前程控的 V-V 间期。与圣犹达公司系统采用最佳感知 AV 间期增加 50ms 作为最佳起搏 AV 间期的方法不同，该系统需要分别程控感知的和起搏的 AV 间期。

绝大多数 CRT 患者不接受采用传统的方法来优化 AV 和 V-V 间期，这是因为超声优化通常需要很长时间且费用昂贵。这些基于心腔内电图的新系统允许高效和频繁的 AV 和 V-V 间期优化，甚至能够在装置离开手术室之前就进行程控。尽管初步数据令人鼓舞，但这些基于心腔内电图的自动或半自动 AV 和 V-V 优化方法还需要进一步研究。

心房颤动和房性快速心律失常

许多接受 CRT 的患者有阵发性房性心律失常病史，通常会引起快速心室反应而抑制 CRT 工作。心率在静息状态下可以被控制，而在运动状态却不易被控制，即使在通过药物控制了平均心率的情况下，下传心搏产生的 RR 变化也可能会降低再同步化的心跳次数。应积极治疗房颤和房性快速性心律失常，如果无法实现长期的窦性心律，则应进行 AV 结消融。在这个方面，不能被装置存储的看起来还满意的起搏百分比所误导，这是因为很多可能是与有效电同步无关的融合和(或)假性融合波。永久性 AF 伴心衰患者的 CRT 治疗只有在进行 AV 结消融后才显示出与窦性心律患者相似的 LV 功能和生活能力的长期改善。

有些装置具有可程控的通过动态匹配患者自身心室反应(最多到设定的最大跟踪频率)而增加AF时双心室起搏比例的算法,从而在某种程度上促进频率规整以及再同步化(没有整体心室率的提升)。这种算法的激活不能带来心室率的控制,也不能代替AV结消融。自动模式转换应该被激活,并且对于心室传导相对缓慢的患者尤为重要。有些装置在模式转换时可以另外设置一个低限频率间期,借助DDI模式时一个相对快的起搏频率达到增加双心室起搏百分比的目的。没有必要给没有房性心律失常病史的患者程控模式转换功能,这是因为在DDI模式下设置的基础频率不是特别快时,远场R波感知可能会引起某些装置反复的自动模式转换及电学失同步。

CRT后的充血性心力衰竭

利尿剂减量对于接近最佳LV充盈压的CRT患者很重要,预防肾前性氮质血症的充分利尿可能会掩盖或延缓CRT获益。CRT后β-阻断剂的剂量可能会增加,对于以前不耐受的患者也可能成功。如果有的话,也只有很少的患者会单独对CRT有反应,因此CRT不能替代药物治疗。装置和最佳药物的联合治疗可产生协同效应,以逆转LV重构和长期生存率。CRT后出现CHF需要进行全面的检查(表27)。

表27　CRT低反应性

- LV电极脱位或高阈值
- LV电极位于心前静脉
- LV电极在非存活心肌上
- 尽管QRS波很宽,但没有LV不同步
- 不可逆的二尖瓣反流
- 长的AV延迟
- 欠佳的AV延迟和(或)V-V延迟
- 具有快速心室率的房性快速性心律失常
- 频发PVC
- 心肌功能严重受损
- 并发症
- 有反应的定义太严格

反复心力衰竭的调查

1. CRT无反应者应最先进行房颤进展的评估或心肌缺血评估,考虑是否有血运重建。室率控制,包括AV结消融或电复律恢复正常窦性心律对于出现房颤的患者至关重要。

2. 评估LV导线失夺获。

3. 从装置内存中评估双心室起搏的百分比。

4. AV和V-V间期优化可以在短期内得到某些改善。

5. LV不同步的超声心动图评估。如果仍然存在显著的心室内不同步,那么应考虑重置电极,如果必要的话放置到左室心外膜。

6. 尽管纠正了LV不同步,但症状仍持续存在,则需要对严重二尖瓣关闭不全进行评价。二尖瓣外科手术甚至能给LV功能很差的患者带来症状的改善,尤其是持续性二尖瓣显著关闭不全的患者。

心衰的CRT装置监测

ICD的各种测量对心衰患者的管理非常有用。早期诊断和治疗早期心衰可能降低LV功能不全的进展和死亡率。因此,定期远程监测很重要。在这方面,有趣的是在临床CHF发生前7~21天,患者可能出现轻微症状。在此期间,一系列参数的远程监测允许在临床症状出现前进行早期诊断。制造商提供远程传输血压和体重的服务。

经胸阻抗

这一功能(起搏器还不可用)对于接受ICD作为CRT系统(CRT-D)一部分的CRT患者是有用的。液体比固体更容易导电。肺部液体的积累引起胸阻抗下降和电导性的增加。美敦力公司的CRT或ICD(OptiVol™)装置可通过发放低振幅的电脉冲来测量RV导线与机壳之间的经胸阻抗,从而追踪胸部液体状态,每天应多次进行这种测量。该OptiVol液体状态监测系统收集在中午12点至下午6点之间的阻抗信号,因为这个时间段被认为早于反应液体累积的最佳时间。LV舒张末压的测量值与阻抗值呈负相关。

每天计算一次阻抗的平均值并创建一个参考范围被称作 OptiVol™液体指数,用来替代阻抗。该液体指数代表在日常和参考阻抗之间的连续日常差异的累积。医生能够基于存储数据为每个患者选择一个提示阻抗降低的阈值。当液体在肺部聚集时,阻抗水平降低,液体指数上升。当液体指数达到一定阈值时,可以产生声音报警。在临床症状恶化发生前 2 周会出现测值的异常。必须调查异常出现的原因,因为这可能是由于近期发生了房颤。OptiVol 远程监控能够在心衰失代偿的临床前阶段就进行早期治疗,并能够显著降低因心衰导致的住院。ICD 可提供 14 个月的 AT/AF 负荷趋势、AF 时心室率、心率变异性、患者的活动,以及夜间/白天心率的心衰管理报告。

心率变异性

心率在心跳与心跳之间变化。心率变异性(HRV)指每次心脏搏动时心率的变化(连续心跳之间,即 RR 间期),是提供自主神经状态和神经内分泌激活的一个间接指标,也是许多心血管疾病和心衰时的重要病理生理因素。健康心脏的 HRV 通常在休息时大。在运动时,HRV 随心率和运动强度的增加而减小。HRV 降低是迷走神经活性降低的标志。HRV 降低意味着交感神经活性增强,并且在具有高死亡风险和住院风险的患者中较低。许多较新的 CRT 装置置入了 HRV 软件,它可以每日记录 HRV。在双腔装置中,通过心房感知事件计算 HRV,然而单腔 ICD 则通过 RR 间期计算。由于在患者出现症状前神经内分泌系统就对识别到的 LV 功能变化做出反应,因此 HRV 数据对于预测状况恶化及预防可能的住院有作用。CRT 术后装置测量的 HRV 参数及患者预后均得到明显改善。在置入 CRT 后 4 周,仍缺乏 HRV 改善将识别出高心血管事件风险的患者。我们必须记住,新发 AF 也可能导致不正常的 HRV。此时,HRV 在实际使用不多。

活动

活动传感器(压电式或加速度计)识别身体的运动,并反映患者的日常体力活动。即使在没有程控频率适应性起搏模式时也能记录这些数据。通过活动数据预测心衰的准确性主要取决于患者,部分取决于活动的类型。活动水平在失代偿之前可能不能下降得足够早,特别是对于严重心衰或长期静息的患者。在 CRT 患者中,记录到活动量增加提示对 CRT 症状反应性良好及 CRT 有效率,这与生活质量及 NYHA 心功能分级的改善相平行。在决定患者是否能够回去工作时,活动数据可能很重要。

夜间心率

夜间心率对于 CHF 患者很重要。夜间心率的增加可能是即将发生失代偿的标志。如果窦性心率高于预期(如 90bpm),CHF 患者需要更多的 β 受体阻滞剂治疗。夜间心率监测也可能意外发现心房颤动的发作。

CRT 后的心律失常

房性心律失常

CRT 术前 AF 病史与较高死亡风险相关。少数持续性 AF 的患者会发生 AF 的自发转复。CRT 似乎可以减少既往有 AF 病史患者的 AF 发作。这可能与 LV 收缩功能的显著改善和二尖瓣关闭不全的减轻有关。在这方面,CRT 术后左房大小和心功能的改善与新发 AF 发生率减少有关。与维持窦性心律的患者相比,CRT 术后新发 AF 的患者显示较少的重构逆转,较少的 LV 功能改善,更多的心衰住院率及增加的死亡率。永久性 AF 的复律应在 CRT 术后 3 ~6 个月后进行,这时重构已趋于稳定。可以在转律之前应用胺碘酮或多非利特治疗。

尽管存在永久性 AF,也可以考虑置入心房电极,其原因如下:①提供了心房监测功能,尤其对于 ICD 患者有用;②虽然 CRT 很少引起房颤的自发转律,在建立了显著的 LV 和左心房逆重构之后电学心脏复律可能成为一种选择。恢复窦性心律时缺乏 AV 同步会带来起搏器综合征的风险。

室性心律失常

CRT 术后的室性促心律失常作用可能表现为

持续性单形性 VT 或罕见的多形性 VT，主要通过心外膜（在冠状静脉系统）LV 和程度较轻的双室起搏来促发。单纯 LV 起搏诱发的 VT 能够通过关闭 LV 起搏消除，有时 LV 诱发的某些 VT 可以被双心室起搏所抑制。在有些患者中，由 LV 或双室起搏诱发单形性 VT 表示之前已控制的心律失常发生恶化，但在其他患者可能是新发心律失常。与之相反，多形性 VT 是由与扩大的跨膜复极离散度相关的不同机制引起，这是由于因 LV 心外膜起搏诱发跨膜复极离散度增大（如长 QT 综合征）。幸运的是，多形性 VT 很罕见。

附录：指南

起搏器置入的美国指南

Epstein AE, DiMarco JP, Ellenbogen KA 等《2008 年 ACC/AHA/HRS 置入器械治疗心脏节律异常指南》。*J Am Coll Cardiol* 2008；51：e1－62.

下面的文本是已发表的指南中的摘录，转载得到了美国心脏协会的许可。完整的指南定期更新，可在网站 http://content.onlinejacc.org/cgi/content/full/51/21/e1 获取。

证据水平

证据水平 A：来自多个随机临床试验或荟萃分析数据，评估多个群体。

证据水平 B：来自单中心的随机试验或非随机研究的数据，评估有限的人群。

证据水平 C：仅有专家共识、案例研究或标准治疗，评估非常有限的人群。

窦房结功能不良的永久起搏器建议

Ⅰ类

1. 经证实的症状性心动过缓伴窦房结功能障碍(SND)，包括导致临床症状的频发窦性停搏(证据水平 C)。

2. 有临床症状的变时性功能不全患者(证据水平 C)。

3. 因必需应用的药物治疗导致的症状性窦性心动过缓(证据水平 C)。

Ⅱa 类

1. 尚未确定症状和心动过缓(心率＜40 次/分)相关，但证实有窦房结功能障碍者(证据水平 C)。

2. 不明原因的晕厥，电生理检查发现或诱发显著的窦房结功能异常(证据水平 C)。

Ⅱb 类

1. 清醒时心率长期＜40 次/分，但症状轻微(证据水平 C)。

Ⅲ类

1. 无症状的窦房结功能障碍患者(证据水平 C)。

2. 有心动过缓的疑诊窦房结功能障碍患者，但在症状发作时被明确证实无心动过缓(证据水平 C)。

3. 因非必需药物治疗导致症状性心动过缓的窦房结功能障碍患者(证据水平 C)。

建议分类

Ⅰ类	Ⅱa 类	Ⅱb 类	Ⅲ类
获益＞＞＞风险	获益＞＞风险	获益≥风险	风险≥获益
	需要围绕该主题的额外研究	需要更大主题范围的额外研究；额外的注册数据可能有帮助	没有额外研究的需要
操作/治疗应该被实施/执行	进行操作/治疗是合理的	可以考虑操作/治疗	不应进行操作/治疗，因为它们没有帮助甚至是有害的

成人获得性房室传导阻滞的永久起搏器建议

Ⅰ类

1. 症状性(包括心衰症状)或伴室性心律失常(推断由房室传导阻滞所致)的任何水平的三度或高度房室传导阻滞(证据水平 C)。

2. 因心律失常或其他情况必须使用的某种药物引起的任何水平的三度或高度房室传导阻滞(证据水平 C)。

3. 窦性心律伴任何水平的三度或高度房室传导阻滞,清醒状态下无症状,出现下列情况之一时:①记录到≥3s 的窦性停搏;②逸搏心律的频率<40 次/分;③逸搏心律起源于房室结以下(证据水平 C)。

4. 房颤或窦性心律伴任何水平的三度或高度房室传导阻滞,清醒状态下无症状,但出现一次或一次以上≥5s 的长间歇(证据水平 C)。

5. 房室交界区导管消融术后出现的任何水平的三度或高度房室传导阻滞(证据水平 C)。

6. 心脏外科手术后出现的、预计无法恢复的任何水平的三度或高度房室传导阻滞(证据水平 C)。

7. 伴有神经肌肉疾病[如强直性肌萎缩、Kearns-Sayre 综合征、Erb 肌营养失调(四肢-腰肌营养不良)和腓肠肌萎缩症,不论有无症状]的任何水平的Ⅲ度或高度房室传导阻滞(证据水平 B)。

8. 任何类型及水平的症状性二度房室传导阻滞(证据水平 B)。

9. 无症状的持续性三度房室传导阻滞出现下列情况之一时:①任何水平的阻滞,清醒状态下心室率≥40 次/分(伴心脏增大或左室功能不全);②阻滞部位位于房室结以下(由Ⅱa 升级而来)(证据水平 B)。

10. 无心肌缺血情况下,运动时出现的二度或三度房室传导阻滞(证据水平 C)。

Ⅱa 类

1. 无症状的持续性三度房室传导阻滞,逸搏心律频率>40 次/分,不伴心脏扩大(证据水平 C)。

2. 无症状的二度房室传导阻滞,电生理检查发现阻滞水平在希氏束或以下部位(证据水平 B)。

3. 一度或二度房室传导阻滞出现类似起搏器综合征样症状或血流动力学障碍(证据水平 B)。

4. 无症状的二度Ⅱ型房室传导阻滞,QRS 波群时限正常。如果 QRS 波群时限增宽(包括孤立性右束支传导阻滞),则升级为Ⅰ类建议(证据水平 B)。

Ⅱb 类

1. 无论是否有临床症状,神经肌肉性疾病[如强直性肌萎缩、Erb 肌营养失调(四肢-腰肌营养不良)和腓肠肌萎缩症]伴发的任何程度的房室传导阻滞(包括一度房室传导阻滞),因为此类房室传导阻滞的进展难以预料(证据水平 B)。

2. 使用药物和(或)药物毒性作用所致的房室传导阻滞,即使在停药后阻滞仍然持续存在(证据水平 B)。

Ⅲ类

1. 无症状的一度房室传导阻滞(证据水平 B)。

2. 如果阻滞水平在希氏束(房室结)以上,无症状的二度Ⅰ型房室传导阻滞,或不能确认阻滞水平在希氏束或以下部位者(证据水平 C)。

3. 有可能恢复正常且不再复发的房室传导阻滞(如药物中毒、莱姆病、一过性迷走神经张力增高,或无症状的睡眠呼吸暂停患者在低氧时出现的房室传导阻滞)(证据水平 B)。

慢性双分支阻滞的永久起搏器建议

Ⅰ类

1. 慢性双分支阻滞伴高度房室传导阻滞或间歇性三度房室传导阻滞(证据水平 B)。

2. 慢性双分支阻滞伴二度Ⅱ型房室传导阻滞(证据水平 B)。

3. 交替性束支阻滞(证据水平 C)。

Ⅱa 类

1. 虽未证实晕厥由房室传导阻滞引起,但已排除其他可能导致晕厥的原因，特别是室性心动过速（简称室速）（证据水平B）。

2. 无症状的慢性双分支阻滞，电生理检查时偶然发现HV间期明显延长（≥100ms）（证据水平B）。

3. 电生理检查过程中偶然发现起搏诱发的非生理性希氏束或以下水平阻滞（证据水平B）。

Ⅱb 类

1. 无论是否有临床症状，神经肌肉性疾病[如强直性肌萎缩、Erb肌营养失调（四肢-腰肌营养不良）和腓肠肌萎缩症]伴发的双分支阻滞或任何分支阻滞均可考虑置入永久性起搏器（证据水平C）。

Ⅲ类

1. 无房室传导阻滞或无症状的分支阻滞（证据水平B）。

2. 无症状的分支阻滞伴一度房室传导阻滞（证据水平B）。

心肌梗死(简称心梗)急性期后的永久起搏器建议

Ⅰ类

1. ST段抬高型急性心梗后发生的希氏束或以下水平持续性二度房室传导阻滞伴交替性束支阻滞，或急性心梗后出现希氏束或以下水平的三度房室传导阻滞（证据水平B）。

2. 一过性房室结以下水平高度或三度房室传导阻滞合并束支阻滞。如果阻滞水平不明确，可能需要进行电生理检查（证据水平B）。

3. 症状性持续性二度或三度房室传导阻滞（证据水平C）。

Ⅱb 类

1. 阻滞部位在房室结水平的持续性二度或三度房室传导阻滞，无论有无临床症状（证据水平B）。

Ⅲ类

1. 无室内传导阻滞的一过性房室传导阻滞（证据水平B）。

2. 仅有左前分支阻滞的一过性房室传导阻滞（证据水平B）。

3. 无房室传导阻滞的新发生的束支或分支阻滞（证据水平B）。

4. 合并束支或分支阻滞的无症状永久性一度房室传导阻滞（证据水平B）。

颈动脉窦高敏综合征和神经心源性晕厥的永久起搏器建议

Ⅰ类

1. 自发的或颈动脉窦刺激和颈动脉窦压力反射诱发的>3s的心室停搏，伴反复晕厥（证据水平C）。

Ⅱa 类

1. 无明确诱因的超敏性心脏抑制≥3s，伴晕厥（证据水平C）。

Ⅱb 类

1. 显著症状性神经心源性晕厥，记录到自发的或直立倾斜试验诱发的心动过缓（证据水平B）。

Ⅲ类

1. 无症状或症状不明确的颈动脉窦刺激所引起的超敏性心脏抑制反应者（证据水平C）。

2. 避免引起迷走神经张力增高活动的治疗可有效预防的情境性血管迷走性晕厥患者（证据水平C）。

心脏移植后的永久起搏器建议

Ⅰ类

1. 心脏移植术后发生持续性不适当或症状性缓慢性心律失常，且预期不能恢复者及其他符合置入起搏器Ⅰ类指征的情况(证据水平C)。

Ⅱb 类

1. 心脏移植术后患者相对性心动过缓持续时间较长或反复发生,影响其恢复和出院的患者(证据水平C)。

2. 心脏移植术后发生晕厥的患者,无论是否记录到心动过缓的临床证据(证据水平C)。

起搏治疗心动过速的建议

Ⅰ类

1. 持续的长间歇依赖性室速,伴或不伴有QT间期延长(证据水平C)。

Ⅱa 类

1. 先天性LQTS的高危患者(证据水平C)。

Ⅱb 类

1. 反复发作的症状性房颤伴窦房结功能障碍,药物治疗无效者(证据水平B)。

Ⅲ类

1. 频发的或复杂的室性期前收缩,不伴有QT间期延长(证据水平C)。

2. 可逆性因素引起的尖端扭转型室速(证据水平A)。

起搏预防心房颤动的建议

Ⅲ类

1. 永久起搏不适用于无其他起搏器适应证患者的房颤预防(证据水平B)。

关于肥厚型心肌病患者起搏的治疗建议

Ⅰ类

1. 肥厚型心肌病患者合并窦房结功能障碍或房室传导阻滞(证据水平C)。

Ⅱb 类

1. 存在显著的静息或激发后左室流出道梗阻和顽固临床症状的肥厚型心肌病患者。同Ⅰ类适应证相同,存在猝死危险因素时,可考虑置入双腔ICD(证据水平A)。

Ⅲ类

1. 无症状或经药物治疗症状可以控制的肥厚型心肌病患者(证据水平C)。

2. 有症状、但无左室流出道梗阻证据的肥厚型心肌病患者(证据水平C)。

儿童、青少年、先天性心脏病患者的永久起搏器建议

Ⅰ类

1. 高度或三度房室传导阻滞,伴症状性心动过缓、充血性心衰或低心排血量(证据水平C)。

2. 窦房结功能障碍,表现为与年龄不相符的心动过缓。应根据年龄和预期的心率来定义心动过缓(证据水平B)。

3. 心脏外科术后出现的高度及三度房室传导阻滞,术后7天仍未恢复传导(证据水平B)。

4. 先天性三度房室传导阻滞,伴宽QRS波逸搏心律,包括复杂的室性逸搏心律或心功能异常(证据水平B)。

5. 先天性三度房室传导阻滞的婴儿,心室率低于55次/分或充血性心衰心室率低于70次/分(证据水平C)。

Ⅱa 类

1. 先天性心脏病伴窦房结功能不良所致的心动过缓,为预防房内折返性心动过速,其窦房结功能不良原发或继发于抗心律失常药物(证据水平C)。

2. 1岁后的先天性三度房室传导阻滞,平均心率<50次/分,心室停搏时间超过基础心动周期的2~3倍,或有变时性功能不全相关的症状(证据水平B)。

3. 复杂的先天性心脏病，静息心率 <40 次/分或伴长 RR 间期 >3s(证据水平 C)。

4. 先天性心脏病，窦性心动过缓致血流动力学受损或导致房室机械不同步(证据水平 C)。

5. 先天性心脏病外科手术后不能解释的晕厥并有一过性完全性心脏阻滞并除外其他原因的晕厥(证据水平 B)。

Ⅱb 类

1. 心脏外科手术后一过性三度房室传导阻滞，可恢复为窦性节律，但遗留双分支阻滞(证据水平 C)。

2. 婴儿和青少年的无症状先天性三度房室传导阻滞，但心室率可耐受，QRS 波时限正常，心室功能正常(证据水平 B)。

3. 复杂先天性心脏病双室修复术后的青少年，伴无症状窦性心动过缓，静息时心率 <40 次/分或心室停搏时间 >3s(证据水平 C)。

Ⅲ类

1. 先天性心脏病外科术后，仅有一过性无症状房室传导阻滞并可恢复正常房室传导(证据水平 B)。

2. 外科术后无症状的双束支阻滞，伴或不伴一度房室传导阻滞，且没有一过性完全性房室传导阻滞(证据水平 C)。

3. 无症状的二度Ⅰ型房室传导阻滞(证据水平 C)。

4. 无症状的窦性心动过缓，RR 间期 <3s 且最低心室率 >40 次/分(证据水平 C)。

重度收缩性心力衰竭患者心脏再同步化治疗的建议

Ⅰ类

1. 心功能Ⅲ级或Ⅳ级，左室射血分数(LVEF)≤35%、QRS 波时限≥0.12s，窦性心律患者，在优化药物治疗的基础上置入 CRT 或 CRT－D 以改善症状(证据水平 A)。

Ⅱa 类

1. 心功能Ⅲ级或Ⅳ级(非卧床)，LVEF≤35%，QRS 波时限≥0.12s，房颤患者，在优化药物治疗的基础上可以考虑置入 CRT 或 CRT－D 治疗(证据水平 B)。

2. 心功能Ⅲ级或Ⅳ级(非卧床)，LVEF≤35%，依赖心室起搏的患者，在优化药物治疗的基础上可以考虑置入 CRT 治疗(证据水平 C)。

Ⅱb 类

1. 心功能Ⅰ级或Ⅱ级，LVEF≤35%，需要置入永久起搏器或 ICD，需要较多心室起搏的患者，在优化药物治疗基础上可以考虑置入 CRT 治疗(证据水平 C)。

Ⅲ类

1. CRT 不适宜于 LVEF 降低、无临床症状，且无其他起搏器置入适应证的患者(证据水平 B)。

2. CRT 不适宜于合并慢性非心脏性疾病，身体功能状态及预期存活寿命受限的患者(证据水平 C)。

起搏器置入的欧洲指南

Vardas PE，Auricchio A，Blanc JJ 等。《欧洲心脏病学会心脏起搏与心脏再同步化治疗指南》*Eur Heart J* 2007；28：2256－95．该指南由欧洲心脏病学会(ESC)和欧洲心律协会(EHRA)联合发布。

下面的信息是从公布的指南中节选的，转载得到了牛津大学出版社的许可。

窦房结功能不良的心脏起搏器建议(欧洲)

临床适应证	分类	证据水平
1. 窦房结疾病表现为症状性心动过缓伴或不伴心动过缓依赖性心动过速。症状与心动过缓的相关性必须是: • 自发的 • 不可替代药物疗法所导致的	Ⅰ类	C
2. 窦房结疾病所致的晕厥,无论是自发的还是由电生理检查诱发的		
3. 窦房结疾病表现为症状性变时功能不全: • 自发的 • 不可替代药物疗法所导致的		
1. 症状性窦房结疾病,为自发性或不可替代药物所致,但无症状与节律相关性的客观证据。休息时心率应 <40 次/分	Ⅱa类	C
2. 无其他原因可以解释的晕厥,且电生理检查有异常(校正的窦房结恢复时间 >800ms)		
1. 有轻微症状的窦房结疾病,在清醒、休息时的心率 <40 次/分,无变时功能不全的证据	Ⅱb类	C
1. 无症状的窦房结疾病,包括应用引起心动过缓的药物	Ⅲ类	C
2. 心电图发现窦房结功能障碍,但症状不能直接或间接地归咎于心动过缓		
3. 有症状的窦房结功能障碍,其症状可归因于非必需的药物治疗		

当诊断窦房结疾病时,即使并未记录到,但很可能有心房快速性心律失常,这意味着应慎重考虑抗凝治疗。

获得性房室传导阻滞的心脏起搏器建议(欧洲)

临床适应证	分类	证据水平
1. 慢性症状性二度(莫氏Ⅰ型或Ⅱ型)或三度房室传导阻滞	Ⅰ类	C
2. 伴有二度或三度房室传导阻滞的神经肌肉性疾病(如强直性肌营养不良、Kearns-Sayre 综合征等)		B
3. 导致二度(莫氏Ⅰ型或Ⅱ型)或三度房室传导阻滞的原因为:①房室交界区导管射频消融术后;②外科瓣膜术后不能恢复的房室传导阻滞		C
1. 无症状的二度(莫氏Ⅰ型或Ⅱ型)或三度房室传导阻滞	Ⅱa类	C
2. 有症状的、PR 间期过长的一度房室传导阻滞		C
1. 伴有一度房室传导阻滞的神经肌肉性疾病(如强直性肌营养不良、Kearns-Sayre 综合征等)	Ⅱb类	B
1. 无症状的一度房室传导阻滞	Ⅲ类	C
2. 希氏束分叉以上的无症状性二度Ⅱ型房室传导阻滞		
3. 有望治愈的房室传导阻滞		

慢性双束支及三分支传导阻滞的心脏起搏器建议(欧洲)

临床适应证	分类	证据水平
1. 间歇性三度房室传导阻滞 2. 二度Ⅱ型房室传导阻滞 3. 交替性束支传导阻滞 4. 电生理检查 HV 间期显著延长(≥100ms),或起搏诱发出有症状患者的希氏束分叉下传导阻滞	Ⅰ类	C
1. 不能证明是由于房室传导阻滞所致的晕厥,但其他可能原因尤其是室性心动过速已被排除	Ⅱa类	B
2. 伴有任何程度分支阻滞的神经肌肉性疾病(如强直性肌营养不良、Kearns - Sayre 综合征等)		C
3. 无症状患者,电生理检查意外发现 HV 间期显著延长(≥100ms),或起搏诱发出希氏束分叉下传导阻滞		C
无	Ⅱb类	
1. 不伴房室传导阻滞或症状的束支传导阻滞 2. 无症状的伴一度房室传导阻滞的束支传导阻滞	Ⅲ类	B

急性心肌梗死伴房室传导阻滞或室内阻滞的永久起搏器建议(欧洲)

临床适应证	分类	证据水平
1. 持续性三度房室传导阻滞,不论是否伴室内阻滞 2. 持续性二度Ⅱ型房室传导阻滞伴束支传导阻滞,不论 PR 间期是否延长 3. 一过性二度Ⅱ型或三度房室传导阻滞伴新出现的束支传导阻滞	Ⅰ类	B
无	Ⅱa类	
无	Ⅱb类	
1. 一过性二度或三度房室传导阻滞不伴束支传导阻滞 2. 单纯的左前分支阻滞,不论是新出现的还是入院时就有的 3. 持续性一度房室传导阻滞	Ⅲ类	B

颈动脉窦综合征的心脏起搏建议(欧洲)

临床适应证	分类	证据水平
1. 反复晕厥,病史提示晕厥是由于不小心的颈动脉窦挤压所致,颈动脉窦按压试验复制出晕厥症状,伴 >3s 的长 RR 间期(患者可能发生晕厥或晕厥前症状),并排除药物影响	Ⅰ类	C
1. 不明原因的反复晕厥,病史不能肯定晕厥是由于颈动脉窦受挤压所致,但颈动脉窦按压试验复制出晕厥症状,伴 >3s 的长 RR 间期(患者可能发生晕厥或晕厥前症状),排除药物影响	Ⅱa类	B
1. 首次晕厥发作,不论病史是否肯定晕厥与颈动脉窦受挤压有关,颈动脉窦按压试验复制出晕厥(或晕厥前)症状,伴 >3s 的长 RR 间期,排除药物影响	Ⅱb类	C
1. 颈动脉窦按压试验出现高敏反应,但不伴症状	Ⅲ类	C

血管迷走性晕厥的心脏起搏建议(欧洲)		
临床适应证	分类	证据水平
无	Ⅰ类	C
1. 40岁以上患者反复发作严重的血管迷走性晕厥,他的心电图记录和(或)直立倾斜试验显示长的心脏停顿(长RR间期),其他治疗方式失败后,已告知患者相关临床研究结果不一致	Ⅱa类	C
1. 40岁以下患者反复发作严重的血管迷走性晕厥,他的心电图记录和(或)直立倾斜试验显示长的心脏停顿(长RR间期),其他治疗方式失败后,已告知患者相关临床研究结果不一致	Ⅱb类	C
1. 患者无明显的心动过缓时,反射性晕厥	Ⅲ类	C

肥厚型心肌病的心脏起搏建议(欧洲)		
临床适应证	分类	证据水平
无	Ⅰ类	
1. β受体阻滞剂导致的有症状的心动过缓(没有可接受的替代治疗)	Ⅱa类	C
1. 符合下列全部条件:有症状,严重左室流出道梗阻,药物治疗无效,经导管室间隔心肌化学消融及心肌切除术有禁忌的肥厚型心肌病患者	Ⅱb类	A
1. 无症状的患者 2. 有症状但没有左室流出道梗阻	Ⅲ类	C

心衰患者的心脏再同步化治疗

欧洲指南对心衰患者双心室起搏再同步化治疗或双室起搏合并置入式除颤仪的建议

心衰的患者被纳入研究,这类人群要求在充分的药物治疗(OPT)后仍有症状,纽约心功能分级Ⅲ-Ⅳ级,左室EF≤35%,左室扩张[以CRT对照试验的定义为:左室舒末直径>55mm,左室舒末直径>30mm/m^2,左室舒末内径>30mm/m(高)],窦性心律,宽QRS波(≥120ms)。

Ⅰ类指征,证据级别A:CRT-P降低致残率和死亡率。

CRT-D对期望在较好心脏功能下存活超过1年的患者是可以接受的选择(Ⅰ类指征,证据级别B)。

心衰患者合并永久起搏器指征安置双室起搏器的建议

心衰患者,纽约心功能Ⅲ-Ⅳ级,左室EF≤35%,左室扩张,合并永久起搏指征(首次置入或升级的起搏器)(Ⅱa类指征,证据水平C)。

心衰患者有安置置入式除颤器对使用置入式除颤器合并双室起搏的建议

心衰患者合并Ⅰ类ICD指征,初次置入或装置升级时均可。ICD的Ⅰ类指征为患者在充分的药物治疗后仍有症状,纽约心功能分级Ⅲ-Ⅳ级,左室EF≤35%,左室扩张,宽QRS波(≥120ms)(Ⅰ类指征,证据水平B)。

心衰患者合并房颤使用双室起搏的建议

心衰患者,纽约心功能Ⅲ-Ⅳ级,左室EF≤35%,左室扩张,永久房颤有房室结消融指征(Ⅱa类指征,证据水平C)。

评论

获得性房室传导阻滞

引起房室结传导阻滞的原因很多,但是最常

见的慢性获得性房室传导阻滞的原因是心脏纤维骨架的自然老化相关的进行性特发性传导系统纤维化。先天性房室传导阻滞疾病中,莱姆病是年轻人中最常见的可逆性原因,通常累及房室结。在置入永久性起搏器前,一些可以逆转的房室传导阻滞,如莱姆病、高迷走张力、运动员心脏、睡眠呼吸暂停综合征、缺血、药物、代谢原因或电解质紊乱必须排除。对有症状、有安置起搏器指征的二度或三度传导阻滞的患者,起搏器指征是很明确的,但对于无症状的传导阻滞患者,有时很难确定。

完全性房室传导阻滞

2008 年 ACC/AHA/HRS 指南指出,对没有症状的完全性房室传导阻滞心室逸搏心率 >40 次/分为起搏器安置的Ⅱ类指征。心率 >40 次/分的标准是主观和不必要的。逸搏心率是否稳定不是最重要的依据,逸搏的节律的发源点(交界性或室性)才是最重要的。心率的不稳定性可能无法预估或不太明显。不可恢复的获得性房室传导阻滞是起搏器安置的Ⅰ类指征。在神经肌肉类疾病,如肌力发育不良症,起搏置入的时机需要早些考虑,只要发现有传导阻滞发作,同时随访过程中发现疾病进展,即使没有症状也建议置入起搏器。等待完全性传导阻滞的发生可能会让患者暴露在晕厥或猝死的高危风险中。

二度房室传导阻滞

Ⅰ型和Ⅱ型二度房室传导阻滞是心电图的诊断,不能和解剖学上的阻滞自动画上等号。

Ⅰ型二度房室传导阻滞(Wenckebach 或 Mobitz Ⅰ型)

Ⅰ型二度房室传导阻滞定义为被阻滞的刺激前后出现的不能传导的窦性 P 波,不连续的 PR 间期,至少有 2 个连续可传导的 P 波(如 3:2 房室传导阻滞)来确定 PR 间期。PR 间期在刺激后如果下传到心室,那么总是比正常的稍短。“不连续”的 PR 或 AV 间期很重要,因为大部分Ⅰ型二度房室传导阻滞不太典型,和我们传统的教材是有区别的。“进行性”PR 间期延长的说法有误导性,因为 PR 间期可能缩短或保持不变,没有明显的可测量的改变。确实,非典型的Ⅰ型房室传导阻滞在它们的终止部分会出现一系列的连续 PR 间期,在出现单个阻滞心跳之前没有明显的改变。这种情况下,阻滞后的 PR 间期总是短一点。减慢或加快的窦性心律不影响Ⅰ型二度房室传导阻滞的诊断。

AV 传导间期的增加:AV 传导间期的增加(AH 间期)在Ⅰ型二度房室传导阻滞的患者中是很大的,但有些时候又特别小,表面上看起来像Ⅱ型二度房室传导阻滞。结下的Ⅰ型二度房室传导阻滞的 AV 间期增加很小,大的 AV 间期增加并不常见。

阻滞部位:窄 QRS 波的Ⅰ型二度房室传导阻滞,阻滞部位通常都在房室结。Ⅰ型传导阻滞可以是生理性的,特别是在迷走张力高的睡眠状态下,这类患者通常不需要治疗,在全天都没有症状的Ⅰ型二度房室传导阻滞的患者通常都被认为是良性的。然而,基于一个单中心的远期死亡率的研究,一些医学工作者认为为了预防,这样的情况也可以考虑置入永久起搏器。我们觉得在这样的情况下建议安装永久起搏器是需要观察、确认后再决定的。

阻滞部位在希氏束内的窄 QRS 波的Ⅰ型二度房室传导阻滞很少见。在临床实践中,慢性传导系统病变导致的Ⅰ型二度房室传导阻滞很少被发现,这是因为窄 QRS 波的Ⅰ型二度房室传导阻滞通常被认为是房室结阻滞。希氏束内阻滞尽管临床少见,可能由运动诱发,和Ⅰ型二度房室传导阻滞不同(这类通常可以通过运动来改善)。运动能改善的房室传导阻滞高度支持房室结阻滞的二度房室传导阻滞。希氏束记录在没有症状的窄 QRS 波的Ⅰ型二度房室传导阻滞的患者中不是必要的。然而,如果对这样的患者进行电生理检查(因其他原因做)时显示结下阻滞,起搏器置入作为Ⅰ类适应证是应该推荐的,因为这提示广泛的希氏 - 浦肯野系统疾病。

Ⅰ型二度房室传导阻滞合并束支传导阻滞(这种情况比窄 QRS 波的Ⅰ型二度房室传导阻滞更少见)不能自动认为是房室结的阻滞。除外急性心肌梗死,Ⅰ型二度房室传导阻滞合并束支传导阻滞(QRS≥0.12s)的病例 60%~70% 发生在希氏 - 浦肯野系统。在这些病例中,运动会使传导阻滞加重。然而,仍然有很多人相信Ⅰ型二度房室传导阻滞发生在房室结,因此基本上是良性的。大多数人认为结下的Ⅰ型二度房室传导阻滞预后和Ⅱ型二度房室传导阻滞同样严重,因此永久起搏器不论症状如何都建议安装。因此,Ⅰ型二度房室传导阻滞合并束支传导阻滞的患者需要做电生理检查来确定组织发生的部位。

然而,目前在无症状的Ⅰ型二度房室传导阻滞中,左束支阻滞和右束支阻滞的预后是否不同,目前尚不明确。

Ⅱ型二度房室传导阻滞(Mobitz Ⅱ型)

在临床实践中,Ⅱ型二度房室传导阻滞的定义继续引起很多问题。Ⅱ型二度房室传导阻滞定义为单独的未传导的P波出现,在阻滞前后PR间期是同样的,需要在窦性心律下,PP间期是相同的,至少有3个连续传导的P波(如3:2房室传导阻滞)的情况下来决定PR间期。包括阻滞的P波在内,阻滞间期等于2个PP周期。PR间期可能为同等的或延长的,但是为持续的。在阻滞后出现缩短的PR间期或没有P波的情况下是无法诊断为Ⅱ型二度房室传导阻滞的。这种情况下,可能为Ⅰ型二度房室传导阻滞或其他无法分型的类型。窦性心律是否稳定很重要,因为迷走张力升高会引起窦房结及房室结阻滞,有时一种良性的状态从表面上看来也和Ⅱ型二度房室传导阻滞很类似。在窦性心律失常的情况下,如果有窦性心动过缓,特别是阻滞发生在较长周期的情况下,Ⅱ型二度房室传导阻滞的诊断可能性很小。相对的,Ⅱ型二度房室传导阻滞的诊断在窦性心动过速的情况下可能性较大。

2002年和2008年的ACC/AHA/HRS指南用一个新的分类来定义Ⅱ型二度房室传导阻滞:宽大的QRS波阻滞(占65%~80%)为起搏器治疗的Ⅰ类适应证,窄的QRS波为起搏器治疗的Ⅱ类适应证。这样的分类很奇怪,因为没有足够的证据表明窄的QRS波Ⅱ型二度房室传导阻滞没有宽QRS波Ⅱ型二度房室传导阻滞严重。“宽QRS波Ⅱ型二度房室传导阻滞多是阻滞在房室结下”的说法可能是引起误会的基础。按照严格定义,Ⅱ型二度房室传导阻滞位于房室结下,不论QRS波宽度如何,是否有症状,症状是阵发的还是慢性的,都是起搏器的Ⅰ类适应证。

文献上关于Ⅱ型二度房室传导阻滞都是重复性的错误,因为对于诊断很重要的心率标准和不变化的PR间期经常都被忽略了。在被阻滞的心跳后出现的连续PR间期是诊断Ⅱ型二度房室传导阻滞所必需的。如果在阻滞的心跳后出现的PR间期和正常传导的PR间期不等,这样的情况是无法做出Ⅱ型二度房室传导阻滞诊断的。如果阻滞后的PR间期缩短,那么可能为Ⅰ型房室传导阻滞或房室分离(房室交界性逸搏),与前面的P波无关。换一种说法,在阻滞后出现AV间期缩短的情况下不能做出Ⅱ型二度房室传导阻滞的诊断。在这样的情况下,节律可能为Ⅰ型房室传导阻滞或不能确定的节律。Ⅱ型二度房室传导阻滞有时被表述为所有传导的PR间期都是恒定的。这一种说法有一个很重要的漏洞,它可能被理解为在阻滞后出现的第一个P波在诊断时可能被忽略。如果在阻滞后的P波消失了,那就没有机会确定第一个PR间期的表现,Ⅱ型二度房室传导阻滞的诊断也无法确定。

阻滞部位:按照严格的定义,Ⅱ型二度房室传导阻滞发生在希氏-浦肯野系统,极少高于这个部位。Ⅱ型二度房室传导阻滞的诊断目前在结区和房室结未被证实。几乎所有报道的声称为Ⅱ型二度房室传导阻滞的诊断(PR间期缩短,实为Ⅰ型二度房室传导阻滞)的特例都是用了Ⅱ型二度房室传导阻滞的定义的漏洞。因为Ⅱ型二度房室传导阻滞发生在希氏-浦肯野系统,所以它为心脏起搏的Ⅰ类适应证。

Ⅱ型二度房室传导阻滞:真还是假?

当遇到如Ⅱ型二度房室传导阻滞的QRS波图形(特别是在动态心电图上),没有可辨识的或可测量的差异的PR间期时,一定要考虑Ⅰ型二度房室传导阻滞的可能。窦性心律合并房室阻滞可以排除Ⅱ型二度房室传导阻滞。迷走性房室阻滞(后面会讨论)很少影响2个以上的P波传导。当窦性频率稳定时,会增加诊断困难。当类似Ⅱ型二度房室传导阻滞的窄QRS波和Ⅰ型二度房室传导阻滞同时发生时,可以安全地排除Ⅱ型二度房室传导阻滞,因为阻滞同时发生在希氏束的两个部位目前还未被发现。真正的窄 QRS 波Ⅱ型二度房室传导阻滞不伴有窦性心率过缓且通常合并进展的二度房室阻滞远比一度阻滞合并真二度阻滞更常见。换句话说,房室传导率大于 2∶1(3∶1,4∶1)的情况很少为迷走性阻滞。

固定比例的房室阻滞

2∶1 的房室阻滞可以发生在房室结或希氏-浦肯野系统。它不能分成Ⅰ型或Ⅱ型房室阻滞,因为只有 1 次 PR 间期发生在 P 波阻滞前。这种 2∶1 的房室阻滞最好简单地标记为 2∶1 阻滞。根据 WHO 和 ACC 的分类,它可以称为"高度阻滞"。当使用"高度房室传导阻滞"(根据 ACC/AHA/HRS 的指南定义,其指两个或更多的 P 波阻滞的二度房室传导阻滞)时会造成混淆,因为它可以用来描述二度或三度房室传导阻滞。

2∶1 房室阻滞的发生部位可以通过寻找阻滞伴随情况来确定。根据Ⅰ型或Ⅱ型二度房室传导阻滞的关系来判断阻滞部位已经讨论过了。除外急性心肌梗死,持续的 2∶1 和 3∶1 的宽 QRS 波房室阻滞约 80% 发生在希氏-浦肯野系统,20% 发生在房室结。把 2∶1 或 3∶1 房室阻滞标记为Ⅰ型房室结阻滞不合适,把 2∶1 或 3∶1 房室下阻滞标记为Ⅱ型房室结阻滞也不合适,因为Ⅰ型或Ⅱ型房室传导阻滞的诊断是建立在心电图基础上的,而不是解剖学阻滞部位的基础上。

当窦性心律稳定和 1∶1 房室传导情况下,突然出现数次刺激后的房室传导阻滞(>1 次),阻滞发生前后的 PR 间期保持不变,这种情况提示结下阻滞可能性很大,需要起搏器治疗。这种节律通常称为Ⅱ型传导阻滞,尽管未被确认为现代的Ⅱ型阻滞的概念。纯粹主义者称这种节律(3∶1,4∶1 阻滞)为Ⅱ型房室传导阻滞,他们引用 Mobitz 在 1924 年的描述,尽管按照现代的定义这种节律不应该被标记为Ⅱ型房室传导阻滞。当发生阻滞的 P 波后的第一个 PR(3∶1,4∶1 阻滞)间期和以前的不等,阻滞可以发生在房室结或希氏-浦肯野系统。

阵发性的房室阻滞被定义为突发的或重复的房性刺激阻滞,伴随相对较长(通常≥2s)的心室无收缩,直到传导恢复或出现代偿的心室起搏。我们相信这种类型的房室阻滞不是特别独立的一种,最好考虑为高度或完全性传导阻滞。

一度房室传导阻滞

现在已经认识到单独的 PR 间期显著延长都可以引起类似起搏器综合征的症状,特别是在正常左室心功能的情况下。在显著延长的 AV 传导中,心房收缩和随后的心室收缩越接近,引起的血流动力学改变就越类似于 VVI 起搏状态下持续性室房传导的血流动力学变化。这就是为什么显著的一度房室传导阻滞造成的症状被称为"没有起搏器的起搏器综合征",但是我们认为用"起搏器综合征"更合适。房室交界区心律合并室房逆传也可以产生类似的病理生理学变化。2008 年的 ACC/AHA/HRS 指南把显著的一度房室传导阻滞(>0.3s)作为Ⅱa 类建议。有长 PR 间期的患者可能有也可能没有静息时的症状。当这类患者进行轻度或中度运动时可能会出现症状,这时 PR 间期不会适当缩短,心房收缩进行性地向心室收缩靠近。Ⅱ类指征对于充血性心力衰竭、扩张型心肌病、显著的一度房室传导阻滞不适合,这些患者更适合双心室起搏器。临床医生必须仔细辨别这两个对立因素,以确定是否有临床净获益:优化房室间期的正面作用和心室起搏引起的异常除极对降低左室功能的负面影响。近期的一项研究建议发现,PR 间期>0.28s 的双腔起搏器患者可以获益。

心室内传导和可引发的房室传导阻滞

尽管分支阻滞的意义是明确的,但分支阻滞并不是这么简单,三分支阻滞经常都被使用。双侧的束支阻滞,尽管是 1∶1 的房室传导,预后通常较差,尽管没有症状,仍然是起搏器的Ⅰ类适应证。

运动:在运动诱发(静息状态没有)的房室传导阻滞患者中,不论有无症状都是起搏器的Ⅰ类适应证。因为绝大多数都是在希氏-浦肯野系统中发生的心动过速相关的阻滞,预后差。这种类型的房室阻滞通常在电生理检查室可由快速心房起搏来重复诱发,由于它是心动过速依赖性,很少是由房室结病变造成的。心肌缺血引起的运动依赖性心动过速少见,一般不需要起搏器治疗,除非缺血无法改善。

电生理检查：当通过电生理检查来评估晕厥时，很多医生认为房室阻滞或延迟在下面的情况中是有永久性起搏治疗指征的：

a. 显著延长的HV（从希氏束电位到最早的心室激活）间期（≥100ms；正常 = 35 ~ 55ms）可鉴别出可能发展为完全性房室传导阻滞、需要起搏器治疗的患者。检查可以确定患者是否可在HV延长（≥70ms）的情况下通过起搏治疗来获益以及没有其他电生理异常，如室性心动过速。

b. 在电生理检查中，通过逐渐增加心房起搏频率进行二度或三度希氏-浦肯野系统阻滞的检查对于确定传导系统疾病是不敏感的，但如果结果是阳性的，也是起搏器置入的Ⅰ类适应证，因为它有很高的概率进展为三度房室传导阻滞或猝死。

c. 心动过缓（4期）依赖的阻滞（不是心动过缓相关的，如迷走张力升高诱发的房室阻滞）很少，而且总是发生在房室结下。它可以通过刺激产生的房性或室性期前收缩诱发心动过缓或停搏的情况下记录希氏束电位来确认。

d. 药物激发试验可以抑制希氏-浦肯野系统的传导，可能激发敏感患者HV的延长或真正的希氏-浦肯野系统阻滞（根据发表的标准），据此来确定是否有安置起搏器的必要。

急性心肌梗死后房室阻滞的永久起搏器指征

急性心肌梗死时临时起搏器的安置不能作为永久起搏器的指征。和其他指征不同，在急性心肌梗死患者中，安置永久起搏器的指征不依赖于有无症状。

急性下壁心肌梗死

在下壁性心肌梗死和窄QRS波房室传导阻滞的患者中，几乎不需要永久起搏器。当二度或三度房室传导阻滞持续14 ~ 16天时才应考虑置入起搏器。在急性二度或三度房室传导阻滞的患者中，只有1%~2%的患者需要置入永久起搏器，不论是否进行溶栓治疗。窄QRS波的Ⅱ型二度房室传导阻滞在急性下壁心肌梗死中目前还没有报道。

急性前壁心肌梗死

在急性前壁心肌梗死患者中出现束支阻滞和短暂的二度和三度房室传导阻滞有很高的住院死亡率和出院后猝死率。猝死多是由于恶性的室性心律失常，少见的原因是发展为完全性房室传导阻滞后的室性停搏。对于一过性的三分支阻滞或双分支阻滞的患者，是否建议安装永久起搏器目前仍有争议，但大多数医生仍然推荐起搏，目的是预防猝死，尽管房室传导恢复成1∶1。急性前壁心肌梗死合并束支阻滞或双分支阻滞但无显著一过性二度或三度阻滞记录的患者不推荐永久起搏，因为这种情况下没有迟发进展为完全性房室传导阻滞的危险性。HV间期的测量不能用来预测哪些患者会发展为进展性的传导系统疾病。

前壁心梗的患者需要永久起搏通常都有左室射血分数下降，这使得这类患者可能成为ICD的潜在适合人群。近期的一个纳入急性心梗患者的研究建议等待3~6个月后再决定是否安装ICD。除了这个推荐外，在这时给这些患者（可能只需要置入一般永久起搏器）置入ICD也是有意义的。这些患者也有因室性心律失常发生猝死的风险。根据近期的一个关于心梗后ICD的研究，建议左室射血分数很低的患者如果同时合并心动过缓，等待没有永久起搏保护的3~6个月再置入ICD是没有意义的。

迷走诱发的房室传导阻滞

迷走诱发的房室传导阻滞总体来说是良性的，表面上类似于Ⅱ型房室传导阻滞。这种现象被称为“类似Ⅱ型房室传导阻滞”，意味着它看起来像Ⅱ型房室传导阻滞，但都被认为是Ⅰ型房室传导阻滞的变异。迷走诱发的房室阻滞发生在房室结，需要和神经性介导的晕厥相鉴别，后者在直立倾斜试验通常会引起窦性停搏，很少会有显著的房室阻滞。迷走性的房室阻滞可以发生在正常人，也可发生在有咳嗽、吞咽、营养不良的患者中。迷走性房室传导阻滞的患者电生理检查结果基本都是正常的。迷走诱发的房室阻滞特点是阵发性的，通常与窦性心率下降相关。作为一个规律，房室结阻滞和延长且明显不规律的PP间期相关，同时和心动过缓相关（不是心动过缓依赖），如同时出现房室结阻滞和窦房结阻滞意味着是迷走的效果。

急性的迷走张力升高有时会引起没有 AH 间期延长的房室阻滞(PR 间期不变),表面上看像Ⅱ型房室传导阻滞,因为在阻滞的心跳前没有PR 间期的延长。在这种情况下,当房室传导恢复后的最初几次心跳 AH 间期可能会出现延长。有时,迷走诱发的房室阻滞前后的 PR 间期也可能不变,如果这时忽略窦房结频率的下降,可能会得出Ⅱ型房室传导阻滞的错误诊断。窦房结频率下降有时非常细微,因为 PP 间期可能只增加 0.04s。

运动员中出现的房室阻滞

运动员在休息或活动后都可能出现严重的窦性心动过缓和三度房室传导阻滞,可能引起的症状有头昏、晕厥甚至阿斯综合征。这些变化可能继发于体力活动后副交感神经的兴奋和交感神经的抑制。很多这样的患者在停止运动后症状会消失。如果症状仍存在或患者拒绝减少运动量,这时推荐安置起搏器。一些所谓的"运动员患者"在起搏治疗后症状改善,他们代表了这类可以从起搏治疗中获益的人群,如窦房结疾病的患者由于训练相关的迷走张力的升高或运动员自发或运动诱发的结下阻滞而出现症状时。

运动员中的房室阻滞很大部分都是迷走张力过高的表现。这种类型的房室阻滞可以和窦性心动过缓相关也可以不相关,因为交感和副交感系统在窦房结和房室结上的作用是不同的。运动员的房室阻滞对运动和阿托品有反应。很多学者都指出在年轻运动员中可以发生二度Ⅱ型房室传导阻滞。这样的诊断很快会引起这类患者是否需要安装永久起搏器的疑问,特别是这些患者如果还同时合并症状。我们相信在健康的运动员中,二度Ⅱ型房室传导阻滞(通常为结下阻滞)是不会发生的。在有些报道中声称发现有二度Ⅱ型房室传导阻滞,可能没有严格按照二度Ⅱ型房室传导阻滞的定义来诊断(表 28)。

表 28　房室阻滞诊断和治疗的陷阱

- 运动员由于剧烈体育训练出现Ⅰ型房室传导阻滞可以是生理性的
- 正常人由于迷走张力升高,在睡眠中出现Ⅰ型房室传导阻滞可以是生理性的
- 未怀疑迷走诱发的房室传导阻滞,呕吐时
- 未识别出可逆的房室阻滞原因:
  (1)莱姆病
  (2)电解质紊乱
  (3)下壁心肌梗死
  (4)睡眠呼吸暂停综合征
- 窄 QRS 波的Ⅰ型房室传导阻滞和症状关系不大
- 相信所有的宽 QRS 波Ⅰ型房室传导阻滞都阻滞在房室结
- 没有传导的房性期前收缩被认为是房室阻滞
- 表面上是窄 QRS 波的Ⅱ型房室传导阻滞可能是Ⅰ型房室传导阻滞的变异
- 不典型的Ⅰ型房室传导阻滞被认为是Ⅱ型房室传导阻滞
- 没有看见真正的 P 波后阻滞就得出Ⅱ型房室传导阻滞的诊断
- 一个既有Ⅰ型也有Ⅱ型房室传导阻滞的心电图记录,可能实际上只是Ⅰ型房室传导阻滞
- 隐匿性收缩造成假性房室阻滞(寻找伴随出现的出乎预料的 PR 间期突发延长,合并表面上看起来像Ⅰ型和Ⅱ型房室传导阻滞以及由于隐匿收缩引起逆向传导产生的分离的 P 波)
- 只依靠计算机做的心电图诊断:心电图的计算机诊断通常都有严重的错误

肥厚型心肌病

肥厚型心肌病起搏治疗的获益一直都是热议的话题。起搏治疗对于肥厚型心肌病不是最基础的治疗。双腔起搏治疗右室心尖起搏目前被认为可以通过改变心脏局部不同步收缩的形式减少左室流出道的压差。静息时,左室流出道的压差 > 30mmHg 或激发状态下左室流出道的压差 > 50mmHg 可以考虑起搏治疗。肥厚型心肌病患者的非对照观察性研究中,长期的双腔起搏治疗可以改善症状,降低左室流出道的压差,起搏治疗通常可以降低 50% 左室流出道的压差。一些随机对照研究报道,起搏器治疗带来的主观症状的改善没有足够的客观证据,可能更多地被解释为安慰剂的作用。症状的改善和左室流出道压差的减少没有明显关联。

尽管起搏治疗不是一个基本治疗,现在有一些证据表明,在一些选择性的亚组人群,如肥厚不太严重、没有猝死危险因素的老年患者(>65 岁)试验性采用双腔起搏器治疗而不是 ICD 治疗,可以得到主观和客观症状改善的依据。起搏是这类人群除手术治疗外的较好选择。要产生并维持左室流出道的压差的降低,需要右室心尖部和室间隔远端的早期激动,同时要达到完全的心室夺获,不能影响心脏的充盈和输出。出于这方面的考虑,心室电极需要安装在右室心尖部。AV 间期的程控对于达到完全的心室夺获也很关键。这需要减慢房室结传导,可以使用 β 受体阻滞剂、维拉帕米或房室结消融的方法。起搏治疗本身并不能降低猝死的风险,如果合并猝死危险因素,应考虑安装 ICD 治疗。有时仅有一个单独的危险因素,也是 ICD 治疗的标志。

血管迷走性晕厥

血管迷走性晕厥对大多数患者来说预后较好。起搏治疗不是这类患者的一线治疗,应该放在最后考虑。起搏治疗只能治疗心动过缓引起的后果,它对预防血管扩张和低血压无效,而后者才是引起晕厥的主要机制。确实,一项用置入式心电事件记录仪的研究结果显示,只有一半的患者发生血管迷走性晕厥时有心脏停搏。倾斜试验的结果对起搏的效果也没有预测性。而且,倾斜试验诱发的晕厥和自发的晕厥通过置入式心电事件记录仪记录的结果经常都是不同的。有 5 个多中心的随机对照试验研究了起搏器治疗的有效性,3 个试验得出了阳性结果,2 个试验得出了阴性结果。在做置入起搏器决定时一定要考虑到血管迷走性晕厥基本上都是良性的,主要发生在年轻人中,这些患者如果安置起搏器意味着几十年起搏潜在并发症的可能。

VVI 起搏可能会在血管迷走晕厥发作时引起血流动力学的恶化,所以是禁忌的。这时可以考虑双腔起搏器,最好有频率应答功能可以在起搏器发现自身心率下降时提高起搏的输出频率。起搏治疗可能对以下患者有益:某些仅有轻微或没有前驱症状的患者(无紧急症状),其他治疗方式均没有效果(对三种以上药物都无明显反应)的患者,存在不可接受的损伤的患者,可能有职业危险的患者,晕厥过程中有心动过缓倾向或心脏停搏的患者。起搏的建议更倾向于老年人。选择在晕厥过程中有心动过缓倾向或心脏停搏的患者进行起搏治疗可能效果更好。对这些患者来说,心脏起搏治疗可以减少晕厥的发生频率,增加从出现症状到意识丧失的时间,因此可以给患者有更多的时间采取防护性动作(如躺下),以减少受伤。

心房颤动

临床研究已经得出,有传统起搏治疗指征的患者与单心室起搏治疗相比较,以心房为基础的生理性起搏可以减少阵发性或永久性心房颤动的发生。尽管它可以维持房室的同步性但获益不明显,这可能是因为双腔起搏治疗中有很多不必要的心室起搏。在常规的参数设置下,双腔起搏器不会允许自身的房室传导,反而会增加心室起搏。心房起搏是否本身有抗心律失常的作用现在仍不确定。仅仅为了治疗阵发性房颤而没有心动过缓证据时,不能以此为目的置入起搏器。

高级的预防房颤的心房起搏算法可以分为以下几类:

1. 窦性心律超速抑制。

2. 房性期前收缩反应(短-长周期预防和期前收缩抑制)。

3. 心动过速后超速抑制来预防房颤的早期复发。

4. 预防运动后不适当的心率下降。

有起搏器指征患者预防房颤发作的这些算法的获益是混杂和不一致的。这些相互矛盾的结果以及近期被证明的非常有限的获益更可能是由于不同的试验设计、终点选择和入选人群造成的。这些算法是安全的，不需要太多的花费，这些算法对于某些患者是有用的。重要的是，房颤可以通过减少右室起搏来预防或减少发作。

很多临床试验对特殊部位心房起搏在房颤二级预防中的影响做了研究。多部位起搏（右房双部位或双房起搏）被证实对预防房颤仅有轻微作用。相反的，目前在一些研究中发现，间隔部起搏可以减少某些患者的房颤复发率。房间隔起搏（高位房间隔、低位房间隔、近端冠状窦）对于阵发性房颤和房内传导阻滞的患者有益处。

心房抗心动过速起搏治疗（ATP）在治疗房性心动过速中有很大作用，主要是在房性心动过速发作的早期发放，特别是在心动过速的频率相对较慢时有很大作用。尽管有可以终止房性心动过速的能力，但这种有 ATP 和心房起搏预防算法功能的起搏器和双腔起搏器相比，在长期的随访过程中并不能抑制房性心动过速或房颤。但有一小部分人群，如房扑的患者可通过这种治疗得到益处。然而，这类峡部依赖性房扑最好的选择是进行三尖瓣峡部的射频消融。

扩展阅读

书籍

Barold SS, Ritter P. *Devices for Cardiac Resynchronization: Technologic and Clinical Aspects*. New York, NY: Springer, 2008.

Ellenbogen KA, Auricchio A. *Device Therapy for Congestive Heart Failure*. Hoboken, NJ: Wiley-Blackwell, 2008.

Ellenbogen KA, Wood MA. *Cardiac Pacing and ICDs*, 5th edn. Hoboken, NJ: Wiley-Blackwell, 2008.

Hayes DL, Friedman PA. *Cardiac Pacing, Defibrillation, and Resynchronization: a Clinical Approach*, 2nd edn. Hoboken, NJ: Wiley-Blackwell, 2008.

Timperley J, Leeson P. *Pacemakers and ICDs*. Oxford: Oxford University Press, 2008.

Yu CM, Hayes DL, Auricchio A. *Cardiac Resynchronization Therapy*, 2nd edn. Hoboken, NJ: Wiley-Blackwell, 2008.

Kusumoto FM, Goldschlager NF. *Cardiac Pacing for the Clinician*, 2nd edn. New York, NY: Springer, 2007.

Moses HW, Mullin JC. *A Practical Guide to Cardiac Pacing*, 6th edn. Hagerstown, MD: Lippincott Williams & Wilkins, 2007.

Chow A, Buxton A. *Implantable Cardiac Pacemakers and Defibrillators: All You Wanted to Know*. London: BMJ Publishing Group, 2006.

Ellenbogen KA, Kay GN, Lau CP, Wilkoff BL. *Clinical Cardiac Pacing, Defibrillation, and Resynchronization Therapy*, 3rd edn. Philadelphia, PA: Saunders, 2006.

Love CJ. *Cardiac Pacemakers and Defibrillators*, 2nd edn. Austin, TX: Landes Bioscience, 2006.

Mond HG, Karpawich PP. *Pacing Options in the Adult with Congenital Heart Disease*. Hoboken, NJ: Wiley-Blackwell, 2006.

传统的起搏

基础

Crick JC, Rokas S, Sowton E. Identification of pacemaker dependent patients by serial decremental rate inhibition. *Eur Heart J* 1985; **6**: 891–6.

Gillis AM, Willems R. Controversies in pacing: indications and programming. *Curr Cardiol Rep* 2005; **7**: 336–41.

Kaszala K, Huizar JF, Ellenbogen KA. Contemporary pacemakers: what the primary care physician needs to know. *Mayo Clin Proc* 2008; **83**: 1170–86.

Kindermann M, Berg M, Pistorius K, Schwerdt H, Fröhlig G. Do battery depletion indicators reliably predict the need for pulse generator replacement? *Pacing Clin Electrophysiol* 2001; **24**: 945–9.

Mortensen K, Rudolph V, Willems S, Ventura R. New developments in antibradycardic devices. *Expert Rev Med Devices* 2007; **4**: 321–33.

Platia EV, Brinker JA. Time course of transvenous pacemaker stimulation impedance, capture threshold, and electrogram amplitude. *Pacing Clin Electrophysiol* 1986; **9**: 620–5.

Reynolds DW, Murray CM. New concepts in physiologic cardiac pacing. *Curr Cardiol Rep* 2007; **9**: 351–7.

Roberts PR. Follow up and optimisation of cardiac pacing. *Heart* 2005; **91**: 1229–34.

Trohman RG, Kim MH, Pinski SL. Cardiac pacing: the state of the art. *Lancet* 2004; **364**: 1701–19

适应证

Barold SS. Optimal pacing in first-degree AV block. *Pacing Clin Electrophysiol* 1999; **22**: 1423–4.

Fananapazir L, McAreavey D. Therapeutic options in patients with obstructive hypertrophic cardiomyopathy and severe drug-refractory symptoms. *J Am Coll Cardiol* 1998; **31**: 259–64.

Kalahasty G, Ellenbogen K. The role of pacemakers in the management of patients with atrial fibrillation. *Med Clin North Am* 2008; **92**: 161–78.

Knight BP, Gersh BJ, Carlson MD, *et al.* Role of permanent pacing to prevent atrial fibrillation: science advisory from the American Heart Association Council on Clinical Cardiology (Subcommittee on Electrocardiography and Arrhythmias) and the Quality of Care and Outcomes Research Interdisciplinary Working Group, in collaboration with the Heart Rhythm Society. *Circulation* 2005; **111**: 240–3.

Maggi R, Brignole M. Update in the treatment of neurally-mediated syncope. *Minerva Med* 2007; **98**: 503–9.

Villain E. Indications for pacing in patients with congenital heart disease. *Pacing Clin Electrophysiol* 2008; **31** (Suppl 1): S17–20.

室房传导

Ausubel K, Gabry MD, Klementowicz PT, Furman S. Pacemaker-mediated endless loop tachycardia at rates below the upper rate limit. *Am J Cardiol* 1988; **61**: 465–7.

Barold SS. Repetitive reentrant and non-reentrant ventriculoatrial synchrony in dual chamber pacing. *Clin Cardiol* 1991; **14**: 754–63.

Barold SS, Levine PA. Pacemaker repetitive nonreentrant ventriculoatrial synchronous rhythm: a review. *J Interv Card Electrophysiol* 2001; **5**: 45–58.

Hariman RJ, Pasquariello JL, Gomes JA, Holtzman R, el-Sherif N. Autonomic dependence of ventriculoatrial conduction. *Am J Cardiol* 1985; **56**: 285–91.

Klementowicz P, Ausubel K, Furman S. The dynamic nature of ventriculoatrial conduction. *Pacing Clin Electrophysiol* 1986; **9**: 1050–4.

计时周期

Barold SS. Ventricular- versus atrial-based lower rate timing in dual chamber pacemakers: does it really matter? *Pacing Clin Electrophysiol* 1995; **18**: 83–96.

Barold SS, Falkoff MD, Ong LS, Heinle RA. All dual-chamber pacemakers function in the DDD mode. *Am Heart J* 1988; **115**: 1353–62.

Stroobandt RX, Barold SS, Vandenbulcke FD, Willems RJ, Sinnaeve AF. A reappraisal of pacemaker timing cycles pertaining to automatic mode switching. *J Interv Card Electrophysiol* 2001; **5**: 417–29.

Wang PJ, Al-Ahmed A, Hayes DL. Pacemaker timing cycles. In: Ellenbogen KA, Wood MA (eds), *Cardiac Pacing and ICDs*, 5th edn. Hoboken, NJ: Wiley-Blackwell, 2008: 282–343.

12 导联心电图

Barold SS, Giudici MC, Herweg B, Curtis AB. Diagnostic value of the 12-lead electrocardiogram during conventional and biventricular pacing for cardiac resynchronization. *Cardiol Clin* 2006; **24**: 471–90.

Barold SS, Herweg B, Curtis AB. Electrocardiographic diagnosis of myocardial infarction and ischemia during cardiac pacing. *Cardiol Clin* 2006; **24**: 387–99.

Firschke C, Zrenner B. Images in clinical medicine. Malposition of dual-chamber pacemaker lead. *N Engl J Med* 2002; **346**: e2.

Kistler PM, Mond HG, Vohra JK. Pacemaker ventricular block. *Pacing Clin Electrophysiol* 2003; **26**: 1997–9.

Klein HO, Di Segni E, Kaplinsky E, Schamroth L. The Wenckebach phenomenon between electric pacemaker and ventricle. *Br Heart J* 1976; **38**: 961–5.

Kleinfeld M, Barold SS, Rozanski JJ. Pacemaker alternans: a review. *Pacing Clin Electrophysiol* 1987; **10**: 924–33.

Miyoshi F, Kobayashi Y, Itou H, *et al.* Prolonged paced QRS duration as a predictor for congestive heart failure in patients with right ventricular apical pacing. *Pacing Clin Electrophysiol* 2005; **28**: 1182–8.

Patberg KW, Shvilkin A, Plotnikov AN, *et al.* Cardiac memory: mechanisms and clinical implications. *Heart Rhythm* 2005; **2**: 1376–82.

Sgarbossa EB, Pinski SL, Gates KB, Wagner GS, for the Gusto-1 Investigators. Early electrocardiographic diagnosis of acute myocardial infarction in the presence of a ventricular paced rhythm. *Am J Cardiol* 1996; **77**: 423–4

Shvilkin A, Ho KK, Rosen MR, Josephson ME. T-vector direction differentiates postpacing from ischemic T-wave inversion in precordial leads. *Circulation* 2005; **111**: 969–74.

Sweeney MO, Hellkamp AS, Lee KL, Lamas GA; Mode Selection Trial (MOST) Investigators. Association of prolonged QRS duration with death in a clinical trial of pacemaker therapy for sinus node dysfunction. *Circulation* 2005; **111**: 2418–23.

van Gelder BM, Bracke FA, Oto A, *et al.* Diagnosis and management of inadvertently placed pacing and ICD leads in the left ventricle: a multicenter experience and review of the literature. *Pacing Clin Electrophysiol* 2000; **23**: 877–83.

并发症

Bailey SM, Wilkoff BL. Complications of pacemakers and defibrillators in the elderly. *Am J Geriatr Cardiol* 2006; **15**: 102–7.

Barold SS, Falkoff MD, Ong LS, Heinle RA. Oversensing by single-chamber pacemakers: mechanisms, diagnosis, and treatment. *Cardiol Clin* 1985; **3**: 565–85.

Barold SS, Ong LS, Falkoff MD, Heinle RA. Inhibition of bipolar demand pacemaker by diaphragmatic myopotentials. *Circulation* 1977; **56**: 679–83.

Exner DV, Rothschild JM, Heal S, Gillis AM. Unipolar sensing in contemporary pacemakers: using myopotential testing to define optimal sensitivity settings. *J Interv Card Electrophysiol* 1998; **2**: 33–40.

Henrikson CA, Leng CT, Yuh DD, Brinker JA. Computed tomography to assess possible cardiac lead perforation. *Pacing Clin Electrophysiol* 2006; **29**: 509–11.

Hirschl DA, Jain VR, Spindola-Franco H, Gross JN, Haramati LB. Prevalence and characterization of asymptomatic pacemaker and ICD lead perforation on CT. *Pacing Clin Electrophysiol* 2007; **30**: 28–32.

Inama G, Santini M, Padeletti L, *et al.* Far-field R wave oversensing in dual chamber pacemakers designed for atrial arrhythmia management: effect of pacing site and lead tip to ring distance. *Pacing Clin Electrophysiol* 2004; **27**: 1221–30.

Kowalski M, Huizar JF, Kaszala K, Wood MA. Problems with implantable cardiac device therapy. *Cardiol Clin* 2008; **26**: 441–58.

Laborderie J, Barandon L, Ploux S, *et al.* Management of subacute and delayed right ventricular perforation with a pacing or an implantable cardioverter-defibrillator lead. *Am J Cardiol* 2008; **102**: 1352–5.

Ortega DF, Sammartino MV, Pellegrino GM, *et al.* Runaway pacemaker: a forgotten phenomenon? *Europace* 2005; **7**: 592–7.

Sun Q, Chen K, Zhang S. Crosstalk triggered safety standby pacing associated with an improperly seated ventricular lead. *Europace* 2008; **10**: 75–6.

van Gelder LM, el Gamal MI, Tielen CH. P-wave sensing in VVI pacemakers: useful or a problem? *Pacing Clin Electrophysiol* 1988; **11**: 1413–18.

Waxman HL, Lazzara R, El-Sherif N. Apparent malfunction of demand pacemakers due to spurious potentials generated by contact between two endocardial electrodes. *Pacing Clin Electrophysiol* 1978; **1**: 531–4.

药物和电解质失衡的影响

Barold SS, Falkoff MD, Ong LS, Heinle RA. Hyperkalemia-induced failure of atrial capture during dual-chamber cardiac pacing. *J Am Coll Cardiol* 1987; **10**: 467–9.

Barold SS, McVenes R, Stokes K. Effect of drugs on pacing threshold in man and canines: old and new facts. In: Barold SS, Mugica J (eds), *New Perspectives in Cardiac Pacing 3*. Mount Kisco, NY: Futura, 1993: 57–83.

Bianconi L, Boccadamo R, Toscano S, *et al.* Effects of oral propafenone therapy on chronic myocardial pacing threshold. *Pacing Clin Electrophysiol* 1992; **15**: 148–54.

Fornieles-Perez H, Montoya-Garcia M, Levine PA, Sanz O. Documentation of acute rise in ventricular capture thresholds associated with flecainide acetate. *Pacing Clin Electrophysiol* 2002; **25**: 871–2.

Ortega-Carnicer J, Benezet J, Benezet-Mazuecos J. Hyperkalaemia causing loss of atrial capture and extremely wide QRS complex during DDD pacing. *Resuscitation* 2004; **62**: 119–20.

心房起搏与感知

Daubert JC, Pavin D, Jauvert G, Mabo P. Intra- and interatrial conduction delay: implications for cardiac pacing. *Pacing and Clin Electrophysiol* 2004: **27**: 507–25.

Hakacova N, Velimirovic D, Margitfalvi P, Hatala R, Buckingham TA. Septal atrial pacing for the prevention of atrial fibrillation. *Europace* 2007; **9**: 1124–8.

Huang CY, Tuan TC, Lee WS, *et al.* Long-term efficacy and stability of atrial sensing in VDD pacing. *Clin Cardiol* 2005; **28**: 203–7.

Ovsyshcher IE, Crystal E. VDD pacing: under evaluated, undervalued, and underused. *Pacing Clin Electrophysiol* 2004; **27**: 1335–8.

Padeletti L, Michelucci A, Pieragnoli P, Colella A, Musilli N. Atrial septal pacing: a new approach to prevent atrial fibrillation. *Pacing Clin Electrophysiol* 2004; **27**: 850–4.

自动模式转换

Goethals M, Timmermans W, Geelen P, Backers J, Brugada P. Mode switching failure during atrial flutter: the '2:1 lock-in' phenomenon. *Europace* 2003; **5**: 95–102.

Israel CW. Analysis of mode switching algorithms in dual chamber pacemakers. *Pacing Clin Electrophysiol* 2002; **25**: 380–93.

Lau CP. Pacing technology and its indications: advances in threshold management, automatic mode switching and sensors. In: Saksena S, Camm AJ (eds), *Electrophysiological Disorders of the Heart*. Philadelphia, PA: Elsevier, 2005: 731–63.

频率反应性起搏

Lamas GA, Knight JD, Sweeney MO, *et al.* Impact of rate-modulated pacing on quality of life and exercise capacity: evidence from the Advanced Elements of Pacing Randomized Controlled Trial (ADEPT). *Heart Rhythm* 2007; **4**: 1125–32.

Lau W, Corcoran SJ, Mond HG. Pacemaker tachycardia in a minute ventilation rate-adaptive pacemaker induced by electrocardiographic monitoring. *Pacing Clin Electrophysiol* 2006; **29**: 438–40.

Lau CP, Tse HF, Camm J, Barold SS. Evolution of pacing for bradycardias: sensors. *Eur Heart J Suppl* 2007; **9**: I11–22.

Southorn PA, Kamath GS, Vasdev GM, Hayes DL. Monitoring equipment induced tachycardia in patients with minute ventilation rate-responsive pacemaker. *Br J Anaesth* 2000; **84**: 508–9.

Weiss DN, Gold MR, Peters RW. Rate-responsive pacing mimicking ventricular tachycardia. *J Invasive Cardiol* 1996; **8**: 228–30.

Wills AM, Plante DT, Dukkipati SR, Corcoran CP, Standaert DG. Pacemaker-induced tachycardia caused by inappropriate response to parkinsonian tremor. *Neurology* 2005; **65**: 1676–7.

起搏器综合征

Ellenbogen KA, Stambler BS, Orav EJ, *et al.* Clinical characteristics of patients intolerant to VVIR pacing. *Am J Cardiol* 2000; **86**: 59–63.

Link MS, Hellkamp AS, Estes NA, *et al.*; MOST Study Investigators. High incidence of pacemaker syndrome in patients with sinus node dysfunction treated with ventricular-based pacing in the Mode Selection Trial (MOST). *J Am Coll Cardiol* 2004; **43**: 2066–71.

Sulke N, Dritsas A, Bostock J, *et al.* "Subclinical" pacemaker syndrome: a randomised study of symptom free patients with ventricular demand (VVI) pacemakers upgraded to dual chamber devices. *Br Heart J* 1992; **67**: 57–64.

不同部位起搏和左心室功能

Barold SS. Adverse effects of ventricular desynchronization induced by long-term right ventricular pacing. *J Am Coll Cardiol* 2003; **42**: 624–6.

Barold SS, Stroobandt RX. Harmful effects of long-term right ventricular pacing. *Acta Cardiol* 2006; **61**: 103–10.

Chen L, Hodge D, Jahangir A, *et al.* Preserved left ventricular ejection fraction following atrioventricular junction ablation and pacing for atrial fibrillation. *J Cardiovasc Electrophysiol* 2008; **19**: 19–27.

Deshmukh P, Casavant DA, Romanyshyn M, Anderson K. Permanent, direct His-bundle pacing: a novel approach to cardiac pacing in patients with normal His–Purkinje activation. *Circulation* 2000; **101**: 869–77.

Deshmukh PM, Romanyshyn M. Direct His-bundle pacing: present and future. *Pacing Clin Electrophysiol* 2004; **27**: 862–70.

Gammage MD. Base over apex: does site matter for pacing the right ventricle? *Europace* 2008; **10**: 572–3.

Hayes JJ, Sharma AD, Love JC, *et al.*; DAVID Investigators. Abnormal conduction increases risk of adverse outcomes from right ventricular pacing. *J Am Coll Cardiol* 2006; **48**: 1628–33.

Hillock RJ, Stevenson IH, Mond HG. The right ventricular outflow tract: a comparative study of septal, anterior wall, and free wall pacing. *Pacing Clin Electrophysiol* 2007; **30**: 942–7.

Kim JJ, Friedman RA, Eidem BW, *et al.* Ventricular function and long-term pacing in children with congenital complete atrioventricular block. *J Cardiovasc Electrophysiol* 2007; **18**: 373–7.

Manolis AS. The deleterious consequences of right ventricular apical pacing: time to seek alternate site pacing. *Pacing Clin Electrophysiol* 2006; **29**: 298–315.

Manolis AS, Sakellariou D, Andrikopoulos GK. Alternate site pacing in patients at risk for heart failure. *Angiology* 2008; **59** (2 Suppl): 97S–102S.

McGavigan AD, Roberts-Thomson KC, Hillock RJ, Stevenson IH, Mond HG. Right ventricular outflow tract pacing: radiographic and electrocardiographic correlates of lead position. *Pacing Clin Electrophysiol* 2006; **29**: 1063–8.

Medi C, Mond HG. Right ventricular outflow tract septal pacing: long-term follow-up of ventricular lead performance. *Pacing Clin Electrophysiol* 2009; **32**: 172–6.

Mond HG. Right ventricular septal lead implantation: new site, new risks? *J Cardiovasc Electrophysiol* 2008; **19**: E38.

Mond HG, Hillock RJ, Stevenson IH, McGavigan AD. The right ventricular outflow tract: the road to septal pacing. *Pacing Clin Electrophysiol* 2007; **30**: 482–91.

Muto C, Ottaviano L, Canciello M, *et al.* Effect of pacing the right ventricular mid-septum tract in patients with permanent atrial fibrillation and low ejection fraction. *J Cardiovasc Electrophysiol* 2007; **18**: 1032–6.

Nothroff J, Norozi K, Alpers V, *et al.* Pacemaker implantation as a risk factor for heart failure in young adults with congenital heart disease. *Pacing Clin Electrophysiol* 2006; **29**: 386–92.

Occhetta E, Bortnik M, Magnani A, *et al.* Prevention of ventricular desynchronization by permanent para-Hisian pacing after atrioventricular node ablation in chronic atrial fibrillation: a crossover, blinded, randomized study versus apical right ventricular pacing. *J Am Coll Cardiol* 2006; **47**: 1938–45.

Parekh S, Stein KM. Selective site pacing: rationale and practical application. *Curr Cardiol Rep* 2008; **10**: 351–9.

Siu CW, Wang M, Zhang XH, Lau CP, Tse HF. Analysis of ventricular performance as a function of pacing site and mode. *Prog Cardiovasc Dis* 2008; **51**: 171–82.

Sweeney MO. Minimizing right ventricular pacing: a new paradigm for cardiac pacing in sinus node dysfunction. *Am Heart J* 2007; **153** (4 Suppl): 34–43.

Sweeney MO, Hellkamp AS, Ellenbogen KA, *et al.*; Mode Selection Trial Investigators. Adverse effect of ventricular pacing on heart failure and atrial fibrillation among patients with normal baseline QRS duration in a clinical trial of pacemaker therapy for sinus node dysfunction. *Circulation* 2003; **107**: 2932–7.

Sweeney MO, Prinzen FW. A new paradigm for physiologic ventricular pacing. *J Am Coll Cardiol* 2006; **47**: 282–8.

Tops LF, Schalij MJ, Bax JJ. The effects of right ventricular apical pacing on ventricular function and dyssynchrony implications for therapy. *J Am Coll Cardiol* 2009; **54**: 764–76.

Tse HF, Wong KK, Siu CW, *et al.* Upgrading pacemaker patients with right ventricular apical pacing to right ventricular septal pacing improves left ventricular performance and functional capacity. *J Cardiovasc Electrophysiol* 2009; **20**: 901–5.

Vanagt WY, Prinzen FW, Delhaas T. Physiology of cardiac pacing in children: the importance of the ventricular pacing site. *Pacing Clin Electrophysiol* 2008; **31** (Suppl 1): S24–7.

van Geldorp IE, Vanagt WY, Bauersfeld U, *et al.* Chronic left ventricular pacing preserves left ventricular function in children. *Pediatr Cardiol* 2009; **30**: 125–32.

Vernooy K, Dijkman B, Cheriex EC, Prinzen FW, Crijns HJ. Ventricular remodeling during long-term right ventricular pacing following His bundle ablation. *Am J Cardiol* 2006; **97**: 1223–7.

Zanon F, Bacchiega E, Rampin L, *et al.* Direct His bundle pacing preserves coronary perfusion compared with right ventricular apical pacing: a prospective, cross-over mid-term study. *Europace* 2008; **10**: 580–7.

Zhang XH, Chen H, Siu CW, *et al.* New-onset heart failure after permanent right ventricular apical pacing in patients with acquired high-grade atrioventricular block and normal left ventricular function. *J Cardiovasc Electrophysiol* 2008; **19**: 136–41.

最小化右心室起搏的算法

Fröhlig G, Gras D, Victor J, *et al.* Use of a new cardiac pacing mode designed to eliminate unnecessary ventricular pacing. *Europace* 2006; **8**: 96–101.

Gillis AM, Pürerfellner H, Israel CW, *et al.*; Medtronic Enrhythm Clinical Study Investigators. Reducing unnecessary right ventricular pacing with the managed ventricular pacing mode in patients with sinus node disease and AV block. *Pacing Clin Electrophysiol* 2006; **29**: 697–705.

Kaltman JR, Ro PS, Zimmerman F, *et al.* Managed ventricular pacing in pediatric patients and patients with congenital heart disease. *Am J Cardiol* 2008; **102**: 875–8.

Melzer C, Sowelam S, Sheldon TJ, *et al.* Reduction of right ventricular pacing in patients with sinus node dysfunction using an enhanced search AV algorithm. *Pacing Clin Electrophysiol* 2005; **28**: 521–7.

Olshansky B, Day J, McGuire M, Pratt T. Inhibition of unnecessary RV pacing with AV search hysteresis in ICDs (INTRINSIC RV): design and clinical protocol. *Pacing Clin Electrophysiol* 2005; **28**: 62–6.

Pürerfellner H, Brandt J, Israel C, *et al.* Comparison of two strategies to reduce ventricular pacing in pacemaker patients. *Pacing Clin Electrophysiol* 2008; **31**: 167–76.

Quesada A, Botto G, Erdogan A, *et al.*; PreFER MVP Investigators. Managed ventricular pacing vs. conventional dual-chamber pacing for elective replacements: the PreFER MVP study: clinical background, rationale, and design. *Europace* 2008; **10**: 321–6.

Sweeney MO, Bank AJ, Nsah E, *et al.*; Search AV Extension and Managed Ventricular Pacing for Promoting Atrioventricular Conduction (SAVE PACE) Trial. Minimizing ventricular pacing to reduce atrial fibrillation in sinus-node disease. *N Engl J Med* 2007; **357**: 1000–8.

Sweeney MO, Ellenbogen KA, Casavant D, *et al.*; The Marquis MVP Download Investigators. Multicenter, prospective, randomized safety and efficacy study of a new atrial-based managed ventricular pacing mode (MVP) in dual chamber ICDs. *J Cardiovasc Electrophysiol* 2005; **16**: 811–17.

电磁干扰

Dyrda K, Khairy P. Implantable rhythm devices and electromagnetic interference: myth or reality? *Expert Rev Cardiovasc Ther* 2008; **6**: 823–32.

Sutton R, Kanal E, Wilkoff BL, *et al.* Safety of magnetic resonance imaging of patients with a new Medtronic EnRhythm MRI SureScan pacing system: clinical study design. *Trials* 2008: **9**: 68.

Tondato F, Ng DW, Srivathsan K, *et al.* Radiotherapy-induced pacemaker and implantable cardioverter defibrillator malfunction. *Expert Rev Med Devices* 2009; **6**: 243–9.

Yerra L, Reddy PC. Effects of electromagnetic interference on implanted cardiac devices and their management. *Cardiol Rev* 2007; **15**: 304–9.

夺获确认

Biffi M, Bertini M, Saporito D, *et al.* Automatic management of left ventricular stimulation: hints for technologic improvement. *Pacing Clin Electrophysiol* 2009; **32**: 346–53.

Biffi M, Spertzel J, Martignani C, Branzi A, Boriani G. Evolution of pacing for bradycardia: Autocapsure. *Eur Heart J Suppl* 2007; **9** (Suppl I): I23–32.

Roelke M, Simonson J, Englund J, Farges E, Compton S. Automatic measurement of atrial pacing thresholds in dual-chamber pacemakers: clinical experience with atrial capture management. *Heart Rhythm* 2005; **2**: 1203–10.

起搏器内存和存储的腔内电图

Cheung JW, Keating RJ, Stein KM, *et al.* Newly detected atrial fibrillation following dual chamber pacemaker implantation. *J Cardiovasc Electrophysiol* 2006; **17**: 1323–8.

Defaye P, Leclercq JF, Guilleman D, *et al.* Contributions of high resolution electrograms memorized by DDDR pacemakers in the interpretation of arrhythmic events. *Pacing Clin Electrophysiol* 2003; **26**: 214–20.

Glotzer TV, Hellkamp AS, Zimmerman J, *et al.* Atrial high rate episodes detected by pacemaker diagnostics predict death and stroke: report of the Atrial Diagnostics Ancillary Study of the MOde Selection Trial (MOST). *Circulation* 2003; **107**: 1614–19.

Israel CW, Barold SS. Pacemaker systems as implantable cardiac rhythm monitors. *Am J Cardiol* 2001; **88**: 442–5.

Israel CW, Grönefeld G, Ehrlich JR, Li YG, Hohnloser SH. Long-term risk of recurrent atrial fibrillation as documented by an implantable monitoring device: implications for optimal patient care. *J Am Coll Cardiol* 2004; **43**: 47–52.

Mandava A, Mittal S. Clinical significance of pacemaker-detected atrial high-rate episodes. *Curr Opin Cardiol* 2008; **23**: 60–4.

Mittal S, Stein K, Gilliam FR, *et al.* Frequency, duration, and predictors of newly-diagnosed atrial fibrillation following dual-chamber pacemaker implantation in patients without a previous history of atrial fibrillation. *Am J Cardiol* 2008; **102**: 450–3.

Nowak B, McMeekin J, Knops M, *et al.*; Stored EGM in PulsarMax II and Discovery II Study Group. Validation of dual-chamber pacemaker diagnostic data using dual-channel stored electrograms. *Pacing Clin Electrophysiol* 2005; **28**: 620–9.

Orlov MV, Ghali JK, Araghi-Niknam M, *et al.*; Atrial High Rate Trial Investigators. Asymptomatic atrial fibrillation in pacemaker recipients: incidence, progression, and determinants based on the atrial high rate trial. *Pacing Clin Electrophysiol* 2007; **30**: 404–11.

Paraskevaidis S, Giannakoulas G, Polymeropoulos K, *et al.* Diagnostic value of stored electrograms in pacemaker patients. *Acta Cardiol* 2008; **63**: 59–63.

远程监测

Burri H, Senouf D. Remote monitoring and follow-up of pacemakers and implantable cardioverter defibrillators. *Europace* 2009; **11**: 701–9.

Boriani G, Diemberger I, Martignani C, *et al.* Telecardiology and remote monitoring of implanted electrical devices: the potential for fresh clinical care perspectives. *J Gen Intern Med* 2008; **23** (Suppl 1): 73–7.

Jung W, Rillig A, Birkemeyer R, Miljak T, Meyerfeldt U. Advances in remote monitoring of implantable pacemakers, cardioverter defibrillators and cardiac resynchronization therapy systems. *J Interv Card Electrophysiol* 2008; **23**: 73–85.

Lazarus A. Remote, wireless, ambulatory monitoring of implantable pacemakers, cardioverter defibrillators, and cardiac resynchronization therapy systems: analysis of a worldwide database. *Pacing Clin Electrophysiol* 2007; **30** (Suppl): S2–S12.

Ricci RP, Morichelli L, Gargaro A, Laudadio MT, Santini M. Home monitoring in patients with implantable cardiac devices: is there a potential reduction of stroke risk? results from a computer model tested through Monte Carlo simulations. *J Cardiovasc Electrophysiol* 2009; **20**: 1244–51.

Ricci RP, Morichelli L, Santini M. Remote control of implanted devices through home monitoring technology improves detection and clinical management of atrial fibrillation. *Europace* 2009; **11**: 54–61.

心脏再同步化

概述

Abraham WT. Cardiac resynchronization therapy. *Prog Cardiovasc Dis* 2006; **48**: 232–8.

Auricchio A, Prinzen FW. Update on the pathophysiological basics of cardiac resynchronization therapy. *Europace* 2008; **10**: 797–800.

Barold SS. What is cardiac resynchronization therapy? *Am J Med* 2001; **111**: 224–32.

Hasan A, Abraham WT. Cardiac resynchronization treatment of heart failure. *Annu Rev Med* 2007; **58**: 63–74.

Herre J. Keys to successful cardiac resynchronization therapy. *Am Heart J* 2007; **153** (4 Suppl): 18–24.

Kashani A, Barold SS. Significance of QRS complex duration in patients with heart failure. *J Am Coll Cardiol* 2005; **46**: 2183–92.

McAlister FA, Ezekowitz J, Hooton N, *et al.* Cardiac resynchronization therapy for patients with left ventricular systolic dysfunction: a systematic review. *JAMA* 2007; **297**: 2502–14.

试验和适应证

Abraham WT, Fisher WG, Smith AL, *et al.*; MIRACLE Study Group. Multicenter InSync Randomized Clinical Evaluation. Cardiac resynchronization in chronic heart failure. *N Engl J Med* 2002; **346**: 1845–53.

Bristow MR, Saxon LA, Boehmer J, *et al.*; Comparison of Medical Therapy, Pacing, and Defibrillation in Heart Failure (COMPANION) Investigators. Cardiac-resynchronization therapy with or without an implantable defibrillator in advanced chronic heart failure. *N Engl J Med* 2004; **350**: 2140–50.

Byrne MJ, Helm RH, Daya S, *et al.* Diminished left ventricular dyssynchrony and impact of resynchronization in failing hearts with right versus left bundle branch block. *J Am Coll Cardiol* 2007; **50**: 1484–90.

Cazeau S, Leclercq C, Lavergne T, *et al.*; Multisite Stimulation in Cardiomyopathies (MUSTIC) Study Investigators. Effects of multisite biventricular pacing in patients with heart failure and intraventricular conduction delay. *N Engl J Med* 2001; **344**: 873–80.

Cleland JG, Daubert JC, Erdmann E, *et al.*; Cardiac Resynchronization-Heart Failure (CARE-HF) Study Investigators. The effect of cardiac resynchronization on morbidity and mortality in Heart failure. *N Engl J Med* 2005; **352**: 1539–49.

Cleland JG, Freemantle N, Daubert JC, *et al.* Long-term effect of cardiac resynchronisation in patients reporting mild symptoms of heart failure: a report from the CARE-HF study. *Heart* 2008; **94**: 278–83.

Daubert C, Gold MR, Abraham WT, *et al.*; REVERSE Study Group. Prevention of disease progression by cardiac resynchronization therapy in patients with asymptomatic or mildly symptomatic left ventricular dysfunction: insights from the European cohort of the REVERSE (Resynchronization Reverses Remodeling in Systolic Left Ventricular Dysfunction) trial. *J Am Coll Cardiol* 2009; **20**: 1837–46.

Gasparini M, Auricchio A, Metra M, *et al.*; Multicentre Longitudinal Observational Study (MILOS) Group. Long-term survival in patients undergoing cardiac resynchronization therapy: the importance of performing atrio-ventricular junction ablation in patients with permanent atrial fibrillation. *Eur Heart J* 2008; **29**: 1644–52.

Herweg B, Barold SS. When is it too late for cardiac resynchronization therapy? *Pacing Clin Electrophysiol* 2008; **31**: 525–8.

Khoo M, Kelly PA, Lindenfeld J. Cardiac resynchronization therapy in NYHA class IV heart failure. *Curr Cardiol Rep* 2009; **11**: 175–83.

Moss AJ, Hall WJ, Cannom DS, *et al.*; MADIT-CRT Trial Investigators. Cardiac-resynchronization therapy for the prevention of heart-failure events. *N Engl J Med* 2009; **361**: 1329–38.

Strickberger SA, Conti J, Daoud EG, *et al.* Patient selection for cardiac resynchronization therapy: from the Council on Clinical Cardiology Subcommittee on Electrocardiography and Arrhythmias and the Quality of Care and Outcomes Research Interdisciplinary Working Group, in collaboration with the Heart Rhythm Society. *Circulation* 2005; **111**: 2146–50.

成像

Abraham T, Kass D, Tonti G, *et al.* Imaging cardiac resynchronization therapy. *JACC Cardiovasc Imaging* 2009; **2**: 486–97.

Anderson LJ, Miyazaki C, Sutherland GR, Oh JK. Patient selection and echocardiographic assessment of dyssynchrony in cardiac resynchronization therapy. *Circulation* 2008; **117**: 2009–23.

Bax JJ, Gorcsan J. Echocardiography and noninvasive imaging in cardiac resynchronization therapy: results of the PROSPECT (Predictors of Response to Cardiac Resynchronization Therapy) study in perspective. *J Am Coll Cardiol* 2009; **53**: 1933–43.

Becker M, Franke A, Breithardt OA, *et al.* Impact of left ventricular position on the efficacy of cardiac resynchronisation therapy: a two-dimensional strain echocardiography study. *Heart* 2007; **93**: 1197–203.

Bleeker GB, Mollema SA, Holman ER, *et al.* Left ventricular resynchronization is mandatory for response to cardiac resynchronization therapy: analysis in patients with echocardiographic evidence of left ventricular dyssynchrony at baseline. *Circulation* 2007; **116**: 1440–8.

Chung ES, Leon AR, Tavazzi L, *et al.* Results of the Predictors of Response to CRT (PROSPECT) trial. *Circulation* 2008; **117**: 2608–16.

Hawkins NM, Petrie MC, Burgess MI, McMurray JJ. Selecting patients for cardiac resynchronization therapy: the fallacy of echocardiographic dyssynchrony. *J Am Coll Cardiol* 2009; **53**: 1944–59.

Kass DA. An epidemic of dyssynchrony: but what does it mean? *J Am Coll Cardiol* 2008; **51**: 12–17.

Krishnan SC, Tops LF, Bax JJ. Cardiac resynchronization therapy devices guided by imaging technology. *JACC Cardiovasc Imaging* 2009; **2**: 226–30.

Sanderson JE. Echocardiography for cardiac resynchronization therapy selection: fatally flawed or misjudged? *J Am Coll Cardiol* 2009; **53**: 1960–4.

Sutton MG, Plappert T, Hilpisch KE, *et al.* Sustained reverse left ventricular structural remodeling with cardiac resynchronization at one year is a function of etiology: quantitative Doppler echocardiographic evidence from the Multicenter InSync Randomized Clinical Evaluation (MIRACLE). *Circulation* 2006; **113**: 266–72.

Yu CM, Bax JJ, Gorcsan J. Critical appraisal of methods to assess mechanical dyssynchrony. *Curr Opin Cardiol* 2009; **24**: 18–28.

Ypenburg C, Westenberg JJ, Bleeker GB, *et al.* Noninvasive imaging in cardiac resynchronization therapy–part 1: selection of patients. *Pacing Clin Electrophysiol* 2008; **31**: 1475–99.

随访

Aktas MK, Jeevanantham V, Sherazi S, *et al.* Effect of biventricular pacing during a ventricular sensed event. *Am J Cardiol* 2009; **103**: 1741–5.

Barold SS, Herweg B, Giudici M. Electrocardiographic follow-up of biventricular pacemakers. *Ann Noninvasive Electrocardiol* 2005; **10**: 231–55.

Castellant P, Fatemi M, Bertault-Valls V, Etienne Y, Blanc JJ. Cardiac resynchronization therapy:

"nonresponders" and "hyperresponders". *Heart Rhythm* 2008; **5**: 193–7.

Fish JM, Brugada J, Antzelevitch C. Potential proarrhythmic effects of biventricular pacing. *J Am Coll Cardiol* 2005; **46**: 2340–7.

Fung JW, Yu CM. Leveraging cardiac resynchronization therapy devices to monitor patients with heart failure. *Curr Heart Fail Rep* 2008; **5**: 44–50.

Gras D, Böcker D, Lunati M, *et al.* Implantation of cardiac resynchronization therapy systems in the CARE-HF trial: procedural success rate and safety. *Europace* 2007; **9**: 516–22.

Gurevitz O, Nof E, Carasso S, *et al.* Programmable multiple pacing configurations help to overcome high left ventricular pacing thresholds and avoid phrenic nerve stimulation. *Pacing Clin Electrophysiol* 2005; **28**: 1255–9.

Johnson WB, Abraham WT, Young JB, *et al.*; InSync Registry Investigators. Long-term performance of the attain model 4193 left ventricular lead. *Pacing Clin Electrophysiol* 2009; **32**: 1111–16.

Knight BP, Desai A, Coman J, Faddis M, Yong P. Long-term retention of cardiac resynchronization therapy. *J Am Coll Cardiol* 2004; **44**: 72–7.

Lin G, Anavekar NS, Webster TL, *et al.* Long-term stability of endocardial left ventricular pacing leads placed via the coronary sinus. *Pacing Clin Electrophysiol* 2009; **32**: 1117–22.

Sitges M, Vidal B, Delgado V, *et al.* Long-term effect of cardiac resynchronization therapy on functional mitral valve regurgitation. *Am J Cardiol* 2009; **104**: 383–8.

Thibault B, Roy D, Guerra PG, *et al.* Anodal right ventricular capture during left ventricular stimulation in CRT-implantable cardioverter defibrillators. *Pacing Clin Electrophysiol* 2005; **28**: 613–19.

Turitto G, El-Sherif N. Cardiac resynchronization therapy: a review of proarrhythmic and antiarrhythmic mechanisms. *Pacing Clin Electrophysiol* 2007; **30**: 115–22.

Wang L. Fundamentals of intrathoracic impedance monitoring in heart failure. *Am J Cardiol* 2007; **99**: 3G–10G.

Ypenburg C, Lancellotti P, Tops LF, *et al.* Acute effects of initiation and withdrawal of cardiac resynchronization therapy on papillary muscle dyssynchrony and mitral regurgitation. *J Am Coll Cardiol* 2007; **50**: 2071–7.

Yu CM, Wang L, Chau E, *et al.* Intrathoracic impedance monitoring in patients with heart failure: correlation with fluid status and feasibility of early warning preceding hospitalization. *Circulation* 2005; **112**: 841–8.

Yu CM, Wing-Hong Fung J, Zhang Q, Sanderson JE. Understanding nonresponders of cardiac resynchronization therapy: current and future perspectives. *J Cardiovasc Electrophysiol* 2005; **16**: 1117–24.

AV 和 V–V 间期的优化

Baker JH, McKenzie J, Beau S, *et al.* Acute evaluation of programmer-guided AV/PV and VV delay optimization comparing an IEGM method and echocardiogram for cardiac resynchronization therapy in heart failure patients and dual-chamber ICD implants. *J Cardiovasc Electrophysiol* 2007; **18**: 185–91.

Barold SS, Ilercil A, Herweg B. Echocardiographic optimization of the atrioventricular and interventricular intervals during cardiac resynchronization. *Europace* 2008; **10** (Suppl 3): iii88–95.

Gold MR, Niazi I, Giudici M, *et al.* A prospective comparison of AV delay programming methods for hemodynamic optimization during cardiac resynchronization therapy. *J Cardiovasc Electrophysiol* 2007; **18**: 490–6.

Gras D, Gupta MS, Boulogne E, Guzzo L, Abraham WT. Optimization of AV and VV delays in the real-world CRT patient population: an international survey on current clinical practice. *Pacing Clin Electrophysiol* 2009; **32** (Suppl 1): S236–9.

Mokrani B, Lafitte S, Deplagne A, *et al.* Echocardiographic study of the optimal atrioventricular delay at rest and during exercise in recipients of cardiac resynchronization therapy systems. *Heart Rhythm* 2009; **6**: 972–7.

Rao RK, Kumar UN, Schafer J, *et al.* Reduced ventricular volumes and improved systolic function with cardiac resynchronization therapy: a randomized trial comparing simultaneous biventricular pacing, sequential biventricular pacing, and left ventricular pacing. *Circulation* 2007; **115**: 2136–44.

van Gelder BM, Bracke FA, Meijer A. The effect of anodal stimulation on V–V timing at varying V–V intervals. *Pacing Clin Electrophysiol* 2005; **28**: 771–7.

可程控性

Barold SS, Ilercil A, Leonelli F, Herweg B. First-degree atrioventricular block: clinical manifestations, indications for pacing, pacemaker management and consequences during cardiac resynchronization. *J Interv Card Electrophysiol* 2006; **17**: 139–52.

Burri H, Sunthorn H, Shah D, Lerch R. Optimization of device programming for cardiac resynchronization therapy. *Pacing Clin Electrophysiol* 2006; **29**: 1416–25.

Gassis S, Leon AR. Cardiac resynchronization therapy: strategies for device programming, troubleshooting and follow-up. *J Interv Card Electrophysiol* 2005; **13**: 209–22.

Hasan A, Abraham WT. Optimization of cardiac resynchronization therapy after implantation. *Curr Treat Options Cardiovasc Med* 2008; **10**: 319–28.

Stanton T, Hawkins NM, Hogg KJ, *et al.* How should we optimize cardiac resynchronization therapy? *Eur Heart J* 2008; **29**: 2458–72.

Vidal B, Sitges M, Marigliano A, *et al.* Optimizing the programation of cardiac resynchronization therapy devices in patients with heart failure and left bundle branch block. *Am J Cardiol* 2007; **100**: 1002–6.

索引

R

S

T

W

X

Y

Z

其他